高压氧医学

Hyperbaric Oxygen Medicine

主　编　彭争荣

副主编　余志斌　周宏图　李红玲

编　者　（按姓氏笔画排序）

石　坚　中南大学湘雅三医院
匡栩源　中南大学湘雅医院
刘子渤　河北医科大学第二医院
齐　玲　新疆医科大学第六附属医院
孙明莉　吉林大学白求恩第一医院
李同欢　遵义医科大学附属医院
李红玲　河北医科大学第二医院
肖平田　中南大学湘雅医院
杨　琳　长沙市中心医院
吴致德　中南大学湘雅医院
吴峰静　中南大学湘雅医院
余志斌　空军军医大学
宋祥胜　长兴县人民医院
陈立早　长沙市中心医院
范宏娟　江苏大学附属医院
周苏键　中国人民解放军联勤保障部队第九〇〇医院
周宏图　江苏大学附属医院
柏素芬　中南大学湘雅医院
祖映翔　中南大学湘雅医院
耿力强　烟台东科氧舱有限公司
黄　旭　中南大学湘雅医院
黄芳玲　中南大学湘雅医院
彭争荣　中南大学湘雅医院
彭慧平　中国人民解放军联勤保障部队第九〇〇医院
鲁礼琼　中南大学湘雅医院
谢智慧　遵义医科大学附属医院

编写秘书　黄芳玲

人民卫生出版社

·北　京·

图书在版编目（CIP）数据

高压氧医学 / 彭争荣主编. — 北京：人民卫生出版社，2022.2（2024. 4 重印）

ISBN 978-7-117-32826-5

Ⅰ. ①高… Ⅱ. ①彭… Ⅲ. ①高压氧疗法 Ⅳ. ①R459.6

中国版本图书馆 CIP 数据核字（2022）第 014792 号

人卫智网	www.ipmph.com	医学教育、学术、考试、健康，购书智慧智能综合服务平台
人卫官网	www.pmph.com	人卫官方资讯发布平台

高压氧医学

Gaoyayang Yixue

主　　编：彭争荣
出版发行：人民卫生出版社（中继线 010-59780011）
地　　址：北京市朝阳区潘家园南里 19 号
邮　　编：100021
E - mail：pmph @ pmph.com
购书热线：010-59787592　010-59787584　010-65264830
印　　刷：北京盛通数码印刷有限公司
经　　销：新华书店
开　　本：787 × 1092　1/16　**印张**：39
字　　数：827 千字
版　　次：2022 年 2 月第 1 版
印　　次：2024 年 4 月第 4 次印刷
标准书号：ISBN 978-7-117-32826-5
定　　价：148.00 元
打击盗版举报电话：010-59787491　E-mail：WQ @ pmph.com
质量问题联系电话：010-59787234　E-mail：zhiliang @ pmph.com

序 一

1964年4月，福建医科大学附属协和医院李温仁教授在福建省政府的支持下建立起了亚洲第三座、我国第一座高压氧舱，同年11月，高压氧舱内手术应用于临床，挽救了许多垂危的患者。从1965年夏开始，李温仁和他的助手在高压氧下阻断循环施行心内直视手术36例，并创造了在高压氧加浅低温下阻断循环2分16秒的世界纪录，成功地完成了心室间隔缺损心内直视涤纶片修补术。

我国第一座高压氧舱的建成，标志着我国开启了高压氧临床医学的新时期。在此后的50多年中，我国高压氧临床医学经历了从无到有的阶段。

1992年，中华医学会高压氧医学分会成立，标志着我国进入了高压氧医学快速发展阶段。现在，我国已成为高压氧舱种类和数量最多、治疗患者和病种最多，以及高压氧医学从业人员最多的国家。自成立以来，高压氧医学分会经历了八次换届，第一届主任委员由李温仁教授担任，第九届高压氧医学分会主任委员由西京医院李金声教授担任。

我国第一本高压氧临床医学参考用书《高压氧的临床应用》由上海市多所医院的高压氧医学专家共同编著，出版于1964年。此书是将高压氧医学概念引进我国的第一本著作，虽然字数仅有十余万字，但发挥了重要的引领作用。此后，上海、南京、长沙、北京等地先后建起了一批高压氧舱，奠定了我国高压氧医学发展的基础。此后，湖南省长沙市的卫生部医政司高压氧岗位培训中心于1997年编写了高压氧上岗培训教材《医用高压氧临床手册》；北京、上海、广州、天津、南京、青岛、福州等多个城市三级甲等医院的高压氧科分别编写了10余部高压氧医学继续教育的参考用书，包括高压氧医学在儿科、神经科等专科应用和在婴幼儿缺氧性脑病、植物人状态、病毒性脑炎等疾病中的应用等，促进了高压氧医学在临床专科和专病治疗中的推广。

为促进我国高压氧医学事业的健康发展，全面提高从业人员的职业素质，卫生部医政司决定在全国范围内的从业人员必须经过培训实行执证上岗制度。1995年，卫生部医政司医用高压氧岗位培训中心在湖南省长沙市建立，随后，上海市医用高压氧岗位培训中心在上海成立，并分别挂靠于原湖南医科大学（现中南大学）和中华医学会上海医学分会。至今，上述两个培训中心已对全国数万名高压氧从业人员进行了集中的专业培训，使我国高压氧医学事业在正规化发展的道路上迈进了一大步。

高压氧治疗设备是高压氧医学发展的基础，我国高压氧治疗设备经历了由单一品种设备向多品种设备、由手工操作向自动化操作发展的过程，不仅极大地扩展了设备的使用范围，而且极大地提高了设备使用的安全性。我国首家高压氧医学设备生产厂是宁波高压氧舱总厂，当时该厂仅生产单人医用氧舱；目前，生产多型号、多用途（成人用、婴儿用、医院用、家庭用等）、多系列高压氧舱大型企业已有 10 余家。

本书由中南大学湘雅医院牵头，组织全国数十位高压氧医学专家和部分高压氧设备生产单位技术人员，历时一年余共同编写而成。本书内容丰富，引入了中华医学会高压氧医学分会推荐的适应证与禁忌证等大量新内容。我们坚信，本书将进一步促进我国高压氧医学事业与国际高压氧医学内容接轨，推动我国临床高压氧医学迈上一个新台阶。

从许多方面看，我国是一个高压氧大国；不可忽视的是，随着科学技术的进步，国际高压氧医学也出现了许多重要进展，包括对高压氧医学的理解与认识、对高压氧设备的管理与控制等，具体体现在高压氧治疗适应证与禁忌证，高压氧舱建设数据（如高压氧舱设计理念、氧舱建筑材料、人均舱容要求、舱内氧浓度控制指标等），以及氧舱消防设备等方面。我国近些年虽然在高压氧医学方面也取得了许多新的进展，例如，用高强度新型材料制成的方形氧舱的出现、用阻燃材料进行的舱内装修、高压电系统不进氧舱、自动化水喷淋舱内灭火系统的初步推广、舱内氧浓度的控制等均体现了这种进步，但我们还不是世界的高压氧强国，这一点我们必须保持清醒的认识。

世界在不断地发展和进步，从十八世纪中叶起，经历了以蒸汽机应用为代表的第一次工业革命、以电器使用为代表的第二次工业革命和以计算机应用为代表的第三次工业革命，现在我们正经历的是以石墨烯、基因、虚拟现实、量子信息技术、可控核聚变、清洁能源以及生物技术为突破口的第四次工业革命，我们将在第四次工业革命中迎来高压氧医学的革命性进步与发展。

吴钟琪
2021 年 7 月

序 二

我国高压氧医学学科由李温仁教授创立，至今经历了50多年的发展历程，由原来的心外科医生主导，逐步发展为独立的高压氧医学专科。高压氧治疗适应证由原来的几个适应证（延长心外科手术缺氧时间、减轻缺氧后遗症、急性一氧化碳中毒抢救及其脑病的治疗），扩展到现在涉及ICU、外科（创伤外科、神经外科、骨科等）、内科、儿科、眼科及耳鼻喉科等多个专科适应证。目前，高压氧治疗不局限于稳定期、康复期患者，甚至在疾病的早期、超早期介入高压氧治疗，对早期稳定病情、缩短平均住院日、减少抗生素的使用及最大程度降低耐药性等都取得了良好效果。高压氧治疗在疾病不同病程介入的发展，即从急性期应用开始，到康复治疗，再从康复期治疗到急性期应用的转变，反映的是一代代高压氧人对其作用机制认识的不断深入，以及孜孜不倦的探索精神。

随着医学技术的不断发展，高压氧治疗不能仅重复前辈们已有的经验，更应该发现和解决新的问题，从基础到临床，特别应该加强高压氧对各种疾病治疗机制的研究。在高压氧医学前辈研究的基础上，近年来，我们看到了高压氧在治疗疾病中许多机制方面的探讨，如，高压氧可抑制炎性黏附因子、抑制干扰素的表达、中性粒细胞的浸润等，可抑制、减轻局部的炎症和免疫反应，减轻免疫异常造成的疾病；高压氧可促进血管内皮生长因子、各种神经生长因子的表达，促进组织干细胞的迁移和增殖，从而达到损伤组织的血管新生、神经组织修复和损伤组织再生的作用等。大量机制性的研究，进一步奠定了高压氧在临床应用的理论基础，我们看到相关学者在国内外学术期刊上发表的论文逐渐增多，这是我国高压氧医学发展壮大的标志，也为高压氧学科未来的发展提供了非常有力的支持。

目前高压氧医学还是一门年轻的学科，尚有很多课题需要研究和探索。高压氧在许多疾病治疗的机制尚未完全阐明，高压氧对细胞微小结构和酶的影响尚未被揭示，治疗范围能否进一步扩大、实施方法上能否再予以改进，自新的氧舱监察规程实施以来，有许多新的情况需要探讨，这些问题，均要通过实践，不断总结、深入研究、逐步提高。可以预见，高压氧医学在对威胁人类最严重的心脑血管疾病、肿瘤及早衰等疾病的防治中将会发挥越来越重要的作用。

本书结合高压氧医学相关各类书籍及近年来国内外高压氧学科新进展与技术，从呼吸生理入手，以高压氧治疗后人体病理生理改变为主线，结合临床诊疗专家共识与指南，阐述了高压氧的作用机制、高压氧治疗的适应证、禁忌证及影响因素，并详细介绍高压氧医学在临床各科疾病中的应用；以中华医学会高压氧医学分会制定的《医用高压氧舱管理与应用规范》（2018 版）中高压氧治疗适应证为中心，为从事高压氧医务工作者提供了不同的思路，以便在临床工作中能及时、有效、安全地应用高压氧疗法。本书还吸取了国内外的先进技术，总结提炼作者本身丰富的临床、教学和科研实践经验，可以做为适用面广、实用性强、学术水平高的专业参考书和培训教材。

李金声

2021 年 7 月

序 三

自20世纪60年代高压氧医学在我国开始应用于临床疾病的急救和治疗以来，高压氧的临床医疗工作得到了蓬勃发展，涉及临床各专科的适应证纷纷涌现并取得了良好的效果。我们应从循证医学的角度客观评价高压氧治疗的机制和获益程度，通过规范化治疗提高疗效，不断更新高压氧医学理论知识和治疗理念，吸收和转化国内外最新的基础和临床研究成果及疾病的诊疗指南与共识。既不盲目自大，也不妄自菲薄，才能更进一步地促进高压氧医学学科的健康发展与壮大。

本书作为专业书籍，以高压氧医学从业人员及管理人员为主要读者对象，系统全面地介绍了高压氧医学基础、高压氧舱设备设施、操作技术、制度法规与安全管理等方面的国内外最新进展，尤其是临床各科疾病的应用章节按照中华医学会高压氧医学分会制定的《医用高压氧舱管理与应用规范》（2018版）中高压氧治疗适应证为主线编排，颇有新意。该书内容新颖、叙述详尽、通俗易懂，可供高压氧医学从业人员和非高压氧专业的医务工作者参考、学习、培训和应用。

龙　颖

2021年7月

前言

近几十年来，我国高压氧舱的数量不断增加，基本遍及各省市各级医疗单位，甚至部分乡镇卫生院也配置了高压氧舱，据不完全统计，我国各种类型的高压氧舱已达近 2 万座，占全世界高压氧舱总数的 90% 以上；高压氧医学从业人数近几年来也迅速增加，已达近 10 万人。然而高压氧医学在我国医学生的在校教育中基本没有课程设置，所以高压氧从业人员绝大部分是从各临床学科调转过来的，无论是高压氧专科医师，还是护士和技师，他们专业技术水平在全国各医疗单位是参差不齐的，且由于各省市高压氧医学起点不一致，经济状况差距也非常大，高压氧医学的地区发展也非常不均衡。

国家多个高压氧相关文件规定，高压氧医学从业人员必须先经过上岗培训、考核合格，取得“医用高压氧上岗合格证”后才能从事高压氧临床医疗工作，且上岗合格证有效期为 3 年，其后也要求不断复训。目前，原卫生部医政司医用高压氧岗位培训中心及上海市医用高压氧岗位培训中心的集中培训和其他各省市的分散培训共存。各地培训使用的高压氧医学教材各不相同，内容也各有偏重。

从 20 世纪 70 年代我国高压氧医学应用于临床以来，全国各地高压氧医学专家相继出版了一些高压氧医学书籍，如：房广才教授主编的《临床高压氧医学》（1995 年），高春锦教授、杨捷云教授主编的《实用高压氧学》（1997 年），李温仁教授、倪国坛教授主编的《高压氧医学》（1998 年），吴钟琪教授主编的《高压氧临床医学》（2003 年），毛方琯教授主编的《高压氧舱技术与安全》（2005 年）等有较大的影响力。但纵观我国高压氧医学发展历史，近几十年来高压氧医学相关书籍均比较老旧，出现断层；着眼于我国高压氧医学整体状况、发展进度、国际视野等方面，高压氧相关书籍表现上均存在一定缺陷和缺失。

综上所述，在中南大学湘雅医院的大力支持下，经人民卫生出版社同意选题，我们组织全国各省市数十名高压氧医学专家教授组成编委会编写了新版《高压氧医学》。

本书以吴钟琪教授主编的《高压氧临床医学》，李温仁教授主编的《高压氧医学》，*Hyperbaric Oxygen Therapy Indications*（14th edition），*Textbook of Hyperbaric Medicine*，*Physiology and Medicine of Hyperbaric Oxygen Therapy*，*Handbook on Hyperbaric Medicine* 等著作为基础，结合其他参考书及近年来国内外高压氧学科新进展，从呼吸生理入手，以高压氧治疗后人体病理生理改变为主线，结合临床各科疾病诊疗指南与专家共识，简要阐述高压氧作用机制、高压氧治疗适应证、禁忌证及影响因素，并详细介绍高压氧医学在临床各专科疾病中的应用，以中华医学会高压氧医学分会制定的《医用高压氧舱管理与应用规范》（2018版）中的高压氧治疗适应证为中心，让全国高压氧医务工作者对高压氧医学形成系统的认识，为其从事医学研究提供不同的思路，并在临床工作中能及时、有效、安全地应用高压氧疗法。

本书主体内容包括高压氧医学国际与国内发展史、高压氧医学基础、国际与国内高压氧医学工程学、高压氧临床应用总论、高压氧在临床各学科疾病应用、高压氧安全管理等。纵深内容包括疾病基本概念及定义、病理生理学、诊断、常规治疗方法、高压氧治疗（原理、方法、国际最新进展、循证医学评价）等。本书着眼于我国高压氧医学现状；瞄准我国高压氧临床发展特色；注重临床应用的实际性；紧跟国际高压氧医学最新进展；构建高压氧医学发展新目标。目标读者为全国高压氧医学的相关人员，包括从事高压氧的医生、护士、技师及设备管理人员；医疗单位与高压氧医学相关的医务人员及管理人员；以及全国医学院校有意愿了解高压氧医学相关知识的学生。目的是进一步缩小我国各省市高压氧医学发展的不均衡，并整体提高高压氧医学水平。本书力求做到内容全面、新颖，能反映高压氧医学的现状与发展，并做到叙述精练、简明实用。

本书的编写有赖于各位编委的辛勤耕耘奉献，还邀请到原湖南医科大学（现中南大学）副校长吴钟琪教授，中华医学会高压氧医学分会第九届委员会主任委员、空军军医大学第一附属医院李金声教授，中华医学会高压氧医学分会第九届委员会候任主任委员、深圳市人民医院龙颖教授在百忙之中为本书作序，也得到了中国人民解放军总医院第六医学中心高压氧科主任潘树义教授、四川省人民医院高压氧治疗中心主任曾宪容教授等专家不吝赐教、审阅把关，在此一并深表感谢！

本书从申报到同意选题，继而组织编写、正式交稿，时间较为仓促。编写老师们均为高压氧医学相关专业人员，临床工作繁忙，特别是在疫情防控期间，编写时间更为宝贵，编写工作也更为辛苦。所以本书难免会出现一些瑕疵，望各位专家、同道、读者等能谅解和不吝指出，以待我们今后改正。

彭争荣
2021年7月

目 录

第一篇 高压氧医学基础

第四章 缺氧

第五章 氧气疗法

第六章 高压氧医学的物理学基础

第七章 气体饱和与脱饱和

第八章 高压氧对人体生理功能及生化与代谢功能的影响

第九章 高压氧治疗机制

第二篇 高压氧医学设备

第一章 高压氧舱的基本结构与技术

第二章 高压氧舱站的建设

第三章 高压氧舱的保养与大修改造

第四章 高压氧舱的维修

第三篇 高压氧临床应用总论

第一章 高压氧治疗的适应证与禁忌证

第二章 高压氧的毒副作用

第三章 高压氧治疗程序与治疗方案

第四章 高压氧舱操作规程

第五章 高压氧医学护理

第六章 高压氧科（室）医院感染防控

第七章 高压氧治疗安全管理

第八章 高压氧医学医务人员的医务保障

第四篇　高压氧在临床疾病的应用

第一章 高压氧在Ⅰ类适应证疾病中的应用

第二章 高压氧医学在神经系统疾病的应用

第三章 高压氧医学在内科疾病的应用

第四章 高压氧医学在外科疾病的应用

第五章 高压氧医学与麻醉和手术

第六章 高压氧医学在儿科中的应用

第七章 高压氧医学在产科中的应用

第八章 高压氧医学在五官科疾病的应用

第九章 高压氧医学在皮肤科疾病的应用

第十章 高压氧医学在其他学科疾病的应用

第一篇

高压氧医学基础

第一章
高压氧医学概述

高压氧医学（hyperbaric oxygen medicine）是一门较为年轻的临床医学分支学科，涉及临床众多疾病的治疗，其基础理论研究、临床适用范畴均在不断发展，具有十分广阔的发展前景。

高压氧医学属于高气压医学的范畴。高气压医学主要包括潜水医学和临床高压氧医学。随着航空航天事业的发展，低气压对人体的影响也日益受到人们的重视。

第一节 高压氧医学基本概念

一、高压氧相关定义

1. 高压氧（hyperbaric oxygen，HBO）的工程定义是：气体介质为氧气，压力超过 1 个大气压即超过 1ATA 压力（不同单位压力换算方法见本篇第六章第二节）的氧气就是高压氧。这一定义只能称为高压氧的工程定义。在临床进行高压氧治疗时因为操作不规范而出现剂量不足的无特殊作用的假高压氧现象时有发生。例如，在空气加压舱内单鼻孔吸氧，或氧气加压舱治疗时洗舱方法不正确，稳压压力虽然略大于 1 个大气压，但舱内氧分压仍可能低于常压纯氧水平，不能产生高压氧治疗作用。

2. 高压氧治疗（hyperbaric oxygen therapy，HBOT）是指人体处于高气压环境中，呼吸与环境等压的纯氧或高浓度氧的治疗方法。美国潜水与高气压医学会（undersea and hyperbaric medical society，UHMS）将高压氧治疗定义为：个体在压力高于海平面大气压的高压舱内间歇性呼吸接近 100% 浓度氧气的干预措施。

3. 由于氧分压稍高于 1ATA 时的高压氧治疗并不能发挥异于常压纯氧治疗的效果，为了保证确切的治疗效果，UHMS 高压氧的临床定义为：在压力不小于 1.4ATA 的高气压下吸入的浓度不低于 99% 的医用氧。

二、高压氧医学的任务

高压氧医学是一门涉及多学科的交叉学科，其任务是运用基础医学和临床医学，以及有关基础理论，不断探索与掌握高压氧治疗的原理，研究并提出高气压性疾病的诊断及防治措施，并应用其作用机制，不断扩大和完善高压氧治疗的各种适应证，慎重掌握其禁忌证；即从基础研究和临床应用着手，促使高压氧医学迅速发展，为人类健康事业做出贡献。

高压氧医学的研究内容由它的任务所决定，涉及相关学科的基本原理和方法，其研究内容主要有：①高气压生理学；②高压氧治疗的机制；③高压氧治疗的适应证与禁忌证；④高压氧医学实验研究；⑤高压氧设备的工程技术学。

第二节　高压氧医学发展史

一、高压氧医学国际发展史

高压氧医学是高气压医学的重要组成部分，是高气压医学在临床治疗中的应用和发展。而高气压医学是在人类对高气压的认知不断完善和人类水下活动技术不断发展的过程中逐渐建立起来的一门学科。了解高压氧医学的发展史首先需要了解高气压医学的产生和发展过程。在高气压医学不断探索的过程中，人类逐渐发现单纯地利用高压空气还远远不够，在一些特定的条件下应用高压氧气效果更好，故高压氧医学逐渐得到重视，成为高气压医学发展的一个重要部分，并在临床实践过程中形成了相对完整的学科体系。

（一）高气压医学的萌芽

高气压医学的产生与人类潜水活动的革新以及人们对高气压下气体的物理规律和人体生理改变等认识的进步密切相关。高气压医学的萌芽可以追溯到远古时代人类的潜水活动。早在公元前4500年，已经开始出现有记载的潜水活动。此时由于没有潜水的专用工具，人类潜水活动每次仅能维持数分钟，潜水深度也限制在30米以内。相传，亚历山大大帝是第一个使用潜水设备来扩大水下活动极限的人。公元前332年，亚历山大大帝在攻占提尔城（今黎巴嫩苏尔）的过程中将自己置于一个巨大的玻璃桶中渡过博斯普鲁斯海峡并取得了战争的胜利（图1-1-2-1）。从16世纪开始，人类改进潜水设备的各种创意和项目蓬勃发展。公元1500年左右，列奥纳多·达·芬奇绘制了各种潜水设备的草图，但没有开发出任何实用的设备。1620年，荷兰发明家科尼利厄斯·德雷贝尔研制出第一个真正的潜水钟，后者成为现代潜艇的雏形。1691年，埃德蒙·哈雷改进了潜水钟技术，他利用沉入海底的加重桶中的高压空气来换气。在接下来的两个世纪

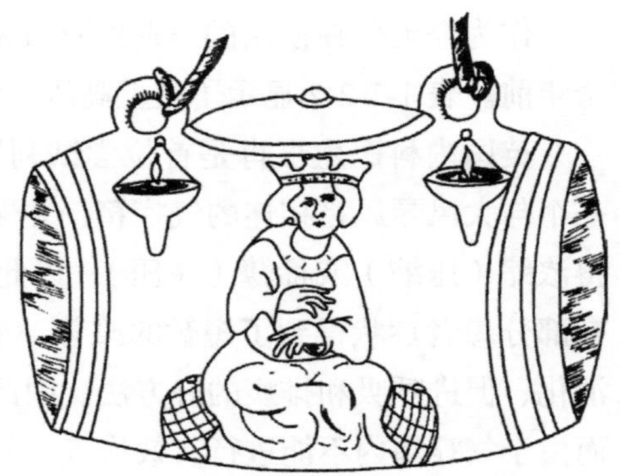

图1-1-2-1　亚历山大大帝在玻璃桶中渡过博斯普鲁斯海峡

里，高压潜水头盔和潜水服得到了发展，这使得人们有可能在水下待上一个小时或更长时间。

随着潜水活动的广泛开展和潜水设备的改进，高气压相关的医学问题开始得到关注，如增加的水压可造成人体鼓膜破裂。同时，那些试图在更深的潜水钟里冒险的人也很快了解到了与潜水相关的最著名的医学问题——减压病。十九世纪中叶，人们发现对患有减压病的潜水员再次使用高压空气治疗能有效地改善症状。至此，人类对高气压医学的认知不再局限于改造潜水设备适应高气压环境和认识高气压环境下人体的生理变化，开始进入探索使用高气压治疗疾病的阶段。表 1-1-2-1 概括了高气压医学萌芽过程中的重要事件。

表 1-1-2-1　高气压医学萌芽以及潜水运动发展中相关的重要事件

时间	事件
公元前 4500 年	最早记录的屏息潜水记录
公元前 400 年	薛西斯用潜水员打捞沉没的货物,潜水时间为 2 ～ 4min,深度为 20 ～ 30 米
公元前 332 年	亚历山大大帝使用的玻璃桶潜入水下
公元前 300 年	亚里士多德描述了潜水员的鼓膜破裂现象
1620 年	科尼利厄斯·德雷贝尔发明了第一个真正意义上的潜水钟,基本上是现代潜艇的前身
1670 年	波义耳首次将减压现象描述为“蛇眼中的气泡”
1691 年	埃德蒙·哈雷改进了潜水钟技术,发明了一种方法来补充潜水钟的空气供应
1774 年	法国科学家弗雷米内使用从地面泵送高压空气的头盔下潜到达了 50 英尺(2.5ATA)的深度,并在那里停留了 1h

（二）高气压医学的发展

作为今天仍在使用的早期医疗技术之一，高气压医学治疗疾病的历史可以追溯到 350 余年前。表 1-1-2-2 显示了史上高压空气治疗疾病的里程碑事件。

英国内科医生亨肖是首位尝试利用气压变化进行治疗的医师。1622 年，亨肖发明了一个与大风琴风箱相连的气疗箱，并通过一系列阀门和风箱的操作，使气疗箱内的空气变得浓缩（压缩）或稀薄（减压），以此来治疗某些急性或慢性疾病。在亨肖治疗的患者中有部分患者症状得到了短暂的改善。亨肖认为：“即使对身体健康的人，气疗箱也是帮助消化、促进呼吸和排痰的好方法。因此，对预防肺部的大多数疾病也有很好的作用。”然而由于气疗箱内不能进行有效换气，故而亨肖所描述的“令人鼓舞”的关于呼吸等的变化可能是代谢废物积累的结果。

1832 年，法国内科医生埃米尔・塔巴里进行了一系列研究了解降低气压对人体的影响。塔巴里声称成功治疗了 49 例呼吸系统疾病患者，并认为由于“不可缺少的性质”，通过合理调节气压，大气将“带给对人类有益的取之不尽的财富”。塔巴里对高气压医学最重要的影响是奠定了目前主流高压氧治疗方案的基础。他主张逐步增加大气压，将其稳定地保持在预定的最大压力，通常是大气压的两倍，然后慢慢降低压力，整个过程花费了大约 2 个小时。

1834 年，法国医生朱诺德建成了第一个高压舱，这台高压舱是由铜打造的球形舱，能够加压到 4.0ATA。从此人们开始了不断改进高压治疗设备的历程。三年后，普拉瓦兹在法国里昂安装了那个时代最大的、可同时容纳 12 名患者的高压舱群，并利用高压空气治疗以肺部疾病为主的多种疾病。19 世纪 50 年代起，高压空气疗法开始风靡西欧大部分地区，英国、德国、荷兰、比利时和奥地利等国先后建立高压舱，1860 年，北美大陆也开始出现高压舱。

除了硬件设备推陈出新外，高压空气疗法的治疗范围也在不断探索中，当新的疾病被发现时，总有许多研究者试图使用高压空气疗法去治疗新出现的疾病。1855 年，贝尔坦撰写了第一本描述高气压医学的教科书。

表 1-1-2-2　高压空气治疗史上的里程碑事件

时间	事件
1662 年	亨肖使用压缩空气治疗各种疾病
1834 年	法国人朱诺德建造了一个高压舱,用 2 ~ 4ATA 的压力治疗肺部疾病
1837 年	法国的普拉瓦兹建造了当时最大的高压舱,并用它来治疗各种疾病
1855 年	贝尔坦撰写了第一本描述高气压医学的教科书
1860 年	在加拿大奥沙瓦建立了北美大陆上第一个高压舱
1877 年	法国人方丹使用了第一个移动高压手术室
1891 年	康宁使用美国第一个高压舱治疗神经疾病
1921 年	美国人坎宁安使用高压空气治疗各种疾病
1925 年	坎宁安坦克是世界上唯一可以使用的高压舱
1928 年	坎宁安建造了世界上最大的高压舱,美国医学会谴责坎宁安的高压空气疗法
1937 年	坎宁安高压舱被拆除

1877 年，方丹引入了一种移动的能够容纳 12 人的高气压手术室（图 1-1-2-2），这是高气压医学首次在外科手术中应用。外科医生在这种高气压手术室中完成了大约 27 种不

同类型的手术。高气压手术室中所有手术都顺利完成，据报道，相对于普通手术室，高气压手术室中的患者麻醉苏醒所需时间更短，呕吐症状更轻，术中也没有发绀。

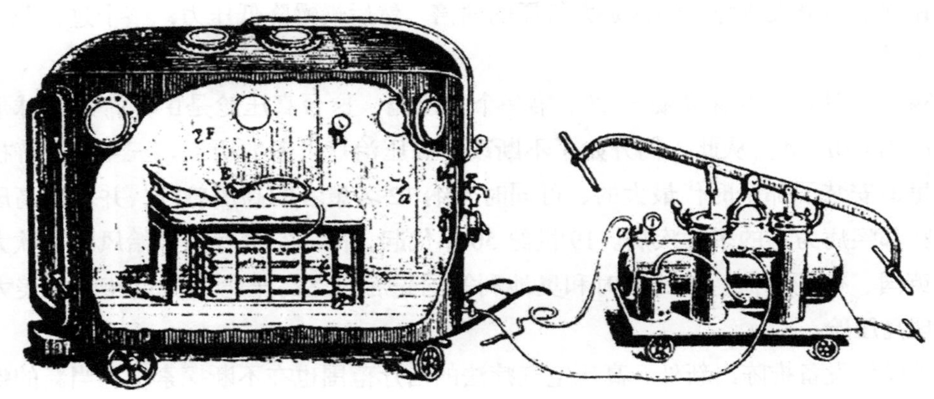

图 1-1-2-2　1877 年方丹的移动手术室

19 世纪 80 年代末，美国神经学家康宁在参观哈德逊河隧道工地时观察到大量的麻痹性减压病病例，并认为这种情况本质上是脊髓的感染。康宁发现高压空气疗法能明显改善此类患者的神经症状，故将高压空气疗法进一步运用至与减压病无关的脑和脊髓疾病。与其他研究前辈不同的是，康宁不再将高压空气疗法作为单独的治疗方法，而是将其作为药物治疗神经和精神疾病的辅助疗法，这与目前高压氧与多学科联合治疗疾病的模式相似。

从 1918 年开始，美国麻醉学家坎宁安使用高压舱治疗濒临死亡的流感患者，发现高压空气治疗能使部分濒死患者意识恢复、发绀减轻。这些发现极大地激励了坎宁安。在接下来的 10 余年间，坎宁安使用高压空气疗法治疗了大量的流感、肺部疾病、关节炎、青光眼、恶性贫血、糖尿病、梅毒和某些癌症患者，并进行了一系列与现代高气压医学相关的理论研究，如发现全身各组织的氧气含量并不完全相同，骨骼和连接组织中的氧气张力明显较低。1928 年，坎宁安建成了一个五层楼高的巨型高压舱以便接纳更多的患者进行高气压治疗。此举引起了美国医学界的关注，同年，美国医学会要求坎宁安提供相关的临床数据供同行审查。坎宁安阐述了他治疗的基础，但没有提供支持的数据。因此遭到美国医学界的质疑和批评。坎宁安随后结束了高压空气治疗疾病的相关实践，这标志着除治疗减压病外，以治疗为目的的高压空气治疗疾病时代的终结。

（三）高压氧医学蓬勃发展

由于高压空气治疗疾病的局限性和氧气的发现，高压氧医学逐渐成为高气压医学的主要研究内容，人们开始不断探索高压氧可能治疗的疾病范畴。

1. **早期高压氧治疗**　高压氧治疗的第一次实践归功于一位南美人，但是他的贡献至今仍在很大程度上被忽视。1934 年，巴西医生德·阿尔梅达报道了高压氧引起的中枢神经系统毒性，这是早期关于高压氧治疗的记载之一。德·阿尔梅达使用 3.0ATA 高压氧与镭联合治疗恶性肿瘤发现两者具有协同效应。此后德·阿尔梅达还研究了高压氧对麻风病和毒气的影响，并将他的观察结果以多种语言在不同国家发表，遗憾的是，他对高压氧的开创性应用并没有引起人们的注意。

2. **潜水医学**　在德·阿尔梅达之后不久，美国海军开始用高压氧来治疗减压病。他们对高压氧的利用可以分为两部分：潜水员由水下上升至水平面的减压过程和随后的入高压氧舱治疗的过程。最初在水下呼吸空气的患病潜水员必须大大延长返回水平面的减压时间才能确保安全，这一过程甚至长达 24h 以上，极大地影响了减压病的治疗效果。美国海军逐渐尝试用不同比例的氮氧混合物替代空气，他们研究发现高气压氧气能加速患者返回水平面的减压过程，并提高这个减压过程的安全性。至此，潜水员在返回水面的减压过程中由呼吸空气改为呼吸含有不同浓度氧气与惰性气体的混合气或在一定的压力下呼吸氧气的方法。

20 世纪 60 年代，以休闲为目的的潜水活动开始流行。由于相对海军缺乏医疗设备，在休闲潜水活动中减压病患者的治疗时机往往延后，传统的高压空气治疗减压病的有效率大大降低。经过一系列的研究，美国海军最终采用舱内呼吸氧气的高压氧疗法治疗减压病并沿用至今。

3. **放射增敏**　在 20 世纪 50 年代早期，加里和他的同事观察到，实验小鼠呼吸高压氧时，体内的肿瘤细胞对辐射的敏感性增加。这些实验为高压氧作为辐射增敏剂奠定了基础。加里的团队进一步观察到肿瘤细胞在放疗时的放射生物损伤效应依赖于肿瘤周围的氧浓度。而事实上，许多实体肿瘤细胞均存在不同程度的缺氧。这些结果足以鼓励研究人员进行早期临床试验。英格兰伦敦圣托马斯医院的团队进行了一系列的临床研究，发现即使在同一患者体内，在接受高压氧治疗的同时受到辐射的肿瘤区域的放射性损伤较单纯接受辐射的肿瘤区域更为明显。

在高压氧用于放射增敏的 10 余年后，人们开始对其安全性表示怀疑。一些研究表明，高压氧放射增敏的患者，肿瘤的复发率和转移率似乎更高；同时，由于高压氧治疗缺乏明显而持续的生存优势和其他替代的放射增敏剂引入，使人们对高压氧放射增敏的兴趣逐渐减弱，到 70 年代中期基本停止。

4. **心脏外科**　20 世纪 50 年代的另一个重大的高压氧事件是“高压氧治疗之父”荷兰心血管外科医生伊塔·布尔马实施了高压氧舱内心脏外科手术治疗。最初，布尔马引入可控低温，使心脏手术可耐受的缺血时间增加一倍。然而，即使增加了一倍，心脏手术可耐受的缺血时间总共只有大约 5min。此时，布尔马开始考虑高压氧治疗。他将猪的体温降低并暴露在 3.0ATA 氧气中，使用包含右旋糖酐的类似林格液置换血浆。在他的实验中，虽然动物的血红蛋白水平下降到基本为零，但仍有足够的氧来支持器官功能和生物个体的生存。布尔马将这项研究发表在第一期《心血管外科杂志》上，并标题为“无血生命”。

到 1959 年，布尔马和他的同事建造了专门的高压手术室为婴儿和成人进行心脏手术（图 1-1-2-3，图 1-1-2-4），为心脏手术赢得了足够长的可耐受的缺血时间。很快，世界各地的许多医院都配备了高压手术室。1963 年，哈佛医学院的伯恩哈德和他的同事在高压氧和低温治疗的基础上开发了几种配套技术，其中一种是微型体外循环氧合器，进一步确保了心脏外科手术的安全性。此时，高压氧舱内心脏手术大受追捧。体外循环装置的研制也在稳步推进，随着体外循环技术的逐步成熟，高压氧舱内心脏外科手术的实践开始步履维艰，高压氧逐渐退出心脏外科手术的历史舞台。然而，布尔马已经证明的理论——高压氧能不依赖血红蛋白为组织和器官运输足够量的氧气，最终成为急性一氧化碳中毒、挤压伤和其他急性缺血、灌注不良的皮瓣和特殊的失血性贫血的治疗基础。

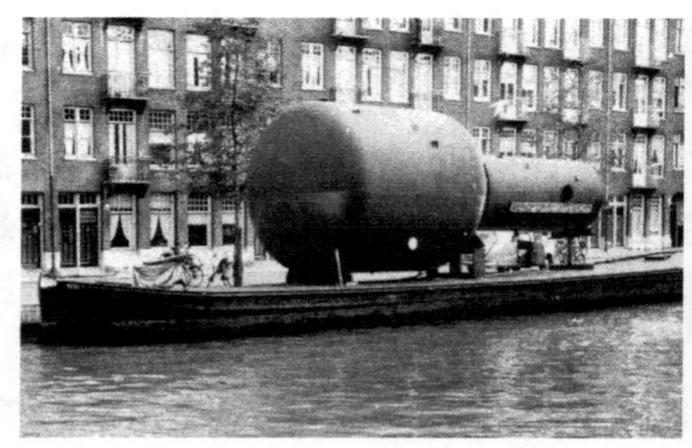

图 1-1-2-3　布尔马的高压手术室通过阿姆斯特丹运河被送往 Wilhelmina Gasthius 医院

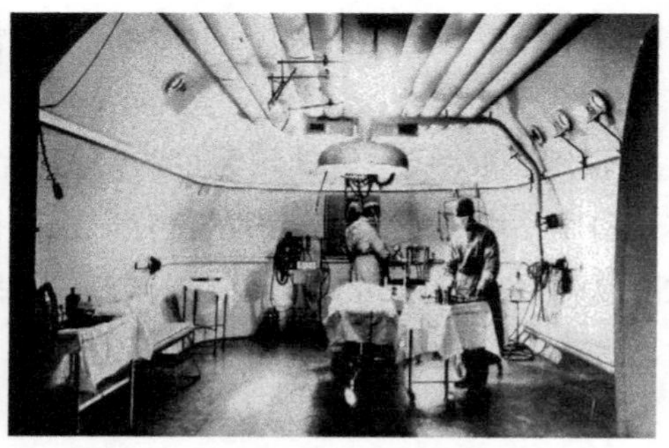

图 1-1-2-4　布尔马的高压手术室内部

5. **抗菌效果**　布尔马在引入高压氧舱内心脏手术后不久，使用 3.0ATA 的高压氧治疗了一个被认为“不可能治愈”的气体坏疽患者。他观察到原本处于进展中的感染被戏剧性地阻止了，患者全身毒性症状也很快消失。虽然在第一次世界大战期间氧气也被直接注射到气性坏疽感染的士兵组织中，但是高压氧治疗的疗效明显优于传统的氧气注射。随后出现了越来越多的动物和临床试验。在狗的气性坏疽模型中，研究者发现抗生素、手术与高压氧联合使用时治疗效果最佳。众多的动物实验和临床数据表明，高压氧区别于常规氧气治疗的作用与高压氧调节氧自由基、促进抗生素跨细菌细胞壁运输，提高白细胞介导的对需氧微生物的杀伤作用有关。目前高压氧已扩展到治疗由需氧菌、厌氧菌和混合细菌引起的坏死性软组织感染。

6. **伤口愈合**　1965 年，日本的科学家和田和他的同事报道了一起煤矿火灾中一氧化碳中毒幸存者接受高压氧治疗的案例。他们发现，与那些不需要高压氧治疗的一氧化碳中毒的烧伤患者相比，接受高压氧治疗的患者烧伤创面愈合更好。这一观察促使一些研究人员开始研究高压氧在烧伤中的治疗潜力，他们发现高压氧可以减轻烧伤创面水肿，缩短愈合时间，降低感染率，加速毛细血管血流灌注恢复以及减轻炎症反应。到了 20 世纪 70 年代，高压氧开始逐渐涉及慢性伤口的治疗。经皮氧分压测定的应用有助于患者选择，识别无反应者，并提出治疗终点建议。这一筛查过程提高了高压氧治疗的临床结果和成本效益。目前高压氧在问题伤口中的运用范围已扩展到动脉供血不足、糖尿病、软组织放射性坏死患者。

二、高压氧医学中国发展史

我国高压氧医学较欧美国家起步晚，但发展速度很快。

中华人民共和国成立前，上海打捞局装备了为潜水员防治减压病的高压氧舱。

1954 年，海军医学研究所建成了加压舱，在国内率先开展了用高压氧治疗减压病、缺氧症的工作。

20 世纪 60 年代初，高压氧开始用于气性坏疽、脉管炎、脑水肿、溺水等的治疗。

1963 年，周恩来总理在上海专门视察了上海的高压氧医学工作，并指出："潜水医学在我国是一门新的学科，很重要！希望你们努力工作，把这项工作搞起来。"

1964 年，李温仁教授在福建医科大学附属协和医院设立了我国第一台医用高压氧治疗舱，并在高压氧舱内进行心外科手术。李温仁教授团队在高压氧舱内进行体外循环心脏直视手术，结合低温进行房间隔缺损、室间隔缺损的修补手术等都获得显著效果，并受到国内医学界的极大重视。

20 世纪 70 年代，我国开始应用高压氧治疗新生儿及婴幼儿缺氧性脑病并取得了良好的疗效。大量病例观察证实，高压氧对婴幼儿眼的毒副作用远非过去描述的那么严重。近年研究发现，严格控制的常规剂量高压氧并不产生明显的眼损害，相反，持续高浓度常压氧可引起严重的眼损害。

1984 年，我国制成第一台婴幼儿专用氧舱并投入临床使用，在此以后，高压氧在婴幼儿疾病治疗中的应用得到迅速发展。

1992 年，中华医学会高压氧医学分会在兰州正式成立，由李温仁教授任第一届主任委员。

1993 年，第十一届国际高气压医学会议在福州举办。

1995 年后，我国特别加强了高压氧临床应用的安全管理，经卫生部医政司批准，1995 年 1 月 20 日在长沙和上海分别建立了全国高压氧上岗培训中心；同时针对医用高压氧舱制定了国家标准和安全操作规程，规范了医用氧舱的生产管理，从而使我国的高压氧治疗步入健康发展的轨道。

1996 年，中华医学会高压氧医学分会制定了"医用高压氧舱管理与应用规范"，提出了高压氧治疗的适应证与禁忌证。同年，湖南医科大学在本科生教学中将高压氧医学列为选修课，并开始培养高压氧医学硕士研究生。

2008 年，第十六届国际高气压医学会议在北京举行。

2008 年，中国医科大学附属第一医院为高压氧科购置了一台新舱，配备监护仪、呼吸机等医疗设备，成为全国第一台 ICU 氧舱，为在高压氧舱内开展急危重患者抢救提供了可靠的治疗平台。

2013 年，国家卫生和计划生育委员会正式了发布名为《高压氧临床应用技术规范》的标准，并于 2013 年 11 月 1 日起执行，执行代码为 WS/T 422—2013。

进入 21 世纪后，我国的高压氧治疗发展迅速，高压氧治疗普及到了县级医院，部分县以下的乡镇医院也开展了高压氧治疗。

2018 年，中华医学会高压氧医学分会修订了《医用高压氧舱安全管理与应用规范》，并更新了高压氧治疗的适应证与禁忌证。

目前，我国临床上用高压氧治疗的病种多达百种以上，对于有些病种，高压氧已成为常规治疗，如一氧化碳中毒、厌氧菌感染、气栓症、减压病、麻醉意外、缺氧性脑病、脑梗死、脑炎、突聋、脑创伤、断指再植、植皮、烫伤、烧伤、慢性溃疡、中毒、排除颅内活动性出血的各种意识障碍等。

三、高压氧医学展望

近二十年来，随着各领域研究的不断深入和多学科合作的广泛开展，临床医学中疾病的诊断和治疗手段发生了翻天覆地的变化。目前以及未来的高压氧医学在不断规范本学科治疗疾病范畴、治疗具体方案的基础上，也将借助科学与技术革新的力量开拓新的高压氧医学模式。高压氧医学将从设备更新到治疗创新，从基础理论深化到临床个性化治疗，从临床的普及到教学科研等方面不断开创新的局面。

（一）高压氧舱设施设备高精尖发展

随着我国医学科技的不断发展和创新，高压氧舱设施设备也随之推陈出新。圆形舱、圆形平底舱、方形舱等不断出现与普及，提升了患者治疗过程中的舒适性；未来，移动式高压氧舱的出现将有利于大型突发公共卫生事件中患者的治疗与抢救。区域间根据需求灵活调整氧舱分布、病房高压氧模式、成立全省全国甚至全球高压氧医学联盟等，届时移动性高压氧舱将惠及更多的重症患者和覆盖更多偏远和不发达地区。同样，高压氧舱的组成设备如舱门、加压系统、呼吸装置、通讯系统、消防设施，计算机系统等在工艺上越来越精细、性能上越来越尖端、功能上越来越齐全。舱门平移式，推动轻巧、锁定牢固；加压系统安静、气体充足、质量优良；呼吸系统氧气清新、吸氧平静、排氧畅通；通讯系统清晰可见，声音视频全程、全方位、全角度，存储回放自如；消防系统确保安全，自动识别、预判、预处理；计算机系统运行平稳、流程顺畅、人机互动。

同时，舱内的配套设备也已经逐步多样化，完全满足患者高压氧临床治疗工作的需要。舱内的配套设施除去目前已经在舱内普及的氧气面罩与连接管道、负压吸引装置、心脑电监护、舱内呼吸机、经皮氧分压测定仪外，还将逐渐普及舱内心肺复苏装置、气管插管设备、舱内静脉输液器、舱内康复运动装置、脊椎牵引装置等，以及用来评估舱内患者病情的脑电图、血气与血液流变学检测设备、颅内压和脑脊液氧分压监测仪、检眼镜、血糖仪、测量痉挛的测力计等。

为了满足科学研究的需要，动物实验氧舱业已经不仅限于普通的动物实验研究，细胞培养以及基因组学、蛋白质组学等科学研究的实验高压氧舱也越来越广泛地运用于高压氧科学研究中。

（二）个性化高压氧治疗

个性化高压氧治疗是目前以及未来高压氧医学发展的一个重要方向。个性化高压氧治疗始于20世纪80年代，理查德·纽鲍尔博士首次用单电子发射计算机断层成像（SPECT）评估单个脑卒中患者对高压氧治疗的反应性。在目前的后基因组时代，基因可以被看作是对高压氧反应的生物标志物以及氧毒性的预测因子，这将有助于确定每一个患者高压氧治疗的适应性以及治疗压力和时间。

为了适应个性化高压氧治疗的趋势，需要进一步开展与高压氧相关的分子研究，如：高压氧作用的分子机制基础研究；高压氧治疗反应性的基因组学研究，以获取与高压氧的反应或缺乏反应相关联的基因组学信息；高压氧治疗氧毒性的药物基因组学和药物遗传学研究等。

（三）高压氧在未来多学科医疗保健系统中的作用

临床医学正以一种多学科交叉的形式出现。越来越多的疾病需要讨论多种治疗的选择和整合，以得出可能的最有利于患者治疗的综合方案。因此，高压氧将可能与更多新的治疗手段结合。如再生技术可以与高压氧结合用于骨折的修复和伤口愈合。另外，随着医学“三级预防”理念（病因预防、临床前期预防、临床预防促康复）的深入，高压氧在部分疾病，特别是慢性病中的三级预防的作用将凸显。比如，对于脑部主要供血血管狭窄的患者采用高压氧治疗能从病因上预防脑缺血性疾病的产生；对于存在颈动脉不稳定性斑块的患者，高压氧治疗能阻止或者延缓脑梗死的发生；而脑卒中恢复期的患者进行高压氧治疗能降低患者致残率，促进神经功能恢复，提高患者生活质量，加速患者康复进程。

（四）高压氧医学纵深发展

在接下来的数十年里，高压氧医学本身也将得到充分的发展。首先，随着高压氧分子理论研究的深入，临床试验的蓬勃发展和循证医学证据的不断累积，高压氧治疗疾病的机制进一步明确，确切的疾病治疗范围将进一步加大，治疗方案也将适当多样化；其次，高压氧舱设备的不断革新和舱内可使用仪器的不断研发，将使患者在高压氧舱内可进行更多、更优的检验检查与治疗，使高压氧医学更紧密地融入临床医学中；最后，高压氧医学学科本身也将逐渐由以疾病治疗为中心的边缘临床医学学科发展为拥有完整的涉及专科疾病病因、诊断、治疗、预后研究的高压氧医学学科。在学科发展完善的基础上，诊疗单位不再以治疗中心为主，而将拥有适用于本学科专科疾病和患者的完备的门诊、病房和治疗中心体系。为确保学科的可持续发展，高压氧医学将会更注重科研和教学领域的发展，形成临床、科研、教学并重的完整的学科体系。

（五）高压氧医学的未来需求

为使高压氧医学跟上其他医疗领域的发展脚步，建议采取以下措施：①不断改善高压氧舱设备设施，根据具体医疗需求增加舱内新的诊疗技术；②加深研究，高压氧医师需要熟悉新的生物技术及其与高压氧结合的潜在应用；③加强临床适用范围扩展，将高压氧与其他治疗方法结合起来；④优化治疗方案，加强高压氧治疗时效管理，并且应尽可能采用个性化的疾病治疗方案；⑤加强从业人员培训与管理，提高高压氧医疗质量与安全。

（彭争荣　黄芳玲）

第二章 呼吸生理和氧化代谢

呼吸（respiration）是指人体与外界环境之间进行的 O_2 与 CO_2 气体交换过程。人的整个呼吸过程包括肺与外界的气体交换（肺通气）、肺泡与血液间的气体交换（肺换气）、气体在血液中的运输、血液与组织细胞间的气体交换（组织换气）以及组织呼吸等五个重要环节。其主要功能是保障为组织细胞的氧化磷酸化产能提供足够的 O_2，并将生成的 CO_2 排出体外。高浓度氧气或高压氧依赖整个呼吸过程而发挥作用，且对各个环节均可产生影响，因此，有必要对人体呼吸过程的生理学基础知识进行有侧重的且较为深入的回顾。

第一节 肺通气

肺通气是指肺与外界的气体交换，包括外界氧气的吸入和肺部二氧化碳的排出。现将肺通气相关的结构与功能简要叙述如下：

一、肺通气的功能结构

气体经呼吸道进出肺的过程称为肺通气。实现肺通气的结构包括呼吸道、肺、胸廓、呼吸肌与密闭的胸膜腔。呼吸道由鼻道、咽、喉、气管及其各级分支、直至终末细支气管所组成。气管分为左、右主支气管；主支气管又逐级分为叶支气管、段支气管、支气管、细支气管与终末支气管。鼻、咽、喉为上呼吸道，气管至终末支气管为下呼吸道。传导气体的呼吸道上没有肺泡，不能进行气体交换，故构成呼吸道容积的解剖无效腔；这部分呼吸道的功能是传送气体进出肺，并具有调节吸入气体的温度与湿度、净化吸入气体的作用，以及防御与保护功能。在传导气体的呼吸道上，细支气管含平滑肌比例较大，结缔组织中含更多的弹性纤维，且缺乏软骨的支持，其口径易受气道内、外的压力差和外力牵张、平滑肌舒缩的影响，容易发生塌陷。呼吸道平滑肌受迷走神经与交感神经的双重支配。迷走神经末梢释放的乙酰胆碱作用于呼吸道平滑肌细胞 M 型胆碱受体，引起平滑肌收缩，呼吸道口径缩小，从而增大气道阻力；交感神经末梢释放去甲肾上腺素，作用于呼吸道平滑肌细胞 β_2 受体，引起平滑肌舒张，使呼吸道平滑肌口径增大，减小气道阻力。终末细支气管再分为呼吸性细支气管（第 17 ~ 19 级）、肺泡管（第 20 ~ 22 级）与肺囊泡

（第 23 级），发挥气体交换作用。

胸廓由肋骨、胸骨、胸椎形成的骨架以及附着的软组织构成其四壁，底部由膈肌封闭，对肺起到支撑与保护作用。呼气肌与吸气肌附着于胸廓之上，与膈肌形成呼吸的动力部分。由膈肌舒缩伴有腹壁起伏的呼吸运动，称为腹式呼吸；而由呼气与吸气的肋间肌舒缩使肋骨和胸骨运动产生的呼吸运动，称为胸式呼吸。腹式呼吸与胸式呼吸常同时存在，在平静呼吸时，以腹式呼吸为主。

二、肺容量

肺通气功能涉及肺容量、肺通量等一些概念。

（一）肺容量

肺容量是评价肺通气功能的基础，包括肺总容量（total lung capacity）、潮气量（tidal volume）、补吸气量（inspiratory reserve volume）、补呼气量（expiratory reserve volume）、余气量（residual volume）、功能余气量（functional residual capacity）与肺活量（vital capacity）等指标（图 1-2-1-1）。补呼气量、潮气量、补吸气量与余气量之和为肺总容量，补呼气量、潮气量与补吸气量之和为肺活量，补吸气量与余气量之和为功能余气量。以身高 1.7m 的健康青年男性为例，在静息状态下，其肺总容量为 6.5L，补呼气量约为 3L，潮气量约为 0.5L，补吸气量约为 1.6L，余气量约为 1.4L；而肺活量约为 5.1L，功能余气量约为 3L。

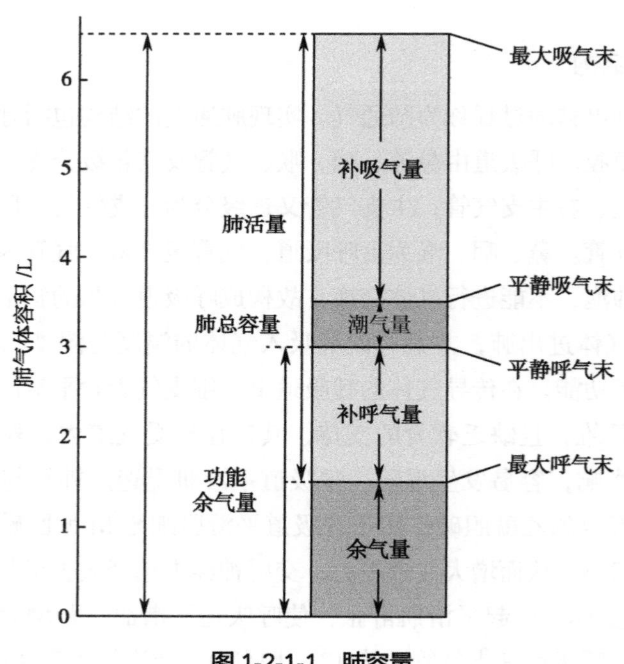

图 1-2-1-1　肺容量

（二）肺通气量

成年人肺内气管与支气管系统分为23级，从第1级至第16级为气体流通的管道，没有气体交换功能，故形成平均大约150ml的解剖无效腔。而真正的气体交换主要发生在肺泡，成年人大约有3亿个肺泡，每个肺泡直径约0.3mm，形成的气体交换总面积为50～100m^2，肺泡与毛细血管之间的气血交换膜非常薄，仅有约0.5μm。因此，如以静息状态下呼吸频率为15次/min计算，成年人肺通气量为潮气量 × 呼吸频率 = 500ml × 15次/min = 7 500ml/min；然而肺泡通气量为（潮气量 − 解剖无效容量）× 呼吸频率 =（500 − 150）ml × 15次/min = 5 250ml/min。

三、肺泡气氧分压

肺泡气氧分压是肺通气功能的重要方面，下面着重叙述。

（一）气体的分压定律——道尔顿定律

道尔顿定律（Dalton's law）也就是气体分压定律（law of partial pressure），由英国科学家道尔顿（J. Dalton）于1801年提出，也称道尔顿分压定律。其表述为：某一气体在气体混合物中产生的分压等于它单独占有整个容器时所产生的压力，而气体混合物的总压强等于其中各气体分压之和。表达式为：

$$P = P_1 + P_2 + P_3 + \cdots + P_n$$

$$P_n = Fn \times P$$

其中P表示混合气总压力，P_1，P_2，P_3，…，P_n为混合气中各气体的分压。*Fn*表示某气体的百分比浓度。

（二）肺泡气氧分压的计算——简化肺泡气方程式

肺泡与大气虽通过支气管树分支相通，但肺泡中各组成气体的容积百分比浓度及分压皆不同于吸入气（图1-2-1-2），这是因为支气管树除对吸入气体具有滤过作用外，还具有加温与加湿作用。一方面，吸入气进入上呼吸道，就立即在体温条件下为水蒸气所饱和，如外界干燥吸入气的氧分压为：$PO_2 = P_B \times FO_2$，则进入气管内潮湿吸入气的氧分压为：$P_IO_2 = (P_B - 47) \times F_IO_2$；另一方面，在肺泡中的$O_2$不断弥散入血，而$CO_2$则同时由血不断弥散进入肺泡，假定呼吸交换率（$R$）等于1，则因弥散入血所减少的氧分压值应等于肺泡气的二氧化碳分压值，故肺泡气氧分压应等于：

$$P_AO_2 = (P_B - 47)F_IO_2 - P_ACO_2$$

上式即为简化肺泡气方程式。但在实际情况下$R \neq 1$，故肺泡气方程式的全式应为：

$$P_AO_2 = (P_B - 47)F_IO_2P_ACO_2[F_IO_2 + (1 - F_IO_2)/R]$$

可见，只有吸入气氧浓度（F_IO_2）为100%；或者$R = 1$时，才可使$[F_IO_2 + (1 -$

F_IO_2）/R] 项数值等于 1，上述两式才能相等。但在不太严格的情况下，尽管 $R \neq 1$，也可用简化肺泡气方程式粗略计算肺泡气氧分压。

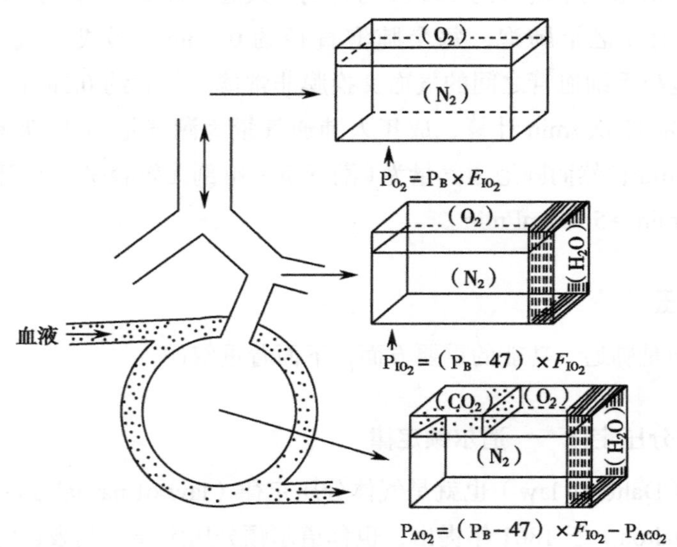

图 1-2-1-2　简化肺泡气方程式图解

第二节　肺换气

肺换气是指肺泡与血液间的气体交换，下面对肺换气的一些基本理论进行叙述。

一、气体的弥散定律

气体弥散定律是指在肺内与组织内所进行的气体交换，是一个物理的弥散过程。其弥散方向与数量取决于该气体分压的高低。支配气体弥散的物理学规律可概括为以下数学公式：

$$Q = K \cdot S \cdot [(P_1 - P_2)/d] \cdot t$$

上述公式表明，在 t 时间内气体分子通过横截面积 S 时，由于弥散作用而转移的气体量 Q，与两端气体的分压差（$P_1 - P_2$）成正比，而与两端间的距离 d 成反比。式中 K 为弥散系数，对于某一特定的气体与经过的介质来说，是一个常数。

由上述公式可见，无论气体分子在体内的弥散趋向，还是气体的生理效应，均取决于气体分压的高低，而通常与表示相对浓度的容积百分比值无直接关系。故在呼吸生理学中习惯于用气体分压来表示体内任一部位某种气体分子数量的多少。例如，在高空生理中，只有采用气体分压的概念才能叙述清楚各种特殊气体环境的生理学效果，而仅使用百分比浓度则往往带来很大困难。由图 1-2-2-1 可见，在高空即使吸入纯氧，上升到一定高度由于低气压环境导致氧分压降低，进而降低肺泡氧气的弥散量，仍会发生缺氧。可见氧的生理学效应取决于氧分压的值，而与反映相对比例关系的氧容积百分比无直接关系。

在肺泡，氧气通过弥散的方式进入血液，血液中的二氧化碳亦通过弥散方式进入肺泡。二氧化碳弥散的量可以通过上述公式计算，但是，二氧化碳弥散系数 *K* 是远高于氧气的，因此，在相同分压差下，二氧化碳弥散量远大于氧气。如果吸入气体氧分压降低导致（$P_1 - P_2$）两侧分压差降低，或者在肺水肿、肺纤维化导致弥散距离增加的情况下，都可以导致氧气弥散量减少，引起缺氧性缺氧。

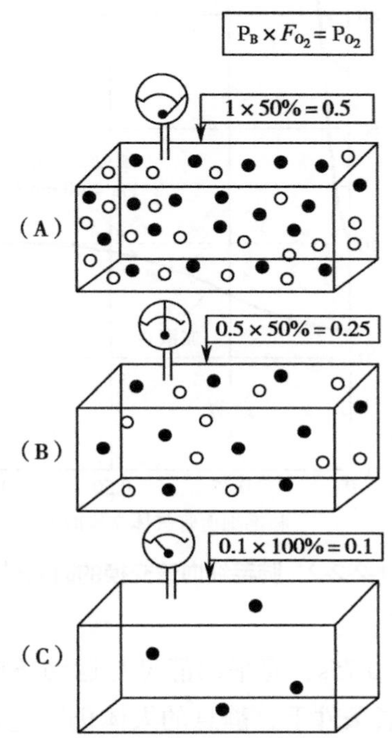

图 1-2-2-1　气体分压概念在高空呼吸生理中的应用

●代表氧分子，○代表氮分子；（A）（B）氧浓度相等，分压不同；（C）氧浓度最高，但分压最低

依据气体的弥散定律，氧气在肺泡 - 毛细血管膜的弥散，由肺泡与肺毛细血管血液中的氧分压差所决定。在海平面，成年人静息状态下肺泡氧分压为 100mmHg（13.3kPa），肺动脉毛细血管血液氧分压为 40mmHg（5.3kPa），两侧氧分压差为 60mmHg（8kPa）（图 1-2-2-2）。在此条件下，肺毛细血管血液在 0.25s 内即完成气体交换，使肺静脉血液氧分压达 100mmHg（13.3kPa）。然而，肺毛细血管血液从动脉端循环到静脉端需 0.75s，故具有较大贮备能力。当中度运动时，即使肺毛细血管循环时间缩短到 0.25s，仍能完成有效的气体交换（图 1-2-2-2 上部曲线）。在高空缺氧条件下，肺泡气氧分压降至 40mmHg（5.3kPa）时，因肺泡与肺毛细血管间氧分压差缩小，导致气体交换时间延长，在静息状

态下，尚能完成有效的气体交换，使肺毛细血管静脉端氧分压达到肺泡气水平。但是，当中度运动时，则导致气体交换不充分，加重缺氧（图 1-2-2-2 下部曲线）。

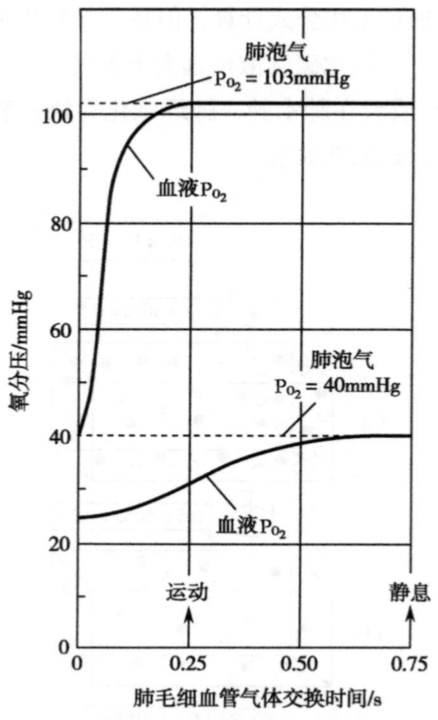

图 1-2-2-2　肺毛细血管交换的时间过程

肺毛细血管氧交换时间为 0.75s，海平面静息与运动条件下，人体均能进行充分的氧交换（上部氧分压曲线）。缺氧条件下，静息的人体仍可进行充分的氧交换，但是，运动导致氧交换不充分（下部氧分压曲线）。

二、体内溶解气体的张力

（一）亨利定律

亨利定律（Henry's law）是 1803 年英国化学家亨利（W. Henry）研究气体在液体中的溶解度时总结出的一条经验规律，表述为：一定的温度和压强下，平衡状态时，一种气体在液体里溶解的数量与该气体在液面上的分压成正比，其比例系数即是溶解度系数（solubility coefficients）。它们之间的关系如下：

溶解气体的数量（ml/100ml）= 气体的分压 × 溶解度系数

溶解度系数表示气体的溶解度，其单位是 ml/100ml 液体 /101.3kPa（760mmHg）。由

表 1-2-2-1 的数据得知，二氧化碳的溶解度系数为氧的 20 多倍，故可在其分压不太高的条件下，溶解较大量的二氧化碳气体。反之，如某气体溶解度系数很小，即使在很高的分压条件下，实际所能溶解的气体量也是很少的。如已知液体中溶解气体的量再除以溶解度系数也可计算出溶解气体的分压。该定律适用的条件是其气体的平衡分压不大，气体在溶液中不与溶剂起作用（或起一些反应，但极少电离）。

表 1-2-2-1　37℃体温条件下几种气体的溶解度系数

单位：ml/100ml 液体 /101.3kPa（760mmHg）

气体	水	血浆	全血
O_2	2.39	2.30	2.20
CO_2	56.70	51.40	51.10
N_2	1.23	1.18	1.30

（二）溶解气体的分压（张力）

气体溶解于液体中具有的分压，习惯上也称张力（tension），仍以常用压力单位表示。当气体与液体相接触时，部分气体分子即可不断进入液体而呈溶解状态；已溶解于液体中的气体分子亦处于不停的运动状态之中，并可离开液体回到气体环境中去。当两者达到动态平衡时，同一时期内离开液体的气体分子数量与进入液体中呈溶解状态的气体分子数量相等（图 1-2-2-3）。此时可以说：溶解气体自液体内部向液体表面所施加的压力，即等于气相中的气体分子由外部向液体表面所施的压力。故溶解气体的分压（张力）即表示驱使溶解气体离开液体而向气相弥散的“力量”有多么大。图 1-2-2-3 表明，一种液体与另一种液体或某一气体环境相接触时，该液体内溶解气体分压的变化取决于两者之间该气体分压的差别。气体运动的趋向总是由高压力向低压力部位弥散，最后达到两部分之间气体分压的动态平衡。生物组织或体液中溶解的氧或二氧化碳的

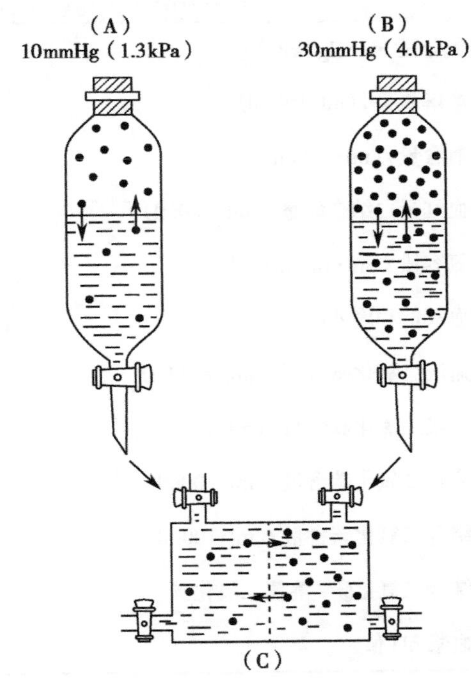

图 1-2-2-3　液体中溶解气体的概念

当（A）中液体与（B）中液体分别放至（C）的半透膜的两侧时，溶解气体即自高分压处向低分压处弥散

分压可用张力计进行测定，亦可用专门的氧或二氧化碳电极测定。换言之，在血液中，溶解氧是形成氧分压的主要因素，与血红蛋白结合的氧不影响氧分压。

第三节　血液的气体运输功能

血液的气体运输主要是指 O_2 和 CO_2 在血液中运输。O_2 与 CO_2 在体内的运输过程，在本质上是气体的弥散过程，取决于不同部位间气体分压差。由表 1-2-3-1 的数据可得知，O_2 与 CO_2 在血中溶解的数量都很少，特别是 O_2，在海平面条件下，当肺泡气氧分压为 100mmHg（13.3kPa）时，每 100ml 动脉血只能溶解 0.3ml 的 O_2，其数量远不能满足人体代谢的需要。为适应这种生理上的需要，绝大部分 O_2 在血液中以化学结合方式被输送到组织，再进行气体弥散运动。故血液的气体运输功能是对气体分子在体内弥散运动基本过程的重要补充。

表 1-2-3-1　健康青年人在安静状态下血液中重要参数的平均值

参数名称	动脉血	混合静脉血
氧分压 /mmHg（kPa）	100（13.3）	40（5.3）
溶解氧量 /（ml·100ml）$^{-1}$	0.31	0.12
氧含量 /（ml·100ml）$^{-1}$	19.71	15.12
血红蛋白结合氧量 /（ml·100ml）$^{-1}$	19.4	15.0
氧容量 /（ml·100ml）$^{-1}$	20.1	20.1
血氧饱和度 /%	97.0	75.0
血液二氧化碳分压 /mmHg（kPa）	40（5.3）	46（6.1）
血浆二氧化碳含量 /（ml·100ml）$^{-1}$	48.98	52.96
溶解二氧化碳含量 /（ml·100ml）$^{-1}$	2.58	2.96
结合二氧化碳含量 /（ml·100ml）$^{-1}$	46.4	50.0
结合二氧化碳 / 溶解二氧化碳	20/1	18.9/1
血浆 pH 值	7.41	7.37

一、氧的运输

氧包括结合氧和溶解氧两种形式，现详细叙述如下：

（一）血红蛋白与血氧饱和度

血红蛋白（Hb）是血液中贮存和携带氧的运输工具。在肺毛细血管，当血液氧分压升高时，血红蛋白能与氧分子陆续结合生成氧合血红蛋白（HbO_2）；在组织毛细血管，当血液中溶解的氧分子向组织细胞弥散，而引起血氧分压降低时，氧合血红蛋白即开始解离，将结合的氧分子陆续释放出来，补充血液中溶解氧的数量，维持毛细血管血液的氧分压水平，以保证不断向组织弥散氧。

为定量衡量血红蛋白对氧运输的能力，涉及下面几个概念：

1. **氧容量**（oxygen capacity）　每100ml血液所能结合的最高氧气容积数即该血液的氧容量。1g血红蛋白最多能结合1.34ml氧（1g纯血红蛋白结合氧的最大量为1.39ml，由于少量高铁血红蛋白存在，故对氧的最大结合量略降低），如100ml血液的血红蛋白含量为15g，则该血液的氧容量即为20.1ml/100ml血液。

2. **氧含量**（oxygen content）　每100ml血液血红蛋白实际结合的氧量称氧含量，包括血红蛋白结合的氧量与溶解的氧量。

3. **血氧饱和度**（blood oxygen saturation）　表示在血红蛋白总量中氧合血红蛋白所占的百分比，即氧合的程度，常以字母SO_2代表。其定义式如下：

$$血氧饱和度\ SO_2(\%) = HbO_2/(Hb + HbO_2) \times 100\%$$

在实际情况下可用血氧饱和度测试仪直接由耳部、手指或前额皮肤表面测出动脉血氧饱和度的变化，亦可根据已知数据由下式推算：

$$血氧饱和度\ SO_2(\%) = (氧含量 - 溶解氧量) / 氧容量 \times 100\%$$

（二）氧合血红蛋白解离曲线

血红蛋白所结合氧气数量的多少，取决于氧分压值。表示血红蛋白结合的氧量与氧分压值数量关系的曲线称氧合血红蛋白解离曲线（oxyhemoglobin dissociation curve），简称氧解离曲线。

健康成年人的血液（血红蛋白含量 = 15g/100ml血液），在pH值为7.4、二氧化碳分压为40mmHg（5.3kPa）和37℃体温的条件下，测得的氧合血红蛋白解离曲线，如图1-2-3-1中实线所示。可见血中氧分压与血氧饱和度之间的关系不是简单的直线，而是呈“S”形的曲线关系。图中分别表明了物理溶解和化学结合氧的含量。当氧分压为100mmHg（13.3kPa）时，血氧饱和度为97.5%左右。当氧分压低于40mmHg（6.7kPa）的情况下，血氧饱和度随氧分压降低而迅速降低；氧分压较高时，曲线就渐为平坦，故氧分压从90mmHg（12kPa）升至100mmHg（13.3kPa）时，氧分压升高10mmHg（1.3kPa）仅使血氧饱和度增加1%，而氧分压从30mmHg（4.0kPa）升至40mmHg（5.3kPa）时，同样是10mmHg（1.3kPa）的变化，但血氧饱和度从55%增加至75%，增长20%。氧分压在26.5mmHg（3.5Pa）左右时，血红蛋白处于半饱和状态，所以，用P_{50} = 26.5mmHg来表示血红蛋白对氧的亲和力。当氧分压超过100mmHg（13.3kPa）时，血氧饱和度的增长已很缓慢；在250mmHg（32.5kPa）时达完全饱和。在海平面条件下呼吸纯氧时，动脉血氧分压可达到673mmHg（89.7kPa），血氧饱和度达100%，与呼吸空气相比，血氧饱和度仅增加2.5%，而动脉血氧分压与血液中溶解氧量均增加，所以，血液的含氧量增加。

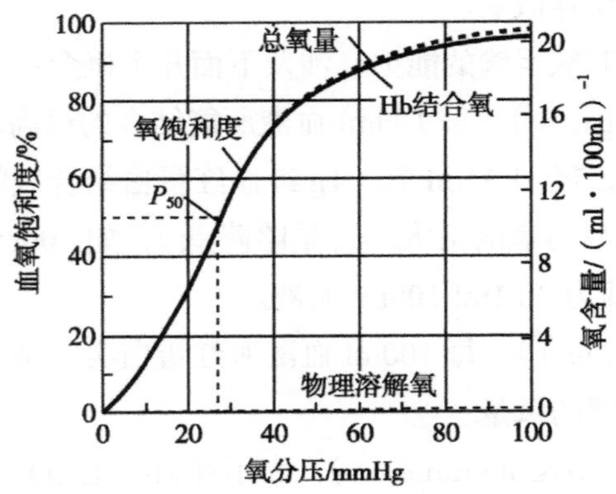

图 1-2-3-1　氧合血红蛋白解离曲线

氧解离曲线“S”形的重要生理学意义在于：由于上段较平坦，即氧分压在60～100mmHg（8.0～13.3kPa）范围，血氧饱和度在90%以上，接近平台，表明在此范围内即使肺泡气氧分压有较大幅度的下降，血红蛋白仍能结合足够量的氧，从而保证人体对轻度高空缺氧有一定的代偿能力（即3 000m以下）；曲线的中间部分，即氧分压在10～40mmHg（1.3～5.2kPa）范围，坡度陡峭，表明氧分压稍有变化，即可引起血氧饱和度的较大改变，在海平面呼吸空气的条件下，组织的氧分压即在此范围，故这种特性不仅有利于向组织释放所需的氧，还有稳定组织氧分压的作用。

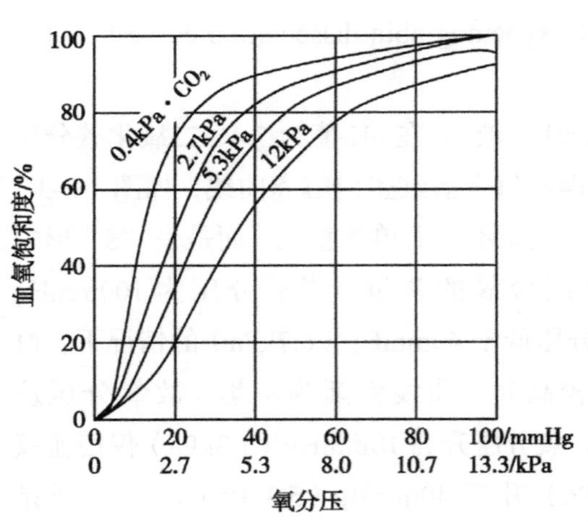

图 1-2-3-2　二氧化碳分压对氧解离曲线的影响

每条曲线左侧数字表示二氧化碳分压值

氧解离曲线的位置并非固定不变，它受二氧化碳分压、温度与pH值等许多化学、物理因素的影响。当二氧化碳分压升高、温度升高、pH值降低时，皆可使曲线向右移动，氧的解离程度加大；上述3个因素向相反方向变化，可使曲线左移，意味着对氧的亲和力加大。由图1-2-3-2的一组曲线可见，这种移动主要发生在曲线的中间部分，而对曲线上段则影响较小。向右移有助于向代谢活动水平较高的组织释出更多的氧，即每当局部组织代谢活动增强时，附近必然出现二氧化碳分压升高、pH 值降低、温度升高的一系列变化，将影响该曲线向右方移动，促使血红蛋白释出更多的 O_2 为组织所利用，这就是 Bohr 效应（Bohr effect）。

另外，红细胞内的有机磷酸盐（主要是2,3- 二磷酸甘油酸，英文名为2,3-diphosphoglycerate，简写为 2,3-DPG）的浓度也是决定氧合血红蛋白解离曲线位置的重要因素。2,3-DPG 浓度增加，曲线右移，有助于血红蛋白释放氧的作用；浓度减少，曲线左移。当缺氧时，红细胞内的 2,3-DPG 浓度升高，可使血红蛋白对氧的亲和力下降，从而增加向组织释放的氧量。

综上所述，决定毛细血管血液向组织弥散氧的直接动力是毛细血管血液与组织之间的氧分压的差值；当毛细血管血液的氧分压降低时，氧合血红蛋白即释放氧入血，以维持弥散所需的一定氧分压水平；而血红蛋白释放氧的数量又受到二氧化碳分压、pH 值、温度、2,3-DPG 等一系列因素的影响。

（三）血液的输氧量

由于呼吸、循环系统共同协调活动的结果，在单位时间内，经血流由肺输送到全身各处组织的总氧量称为血液的总输氧量（oxygen delivery），又称氧通量（oxygen flux）。

输氧量（ml/min）= 心输出量（ml/min）× 动脉血氧含量（ml/100ml）

在安静状态下，人的心输出量为 5 000ml/min，动脉血氧含量为 19.7ml/100ml 全血，故输氧量约为 1 000ml/min（≈ 5 000 × 19.7/100）。其中由组织提取利用者仅占 25%（250ml/min），故混合静脉血氧饱和度仍有 75%，这也是一项生理贮备，可以满足组织代谢增强的需要。

输氧量的公式亦可写成如下的形式：

输氧量 = 心输出量 × 血红蛋白含量 ×1.34× 动脉血氧饱和度

上述诸因素中，任何一项的降低，都可能引起组织缺氧。例如，高空缺氧时，由于吸入气氧分压降低，动脉血血氧饱和度下降，动脉血所携带的氧量不足，毛细血管血液氧分压水平不能维持，而引起组织缺氧。

二、二氧化碳的运输

（一）运输的形式

二氧化碳在血液中的运输形式有以下 4 种（图 1-2-3-3）。

1. **溶解的二氧化碳**　二氧化碳弥散入血液后先经溶解阶段再转入其他形式，但血中始终有一部分溶解的二氧化碳存在，其数量取决于血液的二氧化碳分压。

2. **碳酸**　很少量溶解的二氧化碳与水生成碳酸。碳酸与溶解的二氧化碳约占 10%。

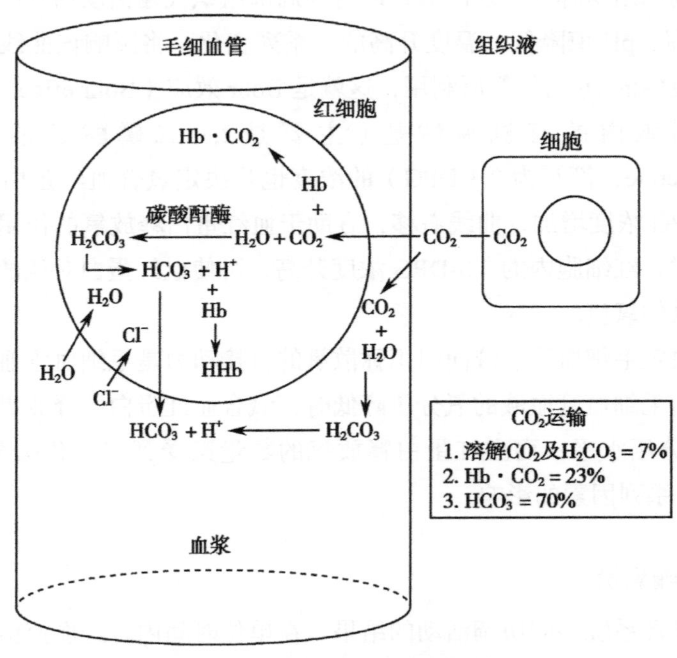

图 1-2-3-3　二氧化碳的血液运输

3. **氨基甲酸化合物**　约占 30% 的二氧化碳是与血红蛋白肽链上的末端氨基起作用生成氨基甲酸化合物。其反应式为：

$$Hb \cdot NH_2 + CO_2 \Leftrightarrow Hb \cdot NH \cdot COOH$$

4. **碳酸氢盐**　这是二氧化碳的主要运输形式，占 60%。碳酸氢根与氢离子是由二氧化碳水化作用产生碳酸并离解而形成的：

$$CO_2 + H_2O \Leftrightarrow H_2CO_3 \Leftrightarrow H^+ + HCO_3^-$$

二氧化碳与水结合形成碳酸的过程在血浆中进行得很慢，但在红细胞中由于碳酸酐酶的存在可催化这个反应加速进行，故只有在红细胞中才能大量形成碳酸，进而非常迅速地离解成碳酸氢根离子和氢离子。碳酸氢根离子又回到血浆中，而氢离子则被红细胞中的蛋白质所缓冲，其中重要的缓冲物质是血红蛋白。

当混合静脉血流经肺毛细血管时，血中以化学结合方式所携带的部分二氧化碳先转变为溶解状态，再弥散入肺泡。

（二）血液二氧化碳解离曲线

表示血液二氧化碳分压与全血二氧化碳含量之间关系的曲线，称血液二氧化碳解离曲线（blood carbon dioxide dissociation curve）。图 1-2-3-4 中上方的曲线和下方的斜线分别代表结合 CO_2（其中大部分是以碳酸氢盐形式存在的）和溶解 CO_2 随二氧化碳分压变化的情况。标明结合 CO_2 曲线即是 CO_2 解离曲线，它与氧解离曲线不同，生理条件下的二氧化碳含量和分压在 A 点处 [PCO_2 = 5.3kPa（40mmHg），CO_2 含量为 48.4ml/100ml 全血，pH = 7.40]。在 A 点以上部分，几乎呈斜率较小的直线，随二氧化碳分压增加，结合 CO_2 的量亦增加，pH 值降低；但当二氧化碳分压降至 A 点以下时，曲线斜率变大，随二氧化碳分压降低，结合 CO_2 的量降低，pH 值增加。标明溶解 CO_2 的一条直线则表示溶解 CO_2 量随其分压呈直线关系变化的情况。

血液中结合 CO_2/ 溶解 CO_2 保持一定比例（20 ∶ 1），决定着血液 pH 值。如发生过度通气，血液的二氧化碳分压即下降，此时血液的结合 CO_2 及溶解 CO_2 虽然同时都在减少，但由图 1-2-3-4 的曲线可见，它们减少的程度并不相同，后者相对降低较多，导致二者的比值增大、pH 值升高，即呼吸性碱中毒。当严重缺氧致使人体已出现明显功能障碍时，由于通气不足，可引起体内大量有机酸（如乳酸、丙酮酸等）聚积，血液中 CO_2 含量增加，pH 值降低，则可导致酸中毒。由图 1-2-3-4 中的一簇放射状 pH 等值线，即可求出二氧化碳分压改变时，pH 值的实际变化。因此，任何二氧化碳分压的变化，必然同时引起血液中氢离子浓度的改变。

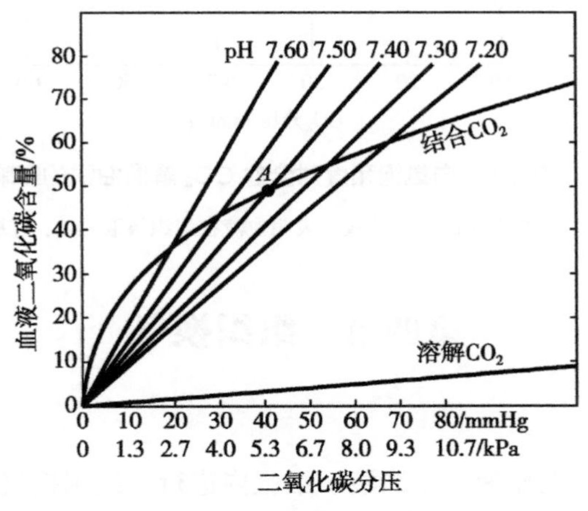

图 1-2-3-4　人血液的 CO_2 解离曲线

为了便于比较缺氧时人体内血液的 O_2、CO_2 及 pH 等参数的变化，可以参照表 1-2-3-1 给出的血液中气体重要参数的平均值。

三、血液氧与二氧化碳的关系

血液中的 O_2 与 CO_2 运输过程互相影响，互相制约。二氧化碳分压升高使氧离曲线右移，降低血红蛋白对氧的亲和力，促进血红蛋白解离氧，这称为 Bohr 效应。当血液流经组织时，Bohr 效应有利于氧的释放；当血液流经肺泡时，又有利于血红蛋白结合氧。同样，氧与血红蛋白的结合程度，可影响 CO_2 解离曲线，当氧合血红蛋白增多时，血红蛋白与 CO_2 的结合降低，CO_2 解离曲线下移，促使 CO_2 的释放，这称为 Haldane 效应（Haldane effect）（图 1-2-3-5）。因此，在组织部位，Haldane 效应促进摄取 CO_2，而在肺泡则因血红蛋白与 O_2 结合，而使 CO_2 释放增多。

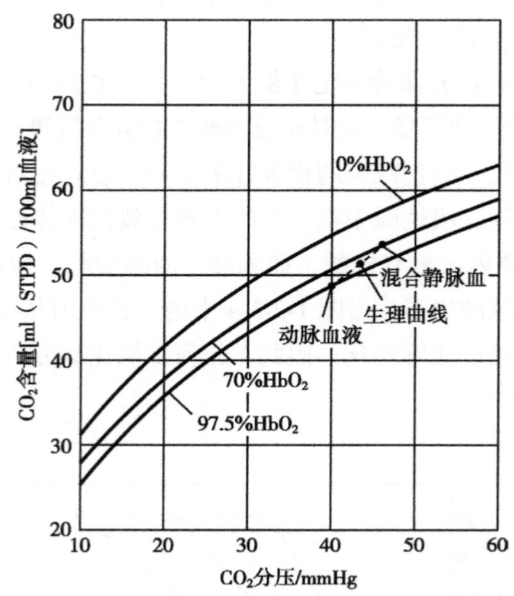

图 1-2-3-5　血氧饱和度对全血 CO_2 解离曲线的影响

图中虚线为 CO_2 分压与含量关系的生理曲线，表明血液在组织摄取 CO_2，在肺毛细血管释放 CO_2

第四节　组织换气

一、组织换气过程

组织的气体交换过程在血液、组织液、细胞内进行。组织换气的机制及影响因素与肺换气基本相同。在组织中，由于细胞的有氧代谢，O_2 被利用并生成 CO_2，所以 PO_2 可降低至 30mmHg（4kPa）以下，PCO_2 可高达 46mmHg（6.1kPa）以上。因此，当动脉血流经组织毛细血管时，O_2 便顺分压差由血液向细胞扩散，CO_2 则由细胞经组织液向血液扩散，于是动脉血变成为静脉血。

组织换气时，扩散膜两侧的 O_2 和 CO_2 的分压差随细胞内氧化代谢的强度和组织血流量而变化。血流量不变时，细胞内氧化代谢越强就耗氧越多，则组织液中 O_2 分压低，CO_2 分压高。由此可见，细胞的生物氧化过程会直接影响组织换气。

二、影响组织换气的因素

（一）细胞和毛细血管间的距离

细胞和毛细血管间的距离越小，换气就越充分；距离增大，则影响换气。组织水肿时，气体扩散的距离增大，换气量减少。此外，如果水肿使组织的压力增高，足以压迫一些毛细血管，会更进一步阻碍气体的交换。

O_2 从组织毛细血管到组织细胞，然后再穿越细胞膜与线粒体膜，最后到达线粒体基质而进行的气体交换，仍然是依赖氧分压梯度进行的物理弥散过程。因两根平行的毛细血管间存在一定距离，故距离毛细血管近的组织细胞氧分压相对较高，位于两根毛细血管中间位置的组织细胞氧分压最低（图 1-2-4-1）。当毛细血管氧分压为 20mmHg（2.7kPa）时，即图 1-2-4-1 中 B 曲线，两毛细血管中间部位的氧分压为 2mmHg（0.3kPa），因线粒体进行有氧代谢必须保持一定的氧分压水平，且随细胞类型而不同，大致在 0.5 ~ 3.0mmHg（0.07 ~ 0.4kPa）范围内。可保障两毛细血管中间部位的组织细胞不发生缺氧。如果毛细血管氧分压降至 10mmHg（1.3kPa），图 1-2-4-1 中 C 曲线所示，两毛细血管中间部位的组织细胞氧分压则降为 0mmHg，细胞转向无氧酵解，因此被称为致死性角落（lethal corner）。

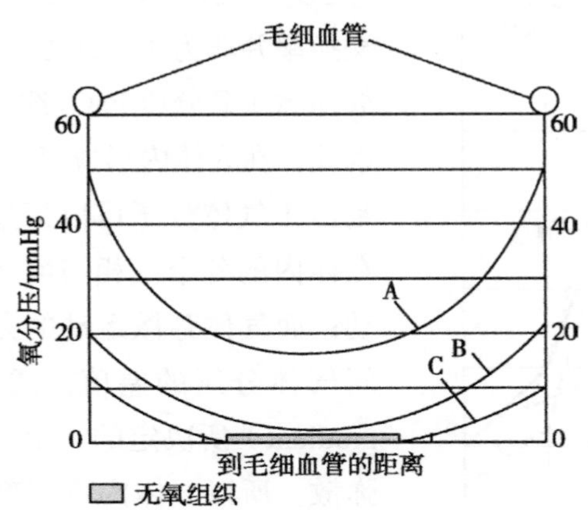

图 1-2-4-1　两根平行毛细血管之间氧分压分布的模式图

A 曲线：毛细血管氧分压正常，两毛细血管中间部位的氧分压高于 15mmHg（2kPa）；B 曲线：毛细血管氧分压降至 20mmHg（2.7kPa），两毛细血管中间部位的氧分压约为 2mmHg（0.3kPa），仍能维持有氧代谢；C 曲线：毛细血管氧分压降至 10mmHg（1.3kPa），两毛组血管中间部位成为无氧区域氧分压为 0mmHg

（二）组织代谢

组织代谢水平与组织换气量呈正相关。代谢活跃的组织，O_2 的利用多，CO_2 的产生也多，故局部 PO_2 低，PCO_2 高，因此，毛细血管血液间的气体分压差大；同时，由于局部代谢产物较多，使开放的毛细血管数量增加，故该组织与毛细血管血液进行气体交换的量较多。

（三）毛细血管的血流速度

毛细血管的血流速度过快，没有充分的时间进行气体交换；毛细血管血流过慢，单位时间内输送到组织的 O_2 和带走的 CO_2 都会减少。因此，毛细血管的血流速度过快或过慢都会使组织换气量减少。

第五节　组织呼吸

一、人体内氧分压梯度及其生理学意义

在海平面，依道尔顿定律，干燥空气氧分压为 $P_B \times FO_2 = 760 \times 21\% = 159.6$mmHg（21.3kPa）。当干燥空气经鼻腔等被吸入气管内，受饱和水蒸气的加湿作用，其氧分压 $P_IO_2 =（760 - 47）\times 21\% \approx 150$mmHg（20kPa）。按简化肺泡气方程，由于氧气在肺泡内与二氧化碳发生气体交换，故肺泡气氧分压 $P_AO_2 = P_IO_2 - P_ACO_2 = 150 - 40 = 110$mmHg（14.7kPa）。因呼吸交换率并非为 1，加之肺循环存在右至左的分流，故动脉血氧分压 PaO_2 约为 100mmHg（13.3kPa）。因此，在人体内形成氧分压梯度（图 1-2-5-1）。正是由于气体分子可以穿过许多层生物膜的障碍，在体内的各个气相与液相之间不断地进行弥散运动；而气体弥散运动的方向，也正是由不同部位间气体分压的差值，或者说压力梯度（pressure gradient）所决定的，由高分压部位向低分压部位弥散。所以，体内不同部位氧分压梯度的生理性意义在于：氧分压梯度不仅决定氧气弥散的方向，而且决定弥散氧气的量。

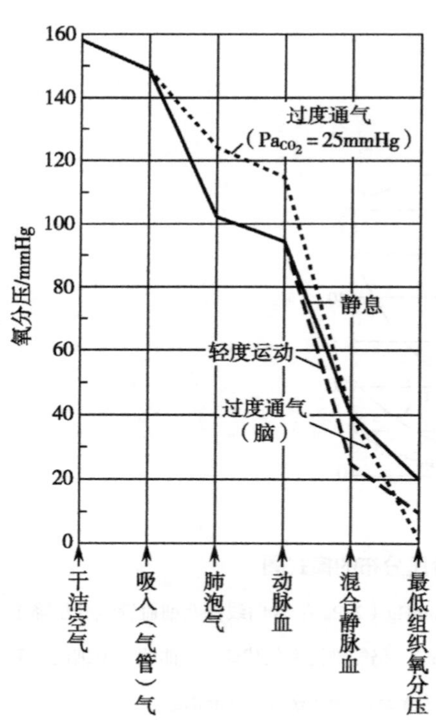

图 1-2-5-1　人体氧分压梯度

静息、运动条件下，从呼吸空气到组织最低氧分压的梯度

二、细胞内呼吸与氧化磷酸化过程

生物氧化又称细胞氧化或细胞呼吸，主要在细胞线粒体的嵴上进行。线粒体将代谢物脱下的成对氢原子（2H）通过由多种酶和辅酶组成的连

锁反应逐步传递，最终与氧结合成水。在此过程中，细胞摄取 O_2 与细胞呼吸有关，故将此氢氧化合的连锁反应称为呼吸链。能量物质供应不足，呼吸链发生障碍，以及缺氧均可影响生物氧化过程，并继而影响组织换气。

组织细胞利用 O_2，经线粒体氧化磷酸化生成 ATP。营养物质在体内经分解代谢，在线粒体基质内产生还原底物烟酰胺腺嘌呤二核苷酸（nicotinamide adenine dinucleotide，NADH）或黄素腺嘌呤二核苷酸（flavin adenine dinucleotide，$FADH_2$），NADH 或 $FADH_2$ 经过线粒体电子传递链（electron transport chain，ETC）上的结合位点，将电子传入 ETC，经过 ETC 上一系列电子传递载体的传递，最终电子传递至 O_2，将 O_2 还原为 H_2O，同时释放能量，驱动 ADP 磷酸化生成 ATP，供人体各种生命活动的需要。

影响线粒体水平 ATP 生成的因素可以分为两个部分：宏观上组织细胞内肌红蛋白（myoglobin，Mb）的含量以及线粒体的数目、形态、结构的变化；微观上线粒体内膜氧化磷酸化耦联生成 ATP 的数目。首先，Mb 是细胞内 O_2 的暂时储存载体，细胞内 Mb 含量越高，细胞储氧量越大。不同的组织线粒体数目不同，心肌、骨骼肌以及脑组织的线粒体含量较多，细胞利用 O_2 的能力较强。研究发现，线粒体内膜的嵴结构对膜上复合体的稳定发挥了重要作用。其次，关于线粒体内膜上的电子传递耦联生成 ATP 的研究已比较清楚：线粒体 ETC 由 4 个不同的蛋白质复合体组成，分别称之为复合体Ⅰ、Ⅱ、Ⅲ和Ⅳ。ETC 上电子的传递有复合体Ⅰ→复合体Ⅱ→复合体Ⅳ和复合体Ⅱ→复合体Ⅲ→复合体Ⅳ两条途径。伴随着电子传递释放的电势能可以驱动线粒体基质侧的 H^+ 转移至线粒体膜间腔。复合体Ⅰ将还原底物“$NADH + H^+$”中的 2 个电子传递给泛醌，同时耦联 4 个 H^+ 从内膜基质侧泵到内膜与外膜形成的膜间腔；而复合体Ⅱ的底物为 $FADH_2$，可以将 $FADH_2$ 的电子传递到泛醌，由于该过程释放的自由能较小，不足以将 H^+ 泵出线粒体内膜；复合体Ⅲ将 2 个电子从还原型泛醌传递至细胞色素 c，同时泵出 4 个 H^+ 至膜间腔；复合体Ⅳ将 2 个电子传递给 1 个 O^{2-} 生成 1 个 H_2O，同时使 2 个 H^+ 跨内膜向膜间腔侧转移。泵出到膜间腔的 H^+ 顺浓度梯度回流至基质时，释放的电化学势能被内膜上的 ATP 合酶（即复合体Ⅴ）所利用，催化腺苷二磷酸（adenosine diphosphate，ADP）与 Pi 生成 ATP。这就是氧化磷酸化并耦联生成 ATP 过程。

ATP 在线粒体生成之后，需要运送到细胞内的耗能部位才可以被利用。磷酸肌酸作为体内 ATP 储存和转运的重要载体，是细胞内的一种高能磷酸化合物，主要在肾脏中合成，分布于心肌、骨骼肌、脑和肾脏等组织中。磷酸肌酸与细胞外结合位点有高亲和力，能够通过细胞屏障，穿过细胞膜，直接进入细胞。当 ATP 迅速合成时，肌酸激酶即催化 ATP 和肌酸之间进行 Pi 转移，生成磷酸肌酸储存能量，从而使 ATP 处于相对稳定的浓度水平；当人体需要消耗大量 ATP 供能而使 ATP 含量有可能下降时，磷酸肌酸可在酶的作用下释放出 Pi 给 ADP，从而生成 ATP，以保证人体活动对能量的需求。

三、细胞内氧的其他利用

除上述众所周知的O_2作为电子受体，帮助线粒体合成ATP外，O_2在细胞内还有其他重要的作用。大致而言，生成ATP所消耗O_2占细胞内约80%氧量，另有约20%的O_2用于生成活性氧簇（ROS）与被需氧酶利用。细胞质、线粒体、溶酶体、细胞核、内质网与细胞膜等处，存在多种酶，在利用O_2的条件下，催化生成ROS（参见第三章的详细描述）。另外，生理条件下，线粒体复合体Ⅰ与复合体Ⅲ存在少量电子漏，电子直接传递给O_2生成ROS，因此也消耗少量的O_2。细胞内含有适量的ROS，发挥着重要的生理功能，详情参见第三章。

第六节　呼吸运动的调节

呼吸的主要功能是供给人体代谢所需的O_2，并排出过多的CO_2，因此，呼吸活动首先必须适应人体物质代谢的需要。例如，肌肉运动时，人体耗氧量与CO_2生成量均增加，在此情况下，必须改变呼吸运动的频率和深度，相应地增加肺通气量来适应人体代谢活动增强的需要。其次，在某些特殊情况下（如吞咽、说话、歌唱等），呼吸的形式也发生相应的改变。

一、呼吸中枢

正常的呼吸运动是一种自动节律性活动，且能受意识的控制。呼吸运动是由呼吸肌持续不断的节律性收缩和舒张引起的。呼吸肌为骨骼肌，没有自动节律性，节律性呼吸运动起源于中枢神经系统。在中枢神经系统内，产生和调节呼吸运动的神经细胞群的所在部位，称为呼吸中枢（respiratory center）。节律性呼吸运动产生于低位脑干（脑桥和延髓），高位脑不是形成节律性呼吸所必需的。高位中枢，包括大脑皮层、边缘系统和下丘脑等，对呼吸运动可进行精细的调节；大脑皮层还可以在一定限度内随意控制呼吸。延髓有产生原始呼吸节律的基本中枢，脑桥有呼吸调整中枢，它们共同形成基本正常的呼吸节律。

二、呼吸的反射性调节

起源于脑的节律性呼吸运动受到来自各种感受器传入信息的反射性调节，使呼吸运动的频率、深度和形式等发生相应的改变。这些反射可分为化学感受性反射、机械感受性反射和防御性反射三类。

1. **化学感受性反射**　呼吸的作用在于维持人体内适当的PO_2、PCO_2和H^+浓度。动脉血中PO_2、PCO_2和H^+浓度发生变化时，可通过化学感受性反射对呼吸运动进行调节，改变肺通气量，以维持血液中PO_2、PCO_2和H^+浓度的相对稳定。化学感受器是指其适宜刺激为某些特殊的化学物质的感受器。参与呼吸调节的化学感受器依其所在部位不同，分为外周化学感受器和中枢化学感受器。

（1）中枢化学感受器：中枢化学感受器位于延髓腹外侧的浅表部位，其生理刺激物是脑脊液和局部细胞外液中的 H^+，而不是 CO_2 分子。中枢化学感受器不直接与动脉血接触，而是浸浴在脑脊液中。血 - 脑屏障将脑脊液与血液分开。可限制 H^+ 和 HCO_3^- 通过，但允许 CO_2 自由通透。当动脉血 PCO_2 升高时，CO_2 迅速通过血 - 脑屏障进入脑脊液，与水发生反应并生成 H^+ 和 HCO_3^-。由此产生的 H^+ 可刺激中枢化学感受器。中枢化学感受器的兴奋通过一定的神经联系，能刺激呼吸中枢，增强呼吸运动。

由于脑脊液中碳酸酐酶含量很少，CO_2 与水的反应慢，所以，对 CO_2 的反应有一定的时间延迟。血中的 H^+ 不易通过血 - 脑屏障进入脑脊液，故血液 pH 变化对中枢化学感受器（腹侧表面）的直接作用不大。中枢化学感受器不感受缺 O_2 的刺激。

（2）外周化学感受器：外周化学感受器位于颈动脉体和主动脉体内。在动脉血 PO_2 降低、PCO_2 升高以及 pH 降低时，外周化学感受器的放电率增加，反射性地引起呼吸加深、加快和血液循环变化。绝大多数外周化学感受器位于颈动脉体，其发出的冲动经舌咽神经传送到延髓中与呼吸有关的核团；而主动脉体经迷走神经将冲动传送到延髓。颈动脉体对呼吸中枢的影响远大于主动脉体。

颈动脉体的血液供应非常丰富，每分钟供血量约为颈动脉体重量的 20 倍。如此大的血流量意味着几乎没有时间引起颈动脉体血液氧含量明显降低，因此，离开颈动脉体的静脉血的 O_2 含量与进入颈动脉体的动脉血氧含量几乎相同。也就是颈动脉体一直暴露于动脉血（不是静脉血），它们感受的是动脉血（而不是静脉血）PO_2。在 CO 中毒时，血 O_2 含量虽然下降，但血液的 PO_2 正常，在血流量充足的情况下，感受器传入冲动并不增加，故组织缺氧也不引起呼吸反射。由此可见，外周化学感受器感受的刺激是 PO_2，而不是血氧含量。

CO_2 对呼吸有很强的刺激作用，它是维持正常呼吸的重要生理刺激。在麻醉动物或人，动脉血 PCO_2 降低时可发生呼吸暂停。吸入气中 CO_2 浓度适当增加时，可加强呼吸。例如，在海平面，吸入气中 CO_2 浓度增高到 1% 时，肺通气量明显增加；吸入气 CO_2 浓度增高到 4% 时，肺通气量将加倍；但吸入气 CO_2 浓度进一步增高并超过一定水平时，肺通气量不再相应增加，故肺泡气和动脉血的 PCO_2 增高，CO_2 堆积在体内，反而会压抑中枢神经系统包括呼吸中枢的活动，产生呼吸困难、头痛、头昏，甚至昏迷，出现 CO_2 麻醉。在进行高压氧治疗时，为了防止较高氧分压抑制呼吸运动，可使用 98% O_2 与 2% CO_2 的混合气体，以保持或增强呼吸运动。

2. 机械感受性反射

（1）肺牵张反射：1868 年 Hering 和 Breuer 在麻醉动物实验中观察到，持续充气扩张肺时引起吸气抑制、呼吸停止在呼气状态；而从肺中抽气使肺萎陷时，则吸气活动加强；切断双侧迷走神经后，上述反应消失，说明上述现象是迷走神经参与的反射过程。此反射被称为黑伯反射（Hering-Breuer reflex）或肺牵张反射（pulmonary stretch reflex）。肺牵张反射可包括肺扩张反射和肺陷反射两个成分。

（2）本体感受器反射：肌肉、肌腱和关节中的本体感受器以及肌肉和皮肤中的痛感受器受刺激时，都可发送冲动到延髓刺激呼吸中枢，增强吸气活动，使呼吸运动增强。因此，运动肢体、拍打皮肤以及痛刺激可促进肺通气。用冷水刺激皮肤也具有同样的效果。关节和肌肉中的本体感受器可能在运动开始时以及运动过程中对肺通气量增加起重要的作用。对麻醉动物和清醒的人，可使肢体作被动运动（即活动关节），也能引起呼吸频率的增加。另外，针刺（acupuncture）某些穴位（如位于上唇的人中穴等）可引起呼吸加强，常被用于呼吸暂停时的急救。

（3）激惹感受器引起的呼吸反射：激惹感受器（irritant receptors）为快适应感受器，位于较大的气道内，感受器的传入纤维行走于迷走神经干中。吸入刺激物或机械因素使激惹感受器兴奋，可反射性引起支气管收缩、咳嗽、喷嚏、呼吸急促，以及声门缩窄。有些反射的传出纤维也行走于迷走神经干中，发生反射时可引起喉痉挛和心跳减慢等效应，故称为迷走 - 迷走反射。气管内插管、气道抽吸以及支气管镜检查时容易引起这一反射。

（4）J- 感受器引起的呼吸反射：肺毛细血管附近的肺实质有些 C 纤维能感受某些刺激，称为肺毛细血管旁感受器或 J- 感受器。肺泡炎症、肺血管充血和肺水肿时都可引起 J- 感受器兴奋，从而引起浅快呼吸、呼吸困难、呼气性声门缩窄以及心率减慢、血压降低等效应。

3. 防御性呼吸反射

（1）咳嗽反射：咳嗽反射是由位于呼吸道黏膜的感受器受到刺激时引起的反射动作，其传入冲动主要经迷走神经传入延髓咳嗽中枢。咳嗽反射时，先发生短暂的深吸气，接着声门紧闭（约 0.2s），此时呼气肌强劲收缩使胸腔肺内压和腹内压上升，随后关闭的声门突然打开，气体以高速冲出，使黏附于气管壁的分泌物或异物易于脱落并咳出，能有效地清除呼吸道中的分泌物。

（2）喷嚏反射：鼻黏膜的感受器受激惹性刺激时可引起喷反射，冲动由三叉神经传入脑干中枢，反射性引起腭垂下垂、舌根压向软腭，使气流经鼻冲出，以清除鼻腔中的刺激物。

（3）屏气反射：突然吸入冷空气或有害气体时，可发生屏气反射，引起呼吸暂停。屏气反射主要表现为声门关闭，支气管平滑肌收缩。该反射为人体对理化刺激侵入呼吸器官的一种防御性反射。

（余志斌）

第三章
活性氧与氧化应激

第一节 自由基与氧自由基

一、自由基

自由基（free radical，FR）是指单独存在且具有不配对价电子的离子、原子、分子基团。它们的共同特征是最外层电子轨道上具有不配对电子。氢原子可视为最简单的自由基。具有未成对电子的过渡金属离子一般不列入自由基的范围，但有人将它们看成一类特殊的自由基。

自由基原本是化学概念，20 世纪 80 年代初才开始受到生物医学领域科学工作者的重视。物质由原子组成，原子又由原子核和外周分布的电子组成。电子轨道存在能量差异，由外层向内层能量逐渐降低，而电子则分布在不同能级的电子轨道上。每个轨道上最多只能分布两个自旋方向相反的电子，称为配对电子（paired electrons）。最外层的电子称为价电子。价电子可与其他原子或分子通过电子连接成新的化合物，连接两个电子的形态称为“键”。在化学上用一个黑点来表示电子，如当 A 与 B 两个分子或原子形成共价键时，就可用 A ：B 来表示。这两个电子既可以来源于 A 或 B 中任一个分子或原子，也可以各从 A 和 B 来源一个电子。由共价键 A ：B 结合起来的物质得到外界能量（例如热、光、射线、化学能等）作用时，共价键可能会发生断裂。共价键断裂后，电子被断裂的分子或原子的 A 或 B 各分得一个电子的过程和状态称为均裂，而断裂的共价键上两个电子由 A 或由 B 独占的过程和状态称为异裂，可以用下列反应式表示这两种情况：

均裂：$A:B \rightarrow A\cdot + B\cdot$

异裂：$A:B \rightarrow A^+ + B^-$

A ：B 的共价键电子本来是配对电子，当得到能量均裂后，A 或 B 各得到一个电子，不配对，称为不配对电子（unpaired electron）。这些具有不配对的价电子及其母体就叫自由基。反之，如水（H_2O）发生异裂时，生成 H^+ 和 OH^-，它们分别称为氢离子和氢氧根离子，由于它们都没有不配对的电子，因此不是自由基。自由基既可以是分子或原子，也可以是带有正或负电荷的离子，也可以是分子团。以前曾把过渡性金属（transition metal）

元素也看作自由基，严格地讲，虽然过渡性金属元素的电子层内层也具有不配对电子，但是由于没有最外层电子的不配对特点，因此不是自由基。

二、氧自由基与活性氧

氧自由基（oxygen free radical，OFR）是指单独存在的、具有不配对价电子的氧原子或氧分子基团。生物机体内存在的氧自由基包括超氧阴离子自由基（$O_2^-\cdot$）、羟自由基（$\cdot OH$）、氢过氧自由基（$HO_2\cdot$）、烷氧基（$RO\cdot$）、烷过氧基（$ROO\cdot$）、脂氧自由基（$LO\cdot$）、脂过氧自由基（$LOO\cdot$）、一氧化氮自由基（$NO\cdot$）与二氧化氮自由基（$NO_2\cdot$）等。

在 pH 值为 7.45 条件下，氧还原成水需要接受 4 个电子：

$$O_2 + H_2 \rightarrow O_2^-\cdot \rightarrow H_2O_2 \rightarrow OH + \cdot OH \rightarrow H_2O + O_2$$

氧分子的电子排布特性决定了其在生成水的反应中不是同时接受 4 个电子，而是经过四步作用才能逐渐还原成为水。同时，在其还原过程中还可生成 3 个中间产物，即超氧阴离子自由基（$O_2^-\cdot$）、过氧化氢（H_2O_2）和羟自由基（$\cdot OH$）。

其中，H_2O_2 为分子形式，性质比较稳定，可以扩散较远的距离，作用时间亦较长，并可在细胞中存在较久，且可穿过细胞膜，因此从这个意义上讲，H_2O_2 是一个“长效”氧化剂，它对生物体具有更为广泛的影响。$\cdot OH$ 是一个极强的氧化剂，一旦产生，便可立即氧化与之相邻的任何生物分子，如核酸、蛋白质、糖以及细胞中的多种成分。然而，只有生物体中执行重要功能的分子被 $\cdot OH$ 氧化（如核酸和蛋白质等）才会造成十分严重的后果，其他一些无关紧要的分子被氧化时，则可能影响作用及后果均不明显。同时，$\cdot OH$ 的寿命极短，稳定性极差，而氧化性又极强，故当其产生后常常未及扩散，便已与相邻分子发生了反应。而且，$\cdot OH$ 即使发生扩散，也仅能扩散 5～10 个分子直径的距离。因此，$\cdot OH$ 生物学作用的强弱完全取决于其生成部位的局部环境，既可能严重影响生物体的某些重要功能，也可能不造成任何损伤。$O_2^-\cdot$ 的半衰期也比较短，产生的生物效应有限。由于 H_2O_2 不是自由基，故从生物效应角度分析，不应局限于氧自由基的生物作用，应该引入另外一个重要的概念——活性氧。

活性氧（reactive oxygen species，ROS）是一类由氧形成、并在分子组成上含氧且化学性质比氧自身活泼的物质总称。在正常的代谢中，可生成各种形态的含氧物质，他们比正常形态的氧更具有活性。ROS包括上述所有的氧自由基，但是，ROS并非都是自由基，因为其中还有一些物质只是含氧活性较强的普通分子，不属自由基，如过氧化氢（H_2O_2）、氢过氧化物（ROOH）、过氧化脂（LOOH）、过氧亚硝基阴离子（$ONOO^-$）、单线态氧（$^1O_2$）、次卤酸（HOX）和臭氧（O_3）等。同样，自由基中也有不属于 ROS 的成分，如 C·、Cl· 等。ROS 中的一氧化氮自由基（$NO\cdot$）与过氧亚硝基阴离子（$ONOO^-$），因分子中含氮，又称为活性氮（RNS），它们在细胞代谢过程中具有重要意义，因超出本章讨论范围，在此不作详述。

三、ROS 生成的主要途径

在人体代谢过程中，在细胞膜、细胞质、线粒体、内质网、细胞核、质膜等部位均可产生 ROS，其主要的生成途径如下。

1. 在细胞质内存在很多种氧化酶，如黄嘌呤氧化酶（xanthine oxidase，XO）、醛氧化酶、还原型辅酶Ⅱ氧化酶（NADPH 氧化酶）、蛋白激酶 C（protein kinase C，PKC）、二胺氧化酶、一氧化氮合酶（NOS）等。在这些氧化酶催化的氧化还原反应中，均可产生氧自由基。

（1）黄嘌呤氧化酶

$$\text{次黄嘌呤} + H_2O_2 + 2O_2 \xrightarrow{XO} \text{黄嘌呤} + 2O_2^{-} \cdot + 2H^{+}$$

$$\text{黄嘌呤} + H_2O_2 + 2O_2 \rightarrow \text{尿酸} + O_2^{-} \cdot + 2H$$

（2）蛋白激酶 C

$$NADPH + O_2 + H^{+} \xrightarrow{PKC} NADP^{+} + H_2O_2$$

（3）还原型辅酶Ⅱ氧化酶

$$NADPH + O_2 \xrightarrow{NADPH\text{氧化酶}} NADP^{+} + 2O_2^{-} \cdot + H^{+}$$

（4）一氧化氮合酶：NOS 广泛存在于血管内皮细胞、血小板、小脑、丘脑、大脑皮层、垂体、肠肌神经丛、血管壁神经丛、脊髓传入神经、视网膜、嗅细胞、肾上腺、阴茎海绵体、前列腺等处，它能使 L- 精氨酸与氧作用生成 NO·。

$$L\text{-精氨酸} + O_2 \xrightarrow{NOS} NO \cdot + \text{瓜氨酸}$$

2. 组织内的很多种脱氢酶，如二氢乳清酸脱氢酶、谷胱甘肽还原酶、铁氧还蛋白 -NADP 还原酶等在其催化的反应中，可产生 $O_2^{-}\cdot$。

3. 低分子化合物、脂类、蛋白质等自动氧化，可产生氧自由基。比如氧合血红蛋白和氧合肌红蛋白的 Fe^{2+} 可将一个电子转给氧分子（O_2）生成氧自由基（$O_2^{-}\cdot$）和氧合高铁血（肌）红蛋白。

4. 人的中性粒细胞溶酶体（lysosome）中富含髓过氧化物酶（myeloperoxidase，MPO）。当其被激活后，该酶从溶酶体内释放到空泡和细胞的外环境中，催化 H_2O_2 与卤化物反应，产生次卤酸，次卤酸与 O_2 作用生成·OH。

5. 线粒体电子漏指的是分子氧在线粒体细胞色素氧化酶系统中接受一个电子而被还原生成 $O_2\cdot$，其表现通式为：

$$+O_2 \xrightarrow{-e} O_2^{-} \cdot$$

自由基具有多种生物学活性，其中重要作用之一就是介导含氧物质生成 ROS，自由基介导 ROS 的生成主要通过 Fenton 和 Haber-Weiss 反应完成。H_2O_2 既可由 $O_2^{-}\cdot$ 自发歧化产生，也可经酶促歧化生成。H_2O_2 本身并非自由基，但它与氧自由基的产生有密切关系。

此外，·OH 自由基的产生不仅需要 O_2^-· 或 H_2O_2，而且要有过渡金属（如铁的螯合物）存在。由铁催化的 Fenton 和 Haber-Weiss 反应可迅速形成·OH，而单纯的 Haber-Weiss 反应则速度很慢，很难形成·OH。Haber-Weiss 反应原理如下：

$$O_2^-\cdot + H_2O_2 \rightarrow O_2 + OH\cdot + \cdot OH$$

$$Fe^{3+} + O_2^-\cdot \rightarrow Fe^{2+} + O_2$$

$$Fe^{2+} + H_2O_2 \rightarrow Fe^{3+} + OH\cdot + \cdot OH$$

此外，当生物体受到某些外界因素（如射线、高压氧、香烟烟雾、空气污染、金属离子、杀虫剂、抗生素、抗癌及麻醉药物或化学试剂等）的作用时，其体内 ROS 的产生可能增加。如物理因素（射线、光、热等）、化学因素（氧化还原反应、电子传递、金属离子催化、药物等）和生物因素（酶的催化）等均可使生物体产生 ROS。许多细胞在氧化应激状态下也会不断产生一定量 ROS，如生成浓度约为 10nmol/L 的 H_2O_2、0.1nmol/L 的 O_2^-·、1.0～10.0μmol/L 的·OH 等。据此估计，人类每人每年生成的 O_2^-· 约 2kg 以上，而每个细胞每天约消耗 10^{12} 个氧分子，并产生 72×10^{10} 个 H_2O_2 分子。

四、ROS 的生理作用

Oberly 在早年的研究中发现，微量 ROS 对于正常细胞分化是不可缺少的。而且，目前的研究结果也已初步证实，ROS 作为细胞重要的信号分子，其剂量变化对于细胞的增殖具有调控作用，即两者存在剂量 - 效应关系。ROS 是一类小分子生理递质，它们可以自由通透细胞质膜，穿越胞外空间，进入邻近细胞，在细胞间传递信息。如 NO 作为舒张因子时，能以旁分泌的方式自由地从血管内皮扩散进入血管平滑肌；而作为神经递质，则可以通过神经突触传递于神经元之间。ROS 在细胞信号传导过程中起着十分重要的调控作用，如它可以通过氧化还原修饰作用改变信号分子的活性及功能，调节细胞的生长、分化等生理过程。此外，ROS 在人体内还有其他作用，如白细胞吞噬细菌时需要产生活性氧来消灭细菌，合成前列腺素时尚需要某些活性氧的参与。

1. **参与凝血酶原的合成** 从凝血酶原前体的羧化作用过程可知，这羧化过程需要一种“活性碳”。这可由超氧离子（或超氧化物，或通过过氧化物）与 CO_2 反应而形成。

2. **参与胶原蛋白的合成** 在胶原蛋白结构中具有的羟脯氨酸、羟赖氨酸、半乳糖基羟赖氨酸和葡萄糖基半乳糖基羟赖氨酸都是由羟化作用所形成。而酶促羟化作用需要 O_2^-·，HO·，H_2O 或 $^1O_2$ 参与。

3. **参与白细胞杀菌** 白细胞杀菌作用包括一系列杀菌体系。这一体系利用 H_2O_2、O_2^-·，并由髓过氧化物酶催化。白细胞的杀菌活力可被 SOD 和 CAT 所抑制，这表明 O_2^-· 和 H_2O_2 两者相互作用形成 HO· 和 $^1O_2$ 这两种制菌剂。

4. **参与对癌细胞的杀伤** T 淋巴细胞、B 淋巴细胞、K 细胞、巨噬细胞、粒细胞、天然杀伤细胞对癌细胞的杀伤，也靠氧自由基。

5. **参与细胞内解毒功能**　有毒物质、氧、NADPH 的电子（e）在细胞色素 P450 作用下，使氧激活产生氧自由基，然后将一个氧原子插入毒物分子内，生成无毒性的氧化毒物。

五、人体对 ROS 的抗氧化防御系统

实验证明，体内 ROS 既不能缺少，也不能过多，必须维持在一定水平。人体内存在的自由基清除系统，可清除过多的 ROS，使其维持在正常范围。

1. **抗氧化酶类**　人体中的抗氧化酶主要有 SOD（超氧化物歧化酶）、GSHRX（谷胱甘肽过氧化物酶）和 CAT（过氧化氢酶）等。它们在人体中对于防止氧自由基对人体的损伤具有重要的作用。

2. **抗氧化剂**　包括维生素 E、维生素 C、辅酶 Q、谷胱甘肽、褪黑素、α- 硫辛酸、类胡萝卜素、微量元素（如硒、铜、锰）等。

3. **氧自由基的修复**　在通常情况下，人体内产生的氧自由基，绝大部分都被抗氧化防御系统所降解。极少量的氧自由基“逃过”了防御系统的作用，造成生物分子的损伤，使后者成为自由基，然而这些自由基又可在抗氧化系统作用下转变为原来的生物分子，这种现象称为自由基修复，通过酶反应的生物分子修复，通常称为生化修复。

第二节　氧化应激

一、氧化应激的概念

氧化应激（oxidative stress）是指当多种原因致使体内的反应性氧化物 ROS 及相关物质产生时的细胞内、外状态。换言之，氧化应激是指人体在遭受各种有害刺激时，体内高活性分子如活性氧和活性氮产生过多，氧化程度超出细胞对氧化物清除的抗氧化能力，氧化系统和抗氧化系统失衡，从而导致组织损伤。

氧化应激的概念最早源于人类对衰老的认识。1956 年英国学者 Harmna 首次提出自由基衰老学说，该学说认为自由基攻击生命大分子造成组织细胞损伤，是引起人体衰老的根本原因，也是诱发肿瘤等恶性疾病的重要原因。1990 年，美国从事衰老研究的 Sohal 教授指出了自由基衰老学说的种种缺陷，并首先提出了氧化应激的概念。

从某种角度看，人体几乎所有的器官确实都很会受到氧化应激带来的伤害，症状表现不计其数，如疲倦、全身无力、肌肉和关节痛、消化不良、焦虑、抑郁、皮肤瘙痒、头痛，以及注意力难以集中和感染难以痊愈等。一般认为，氧化应激是许多疾病发生的前提条件和病情发展中的加重因素，也就是说，氧化应激可因渐进式病理损害而引发或加重疾病，因此，由氧化应激水平升高诱发的最常见疾病有心脏病、癌症、骨关节炎、风湿性关

节炎、糖尿病以及神经退化性问题，如阿尔茨海默病、帕金森病。

如果氧化应激诱发慢性疾病的观点是正确的，那么只需要提高机体抗氧化的能力，就应该能控制氧化应激造成的损伤，抗氧化物质对上述这些疾病甚至衰老都有非常理想的治疗和预防效果。但是不幸的是，人们先后进行的大量实验最终没有获得预期的效果，无论是维生素类抗氧化物质（如维生素 A、C 和 E），还是一些所谓的天然抗氧化物质，最后都没有被证明能治疗或缓解上述疾病。

最近抗氧化领域又提出了新的观点，认为过去采用一种抗氧化物质无效的根本原因，是因为体内氧化和抗氧化系统是一个网络，要在各个层面上全面提高抗氧化能力，简单地说，就是同时使用各种抗氧化物质，才能有效提高机体抗氧化能力，达到治疗氧化应激的目的。显然，联合使用抗氧化物质，只是在抗氧化手段上的简单优化，并没有从根本上突破传统抗氧化的观念。

二、氧化应激损伤

氧自由基的化学活性很强，可以损害组织细胞。其损害作用不仅是因为本身的强氧化作用，还因为 O_2^-· 启动“连锁反应”和“反应蔓延”形成一系列也具有强氧化作用，甚至更强氧化作用的其他自由基，如过氧化氢（H_2O_2）、羟自由基（·OH）以及单线态氧（$^1O_2$ 或 O_2^-·）等都具有强氧化作用。另一方面，自由基作用于机体细胞和组织后，生物分子受损，并产生更多的 ROS；ROS 可继续发挥破坏各种生物分子的作用，这些分子损伤后又可使 ROS 的产生进一步增加，形成恶性循环。

1. **ROS 对膜的过氧化作用** O_2^-· 与膜的多不饱和脂肪酸作用，先形成中间产物烷自由基（RO·），然后与超氧阴离子反应形成烷过氧基（ROO·）。后者再与另一类脂作用引起抽氢反应形成过氧化脂质（ROOH）。ROOH 形成后自发地或在过渡金属离子催化下产生均裂，所形成的 ROO· 和 RO· 又能以链式支链反应不断产生 ROOH，造成细胞膜、内质网、溶酶体、线粒体等的生物膜结构破坏及通透性增加，使细胞的能源发生障碍，而致细胞衰老、死亡。脂质过氧化作用最终产物是丙二醛，故常以测定丙二醛含量来判定脂质过氧化程度。

2. **ROS 对蛋白质的破坏** 脂质过氧化过程中，所产生的脂质自由基可以从各种蛋白质分子内夺取氢原子，产生蛋白质自由基。蛋白质自由基可进一步引起蛋白质分子的聚合，肽链的断裂等变化或使蛋白质与脂质形成聚合物。

3. **ROS 对酶活性的影响** 过多的氧自由基会破坏酶的活性。其机制可能是：①通过自由基的链式反应使酶分子发生聚合；②通过丙二醛使酶分子发生交联；③通过破坏酶蛋白使酶失活；④通过与酶分子中的金属反应，使酶活性降低。

4. **ROS 对去氧核糖核酸（DNA）的损伤** O_2^-· 既可直接损伤 DNA，也可通过氧化而间接损伤 DNA，导致基因突变和致癌作用。DNA 发生的氧化性损伤主要有六种形式：

①双链断裂；②姊妹染色单体互换；③ DNA-DNA 或 DNA- 蛋白质交联；④损伤后的碱基既可入碱基序列中，也可脱掉；⑤去甲基化；⑥基因突变。

5. **ROS 的直接作用**　O_2^-·使上皮组织基底膜的透明质酸变性，导致组织纤维化，造成组织损害。超氧阴离子既能损伤细胞膜，又能损伤细胞间质，而血浆、脑脊液、关节液中超氧化物歧化酶（SOD）和过氧化氢酶（CAT）的含量比细胞内低得多，所以超氧阴离子也可致细胞外损害。

ROS 的直接作用与其剂量密切相关。中等剂量 ROS 的氧化刺激可以导致细胞凋亡。迄今为止，已有多条氧化应激诱导凋亡的途径被揭示，如 ROS 可以诱导神经酰胺的生成、c-Jun N 端激酶（c-Jun N-terminus kinase，JNK）的活化、P53 的活化、PI3 激酶调节蛋白 P85 的表达等多种途径引发细胞凋亡。值得注意的是，凋亡过程中也生成 ROS，如体外实验显示，IL-3 依赖细胞发生凋亡之前已有 ROS 的产生，这些 ROS 可能加速整个凋亡的进程。

高浓度 ROS 对细胞有直接杀伤作用，如机体吞噬细胞的过氧化氢体就是利用 ROS 对所吞壁的异物进行消化分解。高浓度 ROS 可使 caspase 失活，造成细胞坏死。如果在培养细胞时加入过量的 ROS，会对细胞产生杀伤作用。

三、高压氧与氧化应激

自由基与氧中毒、放射性损伤、衰老、癌症等有密切关系。高压氧治疗可增加组织中 ROS 的浓度。

（一）高压氧可提高组织中 ROS 的浓度

高压氧造成机体 ROS 产生增多的确切机制尚未阐明。现认为可能与多个环节有关。

1. **激活细胞内黄嘌呤氧化酶，通过尿酸代谢途径产生超氧阴离子**　高压氧下，黄嘌呤氧化酶活化可能是产生自由基的始发因素之一。高压氧可激活黄嘌呤脱氢酶转变成黄嘌呤氧化酶，而该酶氧化次黄嘌呤使之转变成黄嘌呤，后者又在该酶催化下生成尿酸，同时该酶通过对分子氧（O_2）的单价还原，使其变成超氧阴离子。超氧阴离子是自由基链式反应起始因子，通过 Haber-Weiss 反应或在过渡性金属离子 Fe^{2+} 或 Ca^{2+} 参与下，经 Fenton 反应生成·OH。

2. **损伤线粒体电子传递体系**　高压氧可使线粒体电子传递体系所传递的电子流溢出，过早地传递给 O_2 而生成超氧阴离子，后者又可造成线粒体膜结构与功能进一步损伤。正常情况下，机体内大部分 O_2 在细胞色素氧化酶复合物等作用下，得到 4 个电子直接还原成 H_2O，但有 3%～5% 发生单电子还原生成超氧阴离子，高压氧使此过程得到加强。同时，正常情况下，辅酶 Q 固定于呼吸链，并受严格控制，以半醌自由基形式沿呼吸链传递电子。当高压氧损伤线粒体导致辅酶 Q 脱离呼吸链时，辅酶 Q 则将电子直接给

予 O_2，发生自动氧化产生超氧阴离子。

此外，在肺受高压氧的损伤时，多核细胞和巨噬细胞聚集，在 NADPH 氧化酶催化下，O_2 从还原型辅酶Ⅰ或Ⅱ（NADPH）获得电子而变成超氧阴离子。

（二）高压氧下机体对氧自由基的防御能力

高压氧能使 SOD 活性升高，可能是机体抗氧化酶系统被激活或被诱导释放所致。而 SOD 活性随着疗程的延长而略有下降趋势，可能与过高压力条件下 SOD 活性受抑制或消耗过多，以及脂质过氧化物含量升高有关。因此高压氧治疗时，必须严格掌握好治疗压力、时程和疗程，以防氧中毒的发生。

（三）高压氧与放射治疗

高能放射可直接作用于具有生物活性的大分子（如核酸、蛋白质等），使其发生电离、激发或化学键断裂，而造成分子结构和性质的改变，从而引起正常功能和代谢活动的障碍；同时还可以作用于水分子，引起水分子的电离和激发，形成·OH 等自由基，进而作用于生物大分子，造成破坏，而加重放射损伤。由于生物体内含水量很大，而且放射分解产生的·OH 等自由基团又非常活泼，易广泛发生化学反应。体外实验表明，电离辐射引起 DNA 的损伤，90% 是由于·OH 的作用。因此通过间接作用即自由基作用而造成的分子损伤，较直接作用更为重要。

高压氧合并放射治疗癌肿可能产生治疗矛盾。一方面患者在照射前和照射期间，呼吸高压氧可使血液和肿瘤内的氧浓度增高，使癌肿内的缺氧细胞转为富氧细胞，后者对放射敏感性大大地提高，容易被放射线杀灭，因而增强放射治疗的效果。但另一方面，高压氧治疗增加了体内自由基的生成，加重了放射治疗的组织损伤。

因此高压氧合并放射治疗一直有争议。近来有人认为，肿瘤细胞与正常细胞比，所受的损伤更大，预计只要掌握得当，合并治疗还是利大于弊的。

（四）高压氧与衰老

自由基学说为老化机制之一。该学说认为自由基参与正常或病理过程时，与分子氧反应形成过氧基团，引起细胞膜（还有线粒体膜、微粒体膜）的主要构成成分之一——类脂质的破坏，从而使细胞的能源发生障碍而致细胞受损。也就是说，生物膜中的脂肪酸在过氧化中产生的自由基和膜蛋白相互作用，导致膜蛋白破坏，引起细胞的衰老和死亡。因此自由基诱导过氧化反应在人类衰老过程中占重要地位。老年人血液中一部分有活性的 SOD 转变为无活性的酶，因此认为自由基是老年时期细胞衰老的原因。高压氧治疗虽可提高体内 SOD 活性，但目前尚未用高压氧来治疗或防止老化。

（五）高压氧与恶性肿瘤

目前认为，自由基可导致细胞的DNA链断裂，诱发基团突变，因此在诱癌、促癌及抗癌过程中起着一定的作用。由于高压氧可使组织内自由基增多，因而对肿瘤也有一定影响。

目前还不清楚自由基是具有抗癌作用，还是具有致癌作用，其与癌的关系很复杂，至今亦仍未被揭示清楚，因此对癌症患者或有患癌风险的患者（如某些病毒感染和癌症家族史者），选用高压氧治疗一定要审慎。

（余志斌）

第四章
缺氧

氧是正常生命活动不可缺少的物质，参与机体的生物氧化过程。成人在静息状态下，每分钟耗氧量约为250ml；剧烈运动时，耗氧量增加近12倍。但人体内氧储量极少，只能依赖外界环境供给氧，并通过呼吸、血液、循环系统不断地完成氧的摄取和运输，以保证细胞生物氧化的需要。如果组织得不到正常的氧气供应，或者不能充分利用氧来进行代谢活动，组织的代谢、功能，甚至形态结构都可能发生异常变化，这一病理过程称为缺氧（hypoxia）。缺氧可能是全身性的，也可能是局部性的。缺氧是医学中最具有普遍意义的共性问题之一，在许多疾病的发病机制中，都涉及缺氧问题，如休克、呼吸功能不全、心功能不全、贫血等，都可以引起缺氧；急性高原病、高空飞行、潜水作业、密闭舱或坑道内作业，如果处理不当或发生意外，都可能发生缺氧。所以，研究缺氧发生和发展的规律以及缺氧所引起的病理生理变化，对缺氧的防治具有重要的意义。

第一节　氧的感受机制

机体对氧的感受分为两个方面：颈动脉体与主动脉体化学感受器和细胞对氧的感知。在颈总动脉分叉处有颈动脉体，在主动脉和肺动脉之间的组织中有分散的主动脉体，均为直径12mm的球形小体。颈动脉体的传入纤维走行于窦神经中，加入舌咽神经，进入延髓后在孤束核换元。主动脉体的传入纤维在迷走神经中，进入延髓后也在孤束核换元。细胞水平的氧感受器为脯氨酸羟化酶（prolyl hydroxylase，PHD）与缺氧诱导因子的抑制因子（FIH），下面分别简要介绍。

一、颈动脉体与主动脉体化学感受器

颈动脉体和主动脉体对动脉血液化学成分的变化（缺氧、二氧化碳分压升高和H^+浓度升高等）敏感而发生兴奋，引起冲动发放，因此称为化学感受器。正常条件下，人体动脉血氧分压维持在100mmHg，化学感受器发放的神经冲动较少；当动脉血氧分压维持降至60～80mmHg时，化学感受器发放的神经冲动明显增加。在实验条件下，人为地保持呼吸频率和深度不变，刺激颈动脉体化学感受器可引起心率减慢、心输出量减少、冠状动

脉舒张、骨骼肌、腹腔内脏及肾脏的血管收缩、肾上腺髓质分泌肾上腺素增加。但在自然呼吸条件下，刺激颈动脉体化学感受器会引起呼吸中枢兴奋，呼吸运动加深加快，以致造成过度通气，加之肺牵张感受器的传入冲动增多，使心迷走中枢抑制，反射性地引起呼吸、心率加快；另一方面，血液中氧含量降低以及儿茶酚胺浓度升高，又可直接使血管平滑肌收缩。因此，在完整机体内，颈动脉体化学感受器兴奋引起的心血管反射效应总的结果是：心率加快、心输出量增加，脑和心脏的血流量增加，而腹腔内脏和肾脏的血流量减少血压升高。刺激主动脉体化学感受器引起的反应与上述颈动脉体化学感受性反射的表现相似，但其呼吸反应较弱而心血管反应较强。

一般认为，颈动脉体和主动脉体化学感受性反射的生理意义主要是调节呼吸运动，在正常情况下对心血管活动无明显的调节作用，只有在低氧、窒息、动脉血压过低（低于60mmHg）或酸中毒等病理情况下才发生作用。化学感受性反射对心血管活动的调节，主要是对心脏输出的血量进行重新分配：内脏、静息肌肉等处的血管收缩，血流量减少；心、脑等重要器官的血流量并不减少或反而有所增多，以在缺氧等情况下血液首先供应最重要的器官，如心、脑等。总之，颈动脉体与主动脉体化学感受器是机体在整体水平感受氧与其他重要化学物质变化的感受器。

二、细胞对氧的感知

除颈动脉体与主动脉体化学感受器外，细胞本身亦能感知氧的变化，并具备精密的调节机制。细胞水平的氧感受器为脯氨酸羟化酶（prolyl hydroxylase，PHD）与缺氧诱导因子的抑制因子（FIH），他们感知氧的变化而调节下游执行分子缺氧诱导因子（HIF）表达水平，从而实现对细胞的保护作用。

缺氧诱导因子（HIF）有三种异构体：HIF-1α、HIF-2α与HIF-3α。目前对HIF-3α的作用研究较少，HIF-1α与HIF-2α具有高度同源性，在急性缺氧期（< 24h），以HIF-1α表达增加与活性升高为主，慢性缺氧时HIF-2α表达与活性升高。HIF-1是一种异源二聚体，主要由120kD的HIF-1α和91～94kD的HIF-1β两个亚单位组成。HIF-1β亚基在细胞质中稳定表达，而HIF-1α亚基在翻译后即被泛素-蛋白酶水解复合体降解。因此，在正常氧饱和度下的细胞中基本检测不到HIF-1α亚基的表达，而在缺氧状态下，HIF-1α亚基的降解被抑制，1α和β亚基形成有活性的HIF-1，转移到细胞核内调节多种基因的转录。

生理条件下HIF-1α与HIF-2α蛋白含量较低的原因，是HIF-1α的第402/564位或HIF-2α的第405/531位脯氨酸被羟化酶（PHDs）羟基化，能被pVHL（von Hippel-Lindau）蛋白识别而结合，与pVHL相连接的E3泛素连接酶引起泛素化，最终被蛋白酶体降解。为了防止少量向核内转位的HIF-1α与HIF-2α激活转录，HIF抑制因子（FIH）可羟基化HIF第803位的天冬酰胺，阻止HIF-1/2α与核内HIF-1β结合形成异二聚体而启动缺氧响应元素（HRE），引起转录激活。PHDs与FIH均为氧感受器，当氧分压降低时，两类酶活性均被抑制，使 HIF-1/2α 不能被正常降解而集聚，并向核内转位，此时因转录抑制被解除，能与核内 HIF-1β 结合形成异二聚体激活转录。HIF-1/2α 下游的靶基因多达百余个，在缺氧条件下，这些靶基因表达后的作用主要包括促进向无氧代谢转化、有利于调节细胞内 pH 值、促血管生成与阻止细胞凋亡等，对细胞发挥多方面的保护作用。William G. Kaelin Jr、Sir Peter J. Ratcliffe 和 Gregg L. Semenza 因发现了细胞如何感知和适应氧气的可用性，获 2019 年度诺贝尔生理学或医学奖。

第二节　缺氧的类型、原因和发病机制

外界环境中的氧被吸入肺泡，弥散入血液，再与血红蛋白结合，由血液循环输送到全身，最后被组织细胞摄取利用。其中任一环节发生障碍都会引起缺氧。

一、分型

根据缺氧的原因和血氧的变化，一般将缺氧分为四种类型。

1. **缺氧性缺氧**（hypoxic hypoxia）　以前被称为“低张性缺氧，或乏氧性缺氧”。是由于血液在肺内氧合不足，引起动脉血氧张力、血氧饱和度与氧含量降低的“低氧血症”（hypoxemia）。当吸入气氧分压降低或肺组织发生形态改变与功能障碍而影响正常气体交换时，皆可发生此类缺氧。

2. **贫血性缺氧**（anaemic hypoxia）　血液的携氧能力减弱时，尽管动脉血氧张力接近正常，但由于氧含量下降，即可导致缺氧。这种类型的缺氧可由贫血、一氧化碳中毒或高铁血红蛋白形成等因素使血红蛋白失去与氧结合的能力所引起。

3. **循环停滞性缺氧**（circulatory stagnant hypoxia）　由于通过组织的血流量减少所引起。局部性或全身性的血流量减少皆可导致这种类型的缺氧。前者如外周动脉痉挛、血管栓塞；后者如休克、心力衰竭与血管性晕厥等。因寒冷导致四肢血管收缩，亦可出现这类缺氧。

4. **组织中毒性缺氧**（histotoxic hypoxia）　由于组织利用氧的能力发生障碍而引起。如氰化物中毒时，尽管向组织供给充足的氧，但由于细胞线粒体中的呼吸酶系被毒物抑制，而导致这种类型的缺氧。

二、缺氧性缺氧

1. 原因

（1）吸入气氧分压过低：当海拔高度超过 1 200m，可引起这类缺氧，故也称为高原缺氧或高空缺氧。

（2）外呼吸功能障碍：由肺的通气功能障碍或换气功能障碍所致，称为呼吸性缺氧。

（3）静脉血分流入动脉：多见于先天性心脏病，如室间隔缺损伴有肺动脉狭窄或肺动

脉高压时。

2. **血氧变化的特点与组织缺氧的机制**　缺氧性缺氧时，动脉血的氧分压、氧含量和血红蛋白的氧饱和度均降低。发绀是缺氧的表现，但缺氧的患者不一定都发绀，如贫血性缺氧可无发绀；有发绀的患者也可以无缺氧，如红细胞增多症患者。

三、贫血性缺氧

1. **原因**

（1）贫血：各种原因引起的严重贫血，使血红蛋白数量减少，血液携氧因而减少，从而导致的缺氧称为贫血性缺氧。

（2）一氧化碳中毒：Hb 与 CO 结合形成碳氧血红蛋白（HbCO），从而失去运氧功能。

（3）高铁血红蛋白血症：较常见的是食用大量含硝酸盐的腌菜后，肠道细菌将硝酸盐还原为亚硝酸盐，亚硝酸盐吸收导致高铁血红蛋白血症，称为肠源性发绀。

2. **血氧变化的特点与组织缺氧的机制**

（1）贫血性缺氧时，由于外呼吸功能正常，故动脉血氧分压及血氧饱和度正常，但因 Hb 数量减少或性质改变，使血氧容量降低，因而血氧含量也减少。

（2）毛细血管床中氧向组织、细胞弥散的动力是血液与组织、细胞之间的氧分压梯度，在毛细血管动脉端 PO_2 高，故 O_2 向血管外弥散速度快。血液由动脉端流向静脉端时，血氧含量逐渐减少，PO_2 逐步下降，氧向组织弥散的速度逐步减慢，故组织获得的氧量取决于毛细血管中的平均氧分压与组织细胞的氧分压差。贫血的患者虽然动脉血 PO_2 正常，其毛细血管床中平均血氧分压却低于正常，故使组织缺氧。

（3）贫血性缺氧的患者可无发绀。严重贫血的患者面色苍白，即使再加上缺氧性缺氧，毛细血管中脱氧血红蛋白仍然达不到 5g/dl，故不会出现发绀；一氧化碳中毒者血液中碳氧血红蛋白增多，故皮肤、黏膜呈樱桃红色；严重缺氧时由于皮肤血管收缩，皮肤、黏膜呈苍白色。

四、循环停滞性缺氧

循环停滞性缺氧可分为缺血性缺氧和淤血性缺氧。前者是由于动脉压降低或动脉阻塞使毛细血管床血液灌注量减少；后者则由于静脉压升高使血液回流受阻、毛细血管床淤血所致。

1. **原因**　血流量减少可为全身性的，也可为局部性的。

（1）全身性循环性缺氧：见于休克和心力衰竭。

（2）局部性循环性缺氧：见于栓塞、血管病变如动脉粥样硬化或脉管炎与血栓形成等。局部血液循环障碍的后果主要取决于发生部位，心肌梗死和脑血管意外是常见的致死原因。

2. 血氧变化的特点与组织缺氧的机制 单纯性循环性缺氧时，动脉血的氧分压、氧饱和度和氧含量是正常的。由于血流缓慢，血液流经毛细血管的时间延长，从单位容量血液弥散给组织的氧量较多，静脉血氧含量降低，致使动、静脉氧含量差大于正常；但是单位时间内流过毛细血管的血量减少，故弥散到组织、细胞的氧量减少，导致组织缺氧。由于静脉血的氧含量和氧分压较低，毛细血管中平均脱氧血红蛋白可超过5g/dl，因而可引起发绀。

全身性循环障碍累及肺，如左心衰竭引起肺水肿或休克引起急性呼吸窘迫综合征时，则可合并呼吸性缺氧，使动脉血氧分压与氧含量低于正常。

五、组织中毒性缺氧

1. 原因

（1）组织中毒：如氰化物、硫化物、鱼藤酮等和有些药物使用过量，可引起组织中毒性缺氧，最典型的是氰化物中毒。

（2）细胞损伤：如大量放射线照射、细菌毒素作用等可损伤线粒体，引起氧的利用障碍。吸入高压氧（氧分压超过半个大气压）可能通过氧自由基生成过多而损伤线粒体，从而导致氧的利用障碍。

（3）呼吸酶生成障碍：硫胺素、烟酰胺、核黄素等维生素的严重缺乏可能导致氧的利用障碍。

2. 血氧变化的特点与组织缺氧的机制 组织中毒性缺氧时动脉血氧分压、氧饱和度和氧含量一般均正常。由于内呼吸障碍使组织不能充分利用氧，故静脉血氧含量和氧分压较高，动、静脉血氧含量差小于正常。

六、各型缺氧的鉴别

临床所见缺氧的原因往往不是单一的，常为混合性缺氧。例如感染性休克时主要是循环性缺氧，内毒素还可引起组织利用氧的功能障碍而发生组织中毒性缺氧，并发休克肺时可有呼吸性（低张性）缺氧。各型缺氧的特点见表 1-4-2-1。

表 1-4-2-1 各型缺氧的血氧变化

缺氧类型	动脉血氧分压	动脉血氧饱和度	血氧容量	动脉血氧含量	动、静脉氧含量差
缺氧性缺氧	↓	↓	N	↓	↓或N
贫血性缺氧	N	N	↓或N	↓或N	↓
循环性缺氧	N	N	N	N	↑
组织性缺氧	N	N	N	N	↓

注：↓降低 ↑升高 N正常

第三节　组织或器官缺血再灌注损伤

循环停滞性缺氧是临床最常见的一类缺氧，其对组织或器官的损伤，往往在缺血期较小，主要发生于缺血后的再灌注期，为了使高压氧在对缺血再灌注损伤治疗中具有更强的针对性，避免增加损伤，有必要对组织或器官的缺血再灌注损伤概况有所了解。

近年来，随着休克治疗的进步，如休克时微循环的疏通，冠状动脉痉挛的缓解等；一些新医疗技术的应用，如动脉搭桥术、溶栓疗法、经皮腔内冠脉血管成形术；以及心外科体外循环、心肺脑复苏、断肢再植和器官移植等方法的应用和推广，使许多组织器官缺血后重新得到血液灌注。多数情况下，缺血后再灌注可使组织器官功能得到恢复，损伤的结构得以重塑，患者病情好转康复；但是，有时缺血后再灌注，不仅不能使组织、器官功能恢复，反而会加重组织、器官的功能障碍和结构损伤。这种在缺血基础上恢复血流后组织损伤反而加重，甚至发生不可逆性损伤的现象称为缺血再灌注损伤（ischemia-reperfusion injury）。

现已证实，心、脑、肝、肾、肺、胃肠道、肢体及皮肤等多种组织器官都存在缺血再灌注损伤的现象。在对其发生机制的实验研究中发现，以无钙溶液灌流离体大鼠心脏2min后，再以含钙溶液灌流时，心肌电信号异常、心脏功能、代谢及形态结构发生异常变化，这种现象称为钙反常（calcium paradox）。预先用低氧溶液灌注组织器官或在缺氧条件下培养细胞一定时间后，再恢复正常氧供应，组织及细胞的损伤不仅未能恢复，反而更趋严重，称为氧反常（oxygen paradox）。缺血引起的代谢性酸中毒是细胞功能及代谢紊乱的重要原因，但在再灌注时迅速纠正缺血组织的酸中毒，反而加重细胞损伤，称为pH反常（pH paradox）。这些提示了钙、氧和pH可能参与再灌注损伤的发生发展。

一、缺血再灌注损伤的形成条件

并不是所有缺血的器官在血流恢复后都会发生缺血再灌注损伤，许多因素可以影响其发生及其严重程度，常见的影响因素如下：

1. **缺血时间**　首先影响再灌注损伤的是缺血时间。缺血时间短，恢复血供后可无明显的再灌注损伤，因为所有器官都能耐受一定时间的缺血；缺血时间长，恢复血供则易导致再灌注损伤。若缺血时间过长，缺血器官会发生不可逆性损伤，甚至坏死，反而不会产生再灌注损伤。例如，阻断大鼠左冠状动脉5～10min，恢复血供后心律失常的发生率很高。短于2min或超过20min的缺血，心律失常较少发生。另外，不同动物、不同器官发生再灌注损伤所需的缺血时间不同，小动物相对较短，大动物相对较长。如家兔心肌再灌注损伤所需的缺血时间一般为40min，全脑血流阻断一般为30min，肝脏一般为45min（部分肝血流阻断），肾脏一般为60min，小肠大约为60min，骨骼肌可达4h。

再灌注损伤与缺血时间的依赖关系，提示在缺血过程中组织发生的某些变化，是再灌注损伤发生的基础，再灌注损伤实质上是将缺血期的可逆性损伤，经恢复血流后进一步加重或转化为不可逆性损伤。

2. **侧支循环** 缺血后侧支循环容易形成者，可因缩短缺血时间和减轻缺血程度，不易发生再灌注损伤。

3. **需氧程度** 因氧易接受电子，形成的氧自由基增多，因此，对氧需求高的组织，容易发生再灌注损伤，如心，脑等。

4. **再灌注的条件** 研究发现，再灌注时的压力大小、灌注液的温度、pH 值以及电解质的浓度都与再灌注损伤密切相关。再灌注压力愈高，造成的再灌注损伤愈严重；适当降低灌注液的温度、pH 值，则能减轻再灌注损伤；减少灌注液中的 Ca^{2+}、Na^{+} 含量，或适当增加 K^{+}、Mg^{2+} 含量，有利于减轻再灌注损伤。

二、缺血再灌注损伤的发生机制

缺血再灌注损伤的发生机制尚未阐明。目前认为自由基的作用、细胞内钙超载和白细胞的集聚与激活是缺血再灌注损伤的重要环节。

1. **黄嘌呤氧化酶形成增多** 黄嘌呤氧化酶（xanthene oxidase，XO）的前身是黄嘌呤脱氢酶（xanthine dehydrogenase，XD）。这两种酶主要存在于毛细血管内皮细胞内，正常时只有 10% 以 XO 的形式存在，90% 为 XD。缺血时，一方面由于 ATP 减少，膜泵功能障碍，Ca^{2+} 进入细胞激活 Ca^{2+} 依赖性蛋白水解酶，使 XD 大量转变为 XO；另一方面，ATP 不能用来释放能量，并依次降解为 ADP、AMP 和次黄嘌呤，故在缺血组织内次黄嘌呤大量堆积。再灌注时，大量氧分子随血液进入缺血组织，黄嘌呤氧化酶再催化次黄嘌呤转变为黄嘌呤，并进而催化黄嘌呤转变为尿酸的两步反应中，都同时以分子氧为电子接受体，从而产生大量的 $O_2\cdot$ 和 H_2O_2，后者再在金属离子参与下形成更为活跃的 $\cdot OH$。因此，再灌注时组织内 $O_2\cdot$、$\cdot OH$、H_2O_2 等活性氧大量增加。

2. **中性粒细胞集聚及激活** 中性粒细胞（neutrophils）在吞噬活动时耗氧量显著增加，所摄取的氧绝大部分经细胞内 NADPH 氧化酶和 NADH 氧化酶的催化，接受电子型氧自由基，用以杀灭病原微生物。

如果氧自由基生成过多或机体清除自由基的酶系统活性不足生成抗氧化剂不足时，中性粒细胞形成的氧自由基就可损害组织细胞。缺血再灌注时，由黄嘌呤氧化酶的作用所产生的自由基起原发的、主要的作用，这些自由基作用于细胞膜后产生的物质如三烯及补体系统激活产生的 C3 片段等，具有很强的趋化活性，可吸引大量中性粒细胞集聚激活。尤其再灌注期间组织重新获得 O_2，激活的中性粒细胞耗氧量显著增加，产生氧自由基，即呼吸爆发（respiratory burst）或氧爆发（oxygen burst），而进一步造成组织细胞损伤。

3. **细胞内钙超载** 多数研究认为，细胞内钙超载发生在再灌注期，且是钙离子内流增加，而不是钙离子外流减少所造成的，主要原因是缺血再灌注引起 Na^{+}-Ca^{2+} 交换蛋白反向转运增强。

三、缺血再灌注损伤的防治

缺血再灌注损伤的发生机制目前尚不十分清楚，故再灌注损伤的防治尚处于实验研究和临床试验观察阶段。目前认为，缺血再灌注损伤的防治应从以下几个方面着手。

1. **消除缺血原因，尽早恢复血流** 这是预防再灌注损伤的首要环节。针对缺血原因，采取有效措施，尽可能在发生再灌注损伤所需的缺血时间之前恢复血流，减轻缺血性损伤，避免严重的再灌注损伤。在黄金时间窗口期应用高压氧治疗，可尽早恢复缺血组织器官的供氧，以减轻损伤。

2. **控制再灌注条件** 采用适当低温、低压、低 pH 值、低流、低钙、低钠及高钾液灌注可减轻再灌注损伤。低压、低流灌注可避免原缺血组织中氧和液体量急剧增高而产生大量自由基及引起组织水肿；适当低温灌注有助于降低缺血组织代谢率，减少耗氧量和代谢产物的堆积；低 pH 值灌注可减轻细胞内液碱化，抑制磷脂酶和蛋白酶对细胞的分解，降低 Na^{+}-Ca^{2+} 交换的过度激活；低钙液灌注可减轻因钙超载所致的细胞损伤；低钠液灌注有利于细胞肿胀的减轻；高钾液灌注能减轻因再灌注引起的原缺血组织大量钾的丢失程度。

3. **改善缺血组织代谢** 缺血组织有氧代谢低下，酵解过程增强，因而补充糖酵解底物如酸己糖有保护缺血的作用；外源性 ATP 作用于细胞表面与 ATP 受体结合，可使细胞膜蛋白磷酸化，有利于细胞膜功能恢复，并可穿过细胞膜进入细胞直接供能；针对缺血时线粒体损伤所致的氧化磷酸化受阻，可以应用氢醌、细胞色素等进行治疗，延长缺血组织的可逆性改变期限。实验证明，细胞色素 C 能增加线粒体 ADP 磷酸化；醌类化合物则能加速电子传递或将电子直接传递给氢。当然，纠正酸中毒也是改善缺血组织代谢、减轻再灌注损伤的重要措施之一。

4. **清除自由基** 自由基的产生是有机体在正常或病理条件下的常见现象，在进化过程中也形成了一系列对抗自由基、防止其损伤的系统。这一防护系统主要有两大类：低分子自由基清除剂及酶性自由基清除剂。

（1）低分子清除剂：①存在于细胞脂质部分的自由基清除剂，如维生素 E（α 生育酚）、维生素 A（β 胡萝卜素）等；②存在于细胞内外水相中的自由基清除剂，如半胱氨酸、维生素 C（抗坏血酸）、还原型谷甘肽（GSH）和还原型辅酶Ⅱ（NADPH）等。这些自由基清除剂，能提供电子使自由基还原，如维生素 E 能还原 $O_2\cdot$、$^1O_2$ 及脂性自由基等；维生素 C 具有相同的作用，而且可协助维持维生素 E 处于有活性的还原状态；维生素 A 是 $^1O_2$ 的有效清除剂并能抑制脂质过氧化，与维生素 E 有协同作用；细胞质中的 GSH 与 NADPH 在 CAT、GSH-PX 等抗氧化酶的协同作用下，能还原 H_2O_2、过氧化脂质、二硫化物及某些自由基。

（2）酶性清除剂：主要有超氧化物歧化酶（superoxide dismutase，SOD）、过氧化氢酶（catalase，CAT）、谷胱甘肽过氧化物酶（glutathione peroxidase，GSH-PX）及铜蓝蛋白（ceruloplasmin）等。

5. **减轻钙超载** 以往的实验证明：在再灌注前或再灌注即刻使用钙通道阻滞剂（如维拉帕米等），可减轻再灌注期间细胞内钙超载和维持细胞的钙稳态，可根据病情适当选用。近年来，研究表明，应用 Na^{+}-H^{+} 交换蛋白及 Na^{+}-Ca^{2+} 交换蛋白抑制剂可以更有效地防止钙超载的发生。

6. **中性粒细胞抑制剂的应用** 采用中性粒细胞抗血清或抗中性粒细胞代谢药羟基脲，可明显缩小缺血再灌注后心肌的梗死面积。进一步研究表明，非甾体抗炎药物、脂氧化酶和环氧化酶抑制剂、前列环素及抑制中性粒细胞黏附的单克隆抗体均有减轻缺血再灌注损伤的作用。

7. **细胞保护剂的应用** 有学者提出了细胞保护的概念，即某些因素或药物，不是通过改变器官组织的血流量，而是直接增强组织、细胞对内环境紊乱的耐受力而产生细胞保护作用。许多内、外源性细胞保护剂应用于缺血再灌注损伤，收到了良好的效果，如牛磺酸、金属硫蛋白等，具有抗脂质过氧化、调节 Ca^{2+} 及溶酶体膜的作用。

8. **其他** 以往研究表明，缺血预处理（ischemic preconditioning，IPreC）对缺血再灌注损伤脏器有一定的保护作用，而且它的保护作用具有器官普遍性，其机制可能与其对“触发因子 - 调节介质 - 终末效应器”通路的影响有关。近年来，动物实验结果显示，缺血后处理（ischemic postconditioning，IPostC）对心肌及其他脏器缺血再灌注损伤也有较好的防治作用，其作用机制尚不清楚。另外，细胞间黏附分子单克隆抗体、肿瘤坏死因子单克隆抗体、甘露醇，前列腺素 E 及 L- 精氨酸等均有一定的抗缺血再灌注损伤作用。

对于一些可能遭受缺血再灌注损伤的患者，可提前采用高压氧治疗，在治疗出舱后的短时间内，产生一种相对缺氧状态，可能具有缺氧预适应的效果。

第四节 缺氧时机体的功能代谢变化

缺氧时机体的功能、代谢变化，包括机体对缺氧的代偿性反应和由缺氧引起的代谢与功能障碍。轻度缺氧主要引起机体代偿性反应，严重缺氧而机体代偿不全时出现的变化以代谢功能障碍为主。机体在急性缺氧与慢性缺氧时的代偿反应有区别，急性缺氧时机体的代偿以呼吸与循环系统代偿为主，慢性缺氧时，血液系统的改变在代偿中发挥重要作用。

一、呼吸系统变化

1. **代偿性反应**

（1）PaO_2 降低：当动脉血氧分压低于 60mmHg（8kPa）时，可刺激颈动脉体和主动脉体化学感受器，反射性地引起呼吸加深加快，从而使肺泡通气量增加，肺泡气氧分压升高，PaO_2 也随之升高。胸廓呼吸运动的增强使胸内负压增大，还可促进静脉回流，增加心输出量和肺血流量，有利于氧的摄取和运输。但过度通气使 $PaCO_2$ 降低，减低了 CO_2 对延髓中枢化学感受器的刺激，可限制肺通气的增强。

（2）缺氧性缺氧所引起的肺通气变化与缺氧持续的时间有关：肺通气量增加是对急性缺氧最重要的代偿性反应。此反应的强弱存在显著的个体差异，代偿良好者肺通气增加较多，PaO_2 比代偿不良者高，$PaCO_2$ 也较低。贫血性缺氧和组织中毒性缺氧因 PaO_2 不降低，故呼吸一般不增强；循环停滞性缺氧如累及肺循环（如心力衰竭引起肺淤血和肺水肿时），可使呼吸加快。

2. **呼吸功能障碍**　急性高空缺氧，如快速登上 4 000m 以上的高原时，可在 1～4d 内发生肺水肿，表现为呼吸困难、咳嗽、血性泡沫痰、肺部有湿性啰音、皮肤黏膜发绀等。肺水肿影响肺的换气功能，可使 PaO_2 进一步下降。PaO_2 过低可直接抑制呼吸中枢，使呼吸抑制，肺通气量减少，导致中枢性呼吸衰竭。

二、循环系统变化

1. **代偿性反应**　缺氧性缺氧引起的代偿性心血管反应主要表现为心输出量增加，血流分布改变，肺血管收缩与毛细血管增生。

（1）心输出血量增加：可提高全身组织的供氧量，故对急性缺氧有一定的代偿意义。心输出量增加主要是由于：

1）心率加快：缺氧时心率加快很可能是通气增加、肺膨胀对肺牵张感受器的刺激，反射性地兴奋交感神经引起的。

2）心肌收缩性增强：缺氧作为一种应激原，可引起交感神经兴奋，作用于心脏 β- 肾上腺素受体，使心肌收缩性增强。

3）静脉回流量增加：胸廓呼吸运动及心脏活动增强，可导致静脉回流量增加和心输出量增多。

（2）血流重新分布：急性缺氧时，皮肤、腹腔器官因交感神经兴奋，缩血管作用占优势，使血管收缩；而心、脑血管因局部组织代谢产物的扩血管作用而出现血流量增加。这种血流分布的改变显然对于保证重要器官氧的供应是有利的。

（3）肺血管收缩：肺血管对缺氧的反应与体血管相反。肺泡缺氧及混合静脉血的氧分压降低都引起肺小动脉收缩，从而使缺氧的肺泡血流量减少。由肺泡通气量减少引起的局部肺血管收缩反应有利于维持肺泡通气与血流的适当比例，使流经这部分肺泡的血液仍能获得较充分的氧，从而可维持较高的 PaO_2。

（4）毛细血管增生：长期缺氧时，HIF-1α 可促使血管内皮生长因子（VEGF）等基因表达增加，使毛细血管增生，尤其是脑、心和骨骼肌的毛细血管增生更显著。毛细血管的密度增加可缩短血氧弥散至细胞的距离，增加对细胞的供氧量。

2. **循环功能障碍** 严重的全身性缺氧时，心脏可受累，如高原性心脏病、肺源性心脏病、贫血性心脏病等，甚而发生心力衰竭。

三、血液系统变化

缺氧可使骨髓造血增强及氧合血红蛋白解离曲线右移，从而增加氧的运输和Hb释放氧。

（1）红细胞增多：慢性缺氧所致红细胞增多主要是骨髓造血增强所致。当低氧血流经肾时，能刺激肾小管旁间质细胞生成并释放促红细胞生成素，促使干细胞分化为原红细胞并促进其分化、增殖和成熟，加速Hb的合成，使骨髓内的网织红细胞和红细胞释放入血液。红细胞增多可增加血液的氧容量和氧含量，从而增加组织的供氧量。

（2）氧合血红蛋白解离曲线右移：缺氧时，红细胞内2,3-DPG增加，导致氧解离曲线右移，即血红蛋白与氧的亲和力降低，易于将结合氧释出供组织利用。

四、中枢神经系统变化

脑重仅为体重的2%左右，而脑血流量约占心输出量的15%，脑耗氧量约为总耗氧量的23%，所以脑对缺氧十分敏感。脑灰质比白质的耗氧量多5倍，对缺氧的耐受性更差。急性缺氧可引起头痛，情绪激动，思维力、记忆力、判断力降低或丧失，运动不协调等。慢性缺氧者则有易疲劳、嗜睡、注意力不集中及抑郁等症状。严重缺氧可导致烦躁不安、惊厥、昏迷，甚至死亡。

五、组织细胞变化

1. **代偿性反应** 在供氧不足的情况下，组织细胞可通过增强利用氧的能力和增强无氧酵解过程以获取维持生命活动所必需的能量。

（1）细胞利用氧的能力增强：慢性缺氧时，细胞内线粒体的数目和膜的表面积均增加，呼吸链中的酶，如琥珀酸脱氢酶、细胞色素氧化酶可增加，使细胞的内呼吸功能增强。

（2）无氧酵解增强：缺氧时，ATP生成减少，ATP/ADP比值下降，以致磷酸果糖激酶活性增强，该酶是控制糖酵解过程最主要的限速酶，其活性增强可促使糖酵解过程加强，在一定程度上可补偿能量的不足。

（3）肌红蛋白增加：慢性缺氧可使肌肉中肌红蛋白含量增多。肌红蛋白和氧的亲和力较大。肌红蛋白的增加可能具有储存氧的作用。

（4）低代谢状态：缺氧可使细胞耗能过程减弱，如蛋白质合成、葡萄糖合成、尿素合成、离子泵功能等均降低，使细胞处于低代谢状态，有利于在缺氧环境下生存。细胞内酸中毒可能是合成代谢降低的原因之一。

急性缺氧时以呼吸系统和循环系统的代偿反应为主。慢性缺氧者，主要靠增加组织利用氧的能力和血液运送氧的能力以适应慢性缺氧。

2. **细胞损伤**　缺氧性细胞损伤主要为细胞膜、线粒体及溶酶体的变化。

（1）细胞膜的变化：在细胞内 ATP 含量减少以前，细胞膜电位已开始下降，其原因为细胞膜对离子的通透性增高，导致离子顺浓度差通过细胞膜。

1）钠离子内流：细胞内 Na^+ 的增多促使水进入细胞，导致细胞水肿。

2）钾离子外流：细胞内缺钾将导致合成代谢障碍，酶的生成减少，将进一步影响 ATP 的生成和离子泵的功能。

3）钙离子内流：当严重缺氧使细胞膜对 Ca^{2+} 的通透性增高时，Ca^{2+} 内流将增加。Ca^{2+} 增多可抑制线粒体的呼吸功能；可激活磷脂酶，使膜磷脂分解，引起溶酶体的损伤及其水解酶的释出，从而增加自由基的生成，加重细胞的损伤。

（2）线粒体的变化：严重缺氧首先影响线粒体外的氧利用，使神经递质的生成和生物转化过程等降低，当线粒体部位氧分压降到临界点 $< 1mmHg$（0.1kPa）时，可降低线粒体的呼吸功能，使 ATP 生成更减少。

（3）溶酶体的变化：缺氧时因糖酵解增强使乳酸生成增多、脂肪氧化不全，其中间代谢产物酮体增多，导致酸中毒。

除以上所述的神经、呼吸与循环系统功能障碍外，肝、肾、消化、内分泌等系统的功能均可因严重缺氧而受损害。

（余志斌）

第五章 氧气疗法

氧气疗法简称氧疗，氧疗包括常压氧疗和高压氧疗。常压氧疗是在常压下吸入纯氧或高浓度氧进行疾病治疗的方法。常压氧疗的主要目的是纠正一般性全身性缺氧，通过提高动脉血氧分压（PaO_2）和动脉血氧饱和度（SaO_2），恢复正常的组织供氧。常压氧疗仅对低张性缺氧有较好的作用。而高压氧疗的主要目的除纠正特殊的缺氧（如一氧化碳中毒、脑水肿、脑梗死、突聋等）外，还在其他许多非缺氧性疾病，许多急症（如：气栓症、减压病、厌氧菌感染、肺水肿等）的救治中起着十分重要的作用。

一、氧疗的生理和病理生理学基础

氧是维持生命必需的重要物质，正常人氧供主要来自空气。空气为混合气体，氧含量占20.93%，在标准大气压（101.3kPa）下，空气中氧分压为21.2kPa。空气被吸入呼吸道后，经呼吸道加温、湿化产生体温下的饱和水蒸气，饱和水蒸气分压为6.0kPa，因而吸入气中氧分压为19.9kPa。吸入气在肺泡内与残气混合，氧浓度被稀释，肺泡气氧分压下降为14.0kPa，肺泡气在肺泡内与肺毛细血管血液之间进行弥散交换，达到平衡后，由于年龄及个体差异的影响，PaO_2为10.7～13.3kPa（80～100mmHg），低于10.7kPa（80mmHg）为低氧血症；若PaO_2 < 8.0kPa（60mmHg），SaO_2明显降低，血氧含量大幅度减少，则为呼吸衰竭。

静息状态下，为维持健康人正常氧化代谢，每100ml血液流经组织时，需供给组织5.6ml氧。机体每分钟需耗氧约250ml，缺氧可引起机体生理功能紊乱。不同组织细胞代谢所需氧量不一致，成人脑组织只占体重2%，耗氧量却占全身耗氧量20%（婴儿占50%），因此脑细胞对缺氧最敏感。在无氧状态下大脑只能生存8min，严重缺氧可使脑细胞坏死，造成意识障碍和不可逆的中枢神经后遗症。心肌对缺氧也十分敏感，缺氧可引起严重心律不齐，甚至心搏骤停。因此，对缺氧患者及时进行氧疗，纠正缺氧，是维护机体组织器官正常氧化代谢和功能的重要措施，可为危重患者赢得时间，为实施全面的抢救措施创造条件。

二、氧疗的种类

氧疗分为常压氧疗与高压氧疗。常压氧疗又分低氧浓度、中氧浓度和高氧浓度3种。

1. **常压氧**

（1）常压低浓度氧疗：是指常压下吸入24%～35%氧气的治疗，主要用于呼吸调节异常伴有CO_2潴留的缺氧患者，如慢性阻塞性肺疾病患者。

1）原理：这类患者有严重CO_2潴留，呼吸中枢对CO_2刺激不敏感，呼吸维持依赖于缺氧刺激，高浓度给氧消除了低氧呼吸的驱动作用，低浓度氧疗既可以缓解缺氧对机体的损害，又能避免因失去低氧呼吸驱动作用产生的呼吸抑制。

PaO_2和SaO_2的关系曲线呈S形，健康人吸入氧浓度只要增加2%，PaO_2可提高2.0kPa（15mmHg），只要PaO_2稍微增加，SaO_2即显著上升。如某患者PaO_2为4.0kPa（30mmHg），通过低浓度氧疗，将吸氧浓度由21%提高到25%，PaO_2即可由4.0kPa（30mmHg）增至6.0kPa（45mmHg），SaO_2由57%增至80%，即可使患者脱离缺氧的危险。中重度缺氧伴CO_2潴留患者吸入氧浓度增加7%（由21%增至28%），$PaCO_2$升高不会超过2.7kPa（20mmHg）。

2）具体方法：给氧浓度先从24%开始，观察$PaCO_2$上升不超过0.7～2.0kPa（5～10mmHg），如果患者能被唤醒及咳嗽，则氧浓度可提高至28%；如$PaCO_2$增高不超过2.7kPa（20mmHg），病情稳定，提示氧浓度恰当，给氧1～2d后，若$PaCO_2$ < 6.7kPa（50mmHg），即可增加氧浓度至35%，使PaO_2上升至生理需要界限9.3kPa（70mmHg）以上。

（2）常压中浓度氧疗：吸入浓度达40%～60%的氧气治疗。可根据病情需要调节氧浓度，以缓解低氧血症，适用于缺氧而无CO_2潴留者。

（3）常压高浓度氧疗：指给氧浓度超过60%，适用于通气/血流比值失调、右向左分流、急性呼吸循环骤停、一氧化碳中毒等严重缺氧，而无（或轻度）CO_2潴留者。

2. **高压氧治疗**　高压氧与常压氧不只是量的不同，而是在量变的基础上产生质的变化。常压氧疗只对低氧血症有治疗作用，而高压氧除对低氧血症有较好的治疗作用外还有其他的作用。高压氧治疗与常压氧疗作用的比较见表1-5-0-1：

表1-5-0-1　高压氧疗与常压氧疗的比较

作用	常压氧	高压氧	应用
增加血氧饱和度	+	+	用于低氧血症
增加物理溶解氧	-	+	实现无血生命，用于CO中毒等各种特殊缺氧性疾病
增加组织氧储备	-	+	使血流安全阻断时间延长，用于心脏手术、对危重症的抢救具有重要意义
增加氧穿透力	-	+	用于治疗各种组织缺血，组织水肿
杀菌	-	+	用于厌氧菌感染
压缩溶解气体	-	+	治疗气栓症、减压病

续表

作用	常压氧	高压氧	应用
调节全身各系统	-	+	用于多种疾病，如糖尿病、自身免疫性疾病等
调节细胞周期	-	+	增强化疗、放疗对肿瘤的作用
缺血再灌损伤	加重	减轻	持续常压氧自由基毒性较大，可引起和加重再灌损伤；适量的高压氧可减轻缺血再灌损伤、抑制细胞凋亡

三、缺氧评价及常压氧疗指征

1. **缺氧评价检测** 因急性短时间的缺氧可提高机体对缺氧的耐受性，因而不需要氧疗。较重的持续性缺氧必须进行氧疗，为此提出常压氧疗指征概念。什么情况下需要氧疗，以下实验数据可作参考。

（1）维持细胞线粒体内的氧代谢和高能代谢的 PO_2 至少需 0.7～2.0kPa（5～10mmHg），因此 PaO_2 则至少需达到 3.3kPa（25mmHg）。

（2）当血红蛋白量和心搏出量正常时，人体能耐受的最低限度 PaO_2 是 3.3kPa（25mmHg），低于此值时脑组织细胞即因不能摄取氧而死亡。一般认为，PaO_2 降至 2.7kPa（20mmHg）可立即危及生命。

（3）PaO_2 ＜ 4.0kPa（30mmHg）或 SaO_2 ＜ 50% 是出现生命危险的临界值，有造成死亡的可能。

（4）PaO_2 ＞ 4.0kPa（30mmHg）时，大部分组织还可能维持适当的功能。

（5）PaO_2 ＞ 6.7kPa（50mmHg）或 SaO_2 ＞ 75% 是最低安全限度。缺氧时通过氧疗若能将 PaO_2 纠正到 8.0～8.7kPa（60～65mmHg）则最为理想。

2. **缺氧评价及常压氧疗指征** 缺氧程度判断及氧疗指征见表 1-5-0-2。

表 1-5-0-2 缺氧程度判断及氧疗指征

	SaO_2	PaO_2	发绀	氧疗指征
轻度	＞ 80%	＞ 6.7kPa（＞ 50mmHg）	无	一般不需氧疗。伴有休克、心脑疾病等情况时可给予氧疗，此类患者无 CO_2 麻痹，无须依赖低氧驱动呼吸，氧疗不会造成呼吸抑制
中度	60%-80%	4.0 ～ 6.7kPa（30 ～ 50mmHg）	明显	氧疗可减轻低氧血症及改善症状，若给氧不当可能引起呼吸抑制，给氧浓度应控制在 24% ～ 28%
重度	＜ 60%	＜ 4.0kPa（＜ 30mmHg）	严重	应立即进行氧疗，此类患者常因通气过低而伴有严重 CO_2 潴留和中枢 CO_2 麻痹，开始时应采取低浓度给氧，氧浓度控制在 24% 左右，以后逐渐提高浓度；如无 CO_2 潴留，可高浓度给氧

四、常压氧疗的适应证

1. **通气不足**　任何原因造成的通气不足，发生缺氧（或伴 CO_2 潴留），均适宜氧疗，但给氧并不能代替病因治疗。对呼吸中枢抑制者，除给氧外，应加用呼吸兴奋剂，必要时采用辅助通气，以提高通气量；对阻塞性通气不足者，首先必须消除呼吸道的梗阻，如解除支气管痉挛、排痰、清除异物等，否则氧疗效果不佳，必要时可行气管插管或气管切开。

2. **通气/血流（V_A/Q）比值失调**　正常人 V_A/Q 比为 0.8，V_A/Q 失调可能是血流灌注正常而肺区通气不足（$V_A/Q < 0.8$），或通气正常而血液灌流不足或中断（如肺梗死，$V_A/Q > 0.8$），二者均可引起血红蛋白氧合不足（功能分流），出现低氧血症。增加吸入气的氧浓度使肺泡气氧浓度增高，可改善通气不足引起的 V_A/Q 失调和增加氧的弥散，高浓度给氧效果更佳，但伴有明显 CO_2 潴留及呼吸调节异常者，高浓度给氧可造成呼吸抑制，不仅缺氧未改善，还可使 CO_2 潴留加重。

3. **弥散障碍**　氧从肺泡弥散入血，必须通过肺泡-毛细血管膜，包括肺泡上皮、基底膜、间质及肺泡毛细血管内皮。肺泡膜增厚、肺组织水肿或毛细血管壁增厚以及气体弥散面积减少均可使弥散功能下降，出现缺氧。凡有肺泡毛细血管膜增厚产生低氧血症的肺部疾病，通称“肺泡毛细血管阻滞综合征”，常见于肺间质纤维化、肺水肿，此类患者吸入纯氧可取得良好效果。由于 CO_2 弥散能力强，弥散障碍多以缺氧为主，CO_2 常无明显潴留。

4. **右向左分流**　此类缺氧是由部分静脉血未经肺氧合作用，直接进入左心或动脉系统，见于先天性心脏病、动静脉瘘（解剖分流）或肺不张（功能分流）。吸入纯氧或进行高压氧疗，使血溶解氧量增加，可改善此类缺氧。

5. **急性心功能不全和休克患者**　此类患者对缺氧耐受性差，PaO_2 即使达 6.7kPa（50mmHg），亦可危及生命，PaO_2 达到 8.0kPa（60mmHg）仍可诱发心律失常及心输出量下降，因此，对此类患者，只要 PaO_2 降至 9.3kPa（70mmHg），即应给予氧疗。

五、给氧方法

1. **鼻导管或鼻塞给氧**　是用软导管从鼻腔插至咽软腭水平，或用塑料鼻塞置于一侧鼻前庭给氧。此法简便实用，舒适，临床最常用。氧流量一般不超过 6L/min，给氧浓度 50% 以下。此法缺点是吸氧浓度不稳定，易受潮气量大小及呼吸频率的影响，如潮气量大、频率慢，则吸入氧浓度高，反之则低，张口呼吸亦可使氧浓度下降。此外，鼻导管或鼻塞给氧法流量过大，对鼻黏膜产生刺激，患者常不耐受；为减少气流冲击，导管远端侧壁可旁开多个小孔，以分散气流。鼻塞法较导管法更能减少气流对黏膜刺激。鼻导管（或鼻塞）吸入氧浓度计算公式为：

$$吸入氧浓度（\%）= 21 + 4 \times 氧流量（L/min）。$$

2. **面罩或者头罩给氧** 面罩是指用胶质口鼻罩给氧，氧浓度固定，比导管给氧舒服，但无效腔大、耗氧量多。常用面罩有以下几种：

（1）简单面罩：一侧注入氧气，呼气则从面罩的四周逸出。为消除面罩无效腔所产生的重复呼吸，气流量不宜小于4L/min，如要求氧浓度达40%～50%，氧流量需每分钟12～15L。

（2）文丘里（Venturi）面罩：这是一种能控制氧浓度的面罩，其原理系利用高速氧射流产生负压，吸引空气以稀释氧，调节空气进口，即可控制供氧浓度在24%～40%（如24%、28%、35%、40%），而不受呼吸频率和潮气量变化的影响。

（3）CO_2混合面罩：包括面罩和呼吸囊两部分，口罩与氧袋间无活瓣，呼出CO_2与进入的氧混合，氧浓度较低，CO_2浓度较高（有人认为有利于血管扩张，但较难达到理想氧浓度，并且其高浓度CO_2副作用也不可忽视），临床上少用。

（4）活瓣面罩：配有一个可扩张的氧气袋，呼气时袋内贮以100%氧气，吸气时通过单向活瓣使袋内氧气被吸入，故吸入为纯氧。空气加压的高压氧舱内使用的就是这种面罩。

目前在高压氧舱内也有舒适性较面罩更好的胶质头罩，对于儿童、气管切开的患者，头罩能提高患者的依从性、保证吸氧浓度、提高治疗效果。

3. **氧帐** 在氧帐中可控制温度、湿度、氧浓度，并能将空气过滤消毒，但由于设备较复杂，价格贵，且护理较困难，临床较少应用。适用于新生儿或大面积烧伤患者供氧。

4. **呼吸机供氧** 采用经口气管插管、气管切开或无创性口鼻面罩连接呼吸机，由呼吸机正压给氧。常用于严重呼吸衰竭和呼吸停止患者的抢救，既可纠正缺氧，又能排出潴留的CO_2，由于采用机械通气，氧浓度可根据病情随意调节（21%～100%），可使PaO_2提高，而$PaCO_2$保持在正常水平（$<$ 65mmHg）。

5. **体外膜肺氧合（ECMO）** ECMO是近几年发展起来的呼吸循环支持方法。ECMO可为患者提供持续的体外呼吸与循环，其基本原理是将血液从静脉引出，在体外通过膜肺进行充分氧合并排出CO_2，氧合血再次回输体内循环系统。ECMO特别适合严重循环呼吸功能障碍的疾病。其缺点是费用昂贵，且在部分医院（特别是基层医院）暂未普及。

6. **其他民用、商用氧气疗法** 除上述医疗过程中常用的吸氧方式和氧疗种类以外，在日常生活仍有其他形式的氧气疗法。如：①低压舱可模拟高空以及高海拔地区低气压和缺氧的状况，主要用于航空航天研究，其次在体育训练和高原适应等方面也有一定的运用；②便携式氧舱相较于医用高压氧舱能增加的压力较少（表压仅为0.04MPa以下），但是便于移动，主要用于户外救援以及民用治疗；③家庭氧疗主要用于患有易导致缺氧的慢性疾病（如慢性阻塞性肺疾病、肺心病等）的患者在疾病比较稳定的阶段日常改善缺氧症状，家用制氧机是目前最常用家庭氧疗的装置；④氧吧是提供商业给氧治疗的主要场所，氧吧中提供的是纯氧，起休闲、养生的作用。

六、氧疗注意事项

氧疗易引起一些副反应和并发症，在应用过程中应特别注意。

1. 加温、加湿

（1）加温：气温低时吸入气体应加温（37℃），以减少对呼吸道的刺激。

（2）湿化：氧气是一种干燥气体，直接吸入可致呼吸道黏膜干燥和分泌物黏稠，纤毛运动受损。因此，给氧时应通过湿化瓶湿化；气管切开或气管插管患者，应定期滴液体湿化气道。

2. 密切监护

（1）密切观察供氧效果：观察缺氧是否得到改善，若吸氧后病情改善，意识好转，呼吸幅度加大，频率减慢，呼吸困难好转，心率减慢10次/min以上，说明氧疗有效；反之，若吸氧后呼吸幅度减小，意识模糊，嗜睡或昏迷加重，说明病情恶化，氧疗不当，最好立即做血气分析，并应检查吸氧量是否不足（如吸氧装置阻塞通气、换气障碍）或氧量过大（浓度过高所致呼吸抑制）并采取相应措施。

（2）密切观察血压及肢体末梢血液循环。

3. 注意消防安全　使用时注意防火，使用氧气瓶供氧时要放稳，注意防震、防油，以免发生爆炸。

4. 防止过量中毒　常压氧的毒副反应与氧浓度和吸氧时间成正比，高压氧的毒性反应与氧分压和时间成正比。为防止氧中毒，必须控制氧浓度、压力和吸氧时间，氧浓度时限与压力时限如下。

（1）常压氧疗一般认为吸入40%的氧是安全的，吸入纯氧不应超过8h。

（2）高压氧疗的压力时限为：3ATA $<$ 1h，2.5ATA $<$ 1.5h，2.0ATA $<$ 2h。

七、停止吸氧指征及方法

1. 停止吸氧指征　氧疗后病情稳定，缺氧及 CO_2 潴留改善，心率较前减慢，呼吸较前平稳。呼吸空气30min后，$PaO_2 > 60mmHg$，$PaCO_2 < 50mmHg$。

2. 停止氧疗方法　采用逐步撤除法，在减少吸氧量的情况下病情仍然平稳，再逐步减量直至完全撤除。

八、氧疗的副作用及处理

氧疗过程中，常见的副作用与并发症如下：

1. 氧中毒

（1）原因及特点：过长时间的常压吸氧可发生肺氧中毒和眼氧中毒，高压氧治疗压力过高和/或时间过长还可发生脑型氧中毒。

（2）预防与处理：常压吸氧防止氧中毒的主要措施是控制吸氧时间。如发生氧中毒应停止氧疗并对症处理。

2. 肺不张

（1）原因及特点：如若患者正常呼吸空气时支气管完全堵塞，由于肺泡内的氮气几乎不溶于血液，即使肺泡内的氧气逐渐进入肺泡毛细血管，仍能维持肺泡内一定量的气体，不容易出现肺泡塌陷；如患者吸入氧浓度 > 80% 氧气时，支气管完全堵塞，肺泡内的主要气体为氧气，由于肺泡内与肺泡毛细血管静脉端持续的氧分压差，肺泡内的氧气不断进入肺泡毛细血管，使原来膨胀的肺泡逐渐萎缩塌陷，继而出现肺不张。根据相似的原理，原通气 / 血流比值较低区域的肺泡在吸入高浓度氧气时，也易形成塌陷，造成肺不张。

（2）预防措施：控制吸氧浓度及时间；指导患者多咳痰，做深呼吸运动和经常改变卧位姿势，防止分泌物阻塞淤积。

3. 呼吸道干燥

（1）原因与特点：气管插管吸氧时，机体失去上呼吸道对吸入气体的湿化作用，如持续吸入未湿化且浓度较高的氧超过 48h，支气管黏膜即可因干燥气体的直接刺激产生损伤，使分泌物减少，黏稠结痂，不易咳出。

（2）预防措施：加强湿化或给予雾化吸入。

4. 呼吸抑制

（1）原因与特点：发生缺氧伴严重 CO_2 潴留患者（如 COPD、肥胖低通气综合征患者）呼吸运动主要依靠低氧刺激外周化学感受器来维持，给予氧疗时，如未限制氧流量，吸入的高浓度氧消除了低氧对呼吸的驱动作用，可导致更严重的 CO_2 潴留和呼吸抑制。

（2）预防与处理：有慢性缺氧伴 CO_2 潴留者避免吸入高浓度氧，如出现呼吸抑制时应立即降低氧浓度，使用呼吸兴奋剂，必要时采用机械通气辅助呼吸。

5. 早产儿视网膜病变

（1）原因与特点：临床观察发现，患有呼吸窘迫综合征的早产儿接受高流量吸氧后可出现晶状体后纤维增生症，可导致视网膜脱落和失明。

（2）预防措施：对早产儿给予氧气治疗时需注意控制氧分压。

（彭争荣　黄芳玲）

第六章
高压氧医学的物理学基础

高压氧治疗设备及治疗原理虽然涉及多方面的物理学问题，但主要涉及的是气体的一般物理特性和氧气、二氧化碳、氮气的物理特点等。本章的目的不是全面复习高压氧医学相关物理知识，而是侧重于掌握高压氧治疗所需的关键物理原则。

第一节　高气压所涉及的气体及主要参数

空气中包含氮气（约占78%）、氧气（约占21%）和稀有气体（约占0.939%，氦、氖、氩、氪、氙、氡等气体）。高气压环境涉及上述多种气体，及其他一些主要参数，现叙述如下。

一、氧气

氧气分子式为O_2，分子量为31.9998，原子序数8。氧气由约瑟夫·普里斯特利（Joseph Priestley）于1774年发现，是空气的基本成分。它是唯一能够维持人类生命的气体。它在常温常压下是无色、无臭、无味的气体，易溶于体内液体和组织中。人类以及其他生物一般只对很小范围的氧分压耐受。当氧分压低于0.16ATA时，就可能会出现缺氧以及随后的精神状态改变和意识丧失。然而，也有报道指出，人类在高海拔地区短期生存的情况下，他们吸入空气的氧分压可能低于0.1ATA。高压氧治疗过程中更关心的是人体可耐受的氧分压上限。长时间暴露在氧分压大于或等于0.5ATA的环境中会导致肺氧中毒。较短时间暴露在超过1.8ATA氧分压的环境中会产生中枢神经系统毒性作用，其中最罕见也最严重的是高分压氧诱发的癫痫。虽然氧气本身是不易燃的，仍需着重强调它对其他物质可燃性的影响。增加高压舱中的氧分压会显著增加氧化过程的速度，增强物质的可燃性。在空气加压舱治疗环境中，控制舱内氧浓度对确保消防安全至关重要。

二、氮气

氮气分子式为N_2，分子量为28.0134，原子序数7。氮气由丹尼尔·卢瑟福（Daniel Rutherford）于1772年发现，是空气的主要组成成分。它在自由状态下也是无色、无臭、无味的。虽然在常温常压下氮气被认为是惰性的（游离态也是如此），但在环境压力增加的情况下，它可以溶解在各种组织和液体中。它可以对中枢神经系统产生生理活性，引起氮麻醉。虽然氮气的这些性质对接受常规高压治疗的患者影响不大，但它们对于了解减压病患者的病理生理是必不可少的。此外，在制定治疗方案时，医护人员必须考虑到发生减压病和氮麻醉的风险。

三、二氧化碳

二氧化碳分子式为CO_2，分子量为44.0103。二氧化碳在17世纪由巴普蒂斯特·范·赫尔蒙（Baptist van Helmont）首次描提出，它在常温常压下是一种无色、无臭、无味的气体，是人类新陈代谢的废物。二氧化碳易溶于水（在100g水中可溶0.145g二氧化碳）。当溶解在水中时，大约1%的二氧化碳转化为碳酸，而碳酸又部分解离形成重碳酸盐和碳酸盐离子。显著升高的二氧化碳分压对人类是有危险的，可导致呼吸性酸中毒、精神状态改变甚至意识丧失和死亡。从高压环境中去除二氧化碳可以通过使用所谓的二氧化碳洗涤器来实现，该洗涤器使用化学吸收（例如碳酸锂）法，或者高压氧舱内间断或者持续性排气。

四、一氧化碳

一氧化碳分子式为CO，分子量为28.1016。一氧化碳是另一种无色、无味的气体，是含碳燃料不完全燃烧的产物，对人体有很高的毒性。因此，对于一些压缩机通过燃料燃烧产生压缩气体进行治疗的高压氧室必须注意压缩机排出的废气与进气口安全分离，以避免一氧化碳污染舱内气体。

五、水蒸气

水蒸气分子式为H_2O，分子量为18.0153。水蒸气是空气中一种变化很大的成分。在较高的温度下，空气中可能含有较多的水蒸气。空气的相对湿度（%）很大程度上取决于温度。像空气混合物中的所有其他气体一样，水蒸气产生气体压力（PH_2O）。在37°C和100%相对湿度（100%饱和水蒸气）下，$PH_2O = 47mmHg$。

第二节　气体的基本特性

地球表面周围被大气层环绕，接近地球表面的大气层一般称之为空气。空气是与人类生存关系最为密切的气体。空气由多种气体混合组成，也称为“大气”，各种气体所占的比例大致为，N_2约占79%，O_2占20.9%，CO_2占0.03%，此外还有少量的CO、稀有气体、水蒸气等。空气是高压舱中最常用的气体混合物，因为它更容易获得，成本更低，安全效益更高。

一、气体分子运动学

物质具有三种聚集状态，即固态、液态和气态。一切物质的分子都在不停地做不规则运动。气体分子之间的空隙大，运动速度快，且不断改变运动方向，并对周围的物体进行撞击，产生压力。气体对周围物体的压力强度随气体体积和温度的变化而改变，温度增高，分子运动加快，压强增加；一定量气体的体积被压缩时，容器壁上单位面积所承受的分子撞击次数随之增加，压力也将增加。

二、气体的压力与压强

压力是垂直作用于物体表面的力。在工程学中，压力概念相当于压强。

气体压强是大量做无规则运动的气体分子频繁撞击器壁造成的，它决定于单位体积内的分子数和分子运动的平均速率，单位体积内的分子数越多，分子运动平均速率越大，气体的压强就越大。单位时间内，气体分子对器壁的总作用力叫气体压力，单位面积器壁所受的压力叫气体压强。所以，气体压强是由测定受力面积（S）上的压力（F）而得出的（$F=\mathrm{P}\cdot S$）。

压强是单位面积上受到的压力，单位为帕斯卡（Pascal），简称为帕（Pa）。压强的计算公式：$\mathrm{P}（压强）=\dfrac{F（压力）}{S（受力面积）}$

1. **大气压**　定义为地球大气层对所有物体施加的压力，无论是有生命的还是无生命的。在高海拔地区，地球大气施加的压力减少，因此大气压力较低。

2. **标准大气压**　又称物理大气压或大气压，即在温度为0℃、纬度45°海平面上空气压力所产生的压强。标准大气压＝1ATA＝1atm＝1.03kg/cm^2＝101.32kPa。

3. **附加压**（additional pressure）**与表压**（gauge pressure）　在地球表面空气层所致的大气压力的基础上，所增加的由水柱或压缩气体所形成的压力叫附加压。在大气环境中压力表所显示的压强，在没有受到额外压力作用时，表针指零，也就是说表压是以大气压为计算基点的。因此，在受到额外压力作用时，压力表所显示的压力即为附加压。

4. **绝对压**（absolute pressure）　绝对压等于附加压与大气压之和。以标准大气压表示绝对压叫绝对大气压（atmosphere absolute），符号为ATA或ata。

以上三者的关系是：绝对大气压（ATA）＝标准大气压＋附加压（表压）。

在高压氧治疗中，正确使用上述概念是十分重要的。高压氧治疗的压力单位是绝对压，但压力表显示的压力是附加压。例如高压氧治疗时，压力表显示150kPa，此时的高压氧治疗压力值应为250kPa（0.25MPa）。需特别注意的是，由于大气压力随着海拔的升高而降低，因此位于山区和高原地区的高压氧舱必须使用更高的表压，才能获得与位于海平面的同类高压氧舱相同的绝对治疗压力。

5. **气压计量单位及换算**　高压氧医学多年来都是从各种科学和工程学发展中演变而

来的。因此，这个领域承载着各种各样的符号和它们所代表的术语。且由于历史的沿革和新、旧制计量单位的改变以及不同国家习惯使用的计量单位差异，使目前高压氧医学界描述气压的计量单位显得异常复杂。

尽管关于压力单位标准化命名的国际协议已经有很多年，按照此国际标准化协议要求，应使用单位 Pa、kPa 或 MPa，但是在正规发表的文献中仍然可以频繁见到其他的压力单位。表 1-6-2-1 列出了常见的压力单位及他们之间的换算关系。

（1）相关单位名称：

kg/cm^2：千克每平方厘米

Pa（Pascal）：帕（帕斯卡）

atm：标准大气压或物理大气压

ATA（ata）：绝对压

mmHg：毫米汞柱

（2）等值近似压力的换算：以上压力单位之间的等值仅是相近数，而且各个专著中的数值不尽相同，故仅作为参考使用。为了方便应用与计算，我们只要掌握以下几个最常用的压力单位，并取其近似值，拟作等值，对于常规高压氧临床工作及一般资料分析，便足够了。所拟近似等式是：

$$1atm = 1kg/cm^2 = 760mmHg = 10mmH_2O = 100kPa = 0.1MPa = 常压 = 1ATA$$

表 1-6-2-1　常用压力单位的比较和换算

	atm	kg/cm^2	kPa	mmHg
1atm	1	1.03	101.3	760
$1kg/cm^2$	0.97	1	98.07	735.60
1kPa	0.010	0.010	1	7.50
1mmHg	0.0013	0.0014	0.13	1

三、气体的扩散

物质的分子在无任何外力作用的情况下，单靠本身的运动从密度大的空间向密度小的空间运动的现象叫扩散（diffusion），也称弥散。

1. **气体扩散形式**　高气压医学中，气体扩散有三种情况。

（1）气体与气体间的扩散：对于两种不同的气体来说，气体分子的扩散是气体混合的过程，故在同一容器内的两种气体，尽管其中一种气体可能重些，两种气体最后将完全混合。

（2）气体向液体中扩散：气体与液体接触，气体分子靠扩散不断进入液体，这就是气体在液体中的溶解。气体在液体中的溶解达到饱和时，溶解在液体中的气体张力和液体接触的气体分压相等。

（3）溶解气体张力不等的两部分液体间的气体扩散：这两种液体不管是直接接触，还是隔着半透膜，气体分子都将从张力高的液体向张力低的液体中扩散，直至平衡，血流与组织液、组织液及细胞间的气体扩散就属这一类。

2. 气体扩散受多种因素影响

（1）气体分压：气体扩散的菲克扩散定律是由阿道夫·菲克在 1858 年推导出来的。菲克第一定律用于稳态扩散。这一定律产生了下面的公式，该公式说明了气体在膜上的扩散速率。

$$扩散速率 = \frac{KA\Delta P}{D}$$

式中：K = 常数（由实验、气体和温度特定确定）；A = 发生扩散的表面积；ΔP = 膜两侧的气体分压差；D = 发生扩散的距离，即膜厚度。

在高压氧治疗的条件下，扩散的表面积和扩散的距离基本无法改变，故气体分压是影响气体扩散速度的主要因素。气体分压高处与低处的梯度愈大，气体扩散速度（以单位时间扩散的量计）愈大，如在一个密闭容器内装有氧气和水，气体压力为 200kPa 时，气体扩散速率是 100kPa 的 2 倍。

（2）分子量：根据菲克扩散第二定律，气体扩散速率与分子量的平方根成反比。氦气、氮气的分子量分别为 4、28，它们分子量平方根之比为 2 ∶ 5.3。因此，从理论上讲，氦的扩散速率是氮的 2.65 倍。

（3）气体扩散速率与气体溶解度（溶解系数）成正比：在 37℃时，氧在水中的溶解系数为 0.024，二氧化碳为 0.56。因此，二氧化碳在水中扩散速率是氧的 23 倍。

处在高气压环境内呼吸高压氧时，分压高于体内的氧气经呼吸进入肺泡，通过扩散，经肺毛细血管壁进入血液 - 气液接触，气体向血浆中扩散。溶有高张力气体的血浆流经组织时，氧气由张力高的血液向张力低的组织液扩散，供给组织需要，纠正组织缺氧。当机体由高压环境转入压力低的环境时，在组织液内溶解的气体氮气张力高于血液，而血液中的氮气体张力又高于肺泡内的氮气体张力，此时，氮气体扩散的方向依次为组织→血液→肺泡。

第三节　气体定律

如要表现一定量的某种气体的物理状态，必定涉及压强、体积和温度这三个物理量，这三个物理因素中任何一个发生变化，其余的物理量也会发生相应的变化。人们总结了这些物理因素变化的规律，从而制定了一些基本规则，即气体定律。与高压氧医学有关的主要气体定律包括波义耳 - 马略特定律、查理定律、盖 - 吕萨克定律、道尔顿定律和亨利定律等。

一、波义耳 - 马略特定律

波义耳 - 马略特（Boyle-Mariotte）定律指出气体的体积同压强之间的关系：当温度不变时，一定质量的气体体积同它的压强成反比。亦即气体温度不变时，一定质量的气体体积与压强的乘积是一个恒量（常数 K）。这可以用下面的公式来表示：

$$\mathrm{P}V=K$$

这就是说，压强越大，体积越小；反之，压强越小，体积越大。或者说，气体密度的变化与压强成正比。波义耳 - 马略特定律以数学公式表示如下：$\frac{V_1}{V_2}=\frac{\mathrm{P}_2}{\mathrm{P}_1}$ 或 $\mathrm{P}_1V_1=\mathrm{P}_2V_2$；式中 P_1 = 初始压强；P_2 = 终末压强；V_1 = 初始体积；V_2 = 终末体积；P = 气体压强；V = 气体体积；K = 恒量（常数）

〔计算举例〕某高压舱容积 $25\mathrm{m}^3$，当温度不变时，加压到 0.25MPa，需要多少常压下的空气体积？

〔解〕$V_1=25\mathrm{m}^3$，$\mathrm{P}_1=0.25\mathrm{MPa}$，$\mathrm{P}_2=0.1\mathrm{MPa}$（常压）。

$$V_2=\frac{V_1\mathrm{P}_1}{\mathrm{P}_2}=\frac{25\times0.25}{0.1}=62.5\mathrm{m}^3$$

答：需要常压下的空气体积是 $62.5\mathrm{m}^3$。

对高压氧从业人员来说，掌握并应用波义耳 - 马略特定律也是十分重要的。在治疗的加压或者减压阶段，随着舱内压力的变化，中耳内外的压力差增大，如果额外的（压缩的）气体不能进入中耳以平衡这种压差，随后就会出现组织变形，并伴随充血、水肿和出血，造成中耳气压伤。如在减压过程中屏气时，肺内气压就会高于肺外气压，当这种压差达到一定程度而超过肺组织的抗压限度，就有可能使肺组织过度膨胀而造成肺撕裂伤，即肺气压伤。当体内血管或组织发生气体栓塞时，气泡一般呈圆形或椭圆形。当用高压氧治疗时，根据波义耳 - 马略特定律，压力升至 0.2MPa 时，气泡缩小至原来体积的一半；升至 0.3MPa 时，气泡缩小至 1/3。随着压力增大，气泡逐渐缩小，被气泡堵塞的血管逐渐恢复正常的血液流通，症状即可消失，因此高压氧常用于治疗气栓症及减压病。在考虑波义耳定律时，还必须注意在高压氧治疗的过程中定期观察患者空腔脏器的置管情况，如留置的胃肠减压管，并适当地进行排气。

二、查理定律

查理（Charles）定律说明气体的压强同温度的关系：当体积不变时，一定质量的气体其压强与绝对温度成正比。或者说，体积不变时，一定质量的气体的温度每升高 1℃时，其压强的增加等于它在 0℃时压强的 1/273。查理定律以数学公式表示如下：$P_t = P_0\left(1 + \frac{t}{273}\right)$ 或 $\frac{P_1}{P_2} = \frac{273 + t_1}{273 + t_2} = \frac{T_1}{T_2}$ 或 $\frac{P_1}{T_1} = \frac{P_2}{T_2}$ 式中 P_t = 温度升至 t℃时气体的压强；P_0 = 在 0℃时气体的压强；P_1 = 初始压强；P_2 = 终末压强；t_1 = 初始温度；t_2 = 终末温度；T_1 = 初始绝对温度（°K）；T_2 = 终末绝对温度（°K）

〔计算举例〕某舱室加压至 0.25MPa 时，舱温为 40℃，由于气体的热传导而使舱温降至 30℃。此时的舱内压力该是多少？

〔解〕P_1 = 0.25MPa，$T_1 = 273 + 40 = 313$°K，$T_2 = 273 + 37 = 303$°K。

$$P_2 = \frac{P_1 T_2}{T_1} = \frac{0.25 \times 303}{313} = 0.24\text{MPa}$$

当舱温降至 30℃时，舱内的气压也随之由 0.25MPa 降至 0.24MPa。也就是说，此时需及时向舱内补充 0.01MPa 气压方可达到预定治疗压力 0.25MPa。由此可知，当加压停止后不久，舱压即稍有下降，这是气体热传导使舱温下降所致，此时应再少量充气加压，才能达到预定的治疗压力。将此定律应用于高压环境也解释了为什么在高压氧舱内，环境温度在升压过程中升高，在减压过程中降低。

三、盖 - 吕萨克定律

盖 - 吕萨克（Gay-Lussac）定律是说明气体的体积同温度的关系：当气体的压强不变时，其体积与绝对温度成正比。一定质量气体的体积在温度每升高 1℃时，就增加其 0℃时体积的 1/273。盖 - 吕萨克定律以数学公式表示如下：$V_t = V_0\left(1 + \frac{t}{273}\right)$ 或 $\frac{V_1}{V_2} = \frac{T_1}{T_2}$ 式中 V_t = 温度升高到 t℃时气体的体积；V_0 = 温度在 0℃时气体的体积；V_1 = 初始体积；V_2 = 终末体积；T_1 = 初始绝对温度（°K）；T_2 = 终末绝对温度（°K）

〔计算举例〕一定质量的气体在 27℃时的体积为 40L，如果压强不变，温度降到 −33℃时，其体积将是多少？

〔解〕V_1 = 40L，$T_1 = 273 + 27 = 300$°K，$T_2 = 273 + (-33) = 240$°K。

$$V_2 = V_1 \frac{T_2}{T_1} = 40 \times \frac{240}{300} = 32\text{L}$$

以上计算结果显示，此时气体体积将缩小到 32L。

四、一般气体定律

根据前面波义耳 - 马略特定律、查理定律和盖 - 吕萨克定律的定义以及方程式推导，在考虑高压氧舱内中气体的变化时，温度、体积和压力的因素是相互牵制的，以至于任何一个因素的变化必然会导致其他两个因素中的一个或两个发生相应的变化，故推导出一般气体定律，又称理想气体定律。一般气体定律方程式如下：$\frac{PV}{T}=K$

式中 P 是绝对压，V 是体积，T 是绝对温度，K 是常数。正因为如此，当比较气体的两个条件或状态时，一般气体定律可以用另一种数学公式表示：$\frac{P_1V_1}{T_1}=\frac{P_2V_2}{T_2}$ 式中 P_1 = 初始压强，P_2 = 终末压强，V_1 = 初始体积，V_2 = 终末体积，T_1 = 初始绝对温度（°K），T_2 = 终末绝对温度（°K）

五、道尔顿定律

道尔顿（Dalton）定律也称分压定律，如前所述，任何混合气体都会施加压力，任何单一气体在混合气体中施加压力的比例称为其分压。它与其在混合气体总体积中所占的百分比成正比。道尔顿定律说明混合气体的总压强与组成该混合气体中各种气体压强之间的关系：当温度不变时，混合气体的总压强等于各组成气体的分压之和。或者说，一种混合气体产生的总压强，等于组成该混合气体的每种气体单独存在并占据整个容积时所产生的压强之和。道尔顿定律以数学公式表示如下：

$$P=P_1+P_2+\cdots+P_n$$

式中 P = 混合气体的总压；P_1、P_2、P_n = 各组成气体的分压

大气是由 N_2、O_2、CO_2、水蒸气及其他少量惰性气体组成的。大气压就是这些气体所产生压强的总和。大气中某些气体如氧气，单独产生的那一部分压强就称为该气体的分压，如“氧分压”。

我们知道，常压下空气的总压力为 0.10MPa（760mmHg），空气作为一种混合气体，其组成成分一般不发生变化，如 O_2 所占空气体积百分比为 20.93%，N_2 为 79.04%，CO_2 为 0.03%。求这三种气体的分压值可进行以下运算：

$$PO_2=0.1\times\frac{20.93\%}{100\%}=0.1\times\frac{20.93}{100}=0.021\text{（MPa）}$$

$$PN_2=0.1\times\frac{79.04}{100}=0.079\text{（MPa）}$$

$$PCO_2=0.1\times\frac{0.03}{100}=0.00003\text{（MPa）}=0.03\text{（kPa）}$$

道尔顿定律也用来解释高压氧定义中对吸氧浓度的限定。例如，在 2.8ATA 空气中的氧分压（氧气含量计为 21%）可以按如下算式计算：

$$PO_2=2.8\text{ATA}\times0.21=0.588\text{ATA}$$

这个计算可以用来表明，即使在相对较高的压力下，高压空气也不会比常压面罩吸氧

向人体提供更多的氧气。另外，在常压下吸入一定比例的气体混合物时无毒，而总压升高时吸入该气体混合物可能会导致中毒，由道尔顿定律可知，引起毒性的是气体混合物中某气体的分压，而不是该气体在气体混合物中的百分比。

六、亨利定律

亨利（Henry）定律是论述气体的溶解量与气体分压的关系。即在某一温度下，气体在液体中的溶解量与该气体的分压成正比。根据亨利定律，某气体分压值越高，则溶解于血浆和组织液中的气体越多；反之，当该气体分压降低时，则溶解于体内的该气体将随之释出。亨利定律与氧在血浆中的溶解量密切相关，同时与空气栓塞、减压病和氧中毒的发生和预防等也有直接的密切关系。亨利定律可以两种方式用数学公式表示如下：

$$\frac{VG}{VL}=\alpha P_1$$

式中 VG＝在标准温度、压强及干燥条件下溶解的气体体积；VL＝液体的体积；P_1＝液体上方该气体的分压；α＝某一温度下该气体的溶解系数。

或：$U_O=\dfrac{\alpha PV}{760}$

式中 U_O = 某气体溶解于液体中的量；α = 某一温度下该气体的溶解系数；P = 该气体的分压；V＝液体的体积。

如计算常压呼吸空气时，每 100ml 血液中物理的溶解氧量，从查表可知氧气溶于血液中的溶解系数为 0.023，常压下呼吸空气时，肺泡氧分压为 13.7kPa（103mmHg），若按 100mmHg 计算，按照以上公式，则 100ml 血液中物理溶解的氧量应该为：

$$U_O=\frac{0.023\times100\times100}{760}=0.3\text{（Vol\%）}$$

亨利定律是高压氧治疗学中十分重要的理论基础。亨利定律可告诉我们有关 O_2 和 N_2 在体内溶解量的规律。高压氧的治疗作用、减压病的发生和预防等需要用亨利定律解释。

1. **气压越高气体的溶解量越大**　高压氧有特殊的治疗作用，是因为高压氧下溶解进入血浆及组织液中的氧大量增加，可实现无血生命，在高压氧下可进行心脏手术。3ATA 下吸纯氧，血浆中溶解的氧足够满足生物对氧的需求量，所以高压氧下可实现无血生命，CO 中毒时红细胞失去携氧能力，高压氧下氧直接溶解于血浆，则可迅速纠正缺氧。

2. **气压越低气体的溶解量越小**　海拔越高空气中的氧浓度越低，因而可产生不同程度的缺氧，即各种高原适应不全症。

（彭争荣　黄芳玲）

第七章 气体饱和与脱饱和

气体饱和就是气体物理溶解于体液的过程，即符合亨利定律，随着气压增高，气体的物理溶解量增加。机体进入高气压环境，溶解于机体内的气体将随时间延长而不断增加，直至组织中气体的张力与环境中的气体压力相平衡为止。当组织中气体张力与环境中气体的张力相等时，气体进出机体的量处于平衡。这一状态称为气体的完全饱和。组织中气体达外界气体压力的一半称为半饱和。气体脱饱和则与气体饱和相反，即随气压降低，液体中的气体由溶解状态变成气体离开液体的过程。即机体进入低气压环境中时，体内的气体将逐渐离开机体，时间越长，气体脱离得越彻底。单纯以物理状态溶解于体内，一般情况下不被组织吸收利用，不引起明显的生理或病理反应的气体，如氮气、氖气、氢气、氩气、氙气等称为惰性气体。惰性气体饱和的量与彻底脱饱和的量相等。

一、氮的饱和及脱饱和过程

空气中除含 21% 的氧气外，还有多种惰性气体，如氮气、氖气、氢气、氩气、氙气等，通常不为人体利用，但在呼吸时可起到“冲淡”氧气的作用，对人体代谢具有重要意义。惰性气体溶入和存在于人体内，以及惰性气体在体内脱离溶解状态时，都可能对机体产生不利的影响。在高压氧治疗过程中，惰性气体在体内的溶入和释出与减压病的发生有直接的密切关系。惰性气体的主要成分是 N_2，以下以 N_2 为例阐述惰性气体在体内的饱和与脱饱和过程。

N_2 是一种惰性气体，它仅物理性溶解于血液及组织中。由于不能被组织利用，因此人体本身没有调节 N_2 含量的系统，仅靠外界压力的高低进行调节。

人体暴露于高压空气时，溶于体内的 N_2 相应增加，直到体内氮张力与外界氮分压平衡才停止，这一过程称为氮饱和。外界气压降低，体内氮张力高于外界氮分压，这种状态称为过饱和。过饱和状态下，N_2 从溶解状态释放出来，直到与外界平衡为止，这一过程称为脱饱和。

在高压氧治疗时，高压氧舱内压力逐渐增加，肺泡内氮分压也随之升高。实验研究发现，肺泡和肺泡与毛细血管间氮分压的平衡发生得非常快，平衡所需时间可以忽略不计。故而，动脉血中物理溶解的 N_2 很快达到饱和。当饱和了 N_2 的血液流经组织时，血液的氮分压高于组织，便向组织弥散，一直至双方平衡为止。然而，血液和组织之间的物理溶解 N_2 交换速度远慢于肺泡和肺泡与毛细血管间 N_2 的平衡速度，图 1-7-0-1 模拟了在 4ATA 下环境压力（P_{amb}）、血液氮分压（P_aN_2）和组织氮分压（P_{tiss}）的变化趋势。动脉血与组织间的 N_2 平衡速度受到几个因素的影响。如灌注丰富的组织会迅速吸收 N_2，而灌注不良的组织吸收缓慢。类似地，N_2 的溶解度低于血液的组织会很快与血液达到氮饱和，而 N_2 的溶解度高于血液的组织达到 N_2 饱和则需要更长时间。

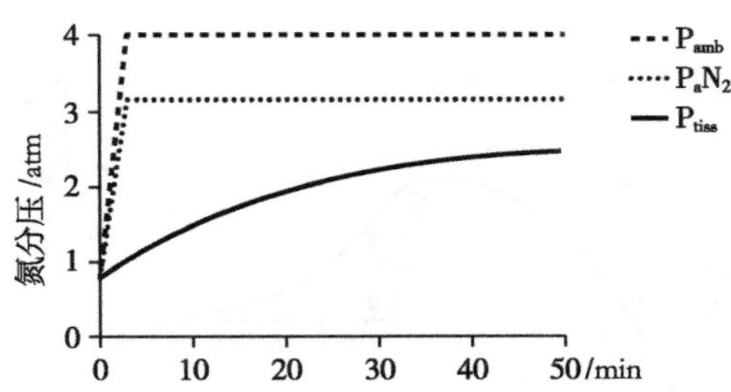

图 1-7-0-1　4ATA 下模拟的血液和组织中氮分压变化速度

失去了部分 N_2 的血流经肺部时，又被饱和，流经组织时又送去部分的 N_2，循环往复，直到肺泡内氮分压、血液氮分压及组织氮分压达到平衡为止，这也就是完成了 N_2 完全饱和的过程。

在高压氧医学中，通常把达到 50% 饱和（半饱和）所需的时间作为单位，将每一个半饱和时间称为 1 个“约定时间单位”。要达到 100% 的饱和，需要无数个约定时间单位。但若以 98.43% 作为完全饱和，则只需要 6 个约定时间单位。因此完全饱和时间 = 组织半饱和时间 ×6。因为机体内各组织氮的溶解度和血液供应情况不同，所以 N_2 达到半饱和所需的时间也不同。N_2 的溶解度小、供血又丰富的组织 N_2 饱和的速度就快。

半饱和时间越短，饱和过程就越快，而饱和快的组织，其脱饱和也快。

知道某组织的半饱和时间及机体在高压下停留的时间，就可根据如下公式求出某组织的饱和度：

$$S = (1 - 0.5^{N}) \times 100\%$$

S = 需要求出某组织的饱和度，N = 约定时间单位的个数 = $\dfrac{\text{停留时间（min）}}{\text{半饱和时间（min）}}$。

〔计算举例〕人在高压氧舱内不吸氧停留了 20min，已知肌肉组织中 N_2 的半饱和时间为 20min，求肌肉组织中氮的饱和度为多少？

〔解〕$S = (1 - 0.5^{20/20}) \times 100\% = 50\%$

即此时肌肉组织中 N_2 的饱和度为 50%，刚好处于半饱和状态。

如高压氧舱内压力快速下降时，肺泡和血液氮分压也随之迅速下降。此时组织中的氮分压高于血液，组织由于血液中氮交换的速度较慢，而外界压力变化快，组织将趋于过饱和状态。组织的过饱和状态，建立了气体从组织到血液再到肺泡的 N_2 扩散梯度，有利于 N_2 脱饱和，最后由呼吸道排出。图 1-7-0-2 模拟了在 4ATA 下 N_2 饱和及脱饱和过程，其中 P_{ss} 为过饱和压力，由组织压力与环境压力之间的垂直距离表示。需注意的是组织的脱饱和速度慢于饱和速度，故而在制定高压力的高压氧治疗方案时要特别注意减压速度。

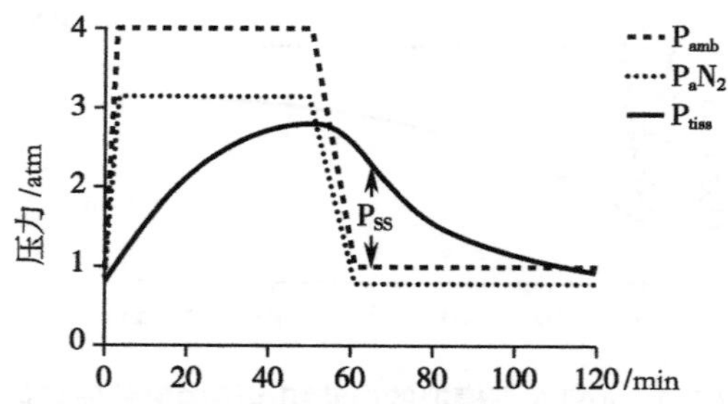

图 1-7-0-2　4ATA 下模拟的血液和组织中氮饱和及脱饱和过程

二、影响体内氮饱和及脱饱和的因素

体内 N_2 饱和及脱饱和过程加速与血管扩张、血液循环加快及肺通气量加大有关。

1. **二氧化碳**　CO_2 可以刺激呼吸，增加肺通气量，并能扩张血管，增加组织的血流量，因此吸入含 2%CO_2 的混合气体，会加速 N_2 的饱和及脱饱和过程。

2. **血管扩张药**　血管扩张药可增加组织的血流量，因而加速 N_2 的饱和及脱饱和过程。

3. **肌肉活动**　肌肉活动时，血液循环加快，组织中的代谢产物如 CO_2、乳酸等产生增多，促使血管扩张，因而也加速 N_2 的饱和与脱饱和过程。

4. **氧气**　高压下吸入纯氧时，肺泡内氮分压很低，因而血液中氮分压也低，组织中的 N_2 可迅速释放入血中，流经肺部排出，加快 N_2 的脱饱和过程。因此，医务人员在高压氧舱内施行手术或长时间抢救患者时，应该采用吸氧减压法，促使机体内的 N_2 迅速排出体外，以预防减压病的发生。

三、氮气的过饱和及过饱和安全系数

当机体从高压环境中迅速转变到低压环境时，溶解于体内血液及组织中的气体将以气泡的形式，自饱和状态转为脱饱和状态，有如打开汽水瓶盖时大量气泡逸出，所以减压必须缓慢进行。

实验资料及临床实践证实，当压力在 0.225MPa 以下时，不论停留时间多长，减压速度多快，体内都不会有气泡形成，尽管此时机体内 N_2 含量超过了其溶解系数，但仍能保持溶解状态，即呈过饱和状态。这是由于体液的胶体特性除能溶解气体外，还能暂时把超过溶解度的气体束缚住。如果从 0.225MPa 以上迅速减压到常压，体内就会有气泡产生。以上事实说明，N_2 在体内的过饱和是有一定限度的。但若从 0.225MPa 迅速降至 0.15MPa，体内不会有气泡产生。因此过饱和状态的维持，不取决于压力的高低，而取决于原先维持的压力与迅速降低的压力之比值，即高压与低压的比值应等于或小于 2.25 ：1。凡符合此比值的，减压是安全的，故 2.25 被称为安全过饱和系数。但为了更加安全起见，大多取 2 为安全过饱和系数。2 是对于空气而言。N_2 约占空气的 80%，因此氮气的允许系数应为 1.6。

四、气体饱和与脱饱和规律

气体的饱和与脱饱和只是方向不同，其规律相同。如果以进代表气体饱和，以出代表气体脱饱和。可将气体饱和与脱饱和规律归纳如下：①先快后慢，长久彻底；②快进快出，慢进慢出。

1. **先快后慢、长久彻底**　环境气压升高，环境中气体进入人体，即气体的饱和过程；环境气压降低，体内溶解的气体变成气态从人体逸出的气体，即气体的脱饱和过程。饱和与脱饱和过程都是先快后慢。环境气压升高，升高到一定的压力后稳压，机体内气体的张力从环境气压升高时就逐渐升高，当体内气体张力达到环境中气体的一半时，称为半饱和，再经过一定的时间，体内气体的张力与环境中气体的压力相等时称为完全饱和。相反环境气压降低，低到一定的压力并稳压，气体从降压一开始即开始脱饱和。稳压时间越长气体饱和越充分，或脱饱和越彻底。

处于高气压环境中人体组织内气体达到半饱和所需要的时间称半饱和时间。在计算饱和时间与饱和度时，为了方便将一个半饱和时间作为假定时间单位。机体置于高气压环境下，停留一个假定时间单位的时间，组织气体饱和度达 50%（尚未饱和的部分称饱和缺额），饱和缺额为 50%，又经过一个假定时间单位时间的饱和度增加前次饱和缺额的一半（$50\% \times 50\% = 25\%$），此时饱和度为 $50\% + 25\% = 75\%$，饱和缺额为 25%，再经过一个假定时间单位时间，组织饱和度又增加上次饱和缺额 25% 的一半（$25\% \times 50\% = 12.5\%$），达到 $75\% + 12.5\% = 87.5\%$，饱和缺额为 12.5%，以此类推，见表 1-7-0-1。

表 1-7-0-1 气体饱和与脱饱和先快后慢、长久彻底的规律

假定单位时间	单次饱和(脱饱和)度		累积饱和(脱饱和)度	
1	$100\% \times 50\% = 50\%$	先快后慢	$(1-0.5)^1 \times 100\% = 50\%$	长久彻底
2	$50\% \times 50\% = 25\%$		$(1-0.5)^2 \times 100\% = 75\%$	
3	$(50\%)^2 \times 50\% = 12.5\%$		$(1-0.5)^3 \times 100\% = 87.5\%$	
4	$(50\%)^3 \times 50\% = 6.25\%$		$(1-0.5)^4 \times 100\% = 93.75\%$	
5	$(50\%)^4 \times 50\% = 3.13\%$		$(1-0.5)^5 \times 100\% = 96.87\%$	
6	$(50\%)^5 \times 50\% = 1.56\%$		$(1-0.5)^6 \times 100\% = 98.43\%$	
……	……		……	
n	$(50\%)^{n-1} \times 50\%$		$(1-0.5)^n \times 100\% = S$	

2. **快进快出、慢进慢出** 人体内气体饱和与脱饱和的速度受多种因素的影响。半饱和（或半脱饱和）时间具体有多长，取决于组织的性质、组织的血流量、气体的溶解度和弥散系数。即血流量大、血流速度快者气体饱和（或脱饱和）的速度则较快。溶解度小、弥散系数大的气体饱和与脱饱和的速度较快，松散、水性组织的气体饱和（或脱饱和）的速度较快，而脂性致密组织的气体饱和（或脱饱和）的速度较慢，气体饱和快的组织气体脱饱和也较快，相反气体饱和慢的组织气体脱饱和也较慢，因此将气体在不同组织中饱和与脱饱和的规律简称为快进快出、慢进慢出规律。

何尔登（Haldance）通过大量潜水经验和动物实验资料，根据各种组织的半饱和时间的区别，把全身组织分为五类。由于这种分类并非绝对，而带一定的假设性，所以称“理论组织”。表 1-7-0-2 展示了各类组织的半饱和及半脱饱和时间。

表 1-7-0-2 各类理论组织的氮半饱和时间及半脱饱和时间

名称	组织	半饱和时间 /min	半脱饱和时间 /min
第一类组织	血液、淋巴	5	2 ~ 4
第二类组织	神经灰质、腺体	10	10 ~ 20
第三类组织	肌肉组织	20	100 ~ 240
第四类组织	脂肪、神经白质	40	暂无数据
第五类组织	肌腱、韧带	75	300 ~ 600

（彭争荣 黄芳玲）

第八章
高压氧对人体生理功能及生化与代谢功能的影响

第一节　高压氧对机体生理功能的影响

高压氧能明显地改变机体对氧的摄取和利用方式，使血氧分压增高，血氧含量增加，从而引起中枢神经、循环、呼吸、血液、内分泌及免疫等系统一系列的生理功能变化。变化的程度取决于压力、氧浓度和氧暴露时程。压力越大，氧浓度越高，氧暴露时间越长，变化就越明显。这些变化大多数是有利的，少数可能对机体产生不利的影响，但这些影响多呈一过性和可逆性。为了用其利、避其弊，必须研究和阐明高压氧对人体生理功能影响的规律和机制。

一、高压氧对神经系统的影响

1. **中枢神经活动**　高压氧对高级中枢神经活动的影响，表现为增强和抑制两个连续的时相。增强相：高级中枢神经活动增强，表现为触觉增强，记忆力增强，知觉敏锐，能持续进行复杂的脑力劳动，躯体运动变得更为协调灵活。抑制相：高压氧下 30～45min 后，脑高级中枢神经活动就由增强相逐渐转入皮质功能抑制相，表现为躯体运动协调减弱，注意力相对分散，阅读和写作的速度减慢，脑电图 α 波减少、θ 波和 δ 波振幅增大。高压氧影响正常的中枢神经非特异性传导系统的功能活动，是表现时相性变化的主要原因。

2. **血 - 脑屏障通透性增高**　高压氧可以增加血 - 脑屏障的通透性，这种通透性的增高是可逆的。故可以利用高压氧促进血液中药物通过血 - 脑屏障，使脑部感染或脑恶性肿瘤等得到有效的药物治疗。

3. **脑组织与脑脊液的氧分压增高**　高压氧下正常脑血流量有所减少，但脑组织及脑脊液的氧分压却增高。脑脊液的氧分压通常与动脉氧分压相等。高压氧下，脑组织与脑脊液氧分压均升高（表 1-8-1-1），因而可用于解除或减轻脑缺氧，从而恢复或改善脑的功能。

表 1-8-1-1　高压氧与脑血流量、颅内压、脑组织及脑脊液氧分压的关系

压力		气体	脑血流量减少率 /%	颅内压降低率 /%	脑组织 PO_2		脑脊液 PO_2	
/kPa	/mmHg				/kPa	/mmHg	/kPa	/mmHg
13.3	100	空气			4.5	34	4.4	33
13.3	100	O_2	10 ~ 12	15	12	90	11	83
26.7	200	O_2	21	36	32.5	244	36.9	277
26.7	300	O_2	25	40	60.3	452	64	480
53.3	400	O_2	25	40 ~ 50	85.7	643	93.2	699

二、高压氧对循环系统的影响

1. **心率减慢**　高压氧可引起心率减慢。常压下吸入纯氧时，心率减慢 5% ~ 16%；而在 1 500 ~ 3 000mmHg（200 ~ 400kPa）氧压下，心率可减慢 14% ~ 33%（表 1-8-1-2）。一般认为，在 1 500mmHg（200kPa）常规治疗压力下，心率平均减慢 10 次 /min。心率的减慢与高压及吸氧的持续时间有直接关系。通常认为心率减慢是高分压氧反射性地（颈动脉体和主动脉体的传入冲动减少）引起迷走神经兴奋所致。切断迷走神经能防止高压氧下心率减慢，而应用阿托品 0.1 ~ 0.2mg 亦可抑制高压氧下心率减慢。导致心率减慢的另一个原因是，血氧分压增加引起全身血流动力学的明显改变：血管收缩，血压升高，也可导致心率减慢。正常时即使完全除去交感神经的影响，心率也只能降低 20%，而在高压氧下则可降低至 33%，因此推测还有其他因素起作用。例如高分压氧对心肌直接作用，以及外周血管对心脏泵血功能的调节作用等。

2. **心肌收缩力和心输出量降低**　在 2 250mmHg（300kPa）氧压下，心输出量平均减少 19%（表 1-8-1-2），心肌收缩力指数降低 14%，与此同时，等长和等张收缩期延长 14%。心肌收缩力减弱的可能是由于冠状动脉系统氧含量增高，降低了心肌的代谢率，从而导致心功能减弱。

3. **血压升高**　高压氧下，血管收缩，外周阻力增大，导致动脉血压升高。健康人在 2 250mmHg（300kPa）氧压下，总血管阻力增加 50% 以上。然而由于心率减慢、心肌收缩力减弱，使有效循环血量降低（通常不超过 10%）。若心输出量减少不明显，则收缩压会轻度升高，而舒张压升高较明显，脉压差变小。由于高压氧的升压作用，故对合并有高血压的患者，应将其血压控制在收缩压 160mmHg（21.3kPa）、舒张压 100mmHg（13.3kPa）以下才准予入舱治疗。并应在治疗前后反复测量血压，如血压明显升高，宜暂时中断高压氧治疗。

高压氧下血管收缩，可以对抗缺氧时肥大细胞释放组胺所引起的毛细血管床扩张，从

而使血压升高，增加组织血流灌注量，改善微循环，纠正休克。因此高压氧可用于多种病因所致休克的抢救。

表 1-8-1-2　高压氧对心率与心输出量的影响

氧压		心率减少率/%	心输出量减少率/%
/kPa	/mmHg		
200	1 500	14	11
300	2 250	20	19
400	3 000	33	13 ~ 15

4. **血流动力学改变**　高压氧下，血流动力学的特征性变化是：机体大多数重要器官的血管和外周血管均发生不同程度的收缩。

关于高压氧下血管反应的机制，目前主要有两种学说。体液自动调节论认为：缺氧时组织释放大量具有扩张血管作用的代谢产物（如组胺），引起小动脉扩张。高压氧下血氧含量增加，纠正了缺氧状态，因此抑制组织中代谢产物的生成，使血管壁紧张度增加，管腔缩小。氧反应自动调节论则认为：引起血管反应的主要因素是血氧分压，而代谢产物是次要的。氧不足时可造成血管壁平滑肌的麻痹，血管扩张；氧分压提高时，血管壁平滑肌收缩，引起血管痉挛。血管反应的这种不同，是血管壁细胞和平滑肌细胞之间竞争血氧的结果，如果血管壁细胞消耗了大量的氧，那么平滑肌就因缺氧而麻痹，于是血管扩张。高压氧下，血氧含量充足，平滑肌获得足够的氧，因而血管发生收缩。

上述体液自动调节论与氧反应自动调节论还不能完全解释高压氧下血管复杂多样的反应，例如，不能解释体循环和肺循环中不同血管反应的原因。高压氧下灌注游离的肺动脉时，如同其他血管一样，阻力增高；但在活体时，高压氧却使肺循环系统阻力降低。

（1）脑血流量：高压氧对脑血管影响最大。在常压下吸入氧气时，脑血流量减少 10% ~ 12%（表 1-8-1-1）。作为局部调整机制，脑血管对高压氧的反应，随压力 - 时间历程、脑区、脑的病理状态和血管的不同而有所差异：受损缺血部位血流量增加，这是由于局部受损缺氧、CO_2 及一些代谢产物潴留，导致局部血管扩张所造成的。

由于脑血流量减少，故可减轻脑水肿，使颅内压下降。高压氧下，尽管脑血流量减少，但由于血氧含量增加，足以改善脑缺氧状态，从而打破了脑缺氧和脑水肿之间的恶性循环，对脑缺氧、脑水肿患者的抢救，以及多种脑血管病的治疗十分有效。

高压氧下颈动脉血流量减少，椎动脉血流量却增加，因而脑干网状结构激动系统和脑干的血液供应量增加，氧分压也随之增高，可提高网状结构上行激动系统的兴奋性，有利于昏迷患者的苏醒和生命活动的维持。因此高压氧可用于多种病因所致的昏迷患者的治疗。

（2）冠状动脉血流量：近年来，由于高压氧常规地用于治疗心绞痛和心肌梗死，高压氧对冠状动脉血流量影响的研究开始受到重视。高压氧下冠状动脉血流量减少，但因血氧含量增加，故心肌仍可获得足够的氧供。冠状动脉血流量的减少，与吸氧时间的长短有很大关系。在 1 500mmHg（200kPa）氧压下吸氧 30min 时，冠状血流量降低 26%；吸氧 180min 后则降低 60%。在停用高压氧后，冠状动脉血流量恢复至正常的时间较其他器官慢，750mmHg（100kPa）氧压作用后，停止吸氧 30min，冠状血流量才恢复到起始值的 80%，在 1 500mmHg（200kPa）氧压下，停止吸氧恢复到起始值则需要 1h 以上。

如果在氧气中加入 2% 二氧化碳，则冠状动脉血流量就会增加。因此应用高压氧治疗冠心病时，治疗前应常规服用血管扩张药或吸入氧气与二氧化碳的混合气体，以对抗高压氧的冠状动脉收缩作用，使心脏获得充足的血供和氧供。

（3）肝血流量：高压氧下肝内血流量增加，这增强了肝细胞的代谢及解毒功能，因此高压氧可保护肝细胞免受多种毒物的损害及用以治疗重症肝炎。

（4）肾血流量：高压氧对肾血管有收缩作用，使肾血流量减少。氧压为 750mmHg（100kPa）时，肾血流量减少 17%；1 500mmHg（200kPa）时，减少 33%；3 000mmHg（400kPa）时，减少 57%。尽管肾血流量减少，肾静脉氧分压却增高，并且肾利尿增加将近 3 倍，钠、氯、镁、肌酸等排出也增加。因此高压氧对缺血肾脏有一定的保护作用。

（5）横纹肌血流量：氧压为 750mmHg（100kPa）时，上肢血流量减少 11.2%；1 500mmHg（200kPa）时，减少 18.9%。但在有疾患的肢体，高压氧下血流量却保持不变，即可利用的氧增多。因此高压氧可用于治疗周围血管疾患，如动脉闭塞性疾病、血栓闭塞性脉管炎等。

在停止吸高压氧后，肌肉血流量的恢复是缓慢的，至少 1h 后才达原来水平。因此高压氧治疗后的一段时间内，不宜做剧烈运动。如运动员在高压氧治疗后 2h 内不要参赛，以免影响运动成绩。

（6）视网膜血流量：视网膜血管缺乏固有的交感神经支配，但具有收缩和扩张的能力。其对氧过多的反应与脑血管相似，但吸入纯氧时，视网膜血流量的减少程度是脑血流量的多倍。高压氧下视网膜组织氧含量显著增加，因此可应用高压氧治疗眼底缺血性疾病，如视网膜中央动脉阻塞、视网膜静脉血栓形成等。但因氧过多可引起视网膜血管显著收缩，故在治疗前应常规给予血管扩张药。

5. 对微循环的作用 高压氧对微循环具有改善作用，主要机制为：①增强红细胞的可变形性。②抑制血液凝固系统。在 2 025～3 000mmHg（270～400kPa）氧压下，血凝时间延长 34%，凝血酶原指数降低 2.4%，并且血浆成栓活动减弱。同时高压氧下吞噬细胞功能增强，纤溶酶活性增加，血凝块被溶解。因此对有凝血功能障碍的患者，选择高压氧治疗必须慎重考虑。③降低血液黏度。④改善微循环调节功能。

三、高压氧对呼吸系统的影响

在高压氧下，呼吸系统功能发生变化，这与呼吸中枢对血氧分压增高的反应，以及压缩气体对呼吸过程的物理作用有关。

1. **呼吸频率变慢**　一般在 1 500 ~ 2 250mmHg（200 ~ 300kPa）氧压下，约有 90% 的患者呼吸减慢。这是由于血氧分压提高，通过颈动脉体等化学感受器反射性地抑制呼吸中枢之故。若切断相应的传入神经，则高压氧下机体的呼吸频率不改变。但如果氧分压过高，吸氧时间过长，血液与组织中二氧化碳潴留，氢离子浓度增高，刺激呼吸中枢，呼吸频率反而加快。

2. **肺活量增大**　在高压氧下，因胃肠内气体受压缩，膈肌下降可达 1.5 ~ 2.0cm，胸腔上下径扩大，使肺容积增大，肺活量也就增大。在 1 500 ~ 2 250mmHg（200 ~ 300kPa）氧压下，功能残气量通常不变，肺活量平均增加 7%。

3. **呼吸功增加**　呼吸功 = 压力 × 容积。在高压氧下，吸入气体密度增高，非弹性阻力增大；同时胸廓扩大，肺容量增加，故呼吸功显著增大。

大多数高压氧治疗是在 1 500 ~ 1 875mmHg（200 ~ 250kPa）氧压下进行的，每次治疗时间不超过 2.5h，在这个限度内，高压氧对肺功能一般不会产生不良影响，或出现很轻微的不良影响。轻微的不良影响一般会在 24h 内消失。但对呼吸功能不全、呼吸道狭窄或者呼吸肌营养不良的患者，应减低治疗压力或缩短治疗时间。

四、高压氧对血液系统的影响

刺激红细胞生成的主要因素是促红细胞生成素。这种物质 90% ~ 95% 依赖肾脏生成，然后进入血液循环。组织含氧量是促红细胞生成素的基本调节因素，任何使组织供氧量减少的因素，都能增加促红细胞生成素的释放，从而提高红细胞生成的速率。而血氧分压增高，会抑制红细胞的生成。除非是长期停留在高压氧环境中，否则临床高压氧治疗不会使红细胞生成受抑制。血氧含量增高，还可使体内运输氧的红细胞需要量减少，部分被储藏于肝、脾。在 1 500mmHg（200kPa）氧压下 4h 后，周围血液中血红蛋白含量和红细胞减少，白细胞计数增高。胸骨穿刺抽取骨髓检查，发现原红细胞明显减少，中性粒细胞、多形核白细胞、网状细胞、浆细胞增多。停止高压氧治疗后，血细胞变化可于短期内恢复正常。高压氧处置后，红细胞变形能力增强，通过毛细血管能力增强，血流加速。长时程进行高压氧治疗可以诱发体内自由基增多，过多的自由基激发红细胞膜脂质过氧化反应破坏脂质，导致红细胞脆性增高，并可引起溶血，使血细胞比容缩小。

五、高压氧对消化系统的影响

1. **对胃液分泌量的影响**　高压氧下胃酸和胃蛋白酶分泌显著减少，这可能是壁细胞和主细胞酶活性降低所致。

2. **促进肠道内气体的吸收** 高压氧可明显地促进肠道内气体的吸收，因此可用于治疗麻痹性肠梗阻、肠气囊肿病。

3. **对肝脏的保护作用** 高压氧能增加肝脏的血供和氧供，增强了肝细胞的解毒功能，这可能是高压氧保护肝细胞免受多种毒物及缺血损害的机制。

六、高压氧对内分泌系统影响

高压氧下，脑垂体和肾上腺皮质激素生成增多，刺激机体防御系统与激素调节机制（垂体 - 肾上腺轴）和神经调节机制（交感 - 肾上腺髓质系统）。其他内分泌器官也发生变化，使机体处于某种程度的应激状态。

1. **垂体 - 肾上腺皮质轴** 高压氧刺激，使脑垂体分泌促肾上腺皮质激素增多，促使肾上腺皮质激素增加。高压氧刺激垂体 - 肾上腺皮质轴的机制至今未明，但此种反应是非特异性的，推测是通过兴奋网状结构，进而刺激下丘脑、垂体。

肾上腺皮质激素除有抗炎、抗免疫作用外，还有提高血管对儿茶酚胺的敏感性，促进糖异生，提高血糖，稳定溶酶体膜，使溶解酶不致逸出损害细胞等作用。因此高压氧下肾上腺皮质激素的增多，可用以治疗炎症、休克，抗移植器官排斥。对处理某些依赖激素治疗的疾病，如多发性硬化症、重症肌无力、支气管哮喘等更为有利。

2. **交感 - 肾上腺髓质系统** 交感肾上腺髓质系统是机体的另一道防线。肾上腺髓质兴奋可释放出肾上腺素。肾上腺素在中枢神经系统的特异性和非特异性反应中起积极的作用。脑干所含的肾上腺素，可引起皮质的觉醒反应，并兴奋网状结构与脊髓的联结部分。另外，肾上腺素也可引起促肾上腺皮质激素分泌，后者是高压氧下促进神经 - 激素机制的调节因素。

3. **甲状腺** 高压氧对正常人甲状腺素水平无影响，但可使甲亢患者甲状腺素水平恢复正常。其机制尚未明了，可能与高压氧促使脑垂体 - 甲状腺轴调节功能的正常化有关。

4. **前列腺素** 随着氧压增加，肾血流量逐步减少，肾前列腺素 E_2 的分泌也随血流量减少而降低。虽然血浆中抗利尿激素（ADH）保持不变，但高压氧有抗利尿作用，推测可能是由于肾血管血流量少，使髓质渗透梯度增高的结果，也可能是由于前列腺素 E_2 和抗利尿激素正常的相互拮抗功能的降低，内源性抗利尿激素影响增强所致。

5. **睾酮** 高压氧下睾丸血流量减少，血浆睾酮浓度降低。

综上所述，内分泌因素对高压氧治疗效果有相当重要的影响，尤其是垂体 - 肾上腺皮质轴和交感 - 肾上腺髓质系统，增强了机体的应激反应，以度过危险期。但必须密切观察患者在高压氧下的个体反应及情绪变化。对治疗支气管哮喘、外伤、感染及手术后患者更应注意应激失调而造成不良效果。

七、高压氧对免疫系统的影响

许多资料表明，高压氧对免疫具有抑制作用，对器官移植也有潜在的用途。

1. **体液免疫**　高压氧降低血清免疫球蛋白含量，下降的免疫球蛋白一般于治疗终止后1～3个月内恢复。由于免疫球蛋白属于体液免疫，因此高压氧具有抑制体液免疫的作用。

2. **细胞免疫**　高压氧可减少白细胞与淋巴细胞数量。停止高压氧24h后，上述改变逐渐恢复至正常水平。如每天1次，连续5d高压氧治疗后，白细胞和淋巴细胞减少趋于稳定，且不易恢复正常。

高压氧抑制免疫作用的机制可能为：高压氧使细胞内氧浓度提高，内源性抗氧化系统的能力显得不足，过氧化物浓度高于生理水平，使得淋巴细胞膜的离子通透性增高，细胞质和细胞器离子组成失调，引起代谢紊乱和有丝分裂障碍。

总之，高压氧确具有明显的免疫抑制作用，因此可应用于器官移植及治疗一些与免疫有关的疾病，如支气管哮喘、重症肌无力、多发性硬化症等。但对已有免疫缺陷，或免疫功能暂时处于低水平而具有高压氧治疗适应证的患者，应慎用高压氧治疗，或于高压氧治疗的同时，采取提高免疫功能的相应措施，以防止患者免疫功能进一步受到抑制。

第二节　高压氧对机体生化与代谢功能的影响

高压氧下机体新陈代谢发生明显变化，多种酶活性受到影响。

一、酶的活性

高压氧可使脑组织乳酸脱氢酶、异柠檬酸脱氢酶、琥珀酸脱氢酶、细胞色素氧化酶和线粒体ATP酶活性增强。乳酸脱氢酶活性增加提示有氧酵解加强，可产生更多的能量。异柠檬酸脱氢酶分布于细胞线粒体基质中，是三羧酸循环的限速酶，琥珀酸脱氢酶也是三羧酸循环中关键性的酶。高压氧作用下，异柠檬酸脱氢酶与琥珀酸脱氢酶活性增强，则加速三羧酸循环，增加ATP的生成。细胞色素氧化酶活性可作为细胞有氧代谢的指标。高压氧作用下，细胞色素氧化酶活性增强，加速电子传递过程，使ATP产生增加。线粒体ATP酶为一种水解酶，它水解底物ATP释放能量。高压氧治疗增加上述酶活性，加强有氧氧化过程，导致ATP生产增加，减轻组织损害。因此高压氧可用于急性脑缺氧的救治。

高压氧作用下，心肌的碱性磷酸酶（AKP）、乳酸脱氢酶（LDH）、葡萄糖-6-磷酸酶（G-6-PD）、乙酰胆碱酯酶（AchE）活性增强，而单胺氧化酶和过氧化物酶活性降低。

一般而言，高压氧下机体内与有氧代谢有关的酶，如ATP酶、琥珀酸脱氢酶、细胞色素氧化酶及乳酸脱氢酶等被激活；而与无氧代谢有关的酶则被抑制，如环氧化酶活性降低。值得注意的是，当压力过高时[如在3 750mmHg（500kPa）氧压下]，会对酶系统造成破坏。

二、代谢功能

1. **脑组织新陈代谢** 高压氧对人体新陈代谢最重要的影响是在脑组织。高压氧下葡萄糖代谢率增加，能量生成增多，有利于受损脑组织的修复。γ- 氨基丁酸（GABA）已被证明对脑生理活动有重要作用，GABA 与中枢神经系统的神经冲动调节和传递有关，同时是脑代谢的一个重要中间产物。高压氧下 GABA 降低，可能是氧中毒引起惊厥的机制。高压氧下脑组织中的氨、谷氨酸、谷氨酰胺等浓度升高，这是因为血氨通过血 - 脑屏障而弥散入脑组织。给予 2 250mmHg（300kPa）氧压 60min 后，脑组织中的氨浓度下降，这是由于脑细胞线粒体中谷氨酸脱氢酶被激活，使 α- 酮戊二酸转变成谷氨酸增多，氨与谷氨酸结合形成谷氨酰胺，后者从脑部通过毛细血管排放入血。高压氧治疗重症肝炎、肝性脑病的机制可能与此有关。

2. **心肌代谢** 高压氧下心肌的代谢率下降。但在心肌梗死时，给予高压氧治疗，可以增加心肌的代谢率。目前认为高压氧下心肌代谢率的降低与冠状动脉血流量减少是互相协调的，而心肌中氧分压则是将心肌的代谢和冠状循环量维持在正常水平的最重要因素。

（余志斌）

第九章
高压氧治疗机制

第一节　高压氧作用机制

高压氧对人体主要产生三方面的基本作用：一是在高压条件下缩小气泡的机械作用；二是增加组织氧分压；三是动脉氧分压升高的血管收缩作用。压力的升高使氧的性质与其在正常压力条件下不同，在高压条件下氧变成典型的药物，具有特异的适应证与副作用。

一、高压氧的机械作用——缩小体内气泡

依 Boyle 定律，气体的体积与绝对压力成反比。当环境压力增加时，体内含气空腔脏器内的气体或组织体液内析出的气泡（如减压病或医源性气栓）体积缩小。关于气泡的体积缩小，以圆球形气泡为例，当气压逐渐增加时，气泡体积相应缩小（表 1-9-1-1），气泡直径也会逐渐缩小，但直径缩小的比例小于体积缩小的比例。同时气泡内气压升高，其气体成分将按 Henry 定律溶入体液，使气泡进一步缩小，直至消失。在高压氧下，血氧分压增高，气泡外氧分压高于气泡内氧分压，氧气可将气泡内的主要气体成分氮气置换出来，然后气泡内的氧气供组织利用，加速气泡的消失。因此高压氧对气栓症与减压病有独特的疗效，一旦确诊，应立即进行高压氧治疗。而在气性坏疽中，引起组织压力增加的组织间隙游离气体，在高压氧条件下，其体积缩小，组织内压力降低，从而改善血液循环，进而减轻疼痛。

表 1-9-1-1　压力与圆球气泡体积和直径的关系

压力		相对体积 /%	相对直径 /%
/kPa	/mmHg		
13.1	100	100	100
26.7	200	50.0	79.3
40.0	300	33.3	69.3

续表

压力		相对体积 /%	相对直径 /%
/kPa	/mmHg		
53.3	400	25.0	63.0
66.7	500	20.0	58.5
80.0	600	16.6	55.0

二、提高血氧分压，增加血氧含量

依简化肺泡气方程，常压下呼吸空气时，肺泡气氧分压为 110mmHg（14.6kPa）。如果在常压下吸入纯氧，肺泡气氧分压为 673mmHg（89.7kPa），与呼吸空气相比，增加 5 倍。若在 1 500mmHg（200kPa）气压下吸入纯氧，则肺泡气氧分压为 1 413mmHg（188.4kPa），较常压呼吸空气时增加 12 倍。在 2 250mmHg（300kPa）气压下吸入纯氧，肺泡气氧分压达 2 163mmHg（288.4kPa），为常压呼吸空气的 20 倍。正常时动脉血氧分压为 100mmHg（13.3kPa），而血红蛋白结合氧的量有一定限度，当血氧分压达到 250mmHg（33.3kPa）时，血红蛋白氧饱和度便达到 100%，不能再增加结合氧量。而根据 Henry 定律，血浆内物理性溶解氧量则与氧分压成正比。高压氧舱内压力升高，肺泡气氧分压随之增加，溶解于血浆内的氧量相应地增多。例如，在 2 250mmHg（300kPa）氧压下，100ml 血浆中物理溶解氧气量为 6.4ml，此值占常压下呼吸空气时血红蛋白携氧量（18.2ml）的 30% 左右，可补偿相当于总血量 1/3 的丧失。常压呼吸空气时，人体的动静脉氧含量差（即组织耗氧量）为 5.6ml 左右，也就是说，在 2 250mmHg（300kPa）氧压下，单纯物理溶解氧量，便可以满足组织细胞对氧的需要量，而不需要氧合血红蛋白的解离。在静息状态的正常人，处于不同氧分压情况下，其血氧张力和血氧含量见表 1-9-1-2。

表 1-9-1-2　不同氧分压下血氧张力和血氧含量的变化

压力 /MPa	呼吸气体	肺泡 PO_2 /mmHg	动脉血					
			PO_2 /mmHg	O_2Hb 饱和度 %	O_2 含量 /ml%	结合 O_2	溶解氧	
							/ml	增加倍数
0.1	空气	102	100	97	19.8	19.5	0.3	0
0.1	O_2	673	650	100	22.1	20.1	2.0	6
0.2	O_2	1 433	1 400	100	24.3	20.1	4.2	13
0.25	O_2	1 813	1 770	100	25.4	20.1	5.3	17
0.3	O_2	2 193	2 160	100	26.6	20.1	6.5	20

由于血氧含量大大增加，从而增加了组织氧储备量，组织利用的氧，实质上是物理溶解的氧。另一方面，氧分压增高可使氧在组织的有效弥散距离增大。

1. **增加组织氧储备量**　组织细胞本身的氧含量增加，即增加了组织的氧储备量，在循环供氧中断时，可延长存活时间。在常温常压下，每千克组织的储氧量约为13ml，耗氧量为3～4ml/min，因此阻断循环的安全时间为3～4min。在2 250mmHg（300kPa）气压下，每千克组织的储氧量可提高至53ml，安全时间可延长至8～12min。若结合低温，由于体温每下降5℃时，氧在血液中的物理溶解度增加10%，脑细胞耗氧量降低35%，心肌耗氧量降低20%，故低温高压氧下，阻断循环的安全时间可延长得更多（表1-9-1-3）。在高压氧舱内进行各种手术时，阻断循环后，心、脑、肾等重要器官的缺氧程度会减轻，手术时间可以延长，从而提高手术成功率。

表 1-9-1-3　不同条件下的循环阻断安全时间

温　度	压力 /MPa	气　体	循环阻断安全时间 /min
常　温	0.1	空　气	3 ～ 3.5
	0.3	O_2	8 ～ 12
	0.3	$O_2+2\%CO_2$	17 ～ 26
低　温	0.1	空　气	6 ～ 8
	0.1	O_2	20 ～ 25
	0.3	O_2	27 ～ 30
	0.3	$O_2+2\%CO_2$	45 ～ 64
深低温	0.3	$O_2+2\%CO_2$	75 ～ 80

2. **增大氧的有效弥散距离**　由于组织内的氧分压较低，约为19.5～45mmHg（2.6～6.0kPa），氧便向组织弥散。组织中氧是以毛细血管为圆心向周围不断弥散的，氧弥散的驱动力是不同区域之间的氧分压差。氧气总是从氧分压较高的区域弥散到较低的区域，如果氧没有被组织利用，两区域的氧分压将很快达到平衡。在活体组织，沿着整个氧弥散的途径，氧将被不断地摄取。故距毛细血管越近，组织氧分压越高，距毛细血管越远，组织氧分压越低。从毛细血管到达需氧量刚够的组织细胞的距离，称为氧的有效弥散距离（或有效弥散半径）。高压氧下，血氧分压升高，在靠近毛细血管周围的组织细胞，氧含量增加，有效弥散距离也增加。按Brown计算，在2 250mmHg（300kPa）氧压下，有效弥散半径可从30μm增至73μm，最多可达到1mm。如图1-9-1-1所示，高压氧条件下，可使动脉端毛细血管氧的有效弥散距离从60μm增加到300μm，使静脉端毛细血管氧的有效弥散距离从12μm增加到60μm。因此对于病变范围不大的脑梗死、心肌梗死，高压氧治疗较有效；若梗死范围较大，则高压氧疗效较差。

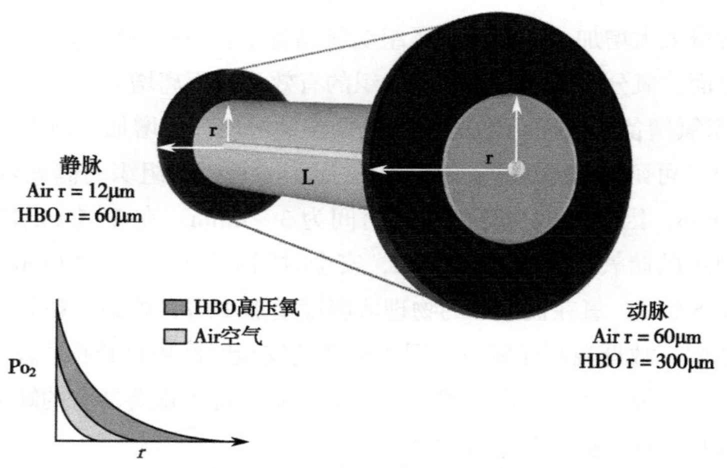

图 1-9-1-1　高压氧增加毛细血管氧气弥散半径（*r*）的示意图

3. **二氧化碳潴留**　一定的高压氧下，组织细胞摄取血液中物理溶解的氧便能满足生物氧化需要，不必动用氧合血红蛋白中的氧，因此动脉与静脉中的血红蛋白均保持在氧合状态，不能与二氧化碳结合，氨基甲酸血红蛋白生成受阻是导致二氧化碳潴留的原因之一。组织细胞中的二氧化碳含量升高，血中二氧化碳含量也随着增高。进而使血中氢离子浓度增加，pH 值下降，碳酸氢盐生成受阻，体内形成二氧化碳潴留。然而健康机体对酸碱平衡具有相当强的代偿能力，因此在常规的高压氧治疗期间，一般不会因为二氧化碳潴留发生酸碱平衡紊乱。

总之，高压氧由于增加血氧含量的作用，可用于治疗多种缺氧性疾病（如脑缺氧），也可以应用于变性血红蛋白症或血红蛋白失活（如一氧化碳及其他有害气体急性中毒）的治疗，也可以作为血流量急剧减少时的一种救治措施（如失血性休克抢救），还可以作为满足组织额外增加氧量需要时的特殊手段。

三、促血管收缩

动脉血氧分压大幅升高，对血管产生直接的收缩作用。血管收缩有利于防止组织水肿的形成，促进组织水肿的吸收。高压氧可使许多器官或组织（脑、心、肾、四肢等）的血管发生收缩，阻抗增加，导致灌注范围内血流量减少（表 1-9-1-4）。

表 1-9-1-4　不同氧压下各主要脏器血流减少率

氧压 /MPa	脑血流	冠状动脉血流	肾血流	四肢血流
0.1	10% ~ 12%	18.7%	17% ~ 19%	9% ~ 10%
0.2	21%	25%	32% ~ 33%	19% ~ 29%

续表

氧压 /MPa	脑血流	冠状动脉血流	肾血流	四肢血流
0.27	18% ~ 23%			
0.35	25%			
0.4		31%	34%	32%

高压氧使一些血管发生收缩，尚不能描述其详细机制，可能有三种原因：①高压氧直接刺激血管平滑肌，造成血管反射性收缩；②由于高压氧的作用，动脉血中二氧化碳分压降低致使血管收缩；③由于组织需氧量已满足，血流速度减慢机体自身调节致使血管收缩。

有实验证实，在高压氧条件下，由于血氧张力使细胞外液氧张力增高，促使血管成纤维细胞激活和分裂，以及胶原纤维的形成，以促进侧支循环的形成。

第二节　高压氧在临床治疗中的作用

一、高压氧对人体移植器官的保护作用

随着外科技术的进步，人类器官移植进行越来越多。已有移植记录的包括肾、心、肝、肺、胰和肠。目前，有效地保存从供给者体内移出的器官，直到它被植入接受者，是器官移植中的重要环节之一。器官保存的一般原则为：①降低该器官细胞的代谢活动；②用灌流法供给该离体器官必要的物质。血供中断后，对抗缺血损害的基本方法是低温、药物和高压氧。其中以低温为主，高压氧等仅是辅助手段。虽然有实验证明采用灌流、低温和高压氧的方法或装置，可延长离体器官的保存时间，但在实际中尚未应用。这主要因为还没有研制出一种简便、灵活、专供保存离体器官用的小型高压氧舱。如能研制成功并推广应用，则高压氧作为一种常规的辅助技术用于器官保存，是完全有可能的。

二、高压氧在损伤修复中的作用

局部缺血可影响损伤的修复，其中主要因素是缺血引起伤口缺氧。因此人们正在寻找一种利用氧来促进损伤修复的方法。高压氧疗法可列为首选。

1. **软组织创伤的修复**　当组织损伤时，血管与细胞同时受损，损伤的血管内形成血栓，而附近的血管，特别是小静脉很快扩张，黏附在局部毛细血管内皮细胞上的白细胞开始转移到损伤区。在几小时内，损伤区的边缘出现粒细胞和巨噬细胞浸润。特别是在结缔组织和骨骼损伤时，伤口处立刻充满大量白细胞。这些白细胞又迅速被成纤维细胞所代替，这时受损组织的代谢需求最大。但由于血管受损，局部循环无法满足其需要，因此在损伤区出现低氧状态。由成纤维组织合成胶原蛋白是修复过程的基本环节，胶原蛋白是一种有联结作用的蛋白质，其合成时有许多脯氨酸或赖氨酸被羟基化。若氧不足，会延缓脯

氨酸羟基化作用，完全缺氧则可抑制脯氨酸羟基化作用，导致胶原蛋白合成终止。甚至暂时性缺氧也可导致羟基化的胶原蛋白生成欠缺，或合成不太稳定的胶原蛋白。高压氧则可加速脯氨酸羟基化。实验证明，当周围环境的氧含量升高时，在体外胶原蛋白的成熟和交连几乎呈线性增加。因此，提高氧的供给量会加速伤口胶原蛋白的合成、集聚与强度的提高，加速伤口的修复。

如果持续性动脉低血氧，或局部供血很差，新血管的形成就会停滞。当细胞外液的氧分压低于 10mmHg（1.3kPa）时，细胞不再分裂，不再合成胶原纤维或移动。高压氧下血氧分压增高，伤口组织的氧分压也增高，新陈代谢旺盛，ATP 生成增多，因此促进血管成纤维细胞的活动和分裂，及胶原纤维的形成，从而促进新血管的生成，加速侧支循环的建立，也促进伤口的愈合。

2. **神经系统的修复** 早期高压氧治疗可减轻脊髓出血、水肿和改善缺氧状态，保存较多的可逆损伤的神经组织，有助于神经功能的迅速恢复。高压氧对周围神经损伤的修复，亦有促进作用。由于神经组织对缺血、缺氧耐受性差，因此应力争在脊髓损伤 4h 内进行高压氧治疗，以获得较佳的疗效。

3. **上皮的修复** 高压氧在三个方面有利于烧伤伤口的上皮生成：①烧伤初期，使伤口的进一步损伤减到最低限度，使更多的活上皮组织得以保留，利于伤口重新产生新皮肤；②加速存活上皮细胞的有丝分裂；③刺激上皮细胞的移行，使伤口得到更快的覆盖。因此烧伤后用高压氧治疗的动物，比对照组有较早和较完全的上皮生成。

4. **促进骨增生** 高压氧下成纤维细胞增生及胶原纤维生成增强，形成骨骼。如氧分压低，则形成软骨。在加压和氧分压高的条件下，软骨骨样组织很快形成骨组织；而在外力牵拉作用下和氧分压低的条件下，则形成纤维组织和软骨，说明氧供应对成骨有重要作用。

在有正常血管分布的骨质中，高压氧并不促进骨新生。但当骨发生病变时（骨坏死、感染、骨折等），高压氧可以促进受损骨骼的修复。可从新生骨内新生血管的数量上确认高压氧的有效作用。因此高压氧可用于治疗慢性骨髓炎。

三、高压氧的抗微生物特性

高压氧的抗微生物作用是多方面的，有些具有特异性，有些是非特异性的。

1. **高压氧是一种抗菌剂** 高压氧本身是一种抗菌剂，它可以抑制革兰氏阳性菌与革兰氏阴性菌，因此可被看成是一种广谱抗菌剂。高压氧作为一种抗菌剂，其作用机制与下面两个因素有关。

（1）特异性因素：一般厌氧菌必须在无氧或氧分压较低的环境下才能生长，当氧分压增高时，它们的生长便受到抑制。在 1 875 ~ 2 250mmHg（250 ~ 300kPa）氧压下，可使所有的厌氧菌都不能生长繁殖并产生外毒素。厌氧菌之所以不能在氧气充足的组织生长繁殖，主要是由于：

1）厌氧菌缺乏细胞色素和细胞色素氧化酶：细胞色素和细胞色素氧化酶具有很高的氧化 - 还原电位，能氧化电位较高的化合物，产生能量。在有氧的情况下，组织中的物质多为氧化型，氧化还原电位较高。厌氧菌因体内缺乏细胞色素和细胞色素氧化酶，不能氧化这些高电位的物质，因此不能进行有氧代谢以获得能量，于是生长受抑制，甚至死亡。

2）厌氧菌缺乏过氧化氢酶和过氧化物酶：细菌在有氧环境下代谢，常生成过氧化氢，氨基酸氧化时也生成过氧化氢，过氧化氢是一种强氧化剂，可抑制乙酰 - 乙酰辅酶 A 的分解，妨碍脂肪代谢。过氧化氢酶、过氧化物酶能在分解代谢过程中产生过氧化氢，需氧菌含有过氧化氢酶和过氧化物酶，故不受损伤。厌氧菌不含过氧化氢酶和过氧化物酶，因此不能除去代谢过程中生成的过氧化氢，因而不能生长繁殖。

3）厌氧菌缺乏超氧化物歧化酶：体内的氧化还原过程中，会产生超氧阴离子，即氧自由基，氧自由基又可与生成的过氧化氢继续发生反应，生成活性很强的氢氧基（即羟自由基·OH）和氧。氧自由基和·OH 都是强氧化剂，能与活体组织中任何有机化合物起化学反应，造成损害。超氧化物歧化酶能催化氧自由基转化为过氧化氢，避免氧自由基与 H_2O_2 起化学反应生成·OH。需氧菌含有丰富的超氧化物歧化酶、过氧化物酶和过氧化氢酶，因此对超氧化离子不敏感。而绝对厌氧菌不含超氧化物歧化酶，因此可被超氧化物等杀死；对氧有一定耐受性的厌氧菌，有中等量的超氧化物歧化酶，因此对氧的敏感性比绝对厌氧菌低。

（2）非特异性因素：非特异性因素为厌氧菌与需氧菌所共有的因素。高压氧下，许多含巯基（-SH）的酶及辅酶受到抑制，原因是巯基容易被氧化成二硫基（-S-S-），丧失活性。二硫基也可还原成巯基，但若进一步氧化则为不可逆。以巯基为活性基团的酶统称巯基酶。许多重要的酶是巯基酶，如辅酶 A、硫辛酸、谷胱甘肽等辅酶，以及琥珀酸脱氢酶、转氨酶等，均含有巯基。巯基被氧化后，酶的活性降低，细菌代谢发生障碍，导致生长和繁殖被抑制。

非特异性因素，实质上是高压氧对生物体的一种毒性作用。在高压氧治疗中，我们力求寻找一种宿主和寄生菌之间对高压氧的特异性和敏感性的差异。这往往需要利用时间和压力的差异。当组织的氧分压提高到对入侵的细菌生长和代谢产生毒性作用的水平时，要注意不要对人体的中枢神经和肺部造成损害。同样，制订在一定氧压下的治疗时程时，必须力求在这种时程范围内，足以抑制或杀死细菌，而对人体无害或影响很轻。例如，对气性坏疽应用“三日七次疗法”，既能较迅速地抑制产气荚膜杆菌的生长，又可控制其外毒素的生成，还有利于被细菌损害的机体组织复原。

2. 高压氧可增强白细胞的抗微生物能力　白细胞是体内抗微生物的主要机制之一，通过氧化 - 还原环节中产生过氧化氢、过氧化物、超氧化物及由分子氧衍生的其他还原氧，还有一氧化氮（NO）等可以抑制或杀灭微生物。

中性粒细胞在吞噬细菌之后，耗氧速度明显增加。在吞噬后几秒钟内耗氧速度超过基础速度的 15～20 倍。在己糖激酶、辅酶Ⅱ等的作用下，通过单磷酸己糖支路，刺激葡萄糖氧化作用，加快生成过氧化氢和过氧化物。过氧化氢浓度较高时，可以单独杀死某些种类的细菌和真菌。

如果正常的白细胞得不到分子氧时，就不能产生足够的过氧化氢和超氧化物，就会降低白细胞的杀菌能力。感染的组织，通常处于低氧状态，因而降低了病灶处白细胞的杀菌能力。把氧输送到细菌入侵部位是白细胞有效地杀死某些常见致病菌的一个必要前提。在体内杀菌所需的精确的组织氧分压值还未确定。但体外的研究表明，氧分压降到 4.9mmHg（0.65kPa）时，就会大大地降低杀菌率。而当氧分压高于 29.3mmHg（3.9kPa）时，则有助于提高杀菌率。高压氧下血氧含量增加，血氧分压提高，纠正了病灶组织的缺氧状态。在 2 250mmHg（300kPa）氧压下，创伤口的组织氧分压甚至可高达 1 996mmHg（266kPa），因而增强了白细胞杀菌能力，也加强了机体对微生物的防御能力。

3. **高压氧增加某些抗菌剂的药效**　高压氧还可通过增加某些抗菌剂对抗某些特定菌种的药效，来达到抗微生物的作用。1 500mmHg（200kPa）氧压下磺胺最低抑菌浓度降低至通常的 1/5，甲氧苄啶（TMP）则降至 1/2；2 400mmHg（320kPa）氧压下，磺胺最低抑菌浓度降至通常的 1/25，TMP 则降至 1/10。因而认为氧分压增高，与磺胺或 TMP 有协同的杀菌作用，而不是通常的抑菌作用。高压氧增加这些抗菌剂药效的机制尚未清楚，可能与压力加强氧对细菌的作用及改变细菌的药物敏感性有关。

四、高压氧对干细胞的作用

HBO 经自由基介导，动员骨髓干细胞或祖细胞入血。2005 年有研究报道耐力训练可增加循环血中内皮祖细胞（EPCs）的数量，而循环血 EPCs 增加与一氧化氮合酶（NOSs）活性增加呈正相关。自由基 NO 含量增加，促进血中干细胞因子与干细胞增加。敲除小鼠 eNOS 表达，不能观测到干细胞动员入血的现象。另一方面，抑制野生型小鼠 NOS 活性，亦能阻止高压氧引起的干细胞动员入血。因此，NOS-NO 是介导高压氧动员干细胞入血的重要因素，这也是高压氧治疗促进伤口愈合的重要原因。

采用小鼠模型表明，高压氧对于生成血管的干细胞具有营养作用。糖尿病患者采用高压氧治疗后，皮肤伤口中 CD133、CD34、HIF-1 与硫氧还蛋白 -1 明显增加。这表明高压氧动员骨髓生成血管的干细胞入血，并募集到皮肤伤口。最近有研究表明 2.5ATA 高压氧治疗较 2.0ATA 可产生更高的祖细胞动员。虽然 2.5ATA 高压氧诱发氧中毒的概率更高，但却能生成更多的自由基 NO，NO 则通过募集内皮祖细胞而促进组织再生与修复。

（余志斌）

第二篇

高压氧医学设备

第一章 高压氧舱的基本结构与技术

第一节　高压氧舱分类

中华人民共和国国家市场监督管理总局颁布 TSG 24—2015《氧舱安全技术监察规程》定义高压氧舱（以下专指医用高压氧舱，简称氧舱）是指采用空气、氧气或者混合气体（指氧气与其他气体按照比例配制的可呼吸气体）等可呼吸气体为压力介质，用于人员在舱内进行治疗、适应性训练的载人压力容器。

氧舱可以按照压力介质的不同分为医用空气加压氧舱和医用氧气加压氧舱。

一、医用空气加压氧舱

医用空气加压氧舱，采用空气为压力介质，用于进行治疗的载人压力容器，额定进舱人数不得超过 18 人（含 18 人），其工作压力不大于 0.3MPa（表压，下同）。医用空气加压氧舱分类见表 2-1-1-1。

表 2-1-1-1　医用空气加压氧舱分类

分类方法	安装形式	结构形式	治疗人数	性能
分类名称	立式 卧式	圆形氧舱、方形氧舱、圆形平底氧舱	多人氧舱 单人氧舱	治疗舱、过渡舱、重症监护舱、减压舱、负压舱、多功能舱等

医用空气加压氧舱是指以符合质量要求的压缩空气为压力介质向舱内加压，使舱压升至治疗压力，患者通过面罩、头罩、氧帐等方式呼吸高浓度医用氧气，以达到治疗目的。目前，医用空气加压氧舱绝大部分采用多人舱形式，根据临床治疗的需要，由治疗舱与过渡舱组合而成，许多大型综合医院还建立了连接重症监护舱、减压舱、负压舱、多功能舱等组成的多用途氧舱群。治疗舱是在高于大气压的密闭舱内，患者通过吸氧装置呼吸氧气而进行治疗的舱室，而过渡舱是指在治疗舱处于高于大气压的状态下，能使医务人员或患者在同等气压下出入治疗舱的舱室。目前，我国医用空气加压氧舱在其设计、制造、检

验、使用等方面，均已有较成熟的国家规范、标准及质量控制体系。医用空气加压氧舱可同时容纳多人治疗，效率高、空间大，便于医护人员及家属陪舱和在舱内进行其他治疗以及对危重患者进行抢救。医用空气加压氧舱内氧浓度不能超过 23%，相对较为安全，但舱内人员较多，医院感染防控难度较大。医用空气加压氧舱体结构复杂，造价高，对房屋结构有一定要求，配套的设备和仪器仪表较多，需要有合格的医护人员和技术管理人员进行操作、维护和保养。

二、医用氧气加压氧舱

医用氧气加压氧舱，采用氧气为压力介质进行治疗的载人压力容器，额定进舱人数为 1 人，其工作压力不大于 0.2MPa。医用氧气加压氧舱分类见表 2-1-1-2。

表 2-1-1-2　医用氧气加压氧舱分类

分类方法	舱体材质	治疗对象
分类名称	金属体氧舱、有机玻璃体氧舱	成人、婴幼儿

医用氧气加压氧舱，以符合质量要求的医用氧气为压力介质向舱内加压，使舱压升至治疗压力，患者不需使用面罩、头罩、氧帐等工具就能直接呼吸高浓度氧气，并且全身均处于高浓度氧气环境下，以达到治疗目的。医用氧气加压氧舱每次只允许 1 人进舱，没有医护人员和家属陪舱，因此，不能进行危重患者的救治；空间小，易造成恐惧感。舱内氧气浓度较高，要求工作人员要有高度的责任心，确保设备和人员安全。但是医用氧气加压氧舱属于可移动单体结构舱，对房屋要求简单，适合任何卫生机构使用，对呼吸状况不佳、外伤、需要隔离治疗和某些特殊疾病患者的治疗十分便利。

第二节　高压氧舱的结构

高压氧舱是一类特殊的压力容器 - 载人压力容器，因此，国家出台了专门的《氧舱安全技术监察规程》（TSG 24—2015）（以下简称《国标》）等规定和制度，对氧舱的制造与使用提出了特别要求。氧舱的结构包括舱体、压力调节系统、呼吸气系统、电气系统、舱内环境调节系统、消防系统、安全附件与安全保护装置及仪表、操作台和微机系统等。

一、舱体

舱体包括筒体、封头、舱门、递物筒、观察（照明）窗、舱内管道等受压元（部）

件，以及装饰材料、座椅（床）、地板等舱内物料。

（一）筒体

筒体按材质可分为金属体和有机玻璃体。

金属筒体由优质钢材焊接制成，大多呈圆筒状，两端采用椭圆形封头，目的是加强筒体强度，防止应力集中。但随着生产工艺水平的提高，方形氧舱、圆形平底氧舱等异形舱越来越多地投入使用。筒体的大小根据舱内座位数以及使用单位要求来调整，按照国标要求，单人氧舱人均舱容不小于 $1m^3$，多人氧舱人均舱容不小于 $3m^3$。

圆形氧舱能够很好地防止应力集中，相对于异形氧舱技术简单，造价低。缺点是氧舱筒体一部分需下沉到地面以下，因此必须配备地下室，增加房屋建设投资成本。常见圆形舱见图 2-1-2-1 和图 2-1-2-2。

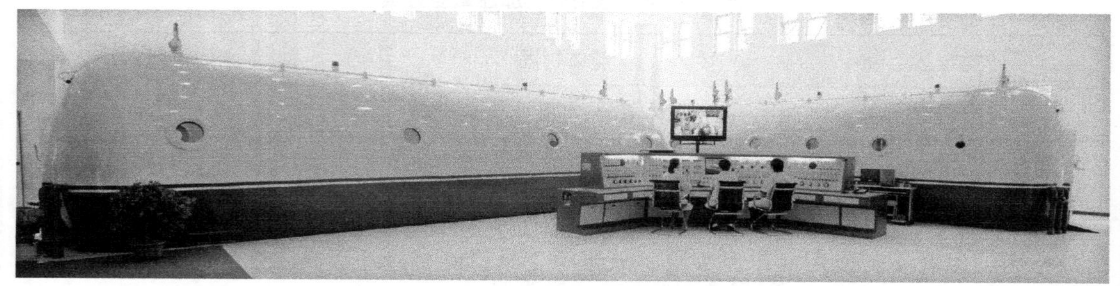

图 2-1-2-1　医用空气加压氧舱

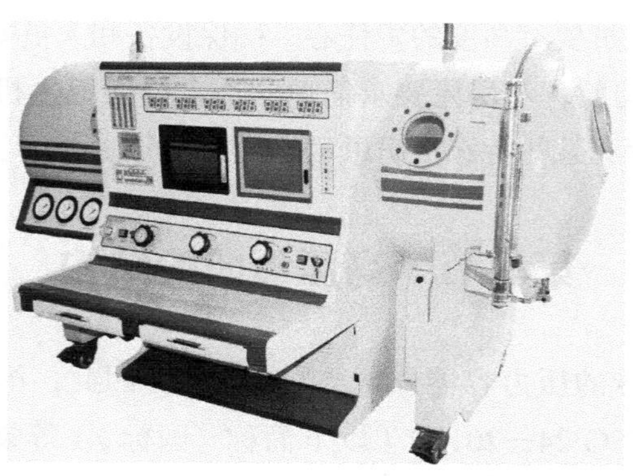

图 2-1-2-2　医用氧气加压氧舱

方形氧舱，外形美观，相对于圆形氧舱空间更大、空间利用率高，方便舱内治疗的开展，另外环境舒适性强，患者出入方便。方形氧舱可直接放于地面上，不需配备地下室，减少房屋成本。但方形氧舱工艺复杂，造价较高。常见方形氧舱见图 2-1-2-3。

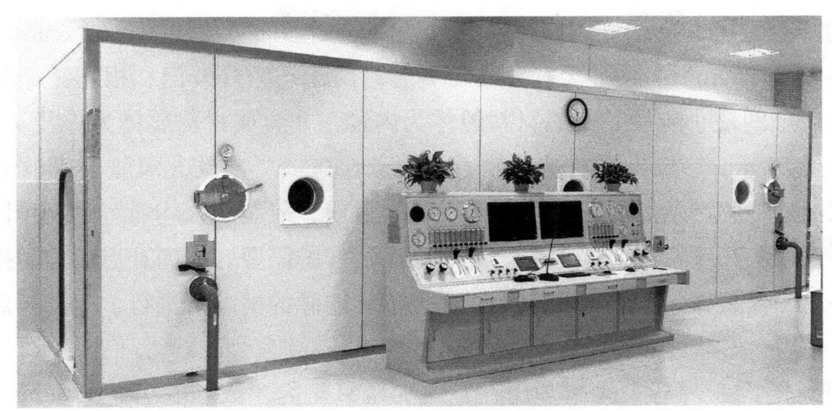

图 2-1-2-3　方形氧舱

圆形平底氧舱在一定程度上综合了圆形氧舱和方形氧舱的优点，可直接放于地面上，不需配备地下室，造价相对于方形氧舱低廉。常见圆形平底氧舱见图 2-1-2-4。

有机玻璃筒体一般用于氧气加压氧舱，包括成人氧气加压氧舱和婴幼儿氧气加压氧舱。这种筒体采用的是浇铸型工业有机玻璃，通体透明。有机玻璃材料氧舱筒体不允许有开孔等导致应力集中、突变的结构形式，除承受压力介质及轴向端面密封载荷以外，不允许施加其他外部载荷。有机玻璃氧舱体的使用注意事项请见下述观察（照明）窗部分。常见有机玻璃体氧舱见图 2-1-2-5。

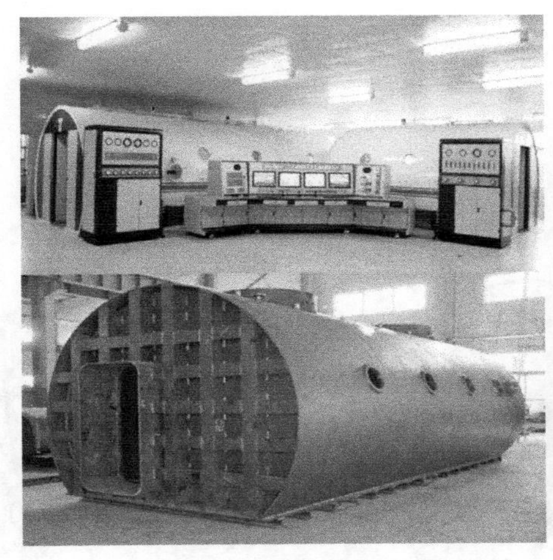

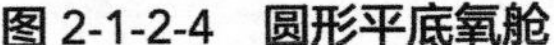

图 2-1-2-4　圆形平底氧舱

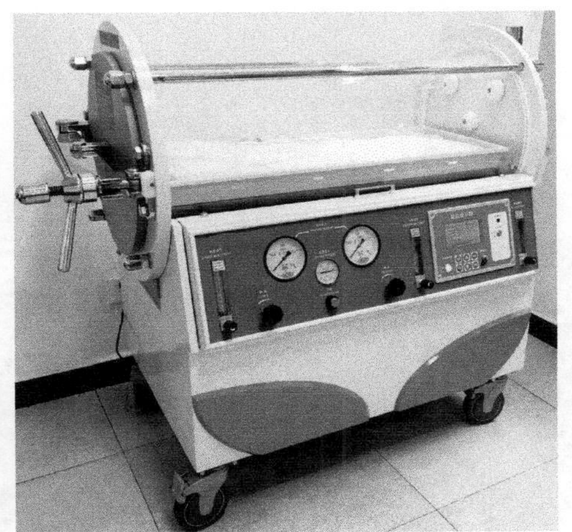

图 2-1-2-5　有机玻璃体氧舱

（二）舱门

舱门是筒体上的最大开孔，是医护人员和患者及其家属进出氧舱的通道，它的形式和大小直接决定了氧舱的实用性和方便性。目前，舱门主要有内开门、外开门和平移式舱门等三种结构，氧舱国家标准规定医用空气加压氧舱矩形门宽度应不小于650mm，圆形门的直径应不小于750mm；而对于氧气加压氧舱，由于均为外开门，根据《氧舱安全技术监察规程》规定的最小舱径（金属材料舱体为内径，非金属材料舱体为外径），成人金属氧舱不得小于800mm，成人有机玻璃舱不得小于650mm，婴幼儿氧舱不得小于500mm。随着高压氧治疗在临床的广泛应用与专业发展，目前，氧舱的人均舱容远高于国标要求，舱门宽度、直径和高度都适当加大，以满足临床治疗的需要。舱门开启、关闭操作，至少配置一套手动操作装置，手动开门应能够在无传动能源的情况下进行，门的开启时间不得超过1min。

1. **内开式舱门** 内开式舱门多用在空气加压氧舱内，依靠舱压进行密封，并且舱压越高，密封性越好，操作简单，安全性高。连接过渡舱的内开式舱门，一般设有用于平衡两舱之间压力的平衡阀。内开式舱门的缺点是打开时需要占用一定的舱内空间，影响舱内空间的实用性，使用时应注意舱门的开门方向，不能使舱门承受反向压力。内开式舱门见图2-1-2-6。

2. **外开式舱门** 外开式舱门多用于氧气加压氧舱，国标规定舱门为快开式外开门时，应当设置安全保护联锁装置，联锁机构的锁定压力应不大于0.02MPa，复位压力应不大于0.01MPa。外开式舱门不占用舱内空间，开启方便，但需要经常检查舱门密封条的完整性以及锁紧装置和联锁保护装置的可靠性。外开式舱门见图2-1-2-7。

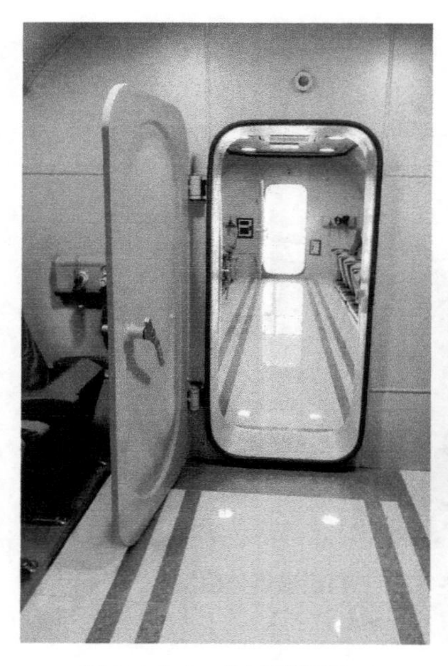

图2-1-2-6 内开式舱门

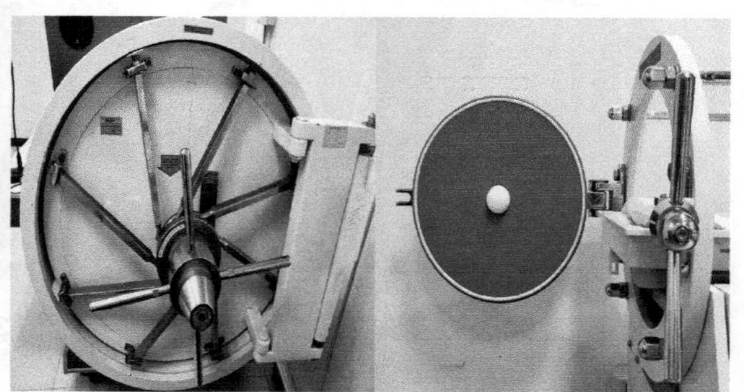

图2-1-2-7 外开式舱门

3. **平移式舱门** 平移式舱门目前已越来越多地应用于氧舱，成为主流。平移式舱门的优点是消除了传统舱门门槛与舱内地面的落差，方便患者特别是担架与轮椅的安全进出，同时平移门的开启不占用舱内空间，提高了排舱位的实用性。但是平移式舱门对工艺要求高，工艺不好的平移门密封性、使用方便性等将大打折扣。平移式舱门见图 2-1-2-8。

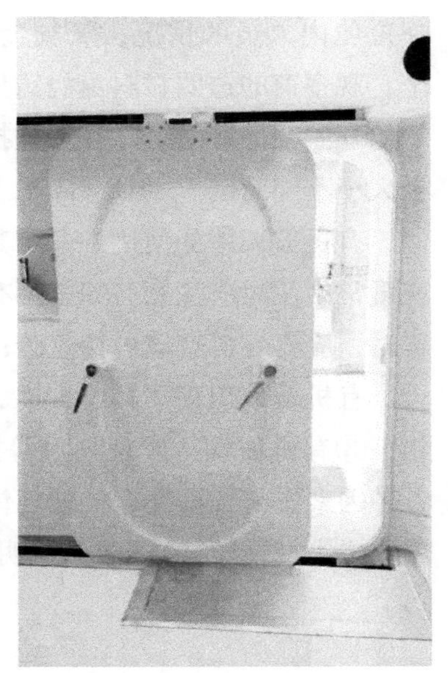
图 2-1-2-8　平移式舱门

（三）递物筒

递物筒是在氧舱处于高于大气压的状态下，为舱内外递送医疗等物品而设置的装置。国标规定：多人氧舱用于治疗的舱室应配有内径不小于 300mm 的递物筒。递物筒上应配置压力表，压力表的量程应与控制台上的舱室压力表一致，且精度不低于 1.6 级。为了递送物品的方便与快捷，一般递物筒的门采用的是快开式门结构，而递物筒舱外门相当于外开门，这种结构必须设置安全保护联锁装置，联锁机构的锁定压力应不大于 0.02MPa，复位压力应不大于 0.01MPa；递物筒舱内门相当于内开门，因此不需要设置安全保护联锁装置。递物筒在日常工作中应该关闭舱内门及其平衡阀，关闭舱外门并打开其平衡阀。递物筒见图 2-1-2-9。

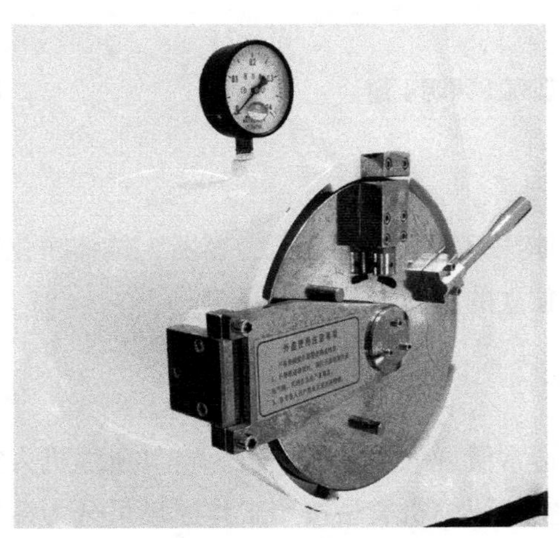
图 2-1-2-9　递物筒

（四）观察（照明）窗

金属氧舱在治疗过程中，为了及时观察舱内人员的情况，必须在筒体上装有一定数量的观察窗，观察窗的透光直径应不小于 150mm，数量应满足从舱外可以清楚地观察到每一位舱内人员的情况，氧气金属加压氧舱设在头部和尾部的观察窗数量应分别不少于 2 个。观察窗的透明材料由浇铸型有机玻璃板材制成，通过垫片和压盖安装在舱体上。部分氧舱外照明的照明窗和视频监控装置的摄像窗在结构和材料上与观察窗一致，只是透光直径大小不同而已。

有机玻璃体的使用寿命与其材质质量、加压次数、保护保养和周围环境有关。因此，在日常使用时应注意，如采用有机玻璃作为照明窗，应使用冷光源；利用紫外线灯进行消毒时，应将有机玻璃进行遮蔽；对有机玻璃进行清洁时，不得使用有机溶剂。

有机玻璃出现下列情况时，应予以更换：①加压次数大于 5 000；②使用时间大于 10 年；③有机玻璃体发现划痕等损伤痕迹；④有机玻璃体出现“银纹”。“银纹”是指受到各种因素影响，而在有机玻璃体上出现的许多细微裂纹，这些裂纹在光照下会闪现银光，故称之为“银纹”。观察（照明）窗见图 2-1-2-10，“银纹”见图 2-1-2-11。

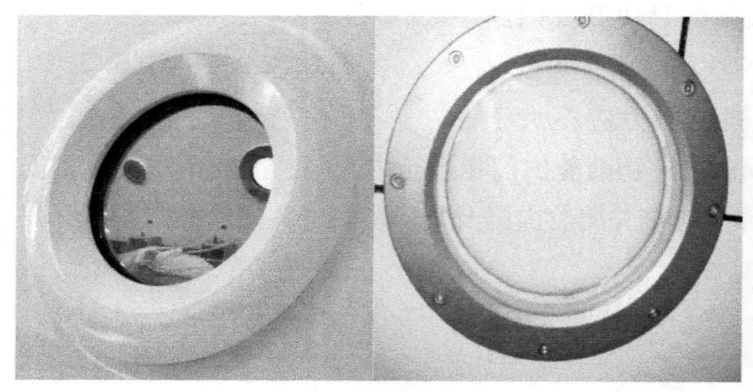

图 2-1-2-10　观察（照明）窗

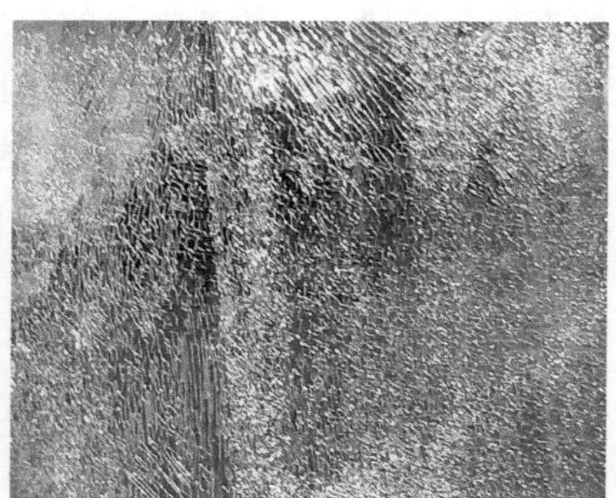

图 2-1-2-11　银纹

二、压力调节系统

压力调节系统包括气体压缩设备、配套压力容器、气体净化装置、配套管道等，氧舱的每个舱室应当分别设置独立的压力调节装置。

（一）气体压缩设备

气体压缩设备一般指通常所说的空气压缩机。空气压缩机为空气加压氧舱提供高压力的气源，氧舱比较常见的空气压缩机类型按照工作原理可分为活塞式压缩机和螺杆式压缩机两类，按照是否使用润滑油分为微油式压缩机和无油式压缩机两类。

活塞式空气压缩机利用电机带动气缸内活塞进行往复运动来压缩气体，工作可分为吸气、压缩、排气、膨胀 4 个过程。活塞式空气压缩机的制作工艺要求低，价格低廉。但由于构造原因，一般没有外壳，所以其噪声较大。活塞的往复运动造成了活塞式空气压缩机的振动较大，对地基要求高，气流的脉动性较大。其损耗零件较多，效率低，长期运行稳定性较低，后期保养及维修成本较高，随着磨损的增加，气体中含油量也越来越高。另外，活塞式空气压缩机一般都没有自动控制系统，需要人员控制，增加了工作人员的工作强度。

螺杆式压缩机利用电机带动相互啮合的阴阳转子进行回转运动来压缩气体，工作可分为吸入、压缩、排气 3 个过程。螺杆式空气压缩机运行平稳，噪声低，效率高，占地少且美观，并且有完善的自动控制管理系统，排气含油量较低，虽然购置费用高于活塞式空气压缩机，但近年来已在氧舱行业越来越普及。螺杆式压缩机见图 2-1-2-12。

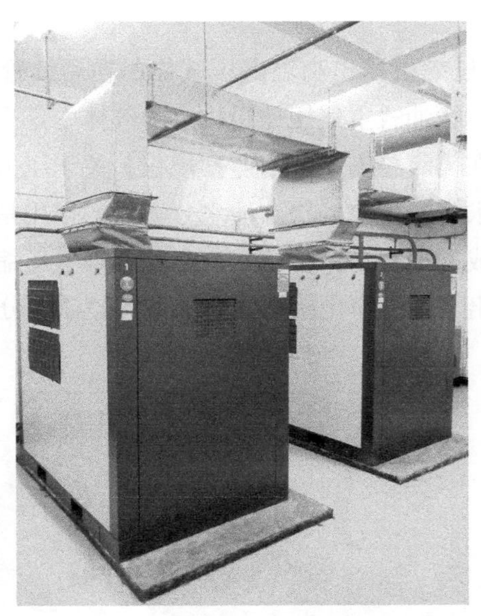

图 2-1-2-12 螺杆式空气压缩机

目前氧舱使用的空气压缩机部分为微油式空气压缩机，其压缩排气过程中有润滑油参与，所以排出的气体中含有微量的油分，但是这些油分可以采取后续除油的方法，使得压缩气体无油。无油空气压缩机采用特殊的材料制成，其压缩排气过程中没有润滑油参与。无油空气压缩机对材料和加工精度要求较高，使得其购机费用较高，排气量低，机头寿命短，使用及维护成本远远高于微油式空气压缩机。国家标准规定，氧舱的空气压缩机应选用无油润滑空气压缩机。多人氧舱应配置不少于 2 组空气压缩机，每组空气压缩机的排量应满足对 1 组储气罐充气时间不超过 2h。

（二）配套压力容器

配套压力容器主要包括冷却器、油水分离器、储气罐等。

1. **冷却器** 空气压缩机排出的气体温度较高，含有大量的水蒸气和油蒸气，因此，空气压缩机排出的压缩气体严禁直接用于加压氧舱。为了使空气压缩机排出的压缩空气温度迅速降低并分离出其中的水油成分，需要使用冷却器。氧舱常用的冷却器包括水冷却器和冷冻式干燥机。

水冷却器利用冷却水与压缩空气通过相反的流向进行热交换来降低压缩空气的温度。水冷却器的效果受冷却水质、水压、水流量等影响，因此，为了保证好的冷却效果，应该定期对水冷却器进行除垢、疏通等维护保养。

冷冻式干燥机简称冷干机，通过冷媒蒸发吸热的原理冷却压缩空气，使其中的水分凝结成水滴并能自动排出。冷冻式干燥机一般采用风扇散热，要求有良好的散热环境。冷冻式干燥机见图 2-1-2-13。

2. **油水分离器**　空气压缩机排出高温高压气体，在后续管路中随着温度的降低，水蒸气会冷却凝聚成小水滴，微油式空气压缩机排出的气体中还会有由油蒸气冷却形成的油滴。水滴、油滴成分含量在《氧舱安全技术监察规程》关于压力介质质量要求条款中有严格限定数值，如不符合要求将按规定处罚。油水分离器的作用是利用其内部特殊的结构及气体在容器中的流速所形成的离心力，使油水滴在其内部与压缩气体分离开并下沉到容器底部，最终通过排污口排出，达到净化压缩气体的目的。油水分离器见图 2-1-2-14。

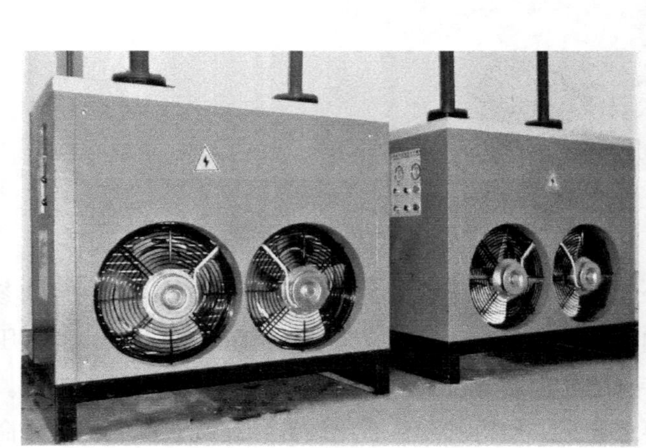

图 2-1-2-13　冷冻式干燥机

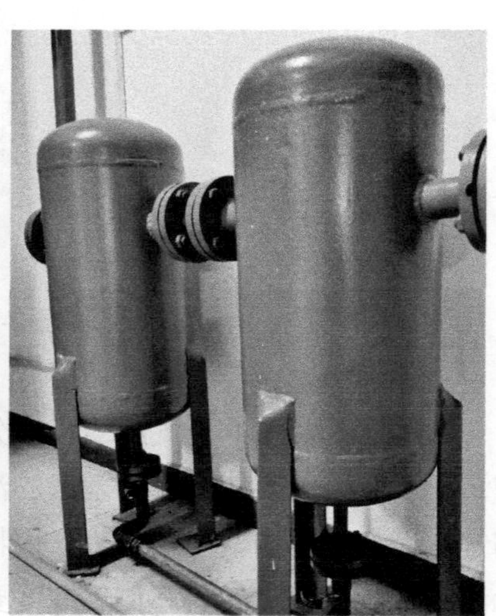

图 2-1-2-14　油水分离器

3. **储气罐**　氧舱在治疗过程中需要充足、稳定的气源来维持治疗压力，储气罐的作用就是储存压缩空气来提供气源，并使压缩气体中的油水分子在其内部进一步冷却、沉淀、净化并通过排污阀排出罐体。国标规定多人氧舱应配置 2 组储气罐，空气压缩机出气口或空气冷却器出口压缩空气温度不超过 37℃时，可设置 1 组。每组储气罐均应满足所有舱室以最高工作压力加压 1 次和过渡舱再加压 1 次的容量要求，并且总的储备量应当满足使用频次以及额定进舱人员活动最大用气量的需要。单人空气加压氧舱可配置 1 组储气罐，应满足舱室以最高工作压力加压 4 次的容量要求。储气罐体上除了排污阀外，还有安装安全阀、压力表、进出气管道以及用于工作人员检查罐内情况的人孔等开孔。氧舱常用的储气罐安装形式有立式和卧式，立式安装对水平空间要求低，而卧式安装对垂直空间要求低。储气罐见图 2-1-2-15。

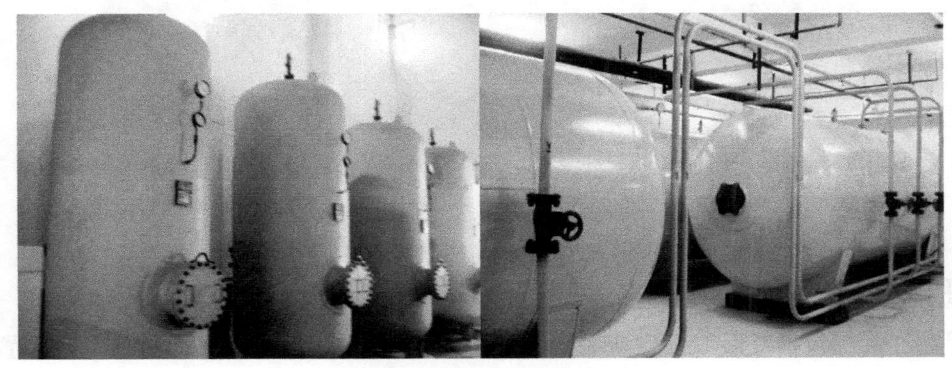

图 2-1-2-15　储气罐

（三）气体净化装置

气体净化装置也称空气过滤器。压缩空气经空气过滤器后直接进入氧舱内，因此，从空气过滤器出来的压缩空气质量必须符合国家对压力介质的质量要求，见表 2-1-2-1。

表 2-1-2-1　压力介质质量要求

项目	碳氢化合物 mg/(N·m³)	水 mg/(N·m³)	颗粒物等级*	气味
质量指标	≤ 0.1	≤ 575	2 级	无

*：颗粒物等级参考 GB/T 13277.1《压缩空气 第 1 部分：污染物净化等级》

空气过滤器的填料一般由活性炭、脱脂棉花、医用纱布和分子筛等分层叠放而成，压缩空气经空气过滤器底部进入，杂质经过填料的层层吸附、过滤和阻隔，符合要求的压缩空气最终由顶部排出进入氧舱内部。随着国家对压力介质的质量要求越来越高，精密空气过滤器越来越多地用于高压氧舱，其填料为复合滤芯，采用三级串联的形式，过滤精度更高，填料更换更方便。空气过滤器应定期打开底部排污阀排污，同时填料也要定期更换（至少一年更换一次）。空气过滤器见图 2-1-2-16。

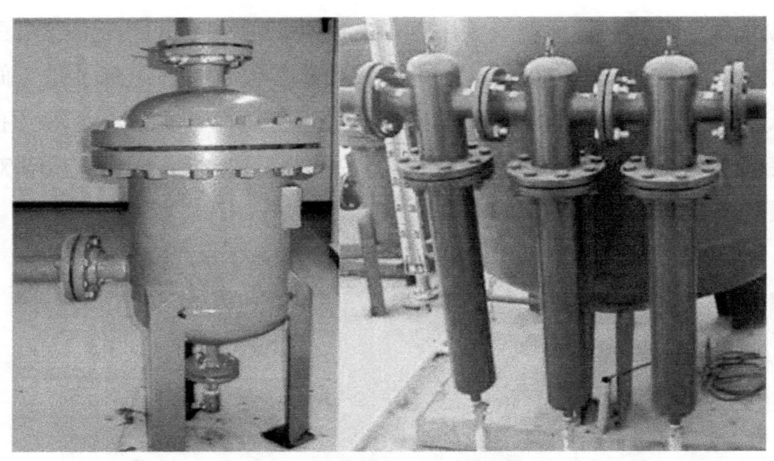

图 2-1-2-16 空气过滤器

三、呼吸气系统

呼吸气系统包括呼吸气体供应装置、呼吸装置（含排放装置，下同）、加湿装置、配套管道等。

（一）呼吸气体供应装置

氧舱内患者医疗一般采用医用氧气，所以呼吸气体供应装置也称为氧源，目前的氧源主要有医用氧气瓶、液氧站和制氧机。

1. **氧气瓶** 氧气瓶为储存高压气态氧气的压力容器，由于高压氧治疗耗氧量大的特点，氧舱采用氧气瓶做氧源时，一般采用多个 40L、15MPa 的氧气瓶通过氧气汇流排分组组成，每组都能经过氧气减压器独立向氧舱供氧。由于氧气瓶及汇流排工作时的气体压力高，在使用管理过程中需严格遵守国家相关管理规定。

（1）氧气瓶体应为淡（酞）蓝色，瓶体防震胶圈、钢印、瓶签（合格证）等俱全。

（2）氧气瓶应定期检验，并在检验有效期内使用。

（3）搬运过程中防止碰撞、敲击瓶体，储存氧气瓶要远离油脂、热源等因素。

（4）氧气瓶工具专管专用，不得用于其他工作。

（5）氧气瓶不得排空，必须留有不小于 0.01MPa 的剩余压力。使用后的空瓶与实瓶要分开存放。

（6）氧气减压器使用时应先彻底松开调节旋钮，然后慢慢打开氧气瓶阀门，再调节减压器到使用压力。治疗结束后应松开减压器调节旋钮。

（7）氧气减压器冻结时，应使用热水解冻，严禁火烤。

（8）储存氧气瓶的房屋应通风，防止氧气泄漏聚集；室内照明等应采用防爆装置。

2. **液氧站** 在压强为 101kPa，温度为 − 183 摄氏度左右时，氧气呈淡蓝色液态，称为液氧。液氧在制氧站生产后通过液氧槽罐车运送至医院液氧站，而临床使用的氧气则是液氧站的液氧气化后形成的气态氧气。

液态氧的纯度和利用率高，运输和操作方便，供应量大而且稳定，是一种高洁净度的医用供氧源。因此虽然液氧站的建筑、设备和工作人员的成本投入以及技术要求较高，但是液态氧气的费用仍较氧气瓶低廉。液氧站组见图 2-1-2-17。

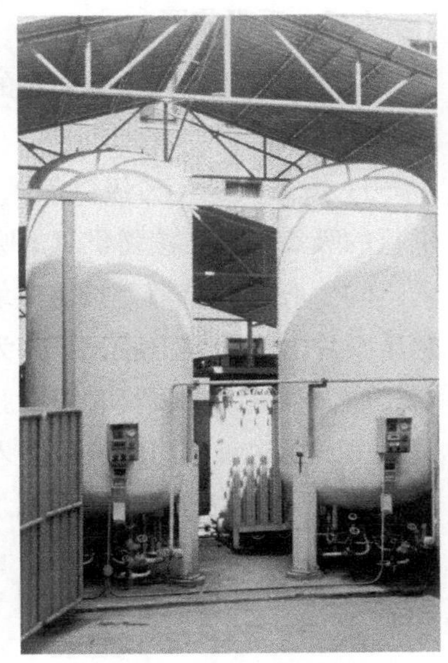

图 2-1-2-17　液氧站

3. **制氧机**　目前使用的制氧机主要为分子筛制氧机。分子筛制氧机利用变压吸附的原理，通过氮气和氧气分子在分子筛上扩散速率不同的特性，把空气中的氧气筛选出来予以储存，氮气则被排出机外。医用制氧机采用 A、B 吸附塔交替工作的模式，实现氧气的持续供应。制氧机一般使用压缩空气作为气源，对于空气加压氧舱虽然有成套的空气压缩和处理、储存设备，但是按照国家对氧舱设施必须专用的规定，医用制氧机不允许采用氧舱的压缩空气作为气源，而必须配备制氧机专用的空气压缩机及其配套设备。为了保证制氧机产出氧气的质量，压缩空气系统可参照空气加压氧舱压力调节系统要求配置，并且压缩空气质量也可参照空气加压氧舱压力介质质量要求。

分子筛的缺点是在使用过一段时间后，分子筛筛选能力下降，产出的氧气中其他气体成分增加，此时需要及时对分子筛进行“清洗”，以保证产出的氧气浓度。另外需要注意的是，大部分制氧机产出的氧气压力偏低，用于高压氧舱的治疗时可能需要添设增压装置。制氧机系统见图 2-1-2-18。

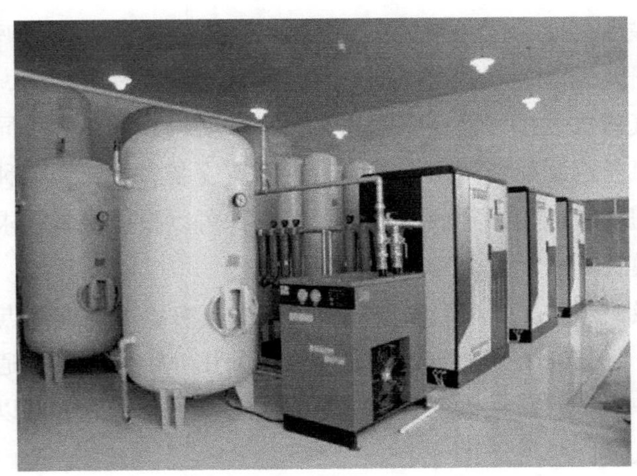

图 2-1-2-18　制氧机系统

（二）呼吸装置

空气加压氧舱按供氧原理的不同可分为连续供氧（一级供氧）和按需供氧（二级供氧）两种供氧方式。

1. 按需供氧（二级供氧）是通过呼吸调节器利用呼吸产生负压开启阀门为吸氧人员供氧的吸氧方式。按需供氧的吸氧装置主要由呼吸调节器、面罩、三通和波纹管等组成。

（1）呼吸调节器是按需供氧的核心部件，传统呼吸调节器其结构见图 2-1-2-19 所示。感压膜片上部为膜上腔，下部为膜下腔，膜上腔压力与氧舱内舱压相等，膜下腔与吸氧面罩相通，吸氧人员吸气时膜下腔相对于膜上腔产生一定负压，使感压膜片下压摇杆克服弹簧阻力开启进氧活门，氧气进入膜下腔并通过波纹管进入面罩供给吸氧人员。呼气时，膜下腔压力恢复正常，感压膜片复位，摇杆在弹簧作用下复位并关闭进氧活门，氧气停止供给。

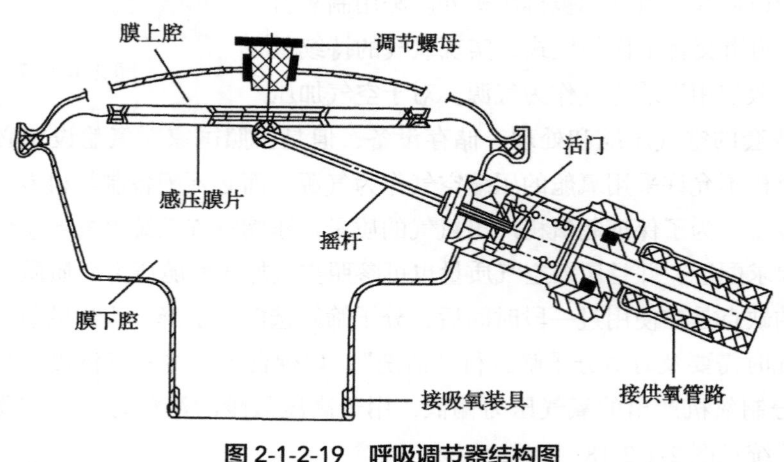

图 2-1-2-19　呼吸调节器结构图

（2）传统呼吸调节器呼吸阻力较大，易产生疲劳感，更不适用于呼吸功能较差患者，近年来各研究机构研发了多种新型呼吸调节器，以期望减小呼吸阻力，提高患者治疗效果及舒适性。新型双气囊式供排氧器可根据患者治疗需要设计为三种不同的结构形式，第一种供常规患者高压氧舱内吸氧使用，设计为舱内固定安装方式；第二种专供气管切开患者吸氧使用，可根据需要设计为固定或移动式；第三种可以根据患者需求对氧气进行加温、加湿，设计为移动模式。

相对于传统呼吸调节器，新型双气囊式供排氧器具有以下性能优点：

1）吸氧阻力小（－50Pa），适合各类患者吸氧使用，彻底解决普通呼吸调节器（二级减压器）吸氧过程中患者频繁大幅度吸气引起的不适和不良反应，可以根据患者的正常呼吸频率自动按需供氧。

2）呼气排氧阻力小（＋50Pa），自动控制排氧量，不需要利用舱内环境气体而仅靠舱内与舱外的压差携带排氧，能将患者呼出的废气全部彻底排到舱外（或室外），适合各类患者使用。

3）吸氧与排氧过程均呈单人自动控制状态，不存在“差压式”排氧过程中各排氧通道互通的情况，不会产生交叉汇流。

4）排氧过程中不需消耗舱内环境中的气体，不会影响环境中的温度和湿度，也不需要通风换气，能使舱内环境中的氧浓度能始终保持在相当于常压空气中的氧水平从而减少压缩空气消耗。

（3）双气囊式自动供排氧器由供排氧气囊阀、供排氧器控制阀、连接管路、氧气缓冲罐、吸排氧波纹软管、面罩及壳体等组成，其结构原理如图 2-1-2-20 所示。供氧气囊阀阀体入口与氧气源管路连接，出口与吸氧波纹管连接，吸氧人员吸氧前供氧气囊处于充盈状态，吸氧时气囊收缩，联动机构上行，打开供氧阀针，氧气自动充盈，以满足下次吸氧的需求。排氧气囊阀阀体入口与排氧波纹管连接，出口通过独立的排氧管路直接通到舱外，吸氧人员呼气前排氧气囊处于正常状态，呼气时，气囊充盈，联动机构下行，打开排氧阀针，呼出废气通过排氧管路直接彻底排到舱外，排氧气囊恢复正常状态，排氧过程不需要通过舱内气体携带排除。气囊的收缩与充盈完全不需要靠吸氧人员下意识地大幅度进行呼吸，只需要根据吸氧人员的正常呼吸频率往复工作，如此供、排氧气囊阀在无阻力的状态下完成自动供、排氧的吸氧与排氧过程。

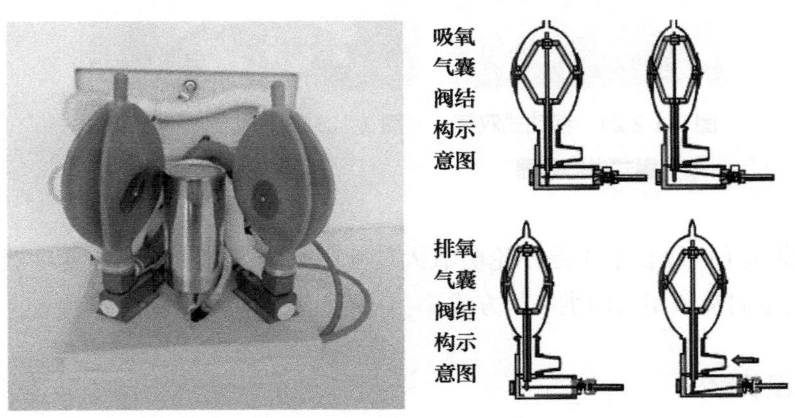

图 2-1-2-20 双气囊式供排氧器

1）固定式双气囊式自动供排氧器安装采用壁挂式结构，即在舱内（或墙壁）上安装铝合金设备带，将双气囊式自动供、排氧器固定安装在舱壁（或墙壁）上。适合普通患者根据需要进舱，按要求佩戴面罩正常呼吸即可达到吸氧治疗效果，患者不需要下意识被动用力吸氧，患者治疗过程舒适，不会产生疲劳感。

2）移动式双气囊式自动供排氧器（图 2-1-2-21）通过在舱内侧壁安装多功能连接器，

通过快速插拔阀将移动式双气囊式自动供、排氧器与多功能连接器（或医院集中供氧和吸引）的供氧接口和吸引接口相连接，实现移动供氧的效果。适用于气管切开患者，可以根据治疗的需要将该装置移至舱内进行供氧使用，该装置可以根据患者自主呼吸的频率自动供、排氧，达到吸氧治疗的效果。患者不会产生因为长时间直流供氧产生不适，也不会造成大量的氧气浪费及舱内环境氧浓度的迅速增高。

3）加温、加湿移动式双气囊式自动供排氧器（图 2-1-2-22），其安装同移动式双气囊式自动供、排氧器。适用于危重或者气管切开等对氧气干燥或者低温比较敏感的患者。该装置可以根据需要对氧气的温度、湿度进行调节，既让患者可以无阻力正常吸氧，又增加了患者吸氧的舒适感，提高患者的治疗积极性。

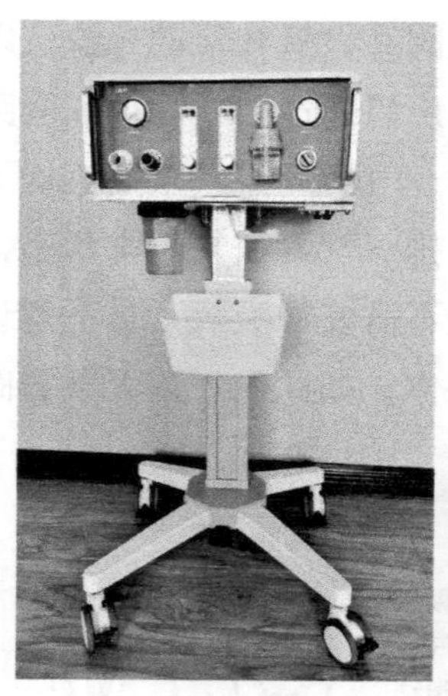

图 2-1-2-21　移动式双气囊式供排氧器

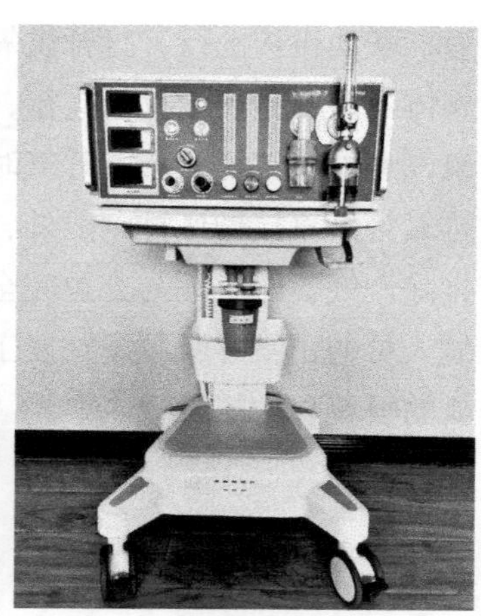

图 2-1-2-22　加温、加湿式双气囊式供排氧器

2. 连续供氧（一级供氧）是不论吸氧人员呼吸情况如何，也不需要呼吸调节器，稳定地以固定流量向吸氧用具内供氧的方式。

（三）加湿装置

空气加压氧舱的加湿装置可分为舱外加湿和舱内加湿。舱外加湿是对供氧总管道进行加湿的压力容器，容器内装医用蒸馏水，氧气通过蒸馏水后被加湿送入舱内。工作人员应定期更换容器内的蒸馏水，并注意加注的水位必须在容器所标示的刻度线内。舱内加湿装置一般在舱内的吸氧终端装具盒内或是接口处，采用湿化瓶和吸氧面罩相连。舱内加湿相较于舱外加湿，可以根据吸氧人员的个体需要选择是否加湿，也可加入药物进行雾化治疗。

氧气加压氧舱为了加大舱内环境相对湿度，抑制静电，按照国标要求，必须配置加湿装置。氧气加压氧舱一般采用舱外加湿。常见加湿装置见图 2-1-2-23。

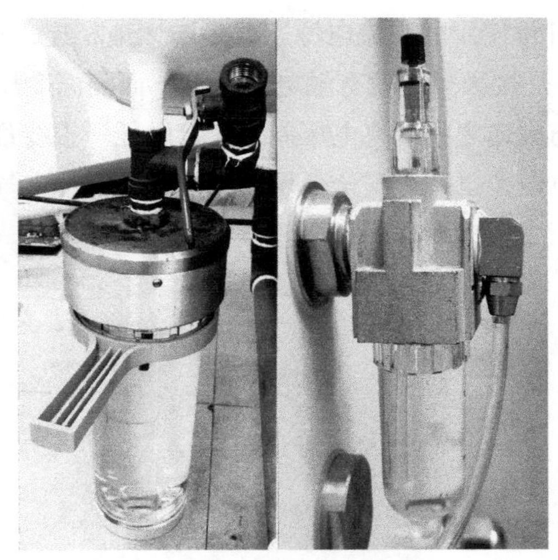

图 2-1-2-23　加湿装置

四、电气系统

电气系统包括电源开关、电流过载保护装置、隔离变压器、供电电缆（线）、应急电源装置、继电器、接触器、配电柜（板）、通讯对讲装置、应急呼叫装置、视频监控装置、照明装置（含应急照明装置，下同）、电连接器（含生物电装置，下同）等。

（一）电流过载保护装置

电气系统设计有额定电流，当系统处于超额定电流状态运行时，会因过载导致线路发热、起火等，轻则造成设备损害，重则威胁人员安全。电流过载保护装置包括检测机构、动作机构、复位机构等部件，当检测机构检测到系统电流超过安全电流时，动作机构断开电路，保护系统免受损坏，待工作人员找出电流过载原因并排除故障后，可通过复位机构恢复系统电路运行。电流过载保护装置见图 2-1-2-24。

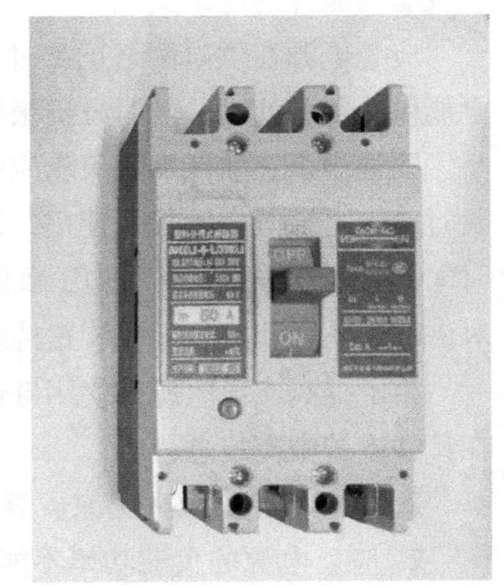

图 2-1-2-24　电流过载保护装置

（二）隔离变压器

变压器是利用电磁感应原理来改变交流电压的装置，主要部件包括初级线圈、次级线圈和铁芯，通过初级线圈和次级线圈匝数比的不同来调整次级线圈的电压，以实现变压的目的，同时由于初级回路与次级回路的隔离，变压器能过滤高频杂波，减少电路干扰。隔离变压器是变压器的一种，相对于其他变压器，隔离变压器的变比通常是 1 ：1，但也有的隔离变压器能实现变压。我们日常使用的交流电源零线是与大地相连，火线相对于零线（大地）有 220V 的电压差，人若是接触火线就有触电的危险，而隔离变压器次级回路任一根线均不与大地相连，也就是与大地之间没有电压差，人接触任一根线都不会有触电的危险。因此，隔离变压器是安全电源，也称为安全变压器，是保证氧舱电气安全的重要部件。隔离变压器见图 2-1-2-25。

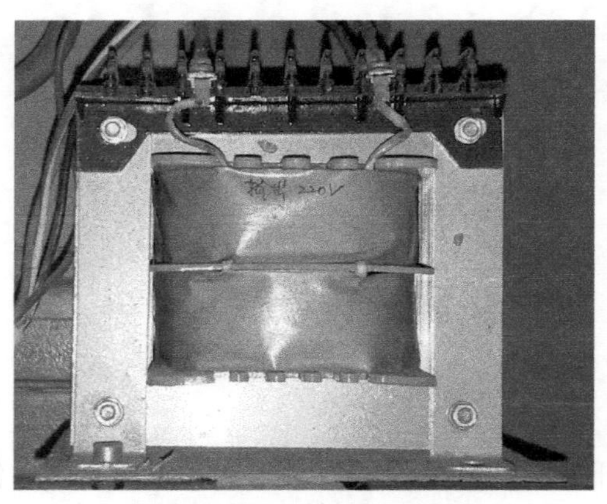

图 2-1-2-25　隔离变压器

（三）应急电源装置

医院作为一级重要供电负荷，供电网络应采用双电源结构，当一个电源发生故障中断供电时，另一路电源能立即正常切换供电，因此，氧舱一般不存在停电风险。但在特殊情况下，如地震、海啸等自然灾害，医院建筑发生重大安全事故供电网络被切断，以及氧舱供电设备发生故障的情况下，氧舱需要应急电源装置为核心装置继续供电以确保治疗安全以及舱内舱外的通讯交流。

应急电源在供电网络正常时，将电能储存在电池中，在供电网络中断时，将电池中的电能供给负载使用，同时发出报警信号。应急电源应根据负载情况和供电时间选择容量大小。国标规定：空气加压氧舱应配置带有过放电保护的应急电源装置，在正常供电网络中断时，该电源能自动投入使用，保持应急呼叫、应急照明、对讲通讯和测氧仪的正常工作时间不少于 30min；氧气加压氧舱供电中断时，应急电源应能自动投入使用，并保持双工对讲通讯系统和应急呼叫装置持续工作时间不少于 20min。

为了提高应急电源的使用寿命和工作稳定性，在关键时刻能可靠投入使用，应急电源在日常维护中应注意：

1. 应急电源安装在阴凉、避光、防尘的地方，周围留有足够的空间保证其通风散热。

2. 应急电源的负载功率不能超过其额定负载，负载一般控制在额定负载的 80% 以内为最佳，不能接应急电源说明书所明确禁止的负载。

3. 第一次使用前应进行充分充电，在日常使用时，应按说明书定期进行放电，以使电池处于最佳状态。

4. 应急电源的电池为损耗品，经过一定期限的使用后，电池蓄电能力下降，此时应及时更换电池，以确保应急电源有充足的负载能力。

应急电源装置见图 2-1-2-26。

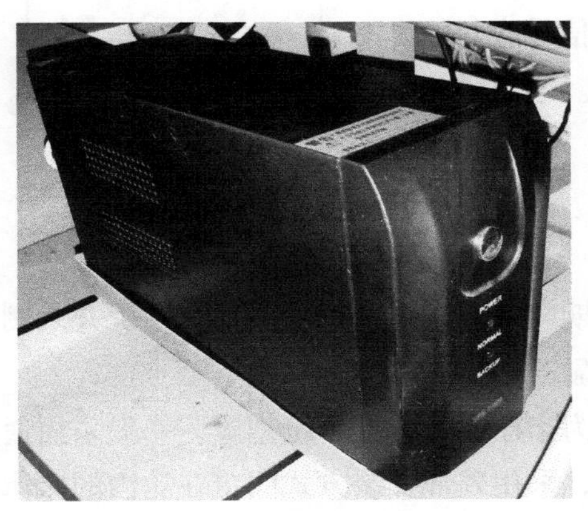

图 2-1-2-26　应急电源装置

（四）通讯对讲装置

高压氧舱在治疗期间处于密闭状态，舱内外的交流需要通过通讯对讲装置。对讲系统分为单工方式和双工方式。单工方式指在同一时间内，舱内和舱外一方在传话时，另一方只能收听，而不能同时回话；若要回话，则需按动转换开关使传话方和收听方角色互换来实现。双工方式则不需要转换开关，舱内和舱外能同时进行传话和收听。按照国标要求，氧舱应配备双工通话系统，并且控制台能和每一个舱室进行独立通话，也能和所有舱室进行多路通话。通讯对讲装置还能兼做多媒体影音系统的音响设备以及监控系统的收音设备。氧舱不允许使用无线通讯对讲装置。通讯对讲装置见图 2-1-2-27。

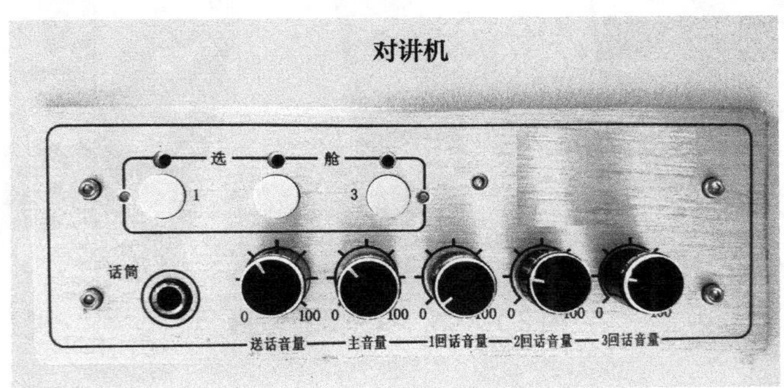

图 2-1-2-27　通讯对讲装置

（五）应急呼叫装置

应急呼叫装置是舱内人员在不使用通讯对讲装置的情况下呼叫舱外人员的系统。舱内采用无电气触点式按钮，在控制台上应设置声光信号发生装置，在按动舱内按钮时应持续发出声光报警信号，声光报警信号应只能由操作人员在控制台切断。应急呼叫装置见图 2-1-2-28。

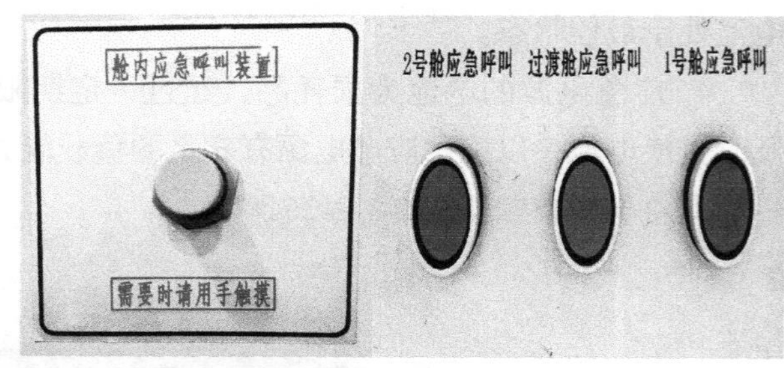

图 2-1-2-28　应急呼叫装置

（六）视频监控装置

视频监控装置是治疗期间用于实时观察舱内治疗情况并录制的系统。监控系统由摄像头、传输线路、控制器、显示器和存储器等组成。

摄像头按照形状可分为半球型、球型、枪型等，一般采用通过观察窗进行外视频监控的氧舱多使用枪型摄像头，采用外部安装方式固定在舱内的摄像头多使用半球型或者球型摄像头。应有足够多的摄像头以清楚地观察到舱内每一位吸氧人员的治疗情况。摄像头还可按光圈调整方式分为手动光圈镜头和自动光圈镜头，按焦距是否可调分为定焦镜头和变焦镜头等，不同类型的摄像头价格成本不同，氧舱应根据实际情况选择最合适的摄像头。

摄像头采集的视频信号通过传输线路送到控制器进行处理，并最终显示在显示器上。目前的视频控制器已经能集视频放大器、画面分割器、视频切换器、视频录制器和播放器等多功能于一体，还能通过互联网络实现远程监控与控制。视频监控装置见图 2-1-2-29。

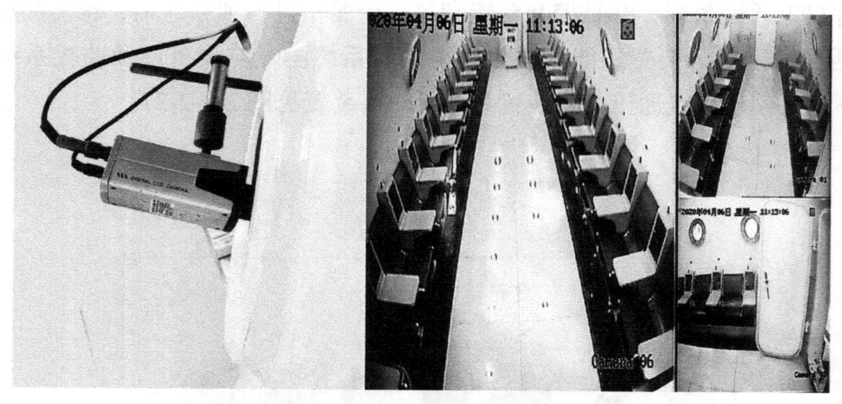

图 2-1-2-29　视频监控装置

五、舱内环境调节系统

氧舱在治疗期间是高度密闭的环境，加压时，由于舱内气体压力升高，压缩气体对舱内做功放热，造成舱内温度升高；减压时舱内气体对外界膨胀做功放热，造成舱内温度降低。据测，在没有舱内环境调节系统的干预时，加压时，舱内温度可上升 6 ~ 10℃；减压时，舱内温度可降低 6 ~ 10℃。因此，舱内温度在治疗期间将经历较大变化，加之舱内人员的活动以及外界环境对舱内的影响，舱内环境始终处于不稳定状态，影响了吸氧人员的治疗舒适感。舱内环境调节系统的作用就是维持舱内治疗环境舒适。国标规定：氧舱治疗舱应设置空调系统，舱内温度值应控制在 18 ~ 26℃范围内，温度变化率应不大于 3℃/min。氧舱每个舱室应在控制台上配置舱内温度监视仪表，温度仪表示值误差不大于 ±2℃。温度传感器应置于舱室两侧的中部装饰板外，并设置防护罩。

氧舱调节舱内环境均采用空气调节器，简称空调。目前使用的空调中，大部分为分体式空调，由压缩机、冷凝器、蒸发器、四通阀等部件构成。空调制冷过程是由压缩机将低温低压的气态冷媒压缩成高温高压的气态冷媒，随后排至冷凝器（室外机），室外机利用风扇使外部空气吹过冷凝器散热片带走冷媒热量，所以室外机吹出来的是热风，而冷媒则成为高温高压液体。液态冷媒经过节流阀毛细管膨胀后成为低温低压液体，最后进入蒸发器（室内机），室内机利用鼓风机促使舱内空气与蒸发器进行热交换，所以室内机吹出来的是冷风，而冷媒则因为吸收舱内热量成为低温低压气体被压缩机吸入进入下一制冷循环。

空调制热过程是利用四通阀的切换，空调冷媒经历与制冷过程相反的运行方向，即压缩机排出的高温高压冷媒气体，先经蒸发器（室内机）进行散热，再经冷凝器（室外机）热交换，因此室内机吹出的是热风，室外机吹出的是冷风。可见，空调的制热效果受外界环境温度影响较大，大部分空调都在室内机内安装了电辅热装置以提高制热效果，但电辅热装置在氧舱内存在安全隐患，因此氧舱室内机在安装时应提前拆除掉电辅热装置。

由于氧舱对电气系统的特殊规定，通常安装在室内机内的空调系统控制电路板和鼓风电机不能随室内机进舱，控制电路板应安装在控制台上，不得使用无线遥控装置。鼓风电机移至舱外后，与舱内风扇由磁耦合器进行连接，或直接将鼓风电机用磁耦合电机替换。磁耦合电机原理见图 2-1-2-30。

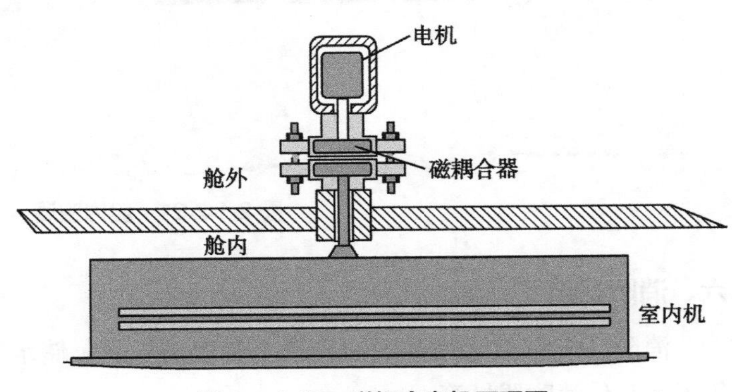

图 2-1-2-30　磁耦合电机原理图

室内机常见的安装形式有壁挂式、吸顶式等。室外机应安装于氧舱大厅外并注意避光、通风，有足够空间与外界环境进行热交换。

氧舱在最高工作压力下，空调系统的电机应满足：在额定电压的 90% 时能启动；在额定电压的 110% 时不过载。空调系统应配置短路和电流过载保护装置，并应独立供电，不得与控制台合用一个电源。

空调是维持舱内舒适环境的重要设备，为了保证空调的正常运行，操作人员应注意：

1. 氧舱内加压造成升温，减压造成降温，时间短，温度范围变化大，空调负荷大。特别是在炎热的夏天和寒冷的冬季，外界环境温度的恶劣，进一步加大了空调的热负荷，在极端情况下甚至导致空调因过载而停机、跳闸等。因此在遇到极寒或极热气候时，可采取调整好氧舱大厅环境温度，提前开启舱内空调等措施，减轻空调运行特别是加减压阶段运行的压力。

2. 根据前述空调制热、制冷循环原理，可知空调制热、制冷过程运行方向相反，高低压管道互换，因此，空调的制热、制冷模式的切换应至少间隔 2 ~ 3min，以保护压缩机。

3. 空调停机后，也应间隔 2 ~ 3min 再开机。

4. 室内机防尘网和蒸发器应定期清洗、消毒。室外机冷凝器散热片一般为免维护、自清洁型，但也应定期检查，以防污物堵塞。

5. 由于氧舱的密闭性以及高压力的特点，氧舱空调的冷凝水排水管不能直通舱外，以保证氧舱的气密性。舱内空调的冷凝水一般先收集至舱内某一容器内，到一定容量后，经相关装置手动或者自动排出舱外。手动排水应在每一舱治疗结束前，在舱内还有一定低压力的情况下，由操作人员按动排水开关排水；自动排水应定期检查排水装置是否运行正常以及堵塞。在配有舱外集水井和排水泵的单位还应定期检查水泵的运行状况并定期排水。

常见舱内空调见图 2-1-2-31。

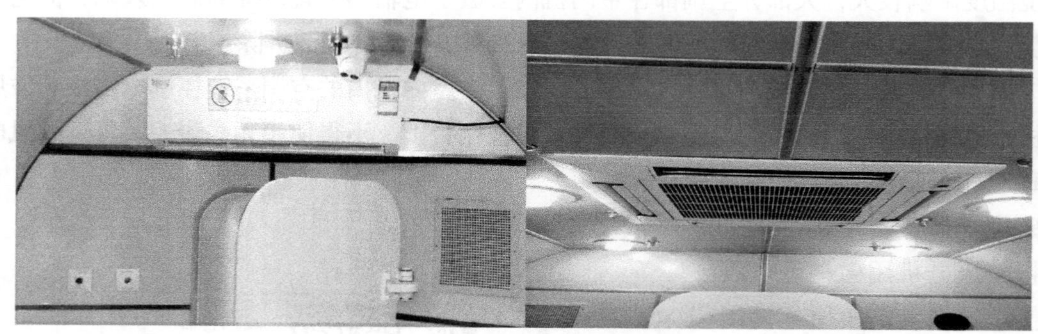

图 2-1-2-31　舱内空调

六、消防系统

消防系统包括水喷淋消防系统（含启动气源、储水罐、配套管道、控制阀门、喷头等）和其他消防器材等。

氧气加压氧舱因氧气浓度高，燃烧时间短且剧烈，目前仍没有有效的灭火办法，因此，氧气加压氧舱的防火重在预防，要求操作人员严格按要求检查吸氧人员和设备，做到安全操作。空气加压氧舱按照国标要求必须设有独立的水喷淋消防系统。

启动气源是在发生火灾时，利用自身压力将储水罐里的水以不小于 50L/（m^2·min）的强度同时向各舱室供水至少 1min，喷水动作的响应时间不大于 3s。启动气源应有独立的来源，最好使用氮气瓶组，且在储水罐内水位较低时及时关闭启动气源供气，防止启动气源内气体进入氧舱。

储水罐容量应满足前述喷水强度和喷水时间的储水量。储水罐应采用不锈钢材料并配置液位指示器，内部应做防锈涂层处理。氮气瓶组及储水罐见图 2-1-2-32。

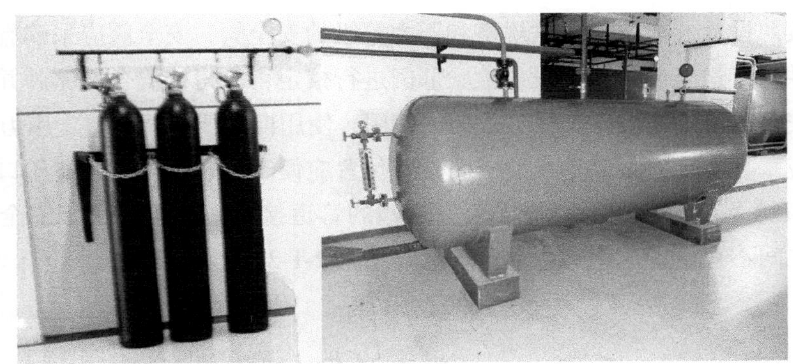

图 2-1-2-32　氮气瓶组及储水罐

消防系统的配套管道和控制阀门应选用耐腐蚀的铜或不锈钢材料。每个舱室应设置独立的水喷淋控制装置，在舱内、外部均设置独立的控制阀门，并且能够同时正常工作。

喷头的数量和位置应保证能向舱内地板均匀喷水。

其他灭火器材主要指舱内外灭火器。由于舱内灭火器的使用环境为载人的密闭容器，故应选用高效低毒的水基灭火器，或物理灭火器材如黄沙等，而禁止使用干粉、二氧化碳灭火器。

七、安全附件与安全保护装置及仪表

安全附件与安全保护装置及仪表包括安全阀、应急排放装置、安全保护联锁装置、接地装置，以及呼吸气体浓度、压力和氧舱工作压力、湿度、温度等运行参数可自动测定、显示、记录、报警的装置及仪表。

（一）安全阀

安全阀属于自动阀类，正常情况下为常闭状态，在压力容器内部压力超过安全阀设定起跳值时，阀门自动开启泄压，以保护人员和设备的安全；当压力容器内部压力下降到安全阀的回座压力时，阀门自动关闭，停止泄压。安全阀按照结构可分为重锤杠杆式安全阀、弹簧式安全阀、脉冲式安全阀等。按照国标要求，氧舱使用的是弹簧式安全阀，弹簧微启式安全阀是利用压缩弹簧的力来平衡作用在阀瓣上的力。当压力介质作用在阀瓣上的力超过弹簧力时，阀门自动开启泄压；当压力介质作用在阀瓣上的力小于弹簧力时，阀门自动关闭，停止泄压。螺旋圈形弹簧可以通过调节上面的调整螺母来改变弹簧的压缩量，以此来校正安全阀的整定（起跳）压力。

氧舱可用于治疗的每一舱室应设置不少于 2 只弹簧式安全阀；不作治疗用的过渡舱至少应设置 1 只弹簧式安全阀。安全阀的整定压力一般为不大于其所在氧舱舱室最高工作压力的 1.1 倍。

氧舱应按照设计要求选择合适规格和压力等级的安全阀，安全阀应采购有生产资质的单位产品，并每年送至国家特种设备检验部门进行校定，取得校验合格铭牌并对调整螺母进行铅封。安全阀必须在校验合格有效期内使用，使用期间严禁调整整定压力。

安全阀应垂直于地面安装于氧舱最高处，位置应便于安装和维护，泄压口周围不应有物品遮挡。氧舱及其配套压力容器安装安全阀的管道接口直径不应小于安全阀的公称直径，且在其之间不宜设置截止阀。常见安全阀见图 2-1-2-33。

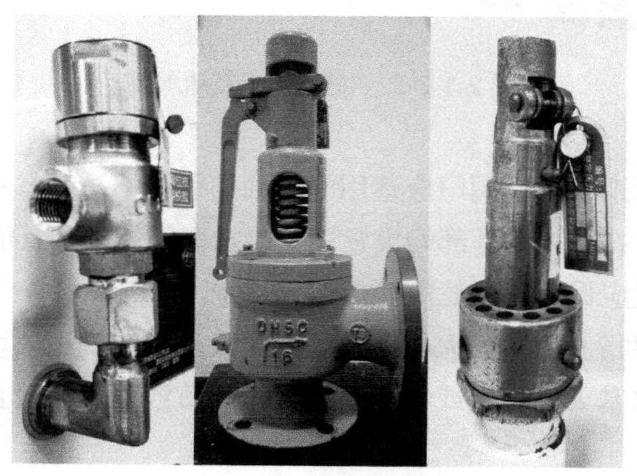

图 2-1-2-33　安全阀

（二）应急排放装置

应急排放装置是在氧舱内出现紧急情况时，通过此装置可迅速排放压力介质，以达到尽快打开舱门、为抢救生命争取时间的目的。氧舱内外均应设置机械式快速开启的应急排放装置，并配以红色警示标记和标示应急排放装置开、关方向的标记。单人氧舱可以只在舱外设置应急排放装置。应急排放装置应设置在方便操作的地方，舱外应急排放装置应设置在控制台附近，排气口应当设置在室外。应急排放装置能使氧舱各舱室从最高工作压力降至 0.01MPa 的时间为单人氧舱不大于 1min，多人氧舱不大于 2.5min。应急排放装置见图 2-1-2-34。

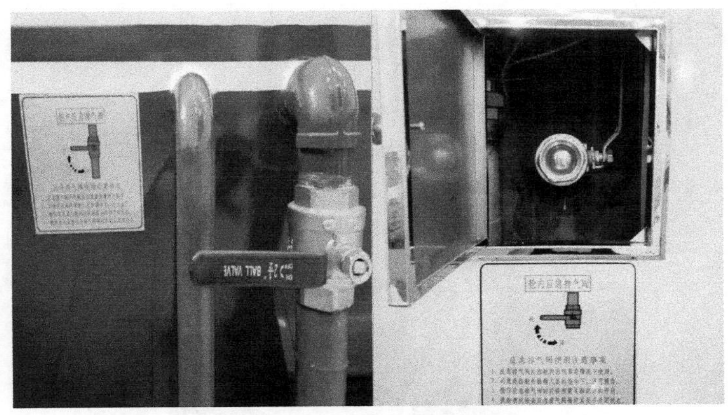

图 2-1-2-34 应急排放装置

（三）测氧仪

按国标规定，空气加压氧舱和氧气加压氧舱均应配置测氧仪，但是其目的并不一样。空气加压氧舱吸氧人员使用吸氧装具吸氧治疗，测氧仪用于监测吸氧人员周围环境中的氧浓度不超过 23%（国标规定），以保证治疗安全；而氧气加压氧舱为了获得更高的氧分压，测氧仪用于监测舱内环境中的氧气含量保持高浓度以保证吸氧人员的治疗效果，而安全问题主要通过设备和进舱人员的安全处理措施来解决。

空气加压氧舱每一个舱室至少配置一台测氧仪，满量程一般为 30%，其示值误差不大于 ±3%，当舱内氧浓度超过设定值（不高于 23%）时，测氧仪能发出声光报警信号，其报警误差不超过 ±1%，测氧仪应能自动全程记录氧浓度值并能提供打印方式。氧气加压氧舱至少配置一台测氧仪用于指示舱内氧浓度，满量程为 100%，基本误差应不大于 3%。目前氧舱使用的测氧仪多为电化学式测氧仪，其氧传感器的寿命应不低于 1 年。测氧仪采样口应分别与舱室和定标气体（或大气）连通。舱内取样口应设在舱室任一侧的中下部，并伸出装饰板外，采样口应采取有效保护措施，防止污物堵塞。采样流量计的量程应符合测氧仪对采样流量的要求。

测氧仪是保证氧舱特别是空气加压氧舱治疗安全的重要部件。因此，操作人员应注意：

1. 每舱治疗前，可通过打开定标阀门，通入定标气体（或大气），检查测氧仪的工作是否正常以及示值误差是否在规定范围内。

2. 氧传感器应根据实际情况定期更换，以免因测氧仪无法工作造成氧舱中断治疗，影响医疗工作的开展以及造成经济损失。测氧仪不能正常使用时，严禁开舱治疗。

3. 新传感器在使用前应定标，定标前需先热机数十分钟，待示值稳定后再按照说明书进行定标。定标前要先排尽采样管道中残存的舱内气体，确保定标使用的是定标气体（或大气）。

测氧仪见图 2-1-2-35。

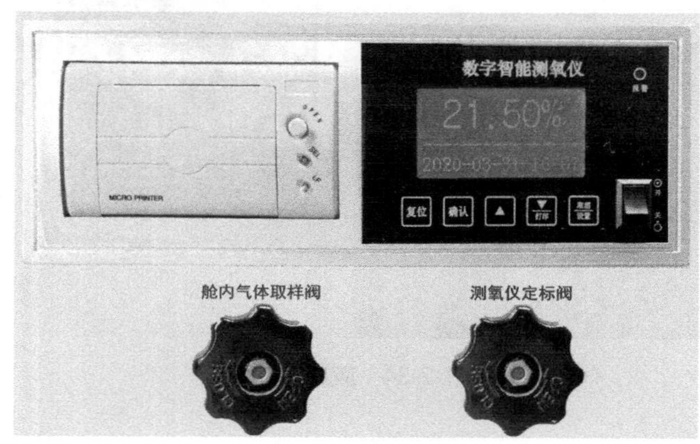

图 2-1-2-35　测氧仪

（四）压力表

压力表通过表内敏感元件对压力产生的弹性形变，再由转换机构将形变转换成表盘指针的示值来显示压力大小。氧舱多使用弹簧管压力表，按照测量准确度可分类为普通压力表和精密压力表等；按照测量对象可分类为普通压力表、氧气压力表和真空表等，应根据压力介质的不同选择对应的压力表，氧气压力表表盘应有明显的“禁油”字样，使用前应当进行脱脂、清洗处理；按照显示方式可分类为机械指针式压力表和数字压力表等，同时配有 2 只压力表的，其中一只应为机械指针式压力表。

国标 12130 规定：空气加压氧舱应设置供气系统压力表、氧源压力表和供氧压力表，这些表最大量程应为最高工作压力的 1.5 ~ 2.0 倍，精度不低于 1.6 级。控制台上对应于每一个舱室应配置 2 只指示舱内压力的压力表，2 只压力表最大量程为最高工作压力的 1.5 ~ 2.0 倍，并在最高工作压力处标有红线，精度分别为 0.4 级和不低于 1.6 级。递物筒上应配置压力表，压力表的量程应与控制台上的舱室压力表一致，且精度不低于 1.6 级。其他配套压力容器应根据相关规定要求配置压力表。

国标 19284 规定：氧气加压氧舱控制板上应设置两只指示氧舱内压力的氧气压力表。压力表的量程应相同，最大量程应在最高工作压力的 1.5 ~ 2.0 倍的范围内，表径应不小于 100mm，精度应不低于 1.5 级。在压力表刻度盘上应划出指示最高工作压力的红线。

压力表应稳固地安装在便于观察、清洁和拆卸维护的位置，周围环境应避免有影响压力表测量精度和稳定性的不利因素存在。压力表和压力容器之间不应存在其他部件和通道，可按相关规定要求安装针型阀。

压力表应按照普通压力表半年校验一次、精密压力表一年校验一次的规则按时送至国家计量检测部门进行校验，凡是发现校验不合格、超过合格有效期以及指针不归零、表盘破裂等影响压力表准确测量的现象的压力表，应立即停止使用并更换。常见压力表见图2-1-2-36。

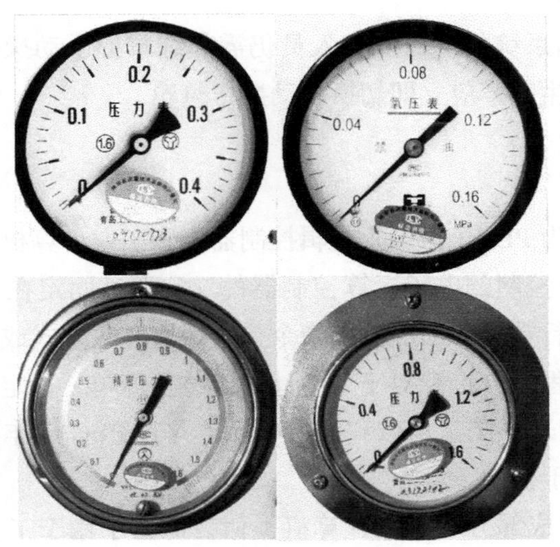

图 2-1-2-36　压力表

八、微机控制系统

微机是微型计算机的简称，是由微处理器、存储器、外设等构成的能处理大规模运算，体积小巧的电子设备。氧舱微机控制系统是以微机为基础，配合采样测量单元、执行单元、记录打印单元等组成的氧舱智能控制系统。

（一）优势

1. **舱压控制精准**　人工操作舱压波动较大，而微机控制系统能实现舱压平滑变化，实际舱压与理想舱压曲线误差能控制在1kPa以内，吸氧人员几乎感觉不到舱压的波动，舒适感大大增强。

2. **空气加压氧舱舱内氧浓度控制**　微机控制系统能根据舱内氧浓度的变化和吸氧人数实时计算自动调节控制排氧阀门的开度以及通风换气的流量，以用最小的耗气量维持氧浓度不超标。

3. 实时监测并记录压力、氧浓度、温度、湿度以及治疗人数等各项参数，并可以随时调阅，为掌握氧舱的运行情况提供依据。

4. 提高工作效率，保证操舱的质量。

（二）注意事项

1. 配备了微机控制系统和电动阀门系统的氧舱，还应在控制台上配置手动操作机械阀门。

2. 微机控制系统虽然极大地减少了操作人员的工作量，但是操作人员人数仍然需要按照国家相关规定配置，操作人员在工作期间必须密切关注氧舱系统运行情况，严禁脱岗而任由微机控制氧舱运行。

3. 配备了微机控制系统的氧舱操作人员仍需熟练掌握手动操作氧舱程序，在停电、微机故障等意外情况发生时，应立即切换手动操作氧舱。

（三）微机

氧舱控制微机一般为PLC（可编程逻辑控制器）和工业计算机。

1. PLC是用于工业控制的电子运算控制器件。它通过固定在其内部可编程存储器的各项程序，采集各项运行数据，形成控制指令，最后通过数字式或模拟式的输出来控制各类设备或自动化生产过程。PLC相对于工业计算机结构简单，稳定性强，可靠性高，价格低廉，但是PLC需外接采样测量单位和执行单元，并且PLC操作界面也需要额外配置一台计算机作为上位机用于显示。

2. 工业计算机其组成部分与家用计算机类似，但为了用于工业环境，其抗摔、抗震性，防尘、散热性以及抗电磁干扰和运行稳定性等均优于家用计算机。工业计算机相比于PLC结构复杂，价格较高，稳定性和可靠性也没有PLC强。工业计算机可根据使用要求，在内部安装或者外接采样测量单元和执行单元，可直接在计算机上进行程序编辑和运行，集成化程度高，使用方便。工业计算机及其运行界面见图2-1-2-37。

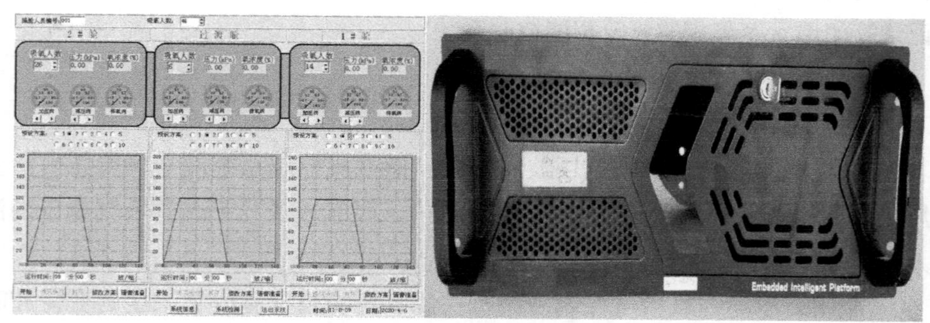

图2-1-2-37　工业计算机及其运行界面

（四）采样测量单元

采样测量单元是利用传感器实时测量相关参数（温度、湿度、压力、氧浓度等），并按照微机运行参数的要求转换成相应的模拟信号或者数字信号送入微机，微机按照一定的时间间隔读取这些信号以获得测量参数的实时数值。传感器的选择应注意测量范围、测量精度、输出电压范围、供电电压等参数与氧舱和微机匹配。常见传感器见图 2-1-2-38。

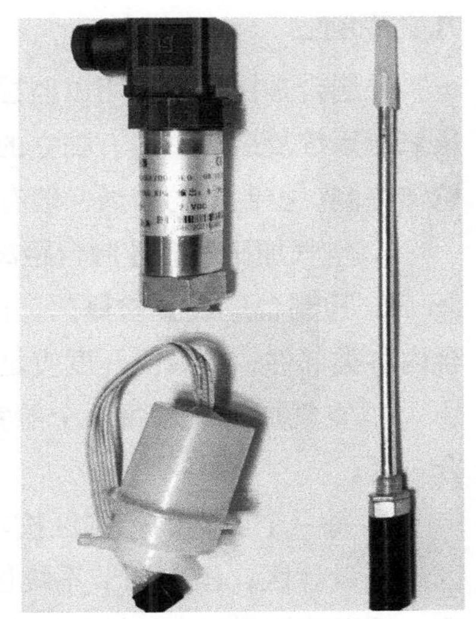

图 2-1-2-38　传感器

（五）执行单元

执行单元是将微机运算出的执行信号（氧舱一般指相应的阀门开度数值）转换成电信号控制执行机构完成指定动作。空气加压氧舱微机控制系统一般控制的是氧舱的舱压和排氧，执行单元对应的也就是每个舱室的电控加压阀、电控减压阀和电控排氧阀。电控阀门一般由电动手操器、电气阀门定位器和气动薄膜调节阀组成。

电动手操器是用于人工操作电控阀门的装置，位于微机输出单元与电气阀门定位器之间，装置上带有切换微机和人工控制的开关以及调整阀门开度的旋钮，并显示电控阀门的实时开度。

电气阀门定位器是将电动手操器传来的电信号转换为驱动气动薄膜调节阀的气信号，通过气信号的大小，来控制气动薄膜调节阀的开度。电气阀门定位器应根据其技术参数设定好气源压力和输入信号电压范围，初次使用前应进行调校。气源应干燥、无油、无杂质，由电磁阀控制启闭。

气动薄膜调节阀是以来自电气阀门定位器的气压信号为动力推动薄膜带动阀门启闭的装置。阀门开度的大小与气压信号大小成正比，在没有气压信号时，依靠内部的弹簧压力闭紧阀门。气动薄膜调节阀安装前应对管道进行吹扫，阀门应垂直安装于水平管道上，前后宜安装截止阀和过滤器，阀门周围空间应方便拆装维护和清扫。电动手操器及其阀门见图 2-1-2-39。

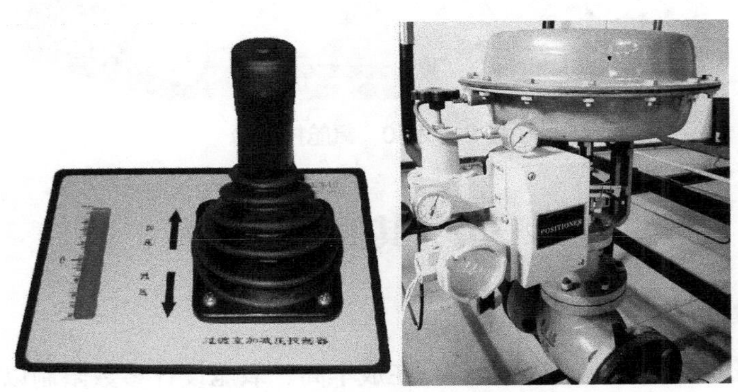

图 2-1-2-39　电动手操器及其阀门

九、控制台

控制台是操作人员用以监控设备和舱内人员情况及操作运行氧舱的核心平台。空气加压氧舱系统复杂，一般有独立的控制台，而氧气加压氧舱系统简单，一般将控制台固定在舱体一侧。控制台的布局一般有以下特点和要求：

1. 空气加压氧舱控制台距离氧舱体应保持合适的距离，便于巡视检查及维修保养。

2. 控制台应设置检修门，门平时应能锁闭，防止尘埃进入以及其他人员接触到控制台内各类部件；检修门开度应足够大以方便维护人员进行检查和维修。

3. 空气加压氧舱每一个舱室均需在控制台上配有独立的控制区，分区明确，严禁混合一区。

4. 每一个舱室的控制区按功能分布，如手动控制区与电动控制区；压力表区、阀门区与流量计区；压力调节系统区、呼吸气系统区与电气系统区等。每一个区域颜色应一致，重要部件可用醒目颜色标出。

5. 控制台内部件仅能供氧舱使用，严禁做其他用途，如严禁引出氧气和压缩空气用于其他治疗和吹扫工作、严禁从控制台内引出电源接其他非氧舱用电设备等。

6. 控制台部件的安装位置应方便操作人员观察与操作，所有仪表、控制阀件均应排列整齐，做到布局新颖规范，安装平整，显示醒目，操作起来灵活方便、稳妥，视觉上清雅、精致而美观。

各类空气加压氧舱、氧气加压氧舱控制台见图 2-1-2-40。

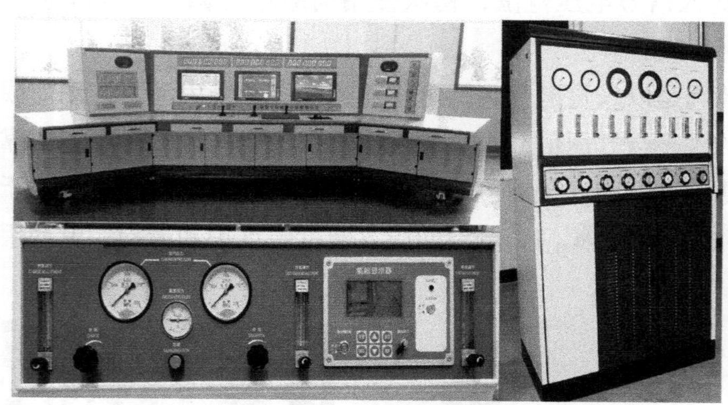

图 2-1-2-40　氧舱控制台

第三节　其他类型氧舱

（一）动物实验舱

考虑到利用医用氧舱进行动物实验存在成本高、氧舱设计参数限制以及影响医疗工作开展等不利因素，并且实验动物和患者使用同一氧舱存在污染舱内环境和影响实验数据准确性等风险，动物实验舱是为了满足动物实验需要而专门设计制造的特殊氧舱。按照筒体材质可分为金属体动物实验舱和有机玻璃体动物实验舱，按照工作压力可分为常规舱（模拟常规高压氧舱）、高压舱（模拟潜水减压舱）、低压舱和多用途舱（高低压）等，压力介质采用空气、氧气、一氧化碳或者混合气体等。实验舱内一般配备鼠笼和狗栓以及消毒杀菌实验装置等，方便实验的开展。

（二）潜水减压舱

常规医用氧舱的最高工作压力为 0.3MPa，且其升降压速率较平缓，不适用于潜水减压训练与治疗时的数十米甚至更深的压力以及较快的升降压速度。潜水减压舱分为固定式安装和移动式安装。固定式安装的潜水减压舱多用在医院和科研机构，部分医院将过渡舱设计成能进行潜水减压操作的多功能舱，其最高工作压力一般在 1.0MPa 以下，更深的潜水减压训练与治疗在专业潜水机构进行。移动式安装的潜水减压舱多用于国防和深海作业中。

（三）低压舱

低压舱是通过模拟高原、高空等低压环境来进行实验、适应性训练和治疗特定疾病的装置。与医用空气加压氧舱利用供气系统提供高压环境、利用舱内外压差排气的结构相对应，低压舱通过抽气系统建立低压环境，利用舱外内的压差吸入外界空气以进行通风换气。抽气系统的主要部件是真空泵组，通过真空泵组的启停维持舱内压力，有的抽气系统还配备了真空罐，以获得更好的参数和性能。

（四）氧吧（常压饱和吸氧）

氧吧有着与采用按需供氧方式的医用空气加压氧舱类似的呼吸气系统，能使人在常压状态下经呼吸器和呼吸面罩或管道吸入高流量纯氧，提供高于呼吸空气时数倍的氧分压，以达到一定的医疗保健效果，也是不适用高压氧治疗的患者提高氧分压的有效手段。常压下呼出废氧的排除需要借助负压排氧系统。氧吧空间要求通风良好、整洁干净、宽敞明亮，给人吸氧时提供舒适的环境，氧吧室内氧浓度不能超过 23%，氧吧人员的安全管理可参照高压氧治疗的要求。

（五）便携式软体氧舱

便携式软体氧舱借鉴高压氧舱的治疗原理，采用特殊软性材料制成类似筒体状的舱体，在不使用时方便折叠携带。便携式软体氧舱可分为家用软体舱、便携式医用软体氧舱和便携式潜水减压软体氧舱。家用软体舱的主机设计成移动式的空气压缩机和制氧机，空气压缩机采用无油式压缩机，集压缩空气冷却、净化等于一体，一般不再配备储气容器，而是直接利用空气压缩机对舱体进行加压，舱压通过安全阀的排放或空气压缩机的启停来控制。家用软体舱受设计与使用限制，压力不超过0.05MPa，呼吸氧浓度不超过50%，所以不属医用氧舱管理范畴。便携式医用软体氧舱和便携式潜水减压软体氧舱主要用于国防，高原、矿山和深海作业等特殊环境。

第四节　高压氧舱的其他设备与技术

随着医学科技日益发展，为提高高压氧治疗疗效，保证高压氧治疗安全的高科技医用产品不断涌入。现简单介绍高压氧医学相关仪器及设备。

（一）经皮氧分压检测仪

目前监测血氧分压的手段主要有血气分析、血氧饱和度、经皮氧分压检测仪（$TcPO_2$）等。血气分析精准可靠，受环境影响度小，但是采样过程属于有创操作，患者痛苦，不能监测局部组织的含氧情况，且不能连续测量，不适用于氧舱治疗。血氧饱和度目前常用指套式光电传感器测量，通过组织床的光传导强度来进行测算，为临床提供了一种连续无创的血氧测量手段。操作简单可靠，但是测量位置有限，使用具有一定的局限性，亦不适宜于高压氧舱内使用。经皮氧分压也属无创测量血氧分压，只需将传感器贴在患者皮肤表面，即可实时连续地测量出血氧分压数值和变化曲线，可对局部组织进行测量，适用于氧舱治疗。

经皮氧分压检测仪通过传感器测量从毛细血管透过表皮弥散出来的氧气含量，利用氧的电化学作用测得血氧分压数值。正常人从皮肤毛细血管弥散出的氧气含量极其微小，经皮氧分压检测仪通过局部皮肤加热充血（44～45℃），使毛细血管扩张并动脉化后，增加氧的逸出量来实时、持续地反映机体组织的血氧含量。经皮氧分压检测仪测得的数值取决于机体呼吸系统功能、血液循环系统功能和末梢循环系统功能，以上系统任何环节出现问题，都能从经皮氧分压数值变化中反映出来。

高压氧疗是一种让患者在氧舱内呼吸高浓度氧气的治疗方法，目的是增加组织内的氧含量和氧扩散距离以达到治疗目的。但是目前各种疾病的高压氧治疗疗程仅仅依靠临床工作经验及患者临床好转程度来判断，难以形成行业内统一的规范标准；同时对于新生儿患者高压氧治疗虽能极大地改善脑组织缺氧，但是过量的高压氧治疗可能对患儿视网膜造成不良影响，故而应科学合理制定高压氧治疗疗程。经皮氧测量可实现高压氧舱内同步监测组织氧分压，判断患者高压氧治疗效果，对于高压氧治疗效果欠佳的患者应尽早查明原因或终止治疗；对于高压氧治疗反应良好的患者，动态观察患者氧分压变化，制定科学合理的高压氧治疗周期，使患者受益最大化。

可预见的风险及处理预案：经皮氧分压监测过程中可能出现机器加热故障或由于婴幼

儿皮肤娇嫩所致的局部皮肤烧伤，但由于电极与身体接触面积有限、加热过程较缓慢，一般为小面积Ⅰ度～浅Ⅱ度烧伤。对此，在整个检测过程中应密切观察患者局部皮肤情况，一旦患者诉烧灼感或患儿突然哭闹不安，则暂停监测，观察皮肤变化，必要时大量冷水冲洗局部皮肤，并涂抹外用烧伤药剂。经皮氧分压检测仪需要定期进行检查及保养，专人负责，并记录每次的检查、保养详情。

（二）负压吸引器

氧舱经常要收治需要吸痰护理的患者，这些患者如不能及时吸出痰液，有可能危及生命安全。氧舱配有的负压吸引装置需要在舱压升至20kPa左右时才能形成足够的压差以提供给患者吸痰，因此，当需要吸痰的患者处在舱外等候以及舱压低于20kPa的这段时间，是一个十分危险的阶段。氧舱必须为这段危险时间提供额外的吸痰工具——负压吸引器。

氧舱常用的负压吸引器有脚踏式吸引器和电动式吸引器。

脚踏式吸引器的主要部件包括：机座、脚踏式真空泵、真空表、集液瓶、管路等，吸引器由操作人员持续踩踏真空泵踏板，抽出机器内部空气形成负压来进行吸痰护理。脚踏式吸引器在使用时，操作人员动作幅度大，损耗体力无法进行长时间作业，在某些情况下需要两位操作人员相互配合，一人吸痰，一人不断踩踏踏板，而且提供的负压压力不稳定。优点是成本低，对使用环境没什么要求，舱内舱外均可使用，便携。脚踏式吸引器见图2-1-4-1。

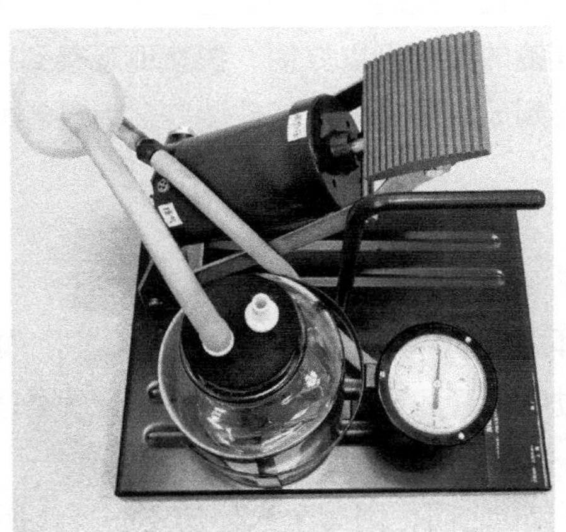

图2-1-4-1　脚踏式吸引器

电动式吸引器利用电动机作为动力源带动真空泵产生负压，主要部件包括：真空泵、电动机、机座、集液瓶、过滤器、真空表、脚踏开关、管路等。过滤器的用途是防止污物进入真空泵，安全阀能保证电动机按规定方向运转，防止反转对患者造成的伤害，脚踏开关方便操作人员在进行吸痰的同时操作吸引器电动机的启闭。电动式吸引器相比于脚踏式，可以提供不间断、稳定的负压引力，操作人员可专心在吸痰护理操作上，节省人力、体力。缺点是成本高于脚踏式吸引器，对使用环境有要求。电动式吸引器按电能来源可分为插电式和电池式。由于强电及电动机等设备不能进入氧舱，限制了电动式吸引器在治疗期间的舱内使用，电动式吸引器一般通过在舱外连接舱内负压吸引装置排气管，为舱内提供负压引力，在舱压升至 20kPa 以后再断开与舱内的连接。插电式与电池式吸引器的区别在于，插电式吸引器需要接通市电插座才能使用，限制了其使用位置，而电池式吸引器在充满电后可携带到任意需要使用的位置。

负压吸引器在日常使用中应注意：

1. 使用之前仔细检查设备运行情况，管路连接是否正确，瓶塞、管路接口处密封性是否良好、有无老化等。

2. 使用完后应及时处理集液瓶内污物，按相关流程清洁、消毒机器，晾干。

3. 严格按操作规程使用负压吸引器，集液瓶内容物不允许超过上位线。

（三）电子检耳镜

高压氧治疗中最常见的不良反应为中耳气压伤，因此，高压氧舱配备耳镜，在患者入舱前以及发生中耳不良反应后及时检查患者耳道的情况，对评估患者是否能持续进行高压氧治疗十分重要。耳镜有很多种，如窥耳器、鼓气耳镜和电子检耳镜等。其中电子检耳镜，因其结构小巧，方便携带，自带光源，不需要额镜和反光源等，尤其是对于卧床患者和婴幼儿十分方便；自带放大镜、焦距可在一定范围内调整，可以提供更大的视野，观察到更微小的病变。电子检耳镜的检查可以方便、快速地观察到耵聍阻塞、外耳道异物、外耳道炎等，还能清楚地观察到鼓膜是否充血、破裂等，为患者的治疗安全，降低不良反应提供科学依据。

（四）鼓室压力测量仪

鼓室是介于外耳和内耳之间的一个不规则的小气腔，其外侧壁就是鼓膜，内侧壁是内耳的外壁。正常人鼓室通过咽鼓管和鼻腔相通，传导声音就是通过鼓膜的震动来实现的，因此，鼓室压力随时会有一些细小的变化。

正常的鼓室压力在 1 到 50 之间，因为个人体质不一样，所以两边耳朵的鼓室压力可能稍有差别，但只要在正常范围内便可。高压氧治疗患者如有咽鼓管功能异常、鼓膜异常或者患有中耳炎、鼻炎等疾病时，则在治疗升压期间容易引发耳痛等不良反应，甚至导致鼓膜穿孔等不良事件。因为咽鼓管功能异常、鼓膜异常，或者患有中耳炎、鼻炎等疾病时，会造成鼓室内的压力变化，所以，通过测量鼓室压力，可以预判患者的耳部高压氧压力耐受度，为避免的治疗并发症提供依据。

鼓室压力测量，通过固定的频率在一定压力范围内测量鼓室压力以获得鼓膜和中耳的健康状况。测量鼓室压力的设备一般包括鼓室压力测量仪、中耳分析仪、声阻抗测量仪等，根据氧舱的工作特点，建议配备便携式鼓室压力测量仪，使用电池作为电源，能在数秒内完成测试，形成鼓室压力图，方便医护人员在查舱时对入舱人员进行测量。

鼓室压力测量仪在使用中应注意：

1. 定期清洁机体。耳塞为一次性使用，每次使用完应更换。

2. 使用时应注意不要让污物堵塞探头孔道。探头密封圈如有磨损应立即更换。使用完后放在专门保管装置内。

3. 每年对仪器进行校准。

（五）咽鼓管吹张器

在高压氧治疗加压过程中，由于咽鼓管不通畅、鼓膜功能异常等，导致鼓膜内外压力不平衡，会造成吸氧人员耳痛不适，甚至鼓膜破裂无法继续完成治疗等情况。一般状况下患者能通过捏鼻鼓气、做吞咽动作等完成中耳调压缓解症状，但如果调压动作失效，可借助咽鼓管吹张器，帮助恢复中耳内外压力平衡。

咽鼓管吹张器在使用时，先含一小口水，用手堵住一侧鼻孔，然后用吹张器硅胶头抵住另一侧鼻孔，打开机器开关，向鼻腔内输入一定流量的气压流约 5s 后做吞咽动作，如果感到咽鼓管打开或者压力平衡则关闭机器开关，停止操作，否则需要重复操作或换一个鼻孔重复操作。

咽鼓管吹张器在使用中应注意：

1. 应注意吹张器的使用压力、电池参数等在氧舱工作范围内。

2. 硅胶头应专人专用、一次性使用。

3. 每舱完毕应消毒，清除污物，防止堵塞。

4. 儿童咽鼓管发育不完全，应注意吹张器压力不能过高。

（六）肺功能检测仪

肺功能检查主要用于检测呼吸道的通畅程度、肺容量的大小等，对于早期检测肺和气道病变十分重要。在高压氧舱内治疗时，由于舱内压力高、舱内气体密度大、呼吸阻力增大，同时患者呼吸高浓度氧气，会对人体呼吸系统功能产生影响，造成吸氧人员呼吸频率减慢、肺活量增大、呼吸系统工作量增加。因此，高压氧治疗环境下的呼吸阻力增大与氧分压增高这两种相反作用使得肺功能欠佳的患者对高压氧耐受度降低，严重情况下甚至会造成呼吸骤停危及生命。

因此，对呼吸系统功能下降的人群以及超高压力高压氧治疗患者于治疗前进行肺功能测量，明确其呼吸功能是否减损，损伤类型与程度十分重要。肺功能可由肺功能检测仪检测。氧舱一般配备便携式肺功能检测仪，方便随时对入舱吸氧人员进行检测。肺功能检测仪在使用中应注意：

1. 使用前应根据使用说明书和相关国家标准进行校准和定标。
2. 尽量使用一次性耗材。
3. 使用完后注意检查是否有污物堵塞，并进行清洗、消毒、晾干水分后妥善保存。

（七）紫外线空气消毒机

高压氧舱每舱治疗完成后需要进行空气消毒。空气消毒主要采用紫外线消毒灯和紫外线空气消毒机。紫外线消毒灯能对空气和物体表面进行消毒、杀菌，而紫外线空气消毒机仅能对空气进行消毒，舱内物体表面需要工作人员进行人工消毒。但由于紫外线消毒灯在作业时，存在紫外线照射不到的地方无法消毒；人员必须离开消毒环境以免灼伤皮肤和眼睛、损害身体甚至引发癌变；氧舱有机玻璃等材料在紫外线照射下会加速老化，在使用紫外线灯消毒前，需要对相关设施进行遮盖处理，工作量较大等缺点，因此，紫外线消毒灯在氧舱消毒中的使用越来越少，取而代之的是紫外线空气消毒机。

紫外线空气消毒机是利用离心风机将环境中的空气吸入机器内部，并利用内部的大功率紫外线灯对流入的空气中的细菌进行杀灭，通过空气流通循环对消毒环境中的空气进行消毒。相比于紫外线消毒灯，紫外线空气消毒机具有以下优势。

1. 紫外线空气消毒机消毒过程中，辐照量大且没有紫外线外泄，在能更高效杀灭细菌的同时，不影响人员在消毒环境内的活动。
2. 使用紫外线空气消毒机时，不需要对氧舱有机玻璃等材料进行遮盖。
3. 紫外线空气消毒机采用程控设计，能够方便地读取到消毒时间，辐照功率，紫外线灯管寿命，通风量等数据，能设定开机、关机时间自动消毒。

紫外线消毒机在使用时应注意：

1. 根据舱容选择合适规格和数量的消毒机，消毒机工作期间应关闭舱门并尽量减少人员进出。
2. 定期检查紫外线辐照功率，发现功率下降一般为灯管损坏，应及时进行更换。
3. 定期检查消毒机通风量，发现风量减少时，应先检查并清洗进风口过滤网，如无改善，可能是离心风机故障，需要联系厂家维修。
4. 定期清洁消毒机体。

（八）脑电仿生电刺激仪

脑电仿生电刺激仪是一种采用数字频率合成仿生物电波，对机体进行电流刺激治疗设备，它能模拟产生 α、β、θ 波等脑电成分及神经递质超慢波和智能诱导波成分。通过经皮电刺激耳后乳突处，无创克服颅骨屏障，刺激脑部，明显增加大脑局部血流量，扩张脑血管，改善大脑微循环，减轻脑部炎症反应，降低神经细胞兴奋性毒性损害，降低神经元电兴奋性抑制去极化波，明显缩小脑梗死体积，减轻脑水肿及改善各种神经症状。

脑电仿生电刺激与高压氧治疗同时应用能产生叠加效应。在高压氧治疗时，由于受舱内高压的影响，患者机体内小动脉会引起一定的收缩，而小动脉收缩会减弱高压氧的治疗作用（减少供血），如果此时加用脑电仿生电电刺激治疗，就能增加局部血流量，从而能极大地提升高压氧治疗效果，并且提升患者在使用高压氧治疗时的体验感。

（吴致德　祖映翔）

第二章
高压氧舱站的建设

目前，我国高压氧医学学科分类仍不是很明确，全国各级医疗机构的建设也很不均衡，只有相当少的医疗机构单独设立了高压氧医学科，而大部分挂靠于别的科室，且挂靠科室各不相同，所以在本章仍称高压氧舱站的建设。高压氧舱站的建设主要是指医疗机构如何配置高压氧舱及其设施设备和功能用房等一些基本要求。高压氧舱是用于治疗的载人压力容器，因此，氧舱的用房既要满足治疗的需要，又要符合压力容器设备的特殊管理要求。

第一节　高压氧舱站的布局

氧舱的用房分为医疗用房和设备用房，本文以多人空气加压氧舱为例。

医疗用房包括：治疗用房（主要为治疗大厅）和治疗辅助用房（包括候诊厅、诊疗室、独立的医护办公室、独立的男女更衣室、卫生间和值班室、洗涤间、储物间、资料室、学习室及其他办公用房等）。

设备用房除氧舱体所在的治疗大厅外，还有氧气房、空气压缩机房、配套压力容器用房、维修间、库房、工程师办公室、资料室等。

高压氧舱站的用房可参考以下几点进行布局：

1. 用房按功能进行分区布置，可分为医疗区与设备区。医疗区包括办公区、诊疗区、洗消区。由医、护办公室，诊察室，候诊室，治疗大厅，医、患更衣室，医、护值班室，医、患卫生间，处置间等构成。设备区可分为机房与办公区，一般由压缩空气区、氧气（瓶装氧）区、技师办公室等。还可按设备是动态还是静态分为运转设备区和配套压力容器区等。功能区域内的房间布置应注重诊疗程序，不同的功能区域易独立设置且相互衔接流畅，尽量避免混用，减少相互影响和交叉感染。

2. 设备区与治疗区有效隔离，防止噪声及振动，如相隔较近，空气压缩机房等设备房间应有隔音措施。

3. 诊疗室处在候诊厅与治疗大厅之间，便于医生进入治疗大厅以及接诊患者，候诊厅注意光照和通风，并配有足够的休息设施。

4. 压力调节系统的设备不能和医用空气加压氧舱安装在同一房间内，氧气加压氧舱不能和氧气房使用同一房间。

5. 更衣室内有储物柜，方便进舱人员存放不能带入氧舱的衣服和物品。

第二节　高压氧舱站的选型

随着高压氧治疗越来越为临床所接受，人民群众对高压氧治疗的需求也越来越大，近年来，越来越多的医疗机构购置了或者更换了更大型的氧舱。高压氧舱的选型是一项系统性的工程，选多大的舱、怎样建好高压氧舱站、配备多少人等，直接关系到高压氧科的生存与发展。主要有以下几个因素：

1. 医疗机构应根据本单位的定位、病床数和门诊量等数据，甚至还要参考所在区域的经济和人口规模、地理位置、未来的发展趋势等，选择合适的氧舱类型和舱位数量，既不可盲目选择大舱，也不可为节省经费而只选择小舱，舱型的选择应既满足治疗的需要又不至于浪费医疗资源。

2. 目前高压氧舱已经普及到乡镇一级医疗机构。根据医院规模和特点，一级医院或者妇幼医院等专科医院可配备小型空气加压氧舱（8 个座位以下），或仅配备氧气加压氧舱；二级医院可选购中型空气加压氧舱（10 ~ 16 个座位）加氧气加压氧舱；三级医院应考虑选择大型空气加压氧舱（16 个座位以上）加氧气加压氧舱；对于定位为区域性医疗中心的大型医院，空气加压氧舱则要考虑选择 30 座以上的大型舱群。

3. 根据舱型大小、发展状况、学科定位等确定工作人员数量以及氧舱站用房的建筑结构和面积大小。

综上所述，只有合理投入、科学使用，才能使高压氧舱获得最大的经济效益和社会效益。

第三节　高压氧舱站的建设要求

高压氧舱是一种进行集体性治疗的载人压力容器，因此，高压氧舱站在建设时需要考虑以下因素：

1. 氧舱站应建在交通便利、环境安静的地方。周围不应有易构成空气污染的设施，不应有易燃、易爆设备和工厂等。

2. 治疗大厅要有足够的高度，以便进行舱顶的清洁工作和检修更换工作等；地下室要有足够的深度，方便工程人员检查和维修；舱门和建筑墙壁直线距离不少于 2.5 米，方便患者和担架的进出；舱体与建筑墙壁之间应留 2 米左右距离，方便操作人员巡视以及紧急情况下的疏散等工作。

3. 氧舱站应建在距离医院住院部门较近的位置，有条件的可以建设封闭式通道连接氧舱站，方便患者前来治疗。

4. 氧舱站的房屋应为一级防火建筑，即建筑本身是钢筋混凝土结构或砖墙与钢筋混凝土结构组成的混合结构，主要建筑构件（建筑物的墙体、基础、梁、柱、楼板、楼梯、吊顶等）全部使用不可燃烧性材料，耐火等级高，发生火灾时建筑不易坍塌。尽量减少氧舱站房间内不必要的装饰、装修，房间内应在醒目位置贴好防火、控烟标识。

5. 氧舱站用房必须配备完善的消防设施，治疗大厅和机房均需配置自动消防报警系统、自动灭火系统、应急照明系统、防火门、烟雾报警器、消防报警开关、消防水栓、灭火器、防烟面具等。

6. 治疗大厅宜设置在一楼，采用直通外开门，大门开口处应无遮挡，尽量减小入门坡度，门的大小应考虑患者进出舱时数十甚至上百人的通行量，方便患者进出以及紧急情况下人员的抢救与疏散。除直通大门外，治疗大厅还应有 1 ~ 2 处侧门。大厅应有良好的通风与采光，但应避免阳光直射氧舱体。同时，配备有多人空气舱、单人纯氧舱及婴儿舱者，在布置舱室与舱室的位置时，既要考虑便于各舱室的治疗与操作，同时也要做到尽量互不干扰。有条件者可将患者进舱通道与出舱通道分开设置，便于管理。

7. 房屋要做好防雷与接地保护，接地装置在进行土建时就要选择合适的地点同步埋设，并通过检测达到国家要求。

8. 氧舱体重达数十吨，要严格按照设计图纸的要求打好地基。

9. 机房要做好排污地沟，方便冷却器、油水分离器、储气罐、空气过滤器、储水罐、空调等的排污、排水，地沟上要做好保护措施。

10. 氧气房应使用独立的房间，远离热源和阳光直射，房间内能维持温度适宜，并远离有油脂污染的地方。房间使用外开门，照明使用防爆灯，开关使用防爆开关并安装在室外。氧气房位置应方便氧气瓶的运输和工作人员的操作。

11. 空气压缩机房应有良好的通风环境，远离污染源，并留有散热通道。

（吴致德　祖映翔）

第三章
高压氧舱的保养与大修改造

高压氧舱在使用过程中，随着时间的增长以及各项不利因素（如阳光、振动、空气污染、沾染油渍污渍等）的影响，零部件会发生磨损、疲劳、锈蚀老化等变化，这些变化积累到一定程度后，会使零部件失去原有功能，造成设备性能下降，更有甚者会损坏设备，造成人员伤害和经济损失。因此，依据设备的设计和使用说明，结合设备管理人员使用过程中积累的丰富经验，对氧舱安排合理的保养以及维修、改造计划，对于事故防患于未然，保持氧舱的安全稳定运行。

第一节　氧舱的保养

保养是一种保护性修理，区别于设备已发生故障的修理，是为了让设备能够保持正常运行，而根据使用说明书所采取的计划性作业，并不改变氧舱原有设计及参数。氧舱的保养可分为日常保养、年度保养。日常保养和年度保养可由使用单位组织并委托有专业资质的单位及人员进行。

（一）日常保养

日常保养在每班工作前后进行，主要内容包括如下：

1. 保证足够的压缩空气与氧气，并查看气源、氧源压力，查验其操作台控制阀门、氧气流量计、测氧仪的工作状况是否正常。

2. 检查舱内与操作台照明及通讯、监控显示、空调以及各控制部件是否正常。

3. 检查吸排氧装置盒是否正常。

4. 检查氧舱外部和内部装饰层、视镜玻璃等有无异常。

5. 查验操作台、空气压缩机电源电压及开关启闭是否正常。

6. 做好空气压缩机启动前的准备工作，包括主机外部清洁、内部连接状况及电源电压、油压、气压等的状况。

7. 做好油水分离器、空气过滤器和储气罐等的排污。

8. 运行时巡视电源系统工作状况、观察电压电流的变化，注意电机是否有异常现象

（如声响、温度、气味等）。

9. 随时注意空气压缩机运行中的电压、电流、气压、油压、油温、油位和声音的变化。

10. 随时注意冷却塔、冷干机及其散热系统的工作状况。

11. 注意观察压力容器是否有泄漏、锈蚀、凹凸膨胀等异常现象。

12. 维护好设备场地及设备的干净、整洁，特别是压缩机房。

13. 出舱后排除当日发现的设备故障，使设备保持完好状态。

14. 做好当班记录及设备维护保养记录。

（二）年度保养

年度保养是指在一年内的固定时间对相关设备进行的维护工作，一般建立在氧舱年度检查内容的基础上，主要包括如下：

1. 完成日常保养内容。

2. 按空气压缩机说明书每年（或根据运行时间）对其冷却液、油气分离器、油过滤器、空气过滤网等耗材部件进行更换，及整机的全面检查。

3. 校验安全阀、压力表等安全附件，配合国家特种设备检验检测部门进行年度检验工作。

4. 校准各类气动阀门、传感器等的参数，使其恢复最佳使用状态。

5. 测量压力介质（压缩空气）质量是否符合国家要求。

6. 清洁各类空气管道及附件、更换空气过滤器填料。

7. 检查测氧仪工作状况，视情况更换氧电极。

8. 检查舱门、递物筒、观察窗等密封圈是否老化、破损，视情况予以更换。

9. 对水冷系统管道进行除垢、清洗作业，对风冷系统过滤网进行除尘、清洗。

10. 空调室内机网进行清洁、消毒；测量冷媒压力，必要时予以添加。

11. 全面检查管道与焊缝、连接点是否有松动、鼓包、漏气等现象，并予以修复。

12. 全面检查各压力容器、管道表面油漆是否有鼓包、剥落、生锈等现象，并予以修复。

13. 做好保养及检验记录。

第二节　氧舱的大修改造

（一）氧舱的大修

一般在氧舱使用10年左右时进行，是建立在日常和年度保养基础上的全面维护，不改变原有设计及参数，仅进行原有功能的恢复或者更换配件，应交由具有氧舱生产资质的单位进行，大修需要提前规划、精心准备，大修前可邀请相关专家、厂家联合医院设备管理人员及氧舱维护人员一起对氧舱进行全面评估，列出问题清单，商讨解决方案，制定详细清单报表和时间规划并报批申请，在尽量降低大修成本的基础上，保证工作有序进行。大修的主要内容包括如下：

1. 完成日常和年度保养内容。
2. 更换观察窗有机玻璃和氧气加压氧舱有机玻璃体。
3. 拆解氧舱总体，检查所有密封件、连接件及舱体内部情况并予以修复。
4. 打开配套压力容器人孔，检查内壁锈蚀情况，清除内部污垢并重新喷涂防锈层。
5. 氧舱、配套压力容器及其管道总体重新喷漆。
6. 检测电气系统绝缘情况，电气连接点的接触情况并予以紧固。
7. 检查运动部件磨损情况，并依照使用说明书对电动机、压缩机、轴承等部件进行清洁、打磨、添加润滑油等。
8. 检查呼吸气系统，更换制氧机分子筛、呼吸调节器、氧气流量计、波纹管道及接口等。
9. 检查舱内装饰，视情况更换舱内座位、地板及装饰层等。
10. 大修后由使用单位和生产厂家联合并报国家特种设备检验检测部门对氧舱按照新舱标准进行验收。
11. 将大修的时间、内容、流程等资料建档并存入技术档案。

（二）氧舱改造

氧舱改造是指氧舱的设计与参数确实无法满足使用单位的需求或相关最新国家标准与规程的规定时，对在用氧舱的舱体、压力调节系统、呼吸气系统、电气系统、舱内环境调节系统等的参数、设置、配置等进行调整，改变原有设计的方法。氧舱的改造由取得制造资质的氧舱生产单位进行，如原制造单位不存在，可委托其他具有氧舱制造许可资质的生产单位承担氧舱及其配套压力容器、管道的改造工作。氧舱改造的具体要求请参见《氧舱安全技术监察规程》（TSG 24—2015）中的相关规定。

（吴致德　祖映翔）

第四章
高压氧舱的维修

高压氧舱在使用过程中难免出现部件故障，轻则影响氧舱的正常运行，重则危及设备和人员的安全。因此，要求操作人员要牢固掌握设备的运行原理，擅于发现并及时处理故障问题。高压氧舱修理是指在用氧舱不需要改变原有设计，仅进行原有功能的恢复或者更换配件，氧舱修理工作可以由使用单位根据安装、使用维护保养说明书进行，也可以委托制造单位进行，氧舱修理过程不实施监检。

下列各表总结了氧舱各部件常见的故障原因及解决办法，由于设备各种类型的原理和参数有所不同，操作人员应根据各自单位氧舱的设计和使用说明书，结合运行中积累的经验，处理好本单位氧舱的故障问题，这些表仅作为参考，不可生搬硬套，解决不了的问题应及时反馈厂家。详见表 2-4-0-1、表 2-4-0-2、表 2-4-0-3、表 2-4-0-4、表 2-4-0-5、表 2-4-0-6、表 2-4-0-7、表 2-4-0-8。

表 2-4-0-1　空气压缩机

故障现象	原因	排除方法
排气温度过高甚至停机保护	环境温度过高	改善通风条件
	冷却液不足	添加冷却液
	风扇进风口堵塞	清洗过滤网
	散热器结垢	清洗散热器
机器不启动	没有电源	检查电源
	电源电压过高	联系医院后勤部门调整
	电源接线错误	按照说明书接线
	控制器故障	联系生产厂家
排气压力下降	耗气量大于排气量	检查氧舱用气状况，阀门开度等；选用合适排气量的空气压缩机
	空气过滤器堵塞	更换空气过滤器

续表

故障现象	原因	排除方法
排气压力下降	管路系统泄漏	检查管路系统
	压缩机磨损导致排气量下降	联系生产厂家
排气中油分过高	油气分离器堵塞	更换油气分离器
	回油管堵塞	联系生产厂家
	冷却液过多	按说明书调整冷却液量

表 2-4-0-2 冷冻式干燥机

故障现象	原因	排除方法
机器不启动	没有电源	检查电源
	电压异常	联系医院后勤部门调整
	启动器故障	更换启动器
排气口温度过高、干燥效果不佳	入口温度过高	检查空气压缩机
	冷凝器堵塞	清洗冷凝器
	空气处理量过大	选择与空气压缩机排量匹配的冷干机型号
	环境温度过高	改善机器环境通风
	缺乏冷媒	按说明书添加冷媒,并检查系统是否泄漏冷媒
	压缩机故障	联系生产厂家
排水效果不佳	排水器过滤网堵塞	清洗或更换
	排水阀被关闭	打开排水阀
	排水电磁阀故障	更换电磁阀
	排水时间间隔设置不正确	根据实际调整排水电磁阀排水时间间隔
	空气系统压力不够	选择与空气系统压力匹配的冷干机型号

表 2-4-0-3 电气阀门定位器 - 气动薄膜阀

故障现象	原因	排除方法
给出信号阀门不动作	供气压力不够	检查供气电磁阀或按说明书调整供气压力
	电气接线错误	按说明书重新接线
	定位器故障	更换定位器

续表

故障现象	原因	排除方法
给出信号阀门不动作	未进行零点调整	重新进行零点调整
	定位器节流孔堵塞	疏通并清洗节流孔
	阀体故障	联系生产厂家
阀门关闭不全	未进行零点调整	重新进行零点调整
	阀体内有异物	拆开阀体清除异物
	压缩空气压力大于阀门工作压力	选择合适型号阀门
	阀芯磨损	打磨或者更换阀芯

表 2-4-0-4　阀门

故障现象	原因	排除方法
阀体泄漏	阀门材料与工作介质不符	选用合适阀门
	阀杆弯曲	矫正或更换阀杆
	填料损耗或有杂质	更换填料
	操作用力过猛损坏阀门	阀门应按操作说明使用
关闭不严	阀体内有杂质	吹扫阀体内杂质
	密封件磨损	打磨或者更换密封件
	阀门材料与工作介质不符	选用合适阀门
	阀杆弯曲	矫正或更换阀杆
阀门启闭不灵活	填料过紧	重新填装填料
	阀杆、螺纹生锈	阀门定期转动，特别是配置了微机控制系统的氧舱定期转动手操阀门
	阀杆弯曲	矫正或更换阀杆

表 2-4-0-5　空调

故障现象	原因	排除方法
开机不启动	没有电源	检查电路
	遥控器故障	检查遥控器电池等
	控制电路故障	联系生产厂家

续表

故障现象	原因	排除方法
开机不启动	电源电压超过空调使用范围	联系医院后勤部门调整
	制冷、制热模式切换期间	正常现象，空调自我保护 3 ~ 5min 后恢复
空调出风量减少	防尘网堵塞	清洗防尘网
	风机电容故障	更换风机电容
	风机故障	联系生产厂家
空调不制冷或不制热	空调模式不对	检查并切换空调运行模式
	温度设置不对	制冷时，空调温度应设置低于舱内室温；制热时，空调温度应设置高于舱内室温
	冷媒压力不足	添加冷媒并检查管路是否有泄漏
	压缩机故障	联系生产厂家
	温度传感器损坏	联系生产厂家
运行时停机	制热模式时化霜	正常现象，一段时间后自动恢复运行
	温度到达设定值	正常现象，当温度偏离设定值时恢复启动
	室内机风机故障	联系生产厂家
	室外机温度超过使用温度范围，压缩机停机保护	夏季室外机要注意避光遮阴，冬季要注意室外温度
	电源电压超过空调使用范围	联系医院后勤部门调整

表 2-4-0-6　压力调节系统

故障现象	原因	排除方法
舱压持续下降	减压阀开度过大	减小减压阀开度
	气源压力不足	加大气源供应
	减压阀门关闭不全或泄漏	参见表 2-4-0-3 和表 2-4-0-4
	排氧阀开度过大	根据吸氧人数及舱内氧浓度情况合理调整排氧阀
	空调排水阀未关闭	检查空调排水阀
舱压持续上升	加压阀开度过大	减小加压阀开度
	加压阀门关闭不全或泄漏	参见表 2-4-0-3 和表 2-4-0-4
	排氧阀开度过小	根据吸氧人数及舱内氧浓度情况合理调整排氧阀

表 2-4-0-7 呼吸气系统

故障现象	原因	排除方法
氧浓度超标	测氧仪未定标	对测氧仪进行定标
	测氧仪氧电极失效	更换氧电极
	测氧仪采样管道内残留上一舱高浓度氧气体	待新鲜采样空气通入测氧仪后解除
	氧气面罩未戴好漏氧	嘱咐吸氧人员佩戴好面罩
	舱内氧气管路泄漏	全面排查舱内氧气管路
	通风换气量过小	增大通风换气量
	排氧阀开度过小	增大排氧阀开度
	呼吸调节器泄漏	检查呼吸调节器膜片、弹簧、密封圈等
	排氧管积水	打开排氧管排水阀
制氧机氧气纯度下降	分子筛失效	更换分子筛
	制氧机测氧仪故障	检查测氧仪
	压缩空气压力异常	检查维护空气压缩机
	耗氧量过大	耗氧量与制氧机匹配
供氧不畅	管道脱落	检查并紧固供氧管道
	三通管单向阀损坏	检查并更换三通管
	呼吸调节器膜片破损	检查并更换呼吸调节器膜片
	呼吸调节器密封圈破损	检查并更换呼吸调节器密封圈
	呼吸调节器摇杆变形弯曲	检查并更换呼吸调节器摇杆
	供氧压力过高或过低	检查并调整氧源系统
排氧不畅	三通管单向阀损坏	检查并更换三通管
	排氧阀开度过小	根据吸氧人数及舱内氧浓度调整排氧阀
	排氧管积水	打开排氧管排水阀

表 2-4-0-8 压力介质质量

故障现象	原因	排除方法
碳氢化合物超标	空气压缩机排气中油分过高	选用无油空气压缩机或按照表 2-4-0-1 检查微油空气压缩机
	环境污染	空气压缩机进气口应保证无污染
	空气过滤器失效	更换空气过滤器滤芯
	油气分离器等配套压力容器未及时排污	按使用说明及时排污
水分超标	冷冻式干燥机故障	参照表 2-4-0-2 检查
	空气过滤器失效	更换空气过滤器滤芯
	油气分离器等配套压力容器未及时排污	按使用说明及时排污
颗粒物超标	空气压缩机周围环境污染	保持周围环境清洁无污染
	空气压缩机空气滤芯失效	更换空气滤芯
	空气过滤器失效	更换空气过滤器滤芯
异味	空气压缩机周围环境污染	保持周围环境清洁无污染
	配套压力容器、管道污染	清洁、吹扫
	空气过滤器失效	更换空气过滤器滤芯

（吴致德　祖映翔）

第三篇

高压氧临床应用总论

第一章 高压氧治疗的适应证与禁忌证

高压氧治疗在国际国内临床上广泛应用已百余年，积累了丰富的临床经验。不同国家也制定了各自的高压氧治疗适应证和禁忌证。但由于各国对高压氧的认识及实践有一定的差别，同时受医疗体制、医疗保险制度等因素的影响，各国制定的适应证也不完全一致，现将我国和其他一些国家制定的高压氧治疗适应证和禁忌证进行简要介绍。

第一节　高压氧治疗适应证

目前高压氧治疗的疾病已涉及急救医学、内科、外科、妇产科、儿科、神经科、五官科、骨科、整形科、皮肤科、肿瘤科、传染病科、职业病及老年病学科等，并向康复、潜水、航空、保健、高原医学及运动医学方面逐渐发展。其中一部分疾病已取得了十分显著的疗效，但对于大部分疾病来说，高压氧还只是一种辅助性的治疗方法，而对有些疾病仅为试探性的治疗。为了准确有效地进行高压氧治疗，有必要制订一个适应证的疾病谱以供临床医师参照。下面简要介绍世界各国家及地区的高压氧治疗适应证。

（一）美国水下和高气压医学会（UHMS）推荐的高压氧治疗适应证（2019）

1. 气栓症。
2. 动脉供血不足，如视网膜中央动脉闭塞、问题伤口。
3. 一氧化碳中毒。
4. 气性坏疽。
5. 受损皮瓣及移植物。
6. 急性外伤性缺血。
7. 减压病。
8. 迟发性放射性损伤（软组织及骨坏死）。
9. 突发性耳聋。
10. 颅内脓肿。
11. 坏死性软组织感染。

12. 难治性骨髓炎。

13. 严重贫血。

14. 烧伤。

（二）美国安泰公司高压氧临床治疗策略中的适应证（2014 年）

1. 急性气栓症。

2. 急性一氧化碳中毒。

3. 急性脑水肿。

4. 急性周围动脉缺血，如筋膜室综合征。

5. 急性外周缺血，包括挤压伤、断肢再植，高压氧与标准治疗联合使用。

6. 进展性坏死性软组织感染，包括混合性需氧和厌氧菌感染、慢性侵蚀性溃疡、坏死性筋膜炎。

7. 皮瓣移植（其他治疗无效的，必须的）。

8. 氰化物中毒（同时存在一氧化碳中毒）。

9. 减压病。

10. 不能用输血解决的失血，如无血液供应或宗教不允许输血的。

11. 肌炎和肌坏死。

12. 特发性、声损性、噪声性耳聋（发病 3 个月内有效）。

13. 糖尿病患者难以愈合的深部（深达骨或肌腱）感染性不愈溃疡，伤口护理 1 个月未见好转。

14. 肠壁囊样积气。

15. 慢性难治性骨髓炎，常规治疗和外科治疗疗效差者。

16. 放射性下颌损伤的口腔科术前术后预防性治疗。

17. 放射性出血性膀胱炎。

18. 放射性损伤（脑、肌肉、骨及其他软组织的放射性坏死）。

19. 放射性直肠炎。

（三）加拿大高压氧治疗适应证

1. 眼缺血性病变。

2. 缺氧缺血性脑病。

3. 异常失血性贫血。

4. 挤压伤。

5. 动脉硬化缺血性损伤。

6. 筋膜综合征。

7. 空气 / 气体栓塞。
8. 颅内脓肿。
9. 莱姆病。
10. 糖尿病缺血性损伤。
11. 放射性坏死 / 迟发性放射损伤。
12. 突发性耳聋。
13. 一氧化碳中毒。
14. 急性缺血（创伤或血管性）。
15. 多发性硬化。
16. 气性坏疽。
17. 软组织坏死性感染。
18. 减压病。
19. 慢性骨髓炎。
20. 烟雾吸入。
21. 难愈性伤口。
22. 难愈性骨髓炎。

（四）日本高压氧治疗适应证

【急症（急救）适应证】

1. 急性一氧化碳及其他气体中毒。
2. 高空减压病。
3. 急性末梢血管损伤，如重度烧伤及冻伤，广泛性挫伤，伴有中等以上血管破裂的末梢循环障碍。
4. 心肌梗死及其他急性冠状动脉供血不足。
5. 严重缺氧性脑功能障碍。
6. 突发性耳聋。
7. 视网膜动脉闭塞。
8. 气性坏疽。
9. 脑血栓、颅脑外伤、颅脑手术后意识障碍、脑水肿。
10. 休克。
11. 肠梗阻。
12. 重度急性脊髓损伤。

【非急症（非急救）适应证】

1. 恶性肿瘤（与放疗或抗癌药物合用）。

2. 伴有末梢循环障碍的顽固性溃疡。

3. 亚急性视神经脊髓炎。

4. 脑血管病、严重颅脑外伤、颅脑手术后遗症伴有运动功能障碍。

5. 植皮。

6. 脊髓炎及放射性坏死。

7. 一氧化碳中毒后遗症。

【高压下手术适应证手术在大型多人舱内进行、术中患者吸氧浓度≥ 60%】

1. 心血管外科手术。

2. 缺氧严重，常规吸氧难以纠正缺氧状态的患者外科手术。

3. 心肺功能不良患者的外科手术。

（五）澳大利亚、新西兰潜水和高气压医学特别兴趣小组推荐的高压氧治疗适应证

1. **气泡损伤**　减压病，动脉气栓（潜水 / 医源性 / 灾难）。

2. **急性缺血性疾病**　受损的皮瓣和移植物 / 微血管缺血，挤压伤，骨筋膜室综合征，再灌注损伤。

3. **感染性疾病**　梭菌性肌坏死，坏死性筋膜炎 / 梭状芽孢杆菌感染 / 坏死性蜂窝织炎，恶性外耳炎，难治性真菌感染，肠囊肿，难治性骨髓炎，颅内脓肿。

4. **辐射组织损伤**　放射性骨坏死，软组织放射性坏死。

5. **问题伤口**　微血管慢性缺血性溃疡 / 糖尿病溃疡 / 坏疽性溃疡，静脉溃疡，冻伤，手术切口，蜘蛛咬伤，坏疽性脓皮病。

6. **有毒气体中毒**　一氧化碳（中度 / 重度），吸入有毒烟雾，氰化物，硫化氢。

7. **眼部缺血性疾病**　囊样黄斑水肿，视网膜动脉或静脉阻塞。

8. **其他**　热烧伤，异常失血性贫血，放疗对肿瘤控制。

（六）中华医学会高压氧分会关于“高压氧治疗适应证”的共识（2018 版）

2018 年依据最新发表的循证医学证据和国际指南，结合中国国情及医疗现状制定了以下适应证。循证医学证据等级见表 3-1-1-1。

表 3-1-1-1　牛津循证医学中心临床证据水平分级和推荐级别（2009 年 3 月）

推荐意见	证据级别	描述
A	la	同质性 *RCT 的系统综述
	lb	单一的 RCT(可信区间较窄)
	1c	“全或无”(未治疗前所有患者均死亡或部分死亡,治疗后部分死亡或全部存活)

续表

推荐意见	证据级别	描述
B	2a	同质性队列研究的系统综述
	2b	单一的队列研究（包括低质量 RCT，如随访率 < 80%）
	3a	同质性病例对照研究的系统综述
	3b	单独的病例对照研究
C	4	病例系列（低质量的队列和病例对照研究）
D	5	没有严格评价的专家意见，或完全基于生理学和基础研究

同质性 *：指包括在一个系统综述中的各项研究，其结果的方向和程度一致；RCT：随机对照研究。推荐级别 A：同 1 级研究一致；推荐级别 B：同 2 或 3 级研究一致，或者来自于 1 级研究的推导；推荐级别 C：同 4 级研究一致，或者来自 2 或 3 级研究的值的推导；推荐级别 D：同 5 级证据，或者任何水平的研究结果，但这些研究有一定程度的不一致或无法得出肯定结论

高压氧治疗的临床适应证分为Ⅰ类适应证和Ⅱ类适应证。Ⅰ类适应证为依据现有临床证据认为，实施高压氧治疗具有医学必要性。Ⅱ类适应证为依据现有临床证据认为，高压氧治疗是否显著优于传统疗法仍存在一定争议。但是高压氧治疗本身不会对疾病带来不利影响，且全面禁止高压氧治疗会使患者丧失从高压氧治疗中获益的可能。因此，对于Ⅱ类适应证仍建议积极实施高压氧治疗。高压氧对于Ⅰ类适应证各疾病的牛津循证医学中心临床研究证据水平分级和推荐级别在各疾病后标注。

【Ⅰ类适应证】

1. 气泡导致的疾病

（1）减压病（A 类推荐，1a 级证据）。

（2）气栓症（潜水、医源性、意外等）（A 类推荐，1b 级证据）。

2. 中毒

（1）急性一氧化碳中毒（A 类推荐，1a 级证据）。

注：一氧化碳中毒出现并发症的高危人群应接受高压氧治疗。有并发症的高危人群包括：①失去意识；②伴有神经、心血管、呼吸等系统症状；③妊娠妇女；④任何时间测得碳氧血红蛋白水平高于 25%；⑤高龄（> 60 岁）或有糖尿病等基础病变。

（2）氰化物中毒（B 类推荐，3b 级证据）。

3. 急性缺血状态

（1）危兆皮瓣（A 类推荐，1b 级证据）。

注：并不是所有皮瓣均需要接受高压氧治疗。危兆皮瓣分为如下 5 类：①局部缺氧皮瓣；②低动脉灌注皮瓣；③动脉闭塞皮瓣；④静脉淤血皮瓣；⑤静脉闭塞皮瓣。高压氧挽救危兆皮瓣需要遵守如下 5 点：①确定皮瓣是否危兆；②有皮瓣仍存在灌注的证据；③高

压氧治疗有病理生理学依据；④高压氧治疗应放在必须的外科治疗之后；⑤若给予高压氧治疗应尽早开始。

（2）骨筋膜间室综合征（B类推荐，3a级证据）。

（3）挤压伤（B类推荐，3b级证据）。

（4）断肢（指、趾）术后血运障碍（C类推荐，4级证据）。

（5）不能用输血解决的失血性休克，如无血液供应或宗教不允许输血（D类推荐，5级证据）。

4. 感染性疾病

（1）坏死性软组织感染（坏死性蜂窝织炎、坏死性筋膜炎、坏死性肌炎等）（B类推荐，2a级证据）。

注：厌氧菌、非厌氧菌、混合性均包括在内。

（2）气性坏疽（B类推荐，2b级证据）。

（3）难治性骨髓炎（B类推荐，2b级证据）。

（4）颅内脓肿（C类推荐，4级证据）。

（5）难治性真菌感染（D类推荐，5级证据）。

（6）肠壁囊样积气症（C类推荐，4级证据）。

（7）坏死性外耳道炎（C类推荐，4级证据）。

5. 放射性组织损伤

（1）放射性骨坏死（确诊的、预防性的）（B类推荐，2b级证据）。

（2）软组织放射性坏死（确诊的、预防性的）（B类推荐，2b级证据）。

注：脑、肌肉及其他软组织的放射性坏死。

（3）放射性出血性膀胱炎（B类推荐，2b级证据）。

（4）放射性直肠炎（B类推荐，2b级证据）。

（5）放射性下颌损伤的口腔科术前、术后预防性治疗（C类推荐，4级证据）。

6. 创面

（1）糖尿病感染性溃疡（A类推荐，1b级证据）。

注：糖尿病患者难以愈合的深达骨或肌腱的感染性溃疡，1个月伤口护理未见好转。标准糖尿病伤口护理：①评估血管状态，修复血管；②调整饮食；③控制血糖；④对于威胁生命的感染行清创术；⑤适当应用敷料保证肉芽组织处于清洁、潮湿的状态；⑥创面加压；⑦对于潜在感染的必要处理。经过30d左右的上述标准化治疗，仍未见创面愈合迹象，可以给予高压氧治疗。高压氧治疗时至少每30d评估1次创面情况。经过30d的高压氧治疗，如果创面未显示出可测量出的愈合迹象，那么不建议继续行高压氧治疗。

（2）坏疽性脓皮病（B类推荐，3b级证据）。

（3）压疮（C类推荐，4级证据）

（4）烧伤（C类推荐，4级证据）

注：Ⅱ度及Ⅲ度烧伤推荐高压氧辅助治疗。

（5）慢性静脉溃疡（D类推荐，5级证据）。

7. **其他方面**

（1）突发性耳聋（B类推荐，2b级证据）。

（2）视网膜中央动脉阻塞（B类推荐，3b级证据）。

（3）脑外伤（C类推荐，4级证据）。

（4）声损性、噪声性耳聋（D类推荐，5级证据）。

（5）急性中心性视网膜脉络膜炎（D类推荐，5级证据）。

（6）急性眼底供血障碍（D类推荐，5级证据）。

【Ⅱ类适应证】

Ⅱ类适应证为高压氧治疗可能获益的适应证。目前研究显示，对于下述疾病附加高压氧治疗与传统治疗相比是否具有更好疗效仍未得出准确结论。但高压氧治疗有其合理性，所以建议积极实施高压氧治疗。

1. **神经系统**

（1）缺氧性脑损害。

（2）急、慢性脑供血不足。

（3）脑卒中恢复期。

（4）精神发育迟滞。

（5）脑膜炎。

（6）脑水肿。

（7）急性感染性多发性神经根炎。

（8）病毒性脑炎。

（9）多发性硬化。

（10）脊髓损伤。

（11）周围神经损伤。

（12）孤独症。

（13）非血管因素的慢性脑病（如阿尔茨海默病、科尔萨科夫综合征/韦尼克脑病、尼曼-皮克病/鞘磷脂沉积病）。

（14）认知功能障碍。

（15）其他因素（中毒、缺血等）导致的神经脱髓鞘疾病，如一氧化碳中毒迟发性脑病。

2. **心脏**

（1）急性冠脉综合征。

（2）心肌梗死。
（3）心源性休克。

3. 血管系统

（1）慢性外周血管功能不全。
（2）无菌性股骨头坏死。
（3）肝动脉血栓。

4. 创面

（1）直肠阴道瘘。
（2）外科创面开裂。
（3）蜘蛛咬伤。
（4）冻伤。
（5）复发性口腔溃疡。
（6）化学皮肤损害。
（7）常规整形术后、移植术后。

5. 中毒

（1）四氯化碳、硫化氢、氨气、农药中毒（百草枯中毒禁用高压氧治疗）。
（2）中毒性脑病。
（3）急性热、化学性因素造成的肺损伤、吸入性烟雾造成的肺损伤。

6. 其他

（1）高原适应不全症。
（2）牙周病。
（3）消化性溃疡。
（4）溃疡性结肠炎。
（5）克罗恩病。
（6）肝坏死。
（7）运动性损伤及训练恢复。
（8）疲劳综合征。
（9）骨质疏松。
（10）骨折后骨愈合不良。
（11）偏头痛或丛集性头痛。
（12）恶性肿瘤辅助治疗（与放疗或化疗并用）。
（13）麻痹性肠梗阻。
（14）破伤风。
（15）耳鸣。

（16）糖尿病视网膜病变，青光眼，视网膜脱离术后。

（17）翼状胬肉眼科手术前后。

（18）银屑病，玫瑰糠疹。

第二节　高压氧的禁忌证和不安全因素

一、中华医学会高压氧医学分会推荐的禁忌证和不安全因素

（一）禁忌证

1. 未处理的气胸。

2. 同时服用双硫仑。

注：双硫仑影响氧化歧化酶的产生，因此服用双硫仑会使机体抗氧化损伤的作用明显减弱，此时给予高压氧治疗会使机体产生氧化损伤。

3. 同时服用抗肿瘤药物如博来霉素、顺铂、阿霉素。

注：博来霉素本身有导致限制性肺疾病的副作用，高压氧治疗会加重此副作用的产生；高压会增强顺铂在组织中的毒性作用，顺铂也会延迟创面愈合；高压氧治疗会使得阿霉素的药物毒性增加。

4. 早产和/或低体重的新生儿。

（二）下列疾病存在高压氧治疗相对不安全因素和状况，需高压氧科医师和相关专科医师共同评估与处理后方可进舱治疗。

1. 胸部外科手术围手术期。

2. 呼吸道传染性病毒感染。

3. 中耳手术围手术期。

4. 未控制的癫痫。

5. 高热。

6. 先天球形红细胞症。

7. 幽闭恐惧症。

8. 颅底骨折伴脑脊液漏。

9. 妊娠3个月以内不建议多次高压氧治疗，必须需要高压氧治疗除外。

10. 未控制的高血压。

11. 糖尿病患者，如果血糖控制不稳定时，高压氧治疗时要警惕发生低血糖。

注：高压氧治疗可能使机体血糖下降，因此有糖尿病且使用降糖药物的患者，建议在高压氧治疗前行血糖监测，若血糖过低，高压氧治疗可能存在低血糖脑病风险。

12. 青光眼（闭角型）。
13. 肺大疱。
14. 心动过缓（小于 50 次 /min）。
15. 未处理的活动性出血。
16. 结核空洞。
17. 严重肺气肿。
18. 新生儿支气管肺发育不良。

二、美国安泰公司高压氧治疗禁忌证

（一）绝对禁忌证

1. 未经处理的气胸。
2. 服用双硫仑、抗肿瘤药物，如多柔比星、顺铂。
3. 早产儿。

（二）相对禁忌证

1. 胸部外科手术。
2. 肺部疾病。
3. 病毒感染。
4. 近期中耳手术。
5. 视神经炎。
6. 癫痫。
7. 高热。
8. 遗传性球形红细胞增多症。
9. 幽闭恐惧症。

三、关于禁忌证的探讨

随着人们对高压氧治疗研究的不断深入，高压氧的应用愈加广泛，许多的禁忌证已不再是“禁忌”。更多的疾病都从高压氧治疗中获益，但在实际应用中应根据患者情况，具体分析，慎重、客观、辨证地使用高压氧，并非适应证就可放心大胆地入舱，也并非禁忌证就绝对不能入舱，而要对患者情况进行综合分析，权衡入舱可能出现的风险与获益。若风险远远大于获益，就应当慎重。而禁忌证也非完全禁忌，当高压氧治疗成为抢救生命重要手段时，对禁忌证应当重新评估。另外，人们对高压氧的认识也在不断地深入，也可能有些真正的禁忌证将来被发现，而一些禁忌证也可能被取消，这都有待进一步探索。

下面将有些曾经的禁忌证，或在治疗中存在着争议的疾病做探讨说明。

1. **肺部感染** Erumkov 等（1981）调查了高压氧对急性和慢性肺炎的疗效。作者应用 150kPa 治疗 3～5 次，结论是高压氧对急性炎症患者无不利影响；对慢性病例有某些益处。肺部感染患者作高压氧治疗时应密切注意防止肺型氧中毒的发生。

2. **肺结核** 高压氧对结核病的影响如何目前尚有争议，有人认为高压氧可使结核扩散，也有实验认为高压氧能够抑制结核菌的生长，故用高压氧作为治疗肺结核的一种辅助手段，值得进一步研究。

3. **重度肺气肿** 重度肺气肿患者的肺组织顺应性低，弹性差，若减压时肺内外压力不能及时平衡，极易造成肺气压伤，这类患者如急需高压氧治疗，应注意以下几点：①治疗压力不要太高，以 170～200kPa 为宜；②减压速度尽可能减慢，尤其是减压接近出舱时，切勿操之过急，因为此时最易引起肺气压伤。减压全过程中都严禁患者屏气。

4. **发热** 发热原因较多，常见的是感染性和中枢性两种发热。如属感染性，必要时可在应用抗生素的同时行高压氧治疗。若是中枢性发热，应作为高压氧治疗的适应证。对外伤性，中毒性或炎性中枢发热，高压氧治疗均有良好疗效，这方面不乏成功的例子。

5. **青光眼** 无论从理论还是实践来看，青光眼均不应作为高压氧治疗的禁忌证。中国人民解放军海军第九七一医院眼科观察过 39 例正常人经高压氧处理后的眼压变化，结果在高压氧治疗后平均眼压降低 0.3kPa 以上，具有统计学意义。

6. **鼓膜内陷** 只要耳咽管通气功能良好，鼓膜内陷不致影响中耳腔内外的压力平衡，就不影响行高压氧治疗。

7. **癫痫** 本病原因较多，有时难以确定发病原因。对中毒缺氧所致的癫痫，高压氧治疗有良效。对一氧化碳中毒迟发脑病的癫痫发作，高压氧治疗也有效。关于外伤性及原发性癫痫，还不能肯定对高压氧的治疗反应。

8. **精神失常** 可能是因为患者不能配合治疗而慎重入舱。对于缺氧及炎症所诱发的精神失常，高压氧治疗是有效的。一氧化碳中毒迟发脑病常表现为精神失常，脑炎后遗症也有精神失常者，均可用高压氧治疗。

9. **妇女月经期** 既往认为，月经来潮期高压氧治疗可使月经血量增多，但临床观察证实，经期妇女高压氧治疗后不但无月经紊乱现象，经量、经色等均无明显变化。因此，月经期不应列为高压氧治疗的禁忌证。

10. **妊娠** Grote 等将怀孕第 9d 的家兔置于 150～200kPa 的高压氧下 5h，第 29d 杀死孕兔，取出胚胎观察，并作子宫的重吸收功能研究。高压氧导致重吸收率和先天畸形发生率均增加。Bimes 等将怀孕的家兔每日置于 200kPa 的高压氧下 1～2h，在怀孕第 27d 或 30d 时破腹取胎，结果发现所有胚胎的重量均为正常胎的一半，大脑是唯一始终不受影响的组织。长骨短缩、骨干尤甚。Yusa 等研究了氧对骨髓染色体的作用。在高压氧下，小鼠染色体没有畸变，而在 300～400kPa 的高压氧下时，发现有明显畸变（断裂与缺失）。

在动物怀孕第 5d 和第 8d 分别置于 250kPa 的高压氧下 2h 与 24h，前者的部分新生动物、后者的全部新生动物都发生了畸形。我们主张妊娠 3 个月之内应该尽量避免作高压氧治疗。

11. **癌症**　近年多数研究证明高压氧并不会促进癌细胞生长和转移。细胞培养用常规剂量的高压氧对正常细胞有促生长作用或无明显变化，而对癌细胞有抑制作用。

12. **早产儿**　既往把早产作为高压氧的禁忌证，是因为早产儿的视网膜未发育成熟，高压氧可能会引起视网膜病变。但研究发现：常规剂量的高压氧对新生小鼠视网膜没有影响，而持续高浓度的常压氧会引起视网膜病变。不过对早产儿和低体重的新生儿，高压氧治疗应当采取谨慎态度，在必要治疗时应当严格控制剂量。

13. **脑脊液漏**　脑脊液漏患者在进行高压氧治疗时有加重颅内积气和大量脑脊液外溢的风险，对脑脊液漏并有颅内积气者应当谨慎。

14. **急性心肌梗死**　曾有人将急性心肌梗死列为高压氧治疗的禁忌证，认为急性心肌梗死患者禁止搬动，而高压氧治疗需要搬动所以列为禁忌，但高压氧治疗本身对急性心肌梗是有明显治疗作用的。而搬动是需要从其他角度进行考虑的问题。因此急性心肌梗死不应是高压氧的禁忌证。

15. **颅高压**　关于脑疝做高压氧治疗的问题与急性心肌梗死类似。因为高压氧可降低颅内压。搬动所引发的危险与高压氧的降颅压作用的孰重孰轻，应当权衡利弊，但是列为禁忌证也是不妥的。

（齐　玲）

第二章 高压氧的毒副作用

高压氧对人体的毒副作用主要包括气压伤、减压病和氧中毒。气压伤是指体内某些含气腔窦器官因受力不均而致的机械损伤；氧中毒是指因机体较长时间处于高氧分压的环境中，导致某些组织器官发生功能或器质性损害；减压病是指因高压氧治疗的减压速度超过气体本身脱饱和速度，使气体以气泡的形式停留在血管内或组织内所致的病理损害。减压病既可能是高压氧治疗的毒副作用，又是高压氧治疗的绝对适应证。减压病的相关内容详见第四篇第一章第一节。值得注意的是，除以上副作用外，高压氧的缩血管作用及高压氧对部分酶的抑制作用也可能会导致机体发生某些病理生理性改变，但影响相对较小，在此不做叙述。本章主要介绍气压伤、氧中毒。

第一节 气压伤

在高气压环境下，如果体内不同物态界面之间能够均匀平衡地受压，压力本身不会造成机体任何损伤，人体在高气压环境中也无受压的感觉。如果在高压氧治疗过程中（加压或减压时）由于某些原因造成体内组织器官不同物态（主要是气体与固体之间）的界面不均匀受压，则可引起各种形式的气压机械损伤。常见的气压伤有中耳气压伤、副鼻窦气压伤和肺气压伤。

一、中耳气压伤

中耳气压伤是由于在加压舱内加、减压时环境气压改变，引起中耳鼓室内外压强不平衡所致。中耳气压伤的发生与咽鼓管的解剖生理及功能障碍密切相关。中耳气压伤是最常见的高压氧治疗并发症，主要发生在加压过程中。

【发病机制】中耳为含气腔窦。中耳腔经一个狭长咽鼓管与口咽相通，中耳腔内气压的调节依赖咽鼓管的打开。正常咽鼓管口可在吞咽、打呵欠、捏鼻子鼓气等时打开，使鼓室内外压力不断调节，保持平衡。咽鼓管为软性管道，其在鼻咽部的开口为豁口型，空气进出容易受阻（图 3-2-1-1）。咽鼓管不能打开的常见原因有上呼吸道感染（因鼻咽部黏膜充血水肿导致咽鼓管狭窄）、鼻咽部息肉、咽部淋巴样组织增生、咽部肿块压迫阻塞咽鼓管等。当鼓室内压与外界压力差值达到 1.3～3.9kPa（10～30mmHg）时，鼓膜发生内陷；达到 7.8kPa（60mmHg）时，出现疼痛；达到 13kPa（100mmHg）时出现剧烈耳痛及中耳渗液；达到 15.6kPa（120mmHg）时鼓膜破裂。

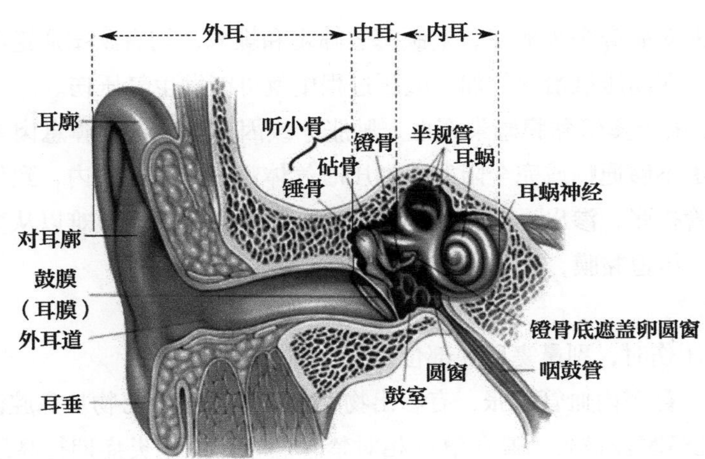

图 3-2-1-1　耳的解剖关系示意图

【临床表现】

1. **轻度**　出现耳痛，鼓膜内陷，中耳黏膜充血。

2. **中度**　剧烈耳痛，耳鸣，耳堵塞感，鼓膜广泛充血，中耳腔渗液。

3. **重度**　鼓膜破裂，剧痛突然消失，有血性渗出物从外耳道流出。

【预防】

1. 首次入舱治疗前让患者做好捏鼻鼓气动作，了解咽鼓管通气是否良好。

2. 上呼吸道感染、中耳炎或咽鼓管通气不良者，暂缓高压氧治疗。

3. 有轻度鼻塞者，入舱前常规应用1%麻黄素滴鼻剂以收缩血管，减轻局部黏膜水肿。

4. 加、减压时通知患者进行咽鼓管调压动作（吞咽、捏鼻鼓气）。

5. 注意控制加减压速度。在表压 0.03～0.06MPa 期间升压速度要慢，每分钟升压不能超过 0.01～0.02MPa。

6. 若患者出现耳痛，应立即停止加压，必要时快速减压 0.01～0.02MPa，使咽鼓管开放后，重新升压。

7. 昏迷患者进行常规高压氧治疗时，原则上不主张先行鼓膜穿刺，因为常规高压氧治疗压力较低，升压缓慢，鼓膜受压损伤较轻微。减压病昏迷患者治疗前应行预防性鼓膜穿刺。

【治疗】

1. 鼓膜未破，仅有充血反应者，无需特殊治疗。若中耳腔内有明显渗出液或出血，则考虑行鼓膜穿刺术，促进痊愈。

2. 鼓膜已破者，可用抗生素预防感染。

二、副鼻窦气压伤

人体颅骨的四对副鼻窦为额窦、上颌窦、筛窦和蝶窦，均有狭窄通道与鼻腔相通，如果通道发生阻塞，在高压氧治疗的加、减压过程中就可能发生气压伤。

【发病机制】由于窦壁黏膜感染充血、肿胀，或因鼻甲肥大、鼻息肉等原因，造成副鼻窦与鼻腔的通道不够通畅或完全阻塞，加压时气体难以进入窦腔内，致使窦腔呈相对负压，而使黏膜血管扩张，渗出、肿胀，甚至出血。而减压时，气体难以从窦腔排出，窦腔内气体急剧膨胀，压迫黏膜，引起膨胀感及头痛。

【临床表现】

1. 副鼻窦气压伤时，副鼻窦所在部位发生疼痛及压痛。

2. **鼻腔检查** 鼻窦内血管扩张，有渗出物，甚至有血性分泌物从鼻腔流出。

【预防】急性鼻窦炎被列为高压氧的相对禁忌。在非急性炎症期行高压氧治疗时，治疗前应常规使用麻黄素滴鼻剂，以收缩血管，减轻黏膜肿胀。

【治疗】按急性鼻窦炎处理：①暂停高压氧治疗；②用麻黄素滴鼻剂滴鼻，保持鼻窦开口通畅；③应用抗生素预防感染。

三、肺气压伤

肺气压伤通常发生在高压氧治疗的减压过程中。高压氧治疗患者突然屏住呼吸或剧烈咳嗽时，或使用密闭循环装置的潜水员减压过程中，由于装置阻塞时肺内气体膨胀，肺内压突然增高，引起肺泡膨胀，组织撕裂和血管损伤，除可造成气胸外，还可由于气泡进入血管内或纵隔导致严重后果。

【发病机制】肺气压伤的基本原因是肺内压力迅速增高，当肺泡与外界气压差大于10.6kPa（80mmHg）时可引起肺组织撕裂，造成气胸。如高压气体穿过破裂的肺泡膜进入肺血管形成气泡，随血液进入大循环，可发生血管气体栓塞。气体进入纵隔可造成皮下气肿。

【病史】对高压氧治疗的患者要了解治疗时的减压速度，患者在减压过程中是否有屏气、咳嗽等；对潜水患者要了解其潜水装具、下潜深度、上升速度，上升过程中有否屏气，水下是否有大量气泡上升到水面等情况。

【临床症状】

1. **呼吸系统症状** 常出现持续性咳嗽伴剧烈胸痛，呼吸急促或呼吸困难，口鼻流出泡沫状血液，咯血可持续1～2d，甚至更久，双肺可闻及散在大湿性啰音。发生气胸时可出现呼吸音降低或消失。

2. **中枢神经系统症状** 当中枢神经系统血管内发生气体栓塞时，可出现定位体征，如瘫痪、视觉障碍、耳聋、失语等，严重者出现昏迷。

3. **循环系统症状** 可出现循环功能障碍，如脉细、心音低、心律不齐，皮肤和黏膜发绀，严重者出现心力衰竭。

4. **颈胸部皮下气肿** 也可发生纵隔气肿或气胸。

【诊断】根据病史与临床症状不难做出诊断。

【治疗】

1. **处理气胸** 应尽快施行胸腔穿刺抽气，并予水封瓶引流。

2. **加压治疗** 加压治疗是肺气压伤最有效的治疗方法，应争取尽早进舱治疗。升压速度要尽可能快，治疗压力不低于6ATA，其目的是尽快消除肺气压伤后形成的血管内气体栓塞。加压治疗的机制、原则及方法与减压病的治疗相同。治疗结束后，患者要绝对安静，留在高压舱附近观察1～2d。为防治肺炎，应常规应用抗生素。

3. **对症治疗**

（1）人工呼吸：给患者戴面罩吸氧。如患者呼吸停止，应进行人工呼吸。

（2）纠正心衰：出现心衰表现可用强心药。

（3）止血：为减少肺出血可应用止血药。

（4）止咳：要尽量消除咳嗽，以防肺损伤加重。

（5）抗生素：为防止肺部感染可应用抗生素。

（6）气管切开：患者有喉痉挛并发呼吸困难时可用阿托品，必要时作气管切开。

第二节 氧中毒

机体较长时间暴露在高分压氧下所致机体组织器官的功能与结构发生病理变化而出现的病症称为氧中毒。氧中毒易患部位为脑、肺及眼。习惯上按中毒发生部位将氧中毒分为脑型、肺型和眼型。事实上氧中毒时，机体各系统同时受影响，只是程度不同，如脑型氧中毒，同时有肺功能损害，反之亦然。氧中毒发生受多种因素影响，有较大的个体差异和时间差异。

【病因】

1. **一般规律** 导致氧中毒的主要原因是氧的压力时间效应量超过机体的可耐受能力，中毒的发生率与中毒深度与氧分压时间成正比。一般在0.25MPa以上的压力环境中吸纯氧，可发生脑型氧中毒。肺氧中毒多为高氧分压下的时间过长。随吸氧时间的延长，中毒逐渐加重。常压下吸纯氧，6～12h后可发生胸骨后疼痛；12～18h，结膜、鼻咽、肺部均可出现刺激症状，肺活量下降；连续吸氧24h后，可发生支气管肺炎。而吸0.2MPa的高压氧，3h左右肺活量下降，4h胸骨后有刺激感，5h可出现咳嗽，10～12h可发生明显的肺氧中毒。

2. **易患因素**

以下因素可诱发氧中毒。

（1）急性缺氧或中毒的损伤期，神经髓鞘受损后对病理氧化的耐受性降低，容易发生脑型氧中毒和心肌受损。

（2）处于代谢亢进状态下，如发热、甲亢、抽搐、使用了甲状腺素、胰岛素、促肾上腺皮质激素、肾上腺皮质激素、肾上腺素、去甲肾上腺素时。

（3）有肺部感染、肺气肿等。

（4）体质衰弱的患者。

（5）缺乏维生素 E、维生素 C、微量元素硒等情况时，清除过氧化物和氧自由基的能力减弱，也易发生氧中毒。

【中毒机制】

氧中毒的机制目前尚未清楚，从一些研究结果可推测以下一些可能。

1. **高浓度氧的直接毒性作用** 高压氧治疗氧浓度过高并且超过一定程度，则可造成机体中毒。在完整的实验动物体上，一侧肺暴露于高压氧，而另一侧暴露于压缩空气，结果前者出现表面活性物质减少。高压氧收缩血管，通常可使血管通透性降低，但是高压氧对血管平滑肌的过强刺激可导致血管痉挛，其结果是毛细血管壁通透性增加，反而发生组织水肿。眼氧中毒时有视网膜脱落，是视网膜下过度水肿所致。

2. **神经体液因素** 实验发现，垂体切除和肾上腺切除后的动物氧中毒程度减轻，强的松或肾上腺素可使肺型氧中毒程度加重。该研究提示肺型氧中毒存在垂体 - 肾上腺皮质的参与。

3. **生物膜对氧中毒的易感性** 生物膜对氧的毒性作用耐受性较差。肺型氧中毒时，肺泡壁的分泌细胞（Ⅱ型细胞）内板层小体的膜受损，使其分泌肺表面活性物质的功能减弱或丧失。表面活性物质减少将使肺泡表面张力增加而趋于不稳定，甚至萎缩塌陷，造成肺不张及其他病理损害。

4. **酶受抑制** 氧中毒的病某些病理变化与相关的酶受抑制有关。膜受损后，可完全抑制“膜伴”酶相应的各种作用。可以认为神经系统永久性损伤是膜受损的结果，而轻度可逆转的氧中毒则与高氧分压对酶的抑制有关。

5. **与氧中毒有关的神经递质** 高压氧可使部分神经递质的浓度发生变化，从而引起中毒表现。肽类递质：脑中的肽类递质在氧惊厥中起一定的作用。氧惊厥时血及下丘脑中β- 内啡肽升高，垂体内显著下降；应用β- 内啡肽抗血清可延长氧惊厥的始发和减轻其程度。心房肽钠（ANP）可见于多种组织，肺具有合成、贮存和释放功能，同时肺内有大量的受体。肺氧中毒时肺内 ANP 减少，血浆内则升高。静脉注射 ANP，能部分抑制高压氧对肺组织及肺泡内磷脂的破坏作用，从而保护肺表面活性物质。高压氧下 γ- 氨基丁酸

（GABA）和精氨酸加压素合成减少，脑内 GABA 和 AVP 浓度降低，可诱发氧惊厥。

6. **氧自由基作用**　有人认为氧中毒的根本原因是高压氧下体内氧自由基、“超氧化自由基”增多所致。他们发现，中枢神经系统中毒的程度与脑内脂质过氧化物含量增高及乙酰胆碱酯酶活性降低有关，如图 3-2-2-1 所示。

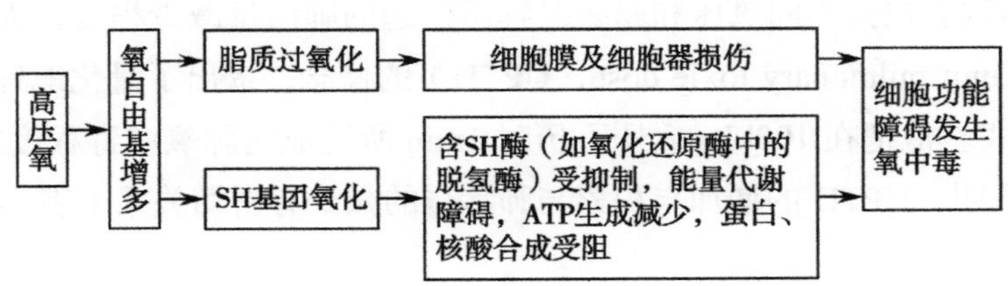

图 3-2-2-1　氧中毒自由基机制示意图

一、肺型氧中毒

单纯的肺型氧中毒一般历时较久，故被称为“慢性氧中毒”。已有肺部损害者，如肺部感染、肺气肿或体质极度衰弱者，容易发生氧中毒。在用高压氧抢救危重患者时，应警惕肺型氧中毒的发生。

【病理变化】肺型氧中毒时可有大面积的肺出血和肺水肿，出血严重者呈“肝脏样肺”。显微镜下可看到透明膜形成，上皮变性，肺泡上皮增殖性变化，肺动脉壁增厚和玻璃样变，以及肺膨胀不全。

病程分两期：①急性渗出期：可有肺水肿、肺泡出血、纤维蛋白渗出、透明膜形成，以及内皮细胞和肺上皮Ⅰ型细胞的破坏；②亚急性增生期：可有间质的纤维性变，成纤维细胞增生和肺泡上皮Ⅱ型细胞增生。急性渗出性变化是可逆的，增殖性变化恢复较慢，并可导致永久性瘢痕形成。

在极端的动物实验中，出现肺氧中毒后继续将动物置于高压氧下，由于肺不张，血浆渗入肺泡内，肺出血和肺泡变性，以致氧扩散受阻，造成全身缺氧，最终死亡。这种因氧过多而致缺氧的矛盾现象被称为氧过多性缺氧，如图 3-2-2-2 所示。

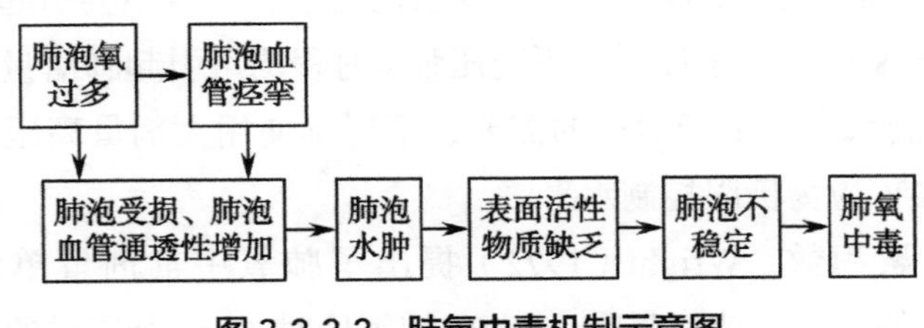

图 3-2-2-2　肺氧中毒机制示意图

【临床表现】肺氧中毒的临床表现类似支气管炎。患者可出现胸骨后不适或刺痛感，或烧灼感，深吸气时疼痛，干咳，咽部不适，呼吸困难等。

肺氧中毒早期可无阳性体征，随后可闻及肺部啰音或支气管呼吸音。X 线检查可见肺纹理增多或出现肺部片状阴影。肺活量减少。

【诊断】根据病史和临床表现一般不难诊断，但在用高压氧救治危重患者时，应密切观察病情变化，努力做到早期诊断、及时处理。

Wright（1972）根据不同氧压和暴露时程所引起的肺活量减少程度，提出了“肺氧中毒剂量单位”（unit pulmonary toxie dose，UPTD）的概念，提出了量化地计算肺氧中毒程度的 Wright 公式。他把在 100kPa 氧压下历时 1min 所造成的肺氧中毒程度定为 1UPTD。Wright 的研究证明，UPTD 的增加与积累与肺活量的减少有密切关系（表 3-2-2-1）。

表 3-2-2-1　肺活量减少与 UPTD 关系

肺活量减少 /%	UPTD 累积数	肺活量减少 /%	UPTD 累积数
2	615	10	1 425
4	825	15	1 815
6	1 035	20	2 100
8	1 230		

【治疗】

1. 立即停止吸氧，改吸空气。
2. 减压出舱。
3. 不能立即停止吸氧的患者应改吸 21% ~ 23% 的氧气。
4. 如降低吸氧浓度出现缺氧症状时，应使用人工呼吸机。
5. 对症治疗，同时应用抗生素抗感染。

【预防】肺氧中毒的预防，目前主要还是控制高压氧暴露的压强与时程，使之不超过机体的耐受限度。在常压下连续吸入纯氧 8 ~ 12h，即可发生肺部的中毒性损害。

1. **限制压强 - 时程**　吸入 50kPa 及低于此值的富氧，一般不会引起肺氧中毒，所以可不限时程。在高于 50kPa 氧压条件下，不同压强 - 时程均可引起肺活量的减少，一般以肺活量减少 29% 为控制水平。由于治疗的需要，不得不使用大剂量高压氧时（如治疗减压病），肺活量下降 10% 应为极限控制水平。

2. **计算 UPTD 累积数**　Wright（1972）提出了肺氧中毒剂量单位（unit pulmonary toxic dose，UPTD）的概念。他将呼吸 100kPa 纯氧历时 1min 所造成的肺氧中毒程度定为 1UPTD。据 Wright 等的研究，UPTD 的增加与肺活量的减少有密切关系（表 3-2-2-1）。因此他推荐：①一般吸入高压氧时，例如治疗轻型减压病或通常治疗临床疾病等，累积

UPTD 值不宜超过 615，此时肺活量下降 2%；②在用高压氧治疗严重减压病或需要较长时程地吸高压氧治疗其他疾患时，累积 UPTD 值不得超过 1 425，此时肺活量降低 10%。

3. **间歇吸氧**　动物实验和人体检测均显示，间歇吸氧可显著增加机体对肺氧毒性的耐受力。凡吸氧累积 UPTD 不超过 615 者，在一次高压氧治疗后呼吸常压空气的时间不少于吸氧的时程时，就可以认为原积累的 UPTD 已消去，以后的 UPTD 值可以从零算起。

4. 不同氧压和吸氧时间所形成的 UPTD 值，通过计算获取，计算公式如下：

$$\text{UPTD} = KP \cdot t$$

UPTD：肺氧中毒程度的单位；*KP*：肺氧中毒剂量单位常（因）数，可从表查出（表 3-2-2-2）；*t*：时间，单位为 min。

表 3-2-2-2　不同氧压力下 UPTD 常数（*KP*）

PO_2		*KP*	PO_2		*KP*
MPa	ATA		MPa	ATA	
0.05	0.5	0.00	0.29	2.9	3.70
0.06	0.6	0.26	0.30	3.0	3.82
0.07	0.7	0.47	0.31	3.1	3.95
0.08	0.8	0.69	0.32	3.2	4.08
0.09	0.9	0.83	0.33	3.3	4.20
0.10	1.0	1.00	0.34	3.4	4.33
0.11	1.1	1.16	0.35	3.5	4.45
0.12	1.2	1.32	0.36	3.6	4.57
0.13	1.3	1.48	0.37	3.7	4.70
0.14	1.4	1.63	0.38	3.8	4.82
0.15	1.5	1.78	0.39	3.9	4.94
0.16	1.6	1.93	0.40	4.0	5.06
0.17	1.7	2.07	0.41	4.1	5.18
0.18	1.8	2.22	0.42	4.2	5.30
0.19	1.9	2.36	0.43	4.3	5.42
0.20	2.0	2.50	0.44	4.4	5.54
0.21	2.1	2.64	0.45	4.5	5.66

续表

PO_2		*KP*	PO_2		*KP*
MPa	ATA		MPa	ATA	
0.22	2.2	2.77	0.46	4.6	5.77
0.23	2.3	2.91	0.47	4.7	5.89
0.24	2.4	3.04	0.48	4.8	6.01
0.25	2.5	3.17	0.49	4.9	6.12
0.26	2.6	3.31	0.50	5.0	6.24
0.27	2.7	3.44	0.51	5.1	6.47
0.28	2.8	3.57	0.52	5.2	6.60

比如采用 0.2MPa（2ATA），在稳压后连续吸纯氧 60min。从表查出 *KP* 为 2.5，*t* 为 60min。肺氧中毒程度 = $KP \cdot t = 2.5 \times 60 = 150$UPTD。如果采用 0.25MPa（2.5ATA）、吸纯氧 60min。*KP* 为 3.17，*t* 为 60min。肺氧中毒程度 = $KP \cdot t = 3.17 \times 60 = 190.2$UPTD。

二、脑型氧中毒

脑型氧中毒主要表现为惊厥发作，故又称“氧惊厥”。脑型氧中毒发生的规律主要体现在压力与时程关系上。脑型氧中毒一般发生在 0.25MPa 氧压以上。氧压越高，持续吸氧时间越长，越易发生，但也可在较低的压强及时限发生。脑型氧中毒一般发生在吸氧阶段，并且多发生在吸氧 20～40min 时，但也可发生在停止吸氧后的减压阶段，这种现象称为撤氧性效应。

【病理变化】可能是由于自由基增多，多种酶的活性受抑制，神经 - 内分泌功能紊乱，使神经细胞膜受损，膜通透性改变，导致细胞外 K^+ 浓度增高，膜电位降低，神经元兴奋性增加，在脑内产生高频率放电，导致癫痫发作。病理观察可见神经细胞皱缩，细胞质和树状突染色加深，细胞质内出现空泡，线粒体和神经胶质细胞肿胀。受损严重的细胞可见细胞质溶解，核崩溃。

【临床表现】脑型氧中毒表现为癫痫样大发作，一般可分为前驱期、惊厥期和终末期。

1. **前驱期**　面色苍白，出冷汗，恶心、眩晕、胸骨后疼痛、视力减退、幻听。患者可突然有欣快感或烦躁不安，面部肌肉痉挛。常有脉搏、呼吸增快，血压升高。脑电图显示多个稳定的超同步活动灶，数量持续增多，振幅持续增高。若在此阶段及时终止吸氧，有可能制止癫痫样大发作。

2. **惊厥期**　突然出现癫痫样大发作，全身呈强直性、阵挛性抽搐，持续 10～60s，知觉丧失，脑电图出现非特异性惊厥大发作波型。在惊厥发作时，若不马上停止吸氧，惊厥发作时间越来越长，血氧含量急剧下降，甚至死亡。

3. **终末期**　惊厥发作停止，昏迷持续 10 ~ 20min 后逐渐清醒，有头痛、恶心、呕吐、疲劳等。

【治疗】

1. 立即停止吸氧，改吸空气。通常惊厥很快停止。

2. 在使用单人纯氧舱时，处理氧惊厥比较困难。有人提出单人纯氧舱应配备一瓶氮气，连接在单人纯氧舱另一进气管上，一旦发生氧惊厥，则输入氮气，同时放出舱内氧气，将舱内氧浓度降到 25% 为止，以达到不需快速减压却能降低舱内氧浓度的目的。如没有备用氮气时，一旦发生氧惊厥，应缓慢减压，并尽量避免发生肺气压伤。

3. 出现抽搐时应注意预防跌伤、舌咬伤，同时可适当应用解痉剂，如肌内注射苯巴比妥 0.1 ~ 0.2g，或静脉注射异戊巴比妥钠 0.2 ~ 0.3g 等。

4. 在抽搐期间，由于喉痉挛，咽部软组织阻塞，胸廓活动不协调，故绝对不能减压。只有待节律性呼吸恢复，呼吸通畅后才能按规定进行减压。

【氧惊厥的预防】

1. 对于醉酒、过度疲劳、不明原因高热的患者不宜进行高压氧治疗。

2. 氧惊厥的氧压阈值，一般认为在 0.22 ~ 0.23MPa，在低于此阈值的条件下即使吸氧时间较长，一般也不会发生氧惊厥，因此一般常规高压氧治疗时，最好将治疗压力限定在 0.23MPa 以下。高压氧治疗时持续吸氧的压力 - 时程限值见表 3-2-2-3。这种压力 - 时程限值是高压氧治疗的极量，在制定高压氧治疗方案时一般应低于此数值。

表 3-2-2-3　持续吸高压氧时的压力 - 时程限值

PO_2/MPa	吸氧总时间 /h
0.3	1.5
0.25	2
0.2	3 ~ 4

3. **间歇吸氧**　脑型氧中毒多发生在吸氧 20 ~ 40min 时，说明脑型氧中毒的发生不仅与治疗压力有关，而且和持续吸氧的时间有关。为缩短在高压环境下持续吸氧的时间，一般空气加压舱都采用间歇吸氧法，这样可以明显减少氧中毒的发生。例如当舱内压力为 0.28MPa 时，连续吸氧不超过 30min，两次吸氧之间应有不短于 5min 的间歇。当压力较低时，连续吸氧的时间可以长一些。

4. **药物预防**　①补充含巯基的物质：如半胱氨酸、谷胱甘肽、二巯基丙醇、二巯基丁醇等；②支路氧化底物：如琥珀酸、精氨酸等；③抗氧化剂：如维生素 E、维生素 C 以及硒、铜、锌、锰等微量元素；④降低中枢神经系统兴奋性的药物：如巴比妥类、水合氯醛等镇静剂或麻醉剂；⑤其他药物：如与脑抑制功能有关的 γ- 氨基丁酸（GABA），强还原剂亚甲蓝，抗肾上腺素类药物等。有人使用二巯化四乙基硫脲、二巯化四甲基硫脲、三羟甲基氨基甲烷（THAM）等作为保护剂，取得良好效果。此外，促进氧自由基降解或防止其生成的物质如 SOD、帕吉林（pargyline）等亦可使用。

三、高压氧对眼的毒副作用

高压氧对眼的毒副作用比较复杂，既包括眼氧中毒，还有因高压氧的收缩血管作用，导致血流减少引起的不良后果。此外还有目前尚未认知的一些其他因素。

【临床表现】

1. 长期进行高压氧治疗（连续 150 次以上），可引起近视和白内障，致视力下降。有人认为，近视的改变是发生核性白内障的一个先兆。由于高浓度氧对晶状体蛋白的氧化损伤，形成高密度的大分子聚合物，晶状体混浊，引起核性白内障。高压氧治疗所致的核性白内障发展极快，也支持了核性白内障形成的氧化学说。

2. **视力和视野变化** 高压氧治疗可引起眼底血管显著地收缩，视网膜等血管的过度收缩或痉挛，加以眼压对血压的阻抗，可造成急性眼底缺血，即使输送到眼底血中的氧可以因为溶解量多而不致欠缺，但其他营养物质不足也会产生视野缩小、视力下降等副作用。国内高压氧临床医疗工作中，多次发生患者在高压氧治疗过程中出现明显视力下降或视力丧失，多数患者停用高压氧后数分钟至数天内视力可以恢复，但也有个案报道造成视力永久丧失者。

3. **晶状体变化** 长期高浓度的氧对未成熟胎儿组织的生长和发育有干扰，会引起畸形；若引起晶状体后纤维化，则可能导致失明。

4. **对眼压的影响** 人们曾讲青光眼作为高压氧治疗的禁忌证，担心高压氧会进一步增高眼压，引起青光眼恶化。近期许多研究表明，高压氧不会引起眼压增高，而且国内外均有高压氧能降低眼压的报告。笔者认为，青光眼患者进行高压氧治疗仍应取慎重态度。

【眼毒副作用的预防】

1. 眼科患者治疗前可临时给予适量血管扩张剂如妥拉苏林 25mg 肌内注射。

2. 高度近视或白内障患者应避免过长疗程的高压氧治疗。

3. 孕 4 个月以内的孕妇和低体重新生儿应尽量避免高压氧治疗。

4. 青光眼患者行高压氧治疗应取慎重态度。如行高压氧治疗，应对眼压进行监测。

5. 高压氧治疗中发生视力下降、视力丧失等情况，应立即停止吸氧并进行眼科检查。必要时可给血管扩张剂。

6. 药物预防参阅“脑型氧中毒的预防”。

第三节　其他毒副作用

（一）牙气压伤

牙气压伤是由于加压舱内加、减压时环境气压的改变，引起的牙齿或者牙周的疼痛。多发生在减压的过程中。这是因为减压过程中根管充填下的气泡膨胀。使牙周的压力感受器接收到疼痛信息。造成的原因主要是龋齿或牙周的炎症等。

（二）幽闭恐惧症

幽闭恐惧症是一种害怕被封闭在无法逃脱的小空间里的恐惧症状。多是由环境中较为狭小的空间诱发，如电梯、隧道、小而无窗的房间、地下室等。症状有出汗、心悸、过度畏光、头晕、窒息、胸闷、血压升高、颤抖、焦虑、头痛、神志不清，甚至迷失方向等。

幽闭恐惧症被认为是由曾经的条件反射引起的，是过去（通常是童年）经历的结果，或是从父母或他人那里获得的感受。轻度的幽闭恐惧症，可以通过心理疏导或在入舱前使用镇静剂，继续高压氧治疗。严重的病例，可能需要转诊到精神科，通过认知行为疗法、放松练习或者药物治疗，病情缓解后方能继续进行高压氧治疗。

（三）血压效应

高压氧治疗会使收缩压和舒张压均升高，对高血压患者和非高血压患者都是如此，高压氧对血压的影响比较小，对于心功能较低或严重动脉狭窄的患者进行高压氧治疗时，也应当慎重。

（四）肺水肿

左心功能不全的患者在接受高压氧治疗时，理论上存在肺水肿的风险，但据目前的研究报告，其发生率为1‰～2‰，高压氧治疗时全身血管收缩，外周阻力增加，且心率减慢，心输出量减少，从而导致肺水肿的发生，因此，对于左心衰患者，当射血分数小于35%～40%的患者，高压氧治疗时应慎重，并尽可能使患者采用坐位或者半卧位。

（五）糖尿病患者的低血糖

高压氧治疗能刺激糖尿病患者残余的胰岛细胞分泌胰岛素，促进葡萄糖的转化，理论上有使糖尿病患者发生低血糖的风险，而在实际临床工作中，极少有恶性低血糖事件的报道。但也不容忽视。

（齐　玲）

第三章
高压氧治疗程序与治疗方案

随着高压氧医学的发展，临床高压氧治疗，包括适应证与禁忌证、治疗程序、治疗方案和注意事项等也在不断改进。国家及各省市医疗相关部门也对高压氧诊疗工作提出了不少规范与标准。本章叙述的主要内容包括高压氧治疗前的准备工作，治疗程序及治疗方案的选择，以及治疗中的注意事项等。

第一节　高压氧治疗前准备

（一）患者的选择

1. 凡需高压氧治疗的患者需经高压氧科医生诊察后决定治疗与否，如行高压氧治疗，应书写高压氧治疗病历，制订治疗方案，开出治疗处方。

2. 实施高压氧治疗前，患者均需常规体检，必要时做特殊检查。

3. 每次进舱治疗前均需详细询问病史及做必要的体格检查。

（1）明确适应证与禁忌证，除主要症状、体征外，了解有无并发症。

（2）与治疗过程中和疗程结束后的检查结果对比，作疗效判断。

（3）及时发现病情变化。

4. 对病情危重、生活不能自理或需严密观察病情的患者，医护人员应陪舱，在舱内做必要的医疗护理。

（二）设备检查

1. 对舱体设备及配套设施和气源应先作周密检查：控制台总电源打开后，应检查仪器、仪表、通讯对讲、照明、测氧、温度、湿度等设备的性能是否正常；舱内辅助设施如供氧设备、急救药品、器械是否齐备；有机玻璃观察窗、递物筒是否完好；空调机运转是否有效；舱内外紧急排气阀门、紧急呼叫装置是否正常。

2. 管道、阀门、舱门、储气容器、空气压缩机等均应定期检查。整套设备不得“带病”运转。

3. 检查氧气储量是否足够、压缩空气储备是否足够。

（三）进舱人员的准备

应向患者详细介绍“进舱人员须知”。

【空气加压舱治疗患者进舱须知】

1. 患者必须经高压氧专科医生检查同意并签署知情同意书后凭卡治疗，按指定的时间准时到达。

2. 严禁将火种（如：打火机、火柴、电子产品及可能导致静电火花的材料或玩具等）及易燃、易爆、有毒、有害、易挥发物品（如：汽油、油脂、发胶、含易燃制剂的喷雾剂等）带入舱内。

3. 勿将手表、钢笔、真空杯等与治疗无关的物品带入舱内。

4. 治疗期间不宜吃易产气及有异味的食物，如豆制品、葱、蒜等。

5. 进舱治疗前应主动、如实报告身体状况（如：感冒、病情变化、服药等情况），并排空大、小便。

6. 进舱治疗全过程必须服从医务人员的指导和安排，感觉不适或发现患者病情变化时应及时报告医务人员，服从指导及处置。

7. 正确使用紧急呼叫装置。爱护舱内设施，切勿随意乱动，以免发生意外。

8. 保持舱内安静整洁。

【氧气加压舱治疗患者进舱须知】

1. 患者必须经高压氧专科医生检查同意并签署知情同意书后凭卡治疗，按约定的时间准时到达。

2. 治疗前一天应洗头洗澡，进舱前严禁使用发胶及面部油脂类化妆品。

3. 自带衣物及被褥一律不得入舱，全部更换高压氧治疗专用的全棉服装及被褥。

4. 将头发加湿并全部塞入纯棉帽内。

5. 进舱治疗前应主动、如实报告身体状况（如：感冒、病情变化、服药等情况），并排空大、小便。

6. 严禁将火种（如：打火机、火柴、爆竹、雷管、电子产品及可能导致静电火花的材料或玩具等）和易燃、易爆、有毒、有害、易挥发物品（如：汽油、油脂、发胶、指甲油、含易燃制剂的喷雾剂等）及钢笔、手表、真空杯、助听器、电子车钥匙、佩戴的各种饰品、书报等与治疗无关的物品带入舱内。

7. 在舱内尽量自然舒适躺好，严禁剧烈活动。

8. 进舱治疗全过程必须服从医务人员的指导，感觉不适时，应及时报告医务人员，服从指导与处置。

9. 爱护舱内设施，切勿随意乱动，以免发生意外。

【婴儿氧舱治疗患儿家属须知】

1. 严禁携带玩具及易燃易爆品入舱。

2. 患儿入舱前需换纯棉衣服、包被及尿布，经检查无误方可入舱。

3. 新生儿入舱前 1h 喂半量奶。

4. 入舱前应排大、小便。

5. 婴幼儿在治疗中由医务人员全程管理监护，家属不得远离治疗室，保证随时联系。

第二节 高压氧治疗程序

治疗程序主要包括加压、稳压吸氧和减压三个步骤。

（一）加压

加压是指人为地向舱内灌输高压气体使舱内压增高，加压的气体可以是压缩空气，也可以是医用高压氧气。一般临床高压氧治疗的压力为 0.2 ~ 0.3MPa，治疗减压病时可达 1.0MPa 以上。加压的最终目的是使舱内压力达到预定的高压氧治疗压力。加压过程中应注意以下事项。

1. 加压操作不当可导致气压伤，中耳气压伤是加压过程中最常见的并发症。为预防中耳气压伤，首次进行高压氧治疗的患者应在入舱前 10 ~ 15min 用 1% 呋麻滴鼻液滴鼻。加压过程中应嘱舱内人员及时做咽鼓管开张动作或做吞咽动作。

2. 加压速率不应过快，特别是在表压从 0 升至 0.03MPa 的过程中，应保持较低的加压速率，通常不超过 0.004MPa/min。如患者发生耳痛等气压伤症状时应暂停加压，必要时应将压力适当降低，待患者耳痛消失后再予加压。

3. 严禁患者有耳痛症状时强行加压。强行加压后患者有时耳痛突然消失，此时可能患者已发生鼓膜穿孔。如患者不能耐受加压过程，必要时可减压让患者出舱。

4. 加压开始前应夹闭患者身上的各种引流管。

（二）稳压吸氧

当加压至预定治疗压力后，即可稳压并进行吸氧治疗。稳压吸氧过程中应注意以下事项。

1. 应指导空气加压舱内治疗的患者正确使用吸氧装具，保证有效吸氧。

2. 稳压吸氧过程中应密切注意氧中毒，特别是神经型氧中毒的发生。为预防氧中毒，应嘱患者保持平稳呼吸，避免深呼吸。空气加压舱可采取间歇吸氧的方法，氧气加压舱应严格控制吸氧时限。

3. 操舱人员应密切注意舱内氧浓度，空气加压舱内氧浓度必须严格控制在 23% 以下，如超过此值，应采取通风换气的办法降低舱内氧浓度。氧气加压舱内氧浓度应力争达到 85% 左右。如氧浓度过低，也应采取换气的办法使氧浓度提高。

4. 稳压吸氧期间，操舱人员应经常观察患者的吸氧情况和氧气转子流量计的工作情况。

（三）减压

正确的减压是防止减压病的根本保证，必须按照治疗表规定的时限减压和停留。减压时应注意以下事项：

1. 减压前应开放患者身体上的各种引流管。气管切开患者的气管导管如带有气囊，气囊充气者应予开放，充水者可不必开放。减压前应调整输液，使墨菲滴管内的液平面保持在较高位置，防止气体进入血管。

2. 减压方法有等速减压法和阶段停留减压法，治疗压力在 0.25MPa 以上，或在高压下稳压停留时间较长时，应采用阶段停留减压法。

3. 如治疗压力在 0.3MPa 以上，减压务必慎重地按预先制定的减压方案进行，以防发生减压病。

4. 减压时应保持患者呼吸道通畅，防止气管阻塞或痉挛，并嘱患者不要做“闭气”动作和避免剧烈咳嗽。

5. 减压时舱温降低，患者应注意保暖。减压速度过快舱内可出现“雾气”，出现“雾气”时，应暂停减压或打开热空调，“雾气”将很快消失。

6. 脑水肿或肺水肿患者减压时，减压速度宜慢，以防止发生“反跳”现象，必要时可静脉给予激素和脱水药物。

7. 减压时嘱患者不宜采用站立姿势，以免发生直立性低血压。

8. 0.3MPa 以上压力治疗出舱的患者，应于高压氧舱旁留观 2h 以上，注意是否有减压病征象出现。

第三节　高压氧治疗方案

高压氧治疗方案的选择主要根据临床需要和患者的状况综合考虑，确定治疗压力、加减压时间和方式、吸氧时间、中间休息时间，以及每日高压氧治疗的频次和总次数（表 3-3-3-1 ~表 3-3-3-3）。

（一）成人常规高压氧治疗方案

表 3-3-3-1　成人常规高压氧治疗方案表

方式	舱压 /ATA（表压 /MPa）	加压时间 /min	稳压时间 /min	吸氧方式	减压至第一停留站或常压时间 /min	停留站压力 /ATA 停留时间 /min
空气加压面罩或头套吸氧	1.5 ~ 2.2（0.05 ~ 0.12）	15 ~ 20	70 ~ 100	O_2 30 ~ 45min×2 间歇 10min 或 O_2 20 ~ 30min×3 间歇 5min×2	匀速减至常压 20 ~ 30 或阶段减压 10	1 1.3/5
	2.5（0.15）	15 ~ 20	70 ~ 100	O_2 30 ~ 45min×2 间歇 10min 或 O_2 20 ~ 30min×3 间歇 5min×2	10	1.3/10
	2.8（0.18）	20	70	O_2 30min×2 间歇 10min 或 20min×3 间歇 5min×2	10 ~ 15	1.6/5 1.3/15
	3.0（0.2）	20	70	O_2 30min×2 间歇 10min O_2 或 20min×3 间歇 5min×2	10 ~ 15	1.6/5 1.3/15
氧气加压	1.5 ~ 2.2（0.05 ~ 0.12）	10 ~ 15	60 ~ 80	O_2	匀速减至常压 20 ~ 30 或阶段减压 10	1 1.3/5
	2.5（0.15）	10 ~ 20	60	O_2	10	1.3/10
	3.0（0.2）	20	40 ~ 50	O_2	10 ~ 15	1.6/5 1.3/15

注：（1）表中舱压系指绝对压力，括号内为表压。

（2）氧气加压方式洗舱后的氧浓度大于 75%。

（3）第一停留站后移至第二站或出舱，于数分钟完成。

（4）洗舱方法：①常压洗舱法：患者入舱后，合上舱门，使舱门与舱体端盖处留有 1mm 门缝，然后打开供氧阀，流量为 15 ~ 20L/min，如此洗舱 5 ~ 10min 后（舱内氧浓度可升至 75%），将供氧流量调小，并将舱门关严拧紧，开始加压，待达到稳压时，舱内氧浓度将超过 80%；②高压洗舱法：当表压升到 0.02MPa 时，应进行舱内换气“洗舱”。其方法是打开输出阀，流量为 15 ~ 20L/min，保持输入和排出流量相等，氧浓度达 75% 后关闭输出阀继续加压

（二）特殊情况下高压氧治疗方案

1. 特殊人群高压氧治疗方案　对婴幼儿，老年体弱、伴有严重基础病、生命体征不平稳的患者，建议高压氧治疗压力选择低压力高压氧治疗方案，推荐压力 0.05 ~ 0.1MPa（表压），吸氧时间为 20min 或 25min，休息 5min，再吸 20min 或 25min，每天一次，总疗程根据病情需要确定。

表 3-3-3-2　特殊人群高压氧治疗方案表

年龄	加压时间 /min	舱压 /ATA（表压 /MPa）	稳压时间 /min	减压时间 /min
新生儿（1 ~ 30d）	10 ~ 15	1.5（0.05）	20 ~ 30	10 ~ 15
婴儿（1 ~ 12 月）	15	1.6 ~ 1.8（0.06 ~ 0.08）	30	15
幼儿（1 ~ 3 岁）	20	1.8 ~ 2.0（0.08 ~ 0.1）	40	30
高龄（> 80 岁）	15	1.6 ~ 2.0（0.06 ~ 0.1）	30min × 2 + 5min 或 20min × 3 间歇 5min × 2	15
伴有严重基础病、生命体征不平稳者	10 ~ 15	1.5 ~ 2.0（0.05 ~ 0.1）	20 ~ 30min × 2 + 5min 或 20min × 3 间歇 5min × 2	10 ~ 15

2. **急救高压氧治疗方案**　对于需要通过高压氧解决的外周组织的急性缺血缺氧性疾病、创伤、创面等，或需要通过高压氧置换有害气体的临床急症，如：危兆皮瓣、急性一氧化碳中毒、创面、断指（肢）再植等等，建议压力选择为 0.14MPa 或 0.15MPa，吸氧时间为 30min，休息 5min，再吸 30min；如果病情需要吸氧时间可以再吸 30min。对于极特殊情况，根据临床需要，也可把压力提高到 0.18MPa 或 0.2MPa，高压氧治疗的次数可增加到每日 2 次或 3 次，总疗程根据病情需要决定。

3. **高海拔地区的高压氧治疗方案**　高海拔地区的高压氧治疗方案依据患者的病情可参照平原地区常规方案制定，治疗压力按照表压的压力，而不是绝对压调整达到内地的标准。减压过程应采用阶段减压法，减压停留站点及停留站压力选择应依据不同海拔高度（大气压）及稳压治疗停留的舱压来制定减压方案，方案制定应遵循［稳压治疗压力（绝对压）/ 减压后停留站压力（绝对压）］≤ 2.25，根据不同海拔高度与治疗压力选择停留站点（1 ~ 3 个），每站停留时间为 5 ~ 10min。

表 3-3-3-3　海拔高度、大气压、氧分压关系

海拔高度 /m	大气压 /kPa	氧分压 /kPa	海拔高度 /m	大气压 /kPa	氧分压 /kPa
0	101.3	21.23	3 400	66.6	13.95
200	98.9	20.73	3 600	64.9	13.6
400	96.6	20.24	3 800	63.2	13.25
600	94.3	19.76	4 000	61.6	12.91

续表

海拔高度/m	大气压/kPa	氧分压/kPa	海拔高度/m	大气压/kPa	氧分压/kPa
800	92.1	19.29	4 200	60.05	12.58
1 000	89.9	18.83	4 400	58.5	12.25
1 200	87.7	18.37	4 600	57	11.93
1 400	85.6	17.93	4 800	55.5	11.62
1 600	83.5	17.49	5 000	54	11.32
1 800	81.5	17.07	5 200	52.6	11.02
2 000	79.5	16.65	5 400	51.2	10.73
2 200	77.5	16.24	5 600	49.8	10.43
2 400	75.6	15.84	5 800	48.5	10.16
2 600	73.7	15.45	6 000	47.2	9.89
2 800	71.9	15.06	7 000	41.1	8.61
3 000	70.1	14.68	8 000	35.6	7.46
3 200	68.3	14.32	9 000	30.7	6.43

4. **减压治疗方案（详见第四篇第一章第一节）**

5. **高压氧治疗的疗程及疗程中间的休息时间**　主要根据患者（儿）高压氧治疗后的生理指标变化、反应和心理承受程度等作出选择。一般建议 10～30 次后应休息数天。压力高、吸氧时间长的高压氧治疗，疗程时间可以缩短，中间休息时间要适度延长。如非特别需要，两次高压氧治疗间隔建议 6h 以上。

第四节　影响高压氧疗效的因素

有很多因素可以影响高压氧的疗效，但其中最主要的有三种：①治疗时机；②治疗剂量；③辅助治疗。在这三种因素中治疗时机最重要，治疗剂量最复杂，而辅助治疗最容易被忽视。

（一）治疗时机

高压氧的治疗时机是决定高压氧疗效的关键因素，疗效的好坏，患者预后如何关键在于高压氧的治疗时机。其原因如下。

1. **与生命对缺氧的耐受性有关**　人类生存需要三种物质：食物、水和氧气，而人对氧的储蓄能力最差，人不进食可生存 6d，不喝水可生存 3d，但人如果不吸氧气只能生存 6min。为保证身体各部分功能的正常运行，人体每分钟需要消耗氧气 200 ~ 300ml，正常人体内储备的氧气量为 1 500ml 左右，只够我们的身体消耗 5min 左右，如果不能及时补充氧气，身体会进入缺氧状态。细胞只要缺氧 1min 便开始出现病理性变化。而大脑对于缺氧的耐受力是最低的，中断大脑供氧 4 ~ 6min，脑细胞就会被破坏而大量死亡。心脏在缺氧的条件下，也会出现心跳变慢、心肌收缩力下降，继而出现心肌细胞的死亡。因此，及时补充氧气是缺血缺氧性疾病的治疗关键。所以用高压氧抢救缺氧性损害时必须争分夺秒。高压氧的治疗时机也就显得至关重要。

2. **与高压氧三种治疗作用的时间分布有关**　临床治疗方法很多，如药物治疗、手术治疗、物理治疗、介入治疗、音乐治疗、心理治疗、针灸治疗、基因治疗等。各种治疗作用可分别归类为三种：病因治疗作用、对症治疗作用、康复治疗作用。但是高压氧治疗与其他治疗不同：①高压氧在治疗中同时有病因治疗、对症治疗和康复治疗三种作用；②高压氧的三种治疗作用不是同时发生的，而是发生在病变的不同阶段。只有早期介入治疗才能产生病因治疗作用，较及时介入时才能产生对症治疗作用，如果错过了最好的治疗时机将只会产生康复治疗作用。这三种作用的产生对患者的预后完全不同。如果发挥了高压氧的病因治疗作用，疗效显著，预后佳；如果较及时治疗则疗效良好，如果错过了高压氧最佳治疗时机，往往需要较长疗程治疗，且多半预后较差。

（二）治疗剂量

所谓高压氧，是指在高气压下吸入纯氧或氧分压超过 0.1MPa 的高浓度氧称为高压氧，即氧分压必须超过常压下的氧分压才是高压氧。常压下纯氧的氧分压为 0.1MPa，有时即使在高气压下吸入高浓度氧，氧分压也可能低于此水平。所以高气压下吸入高浓度氧不能定义为高压氧，所谓高压氧必须大于 0.1MPa。以婴儿高压氧治疗为例说明高压氧治疗的计量（表 3-3-4-1）。

表 3-3-4-1　婴儿高压氧治疗老、新操作方法与剂量

		老方法与定义	新方法与定义
方法剂量	压力	0.03MPa	大于 0.05MPa
	洗舱方法	开门洗舱	门缝洗舱
	氧浓度	60% ~ 70%	70% ~ 90%
	氧分压	0.078 ~ 0.091MPa	0.105 ~ 0.135MPa

由表 3-3-4-1 可见高压氧剂量包括两种剂量：①处方剂量；②操作相关剂量。

1. **处方剂量** 处方剂量包括稳压压力、高气压下（加压、稳压阶段）吸氧时间、治疗频率、疗程。关于处方剂量，高压氧专业人员一直在寻找理想的剂量，但至今没有肯定的答案。

（1）稳压压力与高气压下吸氧时间：压力 × 氧浓度 = 氧分压，氧分压 × 时间 = 单次高压氧效应量。高压氧效应过低不会产生高压氧作用，过高副作用较大，易致氧中毒。

（2）频率：高压氧有病因治疗、对症治疗和康复治疗三种作用，因为加压时氧气饱和进入体内，减压回到常压环境后氧气脱饱和，其作用逐渐消失。由于氧气在体内停留时间较短。所以对有些疾病的病因治疗和对症治疗每天至少 2 次。如果是针对病因治疗或对症治疗每天不能少于 2 次，而康复治疗则可采用每天 1 次即可。

（3）疗程：疗程长短对疗效的影响十分明显。尤其是康复治疗作用，如果疗程过短则疗效不明显。在某些疾病的治疗上有时需要几个月甚至半年以上。例如，在治疗 CO 中毒迟发性脑病时往往需要长疗程的高压氧治疗才能取得良好的效果。

2. **操作相关剂量** 关于高压氧治疗的操作剂量很少引起关注。但却是治疗过程中决定疗效好坏的重要因素。操作相关剂量包括因操作技术而影响的吸入氧浓度，加压、稳压和减压三阶段中，在不同阶段吸氧气与空气的安排，加、减压方法及其时间。不同操作方法可产生不同的剂量效应。

（1）吸入氧气的浓度：吸入的氧浓度与操作方法和技术有关：空气加压氧舱是采用面罩密闭吸纯氧方式达到较高氧分压，可是有些高压氧治疗单位采用单鼻孔氧管吸入法，则吸入氧浓度较低，很可能不到 50%，如果这时稳压压力只有 0.1MPa 或更低，则很难达到高压氧治疗效果。氧气加压舱则强调其洗舱方法和技巧。如婴儿氧舱治疗，过去采用开门洗舱法其氧浓度不理想，而采用门缝洗舱法则氧浓度上升较理想（表 3-3-4-2）。

表 3-3-4-2 开门法与门缝洗舱的氧浓度（%）比较

时间	常压开门洗舱法	常压门缝洗舱法			微压门缝洗舱法	
/min	/%	3mm /%	1mm /%	0.5mm /%	/%	压力 /MPa
0	21.0	21.0	21.0	21.0	21.0	0
1	21.0	21.0	25.3	26.3	29.2	0.001
2	21.0	21.0	31.2	32.6	35.2	0.002
3	21.0	21.0	36.4	37.8	40.2	0.004
4	21.0	21.0	41.9	42.0	46.0	0.004
5	21.0	21.0	46.7	47.6	50.0	0.004

（2）高压氧治疗不同阶段氧气或空气的吸入：高压氧治疗全过程包括加压、稳压和减压三阶段。空气加压舱通常是在加压阶段吸空气，稳压阶段吸氧气。如果在加压阶段先吸氧气而减少空气的吸入，这样就可提高氧分压效应量，降低氮分压效应量，继而也可以提高疗效。

（3）加压和减压方法：①加压时间越长剂量（效应量）越小。前述加压阶段应当吸氧气，但是时间不宜太长，因为加压阶段的面积是三角形，只相当于稳压阶段的一半，所以时间越长吸氧效率越低。②间断停留减压法的有效剂量小于匀速减压法。常规高压氧治疗宜采用匀速减压，匀速减压不仅操作简单而且治疗效果较好，因为匀速减压法气体脱饱和较慢，常规高压氧治疗体内饱和的是氧气，且其稳压压力相当于安全潜水范围以内，在安全过饱和范围内一般不会发生减压病，气体脱饱和较慢有利于体内氧分压的维持。产生好的治疗效果。只有潜水减压，或超高压治疗时，为了防止发生减压病才采用间断停留法减压，因间断停留法可使气体较快地脱饱和，缩短减压时间，预防减压病。③减压阶段吸氧气效率低，因为减压阶段气体脱饱和，常规高压氧治疗在加压和稳压阶段吸入的是氧气，减压阶段则发生氧气脱饱和，在氧气脱饱和时进行吸氧气其效率低，所以一般只有在稳压阶段吸空气的潜水减压，或 CO 中毒首次治疗可在减压阶段吸氧气。

（三）辅助治疗

尽管高压氧治疗是一种具有多种作用的全身性治疗方法，但在进行高压氧治疗时还需要同时采用相关辅助治疗措施以提高疗效。因为高压氧可使机体氧自由基增多、血管收缩和血压升高等不利因素，在临床上不同疾病或不同病变情况下可能阻碍患者治疗或康复，所以治疗时需要配合其他治疗方法才能取得理想的效果。最常用的辅助治疗为血管扩张剂和抗氧化剂等。

1. **并用血管扩张剂**　高压氧对全身血管（除椎动脉和肝动脉外）有收缩作用，所以在进行高压氧治疗时一般应使用扩血管剂才能获得理想的效果，尤其是在治疗冠心病、眼科疾病、耳科病、缺血性脑病、断肢（指、趾）再植等。而且应先在血管扩张状态下进行高压氧治疗才能起到事半功倍的效果，所以要掌握好血管扩张剂的使用时间。口服药应在做高压氧前 20min 应用，舌下含服或静脉用药需在高压氧治疗前 5 ~ 10min 左右给药。血管扩张剂有一定的选择性，如脑部可用尼莫地平，心脏可用硝酸甘油，五官科疾病可用烟酸或消旋山莨菪碱等。

2. **并用抗氧化剂**　常规高压氧治疗时体内氧自由基会轻度升高，但压力超过 0.15MPa 时体内的氧自由基随压力升高而急速升高。众所周知，氧自由基过量升高对人体会产生一定的伤害。为了避免氧自由基损害可在作高压氧治疗的同时应用一些抗氧化剂，如维生素 E、C、B_1，酪氨酸，SOD 等。

3. **与其他治疗手段结合**　在疾病的治疗中，我们不能一味地夸大高压氧的治疗作用，需结合多种治疗手段进行综合治疗。临床实践证明，高压氧治疗与药物、康复、心理治疗等方法的结合才能取得良好的治疗效果。

（齐　玲）

第四章
高压氧舱操作规程

医用高压氧舱按2012版《高压氧舱国家标准》可分为空气加压舱和氧气加压舱两大类。空气加压舱又称为多人舱，氧气加压舱又可分为单人氧舱、双人氧舱、婴儿氧舱等，氧舱操作的基本程序是加压、稳压、减压，因舱型、设施设备配置、加压介质不同，治疗的对象与操作的规程有所区别。

第一节　空气加压舱（多人舱）操作规程

空气加压舱（多人舱）系指可同时治疗多个患者的加压舱，加压介质采用压缩空气。通过吸氧装置（主要为面罩）等供氧。多人舱有大小之不同，舱内容纳人数有4～50人不等。大型多人舱常由治疗舱、手术舱抢救舱、过渡舱等联合组成一个舱体群，现介绍多人舱操作规程。

一、加压前准备

（一）设备检查

设备的检查是保证开舱的必要条件，主要检查如下内容：

1. 检查压缩空气气源，储量满足治疗的需要，供气管路上的阀门处于正常位置，无泄漏现象。

2. 检查氧气气源，供氧压力应高于舱压0.55～0.90MPa。

3. 检查舱门是否密封，有机玻璃观察窗、递物筒是否完好。舱内辅助设施如供氧装置、负压装置、急救药品及器械是否齐备。舱内、外紧急排气阀门、紧急呼救装置是否正常。

4. 检查控制台

（1）打开操纵台上的总电源开关，接通所需使用的各种仪器、仪表电源（舱内照明、监视器、测氧仪、对讲机、音箱、空调等），逐一检查各系统。

（2）配有微机控制系统的氧舱，检查其通电后的工作情况，输入治疗方案程序准备运行。

（3）校准测氧仪。

（4）检查所有供、排气阀门是否关闭。

（5）检查应急电源状况。

5. 根据季节、温度的变化，提前开启空调，将舱内温度调整在夏天 24～28℃，冬天 18～22℃之间。

（二）进舱人员的准备

1. 严格检查进舱人员，严禁带入火柴、打火机、电动玩具、手机及酒精等易发生明火或火花的“火种”，以及一切易燃、易爆的物品进舱。防止手表、助听器、钢笔等受压易损物品入舱。不得穿着化纤类能引起静电火花的服装进舱。

2. 嘱进舱人员排空大小便后入舱。告知进舱人员正确的捏鼻鼓气动作方法及时机。

3. 对首次进舱者可向鼻腔内滴入 1% 麻黄素液，以利收缩鼻黏膜血管，改善鼻腔通气，疏通耳咽管，防止中耳气压伤的发生。

4. 向患者和陪舱人员介绍氧气面罩的正常使用方法和吸氧时的注意事项。

5. 关闭舱门，通知患者准备加压。

6. 危重患者还需做好以下准备：

（1）必须对入舱监护人员仔细交代注意事项和进行安全检查。

（2）备好须用的药物、器械。

（3）为患者备好一级供氧和开放式输液设备。

（4）备好负压吸引装置。

（5）患者带导管入舱时，检查导管是否通畅，并妥善固定。加压前关闭各种引流管。

（6）躁动患者上好约束带。

二、操作流程

国内现有各类氧舱，无论舱体上装有电动还是气动遥控或电脑控制操纵系统，都必须装有手动控制系统，以确保安全。微机控制者，在电脑内输入编号、吸氧人数、陪护人数等，选择治疗方案，点击“开始”。这里主要叙述手动控制操作流程，其空调、照明、通信等设备的操作不予详细叙述，操作者可按有关说明资料使用。

（一）加压

1. 加压前通知舱内人员准备加压。

2. 打开加压阀开始加压。由于空气加压舱是内开门，靠舱门压力挤紧舱门，所以加压的起始阶段应快速全量打开加压阀，通过气压尽快把舱门压紧，当舱门压紧后，压力上升时，迅速调小加压阀流量，应严格掌握加压速度，加压初始阶段应缓慢加压，加压时间和速率举例如下（以下所示压力值均系表压）：

$$0\text{MPa} \xrightarrow{5\text{min}} 0.03\text{MPa} \xrightarrow{5\text{min}} 0.06\text{MPa} \xrightarrow{5\text{min}} 0.09\text{MPa} \xrightarrow{5\text{min}} 0.12\text{MPa}$$

3. 注意调节舱内温度。

4. 加压过程中，经常观察与询问患者有无耳痛或其他不适情况，根据具体情况作出加压速度的调整。边加压，边作好记录。依据情况，指导患者做中耳调压。在表压为 0.1 ~ 0.15MPa 时，总加压时间不得少于 15min。

5. 当舱压升至设定治疗压力后，立即关闭加压阀，完成加压阶段。

（二）稳压

从加压结束到减压开始的这段时间，舱压维持不变，称为稳压阶段。

1. 保持舱压稳定，如有升高或降低时，应及时排气或补气。

2. 监测舱内氧浓度。如氧浓度增高过快应立即加强通风换气，查明原因并排除。舱内通风换气的目的：①降低舱内空气中的氧浓度，严格控制舱内空气中的氧浓度不超过 23%（国标规定）；②置换出舱内人体排出的废气，以净化舱内空气。

（三）吸氧

1. 打开供氧调节阀，通知患者戴面罩吸氧。根据患者病情的不一，空气加压舱采用以下几种吸氧方案。

（1）稳压吸氧方案：升压结束后压力稳定，开始吸氧。稳压吸氧阶段中间休息 5min。具体方案如下。

在稳压阶段吸氧 30min →吸空气 5min →吸氧 30min

（2）加压阶段吸氧方案：升压 5min 后开始吸氧，稳压中间休息 5min，减压 10min 后停止吸氧。具体方案如下：

吸空气 5min →吸氧 40min →吸空气 5min →吸氧 40min →吸空气 10min

（3）急救吸氧方案：治疗加压开始至减压结束全程吸氧。

2. 患者吸氧后，根据舱内氧浓度及舱压等情况，采用通风换气方法使舱内氧浓度控制在 23% 以内，并维持舱内空气洁净新鲜和适宜温度。

3. 通过监控电视、观察窗等随时掌握舱内患者吸氧情况，并通过通信系统问询和指导患者治疗。

4. 严格掌握吸氧程序和吸氧间歇时间。

（四）减压

将高压氧舱内压力从高气压降到常压的过程叫减压。从开始减压到患者出舱的这一段时间，叫减压阶段。

1. **按减压方案减压** 减压有匀速减压法、吸氧减压法和阶段停留减压法等方式。

（1）匀速减压法：常规高压氧治疗可采用匀速减压法，表压≥ 0.12MPa，总减压时间不少于 30min。具体方案如下：

$$0.12\text{MPa} \xrightarrow{8\text{min}} 0.09\text{MPa} \xrightarrow{8\text{min}} 0.06\text{MPa} \xrightarrow{8\text{min}} 0.03\text{MPa} \xrightarrow{8\text{min}} 0\text{MPa}$$

（2）吸氧减压法：一般常规高压氧治疗在减压阶段吸空气，某些特殊情况如潜水减压，重度 CO 中毒等可在减压阶段吸氧气。

（3）阶段停留减压法：为满足不同类型、不同疾患患者的高压氧治疗需求，需要制定个性治疗方案。方案中如果稳压压力表压大于 0.15MPa，应采用阶段停留减压法，并应严格按照减压方案（参见减压病相关章节）操作。

2. 通知舱内人员准备减压并告知减压注意事项（包括耳咽管调压、引流管、输液、气管插管 / 套管的气囊管理及生命体征观察等），严格掌握减压方案。

3. 停止吸氧时告知舱内人员收拾好吸氧面罩，关闭氧气气源。

4. 减压期间要求舱内人员保持安静，自由呼吸，不要屏气，以防肺气压伤。

5. 注意调节舱内温度。保持舱内温度稳定的办法是在减压的同时打开制热装置，告知舱内人员穿好衣服保暖。

6. 舱内如出现雾气，应放慢减压速度或暂停减压，雾气便可消失。

7. 减压结束后通知患者准备出舱，交代出舱后注意事项。

（五）出舱后的整理

1. 出舱后询问患者在舱内的吸氧情况及设备使用情况，以及治疗中有无不良反应，并交代下次治疗时间。通知疗程结束的患者到医生处复诊。

2. 打扫舱内卫生，清理舱内物品。用紫外线灯或电子灭菌灯进行空气消毒。

3. 关闭压缩空气与氧气气源，排空各系统压力。

4. 关闭控制台总电源及各种电器的分电源开关。

5. 如实填写操舱记录。

三、过渡舱的使用

大、中型氧舱都应设置过渡舱，过渡舱是为医务人员在应急情况下临时进出治疗舱或手术舱而设，这为舱内抢救、治疗、诊查和人员调换，以及大型医疗器械送入治疗舱等提供了方便。

使用时，人员、设备由舱外先进入过渡舱内，关上舱门，然后对过渡舱加压；当过渡舱压力与治疗舱或手术抢救舱内压力相等时，打开舱间门上的“平衡阀”，即可打开两舱之间的舱门，人员及设备即可进入治疗舱或手术抢救舱。反之，治疗舱内人员欲出舱时，则应先关闭过渡舱门，加压，待两舱间压力相等时，打开舱间门上的“平衡阀”，待两舱压力完全相等时即可打开舱间门，人员进入过渡舱，关闭治疗舱或手术抢救舱门后，按相应减压方案将过渡舱减压。

四、递物筒操作程序

（一）舱内向舱外传递物品

1. 由舱外操作人员关闭并锁紧外盖，关闭压力平衡阀。

2. 通知舱内人员打开递物筒内盖压力平衡阀，以便向筒内充气加压。

3. 当递物筒内压力与舱内一致时，即可松开闭锁装置，打开内门。

4. 放入需要递出的物品，关闭并锁紧内盖，关闭其平衡阀，并通知舱外人员“内盖已关闭”。

5. 舱外操作人员先打开外盖压力平衡阀，进行减压。当递物筒压力表指针回零。即可松开闭锁装置，打开外盖，取出物品。

6. 关闭外盖及平衡阀。

7. 由于递物筒外盖是外开式结构，在开盖操作时必须注意安全。

（1）必须在筒内压力彻底解除后，方可松开闭锁装置。

（2）操作人员应站在递物筒开口一侧操作，以防筒内压力骤降而造成伤害。

（二）舱外向舱内传递物品

1. 通知舱内人员确认关好递物筒内盖及平衡阀并已经锁紧。

2. 舱外人员打开递物筒外盖上的平衡阀排气。当递物筒内压与舱外环境压力达到平衡时，即可打开递物筒外盖，放入需要递入物品，然后关闭锁紧外盖及平衡阀，并通知舱内人员“外盖已关闭”。

3. 舱内人员打开内盖上的平衡阀向递物筒内加压，当压力平衡后，即可打开内盖，取出物品。

4. 关闭内盖及平衡阀。

第二节　氧气加压舱操作规程

氧气加压舱加压介质为氧气，安全操作极为重要，必须确保专人操舱，且操舱人员必须坚守岗位，患者在舱内治疗时，操舱人员不得以任何理由擅离职守。

一、加压前准备

（一）设备准备

1. 检查氧舱整体情况，包括舱门是否密封，观察窗有机玻璃是否出现裂纹，压力表是否正常，供、排氧流量计及其阀门是否完好等，氧舱必须保证在无故障的情况下，才能开舱使用。

2. 检查氧气气源及加湿装置水量是否充足。打开氧气瓶或液氧管阀门，调整好氧气减压器，使供氧压力保持在 0.35～0.4MPa，查看供氧管路上有无泄漏现象。

3. 打开控制台总电源开关，打开照明、测温、测氧、对讲机等分电源开关，并确认各系统的工作状态正常。

4. 在确定一切设备处于正常后，关闭操作台上的供、排气开关。

（二）患者的准备

1. 向患者说明高压氧治疗的注意事项。

2. 确认患者没有携带各类火种，易燃、易爆物品，以及受压易损物品入舱。

3. 患者应更换医院提供的全棉衣服入舱，包括全棉被褥。不使用各类化妆品，如头油、摩丝、口红等。督促患者将化妆品、发胶全部洗净。

4. 嘱患者于入舱前排空大小便。

5. 首次进舱患者应以 1% 呋麻滴鼻液滴鼻。向患者详细交代舱内注意事项及中耳调压方法，帮患者调整舒适体位，协助患者夹系好防静电连接地线，锁住限位卡，关好舱门。

6. 再次核对患者的姓名、年龄、诊断、高压氧治疗方案，填写氧舱操作记录单。

二、操作流程

（一）加压

1. 通知患者做好准备，开始加压，并嘱患者做耳咽管调压动作（捏鼻鼓气）配合加压。

2. 打开供气阀进行加压，初始阶段应缓慢，并随时询问舱内患者的感觉，严格按治疗方案掌握加压时间。

$$0\text{MPa} \xrightarrow{5\text{min}} 0.02\text{MPa} \xrightarrow{\text{洗舱 }5\text{min}} 0.02\text{MPa} \xrightarrow{4\text{min}} 0.04\text{MPa} \xrightarrow{3\text{min}} 0.07\text{MPa} \xrightarrow{3\text{min}} 0.1\text{MPa}$$

3. 当舱压升至 0.02MPa 时，进行舱内换气，即洗舱。其方法是：打开输出阀，保持输入和排出的气体流量相等，维持舱压不变，让输入的氧气呈动态状置换出舱内的原始气体，以提高舱内氧浓度，洗舱一般为 5min，氧浓度达 75% 后关闭输出阀继续加压。

4. 加压过程中随时注意患者反应，随时注意患者反应，如有耳闷耳痛等不适，应减慢加压速度或暂停加压甚至适当减压，待不适消除后再继续加压，如果不能消除耳痛或有其他情况出现，则应减压出舱。

5. 升压时间一般为 20min 左右。升压结束后，进入稳压状态。

（二）稳压

从加压结束到减压开始的一段时间称为稳压时间，稳压阶段是患者呼吸高压氧进行治疗的主要阶段。稳压吸氧阶段可进行舱内维持小流量通风换气，以降低舱内二氧化碳浓度，维持氧浓度在 80% 以上，稳压吸氧时间一般为 45min。

（三）减压

从减压开始至减压结束的一段时间称为减压时间。

1. 稳压吸氧结束后通知患者“开始减压”。先关闭供氧阀，调节排气阀，严格按减压方案进行减压。观察患者的病情变化，嘱患者勿屏气。

2. 如采取 0.2MPa 以下的压力进行治疗，减压时间约为 20min。必要时可缩短减压时间。如下：

$$0.1\text{MPa} \xrightarrow{4\text{min}} 0.07\text{MPa} \xrightarrow{4\text{min}} 0.04\text{MPa} \xrightarrow{4\text{min}} 0.02\text{MPa} \xrightarrow{3\text{min}} 0\text{MPa}$$

3. 压力降至零，打开舱门，松解患者身上的连接地线，协助患者出舱。

（四）出舱后的清理

1. 出舱后问询患者治疗情况及有无不良反应，做好记录，并交待下次治疗有关事宜。
2. 整理或更换舱内物品，保持舱体内外卫生整洁。
3. 关闭进 / 排氧阀。关闭电源氧源。如实填好操舱已记录，并清理好其他用物。
4. 排除及上报治疗时所发现的设备故障。
5. 用电子消毒灭菌器或紫外线进行舱内空气消毒。

第三节　婴幼儿氧舱操作规程

婴幼儿抵抗力和适应力较弱，且不能与医护人员配合，故治疗时加、减压速度应适当减慢。治疗操作时，应特别注意洗舱这一环节，以保证达到治疗要求的氧浓度。治疗操作过程应予详细记录。

一、加压前准备

（一）设备的准备

1. 治疗前常规检查氧舱有机玻璃筒体、所有仪表、检测系统、供排氧系统等部件，一切正常方可使用。

2. **氧源准备** 检查氧气瓶或系统供氧的供氧压力，确保氧源充足。

（二）患者的准备

1. 向家属讲解治疗目的。
2. 患儿进舱前 60min 禁食禁水。
3. 更换氧舱专用棉衣，禁止自带衣物、纸尿裤及带电或摩擦生电物品进舱。
4. 查看各种置管的处置。
5. 置婴儿于治疗舱，系好约束带，注意保暖。
6. 关舱门，准备加压。

二、操作流程

（一）加压前洗舱

婴幼儿氧舱加压前洗舱系于常压下进行，目的是用氧气置换出舱内的部分空气，使舱内氧浓度在加压前即可达到较高水平。洗舱方法如下：

洗舱时间大约为 3min。关闭排氧阀，全量打开供氧阀，关紧舱门至压力上升时迅速逆向打开舱门至压力指针回到零（门缝间距约 1mm，即门缝洗舱），全量输入氧气，使舱内气体从门缝排出，洗舱至舱内氧浓度＞ 50%。

（二）加压

加压时间为 12min，先调节供氧阀至 6～10L/min，再关紧舱门。缓慢匀速升压（速度＜ 0.01MPa/min），当表压从 0MPa 升至 0.03Mpa 过程中，应注意观察患儿是否有哭闹加剧、捂耳等中耳气压伤反应，如有不适，适当减慢或停止加压，待患儿适应后再继续。

（三）稳压吸氧

稳压时间为 30min，当压力升至治疗压力时调节供氧阀流量至 3～5L/min，打开等流量的排氧阀，持续小流量换气，使舱压保持动态的稳定。为保证患儿治疗效果，舱内氧浓度应≥ 80%。观察患儿病情变化。

（四）减压

减压时间为15min，关氧源关供氧阀，打开排氧阀10～15L/min，缓慢匀速减压。注意观察患儿哭闹、腹胀等反应。出现不良反应，可适当减慢或停止减压，待患儿适应后再减压。

（五）出舱

1. 注意调节好室温，当压力降至零，打开舱门，解开约束带，抱出患儿。查看患儿有无不适，管道有无脱落。清洗更换衣服。

2. 关闭进/排氧阀，关闭电源氧源，清理用物。

3. 做好记录，清洁消毒。

（柏素芬　吴峰静）

第五章
高压氧医学护理

随着医学的发展，高压氧治疗的范围越来越广，已成为临床治疗学中的一个重要组成部分，高压氧治疗是通过在高气压条件下进行纯氧与高浓度氧的治疗，并随着环境压力的不断变化，会对人体各系统的生理功能产生一定影响，因此高压氧医学护理必须是由临床经验丰富、经过高压氧专科培训、并具有高压氧上岗合格证的护士运用正确的操舱技术及以现代护理观为指导，以护理程序为手段，对接受高压氧治疗的患者提供和实施预见性、人文性、系统性护理管理的过程。

护理的基本职能是通过为患者和健康人提供保持健康和恢复健康的活动，达到消除隐患，保障安全，提供健康支持的目的。

高压氧医学护理的任务是缓解患者治疗期间恐惧、焦虑与紧张等负面情绪，加强对患者病情、护理风险、意外事件的评估和干预防控，消除或改善潜在护理问题，为患者的治疗安全和吸氧效果提供保障。

第一节　常规高压氧治疗护理

一、治疗前的护理

1. **治疗环境**　保持高压氧科环境清洁、整齐、宽敞、明亮、物品摆设整齐舒适，并向患者及家属介绍氧舱治疗环境（严禁吸烟、做好“四防”）、工作人员、相应配套设施（如灭火器、饮水机，更衣室，储物柜，厕所等）、氧舱内紧急呼叫装置及递物筒的使用方法和注意事项。

2. **治疗评估**　护理人员应详细了解患者病情，查看询问病史资料，杜绝有高压氧治疗绝对禁忌证的患者入舱；评估有相对禁忌证的患者是否可以入舱治疗，如体温 > 38.5℃、心率 < 50 次 /min，血压 > 160/100mmHg；因需要高压氧治疗而病情严重者，治疗前做好各种预见性护理问题及应急处理措施，确保患者舱内治疗安全并签订高压氧治疗知情同意书。

3. **安全宣教**

（1）向患者及家属介绍高压氧治疗的基本知识如治疗原理、基本方法、注意事项、治疗压力和治疗时间，以及可能出现的不适反应及预防措施等。

（2）对于首次进舱治疗的患者及家属，治疗前常规以 1% 呋麻滴鼻液滴鼻，宣教滴鼻的方法及时机，向患者及家属示教在舱内治疗时怎样打开咽鼓管预防中耳气压伤的动作，如吞口水、打哈欠、咀嚼糖果、捏鼻子鼓气等。

（3）禁穿化纤类衣服或覆盖化纤类被子，以棉质衣物为宜；严禁携带打火机，手机、手表、助听器、汽车钥匙、真空杯、电动玩具及各种化妆品和易燃易爆、易损物品等入舱，以免产生火灾。

（4）进舱前排空大小便，需要使用便盆或接尿器的患者，可带入舱备用；提醒患者备好衣被，舱内治疗过程中注意保暖；维护好舱内清洁卫生。

（5）指导患者按排舱座位进舱入座，正确使用氧气连接装置及佩戴吸氧面罩，一级供氧患者嘱吸氧面罩勿戴太严密，平静正常呼吸即可；二级供氧患者需扣紧戴严面罩，嘱主动呼吸配合吸氧。

4. **心理护理**　高压氧治疗是在特殊密闭的高气压氧舱中进行，尤其对缺乏高压氧知识的患者及家属，因环境的变化容易产生生理和心理上的压力。心理护理对患者进行心理支持、疏导和交流以消除患者不良情绪，提高患者治疗的依从性和吸氧治疗效果。

（1）紧张恐惧心理：建立良好的护患关系，做好安全解释工作，帮助其正确认识到高压氧治疗是一种安全、无毒、有效的治疗方法，同时可安排经验丰富的老患者与首次治疗患者座位相邻，增加患者的安全感。

（2）怀疑抵触心理：向患者及家属介绍治疗过程，对治疗有更深的认识，同时告知潜在不适症状及应对措施，让患者做好心理准备，提升依从性。

（3）压抑幽闭心理：优化治疗环境，舱内湿度与温度合理控制，提升舒适感；告知患者治疗过程中有实时监控，可随时通话和观察治疗情况；告知有关治疗的特点，包括气流声等噪声的特点，必要时允许一个家属陪同入舱。

5. **饮食护理**　高压氧治疗时患者新陈代谢活跃，能量消耗较多，需补充足够的营养物质和能量以利患者恢复，所以治疗期间膳食结构需合理多样，宜高钙、高蛋白、高热量、高维生素易消化食物，不吃易胀气和刺激性食物，如葱、蒜及大豆等，以免出现腹痛、腹泻等不适；入舱前 1 ~ 2h 进食，不可过饱或空腹，以防呕吐或治疗中低血糖的发生；可根据需要准备些水果、糖果、饼干、水入舱。

6. **管道护理**　对治疗患者携带入舱的各种管道（如胃管、尿管及各种引流管）应妥善固定，避免搬运或翻身时将管道牵拉脱落，并密切观察引流是否畅通，有无移位、扭曲或受压。治疗前排空引流袋，治疗期间可全程夹闭管道或加压过程中夹闭、稳压后打开管道。

7. **预防跌倒坠床**　治疗大厅在治疗前 30min 停止清扫作业，走道和平车移动区域不能放置容易碰撞、绊倒的物品；对于步态不稳、坐轮椅、卧床患者在治疗期间做好跌倒坠床风险事件的防范，步态不稳患者需搀扶协助出入舱；轮椅患者出入舱时要倒转轮椅，腰带固定保护，缓慢下行；平车患者将两边围栏拉起，确保平车处于刹车状态，必要时对患者四肢进行约束保护；对于意识不清或躁动不安的患者，在取得家属同意后，治疗全程可给予约束带约束。

二、治疗中的护理

1. 加压阶段

（1）关闭舱门，调节好舱内的温度，适当加强通风换气，播放节奏舒缓轻柔的音乐，以缓解不适感。

（2）告知患者开始加压，严格遵循医嘱设置压力和治疗时长，加压遵循先慢后快、匀速的方式，并询问患者适应状况，尤其是首次治疗的患者及家属，指导做吞口水、打哈欠、咀嚼糖果、予以 1% 呋麻滴鼻液滴鼻配合捏鼻子鼓气等调压动作，如调压失败、耳痛剧烈或幼儿哭闹加剧则需减压出舱，不可强行继续加压。

（3）开始供氧，提醒患者佩戴好面罩吸氧，观察和指导氧气连接装置和面罩佩戴是否正确，一级供氧患者嘱面罩勿戴太严密，正常呼吸平静吸氧；二级供氧患者需面部与面罩贴合紧密，嘱主动呼吸配合吸氧，可加大呼吸幅度，不可加快呼吸频率。

2. 稳压阶段

（1）密切注意舱内患者的吸氧状况和病情变化，每 5 ~ 15min 观察窗巡视查看一次，查看患者是否有面部抽搐、出冷汗、流口水或神志改变等氧中毒症状，如有则嘱其立即去除面罩，加强通风换气，报告医生，必要时紧急减压出舱进行有效处理。

（2）治疗中间应休息 5min，关闭供氧，嘱患者取下面罩，原地活动以缓解长时间坐姿的疲劳感，也可吃点糖果或喝水补充能量。

（3）严格控制舱内氧浓度不超过 23%，注意氧舱内浓度的变化，及时加大通风换气。

3. 减压阶段

（1）告知患者开始减压，舱内温度会下降，提醒患者穿好衣服，注意保暖；如舱内空气湿大，可能会出现雾气，不必惊慌。

（2）提醒患者把密闭容器盖子和茶杯盖子打开，以免容器里的气体膨胀发生意外。

（3）提醒患者和家属保持自然呼吸，忌屏气，不用力咳嗽，以防肺气压伤；高压氧环境下胃肠蠕动会加快可能出现轻度腹部不适、便意等。

（4）告知出舱时间，嘱患者取下面罩，整理好用物，在座位上静等舱门打开，忌围堵舱门处，防止拥挤跌倒不良事件发生。

三、治疗后护理

治疗结束后，医务人员迅速为患者拉开舱门，热情地迎接患者出舱，询问患者心理感受及有无不适症状，评估治疗效果，针对患者的不适给出解决方案，嘱患者多饮水、多补充维生素、蛋白质，注意休息，告知治疗联系方式，提醒预约后准时准点来舱治疗，如有特殊情况及时联系，做好氧舱的终末消毒处理，为下次开舱治疗做好准备！

第二节　高压氧治疗特殊护理

由于在高压的特殊环境下治疗，使常规护理发生改变，输液、各种引流管、导管都同常压下的护理有所区别，高压氧治疗中常见的护理问题和处理如下：

一、舱内输液护理

对需要舱内补液的患者，选用软性塑料包装输液袋，采用排气管分离式的输液器，在输液瓶液平面上方插入排气管，排气孔朝上，以保持进排气畅通，调整平衡输液瓶内外压力，要控制好输液速度，随时调整滴速，避免管内液体上升或过低，预防不良事件。进舱前应将茂菲氏滴管内液平面调至较低水平，以便观察滴速；减压前将茂菲式滴管内的液面调到较高水平，调慢液体滴速，密切观察，高度警惕液管爆炸或使气体进入血管造成气栓症的不良事件；出舱后更换新的输液液体，舱内未输液完的液体丢弃，以避免被污染的液体输入体内。

二、舱内采血患者的护理

高压氧治疗时舱内采血操作和常压一样，如采静脉血、手指血及耳垂血，采集后经传递筒送到舱外检验；采集动脉血（如做血气分析）时，应把针头插入橡皮塞内，防止经传递筒时舱内压力使注射器内套管向外自动推出，造成标本值误差，应用胶布缠绕固定注射器栓连接处后经传递筒送到舱外检验；穿刺部位用棉签用力压迫 5 ~ 10min。

三、气管切开吸痰患者的护理

气管切开 24h 内的患者不能入舱治疗，防止局部易渗血、出血及皮下血肿；进舱前检查好舱内吸痰装置、备好吸痰用物、抢救用物及药品，妥善固定气管套管，松紧适宜，以容 1 ~ 2 指为宜，切口处覆盖 1 ~ 2 层无菌湿纱布，湿化和防止灰尘、异物坠入气道；对带有气囊的套管，进舱前将空气抽出，用 3 ~ 5ml 生理盐水充盈气囊以堵塞气管套管开口，避免气囊因舱内压力变化引起容积的改变，而导致通气量不足或压迫气管等不必要的损伤；对痰液黏稠者可以在入舱前 1h 给予雾化吸入，滴入湿化液稀释痰液，以彻底吸净气管内分泌物，避免舱内高压下频繁吸痰操作；协助患者采用平卧位，头部抬高 20°，将头偏向于一侧，观察呼吸道通畅度并将气切套管和供氧管面罩衔接好，予以一级供氧方式调节好氧流量；吸痰前调好负压吸痰装置，吸引强度以表压不超过 200mmHg 为宜，当舱内压力低于0.03MPa时不可使用舱内负压吸痰装置，减压时尽量不要吸痰，以免引起剧烈刺激性咳嗽反射，导致肺气压伤的发生；吸痰时选择适宜的一次性吸痰管，用正确的吸痰方法，吸痰管不宜插入太深，动作宜轻柔、准确、迅速，每次吸痰时间不超过15s，不要在某一处停留时间过长，造成过度负压，损伤气管黏膜导致出血。

四、各种引流管的护理

1. **鼻饲管患者的护理** 协助患者处于鼻饲体位，即抬高床头30°的半卧位；检查并记录鼻饲管插入的长度，并固定妥当避免脱出；告知患者及家属带鼻饲管可能造成的不良反应及治疗中的注意事项；治疗中鼻饲管保持打开状态并抬高鼻饲管出口，密切观察胃内容物及颜色；如特殊情况，治疗期间需鼻饲给药，应研碎完全溶解于水后注入，鼻饲前后均用20ml温开水冲洗胃管，防止管道堵塞，一般情况下鼻饲患者进舱前1h禁止鼻饲，以防升压时呕吐增加窒息风险。

2. **留置尿管患者的护理** 舱内治疗期间尿管应固定妥当防止打折、弯曲、受压、脱出等情况发生；保持尿袋高度低于耻骨联合水平，防止逆行感染；入舱前要放空尿袋，并夹闭尿管，稳压及减压期应打开导尿管开关，记录并观察尿量及颜色。

3. **脑室引流管患者的护理** 协助患者卧位，保持伤口敷料干燥，引流系统不随意移动，引流管固定妥当，引流袋悬挂高于脑平面10～20cm，以维持正常颅内压；加压前夹闭引流管，以防引流液逆行造成颅内感染；稳压和减压时，缓慢打开引流管，保持引流管通畅并观察引流液的量、颜色及性质，有无气泡，如引流液量增多，及时通知医师并严密观察患者的意识、瞳孔及生命体征的变化。

4. **胸腔闭式引流管患者的护理** 协助患者取半卧位，维持引流系统密闭状态，接头牢固，引流管妥当固定，引流水封瓶应低于胸部4～10cm，不可倒转，搬动患者时，应注意保持引流瓶低于胸膜腔，维持胸腔内压力，防止逆行感染；治疗前，要松开排气管，排液管，保持引流管通畅并观察记录引流液的量、颜色、性质，如引流液量增多，及时通知医师。

五、舱内患者抽搐的护理

1. 注意观察患者抽搐的先兆，如突然眩晕、情绪不稳、感觉异常或局部肢体麻木、抽动等，一旦发现，嘱其安静平卧，减压出舱。抽搐发作时不能减压，以防肺气压伤。

2. 迅速解开衣带，轻压四肢关节处，口腔内放入牙垫或压舌板，做好安全保护，防止继发创伤。将患者下颌托起，头转向一侧，保持呼吸道通畅。一切动作轻柔，保持安静，减少声光等刺激，呼吸停止及时予以人工呼吸。

3. 及时记录有无前驱症状，发作即刻有否喊叫，有无意识障碍；发作时抽搐的起始部位，是局部还是全身性的，是强直还是阵挛性的，发作时头面、躯干和肢体的位置如何，眼球是否有上视、下视或斜视、震颤等；抽搐发作及持续时间等。

4. 发作停止后及时与舱外联系减压出舱，安慰患者勿紧张，做好相应的心理护理；注意保暖，尽量让患者安静，以减轻疲劳。同时对发作停止后意识、瞳孔的改变情况进行观察和记录；观察患者四肢能否活动，神志清醒后，询问是否了解发作过程，有无先兆。

5. 出舱后如仍有抽搐，应及时有效对症处理。

六、舱内患者昏迷、心跳呼吸骤停的护理

高压氧治疗中密切观察患者病情变化，在对患者突发昏迷或心跳呼吸骤停时立即作出评估判断，提醒舱外的医务人员马上紧急减压出舱，准备好抢救物品准备，如气管导管、吸痰管、呼吸机、除颤监护仪、氧气装置和舌钳、喉镜等。

立即在舱内进行人工心肺复苏：将患者的衣领和腰带解开，仰卧于舱内平地面上或担架床上，翻身时整体转动，保护患者颈部；站或跪于患者右侧，将一只手手掌的根部放置在患者胸骨中线中下 1/3 交界处，两手掌根部重叠，十指相扣，身体前倾，双臂绷直，垂直向下用力按压，使患者胸骨向下凹陷 5～6cm，然后迅速松开，按压频率 100～120 次 /min，如此规律进行 30 次按压后开放气道，清除口腔异物或分泌物，取出假牙，一只手患者按住患者额头，使患者头部微微向后仰，另一只手的拇指和食指捏住患者鼻孔，深吸一口气后使双唇包住患者嘴部，向患者口中用力吹气至可见患者胸部有回缩，确保胸外隆并维持 1 秒，连吹 2 次，注意中间松开鼻孔，让患者出气，人工呼吸频率为 10～12 次 /min，单人按压与吹气的比例为 30：2，做完五组 CPR 后，观察患者病情，检查呼吸及脉搏，时间不超过 10s。如未恢复，继续重复 CPR，尽量减少胸外按压的停顿时间。

紧急出舱后立即予以患者心电监护，实时观察患者的生命体征变化情况，建静脉通道，按医嘱给予患者复苏药物，如肾上腺素和利多卡因等。如患者已出现电击除颤体征，根据患者的实际情况调整电功率和除颤次数，对患者实施电击除颤。做好患者家属的安抚工作。

七、舱内使用心电监护仪患者的护理

为了监测危重患者高压氧治疗中心电、血压、血氧饱和度等参数，需要选择适用于高压氧舱的多参数心电监护仪，舱内电源电压在 24V 以下是安全的。目前有数码动态遥测心电监护系统和常规心电监护系统。

放置电极片的皮肤部位要保持清洁、干燥，无油渍，必要时用温湿纱布擦净，避免皮肤发红和破损炎症位置。做好患者的解释工作。

结合高压氧高压状态下设置患者的生理报警参数值：高压氧治疗中心率减慢 10%～30%，稳压吸氧段比升压阶段减慢明显；血压一般会有 10% 左右的上升，在升压阶段尤其明显；血氧饱和度在稳压吸氧阶段基本为 99%～100%，且生理报警参数值下限

设置不应低于95%，如低于该值应立即查找原因，是否与呼吸道不通畅、血氧饱和度夹脱落有关；当生理参数测量值超过设定报警值时，仪器发生报警，首先检查患者情况，再识别报警类型，找到报警的原因，正确处理。做好患者的安抚工作。

八、舱内使用呼吸机患者的护理

高压氧舱内配有气动呼吸机，该型呼吸机增加了同步间歇指令通气功能，可以使有自主呼吸的患者顺利完成高压氧治疗，也可以使无自主呼吸或自主呼吸微弱的患者早期开始高压氧治疗，有效避免了人机对抗的最大矛盾，使其适应的患者种类大大提高。

了解患者病情和治疗方案，监测生命体征，连接好呼吸机及排氧管，连接模拟肺，测试呼吸机性能，调节好设备各项参数，备好心电监护仪、简易呼吸器、抢救药物、吸痰用物等。呼吸机设置高压环境2.0～2.5ATA红色参数和常压环境1.0ATA蓝色参数，要根据治疗压力变化来调节相应的呼吸频率和每分通气量，避免通气过度和通气不足；稳压后要严密观察患者的病情、生命体征及各项参数的变化，监测潮气量、通气量，观察患者的胸廓起伏、是否与呼吸机同步，如发现患者呼吸机耐受性降低，出现呼吸对抗、呼吸困难等，须立即检查呼吸机自身功能障碍，再查找是否有呼吸道梗阻及对抗呼吸，查明原因并及时处理。如患者出现严重的呼吸对抗时，可以考虑脱机，更换简易呼吸器过渡治疗或紧急出舱救治。

（柏素芬）

第六章 高压氧科（室）医院感染防控

医院感染亦称医院内感染、院内感染、医院获得性感染或医源性感染（简称院感）。近年来逐渐统称为医院感染。医院感染是指患者或工作人员在医院内获得并产生临床症状的感染。由于感染有一定的潜伏期，因此医院感染也包括在医院内感染而在出院后才发病的患者。近几年来我国医院感染事件时有发生，影响非常大，国家及当地政府卫生部门非常重视。高压氧医学学科（室）也是医院重要组成部分，而且高压氧治疗有其特殊性（群体性治疗），所以高压氧科的院感防控尤为重要。国家及各省市多条文件也指出高压氧科（室）的院感防控要求，尤其是2013年国家卫生和计划生育委员会颁发的WS/T 422—2013《高压氧临床应用技术规范》中4.2条指出高压氧舱卫生要求并提出“高压氧舱采用与医院监护室相同的卫生标准要求”。鉴于以上原因，本书就高压氧科（室）院感防控相关问题重点叙述。

第一节 高压氧科（室）常规消毒

一、医护人员的管理

1. 加强医护人员的感染防控意识，提高医护人员对高压氧科室感染管理重要性的认识，建立相应的管理制度。

2. 高压氧科医护人员应做好职业防护，按照防护要求配备防护用品[一次性工作帽、一次性外科口罩和工作服（白大衣），一次性乳胶手套（必要时）、速干手消毒剂（75%乙醇）]。

3. 正确佩戴口罩，一次性外科口罩每4h进行更换，污染时随时更换。

4. 医护人员接触普通患者前后常规7步洗手法洗手或者用速干手消毒剂洗手，接触传染病患者时戴手套。

二、清洁与消毒

1. 按照清洁区、半污染区、污染区进行消毒隔离。

2. 值班室等清洁区平面每天用消毒液擦拭一次。

3. 地面清洁区每天消毒液擦地一次。

4. 办公室、治疗操作台等半清洁区每天上、下午上班前、下班后各消毒液擦拭一次。

5. 治疗大厅和舱内等污染区平面，每次治疗结束消毒液擦拭一次。

6. 治疗大厅每天进舱后和治疗结束出舱后消毒液各擦地一次。

7. 抹布、拖把做到一用一丢弃 / 消毒。

8. 使用 1 人多次吸氧面罩，每次用后及时清洗，保持清洁。

9. 每舱次治疗结束后鼓风机通风 15min 通风换气，消毒液擦拭平面，消毒拖把浸消毒液拖地面，待地面干燥后紫外线空气消毒机消毒 60min（注意关闭舱门）备用。

10. 舱内使用的痰盂、便盆、垃圾桶每舱次用消毒液浸泡后进行清洗。

11. 医疗区内备黄色垃圾篓，所有帽子口罩手套换下直接放入黄色垃圾篓。

12. 氧舱体表应定期清洁，内壁应定期用消毒液擦抹。

13. 每季度进行舱内空气培养。

三、消毒液浓度选择

1. 清洁区平面用 1 ：200 浓度的 84 消毒液。

2. 半污染区和污染区平面用 1 ：100 浓度的 84 消毒液。

3. 所有医疗区域地面用 1 ：100 浓度的 84 消毒液。

4. 排泄物、血渍、呕吐物、痰盂、便盆、卫生间等用 1 ：50 浓度的 84 消毒液。

第二节　特殊疾病高压氧治疗消毒

（一）气性坏疽、破伤风和其他不明原因传染病的病原体感染患者

此类患者应该单独舱室治疗，严禁与其他患者同舱治疗。患者出舱后，舱室必须进行严格终末消毒处理。

1. 空气消毒　3% 过氧化氢或者过氧乙酸熏蒸，3% 过氧化氢按照 20ml/m^3 气溶胶喷雾，过氧乙酸按照 1g/m^3 加热熏蒸，湿度 70% ~ 90%，密闭 24h；5% 过氧乙酸溶液按照 2.5ml/m^3 气溶胶喷雾，湿度为 20% ~ 40%。

2. 舱室内壁、地板、椅子、桌子等物体表面的消毒，用 1 000mg/L 含氯消毒液擦拭消毒。

3. 患者尽量选用一次性诊疗器械、器具及其他物品，使用后应进行双层医疗垃圾袋密闭包装，焚烧处理。必须重复使用的医疗器械，应先消毒，后清洗，再灭菌。消毒可采用含氯消毒剂 1 000 ~ 2 000mg/L 浸泡 30 ~ 45min，有明显污染物时应采用含氯消毒剂 5 000 ~ 10 000mg/L 浸泡消毒≥ 60min，然后按规定清洗、灭菌。

4. 患者用过的床单、被套等尽量按特殊医疗废物焚烧处理。无明显污染需重复使用

的，单独收集，用1 000～2 000mg/L含氯消毒剂浸泡消毒≥60min后，或者压力蒸汽灭菌后，密闭包装，标示清楚，送洗涤中心清洗消毒后，方可使用。对污染程度严重的按感染性医疗废物处理。

5. 所用敷料、一次性医疗用品等应遵循《医疗废物管理条例》的要求，及时装入双层黄色医疗废物袋中密闭运送焚烧处理。

6. 使用在有效期内的过氧乙酸、含氯消毒剂等。

7. 患者应固定专用治疗、护理用具，如听诊器、血压计、体温计、输液用品等。

8. 舱室经彻底清洁消毒后，做空气培养，3次阴性方可供他人使用。

9. 防护和隔离应遵循WS/T311的要求，接触患者时应戴一次性手套，手卫生应遵循WS/T313的要求。

（二）艾滋病、梅毒的感染防控

1. 建立科室感染管理制度，加强院感知识培训，提高医护人员自我防护意识。

2. 高压氧科设立工作人员、患者双通道，规范管理不交叉；严格划分清洁区、半污染区、污染区。为避免医院内交叉感染发生，高压氧科严格实行传染病患者单独治疗，每一患者建一档案存档。艾滋病、梅毒等患者在治疗期间专舱治疗，患者所用物品不与其他患者混用，严格执行一人一舱一消毒。

3. 做好个人防护，正确佩戴口罩。在工作中如果患者的血液、体液有可能污染工作服时应穿隔离衣；接触患者的血液、体液、排泄物时戴乳胶手套，当处理血液、体液、分泌物、排泄物等时有可能溅出，特别是气管插管应戴防渗透性能的口罩、护目镜；使用后的注射器针头严禁传递，避免回套针帽。

4. 正确处理污染物品，所用过的一次性医疗物品、生活垃圾用两层黄色医用垃圾袋密封标识，由专人密闭运送至指定医疗废物暂存地。被血液污染的衣物先用84消毒液浸泡，然后再清洗。

（柏素芬　吴峰静）

第七章
高压氧治疗安全管理

高压氧治疗中除可发生氧中毒、气压伤、减压病等毒副作用外，还存在氧舱燃烧、爆炸等潜在不安全因素，在我国高压氧医学发展过程中有许多惨痛教训，必须引起高压氧从业人员的高度重视。高压氧的安全管理是一项系统工程，应从高压氧科（室）制度管理、设备管理、操作规程、消防制度等多方面加强管理，方可杜绝事故的发生。在此，我们还要特别强调高压氧舱工作人员的工作责任心，有些事故就是由于工作人员疏忽大意造成的。本章仅就高压氧舱燃爆事故的发生原因、预防办法和紧急处理等内容进行介绍。

第一节　燃烧三要素

碳与含碳物质发生剧烈氧化时产生大量的光和热，称为燃烧。燃烧三要素是物质燃烧必须同时具备的三个条件，缺一不可。

一、可燃物质

可燃物质种类繁多，许多物质只是易燃程度不同。高压氧舱内常见的可燃物质有舱内的装修材料，舱内使用的油漆和涂料，各种吸氧装具，进舱人员的服装，以及某些其他易燃物质如化妆品、酒精、油脂等。国外氧舱一般不进行内装修，而国内许多大型氧舱都进行豪华装修，从预防舱内燃烧事故的角度看，或从患者治疗需要的角度看，这种豪华装修都是没有必要的。

二、助燃物质（氧气）

氧气是助燃物质，没有氧气物质就不能燃烧。物质燃烧的速度和强度与氧浓度、氧分压有密切关系。实验证明，气体中的氧浓度 > 25% 时燃烧明显加剧，氧浓度超过 30% 即可引起爆炸性燃烧。我国目前规定空气加压舱内氧浓度不能超过 23%，国外一般限制也为 23%。氧气加压舱内氧浓度一般在 70% 以上，因此氧气加压舱的防火工作更应引起特别的重视。

三、火种

在具备有氧气和可燃物质的条件下，还必须出现明火才能引起燃烧。高压氧舱内可以发生明火的原因包括各种发火物质，如火柴、打火机、电动玩具等；静电火花，包括各种化纤物品摩擦时产生的静电火花，以及高硬度物质碰撞产生的火花；各种电器设备及其导线产生的火花等。

第二节　舱内燃烧的强度和速度

因舱内的氧浓度不同而不同。空气加压舱燃烧的烈度明显低于氧气加压舱，舱内氧浓度如能控制在 25% 以内，一般不会发生失控性的燃烧。氧气加压舱一旦发生火灾，后果必定十分严重，其燃烧在切断氧源的条件下往往是短时间极为剧烈的燃烧，一旦舱内氧气耗尽，燃烧即自燃熄灭。舱内燃烧时不仅造成高温伤害，而且在燃烧过程中将产生大量的二氧化碳和多种有毒气体，导致舱内人员窒息死亡。

舱内发生火灾时，极易造成舱内人员和舱外工作人员惊慌失措，以致处置不当，从而造成更大的人员和财产的损失。

第三节　高压氧舱火灾的预防

1. 空气加压舱应采用一切必要的手段控制舱内氧浓度在 23% 以下，必要时应采取大量通风换气的方法降低舱内氧浓度。

2. 严格检查制度切实防止将各类火种及易燃易爆物品带入舱内。

3. 进舱人员应一律更换医院准备的全棉服装和被褥。

4. 各种强电一律不准进舱，应采用冷光舱外照明。氧舱使用的空调装置及其控制设备应置于舱外，舱内外传声系统应采用无火花型设备。生物电监测设备及其他必要的电器电压应小于 24V。氧舱应有良好的接地装置。

5. 目前我国生产的婴儿氧舱除带有弱电的测氧仪导线进入舱内以外，没有任何电源进舱，因此只要保证没有任何化纤织品或其他杂物进入舱内就不会发生舱内火灾。

第四节　空气加压氧舱紧急情况处理应急预案

当舱内发生火灾等意外事故时，操作人员应沉着果断地作出如下处理：

1. 迅速关闭供氧、供气阀门，切断总电源开关。

2. 启动舱内水喷淋系统或使用舱内灭火器灭火，如安装有应急供气系统应同时开启应急供气系统阀门，指导舱内人员戴好吸氧装具呼吸、开启紧急卸压阀，尽量避免呼吸道损伤和窒息。

3. 迅速打开排气阀及舱外紧急卸压阀，尽快减压至常压。

4. 通过对讲装置镇静、沉着地安抚舱内患者及陪舱人员。

5. 迅速打开舱门，救出舱内人员。

6. 通知医院相关科室进行抢救。如发生减压病应设法加压救治。

7. 保护现场，立即如实报告上级主管部门及省市级高压氧质控中心，查清火灾事故原因。

以上规则应定期（至少每6个月一次）进行演练并记录。

注：事故发生时本科相关人员应各司其职，如有可能以上几项应同时进行。

第五节　氧气加压舱（婴儿舱）紧急情况处理应急预案

氧气加压舱发生火灾等紧急情况时，应采取以下紧急措施：

1. 立即切断总电源。
2. 立即关闭供氧阀门。
3. 立即打开所有排气阀，并采取一切必要措施，尽快打开舱门。
4. 用备好的消防器材，迅速将火扑灭，救出患者。
5. 立即通知科室主任及医生，准备好一切抢救物品，对患者进行急救。
6. 在采取以上措施的同时，及时向医院相关部门汇报。
7. 保护好现场，以便查明事故原因。

第六节　婴儿氧舱紧急情况处理应急预案

1. 高压氧治疗中婴幼儿发生危及生命安全的紧急情况（如：呕吐、窒息等），应立即减压，尽快出舱进行救治。

2. 治疗中氧舱设备发生故障时，尽快减压出舱。

3. 婴儿舱一旦发生火险时，就应立即关闭进氧阀，调节舱门减压出舱，组织抢救并报告医院相关部门。

第七节　高压氧舱的安全使用与管理

1. 取得“医疗机构执业许可证”者，方可开展医用氧舱医疗业务。

2. 医疗机构购置医用氧舱前，必须向医疗机构所在地的地（市）级卫生行政部门提出设置申请，进行设置审核，由省级卫生行政部门批准，并颁发“医用氧舱设置批准书”。

3. 使用单位必须向取得国家质量技术监督局颁发“AR5 级压力容器制造许可证”（即医用氧舱制造许可证）的单位购买医用氧舱。

4. 医用氧舱投入使用前，应领取“医用氧舱使用证”，并及时报省级质量技术监督和卫生行政部门备案。

5. 医用氧舱使用单位应执行医护人员三级负责制。

6. 单、双人医用氧舱使用单位应配备医用氧舱维护管理人员，负责医用氧舱日常维护保养；多人医用氧舱的使用单位应配备具有中专或相当于中专以上学历机电专业水平的医用氧舱维护管理人员，负责医用氧舱日常维护保养。

7. 医用氧舱操作人员必须经省级卫生行政部门指定的机构进行培训和考核，取得相应资格证书后，方可上岗操作；医用氧舱维护管理人员必须经国家质量技术监督局锅炉局认可的机构培训、考核，并取得资格证后，方可上岗工作。

8. 医用氧舱使用单位应配备满足日常维护保养需要的专用维修器材、工具和物料。

9. 医用氧舱使用单位应结合本单位情况，制定医用氧舱安全管理、安全操作和岗位责任等制度。

10. 医用氧舱使用单位必须制定紧急情况时的处理措施和方案，并应定期（至少每 6 个月一次）进行演练。

11. 医用氧舱使用单位须向进舱人员进行安全教育，进舱人员不得携带火种和易燃、易爆物品，不得穿戴能产生静电的服装、鞋、帽。严禁沾染油脂的物品置于舱内。

12. 空气加压舱舱内氧浓度必须控制在 23% 以下；超过时必须进行置换，置换 3min 后如达不到要求，应立即停止使用，并采取相应处理措施。

13. 医用氧舱使用单位不得自行改变舱体结构、供（排）氧系统和供（排）气系统；也不得自行改变原设计的医用氧舱加压介质和增加舱内吸氧面罩。

第八节　高压氧舱事故分析

高压氧治疗的安全问题十分重要，同时也较复杂，它包括：①高压氧治疗系统安全（高压氧治疗安全管理）；②高压氧治疗设备构成与维护安全；③高压氧治疗全程医疗护理安全。其中，高压氧治疗医疗护理安全是高压氧治疗安全的主要内容，我国开展高压氧治疗以来的经验证明，高压氧舱事故多发生在这一环节。本节将简单介绍我国开展高压氧治疗以来有关的高压氧舱事故，由于发生的事故中最为严重的是氧舱火灾。所以将重点介绍高压氧舱火灾防范知识。

一、我国高压氧舱事故回顾

高压氧治疗在我国发展已有半个世纪，可分为三个阶段。①引用期（1964—1984 年）；

1964年福建医学院附属协和医院建成我国第一台高压氧治疗舱，上海、北京、长沙、广州等大中城市相继陆续建立高压氧治疗舱用于临床。②安全管理启动之前（1985—1994年）：20世纪90年代初高压氧的治疗效果与独特治疗作用引起广泛关注，高压氧治疗得到快速发展。高压氧舱开始普及到中、小城市，甚至到县级医院。但由于安全管理工作未得到重视，设备技术原因等，高压氧治疗事故频繁发生。其中1994年为事故发生最多的一年，当年发生事故5起，共死亡29人。全国立即停止高压氧治疗。③安全管理启动之后（1995年至今）：因1994年连续发生多起高压氧舱事故，引起了国务院的高度重视。立即组织国家有关部门对全国的高压氧治疗采取了一系列安全管理措施。包括设备制造规范化和制度化；制定高压氧舱国家标准；对所有氧舱厂家进行整顿，并重新进行资格认定；建立高压氧舱从业人员必须经正规培训持证上岗制度等。1995年原卫生部医政司对全国高压氧治疗工作进行整顿，并在长沙湖南医科大学湘雅医院成立了医用高压氧岗位培训中心，明确规定从事高压氧治疗的医生和护士，以及高压氧治疗设备维护管理人员必须经系统培训，并经考试合格获取上岗证，才能从事本专业工作。全国从事高压氧治疗人员从1995年起开始实行岗位培训持证上岗以后，专业素质大大提高，为我国高压氧医疗的健康发展奠定了基础。1995年，国家对全国的高压氧舱生产厂家进行整顿，并对高压氧舱各项设备设施从生产质量到安装实行标准化规范化管理。经过整顿后我国的氧舱设备技术和质量有了显著提高，如强电不进舱，舱内全部使用阻燃材料等。由于设备的改进，从1995年以来全国基本上未再发生因设备原因造成的恶性事故。高压氧治疗安全系统管理举措使我国的高压氧医疗走上一条健康的发展之路。近年来，尽管高压氧舱数量迅速增长，但高压氧舱事故的发生率显著下降（表3-7-8-1）。

表3-7-8-1　我国三阶段高压氧舱事故与死伤人数统计

阶段	年份	高压氧舱数	死伤人数	数量与死伤人数比
引用期	20年(1964—1984)	500	8	1.6%
安全管理前	10年(1985—1994)	3 000	47	1.6%
安全管理后	10年(1995—2004)	8 000	14	0.17%

二、我国1964—2014年高压氧舱事故性质分析

从1964年福州协和医院第一台氧舱投入使用至2014年共发生氧舱事故41起，共死亡80人，伤11人。事故性质：起火39起，其他2起，其中单人舱31起，双人舱2起，多人纯氧舱2起，多人空气加压舱6起。从事故原因上分析，属于高压氧舱设计制造有关的4起，与安装有关的2起，属于违章失职的35起，见表3-7-8-2。

表 3-7-8-2　我国 1964—2014 年 41 起氧舱事故分析

分类		发生起数 /%
事故性质	火灾	39(92.86)
	其他	2(4.88)
舱型	纯氧舱	35(85.37)
	空气加压舱	6(14.63)
事故原因	违章失职	35(85.37)
	设计制造安全问题	6(14.63)

三、以往氧舱事故原因分析

从 1964 年开展高压氧治疗以来发生多起氧舱事故。为了预防事故的发生，我们应寻找事故发生的原因，以采取防范措施。初步分析其原因可能与以下因素有关：

（1）与专业人员素质有关：因为在校医学生只学常压氧疗，缺乏高压氧疗知识，从而对高压氧疗的风险缺乏足够的认识。再加上高压氧治疗未形成注册的稳定专业队伍，从而从事高压氧治疗的从业人员中有部分人没有长久打算，进取心不强或责任心不强。结果：①对适应证、禁忌证掌握不准；②对急诊情况不会应急处理；③不遵守操作规程：如单舱一次同时治疗 2 ~ 5 人；④仪器未定期检修保养；⑤上班迟到早退，上班时脱岗，工作责任心不强。

（2）规章制度不健全，执行不严格。如：治疗前没有进行深入的安全宣教，安全检查不到位导致打火机、电动玩具等易燃易爆物品带进舱；纯氧舱治疗时更换纯棉衣物不严格；空气加压舱治疗时没有规范监测氧浓度，使氧浓度控制在 23% 以下；在氧舱治疗运行时进行设备维修等。

（3）仪器设备制造和安装不规范。

（4）未严格按规定进行高压氧舱建制。

四、高压氧舱事故防范办法

1995 年以来，我国对于高压氧舱的管理不断完善，事故发生率也越来越低。实践证明，下列高压氧舱事故防范办法行之有效。

1. 严格制定和执行国家对于高压氧舱的各项法律法规与规章，严把高压氧舱准入关口。

2. 制定科学合理的高压氧科室管理制度与各种应急预案，定期进行火灾与其他应急演练。

3. 进一步制定科学、合理、严谨的高压氧治疗流程、规范及指南，严格按照流程、规范及指南进行高压氧治疗。

4. 高压氧医务人员严格持证上岗，加强培训，不断提升高压氧从业人员专业素质、医德医风素质、人文素质等。

5. 加强患者安全宣教与入舱安全检查。

6. 多部门、多举措加强高压氧舱的监督与监管。

以上都是切实可行的防范高压氧舱事故的具体办法。总之，严格按照国家与各省市有关高压氧治疗的相关规定，在高压氧治疗全部环节落实各项治疗安全要求，是杜绝氧舱事故的最可靠办法。全体高压氧从业人员务必引起高度重视，并坚决贯彻实施，以此促进高压氧事业更好、更健康地发展。

（陈立早　杨　琳）

第八章 高压氧医学医务人员的医务保障

从事高压氧医学的专业医务人员不仅要具备良好的医学综合知识与职业技能，高尚的医德，而且还需具备健康的体格。由于在高气压环境下工作对身体有一定影响，为尽量减轻负面影响，高压氧医学医务人员需要做好以下医务保障工作：

一、定期进行健康检查

1. **一般检查**　要详细。
2. **耳鼻喉科检查**　详查鼻窦、乳突、外耳、中耳、内耳和耳咽鼓管。
3. **呼吸系统检查**　包括胸片，并详查肺功能。
4. **循环系统检查**　包括血压、心电图、超声心动图等。
5. **血液系统检查**　包括血常规和凝血机制检查。
6. 骨骼和大关节X线片。

二、不宜从事高压氧医疗专业工作的情况

凡患有以下疾病者，一般不宜从事高压氧医疗专业工作。

1. 减压病及其后遗症。
2. 自发性气胸、肺大疱。
3. 难控制的高血压病、心脏房室传导阻滞、病态窦房结综合征。
4. 重度贫血、出血性疾病。
5. 各种因素导致耳咽管功能不全者。
6. 癫痫、精神疾病。
7. 氧敏感试验阳性者。
8. 其他不适宜从事高压氧环境的特殊情况。

三、平时的医务保障

1. 加强身体锻炼，注意营养，增强体质。
2. 经常进行潜水、高气压环境下基础理论知识教育以及安全教育；要定期进行高压

氧舱内火灾等事故的应急演练。

3. 高压氧医学医务人员每年进行体格检查一次。

4. 高压氧医学医务人员初次进舱或脱离高气压环境超过 1 个月者，应先行加压训练（2～3ATA、30min），适应者方可从业。

5. 为适应高气压环境和降低减压病发生率，在执行潜水或加压治疗前最好进行加压训练 1～2 次。

6. 执行陪舱任务者，进舱前充分休息、情绪饱满，并无明显不适。月经期、孕期、过度疲劳者应暂不陪舱。

四、进舱前的医务保障

1. 充分休息，保持精神愉快，情绪乐观。

2. 进舱前不饮酒，不饮大量水。不吃胀气和刺激性食物，排空二便。

3. 更换工作服，准备舱内工作用具和药品，检查患者情况。

五、出舱后的医务保障

1. 陪舱结束后，应就地休息 30min，如有不适，应及时诊查，及时处理。

2. 如条件许可，陪舱人员出舱后应进行热水浴，进食热饮，以消除疲劳。

3. 进舱频度每日不超过 1 次，如确有特殊情况需要，亦应间隔 12h 以上再次进舱。

4. 每次陪舱后，应酌情休息半天。

5. 凡进入高压氧舱进行救治工作的本科及相关科室医务人员，均应由有关部门按进舱次数发给进舱补助费。

（陈立早　杨　琳）

第四篇

高压氧在临床疾病的应用

第一章
高压氧在Ⅰ类适应证疾病中的应用

第一节　气泡导致的疾病

一、减压病

减压病（decompression sickness，DCS）是指由于由环境压力改变，导致体内原已溶解的气体超过了饱和界限，在血管内外及组织中形成气泡从而导致一系列病理生理学改变的全身性疾病。减压病是 Triger 于 1845 年最早报道的。1878 年，Paul Bert 经过动物实验证实减压病为减压速度过快造成的，机体组织内出现的气泡主要成分是氮气。减压病的名称很多，如沉箱病、潜涵病、气泡栓塞病、气压病、屈肢症、潜水性瘫痪等等。

【病因】减压病最常发生在潜水作业的潜水员，从事沉箱、隧道作业的相关人员，以及工作性质与环境压力变化相关的工作人员，由于发生紧急情况应急操作不规范而发病。

1. 潜水员水下作业时因事故快速上浮至水面。
2. 沉箱、隧道作业人员减压速度过快。
3. 加压舱或高压氧舱内治疗的患者或工作人员减压过快。
4. 潜水艇水下遇险，紧急上浮过快。
5. 飞机高空失事，机舱破裂漏气，舱内压力骤降。
6. 沿海地区渔民反复潜水，减压不规范。

【发病机制】

1. **组织内气泡的形成**　在高气压环境下工作（呼吸空气），空气中的氮气与氧气同时从肺泡弥散到肺毛细血管血液内，随血流运送到周身组织的毛细血管，然后弥散并溶解在组织内。这个过程称作氮的饱和过程，并且随时间延长氮在体内的饱和度逐渐增加。在高气压环境中已达一定程度氮饱和的人在返回原压力环境后或在正常压力环境中突然减压而处于低气压环境，由于外界 PaN_2 低于体内 PaN_2，溶解在体内多余的氮气，必须慢慢弥散到毛细血管血液内，随血流运送到肺，再弥散到肺泡，呼出体外。这个过程称脱饱和。氮的脱饱和与氮的饱和过程相同，只是方向相反（参考第一篇第七章）。虽然人体氮的脱饱和过程有过饱和安全特性，但如果减压速度过快，超出了过饱和安全范围，组织内多余的氮来不及经血液运送到肺，从肺呼出，以致在体内形成气泡，造成减压病。气泡的产生速度很快，几分钟甚至几秒就可形成。根据物理学的规律，液体中的气体从溶解状态游离出来形成气泡，除该气体必须处于过饱和状态外，还受以下因素的影响。

（1）静水压力：组织液、淋巴液、血液内过饱和的 PaN_2 必须大于静水压力才容易形成游离的气泡。血管内的静水压力大致等于血压加 PaN_2。动脉内血压较高，约为120/80mmHg；静脉血压较低，约为5mmHg。所以，减压病的气泡多出现在静脉和淋巴管内。

（2）液体的表面张力和黏滞性：气泡形成过程中必须克服液体的表面张力和黏滞性，所以在表面张力和黏滞性高的液体内不易形成气泡。毛细血管内血液的表面张力、黏滞性均大于静脉血液，故毛细血管内形成气泡的可能性较静脉小。在体液中以脑脊液和淋巴液的表面张力最低，所以在淋巴管内较易发生气泡。脑脊液黏滞性比脑组织低，所以脑脊液较脑组织内容易产生气泡。

（3）机械振荡：振动、剧烈活动会加速气泡在肌肉、肌腱、关节囊、韧带、筋膜等组织内形成。

（4）其他：需有形成气泡的核心——气体核。有人认为组织内即存在气体核。

2. 气泡易发部位

（1）气泡多见于脂肪细胞内。细胞内气泡体积可很小也可大到胀破细胞。

（2）组织内气泡好发于氮溶解较多、血循环较差、氮脱饱和较困难的组织，如脂肪、肌腱、韧带、关节囊、黄骨髓、脊髓及神经髓鞘等部位。

（3）淋巴管内。

（4）组织液、脑脊液、关节腔液、眼房水及玻璃体液、内耳的淋巴液等。

（5）血管内气泡一般先出现在静脉系统和毛细血管内。静脉和毛细血管血液内的气泡积累到一定量还可以经肺进入动脉系统，严重减压病也可见到气泡直接出现在动脉系统内。

3. 气泡的致病机制

（1）血管的栓塞：当血管内的气泡长度超过血管直径的1.5倍，就会堵塞在血管内，所以气泡最容易堵塞在较细小的动脉内。由于毛细血管和静脉内的气泡最终都会进入肺循环，从而堵塞在肺的微小血管内。发生在动脉内的气泡最终会堵塞在不同器官、组织的终末小动脉内，所造成的后果视栓塞在什么脏器。如中枢神经系统、心脏、肺受累，后果最严重。血管气栓的致病机制：①梗死组织因缺血缺氧造成损伤，并形成大小不等的梗死灶；②微循环障碍：由于减压病在毛细血管内形成的气泡数量多，所以受累的微循环广泛、严重；③由于气泡大多栓塞在动脉末端和毛细血管，所以会增加肺和体循环的外周阻力，加重心脏负担。

（2）机械压迫：周身组织中以结缔组织数量最多，结构致密、血液供应较差，所以在结缔组织内所生成的气泡中氮气的张力要比周围组织内溶解的氮气张力低，组织内溶解的氮气会不断地向气泡内弥散，使气泡体积变大，其机械压迫作用逐渐增强。肌腱和神经髓鞘等结缔组织内气泡压迫了神经末梢或感受器，会引起疼痛和瘙痒。压迫皮下小血管，会引起微循环障碍和皮肤花斑状改变。

（3）表面活性作用：国外学者用显微镜观察减压病患者体内气泡，发现在气泡的气—血界面上有一层约20nm厚的电子密集层，被称为嗜溴膜。有人认为嗜溴膜是血浆蛋白，有人认为是类脂质。这层膜的分子在表面张力和电动力的作用下，分子排列顺序和性质发生了变化，产生了疏水特性。其疏水基团朝向气相，而亲水基团朝向液相使表面活性增强，可以增强血小板的黏附力，使得很多血小板集聚并黏附在气泡表面，然后释放出大量活性物质（5-羟色胺、肾上腺素、组胺、缓激肽、儿茶酚胺、二磷酸腺苷、血小板第Ⅳ因子等）。这些活性物质可以：①收缩平滑肌使小动脉和支气管痉挛；②刺激并加速血小板的聚集、黏附、裂解，释放出更多活性物质，继发组织缺氧；③组织缺氧又会加重上述反应，导致恶性循环，最终可发生弥散性血管内凝血（DIC）。

（4）蛋白质变性：蛋白质在水溶液中结构稳定。但如球蛋白暴露在气液界面，朝向气相时其分子折叠会断裂，使蛋白质发生变性。变性的蛋白质相互粘连，影响血液流动。减压病时红细胞聚集现象可能与血浆内蛋白质变性有关。

（5）血液流变性改变：减压病发病时血液黏度变大，增加血液流动阻力，尤其以微循环最显著。

（6）脂肪栓子的致病作用：脂肪细胞和其他细胞内的气泡体积增大后可以将细胞胀破，所游离出来的脂肪颗粒和细胞残块可以造成全身脏器栓塞。肺栓塞（脂肪或气泡）后，肺细胞可以释放5-羟色胺、组胺、缓激肽、前列腺素、平滑肌活性因子（SMAF）等，引起支气管平滑肌痉挛、毛细血管渗透性增加，导致肺水肿。

【易发因素】有以下因素存在时容易发生减压病：

1. **环境压力** 环境压力越高就越容易发生减压病，病情越严重。

2. **暴露时间** 在高气压环境中暴露时间越长，机体的氮气饱和越充分，组织内溶解的氮越多，减压病发病率高，病情越重。

3. **减压速度** 减压速度越快越容易形成气泡，减压病的发生率高，临床症状重。

4. **环境温度** 由于环境温度高，血流快、组织血液灌注量大，组织的氮气饱和进程快。减压时环境温度低血流慢，血液灌注量减少，不利于氮气脱饱和。因此，在高气压环境中工作时温度高，减压时温度低都容易发生减压病。

5. **体内二氧化碳** 组织内CO_2增多可引起微血管痉挛，血流量减少不利于氮气脱饱和。体内CO_2潴留时容易发生减压病。

6. **肢体活动强度** 在高压环境中强体力劳动可以使血液循环量增加、组织代谢旺盛、体温增高、CO_2潴留增多、酸性代谢产物增多等等，可加速机体氮气的饱和。工作结束后安静等待减压时，活动减少、环境寒冷等因素，均不利于氮气脱饱和而容易发生减压病。

7. **个体因素**

（1）年龄：40 岁以上的人因心血管功能逐渐衰退，不利于气体脱饱和。

（2）身体素质：患其他慢性疾病如慢性心肺疾病、骨关节炎症或损伤、大面积皮肤瘢痕、肥胖脂肪过多的人易发生减压病。

（3）精神状态：精神紧张、恐惧、情绪不稳、激动、睡眠不足、休息不好、酒后容易发生减压病。

（4）初次进入高压环境容易发生减压病。一般经过多次潜水或进高压舱或经过潜水训练，可以减少减压病的发病率。

【病理】因急性减压病死亡病例尸检可见血管内有大块凝血，血管、心腔、大脑、脊髓、肝、脾、肠、肾、关节囊等组织内有大量气泡。肺脏明显充血、水肿、出血、气肿及肺不张。大脑及脊髓的损害比较严重，表现为血管内有气泡、血管周围渗出、出血、淤血，神经细胞及胶质细胞水肿、变性、坏死。慢性减压病患者多死于脑、脊髓损伤继发的压疮、肺部感染、营养不良、衰竭等，组织和血管内一般已见不到气泡。

【临床表现】据统计海中作业的潜水员约 5% 发生减压病；高气压环境作业的工人发病率约为 1% ~ 4%；不吸氧快速升空（11 700m）发生率可达 50%。约 80% 的患者在减压后 3h 内发病。减压病常见的症状。

1. **疼痛**　约有 90% 的减压患者有疼痛感觉。疼痛可突然或缓慢发生，可发生在全身任何部位，以四肢及大关节最多见。疼痛性质为酸痛、针刺样痛、深部钝痛。患者常因肢体及关节疼痛剧烈，只能保持肢体屈曲位置以减轻疼痛，故称屈肢症。腹部明显疼痛提示病情严重。

2. **皮肤瘙痒**　是常见且出现较早的症状，系由皮肤毛细血管内外气泡刺激汗腺和神经末梢所致。因痒在皮肤深处，搔抓不能缓解，并伴皮肤灼热、虫爬感，皮肤易出汗等。由于皮肤微循环栓塞缺血和淤血交错发生，以至皮肤苍白区域和青紫区域相嵌存在，而呈大理石斑纹状。轻型减压病疼痛占 70%；瘙痒占 20%；肢体水肿（系淋巴阻塞所致）占 10%。

3. **中枢神经系统症状**　在减压病中，神经系统症状约占 1/4，以脊髓损伤较多见。由于脑组织含脂肪量少、脑血流速度快、血流量大、血液灌流好，故而减压病累及脑组织较少。但是由于：①中枢神经系统某些组织如白质含有类脂质较多，能溶解大量氮气，饱和过程慢；②中枢神经系统某些部位如脊髓中段，由终末动脉供血，侧支循环差；③中枢神经处于几乎密闭的颅腔和椎管内，神经组织致密，一旦有气泡产生易引起显著的压力增高；④脑组织对缺氧非常敏感，被栓塞的部位容易产生不可逆的损害。因此，中枢神经系统受累后果严重。脊髓中段受累临床表现为截瘫、单瘫，单侧或肢体感觉障碍和二便失禁。大脑受累可感觉疲劳、无力、头痛、头晕、嗜睡、昏迷等。内耳受损会引起眩晕、呕吐、眼震，称前庭性屈肢症。气泡累及视觉系统可发生失明、偏盲、皮层盲等。

4. **呼吸系统症状** 咳嗽、胸骨后疼痛、胸部压迫感、呼吸困难等，称“气哽”。呼吸系统症状在减压病中出现率为2%～6%。

5. **循环系统症状** 重度减压病患者可以发生虚脱、心绞痛、心律失常、心功能不全及休克。

6. **消化系统症状** 恶心、呕吐、腹痛等。

【临床分型】

1. **根据病情轻重分型**

（1）Ⅰ型减压病：该型减压病以肌肉和关节疼痛为主，大部分也表现为剧烈的皮肤瘙痒，出现大面积淋巴水肿和皮肤大理石斑纹状。

（2）Ⅱ型减压病：所有Ⅰ型以外的减压病都归入Ⅱ型减压病。除上述症状外还出现头痛、头晕、无力、恶心、呕吐、耳鸣、腹痛、昏迷、瘫痪、呼吸困难、休克等神经、循环、呼吸和消化系统损害症状。

2. **按病程分型** 以两周为界线，分成急性减压病和慢性减压病。

3. **按病理分型** 有人根据主要受损器官分为“脑型”“脊髓型”等。

【诊断】

1. 有潜水、沉箱、高压舱、加压舱工作史。

2. 有减压不规范的病史。

3. **有潜伏期** 大多数病例的症状发生在减压结束后30～90min之内，最久不会超过48h。Ⅱ型减压病常发生在30min以内，因此把这段时间称潜伏期。

4. **临床表现** 典型的症状和体征可以作为诊断的主要证据。

5. **辅助检查**

（1）超声探测：使用多普勒（Doppler）超声气泡探测仪，探测静脉血流内有无气泡存在。这种方法不能测出组织内静止的气泡。

（2）MRI：可发现脑或脊髓损伤。

（3）心电图：出现典型的肺型P波。

（4）X线检查：减压病发病6～12个月后出现骨坏死等改变，X线检查才能发现。故X线检查对急性减压病的诊断无价值。

6. **诊断性治疗** 对于症状轻微不典型难以确诊的病例，如发现有心率快、血压下降、心脏扩大，有类似瓣膜闭锁不全的杂音；有神经系统体征等可疑点，既不能确诊，又无法解释的患者，必须立刻进行鉴别性的加压治疗。一般加压2～2.2ATA的压力，不吸氧（也可吸氧）如果疼痛基本消失即可确诊。

本病应注意与外伤、肌肉劳损等原因引起的肢体疼痛，急性阑尾炎和脾破裂引起的腹痛，氧中毒引起的痉挛及肺气压伤等相鉴别。

【常规治疗】

1. 尽早行常压大流量吸氧。

2. 调节水、电解质平衡，注意能量供应。

3. **低温疗法**　对重度昏迷患者可采用低温疗法，迅速将体温降至 34.5℃，可降低脑组织的氧耗量，提高对缺氧的耐力，抑制脑水肿。

4. **药物治疗**

（1）低分子右旋糖酐（血浆代用品，平衡盐溶液等）可扩充血容量，抑制血小板黏附和红细胞、血小板聚集，降低血小板第Ⅲ因子的活性，具有抗凝和改善微循环作用。

（2）抗凝剂：低分子肝素可以改善减压病患者的症状，但过量可以诱发出血。因此，重症减压病可以小剂量、短期使用低分子肝素，同时要监测凝血指标。阿司匹林口服比较安全、方便，氯吡格雷优于阿司匹林。

（3）糖皮质激素：可以改善毛细血管通透性、减少渗出、减轻组织水肿、抑制炎症反应、稳定溶酶体、防止水解酶释放。

（4）抗组胺药物：如赛庚啶、异丙嗪、氯苯那敏、西替利嗪、氯雷他定等可以对抗组胺和 5- 羟色胺，改善毛细血管通透性，缓解支气管痉挛。

（5）其他：有心律失常者可使用抗心律失常药物，如利多卡因等。

5. **对症处理**

（1）减压时肢体疼痛应注意保暖，可在局部热敷、按摩，慎用镇痛剂以免抑制呼吸，影响惰性气体排出，促发氧中毒。加压治疗后如仍遗留酸胀、疼痛等轻度残留症状，可行热水浴或蜡疗、红外线等理疗。

（2）改善呼吸循环功能：可饮热饮料、服用中枢兴奋剂和血管扩张药物。

（3）抗惊厥治疗：在舱内发生抽搐、惊厥应立即停止减压，待患者抽搐停止、呼吸改善后再行减压。可使用镇静剂和抗癫痫药物。

（4）使用抗生素预防和控制感染。

（5）加强护理，注意营养供应。

【加压治疗】加压治疗是减压病首选的治疗方法。对确认和疑似减压病患者应及时进行加压治疗。无加压舱设备的医院也应迅速利用高压氧舱进行高压氧治疗。重症患者应在高压氧治疗后，尽快转往有加压舱设备的医院。

1. **加压治疗机制**　据波义尔 - 马略特定律，体内气泡的体积，随压强的增加而缩小，并可使气泡内的气体重新溶解在组织和血液中，便于从体内排出。这样可消除气泡对组织的压迫和对血管的栓塞，达到治疗目的。

2. **加压治疗方案**　加压治疗有专门的“减压病治疗表”，可根据病情选择适当的治疗方案（表 4-1-1-1）。

表 4-1-1-1　空气潜水减压病加压治疗表

治疗方案	高压下治疗压力 /MPa	停留时间 /min	上升到第 1 停留站时间 /min	停留站深度 /m（各站停留时间）																			治疗总时间	
				72	66	60	54	48	42	36	30	24	21	18	16	14	12	10	8	6	4	2	/h	/min
Ⅰ氧														20 氧 5 30 氧	5	30 氧	5	30 氧	5	5 氧	5 氧	5 氧	2	34
Ⅱ氧														30 氧 5 30 氧 10	30 氧 5 30 氧 10	30 氧 5	30 氧 10	60 氧	5	10 氧	10 氧	10 氧	5	19
Ⅲ	0.3	30	2									2	5	10	10	15	15	20	30	45	100	120	6	55
Ⅲ氧	0.3	30	2									2	5	30 氧	30 氧	30 氧	5	5 氧	5	5 氧	5	5 氧	2	57
Ⅳ	0.5	30	2						3	12	12	12	15	20	20	20	30	50	75	80	120	150	11	8
Ⅳ氧	0.5	30	2						3	12	12	12	15	30 氧	5 30 氧	5 30 氧	5 60 氧	5	5 氧	5	5 氧	5 5 氧	5	4
Ⅴ	0.7	30	5				6	6	10	15	30	30	35	35	40	40	50	60	80	100	120	150	14	23
Ⅴ氧	0.7	30	5				6	6	10	15	30	30	35	30 氧	5 30 氧 10 30 氧	10 45 氧 10 45 氧	10 30 氧	5	5 氧	5	5 氧	5 5 氧	7	59

续表

治疗方案	高压下治疗压力 /MPa	停留时间 /min	上升到第1停留站时间 /min	停留站深度 /m 72	66	60	54	48	42	36	30	24	21	18	16	14	12	10	8	6	4	2	治疗总时间 /h	/min
				各站停留时间																				
Ⅵ	0.7 0.5	30 20 ~ 80	2						10	40	40	60	60	180	180	180	600	120 （60 氧 或空气）	120 （60 氧 或空气）	120 （60 氧 或空气）	120 （60 氧 或空气）	120 （60 氧 或空气）	39	49
Ⅶ	0.9	20	8		3	3	6	6	10	25	30	40	50	60	70	80	90	100	100	120	150	180	19	36
Ⅶ氧	0.9	20	8		3	3	6	6	10	25	30	40	50	10 20 氧	10 25 氧	10 25 氧	10 30 氧	10 35 氧	10 35 氧	10 35 氧	10 45 氧	10 55 氧	10	21
Ⅷ	1.0	15	10	3	5	5	6	10	15	35	70	70	80	80	90	90	100	100	120	150	180	180	24	1
Ⅷ氧	1.0	15	10	3	5	5	6	10	15	35	70	70	80	25 氧	10 30 氧	10 30 氧	10 35 氧	10 35 氧	10 35 氧	10 45 氧	10 55 氧	10 55 氧	12	65

注：1. 24m 以深各停留站上升移行时间为 2min；24m 以浅各停留站间上升移行时间为 1min，均已计入治疗总时间内。

2. 方案Ⅵ在 0.7MPa 下停留 30min，以 10min 减至 0.5MPa，在该压力下可视病情停留 20 ~ 80min。

3. “高压下停留时间”从开始加压时算起。

4. 表内压力（MPa）均为表压

3. 加压治疗方案的选择

（1）Ⅰ、Ⅱ氧方案属于治疗减压病的最低压力吸氧方法。若仅有肢体疼痛的轻型减压病患者，在0.28MPa下吸氧10min症状能消除者，可采用Ⅰ氧方案。若减压病症状虽较重，但无生命危险的患者，在0.28MPa下吸氧10min内症状能消除者，可采用Ⅱ氧方案。

（2）Ⅲ氧方案适用于轻型减压病临床表现为各种皮肤症状或肌肉、关节、骨骼轻度疼痛者。当加压至0.3MPa时症状可完全消失，停留15～20min后按此方案减压。

（3）Ⅳ方案适用于中度减压病，临床表现为肌肉、关节、骨骼剧痛，有轻度呼吸循环功能障碍者，加压至0.5MPa时，症状完全消失，停留15～20min后减压。

（4）Ⅴ方案适用于较重型减压病，临床表现为胸闷、胸骨后疼痛、咳嗽、脉搏细弱者，加压至0.7MPa时症状完全消失，停留15～20min后减压。

（5）Ⅵ方案适用于在水中作业时间超过2h的轻型或重型减压病患者。

（6）Ⅶ方案适用于重型减压病，临床表现为中枢神经损伤，呼吸循环系统功能严重紊乱，或处于昏迷状态的患者。加压到0.7MPa时效果不明显，加压到0.8MPa时有好转，而加压到0.9MPa时症状消失的患者。

（7）Ⅷ方案适用于重型减压患者，加压到0.9MPa时虽有好转，但未完全恢复者。

上述治疗方案中，有吸氧和吸空气两部分，采用吸氧减压方案，时间较短，疗效较好。如没有吸氧条件，可采用吸空气减压方案。

如重型减压病，在高压下停足规定时间后，症状仍无消失者，可按该治疗方案逐渐减压至0.5MPa，然后在0.5MPa下停留较长时间（20～80min），以后则按Ⅵ方案实施减压。

当在减压过程中有症状复发时，应增加舱压至0.06～0.09MPa的相应停留站，待症状缓解后再停留15～20min，以后按治疗表此方案的下一档吸氧方案进行延长减压。

凡超过0.7MPa压力时，为减轻氮麻醉的影响，宜改用氮氧混合气体吸入，氧浓度应为20%。

4. 注意事项

（1）由于减压病患者体内气泡的产生需要一定时间，所以对早期急性减压病患者，不论病情轻重均应按重症患者处理，立即进行加压治疗。

（2）对确诊或可疑的减压患者均应立即进行加压治疗，对重症患者甚至可以先不做检查立刻进舱升压，在舱内询问病史和查体。

（3）对因种种原因而延误的患者也不应放弃加压治疗。治疗压力要高些，治疗时间要延长。

（4）凡属减压病无特殊禁忌，即使伴有外伤、发热、感染、虚弱、极度疲劳、低血容量性休克或昏迷等，也应进行加压治疗。

（5）治疗过程中严格按治疗方案执行，不能任意改变方案或自行设计方案。

（6）对重症患者来院后应立刻开始辅助治疗，在加压舱内也不应中断。

（7）应挑选身体健康、年纪较轻、精神状态良好、睡眠充足的陪舱人员（医、护、家属），且在舱内工作尽量减少活动。

（8）昏迷患者应注意中耳气压伤，必要时进舱先做鼓膜穿刺。

（9）在舱内治疗时应注意患者的饮食、出入水量、电解质平衡和热量供应。舱内压力改变时患者不能入睡，其他时间睡眠也不能超过 1h。

（10）舱内应注意安全、防火。由于治疗时间较长，工作人员应定时轮换。

（11）出舱后患者应在加压舱附近密切观察病情 12 ~ 24h，症状未全部消失或病情较重者可收入病房继续治疗。病情有反复者应立刻再进行加压治疗。

（12）对残留某些症状，如疼痛、酸胀、麻木、肢体功能障碍者，可进行针灸、理疗等辅助治疗。

（13）重症患者在最初 24h 内可进行 2 ~ 3 次加压治疗，然后改行常规高压氧治疗。

【高压氧治疗】

减压病虽属高压氧医学范畴，但大多数高压氧专业医生缺乏治疗减压病的经验。近年来，我国人民生活水平不断改善，潜水作为运动项目已在内陆城市逐渐开展起来。各大城市的建设繁荣，地铁、桥梁等潜涵作业也在内陆城市兴起。故而减压病在内陆城市时有发生，高压氧专业医生要顺应需求，逐渐掌握应用高压氧舱治疗减压病的技能。

1. **治疗机制** 高压氧治疗本病首先是高气压的治疗作用，这与加压治疗原理是一样的，可被组织细胞利用，加速气泡的消除。高压氧的另一重要作用是血浆中高分压氧的生理效应。溶解氧可供给缺氧组织利用，纠正因缺氧而引起的组织病理改变，促进细胞功能的恢复；且高分压氧有缩血管作用，可减少本病的血管渗出，防止微循环衰竭的发生发展。

2. **治疗方法**

（1）轻症的 I 型患者：比如仅有疼痛、皮肤瘙痒和花斑纹改变较轻的病例，可采用常规治疗：压力选择 2.5ATA、稳压 60 ~ 120min 并采用间歇性吸氧，待症状消失，再停留 30min，然后采取 60 ~ 120min 的阶段减压。

（2）较重的 I 型患者：可以采用国内治疗方案 I（压力 2.8ATA、总治疗时间 2h15min，见图 4-1-1-1）。

（3）重度的 I 型患者：可以采用英国

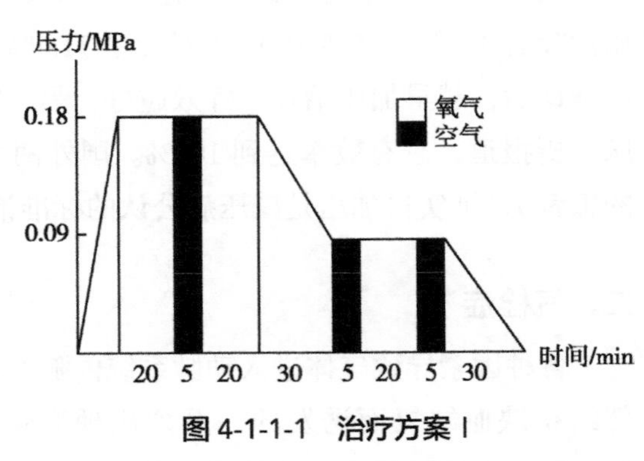

图 4-1-1-1 治疗方案 I

图中“压力”为表压

皇家海军62方案（RN 62）和美国海军6方案（USN Table 6）（压力2.8ATA、总治疗时间4h45min，见图4-1-1-2）。

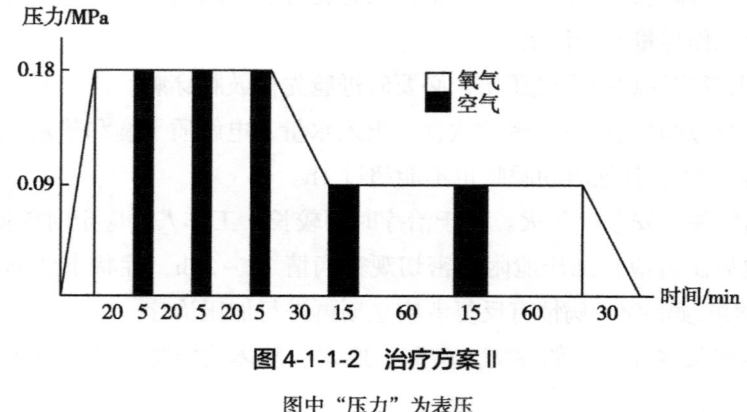

图4-1-1-2　治疗方案Ⅱ

图中“压力”为表压

（4）Ⅱ型患者：可采用美海军方案7（压力2.8ATA、总治疗时间48h）。具体方法为：在2.8ATA停留至少12h；然后经9站6h减压至2.29ATA，每站停留40min；再经10站10h减压至1.68ATA，每站停留60min；再经8站16h减压至1.20ATA，每站停留120min；最后经4h减至常压。

3. **注意事项**　当采用常规高压氧和方案Ⅰ、Ⅱ疗效不佳时，可以立即改用美海军方案7，仍然无效时，无经验的医生不要自作主张延长时间或自行改变减压方案，要请有经验的专家会诊。由于治疗压力与加压舱相比较低，副作用少，易掌握。据统计利用高压氧舱治疗Ⅰ型减压病治愈率达98%。

4. **循证医学评价**　国内一篇病例分析，报道对100例急性脊髓型减压病进行加压治疗，结果显示：15例于发病2h以内开始加压治疗，治愈率100%；36例于发病2～8h开始加治疗，治愈12例（治愈率33.3%）、好转24例（好转率66.7%）；发病8～24h开始加压治疗35例，治愈6例（治愈率17.1%）、好转29例（好转率82.9%）；超过24h才开始治疗者14例，好转10例（好转率71.4%）、死亡4例（死亡率28.6%）。表明减压病一经确诊后，越早加压治疗，疗效越好。另一篇利用高压氧治疗轻、中型减压病304例的临床分析报道，总有效率达到100%。国外两个随机对照试验（共纳入268例符合纳入标准的患者），证实再加压是减压病公认的标准治疗方法，且同时吸氧可以减少再加压次数。

二、气栓症

各种因素导致气体进入动脉系统内随血液移动，堵塞在血管的远端造成栓塞，引起局部组织缺血缺氧而诱发的一系列病理变化，称气栓症。1796年，Morgagni首先报道本病。近年来，随着人工心肺机、各种透析、介入治疗以及心、肺手术的普及，特别是人工肾在临床上广泛应用，气栓症的发生率明显增加。高气压治疗和高压氧治疗是本病首选疗法。气栓症也是高压氧治疗的急症之一。

【病因】

1. **医源性**　①血液透析（肾、肝）意外；②体外循环操作意外、机器故障；③中心静脉插管操作或护理意外；④静脉输液时气泡误入静脉；⑤空气造影（腹膜后充气造影、输卵管充气造影）意外；⑥胸腔手术时气体误入血管。

2. 高气压作业（沉箱、潜水、高压氧舱、加压舱）减压不规范；潜艇人员深海脱险放漂引起的减压病或肺气压伤（气胸、纵隔气肿）气体进入血管可造成气栓症。

以上病因中以肾透析、胸腔手术、人工心肺机、介入治疗操作失误所造成的气栓症较多见，且进入血管的气体量大。沿海地区则以潜水减压病多见。

【病理】气体进入静脉一般经过肺泡的弥散排出体外，只有少数患先天性房室间隔缺损的人，进入静脉的气泡可以经缺损处从右房或右室直接进入左房或左室，才能栓塞在动脉系统内。进入动脉的气泡栓塞在什么脏器则与气体进入哪根血管以及当时患者的体位有关。

【临床表现】

1. **肺栓塞**　起病急、突然发生胸痛、胸骨后紧缩感、气短、气急、胸闷、咳嗽（开始干咳）、咯血或血性泡沫痰，呼吸困难、发绀。严重者可发生休克、急性右心衰竭，甚至猝死。双肺可闻干湿啰音。血气分析可表现低氧血症或呼吸衰竭、呼吸性碱中毒等。X线胸片可见梗死性阴影。

2. **动脉栓塞**　取决于栓塞的部位。①脑栓塞：参考第四篇第二章第三节急性脑梗死临床表现；②肾栓塞：腰痛、血尿、肾衰竭等；③肠系膜栓塞：腹痛、便血、麻痹性肠梗阻。严重者可发生脱水、休克、昏迷、肾衰竭。

【诊断】

1. **肺栓塞**

（1）有气体进入静脉的病史。

（2）突发的胸骨后压迫、紧缩感，胸痛，憋闷、呼吸困难，发绀、休克等。

（3）辅助检查：①血气分析表现低氧血症、呼吸性碱中毒；②多普勒超声检查可在血管内检测到气泡；③胸X线片及肺CT检查；④肺核素灌注扫描；⑤心电图出现肺型P波。

2. **动脉栓塞**

（1）有气泡进入动脉的病史或房室间隔缺损患者有气泡进入静脉的病史。

（2）典型的临床表现：栓塞部位不同临床表现不同。

（3）辅助检查：①多普勒超声检查见到动脉内有气泡；②眼底检查在视网膜动脉内见到气泡栓塞和动脉闭塞现象；③ CT 及 MRI 检查对诊断有帮助。

【常规治疗】

1. **体位疗法**　在刚发现气体进入体内或已出现症状的患者，应立即采取头低脚高、略偏左侧卧位，称特伦德伦伯格（Tre-Ndelenburg）体位，使气体不易进入大脑及心冠状动脉系统。

2. 常压吸纯氧 虽不及高压氧和高气压治疗，但也可增加体内 PaO_2，使呼吸道内 PaN_2 降低而加速氮的排出，并增加梗死组织供氧。

3. 药物治疗

（1）糖皮质激素：可以降低气泡气水界面的表面活性作用；减轻梗死灶局部的炎症反应，降低毛细血管的通透性；预防和减轻肺、脑水肿。

（2）抗凝疗法：阿司匹林、肝素、华法林可防止气栓后继发血栓形成，低分子肝素其药理作用、安全性以及使用方便等方面均优于肝素。

（3）扩容药物：小（低）分子右旋糖酐、白蛋白等。

（4）扩张血管药物及中药。

（5）对症治疗：如预防感染，控制肺、脑水肿。

【高压氧治疗】

1963 年，Mijine 等用家兔气栓症模型进行高气压治疗的研究。1968 年，Pakita 首次用高压氧治疗心脏手术后气栓症获得成功。1984 年，Leiteh 用狗的气栓症模型进行高气压、高压氧治疗研究，证明 2.8ATA 的高压氧治疗效果不比 6ATA 的高气压治疗效果差。更有人认为 2ATA 的高压氧治疗气栓症也不比 2.8ATA 和 6ATA 的高气压治疗效果差多少。

1. 治疗机制

（1）根据波义耳 - 马略特（Byle-Marietle）定律：在温度不变的条件下气泡的体积与压力成反比，即压力越高气泡的体积、表面积和直径越小。因此环境压力增高使：①血管内气泡的体积迅速缩小，气泡会向血管的远端移动，使梗死的面积缩小；②气泡表面积缩小，气血界面的表面活性作用减轻。

（2）根据亨利（Henry）定律：气泡体积缩小但气泡内压力升高，会加速气泡内气体向组织内弥散溶解，加快气泡消失。

（3）高压氧治疗即在高气压环境中吸纯氧：①氧气置换出气泡内的氮气，使气泡内气体变成氧气，更容易被组织吸收，加速气泡消失；②可以向梗死的缺血缺氧组织供氧，减轻病灶区域组织损伤并加速其修复；③可减轻并控制肺水肿、脑水肿、休克。

2. 治疗时机 高气压、高压氧是气栓症的首选、特效疗法，对诊断明确的气栓症要立即进行高气压或高压氧治疗。对诊断尚不能肯定，但怀疑本病的病例也应进行试验性高气压或高压氧治疗。经加压、吸氧而症状明显改善或消失者，既可确诊又达到了治疗的目的；对治疗无效者可以除外本病。

3. 治疗压力

（1）高气压治疗：目前多数人仍主张，在有加压舱的单位仍应使用加压舱进行治疗，具体方法参考“减压病”。

（2）高压氧治疗：由于高压氧舱的设计压力和工作压力较低，达不到6ATA，工作人员多数又没有治疗减压病的经验，所以用高压氧舱治疗气栓症使用治疗压力最好不超过4ATA。

1）轻度、早期患者可采取常规2～2.5ATA高压氧治疗，如果：①患者在稳压、停留时间症状已消失或明显减轻，可按常规稳压、停留吸纯氧30～60min，即可减压；②患者在2.5ATA下吸氧5～10min症状仍无明显改善，可停止吸氧立即将压力继续升至3.5～4ATA，然后稳压、观察，症状改善后，停留吸氧30min以上，再减压。

2）重症患者（如脑或脊髓气栓、心力衰竭、心肌梗死、有意识障碍者）应采取3.8～4ATA压力。如果症状消失或明显改善，可继续吸氧，按规定减压出舱；如果症状无改善，可考虑：①不是气栓症；②由于治疗过晚，机体已出现器质性损伤，非一次高压氧就能治愈；③脊髓受累，机体正处脊髓休克阶段，瘫痪的下肢很难迅速改善。遇这种患者可立即将压力降至2.5ATA吸氧，吸氧时再详细询问病史及查体，仍不能找出原因可按程序减压出舱。再请专家会诊。

4. **升压方式及速度**　原则上采取均匀、快速升压，如果采用慢速升压必定延长治疗时间，增加患者体内氮的饱和度，给减压带来很大的麻烦。加快升压速度可以使患者尽快达到治疗压力，减少氮的饱和。由于快速升压会给患者增加气压伤的发生率，多数学者主张以0.75～1.6ATA/min的速度升压。由于患者和陪护工作人员均未接受过潜水训练，较难适应如此快速的升压，可采取逐渐加速法，开始时可采取0.1～0.2ATA/min的速度升压，患者和陪舱人员迅速做调压动作，待调压成功，再以0.75～1.5ATA/min的速度迅速升至治疗压力。

5. **治疗压力下停留时间及吸氧时间**　一般急性减压病加压到治疗压力，待症状消失后，再停留30min以上才能使气泡完全溶解。所以，气栓症也应以症状消失后，再停留30min为底线，即使症状很快消退的患者，也应继续停留满30min方可减压。特殊情况下可以延长停留时间。

（1）治疗压力在2.5ATA以下，可以按照常规高压氧治疗程序进行，稳压时间可以长到2h，但总吸氧时间不应超过60min，稳压时间延长者应适当增加减压的时间。

（2）治疗压力在3.8～4ATA，稳压时首先可吸氧5～10min，如症状减轻或消失可继续停留（吸空气）30min，如疗效不甚满意可继续停留（吸空气）1～2h，总吸氧时间不应超过40min。

6. **减压方法及时间**　减压的目的是用最短的时间，将在治疗过程中进入体内的氮气全部排除。

（1）采用阶段性减压法：阶段减压法比匀速减压法效果好。

（2）减压的时间：治疗期间（包括升压和稳压停留时间）机体的氮饱和与其在减压过程中氮的脱饱和时间基本相同，所以治疗的时间越久，减压的时间也应适当的延长。

7. 注意事项

（1）使用加压舱或多人空气氧舱治疗气栓症时。

1）在治疗时间和减压过程中，吸一定时间的氧气可以减少氮的饱和、加速氮的脱饱和；改善梗死病灶组织缺氧，减轻组织损伤，加速组织修复。

2）减压中，在各停留站停留时间应先短后长。

3）减压的方式及时间不能随意设定，如无经验和把握可适当延长减压时间，出舱后密切观察，防止发生减压病。

4）减压时患者及陪舱人员应尽量减少活动。过量活动易诱发减压病。

5）由于治疗压力高减压速度快，减压时容易在舱内出现雾气，不要惊慌。减压时舱内温度降低要注意保暖。

（2）使用单人纯氧舱治疗气栓症时。

1）若治疗压力采取 2 ~ 2.5ATA，可按常规高压氧治疗方案进行。

2）若治疗压力采取 3ATA 以上，应采用快速升压，不洗舱，仅于稳压治疗结束前用纯氧洗舱，令患者吸纯氧 10 ~ 15min，然后阶段减压。

3）首次治疗后症状未完全消失或出舱后症状又反弹（加重）者，可于 12h 后再进行 1 次常规高压氧治疗。

4）次日仍需治疗者可行常规高压氧治疗。

5）升压采用快速升压法，均应在 2 ~ 4min 内升至治疗压力。如因氧舱结构或患者不能耐受而延长了升压时间，所延长的时间应：①从停留（治疗）时间内扣除所拖延时间的一半（1/2）。如升压用 20min，比规定多用了 16 ~ 18min，则应从停留时间内扣除 8 ~ 9min；②将延长的时间的另一半均分摊到各停留站停留的时间内（包括减压停留站）扣除，如每停留站少停留 2 ~ 3min。

6）减压应采用阶段性减压法：从上个停留站均用 2min 将压力减至下个停站。若因氧舱结构或舱内人员的原因使减压时间延长，可以在停留时间内扣除所延长时间的一半。比如减压多使用了 10min，则在停留时间内减去 5min，即少停留 5min。

7）治疗期间总吸氧时间与治疗压力有关：治疗压力越高，总吸氧时间越短。长时间吸氧会引发氧中毒，因此对吸氧的时间应予控制。

（3）目前有不少欧美国家医院的高压氧科（室）采用英国皇家海军 62 方案（RN 62）和美国海军 6 方案（USN Table 6）（见前述减压病方案）：压力为 2.8ATA，总时长 4h45min，治疗气栓症（特别是首次治疗）均取得了满意的效果，值得推广。

8. 循证医学评价

高压氧治疗气栓症多见于个案报道，且疗效较好。国内一篇心脏术后气栓症 36 例患儿的病例分析报道，经 1 ~ 10 次高压氧治疗，治愈 22 例（61.1%）、显著有效 6 例（16.7%）、有效 6 例（16.7%）、无效 2 例（5.5%），总有效率达 94.5%。国外报道了 89 例潜水员因肺气压伤导致气栓症，进行 2.8ATA 高压氧治疗，治愈率 65%，治愈率低可能与合并有肺气压伤相关。

第二节　中毒

一、急性一氧化碳中毒

一氧化碳（carbon monoxide，CO）为最常见的窒息性气体，俗称煤气，又叫瓦斯。CO 为无色、无臭、无刺激性的气体，分子量 28.01，比重 0.967，熔点 –205.1℃，沸点 –191.5℃。微溶于水，易溶于氨水。易燃、易爆，在空气中燃烧其火焰呈蓝色。通常在空气中含量甚少，仅 0.002%，暴露极限为 0.005%，若空气中含量达到 12.5% ~ 74.2%，则有发生爆炸的危险。自从人类发明了火以来，尤其是在密闭的空间内生火，使得过量的 CO 产生成为可能，CO 中毒就时不时出现在人类的生活中，给人类带来疾病和伤痛，两千多年前，亚里士多德曾描述这种中毒说："煤烟导致严重的头痛和死亡"。

【定义】吸入过量 CO 引起的中毒称急性一氧化碳中毒（acute carbon monoxide poisoning，ACOP），俗称煤气中毒。在生产和生活环境中，含碳物质不完全燃烧可产生 CO，如果短时间内吸入高浓度的 CO，或浓度虽低但吸入时间较长，均可造成急性一氧化碳中毒。

【病因】急性一氧化碳中毒是常见的生活中毒和职业中毒，接触 CO 的作业方式不下 70 余种。

1. 用煤、柴油、汽油为燃料的各种车辆、船只、战车等内燃机尾气中含 CO 6% ~ 14%。西方国家工业化城市地区最常见的 CO 中毒来源是汽车尾气。它们含有 6% ~ 10% 的 CO，占城市大气 CO 含量的 90%。这种致命的中毒经常发生在关闭的车库里，汽车引擎运转，这是一种常见的自杀方式。在繁忙的城市交叉口，CO 浓度高达 0.03%。汽车交通繁忙的街道上的行人暴露在 CO 中，20 ~ 40mg/ml 的浓度可以在 1h 内将碳氧血红蛋白（COHb）提高 1.5 ~ 2 倍。在这种环境下慢跑或从事体力劳动会增加 CO 的摄入量，并进一步提高 COHb。在这样的环境中吸烟会进一步加剧 CO 中毒，COHb 水平可达到 13%。

2. 厨房是最危险的地方，也是 CO 中毒的多发场所。烹饪气体通常含有 4% ~ 14% 的 CO。如果燃烧不当（如在有缺陷的烤箱或炉子中），CO 可能会渗入房间。房子里的其他危险来源是空间供暖系统，例如燃气锅炉，木头或燃煤炉子也是最常见的罪魁祸首。尽管天然气比其他形式的燃料燃烧得更有效和更清洁，但如果燃烧不完全，它也是最具潜在致命性的。除此之外，各种建筑材料的焙烧窑、家禽孵育房、培植蔬菜的温室（土炕）均可有急性一氧化碳中毒发生。

3. 在化学工业中，用煤、重油或天然气制取生产氮肥的原料气或以 CO 制取各种化工原料的过程中均有可能发生急性一氧化碳中毒；炸药爆破时可产生大量 CO；用焦炭、煤气或煤冶炼各种金属及炼焦时均可产生大量 CO。

4. 在用煤、焦炭、重油或天然气等制取的多种可燃性气体中都含有 CO，如高炉煤气与发生炉煤气含 30%CO，水煤气含 40% 的 CO，煤气含 5% ~ 15% 的 CO。

5. 失火现场空气中 CO 浓度高达 10%，也可引起现场人员中毒。

6. 每日吸烟 1 包，可使血液 COHb 浓度升至 5% ~ 6%，连续大量吸烟也可致一氧化碳中毒。

【病理生理】生物体内存在血红素加氧酶，在其催化下可以将血红素分解产生内源性 CO，内源性 CO 有多种生物学作用，它具有抗炎作用，在机体受到感染、应激等出现全身炎症反应时可以发挥保护作用；它还具有舒张大血管，保护心肌的作用；动物实验研究还发现内源性 CO 可能在凝血调节，保护细胞，抗细胞凋亡等方面发挥一定的作用。但内源性 CO 含量极低，当人体吸入过量 CO 后，则出现了一系列缺氧相关的病理生理学的改变。1857 年法国的 Claude Bemard 首先指出，CO 与血红蛋白（Hb）的可逆性结合而形成 COHb，从而导致缺氧。1895 年，Haldane 通过实验研究进一步指出，CO 的毒性作用完全在于其具有与红细胞中血红蛋白相结合的能力较强，从而使血红蛋白丧失其携带氧能力。研究发现急性 CO 中毒的主要病理生理学变化如下：

1. **一氧化碳抑制氧的运输** CO 吸入后经肺毛细血管膜迅速弥散，与血液中红细胞的血红蛋白结合，形成稳定的 COHb。CO 与血红蛋白的亲和力比氧与血红蛋白的亲和力大 240 倍。吸入较低浓度 CO 即可产生大量 COHb。COHb 不能携带氧且不易解离，是氧合血红蛋白解离速度的 1/3 600。COHb 还可以与血红蛋白中的血红素部分结合，抑制其他 3 个氧结合位点释放氧至外周组织的能力，导致血红蛋白氧解离曲线左移，组织缺氧的程度远远大于单独失去携氧能力的结果。空气中 0.06% 的 CO 浓度足以阻止一半可用于运输氧的血红蛋白。影响 COHb 积累的重要因素是 pH、PCO_2、温度和 2,3-DPG（二磷酸甘油酯）。其中位于红细胞内的 2,3-DPG 强烈影响 Hb 的氧亲和力。在 CO 吸入后人体出现了缺氧和厌氧糖酵解等病理生理学过程，在这个过程中 2,3-DPG 水平升高，而当 2,3-DPG 水平升高时，对 Hb 的氧气亲和力又进一步降低，继续加重组织缺氧。

2. **一氧化碳抑制氧的利用** Warburg 在 1926 年已经证明，CO 与氧气竞争还原形式的细胞色素氧化酶（细胞色素 C 氧化酶），与其中的二价铁结合，形成羰基细胞色素氧化酶。研究发现除了还原的细胞色素 A3，CO 还可以通过结合细胞色素 P450 来抑制线粒体中的电子传递，因此阻断呼吸链，影响细胞呼吸和氧化过程，阻碍氧的利用；CO 可以与血小板血红素蛋白结合后，可以引起一氧化氮（NO）的释放，过量的 NO 产生过氧亚硝酸盐，损伤线粒体功能；大量的 CO 也可以与肌红蛋白（Mb）结合形成碳氧肌红蛋白（COMb），影响肌蛋白内供氧，特别是代谢极为活跃的心肌细胞，出现心功能受损、心律失常，引起心肌细胞缺血性损伤，发生心绞痛甚至心肌梗死。

3. **一氧化碳对身体各系统的影响** CO 中毒最重要的病变在中枢神经系统（CNS），

脑内三磷酸腺苷（ATP）在无氧情况下迅速耗尽，钠泵运转失常，钠离子蓄积于细胞内而诱发脑细胞水肿。缺氧的同时脑内酸性代谢产物蓄积，使血管通透性增加而产生脑细胞间质水肿，损害血-脑屏障，特别是在脑白质中，那里的静脉引流模式容易导致局灶性水肿，这可能进一步加重缺氧，并建立缺氧-水肿-缺氧的循环。缺氧还使脑血管内皮细胞发生肿胀而造成脑部循环障碍，脑血液循环障碍可致脑血栓形成、脑皮质和基底节局灶性的缺血性坏死以及广泛脱髓鞘病变。急性非致死性 CO 暴露的有害影响不会随着 COHb 浓度的降低而停止。在严重 CO 中毒后的恢复过程中，线粒体可能参与了 CO 介导的神经元损伤，这种神经元损伤是一种缺血后再灌注现象。细胞色素氧化酶活性的持续降低可能是由于脂质过氧化而导致线粒体被破坏，而不是由 CO 的特异性抑制作用所介导的，致使部分患者发生迟发性脑病。在中枢神经系统的细胞中，星形胶质细胞比神经元对 CO 的影响更敏感。脑损伤的演变有三个阶段：① CO 中毒后立即死亡，全脑有点状出血，但没有脑水肿；②中毒后数小时或数天内死亡的患者出现脑水肿。苍白球和黑质坏死；③在 CO 中毒延迟后遗症数天或数周后死亡的患者中，水肿通常已消失，变性和脱髓鞘改变常见。通过 CT 扫描显示患者苍白球为低密度表现提示坏死，胼胝体、海马和黑质也可能受到不利影响。晚期患者 CT 扫描可发现有脑萎缩，这通常与神经恢复不良有关。白质损伤被认为在 CO 中毒患者帕金森病的发病机制中具有重要意义。体内血管吻合支少且代谢旺盛的器官如大脑和心脏最易遭受损害。另外，由于缺氧和 CO 对神经的毒性作用，CO 中毒可引起周围神经病变。

心脏特别容易受到 CO 中毒的影响，因为 CO 与心肌的结合是与骨骼肌结合的三倍。对离体动物心脏的研究表明，无论 COHb 的形成如何，CO 可能对心脏有直接的毒性作用。在 1% ~ 4%COHb 水平下，心肌血流量较高，但未发现不良反应。如果将离体大鼠心肌的灌流介质用 10%CO 充气，则冠状动脉血流量增加 40%，这可能是由于缺氧引起的血管扩张。心肌血流量的增加主要发生在 COHb 水平没有增加的情况下。心绞痛患者特别容易受到 CO 暴露。通过将 COHb 水平提高到 5% ~ 9% 的范围内，可以加速体力活动期间心绞痛的发作。CO 通过减少对心肌的氧气输送来加重心肌缺血。心电图的变化已被证明发生在长期接触 CO 的工人中，当 COHb 水平达到 20% ~ 30% 时。这些变化在停止接触 CO 后是可逆的。S-T 段压低是最常见的心电图表现，可能先于暴露于 CO 的心肌梗死。缺氧或 CO 对心脏传导系统的直接毒性作用表现为传导异常，CO 中毒引起的心电图异常一般有：①心律失常、早搏、心房颤动；②低电压；③ S-T 段降低；④心室复合体延长，特别是 Q-T 间期；⑤传导缺陷：P-R 间期增加；A-V 传导阻滞；分支束传导阻滞。此外，吸入 CO 后，全血和血浆的黏度增加，COHb 水平的增加也会降低红细胞的变形性，从而损害微循环。

除了神经系统及心血管系统，CO 中毒同时对身体其他系统也有不同表现的损害，在 36% 的 CO 中毒患者中存在肺水肿，肺部 X 光片显示典型的毛玻璃外观，昏迷患者的呕吐还可能导致吸入性肺炎。耐力和最大吸氧量随着 COHb 水平的升高而降低，COHb 水平超过 5% 已被证明可提高血乳酸水平，乳酸积累进一步引起疲劳感和运动能力降低，阻碍体育锻炼。低水平的 CO 暴露可降低视觉系统对光的敏感度和对黑暗的适应能力，急性 CO 中毒患者可能在检眼镜上观察到视网膜出血、视网膜静脉充血和瞳孔周围出血等视网膜病变，此为 CO 中毒导致视力损害的急性效应。由 CO 中毒引起的缺氧使得听觉皮层水平上的听觉阈值活动的丧失，从而出现中心型听力损失，部分可逆的。耳蜗神经和脑干核的缺氧还可以造成前庭功能和听觉功能损害，前者更不容易恢复。

【临床表现】CO 中毒的体征和症状是非特异性的，涉及机体大多数系统。它们根据 COHb 水平而变化，临床症状和体征取决于 CO 的剂量和暴露时间，但 COHb 水平不一定与临床效应的严重程度相关。

1. **急性中毒**　正常人血液中 COHb 含量可达 5%~10%。急性 CO 中毒的症状与血液中 COHb 浓度有密切关系，同时也与患者中毒前的健康状况，如有无心、脑血管病及中毒时体力活动等情况有关。按中毒程度可分为 3 级。

（1）轻度中毒：血液 COHb 浓度为 10%~20%。患者有不同程度的头痛、头晕、恶心、呕吐、心悸和四肢无力等。原有冠心病的患者可出现心绞痛。脱离中毒环境吸入新鲜空气或氧疗，症状很快消失。

（2）中度中毒：血液 COHb 浓度为 20%~40%。患者出现胸闷、气短、呼吸困难、幻觉、视物不清、判断力降低、运动失调、嗜睡、意识模糊或浅昏迷。口唇黏膜可呈樱桃红色。氧疗后患者可恢复正常且无明显并发症。

（3）重度中毒：血液 COHb 浓度超过 40%。迅速出现昏迷、呼吸抑制、肺水肿、心律失常或心力衰竭。患者可呈去皮质综合征状态。部分患者合并吸入性肺炎。受压部位皮肤可出现红肿和水泡。眼底检查可发现视盘水肿。

2. **迟发性神经精神综合征**　急性一氧化碳中毒患者在意识障碍恢复后，经过 2~60 天的“假愈期”后，可出现下列临床表现之一：

（1）精神意识障碍：呈现痴呆、木僵、谵妄状态或去皮质状态。

（2）锥体外系神经障碍：由于基底神经节和苍白球损害，出现帕金森综合征（表情淡漠、肌张力障碍、静止性震颤、慌张步态等）。

（3）锥体系神经损害：如运动障碍，肌张力增高，腱反射增高，二便失禁，查体可见病理反射阳性。

（4）大脑皮质局灶性功能障碍：如失语、失明、不能站立及继发性癫痫。

（5）脑神经及周围神经损害：如视神经萎缩、听神经损害及周围神经病变等。

【诊断】根据吸入较高浓度 CO 的接触史，急性发生的中枢神经损害的症状和体征，结合及时血液 COHb 测定的结果，按照国家诊断标准（《职业性急性一氧化碳中毒诊断标准及处理原则》GB8781—1988），可作出急性 CO 中毒诊断。职业性 CO 中毒多为意外事故，接触史比较明确。疑有生活性中毒者，应询问发病时的环境情况，如炉火烟囱有无通风不良或外漏现象及同室人有无同样症状等。隐匿性 CO 中毒可能需要一些侦测工作，以找出一氧化碳中毒的源头。基于（社区、家庭、爱好、职业、个人习惯、饮食和药物）的简单工具有助于获得环境暴露史。在诊断 CO 中毒时应考虑以下几点：

1. 急性 CO 中毒的临床症状和体征并不总是与 COHb 水平完全相对应，迟发性脑病的发生也不是与 COHb 水平完全相对应。

2. 皮肤和嘴唇的樱桃红色通常被认为是经典的标志，但当 COHb 水平低于 40% 时并不出现，并且有呼吸抑制引起的发绀。所以在实践中，这个标志是很少看到的。

3. 一些症状因既有疾病而加重，如间歇性跛行。

4. 呼吸急促通常不发生，因为颈动脉体可能对氧分压而不是氧含量有反应。

5. 临床上 CO 中毒经常误诊为精神疾病、偏头痛、脑卒中、急性酒精中毒、心脏病和食物中毒。

6. 婴儿 CO 中毒常被漏诊。当不明原因的神经系统症状发生在曾经是汽车乘客的婴儿中时，应进行 COHb 测定，并在鉴别诊断中考虑 CO 中毒。

隐匿性 CO 中毒，这是一种与慢性 CO 暴露相关的头痛、疲劳、头晕、感觉异常、胸痛、心悸和视觉障碍的综合征。头痛和头晕是 CO 中毒的早期症状，发生在 COHb 浓度为 10% 或更高时。在冬季取暖季节到急诊室就诊的患者中，有 3%～5% 的人 COHb 水平超过 10%。在到急诊室就诊之前，他们通常不知道在家中暴露于有毒水平的 CO。在有不适症状且无 CO 接触史的患者中，当两个或两个以上患者相似或同时患病时，必须考虑 CO 中毒的可能。

急性 CO 中毒应与脑血管意外、脑震荡、脑膜炎、糖尿病酮症酸中毒以及其他中毒引起的昏迷相鉴别。血液 COHb 测定是有价值的诊断指标，但采取血标本要求在脱离中毒现场 8h 以内尽早抽取静脉血。

【常规治疗】

1. **终止 CO 吸入**　迅速将患者转移到空气新鲜处，终止 CO 继续吸入。卧床休息，保暖，保持呼吸道畅通。

2. **氧疗**　中毒者给予吸氧治疗，如鼻导管和面罩吸氧。吸入新鲜空气时，CO 由 COHb 释放出半量约需 4h；吸入纯氧时可缩短至 30～40min；吸入 3 个大气压的纯氧可缩短至 20min。无高压氧治疗指征的 CO 中毒患者推荐给予 100% 氧治疗，直至症状消失及 COHb 浓度降至 10% 以下；有心、肺基础疾病者，建议吸 100% 氧治疗直到 COHb 浓度降至 2% 以下。

3. **重要器官功能支持**　有严重冠状动脉粥样硬化病变基础的患者，COHb 浓度超过 20% 时有心脏骤停的危险，应密切进行心电监测。

4. **防治脑水肿**　CO 严重中毒后，脑水肿可在 24～48h 发展到高峰。在积极纠正缺氧的同时给予脱水治疗。20% 甘露醇 1 ~ 2g/kg 快速静脉滴注（10ml/min），2 ~ 3d 后颅内压增高好转可减量。糖皮质激素有助于减轻脑水肿，但其临床价值尚有待验证。有频繁抽搐者首选地西泮，10 ~ 20mg 静脉推注。抽搐停止后再静脉滴注苯妥英钠 0.5 ~ 1g，剂量可在 4 ~ 6h 内重复应用。

5. **防治并发症和后遗症** 保持呼吸道通畅，必要时行气管插管或气管切开。定时翻身以防压疮和坠积性肺炎发生。给予营养支持，必要时予以鼻饲。

【高压氧治疗】

1. **治疗机制**

（1）加速 HbCO 解离，促进 CO 排除：PaO_2 越高，HbCO 解离越快，CO 排除也越快。CO 从体内排出的速度用半清除时间来表示，PaO_2 越高，CO 的半清除时间越短，两者呈负相关。故急性 CO 中毒应作为急诊尽快行高压氧治疗，治疗压力不应小于 2.5ATA。

（2）加速碳氧肌红蛋白解离，恢复细胞色素 a_3 的活性，改善细胞的生物氧化。机制与 HbCO 的解离相同。

（3）迅速纠正机体缺氧：在高压环境下呼吸纯氧可以增加血液内溶解氧气的含量。在 3ATA 环境中呼吸纯氧，血液内溶解氧可达 6.4ml%。组织对氧气的需求量为 5.6m1%（需从流经组织每 100ml 血液中摄取氧气 5.6m1），故而在 3ATA 的高压氧下仅靠血液内的溶解氧即能满足组织的需氧量，可以完全不需要 Hb 参与，故高压氧治疗可迅速改善组织的缺氧状态。

（4）迅速改善组织代谢性酸中毒：由于增加组织供氧，改善有氧氧化、重新对组织内聚集的酸性代谢物进行氧化，使有机酸减少，彻底纠正酸中毒。

（5）降低颅内压：高压氧治疗可收缩全身血管。颅内血管收缩，血管床减小，颅内压降低效果明显，且无药物的副作用。

（6）控制和治疗肺水肿。

（7）减轻细胞水肿：由于缺氧纠正，糖有氧氧化恢复，能量产生增加，细胞膜上的 Na^+、K^+-ATP 酶（泵）恢复工作，将细胞质内的多余的 Na^+ 泵出；把 K^+ 从组织间泵入细胞质内，恢复细胞内渗透压，使水肿减轻。

（8）减轻钙超载：高压氧治疗立即纠正缺氧和酸中毒，增加能量，细胞膜通透性改善，膜钙泵（Ca^{2+}、$Mg2^+$-ATP 酶）重新启动，肌浆网摄取和储存钙的能力恢复，使细胞内超载的钙返回细胞外或肌浆网内，减轻钙超载对组织损伤。

（9）修复血管内皮细胞，恢复 NO 产生：由于氧供充足受损血管内皮细胞（VEC）得到修复，NO 的产生增多、内皮素（ET）减少，使血管平滑肌松弛，改善微循环。

（10）稳定血小板，减轻继发血栓形成：由于高压氧治疗可以迅速纠正机体缺氧，修复血管内皮，恢复 NO 的产生，使活化的血小板稳定，减轻继发血栓形成。

（11）稳定中性粒细胞（PMN），减轻炎性反应。

（12）减轻细胞过度凋亡：由于高压氧治疗可以迅速纠正缺氧、改善能量代谢、减轻钙超载等，可使细胞过度凋亡减轻。

（13）其他：高浓度氧对需氧菌也有一定的抑制作用，与抗生素并用，可增加抗生素的抗菌能力；高压氧还具有抗休克作用，促进心、肾、肝恢复。

2. 治疗原则及方法

急性 CO 中毒患者进行高压氧治疗有三个目的：①迅速排出体内 CO；②恢复 Hb 运输氧的能力；③促进脑、心、肺、肝等重要器官功能恢复。为加速 CO 排出，就必须使用较高的压力；为恢复脑、心等组织器官的功能，需要较长时间，使用常规压力即可。

（1）治疗压力与吸氧时间

1）脱离现场 2h 以内的早期患者，应尽快采用较高压力的高压氧治疗，加速 CO 排出。治疗压力可采用绝对压 2.8ATA，最高不要超过 3ATA。因为采用 2.8ATA 治疗 COHb 的半清除时间已为 16min，再增加压力将半清除时间加快 2～3min，对排除 CO 的意义不大，但过高的压力会增加氧中毒的发生率，并且给减压带来麻烦。

2）脱离现场 8h 的患者，因其体内 CO 已排出 90% 以上（常压空气环境下 CO 半清除时间约为 2h），体内的 COHb 已降至 10% 以下，无需针对那不足 10% 的 COHb 采用较高压力的高压氧治疗，此时应着手进行恢复各器官功能的治疗，故应采用 2.0～2.5ATA 压力即可。

3）脱离现场超过 12h 的患者，其体内 CO 已排出 98% 以上，此时采取常规压力高压氧治疗就可以。

（2）病例选择（适应证）

1）轻度中毒：症状不严重、年龄在 40 岁以下的患者，常压吸氧或呼吸新鲜空气，对症处理，不必进行高压氧治疗。

2）中度和重度患者，无禁忌证者均应进行高压氧治疗。

3）年龄超过 40～45 岁、昏迷超过 4h，虽然症状改善很快，但因有发生迟发脑病的可能，应连续进行高压氧治疗 1 个月（30 次左右）。

4）病情危重如合并脑水肿、肺水肿、休克、挤压综合征等，均应尽快进行高压氧治疗。对这类患者除有绝对禁忌证外，均应在医护人员陪护下，小心进行高压氧治疗。

5）心肺复苏成功的患者更应行高压氧治疗，但必须在心脏病情稳定后方可开始。

（3）呼吸气体种类：有条件的医院，可在患者呼吸浅、弱时吸含 3%～5%CO_2 的氧气，氧气可纠正缺氧，CO_2 可兴奋呼吸和扩张血管。无含 CO_2 混合氧气的医院，一般都呼吸纯氧，对呼吸抑制的患者可使用呼吸兴奋剂。

（4）治疗时间及疗程

1）首次高压氧治疗吸氧时间，应根据治疗压力来定。吸氧时间过短不能完全清除 CO，吸氧时间过长会增加氧中毒的危险。因此，在 3ATA 压力下吸氧不应超过 40min，

2ATA 压力下吸氧不应超过 80min。

2）首次高压氧治疗后，如患者昏迷或肺水肿未完全纠正或血氧分压仍低者，可于12h 后再行 1 次高压氧治疗，第 2 次应采取常规压力（2～2.5ATA）。

3）第 2、3 日应改为每日 1 次，有必要也可每日做 2 次，以后改每日 1 次。

4）关于疗程：①年龄较轻、昏迷时间短于 4h 的患者，意识恢复后再连续 1～2 个疗程；②昏迷时间较长（超过 4h），符合好发迟发脑病条件的患者应连续进行高压氧治疗 3 个疗程；③病情严重，昏迷时间过久，较长时间处于植物状态的患者，应间断进行高压氧治疗。连续 2～3 个疗程后休息 7～10d，再连续进行 2 个疗程，再休息 7～10d，直至痊愈，同时加强药物、理疗和康复治疗。

（5）强调综合治疗：虽然高压氧是治疗急性 CO 中毒首选、特效的疗法，但也不应忽视常规药物治疗。患者在急诊室就应立刻开始常规治疗，并着手做进高压舱的准备，在舱内也不应停止输液等治疗措施。

3. 注意事项

（1）急诊注意事项

1）接诊时首先观察患者是否需紧急作高压氧治疗，若需要紧急开舱，应做好开舱准备。

2）简单询问病史和查体，然后进行必要处置如高流量吸氧、静脉输液、导尿管、气管插管等以及脱水、激素、抗氧化剂、抗生素等使用。

3）详细询问和检查有无禁忌证，决定是否作高压氧治疗。

4）使用单人纯氧舱治疗：患者必须血压、脉搏、呼吸平稳、休克纠正，呼吸道通畅、分泌物不多，方可进舱治疗。治疗时应在舱外密切监视患者。如减压时患者发生抽搐、呕吐、咳嗽、屏气应及时停止减压，待患者抽搐等停止后再继续减压。

5）使用多人高压空气舱治疗：应有医护人员陪护，并准备好患者吸氧用具、吸痰器以及抢救物品、药品等。在舱内吸氧治疗时不应停止输液等常规治疗。

（2）一氧化碳中毒出现有并发症的高危人群应接受高压氧治疗：高危人群包括：①失去意识；②伴有神经、心血管、呼吸等系统症状；③妊娠；④任何时间测得 HbCO 水平高于 25%；⑤高龄（＞ 60 岁）或有糖尿病等基础病变。

（3）对有相对禁忌证的危重患者，应权衡高压氧治疗对患者的利弊，决定是否作高压氧治疗。对有相对禁忌证的患者作高压氧治疗时，应该有一定的保护性措施。如血压超过160/100mmHg 的患者可以先使用一些降压药物；有高度近视的患者，升、减压可缓慢些；咽鼓管不通畅者可事先作鼓膜穿刺；有肺气肿的患者减压应缓慢，减压时应密切观察患者情况；有癫痫病史的患者应在医护人员密切监护下进行高压氧治疗。

（4）妊娠急性 CO 中毒：因高压氧治疗及 CO 中毒都有使早期胎儿（1～4 个月）发生畸形的可能，故对必须进行高压氧治疗的孕妇可动员患者中毒痊愈后作人工流产。妊娠晚期的孕妇发生重症 CO 中毒，不做高压氧治疗孕妇和胎儿可能死亡，或遗留下后遗症，因此高压氧治疗虽有引起胎儿眼氧中毒的可能，但也应及时进行高压氧治疗，患者意识恢复后应及时停止高压氧治疗。

（5）高压氧疗程与间歇

1）不能长期连续作高压氧治疗：早期急性 CO 中毒可以连续 2～3 疗程，如未痊愈仍需治疗患者必须休息 7～10 日后，再继续高压氧治疗。

2）关于每日 2 次高压氧的问题：不建议对昏迷患者采用每日 2 次治疗，直到患者意识清醒为止。重症患者首日可予 2 次高压氧治疗，以后每日 1 次即可，避免对患者造成不良后果。

3）高压氧治疗时要服抗氧化剂，以减轻高压氧治疗产自由基的副作用。

（6）脱水药物的使用：重度 CO 中毒在早期都会因缺氧而发生脑水肿，不经治疗脑水肿一般持续 1 周左右。在早期适当使用脱水药物对患者有益，但长时间使用脱水药物会给机体造成伤害。建议处理昏迷的 CO 中毒并发脑水肿患者，一般在急诊室予以甘露醇、糖皮质激素、抗生素等处置后，立即行高压氧治疗，约有半数以上的患者在减压时意识已开始恢复，说明患者脑水肿已消失，酸中毒已纠正，回病房就可不再使用脱水药物。个别未清醒的患者 6h 后再脱 1 次水，第 2 日上午进行第 2 次高压氧治疗以后就可不再脱水，也几乎不需进行每日 2 次高压氧治疗。

4. 循证医学评价 国内关于高压氧治疗 CO 化碳中毒有数万例报道，治愈率为 68.5%～92.8%、总有效率 78.6%～99.6%、死亡率 0.36%～2.4%。国外一项有关 CO 化碳中毒的研究，检索 1989 年至 2017 年文献的 meta 分析显示，68 篇文章中 16 篇涉及高压氧或常压氧或两者兼而有之，12 项建议将高压氧作为 CO 中毒的首选治疗方法，高压氧已经被证明在中高危 CO 中毒情况下的有效性，是避免后遗症的首选治疗方法，在神经心理后遗症发生率，包括头痛、记忆障碍、注意力不集中、睡眠障碍和迟发神经后遗症等方面明显优于常压氧。

【转归】

1. 痊愈 大部患者脏器损坏不太严重、并发症较少，抢救及时，于 2～3 日内清醒逐渐恢复，智力迅速改善，肢体活动恢复。患者可于 1～2 周内恢复工作，不留后遗症。

2. 植物状态 有些重患者虽经抢救，休克、脑水肿、肺水肿、继发感染得到控制，脑水肿消退，脑干功能已恢复。但由于大脑皮层损伤严重，仍处于高度抑制状态。患者生命体征平稳，但神志不清，表现为无意识地睁眼闭眼，眼球可活动，能睁眼四顾。对疼痛有躲避反应。睫毛、角膜、压眶、瞳孔对光反射，吞咽、咳嗽反射均存在，可不自主地吞咽食物。患者双上肢屈曲、双下肢伸直、肌张力增强，腱反射亢进，双侧锥体束征阳性。患者一切条件反射消失，无自主活动。重新出现成人已消失的吸吮反射（触患者口唇可诱发吸吮动作）、强握反射等，称这种现象为去皮质（层）状态、去皮质综合征、植物状态等。少数重症CO中毒患者在治疗过程中会经过植物状态。植物状态持续时间与患者年龄、身体状况、中毒轻重以及治疗有关。进入植物状态的患者可有以下几种预后：①痊愈；②成为植物人；③留下后遗症：神经衰弱综合征、痴呆、肢体的瘫痪、锥体外系统损坏（帕金森综合征、扭转痉挛、手足徐动等）、癫痫等；④死亡：在植物状态的患者因营养不良、感染、ARDS、多器官衰竭而死亡。

3. **后遗症** 少数患者因病情危重或治疗不得当，虽未经过植物状态，但遗留下的各种后遗症。

4. **迟发脑病** 少数患者经治疗迅速清醒、恢复，经过约2~3周的假愈期后发生迟发脑病。

5. **神经精神障碍** 少数患者在神志清醒后表现各种幻觉，思维不连贯及精神错乱等精神症状或神经官能症状，经治疗可慢慢改善。

6. **死亡** 极少数重患者虽经治疗或治疗不力，未能渡过脑水肿、脑疝、肺水肿、休克、感染、急性肾衰竭等难关，早期死亡。

【预防】

1. 厂矿工作人员应认真执行安全操作规程，使用或生产煤气的车间、厂房要加强通风，完善对CO的监测报警设施，加强对CO的检查。
2. 定期检查煤气发生炉、输气管道等设施及时发现漏气，及时检修。检修时如有大量的煤气泄漏，应佩戴防毒面具。
3. 加强宣传有关预防CO中毒知识及注意事项。
4. 应定期进行CO中毒患者现场抢救方法的演习。
5. 对从事与煤气有关的工作人员，定期进行身体检查。
6. 冬季取暖时居室内火炉要安装烟筒管道，防止管道漏气。
7. 加强煤气热水器选购、安装、使用等注意事项的宣传教育。

二、氰化物中毒

氰化物中毒是指氰化物通过皮肤、呼吸道或消化道进入体内后，迅速分解出游离的氰，通过与各种细胞内呼吸酶中的铁、铜、钼等金属离子结合，导致该酶失活，致使细胞不能利用氧，从而产生细胞内窒息。氰化物为含有氰基的化合物，多有剧毒。包括两类：无机氰化物如氢氰酸、氰化钠、氰化钾、氰化钙等；有机氰化物如乙腈、丙烯腈、苯乙腈、丙酮氰醇、苯乙氰醇等。该类化合物大多属高毒类，以氢氰酸的毒性最大。急性氰化物中毒在工业生产中极少见，多由于意外事故或误服而发生。

【病理生理】氰化物与细胞色素氧化酶结合，对氧化铁（Fe^{3+}）表现出很大的亲和力，但不能与二价铁（Fe^{2+}）结合，当其被吸收入血后，因血红蛋白含二价铁，故不与其结合，而随血流运送至各处组织细胞，这种复合物抑制氧化磷酸化的最终步骤，并停止有氧代谢。患者基本上是由于不能使用氧气而窒息。

【临床表现】急性氰化物中毒的体征和症状反映细胞缺氧，而且往往是非特异性的。中枢神经系统是最敏感的靶器官，最初受到刺激，然后是抑制。

口服大量氰化物或短期内吸入高浓度的氰化氢气体，可在数秒钟内突然昏迷，造成“闪电样”中毒，甚至在 2 ~ 3min 内有死亡的危险。吸入者可感觉眼、咽喉及上呼吸道刺激性不适，呼吸增快，呼出气有苦杏仁味，头昏、恶心，很快出现口腔、咽喉感觉障碍及麻木，尤以舌尖部更为显著，并有流泪、流涎、恶心、呕吐、头痛、乏力、耳鸣、胸闷及便意等症状。

【诊断】诊断要迅速果断，应先立即进行急救处理，然后再进行检查。根据职业史和临床表现不难作出诊断。此外，患者口唇、皮肤及静脉血呈鲜红色，呼出气体有苦杏仁味，尿中硫氰酸盐含量增加，可供诊断参考。实验室检查：①尿液检查可发现尿中硫氰酸盐含量增加（正常人不吸烟者平均值为 3.09mg/L，吸烟者平均值为 6.29mg/L）；②全血氰离子（CN^-）浓度测定有特异诊断价值，一般全血 CN^-浓度 < 20μg/dL（7.69μmol/L），氰化物中毒者的血 CN^-浓度明显升高；③动静脉血氧差：氰化物中毒时，静脉血呈鲜红色，动静脉血氧差由正常的 4% ~ 6% 降至 1% ~ 1.5%。

【常规治疗】急性中毒具体治疗措施如下：

1. **现场急救**　如系吸入中毒，立即戴上防毒面具，使患者迅速脱离中毒现场；如系液体染毒，立即脱去污染的衣物，同时冲洗污染皮肤。呼吸停止者行人工呼吸、心肺复苏。

2. **解毒药物的应用**

（1）立即将亚硝酸异戊酯 1 ~ 2 支放在手帕中压碎，放在患者口鼻前吸入 15 ~ 30s，间隔 2 ~ 3min 再吸 1 支，直至静脉注射亚硝酸钠为止（一般连续用 5 ~ 6 支）。

（2）在吸入亚硝酸异戊酯的同时，尽快准备好 3% 亚硝酸钠注射液 10 ~ 15ml（或 6 ~ 12mg/kg）加入 25% ~ 50% 葡萄糖液 20 ~ 40ml 中缓慢静注（2 ~ 3ml/min），注射时注意血压，一旦发现血压下降，立即停药。上述两药仅限于刚吞入毒物。

（3）现场抢救时有效，在注射完亚硝酸钠后，随即用同一针头再注入 50% 硫代硫酸钠（大苏打）20 ~ 40ml，必要时可在 1h 后重复注射半量或全量，轻度中毒者单用此药即可。注射硫代硫酸钠，使其与氰形成稳定的硫氰酸盐，由尿排出体外。葡萄糖加少量胰岛素静脉滴注可使氰离子转化为腈类而解毒。

（4）二甲基氨基苯酚（4-DMAP）：轻度中毒可口服 1 片 4-DMAP，较重中毒立即肌内注射 2ml10%4-DMAP；重度中毒立即用 2ml10%4-DMAP 肌内注射，50% 硫代硫酸钠 20ml 静脉推注，必要时 1h 后重复半量。4-DMAP3mg/kg 和对氨基苯丙酮（PAPP）1.5mg/kg 合用，可组成抗氰预防片，能有效预防氰化物中毒，口服 40min 显效，有效时间为 4 ~ 6h。依地酸二钴的钴与氰离子结合形成无毒的氰化钴，其解毒作用快而强，无降压副作用，故为治疗本病的首选药物之一。其用法是 6 000mg 加入 50% 葡萄糖 40ml 内，静脉缓慢注入。必要时，可重复应用 8 ~ 10 次。

3. **洗胃** 如系口服中毒者，可用大量 5% 硫代硫酸钠溶液或 1：5 000 高锰酸钾溶液或 3% 过氧化氢溶液洗胃，以使胃内氰化物变为不活动的氰酸盐。洗胃后再给硫酸亚铁溶液，每 10min 一汤匙，可使氰化物生成无毒的亚铁氰化铁。

4. **高浓度给氧** 高流量吸氧可使氰化物与细胞色素氧化酶的结合逆传，并促进硫代硫酸钠与氰化物结合生成硫氰酸盐。有条件应尽早使用高压氧疗法。

5. **对症支持疗法** 皮肤灼伤可用 1：5 000 高锰酸钾液擦洗或大量清水冲洗。恢复期可用大剂量的维生素 C，以使上述治疗中产生的高铁血红蛋白还原，亦可应用细胞色素 C。

【高压氧治疗】

1. **治疗机制**

（1）高压氧可提高动脉血氧分压，增加血氧含量，提高向组织供氧能力，可弥补使用解毒剂造成高铁血红蛋白血症所带来的供氧不足。

（2）高压氧可增加血浆物理溶解氧量，可能会激活其他传递电子途径，促进生物氧化。

（3）高压氧可以加速氰化物解离。

（4）高压氧可迅速纠正机体缺氧状态。

2. **治疗方法**

（1）由于氰化物中毒起病急剧、病情危重，经发现应立即进行常规治疗，同时作开舱准备。

（2）高压氧采取 2 ~ 2.5ATA，可适当延长治疗时间。医护人员陪舱监护，舱内应继续常规治疗和抢救。

（3）对病情危重、缺氧改善不满意，肺水肿、脑水肿控制不满意者可每天进行 2 次高压氧治疗，直至病情稳定再改为每日 1 次。

3. **循证医学评价** 多为临床个案报道，如治疗及时，高压氧治疗有明显效果。目前临床上，国外报道高压氧治疗氰化物中毒案例多为混合中毒如烟雾吸入伤引起 CO 合并氰化物中毒，还未有单纯氰化物中毒高压氧治疗的临床对照试验。

第三节　急性缺血

一、危兆皮瓣

皮肤移植是临床应用最多的组织移植，主要用于修复皮肤与其下的组织缺损，以及矫正外部畸形等。自体皮肤移植常用的两类方法：游离皮片移植和皮瓣移植。游离皮瓣转移术后成功率不可能达到100%，有5%～25%的患者需要重新手术以处理因动静脉血栓所致的局部血循环障碍。血循环障碍是最严重并发症，若处理不当或不及时将导致皮瓣坏死。

【定义】通常将移植后发生血循环障碍的皮瓣称之为危兆皮瓣，又称濒危皮瓣。分为如下5类：①局部缺氧皮瓣；②低动脉灌注皮瓣；③动脉闭塞皮瓣；④静脉淤血皮瓣；⑤静脉闭塞皮瓣。

【病理生理】由于手术损伤、血流动力学紊乱、感染及血液凝固性改变等可能因素，皮瓣移植后容易在自身动静脉形成血栓，尤以静脉多见。此外，皮瓣血循环阻断后，自由基在皮瓣内快速聚集，造成血管内皮损伤，当移植后血循环再次建立后，皮瓣内发生了缺血再灌注损伤，促进微循环内血栓的形成，并引起各种炎症因子及中心粒细胞的聚集，炎症反应加剧，最终使得移植失败，皮瓣坏死。

【临床表现及诊断】临床观察主要包括：毛细血管充盈时间、体表温度、肿胀程度和皮瓣的颜色。临床观察法仅限于体表的皮瓣，对于埋置性皮瓣或者肌瓣则不适用。还可以通过针刺试验、体表温度测定的方法，及利用手持多普勒超声仪、氧分压测定仪及激光多普勒等仪器辅助诊断。诊断要点如下。

1. **动脉血栓**　皮色从红润逐渐变为苍白，创缘不出血，皮纹增多，毛细血管回流现象缓慢或消失，皮温下降。

2. **静脉血栓**　皮色由暗红而青紫、肿胀、有水泡，创缘出血暗红色，毛细血管回流现象加快，皮温低于正常1～2℃。

3. 血管痉挛与血栓形成的区别在于前者危象发生突然，经解痉处理后可以恢复。

4. 大部分动脉危象是术后当天和术后第1日，静脉危象的发生时间一般较动脉危象稍晚一些。而手术3d以后，动静脉危象的发生是很少见的。据统计，无论带蒂皮瓣还是游离皮瓣，静脉危象要比动脉危象常见的多，而且静脉危象常常是皮瓣坏死的主要原因。

【常规治疗】

1. **局部换药处置**　检查皮下引流是否畅通，积血压迫血管等。如皮肤张力过高，可伤口拆线。

2. 解痉药物、保温、抬高患肢。局部适当制动。

3. **手术探查**　去除血栓、重新吻合，争取在缺血发生6h内重建血供，这是关系到组织能否存活的关键因素。在手术中关闭创面时应仔细注意皮缘出血现象，有活跃性难以控制的渗血或针眼出血明显时，应及时检查静脉吻合口，以便尽早发现，及时处理。

【高压氧治疗】

1. **治疗机制**

（1）高压氧下毛细血管内血液氧弥散距离加大，皮瓣可从创面肉芽组织获得大量氧供，皮瓣的缺氧状态可以很快改善。

（2）增强吞噬破损细胞和坏死组织的能力，加速病灶清除，为肉芽生长创造条件。

（3）加速毛细血管增生，使创面肉芽的毛细血管长入皮瓣组织。

（4）高压氧下成纤维细胞、血管内皮细胞、上皮细胞处于高度分裂增殖状态，细胞活跃，产生胶原和新生毛细血管，促进了血液循环的建立。

（5）改善毛细血管通透性，减少渗出使肿胀减轻，减轻对微循环的压迫。

（6）高气压环境下高浓度氧具有抗感染作用。

1）抑制需氧菌和厌氧菌生长。

2）增强吞噬细胞吞噬、杀死细菌的能力。

3）与抗生素有协同作用，可增强抗生素的抑菌、杀菌效果。

2. 治疗方法 ①治疗压力：根据皮瓣缺血程度、皮瓣面积以及患者的身体状况，选择2～2.8ATA；②吸氧时间：单人舱70～90min；多人舱稳压时戴面罩吸氧40～60min、中间改吸空气10min。酌情每日进行1～2次治疗、连续1～2疗程。

3. 注意事项

（1）高压氧挽救危兆皮瓣需要遵守如下5点：①确定皮瓣是否危兆；②有皮瓣仍存在灌注的证据；③高压氧治疗有病理生理学依据；④高压氧治疗应放在必须的外科治疗之后；⑤若给予高压氧治疗应尽早开始。

（2）如创面有缺血、肉芽生长不好或合并感染，创面肿胀等情况时，可在术前进行高压氧治疗。创面肉芽改善后再行皮瓣移植，术后再行高压氧治疗。

（3）面积比较大的皮瓣移植应常规于术后进行高压氧治疗，可增加成活率。

（4）密切注意氧中毒发生，高压氧治疗期间应服用抗氧化剂。

（5）进行高压氧治疗时，不应停止药物治疗。

4. 循证医学评价 一项来源Ovid/Medline数据库的研究，作者评价了620篇引文，其中64篇报道了关于高压氧治疗结果的原始观察研究和随机对照试验（RCT）。综述讨论并列出了每一篇有高等或中等水平证据的文章，表明高压氧治疗促进了受损皮瓣（中厚皮片移植、带蒂肌皮瓣移植）成活，显示了高压氧治疗在促进皮片移植和皮瓣存活方面的效果。重要的是，在这些研究中分析了不同类型的皮瓣，包括游离皮肤移植、带蒂皮瓣、随机皮瓣、照射创面和皮瓣、复合移植以及游离皮瓣。虽然每个皮瓣的问题都不同，但造成皮瓣坏死的一个关键因素是组织缺氧。Perrins等人评估48名移植皮瓣受损患者的前瞻性随机对照试验并提供了最好的Ⅰ级证据。Roje等人的一项Ⅱ级研究涉及回顾性对照队列，评估了388名使用受损移植物和皮瓣重建创伤性肢体创伤的患者。Ⅳ级证据由8个案例系列包括76个皮肤移植、49个复合移植和124个皮瓣，以及涉及3个复合移植和3个皮瓣的6个案例研究。

二、骨筋膜间室综合征

骨筋膜间室是由骨、骨间膜、肌隔和深筋膜形成的密闭的结构，内有肌肉、神经、血管等组织。骨筋膜间室的壁坚韧无弹性，当内容物体积增大或室的体积减小，可使室内压力增高，循环受阻，造成室内的肌肉、神经缺血缺氧，毛细血管通透性增强，液体渗出增加，组织水肿。

【定义】骨筋膜间室综合征为骨筋膜间室内组织压力增高所导致的微循环损害，使骨筋膜间室内的肌肉、神经因急性缺血、缺氧而产生的一系列症状和体征。本病又称急性筋膜间室综合征、骨筋膜间隔区综合征。小腿前间室、后深间室以及前臂掌侧间室等弹性较小的骨筋膜间室最常累及。根据引起压力增加的原因及症状所持续的时间，分为急性和慢性间室综合征。

【病因】急性间室综合征最常见的原因有骨折、软组织损伤、动脉损伤、意识障碍时肢体受压以及烧伤，其他原因还有静脉内液体外渗和使用抗凝药等。慢性疲劳性间室综合征是由于压力反复增加所致，最常发生在小腿前间室或后深间室，也会发生于其他部位，包括举重运动员的前臂。运动锻炼能使肌肉容积增加 20%，导致坚实无弹性的间室内压力增加，这种情况该病最常见于长跑运动员及超强度训练的新兵。

引起急性筋膜间隔综合征最普遍的原因是骨折。76% 的儿童急性筋膜间隔综合征病例是由骨折引起的，主要是胫骨干、桡骨远端和前臂骨折。与成人的急性筋膜间隔综合征相关的最常见的骨折是胫骨干骨折。急性筋膜间隔综合征第二常见的原因是软组织损伤，在软组织损伤的基础上合并胫骨干骨折占所有统计病例的 2/3。

【病理生理】间室综合征的病理生理学表现为正常局部组织内环境稳定性被破坏，导致组织压力增加、毛细血管血流量降低以及缺氧造成的组织坏死。

1. **组织压升高对骨骼肌的影响**　局部缺血对骨骼肌的影响最大。普遍认为，增加组织压将减少肌肉的血流量，而且先前已受过创伤或局部缺血的肌肉更容易受到损伤。骨骼肌供血减少，最终结果是局部缺血坏死。

2. **组织压升高对神经的影响**　实验表明，当间室内压力的增加量（伴有静脉压增加）> 30mmHg 并持续 8h 以上时，即使是血流量正常，也可发生明显的肌肉坏死。较高的压力可使神经肌肉的活力在较短时间内受到较大的损害。压力增加持续的时间长短对神经功能的恢复也很重要，40 ~ 80mmHg 的压力如持续 4h 并不引起永久性功能障碍，但当持续 12h 或更长时，则可以导致不可逆的神经改变。

3. **再灌注损伤**　再灌注损伤综合征是一组发生在缺血组织恢复血流之后的并发症，可以发生在急性筋膜切开术和肌肉血流量恢复之后。再灌注后缺血组织会出现炎症反应，并进一步损害组织，炎症反应可能由肌肉分解产物引起。部分分解产物是前凝血素，能激活内在凝血系统，促使微血管内血栓形成，进一步增加肌肉的损伤。如果大量肌肉处于缺血状态，炎症反应会迅速扩展至全身。前凝血素进入体循环，激活炎性介质，从而引起全身性凝血功能障碍。随后破坏血管内皮增加血管通透性，继发多器官衰竭。

【临床表现】

1. **局部情况** 出现“5p”征象。

（1）剧烈疼痛（pain）：发病部位出现持续性深部胀痛，呈刀割样针刺样烧灼样痛，一般止痛药不能缓解，晚期严重缺血后神经麻痹即转为无痛。

（2）肌肉麻痹（瘫痪）（paralysis）（被动牵拉疼痛）：患肢进行性肿胀，肌腹处发硬，肌肉僵硬似条索状，肢体甚至呈圆筒状僵硬。手指处于屈曲位，主动或被动牵伸时疼痛加剧。

（3）患肢苍白（pallor）或发绀：早期受累区远侧的指（趾）端发白发绀或潮红，后期呈暗红、暗紫色或成大理石花纹状皮肤，菲薄光亮，可有水泡。

（4）感觉异常（paresthesia）：患肢出现套状感觉减退或消失。神经缺血的另一早期表现，是患处筋膜室中通过的重要神经其远端分布区出现感觉异常过敏或迟钝，患处局部麻木感和异样感，两点分辨觉消失和触觉异常。

（5）无脉（pulselessness）：桡动脉搏动减弱或消失。但是此项指标并非可靠，因为骨筋膜室内压力上升时，首先阻断毛细血管和小静脉，此压力尚不足以影响肢体主要动脉的血流，因此肢体远端脉搏依然存在。但肌肉可能早已发生缺血，只有大动脉损伤者一开始便无脉。

2. **全身症状** 当组织缺血较久，肌肉坏死较广泛严重时，将出现全身性反应。血压下降、脉率增快、心律不齐，甚至死亡。

【常规治疗】整个疾病过程时间较短，如能早期认识并及时采取有效的处理，则可终止病变的继续发生，挽救患肢，减少或防止功能障碍。病变发展到中后期，因肌肉神经病变已成不可逆，形成缺血性肌挛缩，甚至肢体坏死危及生命。应及早预防骨筋膜间室综合征的发生，对于挤压伤和严重创伤者，应立即给予护理干预。伤后怀疑本征者，应松解一切敷料及外固定物。

1. **早期可局部冷敷** 低温可降低毛细血管通透性，减少渗出，减轻局部组织的充血、出血，减少局部组织耗氧量，阻止形成严重的肢体肿胀。

2. **抬高患肢** 使患肢抬高 15° ~ 30°，利于血液、淋巴液回流，减轻肢体肿胀。

3. **应用药物** 早期可应用 20% 甘露醇溶液，消除组织水肿，减轻肿胀，减轻压力。

4. **筋膜切开手术治疗** 确诊后经上述处理仍无改善，为防止肌肉和神经坏死，必须立即切开筋膜减压。切开后不缝合，待消肿后再延期缝合或植皮。

5. 当大量肌肉坏死，已无法修复时应及时做截肢手术。

【高压氧治疗】

1. **治疗机制**

（1）高压氧治疗可以增加 PaO_2，增加毛细血管氧的弥散距离。可以迅速提高骨筋膜

室内组织 PaO_2，改善缺氧状态，恢复组织有氧氧化，增加能量的产生，减少酸性代谢产物的生成。

（2）高压氧治疗时可以收缩全身血管。骨筋膜室内血管收缩，使血管容积缩小，降低间室内压力，改善血循环。

（3）由于组织氧供改善、能量增多、酸中毒纠正，细胞膜的通透性、毛细血管通透性改善，组织渗出减少，水肿减轻，故可以打断“骨筋膜室压力升高 - 血循环血量减少 - 组织水肿 - 骨筋膜室压力升高”的恶性循环。

（4）高压氧治疗可改善病灶供氧，可加速肌肉和神经的修复。

（5）高压氧治疗时组织 PaO_2 增高，可以抑制细菌生长；高压氧可增强抗生素的抑菌能力；增强吞噬细胞吞噬和杀灭细菌的能力。

（6）高压氧治疗可以改善各器官功能，控制和预防休克、心功能损害、心律失常等。

2. 治疗方法

急性骨筋膜室综合征手术治疗前高压氧治疗压力可采取 2.5 ~ 2.8ATA、每次吸氧 60min。第 1 日可进行 2 ~ 3 次治疗，待症状改善后改每日 1 次

3. 注意事项

（1）应及时发现、确诊，尽早行高压氧治疗，不应超过 8 ~ 12h。

（2）病情已接近缺血性肌挛缩，需进行手术作筋膜切开者，在准备手术期间，可进行高压氧治疗。治疗后病情不缓解，可立即进行手术。若出舱时症状有缓解，可于 4 ~ 6h 后再进行 1 次高压氧治疗，如病情进一步缓解，可望免于手术。

（3）经外科筋膜切开术后仍应进行高压氧治疗，以单人纯氧舱暴露伤口为好，直至切口愈合。

（4）骨筋膜室综合征经 1 次、2 次高压氧治疗，病情无缓解，应及时进行筋膜切开减压术。

4. 循证医学评价 国外一项病例数较少（20 例）的 RCT 研究显示，骨筋膜间室综合征高压氧治疗组在疾病延迟期（从损伤到骨筋膜间室综合征症状的出现）给予高压氧治疗，阻止了病变的进展，以至于不需要进行筋膜切开。而对照组均行筋膜切开术。作者认为高压氧可以迅速减轻水肿，改善边缘存活组织，从而无需进一步手术，同时患者的神经功能也得到了恢复。另外，Strauss 等在 2012 年采用基于理论和证据适当的 10 分法循证的改良评价系统进行评价，若 ≥ 5 分则证明治疗措施是遵循可靠证据的，高压氧在骨筋膜间室综合征应用评分为 6 分。

三、挤压伤

挤压伤通常是由于机体肌肉丰富部位（肢体、躯干）长时间持续受压引起的肌肉组织坏死的一系列症候群。通常受压肌肉组织大量变性、坏死，组织间隙渗出、水肿。临床表

现为受压部位肿胀，感觉迟钝或缺失，运动障碍，以及肌红蛋白血症和一过性肌红蛋白尿。如果进一步出现以高钾血症与肌红蛋白尿为特征的急性肾功能衰竭，则称为挤压综合征（crush syndrome），也有学者将之称为创伤性横纹肌溶解症（traumatic rhabdomyolysis）。挤压伤通常出现在各种自然灾害或人为事故灾害时，如地震、煤矿垮塌、火车脱轨等。

【病理生理】 持续挤压造成肌肉组织缺血、缺氧，肌肉损伤，毛细血管通透性增加。在外界压力解除后，局部血液循环重建，组织间隙出血、渗出，整个肌肉群肿胀。组织肿胀并导致部分存活组织的缺血、缺氧。水肿加重了组织的缺血，因为它增加了从毛细血管到细胞的扩散距离，在缺氧的情况下组织失去了抵抗感染和自我修复的能力。在封闭的筋膜间室中，血流压力可以升高到高于毛细血管灌注压力，导致间室内组织的缺血。缺血缺氧和水肿是恶性循环的一部分，其中缺氧起核心作用。如果这个循环中断，部分存活的组织可能会恢复。否则，会由于组织损伤而丧失功能。

大量渗出使有效血容量减少，加上创伤引起的中枢神经及内分泌系统紊乱，就可引起肾缺血。肌肉坏死，大量肌红蛋白、磷、镁、酸性代谢产物释放入血，加重创伤后全身反应，促进急性肾功能衰竭的发生。特别是在体液和尿液酸度增加的情况下，肌红蛋白以酸性正铁血红蛋白的形式更易在肾小管沉积，加速急性肾功能衰竭的发生。当发生以肌红蛋白尿和高钾血症为特征的急性肾功能衰竭时，挤压伤也就演变为挤压综合征。

【临床表现】

1. **原发疾病的症状和体征** 如急性 CO 中毒昏迷时肢体受压较久，发生的挤压伤，患者主要表现昏迷等 CO 中毒的症状和体征。

2. **受压肢体表现** 指凹现象不明显的肿胀，可有淤血、水肿、发绀等。如四肢受伤，伤处肿胀可逐渐加重，出现疼痛、麻木、麻痹等，末梢动脉搏动减弱或消失。

3. **全身表现** 呼吸急促，血压下降，尿少、肌红蛋白尿（酱油色）。

【诊断】 以下标准用于确定挤压伤：必须涉及两个或更多组织（肌肉、骨、其他结缔组织、皮肤、神经）；损伤必须严重到足以使组织坏死或者组织恢复后存在功能障碍；伤害的严重程度从轻微到不可逆，两者之间有部分可行的灰色地带。提高灰色地带损伤的存活率是治疗的目标。

【常规治疗】

1. **挤压伤阶段**

（1）抗休克：大量补液。

（2）碱化尿液：一般予以碳酸氢钠静脉滴注。可使尿中的酸性正铁血红素溶解度增加，有利于排出。预防肌红蛋白在肾小管沉积，保护肾功能。

（3）利尿、脱水：在充分容量补充的基础上，利尿脱水有助于增加肾血流量，防止肾功能衰竭，同时可减轻筋膜间室内的压力，使部分患者避免行筋膜间室切开术。

（4）抗感染：使用广谱抗生素，包括抗厌氧菌。注射破伤风抗毒素。

2. **挤压综合征阶段**　上述措施对预防急性肾功能衰竭很有好处。若已出现急性肾功能衰竭，则应按急性肾功能衰竭处理。

3. **局部（伤肢）治疗**　筋膜切开术，可以缓解间室压力，打断病理改变中的恶性循环，改善血液循环，防止肌肉神经等进一步缺血坏死。肢体损伤严重，无可挽回时，可行截肢术。

【高压氧治疗】

1. **治疗机制**　参考“骨筋膜间室综合征”。

2. **治疗方法**　应尽早进行高压氧治疗。治疗压力 2.5ATA、每次吸氧 60min，第 1 日可根据病情和治疗反应进行 1 ~ 3 次治疗。病情得到控制后改每日 1 次。

3. **注意事项**

（1）疗程长短应以原发病和患肢病情为准：如原发于急性 CO 中毒，则应连续行高压氧治疗 3 疗程。如为单纯的挤压综合征则高压氧治疗至患肢肿胀消失。由于疗程长短不同，要注意连续 2 ~ 3 疗程后要休息 7 ~ 10 日再进行下阶段高压氧治疗。

（2）挤压综合征的原发病、并发症的治疗应以常规治疗为主，高压氧治疗为辅；局部的肿胀应以高压氧治疗为主。由于挤压综合征的患肢范围较广，肿胀比骨筋膜间室综合征轻、高压氧疗效较好，故不急于手术切开减压。

4. **循证医学评价**　检索到的由 Bouachour 等人发表的唯一 RCT（Ⅰ级）研究，共有 36 例肢体挤压伤患者，不包括有外周血管疾病史的患者。18 例患者随机接受辅助性高压氧治疗，18 例接受安慰剂治疗。作者的结论是，高压氧使患者的严重损伤完全愈合，减少了重复手术。另外，Strauss 等在 2012 年采用基于理论和证据适当的 10 分法循证的改良评价系统进行评价，若≥ 5 分则证明治疗措施是遵循可靠证据的，高压氧在挤压伤应用评分为 7 分。

四、断肢（指、趾）术后血运障碍

再植肢（指、趾）体一般于术后 48h 容易发生动脉供血不足或静脉回流障碍，称为血管危象，又称术后血运障碍。正常情况下，再植肢（指、趾）体的指腹饱满、颜色红润、皮温较健侧稍高，毛细血管回流试验良好，指腹末端侧方切开 1 ~ 2s 有鲜红色血液流出。若皮肤苍白，皮温降低，毛细血管回流消失，指腹干瘪，指腹侧方切开不出血，则反映动脉供血中断，即动脉危象，常由血管痉挛或血管吻合口血栓所致。若指腹由红润变成暗红色，且指腹张力高，毛细血管回流加快，皮温逐渐降低，指腹切开即流出暗红色血液，则是静脉回流障碍，即静脉危象，长时间静脉危象可致动脉危象，影响再植肢（指）体存活。

【病理生理】肢体创伤后由于组织结构破坏，或细胞变性坏死、微循环障碍，或病原微生物入侵及异物存留等所致。主要表现为局部炎症反应，其基本病理过程与一般炎症相同。局部反应的轻重与致伤因素的种类、作用时间、组织损害程度和性质，以及污染轻重和是否有异物存留等有关。当断肢（指、趾）再植术后，患者血管再通后，出现缺血再灌注损伤，其可能的机制如下：

1. **自由基的增多**

（1）当缺血缺氧时，线粒体氧化磷酸化功能障碍，细胞色素氧化酶系统功能失调，氧化呼吸链的电子传递受阻，以致再灌注阶段进入细胞内的氧经单电子还原而形成的活性氧增多。

（2）再灌注期间组织重新获得氧，激活的中性粒细胞耗氧量显著增加，产生大量氧自由基，即呼吸爆发（respiratory burst）或氧爆发（oxygen burst），而进一步造成组织细胞的损伤。

（3）缺血时，由于ATP减少，钙泵功能障碍，Ca^{2+}进入细胞激活Ca^{2+}依赖性蛋白水解酶，使黄嘌呤脱氢酶大量转变为黄嘌呤氧化酶。另一方面因氧分压降低，ATP依次降解为ADP、AMP和次黄嘌呤，以致缺血组织内次黄嘌呤大量堆积。再灌注时，大量分子氧随血液进入缺血组织，黄嘌呤氧化酶催化次黄嘌呤转变为黄嘌呤并进而催化黄嘌呤，转变为尿酸的两步反应中，都以分子氧为电子接受体，从而产生大量的尿酸和H_2O_2。因此，再灌注时组织内OH^-、H_2O_2等活性氧大量增加。

（4）缺血再灌注也是一种应激反应，交感-肾上腺髓质系统兴奋产生大量儿茶酚胺。一方面具有代偿调节作用；另一方面，通过自氧化可产生大量的氧自由基。

2. **钙超载**　缺血时，ATP生成减少，导致钠泵活性降低，细胞内Na^+含量明显升高。再灌注时缺血细胞重新获得氧及营养物质供应，细胞内高Na^+直接激活钠泵，同时迅速激活Na^+/Ca^{2+}交换蛋白，以反向转运的方式将细胞内Na^+排出，细胞外Ca^{2+}进入细胞内引起细胞损伤；缺血时无氧代谢增强使H^+生成增多，组织间液和细胞内酸中毒，pH降低。再灌注时，组织间液H^+浓度迅速下降，而细胞内H^+浓度仍然很高，细胞内外形成显著的pH梯度差，由此激活细胞膜的H^+/Na^+交换蛋白，促进细胞内H^+排出细胞外Na^+内流间接引起细胞内Na^+增多。再灌注后，由于恢复了能量供应和pH值，从而促进Na^+-Ca^{2+}交换，引起胞外Ca^{2+}大量内流，加重细胞内超载；此外由于生物膜损伤，细胞外、线粒体及内质网内的Ca^{2+}顺浓度差进入到细胞内。

3. **炎症反应过度激活**　缺血再灌注可使体内免疫反应被激活，特别是无菌性炎症反应。缺血再灌损伤可引起大量中性粒细胞聚集、黏附在血管内皮细胞上，而且不易分离，极易嵌顿、堵塞微循环血管，加之内皮细胞肿胀、血小板黏附、微血栓形成和组织水肿等；缺血还可损伤内皮细胞，使间隙增大，同时激肽等炎症因子可使微血管通透性增高，引发组织液外渗，又可导致血液浓缩加重组织缺血缺氧。

【常规治疗】一旦发现动脉危象应解开敷料，解除压迫因素，采用臂丛或硬膜外麻醉、应用解痉药物如罂粟碱、消旋山莨菪碱（654-2）等，经短时间观察仍未见好转应立即手术探查，取出血栓，切除吻合口重新吻合，以确保再植肢（指、趾）体存活。发现静脉危象时首先解除压迫因素，指腹切开放血，必要时手术探查。

【高压氧治疗】

1. **治疗机制**

（1）高压氧治疗可以迅速增加 PaO_2，改善断肢（指、趾）组织氧供。在行 2ATA 的高压氧治疗时，PaO_2 可增加 14 倍，3ATA 下吸纯氧 PaO_2 可增加 20 倍，而且血浆内溶解氧明显增加，其增加的倍数与 PaO_2 增加的倍数一致。只要吻合的血管未完全闭死，有部分血液流动，血液内所携的氧气足够断肢（指、趾）组织利用。由于 PaO_2 增高，毛细血管血液内氧弥散半径加大，虽然再植后的断肢（指、趾）血液循环（包括微循环）有一定障碍，但在进行高压氧治疗时组织的供氧仍会明显改善，甚至高于正常。因氧供充足，细胞内有氧代谢改善，能量产生增多、酸性代谢产物减少、细胞膜的功能恢复、渗透性改善，细胞内水肿减轻，组织内生物活性物质产生减少。组织水肿减轻，改善对微循环的压迫；能量充足、酸中毒减轻、细胞内外离子浓度梯度改善，使细胞膜得以修复，细胞免于死亡；组织内毒性介质的减少可减轻全身的中毒反应。总之高压氧治疗可以迅速打破断肢（指、趾）因缺血、缺氧造成的恶性循环。

（2）高压氧治疗可以改善毛细血管的通透性、减轻毛细血管的渗出；减轻细胞内水肿。因此，可迅速减轻断肢（指、趾）水肿，改善微循环。

（3）因高压氧治疗时毛细血管内皮细胞和基膜外周边细胞首先获得充足的氧气，故毛细血管内皮细胞和周边细胞最早得到修复。

（4）高压氧治疗使组织 PO_2 增加：①具有抑制细菌生长的作用，尤其对厌氧菌更明显；②与抗生素有协同作用，可增加抗生素的抑菌、杀菌能力；③增加吞噬细胞吞噬和杀死细菌的功能。

（5）增加周身各脏器供氧，改善脑、心、肝、肾功能，增强肝解毒、肾排泄功能。减轻来自断肢（指、趾）有毒物质的损害，或加速受损后的恢复。

2. **治疗方法**　治疗压力 2～2.5ATA、每次吸氧 60min、每日 1 次、连续 2～3 疗程。断肢（指、趾）出现血管危象，最初 2～3 日可每日进行 2 次治疗，待断肢（指、趾）血运改善并稳定，改每日 1 次。

3. **注意事项**

（1）高压氧治疗应作为断肢（指、趾）再植术后常规治疗，可减少血管危象发生，增加成活率。

（2）发现血管危象时应立即进行高压氧治疗。

（3）高压氧治疗同时应进行药物治疗。

（4）发生血管危象后经药物及高压氧治疗 1 次后无改善，应考虑血管发生栓塞，应迅速做手术探查、取出血栓，重新缝接血管。

（5）1 日 2 次时，应适当缩短每次吸氧时间。每次吸氧中间应改吸空气 10min，防止氧中毒。

（6）治疗期间要服抗氧化剂。

4. **循证医学评价** 统计国内发表的文献 13 篇共报道完全性和不完全性断臂、断腕、断指再植术后已发生不同程度血管危象的患者 371 例，进行高压氧治疗（2～2.5ATA，每日 1～2 次，共 3～20 次））。结果断肢完全存活 236 例（63.6%）、部分存活 33 例（8.9%）、未存活 102 例（27.5%），总存活率 72.5%。另外，通过客观指标评价也可看出高压氧在断肢（指、趾）术后血运障碍的治疗作用。2001 年，朱琳等用核素示踪技术评估断指再植 30 例，核素示踪显像 0 级（再植指几乎不显影）8 例，显像Ⅰ级（再植指显影模糊，放射性分布明显低于邻近正常指相应指节水平）10 例，显像Ⅱ级（再植指显影清晰，放射性分布接近邻近正常指相应指节水平）10 例，48h 后发生血管危象 10 例（显像 0 级有 8 例，显像Ⅰ级有 2 例）。应用 2ATA 高压氧治疗后，显像 0 级有 5 例变为Ⅰ级，显像Ⅰ级 2 例变为Ⅱ级。目前国外临床文章多为个案报道，如阴茎离断后再植、鼻咬伤缺损再植、双耳离断再植等，高压氧治疗均能很好解决术后血运障碍临床问题。

五、失血性休克

休克（shock）是机体有效循环血容量减少、组织灌注不足，细胞代谢紊乱和功能受损的病理生理过程，由多种病因引起。失血过多引起的休克称为失血性休克。失血性休克在外科休克中很常见，多见于大血管破裂、腹部损伤引起的肝、脾破裂、胃、十二指肠出血、门静脉高压症所致的食管、胃底曲张静脉破裂出血等。大量血液丢失，导致有效循环血量的不足。通常在迅速失血超过全身总血量的 20% 时，即发生休克。不同年龄患者对休克的代偿能力差异大。年轻人心血管代偿能力强，即使大量出血，部分患者在一定的期限内血压仍能维持近正常范围。老年人常因伴随心血管疾病，大出血时往往发生心力衰竭，表现为失血性休克和心源性休克同时存在的状况。

【病理生理】有效循环血容量锐减及组织灌注不足导致组织氧的传递、转运和利用障碍，从而发生代谢障碍，引起细胞能量物质的缺乏及细胞代谢产物的堆积，并产生炎症介质引起一系列炎症应答，又加重组织灌注的不足，从而促进休克的进展。在有效循环量不足引起休克的过程中，占总循环量 20% 的微循环也发生相应的变化。

1. **微循环收缩期** 休克早期，由于有效循环血容量显著减少，引起循环容量降低、动脉血压下降。此时机体启动一系列代偿机制而发生以下病理生理变化，包括通过主动脉弓和颈动脉窦压力感受器引起血管舒缩中枢加压反射，交感 - 肾上腺轴兴奋导致大量儿茶酚胺释放以及肾素 - 血管紧张素分泌增加等环节，引起心跳加快、心排血量增加；选择性收缩外周和内脏的小血管使循环血量重新分布，保证心、脑等重要器官的有效灌注。此时微循环因前括约肌收缩而致“只出不进”，血量减少，组织仍处于低灌注、缺氧状态。

2. **微循环扩张期**　若休克继续进展，微循环将进一步因动静脉短路和直捷通路大量开放，使原有的组织灌注不足更为加重，细胞因严重缺氧处于无氧代谢状况，出现能量不足、乳酸类产物蓄积和舒张血管的介质如组胺、缓激肽等释放。这些物质可直接引起毛细血管前括约肌舒张，而后括约肌则因对其敏感性低仍处于收缩状态，使血液滞留在毛细血管网内，使其静水压升高。加上毛细血管壁通透性增强，使血浆外渗、血液浓缩和血液黏稠度增加，回心血量又进一步降低，心排血量继续下降，心、脑器官灌注不足，休克加重而进入微循环扩张期。

3. **微循环衰竭期**　若病情继续发展，便进入不可逆性休克。淤滞在微循环内的黏稠血液在酸性环境中处于高凝状态，红细胞和血小板容易发生聚集并在血管内形成微血栓，甚至引起弥散性血管内凝血。此时，由于组织缺少血液灌注，细胞处于严重缺氧和缺乏能量的状态。细胞内的溶酶体膜破裂，溶酶体内多种酸性水解酶溢出，引起细胞自溶并损害周围其他的细胞，最终引起大片组织、整个器官乃至多个器官功能受损。

【临床表现】按照休克的发病过程可分为休克代偿期和失代偿期，也称休克早期和休克期。

1. **休克代偿期**　精神紧张、兴奋或烦躁不安、皮肤苍白、四肢厥冷，心率加快、脉搏洪大或细数、血压正常或偏低、脉压缩小，呼吸加快、尿量减少等。此时如处理及时得当，去除病因、补充血容量、纠正组织代谢紊乱，休克可较快得到纠正。否则，病情继续发展，进入休克失代偿期。

2. **休克失代偿期**　神情淡漠、反应迟钝，甚至可出现意识模糊或昏迷；出冷汗、口唇肢端发绀；脉搏细速、血压进行性下降。严重时，全身皮肤、黏膜明显发绀，四肢末梢冰冷，脉搏触不到、血压测不出，尿少甚至无尿。若皮肤、黏膜出现花斑纹或消化道出血，提示病情已发展至弥散性血管内凝血阶段。若出现进行性呼吸困难、脉速、烦躁、发绀，一般吸氧不能改善呼吸状态，应考虑并发急性呼吸窘迫综合征。

【常规治疗】主要包括补充血容量和积极处理原发病、控制出血两个方面。注意要两方面同时抓紧进行，以免病情继续发展引起器官损害。

1. 快速建立补液通路，特别是建立中心静脉输液通路，必要时可建立几条通路同时补液，甚至进行加压输液，是纠正休克引起的组织低灌注和缺氧的关键。应在连续监测动脉血压、尿量和中心静脉压（CVP）的基础上，结合患者皮肤温度、末梢循环、脉搏及毛细血管充盈时间等微循环情况，判断补充血容量的效果。

2. 积极处理引起休克的原发伤病，如创伤制动、大出血止血、保证呼吸道通畅。对于肝脾破裂、急性活动性上消化道出血病例，应强调的是在恢复血容量的同时积极进行手术准备，实施紧急手术止血。病因或出血部位不明确的患者若对初始的充分补液反应较差，很可能仍有活动性出血，应尽快查明，及时处理。

3. 在休克纠正过程中应重视纠正酸中毒，适时静脉给予碳酸氢钠。同时要注意电解质紊乱的发生，防止血电解质离子过高或过低，以免引起心律失常、心肌收缩力下降、酸碱平衡难以纠正、细胞水肿和脱水的情况。

4. 在容量复苏的同时应用血管活性药物，可以迅速升高血压和改善循环。休克时血管活性药物的选择应结合当时的主要病情，如休克早期主要病情与毛细血管前微血管痉挛有关，后期则与微静脉和小静脉痉挛有关，因此应采用血管扩张剂配合扩容治疗。

5. 对诊断明确的DIC，可用肝素抗凝。有时还可使用抗纤溶药如氨甲苯酸、氨基己酸，抗血小板黏附和聚集的阿司匹林、双嘧达莫和小分子右旋糖酐。

【高压氧治疗】

1. 治疗机制

（1）迅速改善组织供氧。

1）高压氧可提高动脉血氧分压：在2ATA下吸纯氧可使动脉血氧分压从100mmHg增加到1 400mmHg左右。

2）高压氧可增加血氧含量和携氧能力：高压氧主要靠增加血液物理溶解氧，2ATA下吸纯氧可使血液溶解氧增加数倍，提高供氧能力，可以迅速代偿失血性休克因Hb减少和组织灌注量不足所引起的组织缺氧。

3）高压氧可以增加毛细血管内氧气的弥散距离。

（2）迅速改善组织代谢：在高压氧下组织细胞可以获得充足的氧气，增强组织的有氧代谢，终止糖酵解，产能增加，酸性代谢产物减少。

（3）由于酸性代谢产物减少，蓄积在组织内的有机酸被重新纳入三羧酸循环氧化生成CO_2和水，从根本上解决酸中毒。

（4）由于能量增多，细胞膜泵功能恢复，细胞膜通透性改善，细胞内外离子浓度梯度恢复正常，使细胞和细胞器（线粒体及溶酶体）的结构、功能得以修复。血小板、白细胞稳定性增强，血管活性物质减少，减轻其对组织的损伤。

（5）由于能量增多，蓄积在突触间隙的兴奋性氨基酸被神经末梢重吸收，减轻兴奋性氨基酸增多对神经组织的损伤。

（6）改善微循环的功能、加速微循环结构和功能的修复。

（7）改善机体内免疫细胞（PMN和巨噬细胞）的吞噬，杀菌能力增强；高压氧与抗生素抗菌效力有协同作用，利于对炎症的控制。

（8）高压氧治疗具有降低颅压、控制肺水肿的作用。

（9）高压氧治疗能迅速纠正周身缺氧，使重要器官、组织的功能得到修复。

2. 治疗方法 休克患者治疗采用2～2.5ATA压力、每次吸氧60min、每日1次，失血严重的休克，可在首个24h内作2次高压氧治疗。

3. 注意事项

（1）休克治疗应以常规疗法为主，高压氧治疗为辅。

（2）高压氧治疗越早越好。动脉血氧分压低于 60mmHg 的休克患者，更应积极进行高压氧治疗。

（3）在进行高压氧治疗时，应有医护人员监护，在高压舱内应继续进行扩容等常规治疗，不要中断输液。

（4）缺血缺氧明显的休克，可以在最初 24h 内进行 2 次高压氧治疗。但应密切注意发生氧中毒。

4. **循证医学评价**　国内一篇关于高压氧治疗 18 例休克的临床病例报道，其中 3 例为失血性休克，失血量均在 3 000ml 以上。其中中期妊娠引产大出血休克 1 例、剖宫产术中大出血休克 1 例、异位妊娠大出血休克 1 例，3 例均休克致昏迷及缺氧性脑病，经 20 ~ 35 次高压氧治疗均痊愈出院。

第四节　感染性疾病

一、坏死性软组织感染

坏死性软组织感染（necrotizing soft tissue infection，NST）是指一系列迅速进展的、致命性的软组织感染，涉及层次包括皮肤、皮下组织、浅筋膜、深筋膜和肌肉，包括坏死性蜂窝织炎、坏死性筋膜炎及坏死性肌炎，不包含疖和普通的脓肿。主要分为 I 型、Ⅱ型两种类型。I 型为多种细菌的混合感染，包括溶血性链球菌、金黄色葡萄球菌、产气荚膜梭菌等需氧菌和厌氧菌。由于多伴有组织内气体积存，此类感染常与气性坏疽相混淆。I 型感染多发生于老年人或存在基础疾病的患者。Ⅱ型感染多为单一菌种感染，最常见的病原体是 β- 溶血性链球菌，其次为耐甲氧西林金黄色葡萄球菌。和 I 型感染不同，Ⅱ型感染可发生于任何年龄段和无任何基础疾病的人。

【病理生理】在全身或局部组织出现免疫损害后，多种细菌侵入皮下组织和筋膜，需氧菌先消耗组织中的氧气，同时细菌分泌的酶将组织中的过氧化氢分解，创造出适宜厌氧菌生存繁殖的乏氧环境。由于细菌及毒素的作用引起浅筋膜炎症。目前认为多种细菌均可产生透明质酸酶、肝素酶等，加速了血管内凝血，使小血管内血栓形成，导致血循环及淋巴回流障碍。酶可以分解、破坏组织，使病变沿皮下间隙迅速向周围扩散，引起感染组织广泛性炎症充血、水肿，继而皮肤和皮下的小血管网发生炎性栓塞，组织营养障碍导致皮肤缺血性坑道样坏死甚至发生环行坏死。

【临床表现】坏死性软组织感染的典型表现包括：软组织水肿（75%），红斑（72%），剧烈疼痛（72%），压痛（68%），发热（60%），皮肤大疱或坏死（38%）。

1. **局部症状**　起病急，早期局部体征常较隐匿而不引起患者注意，24h 内可波及整个肢体。

（1）可出现疼痛及片状红肿。疼痛早于皮肤红肿，边界不清。此时皮下组织已经坏死，因淋巴通路已被迅速破坏，故少有淋巴管炎和淋巴结炎。感染24h内可波及整个肢体。个别病例可起病缓慢、早期处于潜伏状态。受累皮肤发红或发白、水肿，触痛明显，病灶边界不清，呈弥漫性蜂窝组织炎状。

（2）疼痛缓解，患部麻木。由于炎症物质的刺激和病菌的侵袭，早期感染局部有剧烈疼痛。但当病灶部位的感觉神经被破坏后，剧烈疼痛反而被麻木或麻痹所替代，这是本病的特征之一。

（3）血性水疱。由于营养血管被破坏和血管栓塞，皮肤的颜色逐渐发紫、发黑，出现含血性液体的水疱或大疱。

（4）奇臭的血性渗液。皮下脂肪和筋膜水肿、渗液发黏、混浊、发黑，最终液化坏死。渗出液为血性浆液性液体，有奇臭。坏死广泛扩散，呈潜行状，有时产生皮下气体，检查可发现捻发音。

2. **全身中毒症状** 疾病早期，局部感染症状尚轻，患者就有畏寒、高热、厌食、脱水、意识障碍、低血压、贫血、黄疸等严重全身中毒症状。若未及时救治，可出现弥散性血管内凝血和感染性休克等。

局部症状与全身症状不相称是本病的主要特征，全身症状出现早且重于局部症状，给诊断带来困难。

【常规治疗】坏死性软组织感染是外科危重急症，其治疗原则是：早期诊断，尽早清创，应用大量有效抗生素和全身支持治疗。

1. 坏死性软组织感染是多种细菌的混合感染（各种需氧菌和厌氧菌），全身中毒症状出现早、病情重，应联合应用抗生素。

2. 病变组织及周围存在着广泛的血管血栓，药物常难以到达，故积极、大剂量抗生素治疗1～3d无明显效果时，应立即手术治疗。彻底清创、充分引流是治疗成功的关键。手术应彻底清除坏死筋膜和皮下组织，直至不能用手指分开组织为止。

3. 积极纠正水、电解质紊乱。贫血和低蛋白血症者，可输注新鲜血、白蛋白或血浆。可采用鼻饲或静脉高营养等保证足够的热量摄入。

4. 在治疗全程中均应密切观察患者的血压、脉搏、尿量，做血细胞比容、电解质、凝血机制、血气分析等检查，及时治疗心肾衰竭，预防弥散性血管内凝血与休克的发生。

【高压氧治疗】

1. **治疗机制**

（1）高压氧下病灶组织及周围氧分压增高，改善适宜厌氧菌生存繁殖的乏氧环境。

（2）病灶清创并行高压氧治疗，吞噬细胞和抗体可以顺利达到病灶区域，在富氧环境中吞噬细胞吞噬和杀菌能力增强，加速病灶的清除。

（3）高压氧对需氧菌具有抑制作用，对厌氧菌的抑制作用更加明显。高压氧与抗生素有协同作用，可以增强抗生素的抑菌能力。

（4）在高压氧治疗时血管收缩、毛细血管的通透性改善，毛细血管渗出减少，使局部肿胀减轻。

（5）高压氧可以加速肉芽组织生长，加快上皮增生，使病灶组织得以修复。

2. **治疗方法**　治疗压力：2～2.5ATA、每日 1 次、每次吸氧 60min、连续 1～2 疗程。

3. **注意事项**

（1）彻底清创后，应尽早行高压氧治疗。

（2）应配合抗生素的使用。

4. **循证医学评价**　一项为期 5 年的澳大利亚回顾性队列研究，对 1994—1999 年间 44 名坏死性软组织感染患者出院后存活、保肢和远期效果进行了 Logistic 回归分析，显示高压氧治疗的干预提高了存活率（$p = 0.02$），也降低了截肢的发生率（$p = 0.002$），并改善了远期效果（$p = 0.05$）。一项规模更大的回顾性分析，在 1988—2009 年美国全国住院样本数据库中的 45 913 名坏死性软组织感染患者中，有 405 名患者被发现接受过高压氧治疗。与未接受高压氧治疗的患者相比，死亡率（4.45% 比 9.4%，$p = 0.001$）显著降低。

二、气性坏疽

气性坏疽是厌氧菌感染的一种，即梭状芽孢杆菌所致的肌坏死或肌炎。此类感染因其发展急剧，预后差。已知的梭状芽孢杆菌有多种，引起本病主要的有产气荚膜梭菌、腐败杆菌、溶组织杆菌等。感染发生时，往往不是单一细菌，而是几种细菌的混合。因为这类细菌在人体内生长繁殖需具备缺氧环境，因此如开放性骨折伴有血管损伤，挤压伤伴有深部肌肉损伤，上止血带时间过长或石膏包扎过紧，邻近肛周、会阴部位的严重创伤，继发此类感染的概率较高。

【病理生理】这类细菌可产生多种有害于人体的外毒素与酶。有的酶能分解蛋白质产生不溶性气体如硫化氢、氮等，积聚在组织间；有的酶能分解肌肉和结缔组织中的糖产生大量气体，导致组织严重气肿；有的酶能溶解组织蛋白，使组织细胞坏死渗出，产生严重水肿。筋膜下张力急剧增加，从而压迫微血管，进一步加重组织的缺血缺氧与失活，更有利于细菌繁殖生长，形成恶性循环。这类细菌还可产生卵磷脂酶、透明质酸酶等，使细菌易于穿透组织间隙，快速扩散。病变一旦开始，可沿肌束或肌群向上下扩展，肌肉转为砖红色，外观如熟肉，失去弹性。如侵犯皮下组织，气肿、水肿与组织坏死可迅速沿筋膜扩散。

【临床表现】通常在伤后 1～4d 发病，最快者可在伤后 8～10h，最迟为 5～6d。临床特点是病情急剧恶化，患者烦躁不安，夹有恐惧或欣快感；皮肤、口唇变白，大量出汗、脉搏快速、体温逐步上升。随着病情的发展，可发生溶血性贫血、黄疸、血红蛋白尿、酸中毒。常诉伤肢沉重或疼痛，持续加重，止痛剂不能奏效。局部肿胀与创伤所能引起的程度不成比例，并迅速向上下蔓延，每小时都可见到加重。伤口中有大量浆液性或浆液血性渗出物，皮下如有积气，可触及捻发音。由于局部张力增高，皮肤受压而发白，浅部静脉回流发生障碍，故皮肤表面可出现如大理石样斑纹。因组织分解、液化、腐败和大量产气（硫化氢等），伤口可有恶臭。患者衰弱、脉细数，表情淡漠、头痛、头晕、恶心、呕吐、出冷汗、高热，晚期出现血压下降、黄疸及意识障碍、昏迷等。

【常规治疗】一经诊断，需立即开始积极治疗，越早越好，可以挽救患者的生命，减少组织的坏死或截肢率。主要措施如下：

1. **急诊清创** 病变区应作广泛、多处切开，如整个肢体已广泛感染，应果断进行截肢以挽救生命。如感染已部分超过关节截肢平面，其上的筋膜腔应充分敞开，术后用氧化剂冲洗、湿敷，经常更换敷料，必要时还要再次清创。

2. **应用抗生素** 首选青霉素，常见产气荚膜梭菌中对青霉素大多敏感，但剂量需大，每天应在 1 000U 以上。大环内酯类和硝唑类（如甲硝唑、替硝唑）也有一定疗效。

3. **全身支持** 包括输血、纠正水与电解质失调、营养支持与对症处理等。

【高压氧治疗】

1. **治疗机制**

（1）可迅速提高病灶 PaO_2，增加氧含量：气性坏疽患者多在手术切开、清创、引流后进行高压氧治疗。应采用单人纯氧舱，在舱内暴露伤口，舱内 PaO_2 可达 3ATA（2 260mmHg）。在舱内氧气可以经血液抵达伤口，也可从伤口（PaO_2 为 3ATA）经创面向组织弥散，故创面组织的 PaO_2 可很快增高。

1）抑制厌氧菌生长：产气荚膜杆菌等是厌氧菌：①氧化还原电势只有 120mV，低于自然界生存的人和动物的 150mV，故厌氧菌在人体内不能氧化利用人体内的物质，不能获得能量。当进行 3ATA 的高压氧治疗时，体内物质的氧化还原电势会明显高于 150mV，故厌氧菌难以生存。②抑制细菌分泌毒素，当环境 PaO_2 达 240mmHg 时，产气荚膜杆菌停止分泌 α 毒素。③病灶清创并行高压氧治疗，吞噬细胞和抗体可以顺利达到病灶区域，在富氧环境中吞噬细胞吞噬和杀菌能力增强。④高压氧与抗生素有协同作用，增加抗生素的抑菌和杀菌能力。⑤厌氧菌体内缺乏过氧化氢酶、过氧化物酶、超氧化物歧化酶（SOD）等，不能分解过氧化氢、过氧化物和活性氧。在进行高压氧治疗时，体内吞噬细胞活动时将产生大量过氧化氢、活性氧、过氧化物。厌氧菌缺乏破坏这些氧化能量极强物质的酶，故容易被氧化而死亡；⑥高压氧可使细菌体内某些酶的巯基（-S-S-）破坏，使酶失活。综上所述，厌氧菌在氧分压极高的环境下很难生存。

2）在高压氧治疗时血管收缩、毛细血管的通透性改善，毛细血管渗出减少，使局部肿胀减轻。减轻对微循环的压迫。

3）在氧供充足的病灶区，吞噬细胞吞噬坏死组织、破碎细胞的能力增强。加速对病灶区域清除，便于组织修复。

4）高压氧治疗具有抗休克作用。

5）高压氧治疗可以改善肝、肾、脑等器官的功能，防止多器官衰竭。

6）高压氧可以加速肉芽织生长，加快上皮增生，使病灶组织得以修复。

（2）高气压下可以使组织内气体体积明显减少、减轻病灶组织肿胀，故患者在首次高压氧治疗结束后局部疼痛就开始减轻。

2. 治疗方法　气性坏疽的高压氧治疗方案有比较一致的看法，即“3 日 7 舱疗法”，具体如下：

（1）单人纯氧舱：①治疗压力采取 3ATA；②升压 30min、稳压 60min、减压 30min；③第 1 日行高压氧治疗 3 次，每 8h 1 次，病情危重者第 1、2 次治疗可仅间隔 2 ~ 3h。第 2、3 日，每日 2 次，间隔 12h。第 4 日改每日 1 次，直至痊愈；④当细菌培养转阴后治疗压力改 2ATA。

（2）多人空气舱：①治疗压力仍采取 3ATA；②吸氧时间 40 ~ 45min、改吸空气 10min、再吸氧 40 ~ 45min；③其他与单人纯氧舱相同。

3. 注意事项

（1）本病的手术切开清创、抗生素治疗和高压氧治疗同等重要。应先进行清创引流。

（2）高压氧治疗越早越好。

（3）单人纯氧舱最好，在舱内应暴露伤口。

（4）治疗前后对氧舱应进行彻底消毒，以防交叉感染（院感防控方法详见相关章节）。

（5）由于治疗压力高、治疗次数多、吸氧时间较长，故应预防和密切观察氧中毒发生。高压氧治疗期间应服抗氧化剂。

4. 循证医学评价　国内 10 篇文献报道 125 例气性坏疽，经高压氧治疗，死亡 5 例，截肢 40 例。国外在 117 篇文献中发现了 1 200 多例高压氧治疗气性坏疽，所有已发表的系列研究结果都表明，使用辅助高压氧治疗可以显著降低死亡率和截肢率。另一项对 409 例梭状芽胞杆菌气性坏疽的回顾性研究，仅仅进行手术治疗而没有高压氧干预的患者死亡率高达 28%，而手术联合高压氧治疗死亡率降至 5.1%。截肢率也由 50% ~ 55% 降至 18%。

三、难治性骨髓炎

慢性血源性骨髓炎是因急性化脓性骨髓炎未能彻底控制，反复发作出现局部瘢痕组织、骨质增生，及伤口长期不愈、窦道形成甚至形成死骨。X 线显示可有死骨及大量致密新骨的形成，可有空腔。全身症状大多消失，只有在局部引流不畅时，才有全身症状表现，一般症状限于局部，往往顽固难治，甚至数年或数十年仍不能痊愈，又被称为难治性骨髓炎。对于如何定义“慢性骨髓炎”或“难治性骨髓炎”尚无严格标准，一般认为慢性骨髓炎与急性或亚急性骨髓炎的不同之处在于超过了 4 ~ 6 周的临床持续时间。因此，当骨髓炎经明确的外科清创和 4 ~ 6 周的适当抗生素治疗没有效果时，可以被认为是难治性骨髓炎。

【病因】慢性骨髓炎形成的危险因素较多，主要有开放性营养不良、恶性肿瘤、慢性酒精中毒、吸烟、糖尿病、药物成瘾、长期应用类固醇激素等。

【病理生理】慢性骨髓炎的病理学改变与细菌的入侵有直接的关系。细菌到达骨组织局部后会使机体产生急性炎症反应，导致局部水肿和氧化酶的释放。长期反复的作用能导致骨坏死和骨吸收，并形成死骨片和局部脓肿。脓液经皮引流，急性炎症消退后，因死骨无法排出，周围骨质增生形成骨外包壳，并将大块的死骨块及其中可能的细菌包裹在其中，包壳继续被脓液侵蚀，形成瘘孔。慢性炎症长期存在并反复刺激，脓肿通过窦道侵蚀皮肤，再次形成局部脓肿，破溃。

骨髓炎是一种缺氧状态，测量髓内 PaO_2 通常低于30mmHg。缺氧有三种可能的原因：微生物生产所需氧量；炎性细胞增加了组织耗氧量；组织水肿对局部灌注的干扰。

【临床表现】临床上进入慢性炎症期时，在病变不活动阶段可以无症状，存在局部肿胀，骨质增厚，表面粗糙，肢体增粗及变形。如有窦道，伤口长期不愈，偶有小块死骨排出。急性发作时表现为疼痛，表面皮肤红、肿、热及压痛。体温可升高1～2℃，可有全身中毒症状，如发冷、发热。由于炎症反复发作，多处窦道，对肢体功能影响较大，可有肌肉萎缩。如发生病理骨折，可有肢体短缩或成角畸形，多有关节挛缩或僵硬。

放射学变化：X线平片可显示有虫蛀状骨破坏与骨质稀疏，并逐渐出现硬化区，表现为浓白致密、边缘不规则、完全孤立的死骨及大量较致密的新骨形成，骨膜反应为层状部分呈三角状，状如骨肿瘤。部分病例可经窦道插管注入碘造影剂以显示脓腔。

【常规治疗】

1. 以手术治疗为主。有死骨形成，有死腔及窦道流脓者均应手术治疗，原则是清除死骨、炎性肉芽组织和消灭死腔。手术方式包括开放手术法、肌瓣填塞、闭式灌洗、病骨整段切除或截肢、缺损骨修复等。

2. 全身抗生素及局部抗生素的使用。抗生素的使用应该在细菌培养结果出来之前就开始，一般在第一次清创后就可以根据临床经验用药。当病原菌培养及药敏试验结果出来之后，应及时更换敏感性药物。一般用药持续4～6周直到局部血运重建为止。由于损伤局部常有瘢痕形成或血管损伤，导致血液循环障碍，抗生素的全身应用很难在损伤局部达到有效的药物浓度，因此可以局部进行抗生素的冲洗。

【高压氧治疗】

1. **治疗机制**

（1）增加病灶区域组织 PaO_2：急、慢性骨髓炎病灶区脓腔内 PaO_2 极低，在进行高压氧治疗时病灶区组织内 PaO_2 明显增加。

（2）高压氧对需氧菌具有抑制作用，对厌氧菌的抑制作用更加明显。高压氧与抗生素有协同作用可以增强抗生素的抑菌能力。

（3）增强吞噬细胞的吞噬、杀死病原菌的能力，增强吞噬细胞吞噬坏死组织的能力，加速病灶的清除。

（4）高压氧治疗可以加强肉芽组织、成骨细胞、破骨细胞的功能，促进病变组织修复和骨组织再生，促进骨愈合。

2. 治疗方法及注意事项

（1）治疗压力：2～2.5ATA、每日1次、每次吸氧60min、连续2～3疗程，若仍需治疗者应休息7～10d，然后再开始下一段高压氧治疗。

（2）疗程长短：应以慢性炎症治愈为准。

（3）高压氧治疗难治性骨髓炎，必须先进行手术清除病灶、祛除死骨、固定，然后进行高压氧治疗方可治愈。

3. 循证医学评价　一项国外综述研究通过文献检索和交叉参考，共引用文献96篇（发表于1971—2017年）。经评价排除51篇，保留45篇。这些研究包括14项回顾性研究、6项前瞻性队列研究、20份案例报告和5项动物研究。与随机临床试验相比，这些研究设计容易出现选择偏差。只有1项研究使用了对照组。由于没有对结果进行统计检验，研究的平均质量评估得分较低，说明研究的质量是中等的。20个队列研究和20个案例研究总共确定了460名接受高压氧治疗的患者，在拥有完整数据的419名患者中，308名（73.5%）有效，并且没有复发，证实了高压氧治疗慢性骨髓炎的有效性。16个队列研究和19个案例研究报告了当高压氧与抗生素和外科清创联合使用时，治疗有效率增加。27项研究获得随访，平均28.3个月（1～108个月）。

四、颅内脓肿

致病菌通过血液或头部感染灶蔓延入脑，引起颅内脓肿。根据来源可分为直接来自邻近化脓性病灶的脑脓肿、血源性脑脓肿、创伤性脑脓肿、医源性脑脓肿和隐源性脑脓肿，其中邻近感染灶扩散所致的脑脓肿最多见，血源性脑脓肿约占全部脑脓肿的25%，外伤性脑脓肿在和平时期占全部脑脓肿4%～11.2%，隐源性脑脓肿约占脑脓肿的10%～15%。它可以散及各个部位，但以大脑中动脉分布区最为多见，常见部位包括脑脓肿、硬膜下脓肿和硬膜外脓肿。致病菌随感染来源而异，耳源性脓肿多属以链球菌或变形杆菌为主的混合感染，鼻源性脑脓肿以链球菌和肺炎球菌为多见。厌氧菌脑脓肿的发生率日益增多，其中以链球菌居多，其次为杆菌和其他球菌。

【病理生理】微嗜氧菌和厌氧菌引起的化脓性感染是无外伤史患者细菌性颅内脓肿的最常见原因，在具有免疫能力的个体中，从脑炎对实质组织的直接侵袭发展到完全形成的包膜脓肿。病菌侵入脑内形成脑脓肿是一个连续的过程，不能硬性地分割为“期”，但为了便于说明，Britt等根据动物脑脓肿模型的研究，把脑脓肿形成分为下列4个阶段。

1. 早期（1～3d）　病变中心为坏死伴血管外膜四周炎症反应，一般在发病3d达高峰，伴明显脑水肿。病变与周围脑组织无明确分界。

2. **后期**（4～9d） 由于脓液形成使中心坏死区扩大，周边炎症反应带有炎症细胞和吞噬细胞，成纤维细胞形成纤维网 - 胶原包膜的前身。脑水肿在此期达高峰。

3. **包膜形成早期**（10～13d） 脓肿周边逐渐形成包膜，这是机体重要的防御反应，以防止炎症扩大和脑组织进一步受损。由于深部白质血供较皮质差，脓肿包膜近脑室或中线处形成较慢和较不完善。

4. **包膜形成后期**（≥14d） 此期具有下列5个明显的组织带，包括：①中央坏死、脓液聚集带；②周边炎症细胞和成纤维细胞侵袭带；③外围为致密胶原细胞包膜；④紧邻脑脓肿包膜为一层新生血管和残存脑炎组织；⑤最外围为神经胶质增生和水肿带。

实验研究和临床观察证实脑脓肿形成至少需2周时间，经4～8周包膜趋完善。但少数患者因其抵抗力差或病菌的毒力强大，脑部化脓性病灶长期不能局限，感染范围不断扩大，脑水肿严重，除形成多灶性少量积脓外，无包膜形成，称为暴发性脑脓肿。这是一种特殊类型脑脓肿，预后多数不良。另外，脑脓肿可大小不一，可单房或多房，单发或多发。在脑脓肿周围常有局部的浆液性脑膜炎或蛛网膜炎，有时合并化脓性脑膜炎、硬脑膜外（或下）脓肿，增加鉴别诊断的困难。

【临床表现】取决于机体对炎症的防卫能力与病菌毒力，以及脓肿大小、所在部位和邻近解剖结构受影响的情况。多数患者具有下列典型表现：

1. **全身症状** 起病初期一般都有全身感染的表现或慢性中耳炎急性发作史，患者有发热、头痛、全身乏力、肌肉酸痛、脉搏频数、食欲缺乏、嗜睡倦怠等表现，周围血常规检查呈现白细胞增多、中性粒细胞比例增高、血沉加快等。

2. **颅内压增高症状** 颅内压增高虽然在急性脑膜炎期可出现，但大多数患者在脓肿形成后才逐渐表现出来。有程度不一的头痛，可以是持续性、阵发性加重，剧烈时伴呕吐、脉缓、血压升高、呼吸变慢等。半数患者有视乳头水肿，严重患者可有意识障碍。不论幕上或幕下脓肿，都可引起脑疝而危及生命。

3. **脑定位症状** 脑脓肿的局灶症状和神经系统体征与脓肿所在部位有关。脑脓肿也可溃破引起急性化脓性脑膜脑炎、脑室管膜炎。患者突然出现寒战、体温骤升、颈项强直等严重感染体征，同时脑脊液内白细胞明显增多，甚至可呈脓性。这种情况如不迅速救治，常会造成患者死亡。

4. **不典型表现** 急性爆发型、脑膜炎型、潜伏型、脑瘤型和混合型等表现。

5. **并发症** 可包括化脓性脑炎、脑室炎、脑膜炎、硬脑膜下腔积液、积脓、感染性颅内静脉窦血栓形成，细菌性心内膜炎、肺炎、化脓性关节炎、败血症、弥散性血管内凝血（DIC）及多器官衰竭等。

【常规治疗】

1. **药物治疗** 在化脓性脑膜脑炎时选用有效的抗生素和脱水剂治疗，常可避免脓肿形成。脓肿形成后，抗生素仍是重要的治疗措施。由于血-脑屏障存在，抗生素在脑组织和脑脊液中的浓度比血中要低。因此应用抗生素要及时，剂量要足。一旦诊断明确，即应全身给药。为提高抗生素有效浓度，必要时可鞘内或脑室内给药。开始用药时要考虑到混合性细菌感染可能，选用抗菌谱广的药物，以后根据细菌培养和药敏结果，改用敏感的抗生素。持续用药时间要够长，必须体温正常、脑脊液和血常规正常后方可停药。在脑脓肿手术后应用抗生素，不应少于2周。同时注意营养及维生素的补充，水电解质及酸碱平衡的稳定，必要时予以输全血或血浆、白蛋白等支持治疗。

2. **手术治疗** 一旦脑脓肿形成，就不能单独用药治疗，还必须采用手术。对包膜尚未完善形成的早期脓肿、多发性小脓肿、基底核等深部脓肿，或患者年老体弱不能耐受手术，可先采用内科治疗，但必须密切随访。

【高压氧治疗】

1. **治疗机制**

(1) 使脑组织内血管收缩，脑血流量减少，减轻脑水肿，降低颅内压。

(2) 高压氧下可增加脑组织毛细血管氧弥散距离，可弥补因脑水肿使毛细血管间距离加大而出现的缺氧区域。

(3) 高压氧下可抑制大多数颅内脓肿中存在的厌氧微生物的生长，有利于对感染的控制；高压氧与抗生素有协同作用，增加抗生素的抑菌和杀菌能力。

(4) 高压氧可以在不使用类固醇的情况下减轻病灶周围的脑肿胀，消除感染穿透血-脑屏障所造成的不利影响。

(5) 高压氧可以增强中性粒细胞介导的感染性生物的吞噬作用。

(6) 高压氧下可增加椎基底动脉血流量，提高网状激活系统和脑干的氧分压，加快意识恢复速度，从而维持生命功能的正常活动。

2. **治疗方法** 治疗压力：2～2.5ATA、每日1次、每次吸氧60min、连续2～3个疗程。

3. **注意事项**

(1) 颅内脓肿确诊且患者生命体征稳定后，应尽早行高压氧治疗。

(2) 应配合抗生素的使用。

(3) 颅内脓肿手术后，如明确颅内无活动性出血可行高压氧治疗。

(4) 患者如癫痫频繁发作，应先用药物控制发作后再行高压氧治疗。

4. **循证医学评价** 国内关于高压氧治疗脑脓肿报道较少。国外大多数临床报告是从个别病例报告或小病例系列中收集的，最大的病例系列报道了从1983年到2006年12月连续22例应用高压氧辅助治疗颅内脓肿，病死率为0，痊愈率为73%。在同一项研究中，回顾了1976—2006年使用高压氧辅助治疗的87名颅内脓肿患者的已发表数据，总体死亡率为3.4%。而一项对1 477名在类似时期未接受高压氧治疗的患者的回顾数据证实，总死亡率为19.2%。

五、难治性真菌感染

难治性真菌感染，又称侵袭性真菌感染、侵袭性真菌病（invasive fungal disease，IFD），是指真菌侵入人体组织、血液，并在其中生长繁殖导致组织损害、器官功能障碍和炎症反应的病理改变及病理生理过程。

【流行病学】侵袭性真菌感染最常见的病原菌是以念珠菌为主的酵母样真菌和以曲霉为主的丝状真菌，分别占到70%～90%和10%～20%。近年来，由于恶性肿瘤、免疫缺陷、移植患者数目的增多以及长期应用广谱抗生素、延长体内留置导管时间等，侵袭性真菌病发生率呈逐年上升趋势。据统计，重症监护病房内患者的发病率约占8%～15%，器官移植受者的发病率为20%～40%，血液系统肿瘤患者的发病率达31%。

【临床表现】侵袭性真菌感染临床表现往往不典型且易被其原有疾病掩盖，早期诊断困难，但不同的真菌感染仍具有其各自的临床特点。

1. **念珠菌感染** 念珠菌广泛定植于人体上呼吸道、胃肠道及泌尿生殖道等体腔，一旦正常屏障破坏、免疫功能受损或局部菌群失调可使定植在这些带菌部位的念珠菌生长繁殖，可引起念珠菌血症、导管相关血流感染等，并易经血行播散，累及全身其他器官。因此对于痰和尿标本中分离出念珠菌一定要慎重鉴别是定植还是感染。一旦获得念珠菌血液感染培养阳性结果，需高度重视，尽早治疗。

2. **曲霉菌感染** 根据患者的免疫状态，曲霉菌感染可分为急性侵袭性感染和慢性曲霉菌病，前者更多见于粒细胞缺乏或移植后免疫功能低下患者，肺部最常受累，表现为咳嗽、咯血或痰中带血，很多患者由于曲霉菌的致敏性表现为喘憋、呼吸困难等。颅内的曲霉菌感染，往往由鼻窦炎引起。

3. **隐球菌感染** 多为吸入性感染，可导致单纯肺隐球菌病或隐球菌脑膜（脑）炎。肺隐球菌病表现不特异，发热、呼吸道症状往往不突出，临床判定时需注意询问患者的高危因素以及通过隐球菌荚膜抗原定量定性检测来鉴别。隐球菌脑膜炎患者有典型的发热、头痛、恶心、呕吐等表现，临床需行腰穿，做脑脊液检查，墨汁染色阳性和隐球菌培养阳性可诊断，隐球菌荚膜抗原的敏感性和特异性均可达95%以上，有助于诊断。隐球菌性脑膜炎和结核性脑膜炎临床表现相似，需行脑脊液病原学检查加以区别。

【诊断】诊断标准由危险因素、临床特征、微生物学检查和组织病理学检查4部分组成。根据真菌感染的可能性将诊断结果分为三个级别：确诊、拟诊和疑似。

1. **确诊** 除了具备危险因素、临床特征和微生物证据以外，无菌组织标本的组织病理学、细胞学或直接镜检可见酵母或菌丝，或者无菌组织培养获得阳性结果。

2. **拟诊** 既有危险因素，也有临床特征表现，同时还有微生物学诊断依据。

3. **疑似** 既有危险因素，也有临床特征表现，但是没有真菌学诊断依据（包括微生物学检查和组织病理学检查）。

【辅助检查】无菌体液培养阳性和病理组织找到病原体是诊断的“金标准”，其他如临床标本的直接镜检和培养、抗原抗体检测、聚合酶链反应（PCR）检测等也有助于侵袭性真菌病的诊断。

合格的临床微生物标本真菌镜检和培养为临床诊断真菌的重要手段。直接镜检是真菌学检查最经典的方法，具有快速、简便的特点，但阳性率较低。培养阳性可进一步鉴定真菌的种类。

近年来有关真菌感染的血清学检测手段也得到提高。连续1,3-β-D葡聚糖检测（G试验）阳性对诊断侵袭性真菌病尤其是念珠菌、肺孢子菌有重要意义。半乳糖甘露醇聚糖抗原检测（GM试验）是检测分布于大多数曲霉及青霉属真菌胞壁中的半乳甘露醇聚糖，可在临床症状和影像学改变尚未出现前数天表达阳性，动态监测血清半乳糖甘露醇聚糖含量既有利于曲霉感染的诊断，又有利于判断疗效和病情发展。

【常规治疗】应根据诊断结果对侵袭性真菌感染实施分层治疗。

1. **经验治疗**　主要针对疑似患者，在未获得病原学结果之前，考虑进行经验性治疗。药物的选择应综合考虑可能的感染部位、病原真菌、患者曾经用药的种类及药物有效性、安全性和效价比等因素。

2. **先发治疗**　主要针对拟诊患者，治疗方法与经验治疗大致相同。与经验治疗的区别在于，患者已具备微生物学检查阳性证据，但无组织病理学证据。

3. **目标治疗**　主要针对确诊患者，依据真菌种类进行特异性抗真菌治疗。三种常见疾病的治疗方法如下：

（1）侵袭性曲霉菌病：轻中度患者采用经验疗法，所用药物为伊曲康唑，病情较重者应选伏立康唑，当患者不能耐受或者其他药物无效时应改为棘白菌素类药物，极重度患者抢救时应采用联合治疗。

（2）中枢神经系统隐球菌感染：采用两性霉素B治疗，非粒细胞缺乏患者可加用氟胞嘧啶治疗。

（3）侵袭性念珠菌病：对于白色念珠菌或热带念珠菌感染，首选药物为氟康唑，对于光滑念珠菌或克柔念珠菌感染，首选药物为两性霉素B或卡泊芬净。

【高压氧治疗】

1. **治疗机制**

（1）真菌感染对血管的侵袭会造成缺氧、缺血和随后的坏死区域，高压氧治疗可以使部分因灌注丧失而导致缺血的组织区域恢复氧供，改善因缺氧而失调的免疫功能。

（2）高压氧可以抑制真菌孢子的萌发和菌丝的生长。

（3）人多形核白细胞对最常见的接合菌和小孢子根霉菌丝有较强的抗真菌功能，高压氧环境可以增加其活性，加强对真菌的氧化杀灭。

（4）高压氧可以增强吞噬细胞吞噬坏死组织的能力。

（5）高压氧可以加速肉芽组织生长，加快上皮增生，使病灶组织得以修复。

2. **治疗方法** 治疗压力：2～2.5ATA、每日1次、每次吸氧60min、连续2～3个疗程。

3. **注意事项**

（1）诊断明确后，应尽早行高压氧治疗。

（2）由于难治性真菌感染多伴有多种需、厌氧菌感染，应配合各类抗生素的使用。

4. **循证医学评价** 有关高压氧治疗难治性真菌感染的报道较少。国外一篇关于13例鼻脑毛霉病患者的回顾性研究中指出，与没有接受高压氧治疗的患者相比，在接受两性霉素、感染组织外科清创和纠正潜在免疫抑制的基础上进行高压氧治疗的患者死亡率更低。另一篇成功地治疗了一例难治性的犀牛脑毛霉病的个案报道，证实高压氧可以抑制真菌孢子的萌发和菌丝的生长。

六、肠壁囊样积气症

肠壁囊样积气症又称为肠气肿、囊性淋巴积气症、肠囊样积气症、Duvernoy综合征、腹气囊肿等，其主要病理特征为小肠、结肠的黏膜或浆膜下有众多充气性囊肿，亦可见于肠系膜、肝胃韧带、大网膜及其他部位，但很少侵犯到肌肉组织。

【病因及发病机制】本病的病因及发病机制目前尚未完全明了，较为普遍接受的有如下几种学说：

1. **机械学说** 即气体经过破损的胃肠道黏膜进入肠壁，沿着组织间隙扩散至小肠、结肠黏膜或浆膜下，导致肠气囊肿的发生。胃肠道梗阻、肠道炎症、肠道肿瘤、系统硬化症、上下消化道内镜检查、消化性溃疡、哮喘、剧烈咳嗽均可能是导致肠气囊肿发生的病因。机械学说能够部分支持肠气囊肿的临床表现、实验室检查和病理结果，但胃肠道黏膜破损的病变非常多，而肠气囊肿的发病率却非常低，且极少的患者伴有纵隔气肿，是该学说无法解释的。

2. **肺部学说** 有学者考虑由破裂的肺泡逸出的气体进入纵隔，再沿肠系膜血管、主动脉等周围间隙进入肠系膜、肠道黏膜、浆膜、胃肠韧带等处从而致病。但很多肠气囊肿患者并未发现有肺部相关疾病。

3. **细菌学说** 即感染学说，导致肠气囊肿的气体来源为肠道细菌代谢而产生，但目前尚缺乏直接的证据来证实细菌感染与肠气囊肿有着直接的联系。

4. **营养和化学学说** 即缺乏某些营养素或化学药物导致机体肠腔内酸性物质增多，促进细菌发酵产生大量气体，并可导致肠壁的通透性增加，从而导致CO_2等气体增加，最终导致肠气囊肿的发生。但该学说尚未能在人体中得到证实。

5. **免疫抑制学说** 肾、肝、心、肺等脏器移植术后均有出现肠气囊肿，系统性红斑狼疮和AIDS等免疫系统疾病，长期糖皮质激素使用者中也发现伴有肠气囊肿。

6. **化学制品和药物** 有研究发现，长期接触三氯乙烯以及服用乳果糖也是肠气囊肿的可能病因或诱因。

以上几种学说均不能单独解释肠气囊肿的病因、发病机制及演变过程，普遍认为肠气囊肿是由多种原因共同作用所致的。

【临床表现】该病自身常无特殊症状，常以所伴随的疾病表现出的症状为主，如幽门梗阻、胃肠道溃疡、肠道炎性疾病、胃肠道肿瘤等。其常见的临床症状如下：

1. 腹泻最为常见，可达 8 ~ 10 次 /d，粪便稀软或呈黏液水样便，偶可伴有血便。

2. 便血多为泡沫状血便，常由隆起的病变部位黏膜稀薄易受损而导致出血。

3. 腹痛多见于左季肋部或下腹部，疼痛性质较为轻微。

4. 肠气囊肿患者还可出现腹胀、便秘、里急后重及体重下降等，若为广泛性病变，则可出现吸收不良综合征等。

【常规治疗】

1. **病因治疗** 针对其致病原因，如肺气肿、慢性支气管炎、肠梗阻等进行相应的针对性治疗，是治愈的关键。

2. **改善营养** 加强营养并补充维生素 B 类药物，可使症状缓解甚至消失，有较好的疗效。

3. **氧疗** 给患者连续高浓度的氧气（70% ~ 75%）吸入，可使血液内氧分分压升高，而置换肠壁囊样积气症内的气体，从而使囊肿消失。

4. **药物治疗** 甲硝唑等抗生素可抑制肠道细菌的生长和繁殖控制症状，缩短病程。

5. **纤维结肠镜下治疗** 纤维内镜治疗具有创伤小、耐受性好、安全简便等优势，对于明确诊断和治疗均有重要的价值。

6. **外科治疗** 对于严重感染导致肠气囊肿急性发作，伴有反复出血、肠梗阻、肠穿孔等并发症的患者，可考虑行外科手术治疗，切除病变的肠段。但应注意，不要用电切，以免气囊肿内气体爆炸。

【高压氧治疗】

本病是罕见的胃肠道内出现多发性气囊肿，高压氧为首选疗法，且有显著效果。

1. **治疗机制**

（1）高气压环境下囊内气体体积缩小。

（2）高压氧治疗可以加大囊内与组织、血液间气体分压差度，加速囊内气体吸收。

（3）抑制细菌生长，肠道内正常的菌群分布约 99% 为厌氧菌，需氧菌仅 1% 左右，故进行高压氧治疗时细菌明显被抑制。

（4）高压氧与抗生素有协同作用，增强抗生素的抑菌、杀菌能力。

（5）增强肠道的蠕动，改善胃肠道功能。

2. **治疗方法及注意事项**

（1）治疗压力：选用 2.5ATA、每次吸氧 60 ~ 80min，中间休息 10min（吸空气）每日 2 次，症状改善后，改每日 1 次，连续 2 ~ 3 疗程。

（2）单人纯氧舱治疗优于多人空气舱，治疗时应缩短稳压时间，全程 2 ~ 3h。单人舱内因全程吸氧有利于从组织内排除 N_2，增加气囊内外 PaN_2 差值。

（3）由于压力偏高，吸氧时间长，应密切注意氧中毒，治疗时应服抗氧化剂。

（4）经高压氧治疗可迅速改善，但仍可复发，复发后高压氧治疗仍有效。

3. **循证医学评价** 因本病罕见故有关高压氧疗效报告多为个案报道。1935 年，Fine 等首倡吸纯氧治疗本病。1978 年，John 首倡高压氧治疗。1983 年，Mathas-Vliegen 等报道了采用高压氧治疗肠壁囊样积气症 2 例，症状迅速改善，囊肿消失，但后来又复发。1985 年，徐熙明等报道 1 例经外科手术切除病变肠管，经病理切片证实为肠壁囊样积气症。进行 2ATA、吸氧 80min、每日 1 次，1 周后症状明显改善，经 3 个疗程治疗，纤维内镜检查肠黏膜基本正常，连续进行了 5 个疗程。随访半年未见复发。1985 年，Unsworth 报道 3 例肠壁囊样积气症经高压氧治疗后症状消失。

七、坏死性外耳道炎

坏死性外耳道炎是一种伴有侵袭性骨质破坏的进行性、危险性外耳道炎。多见于老年糖尿病患者或有免疫缺陷的患者。本病炎性骨质破坏可呈进行发展，常累及腮腺、颅底、脑神经和脑组织，最终因出血、脑膜炎、脑脓肿等危及患者生命。致病菌常为铜绿假单胞菌。这种综合征是由 Chandler（1968）首次描述的，由耐药铜绿假单胞菌感染的外耳道和颞骨的骨髓炎组成。它通常影响长期患有糖尿病和免疫系统减弱的人群。

【病因】真正病因尚未确定，初步认为系免疫介导性疾病，这也可以解释糖尿病患者发病率高的原因。因为糖尿病患者白细胞移行功能不良，吞噬作用延迟或有缺陷，淋巴细胞反应性降低以及调理抗体受损。所有这些因素均易使糖尿病患者感染本病，营养不良及贫血等为诱发因素。

【临床表现】起病较急，耳痛与耳流脓为主要症状，耳痛呈持续性，逐渐加剧，常放射到额部。外耳道底壁骨与软骨部交界处皮肤开始有糜烂，继而肉芽增生，外耳道、耳郭、耳屏均可肿胀，有明显的耳郭牵引痛，乳突部亦有胀痛与压痛，鼓膜穿孔或坏死。但能不累及鼓膜和内耳，经一般抗炎治疗，常无明确效果。

病情可继续发展，向下波及颅底。或通过外耳道软骨裂隙累及软骨，骨组织、腮腺及临近的血管与神经，导致颞骨或颅底骨髓炎，多发性神经瘫痪，其中面神经受累最多见。病变涉及颈静脉孔者，则舌咽神经、迷走神经及副神经受损。感染向前扩散可侵及颞下窝，终因引起大出血、脑膜炎、脑肿瘤、脑软化而死亡。

【诊断】对进行性发展的外耳道炎，尤其是老年患者或经积极抗炎治疗无效者，应提高警惕。详询病史，送脓液培养，检测血糖、尿糖及有关血常规和营养状况等方面的检查。外耳道峡部底壁出现肉芽组织有助于诊断，血沉增快亦可作为诊断参考，颞骨 X 线断层拍片或 CT 扫描可评估病变范围或有无死骨形成。应与恶性肿瘤鉴别。

国外有学者将该病分为四期：①Ⅰ期：仅侵犯浅表皮质；②Ⅱ期：侵犯局部而不累及脑神经；③Ⅲ期：局部侵犯颧骨或颅神经；④Ⅳ期：弥漫性颅骨受累合并脑膜炎或脓毒症。其中Ⅰ～Ⅱ期死亡率14%，Ⅲ期死亡率50%，Ⅳ期死亡率达到70%。

【常规治疗】

1. 控制糖尿病。

2. 手术清创　手术清创时应力求除尽所有的坏死组织，必要时可以切除耳郭及大部分颅骨。

3. 应用抗生素　长期应用抗生素，如庆大霉素、妥布霉素、替卡西林钠克拉维酸钾等，防止假单胞菌性骨髓炎复发。

【高压氧治疗】

1. 治疗机制

（1）高压氧使组织内缺氧状态迅速改善为富氧状态，增加细胞内葡萄糖有氧氧化即消耗大量葡萄糖，使血糖降低，对患者原发疾病糖尿病有较好的治疗作用。

（2）病灶清创并行高压氧治疗，吞噬细胞和抗体可以顺利达到病灶区域，在富氧环境中吞噬细胞吞噬和杀菌能力增强，加速病灶的清除。

（3）高压氧下对细菌具有明显的抑制作用。高压氧与抗生素有协同作用可以增强抗生素的抑菌能力。

（4）高压氧可以加速肉芽组织生长，加快上皮增生，使病灶组织得以修复。

（5）高压氧治疗可以加强成骨细胞、破骨细胞的功能，促进病变组织修复和骨组织再生，促进骨愈合。

2. 治疗方法　治疗压力：2～2.5ATA、每日1次、每次吸氧60min、连续1～2个疗程。

3. 注意事项

（1）彻底清创后，应尽早行高压氧治疗。

（2）应配合抗生素的使用。

4. 循证医学评价　国内有关坏死性外耳道炎报道少见，国外只检索到少量病例报道。其中一篇22例非手术治疗的病例中，通过高压氧疗法结合抗生素，95%的病例中炎症得到了控制。另一篇报道16例患者，其中包括6例晚期患者，这些患者对多个疗程的抗生素无效，在完成为期30天的高压氧联合抗生素治疗后，所有患者的感染都得到了缓解。且经过1～4年的随访，没有出现复发。

第五节　放射性组织损伤

放射性组织损伤系电离辐射对人体组织造成的伤害。电离辐射指高能电磁波（如X射线）和微粒离子辐射（中子、β射线、γ射线等），它们都有极强的穿透力，会对组织造成损伤。

【病因】急性放射性组织损伤多由核弹爆炸，核电站事故，放射性物质在贮存、运输、使用中发生泄漏事故所引起。慢性放射性组织损伤多见于从事放射医疗的工作人员，使用放射性核素和 X 线机探伤的工人、探矿人员等累积接受超量照射。临床常见的放射性组织损伤，多是恶性肿瘤患者在接受放射性核素治疗时全身或局部受到过量照射所致。

【发病机制】

1. **电离辐射穿透能力极强**　当电离辐射穿透组织时，组织的水分子被电离、激发产生大量自由基。自由基可以：①诱发细胞生物膜脂质的不饱和脂肪酸发生过氧化反应，消耗大量脂质并产生大量脂质过氧化物；②修饰 DNA 碱基，使 DNA 的肽链断裂，导致 DNA 破坏；③破坏酶的结构和活性，干扰细胞代谢；④破坏蛋白质结构，干扰细胞代谢，使细胞的超微结构发生一定改变。

2. **细胞的损害**　电离辐射在分子水平上的损害仍然是可逆的，超微结构的改变可以修复；细胞生物膜损害可以修复；DNA 被破坏的碱基和断裂的肽链也可修复。当电离辐射量过大，损坏的 DNA 不能修复或误修，会导致细胞突变、癌变、退变、死亡。细胞生物膜破坏会造成细胞裂解、死亡。

3. **器官的损害**　主要取决于该器官细胞、间质的损害以及血液循环障碍的程度。

（1）造血系统：对射线最敏感、反应最快。造血的幼稚细胞受损害最严重，出现白细胞减少、血小板减少及贫血等。

（2）免疫系统：接受辐射后 T、B 淋巴细胞减少，机体免疫力和抵抗力降低。

（3）凝血系统：早期可激活凝血机制，血小板聚集增强，血液黏性增强，血液呈高凝状态。晚期可出现凝血障碍。

（4）消化系统：小肠最敏感，其次是胃、结肠。小肠隐窝上皮细胞损害，可引起肠壁溃疡、出血、穿孔。消化道的修补能力很强。

（5）内分泌系统：性腺对射线最敏感，易造成不育症。其他垂体、甲状腺、肾上腺皮质亦易受损。

（6）神经系统：受电离辐射后，大脑皮层先表现兴奋烦躁、恐惧、头痛、失眠等，后期表现抑制。神经系统的慢性损害多由于脑、脊髓的小血管内皮细胞损害造成血管堵塞、组织缺血、缺氧所导致的神经细胞、胶质细胞损害和间质水肿。

（7）血管的损伤：血管内皮细胞对射线比较敏感。周身血管中以小动脉和毛细血管的内皮细胞占血管壁组织比例最大，故放射性损害以小动脉、毛细血管损坏最明显。由于血管内皮细胞无菌性炎症、坏死，管壁玻璃样变、增厚，管腔狭窄、堵塞，最终导致组织缺血、坏死。

（8）皮肤、软组织受电离辐射后，小血管先扩张致组织水肿；晚期出现血管栓塞而组织缺血坏死。皮肤损伤容易形成溃疡。

【临床表现】

1. **急性放射性疾病**　起病急，病程进展有明显阶段性。一般分初期、假愈期、极期、恢复期。临床常见以下几型：

（1）骨髓型：主要是造血功能障碍。表现不同程度的白细胞、血红蛋白、血小板减少，临床可出现贫血、出血、高热、感染等。

（2）肠型：主要表现胃肠功能紊乱和黏膜损害。常见恶心、呕吐、腹痛、腹泻、血水样便。严重者可合并麻痹性肠梗阻、肠套叠、肠穿孔、腹膜炎等。

（3）脑型：早期表现为兴奋、烦躁、恐惧、头痛。晚期转为抑制，表现出不同程度的意识障碍、定向力丧失、共济失调、肌张力增高，严重时可昏迷。

（4）其他：如皮肤、软组织、脊髓、周围神经、脑神经等损害。

2. **慢性放射性疾病**　大多数患者有全身乏力、头痛头晕、记忆力减退、睡眠障碍、心悸等自主神经功能紊乱症状；男性性欲减退，女性月经不调、闭经；黏膜出血、皮下紫癜，皮肤粗糙等。临床常见作高压氧治疗的放射性组织损伤患者，绝大多数是恶性肿瘤进行放疗所造成的。

（1）放射性骨髓炎、骨坏死：多发于下颌骨。口腔颌面部肿瘤或鼻咽癌进行大剂量放射治疗时，颌骨同时受到照射。颌骨内血管内皮细胞损坏，血管壁肿胀、增厚，管腔狭窄，逐渐发生栓塞，骨质得不到营养而坏死。此时遇外伤、拔牙等，容易发生病理性骨折，继发感染等。一般在放射治疗后半年至数年发生唾液分泌减少，口腔黏膜溃疡，软组织坏死。颌骨骨折会发生剧烈疼痛、张口费力、咀嚼困难。骨坏死会形成瘘管、窦道，流脓。由于下颌骨仅一支下牙槽动脉供血，侧支循环少，故下颌骨的放射性炎症比上颌骨多见。

（2）放射性皮肤软组织坏死：恶性肿瘤患者在接受放射性核素治疗时，照射区皮肤变薄，皮下组织纤维化。严重者组织溃烂、经久不愈。

（3）放射性出血性膀胱炎：盆腔的恶性肿瘤（膀胱癌、前列腺癌、宫颈癌等）进行放射治疗的患者中 10%～20% 并发膀胱炎、尿道狭窄、膀胱溃疡、瘘管等，以出血性膀胱炎多见。临床表现为经久不愈的尿频、尿急、排尿痛、血尿等，治疗困难。

（4）放射性直肠炎：主要表现为腹痛、腹泻、稀水样便、血水样便或脓血便等，可继发贫血。

（5）放射性脑病：脑部肿瘤进行放疗时伤及脑组织和脑部血管、毛细血管，由于脑组织缺血而形成梗死。表现为头痛、头晕、行路不稳、计算力减退、记忆力降低等，严重时可出现不同程度的意识障碍和精神障碍。如果脑内出现梗死灶，可有定位性症状和体征（如偏瘫、失语、感觉减退等），可引出病理体征。

（6）放射性脊髓损伤：见于颈、胸、腰椎及两侧的恶性肿瘤进行放疗时伤及脊髓组织及其小动脉、毛细血管，造成脊髓缺血、肿胀和坏死。表现脊髓病损水平以下运动、感觉能力减退或丧失、括约肌功能障碍（尿、便失禁或潴留）等。膝跳反射亢进，肌张力增高，可以引出病理反射。

（7）其他放射性损伤：如放射性颅神经（面神经、听神经、三叉神经等）炎、周围神经炎，放射性肺纤维化，放射性肝损伤、肾损伤等。

【常规治疗】

1. **急性放射病**

（1）应用自由基清除剂。

（2）预防和控制感染。

（3）调整水、电解质平衡，保证能量供应，服用各种维生素。

（4）对症处理。

2. **慢性放射病**：除上述处理外，还有以下处理。

（1）改善病损组织的血液循环：口服川芎嗪、丹参、葛根等活血化瘀中药以及静脉滴注低分子右旋糖酐。

（2）手术治疗：如坏死骨清除、病理性骨折的固定。

【高压氧治疗】

1. **治疗机制**　慢性放射性损伤主要病理改变是组织的血管狭窄、堵塞所造成的缺血缺氧性损坏。高压氧治疗机制主要为：

（1）迅速改善放射性损伤病灶组织氧的供应。提高病灶组织 PaO_2，增加氧含量和氧贮备，使病灶组织获得充足的氧供。

（2）病灶组织氧供改善后，血管内皮细胞、成纤维细胞、成骨细胞等的有氧代谢增强，无氧酵解减弱，细胞能量增多，酸性代谢产物减少，利于损伤细胞的修复。

（3）高压氧治疗可以促进毛细血管再生，促进侧支循环建立，改善病灶区域供血，增加营养物质供应。

（4）高压氧治疗可以改善细胞膜的通透性，减少渗出，迅速消肿。

（5）高压氧治疗可以增强血 - 脑脊液屏障的通透性，增加药物向脑组织渗透。

（6）增强缺血缺氧组织吞噬细胞的吞噬、消化细菌的能力；组织氧分压增高可以抑制细菌生长；可增强抗生素的杀菌、抗菌能力。故高压氧治疗可预防和控制感染，加速坏死组织的清除。

（7）高压氧治疗可以改善肾脏排泄、肝脏解毒、骨髓造血等功能。

2. **治疗方法**　采取 2～2.5ATA 压力，每次吸氧 60min，每日 1 次。疗程应较长，2～3 疗程后应休息 7～10 日再开始下阶段治疗。脊髓、脑组织、骨骼的放射性损伤疗程需更长。

3. **注意事项**

（1）高压氧治疗前应确诊系放射治疗所引起的放射性损伤。

（2）应配合外科手术治疗，如有病理性骨折、骨坏死等应手术清除死骨和固定。

（3）有继发感染者应联合使用抗生素。

（4）病灶有厌氧菌感染，病情紧急时，每日可进行 2 ~ 3 次高压氧，并适当提高治疗压力。

（5）肿瘤有复发可能时不应行高压氧治疗。

（6）放射性下颌损伤的口腔科术前可以进行高压氧预防性治疗，术后常规高压氧治疗，以增强术后创面愈合。

4. **循证医学评价**　国外一项 14 个试验（753 名参与者）中等质量的证据表明，高压氧治疗更有可能通过放射性骨坏死实现黏膜覆盖，且高压氧疗法对于头部、颈部、肛门和直肠组织受到放射性损伤患者的预后有明显改善。另一篇综述包括四项随机对照试验（RCT）或准 RCT 研究（涉及 342 名接受过头颈癌放射治疗的成年人）表明，在接受头颈部放射治疗的成人预防颌骨放射性骨坏死干预措施中，高压氧治疗可减少放射性骨坏死的发生。一项研究搜索了 MEDLINE、Embase 和 Web 科学数据库近 10 年的原始研究，共获得 20 篇论文，共有 815 名接受高压氧治疗的放射性膀胱炎患者。结果加权平均总有效率为 87.3%，完全有效率为 65.3%，9.6% 的患者出现不良反应。认为高压氧治疗放射性膀胱炎有效，不良反应少，但仍需要更多的前瞻性研究。

第六节　创面

一、糖尿病感染性溃疡

糖尿病感染性溃疡是指糖尿病患者下肢远端神经异常和不同程度的血管病变而导致下肢感染、溃疡形成和 / 或深部组织的破坏。是糖尿病较严重和多见的慢性并发症之一，是糖尿病非外伤性截肢的最主要原因。轻者表现为足部畸形、皮肤干燥和发凉、胼胝（高危足）；重者可出现足部溃疡、坏疽。糖尿病足的年发病率为 2% ~ 3%，15% ~ 20% 的糖尿病患者可能发生足部溃疡，其中 40% ~ 80% 的溃疡合并感染，有 1% 的患者可能需要接受下肢截肢治疗。47% 的糖尿病患者住院是因为糖尿病足。85% 的糖尿病足患者下肢截肢是由于足溃疡引起，截肢率是非糖尿病患者的 15 倍。糖尿病足合并下肢感染的截肢风险是没有感染者的 154.5 倍，40% ~ 60% 非创伤性截肢是糖尿病所致。

【发病机制】糖尿病足的发病机制尚未完全阐明。目前认为糖尿病足主要与周围神经病变、周围动脉病变、足畸形及足部创伤有关。一旦足溃疡形成，感染和周围动脉病变是导致截肢的最主要原因。

1. **神经病变**　感觉神经病变可引起患者足部对疼痛、冷热及振动的感觉下降。对疼痛感觉的下降，导致足部的保护屏障缺失，容易受损伤，形成糖尿病无痛足；运动神经病变可引起足部小肌肉（足内肌）的无力及萎缩，造成足部屈肌及伸肌失平衡，导致脚趾呈爪形屈曲状，跖骨头凸起，脚弓变平，全身重量集中在跖骨头及足跟部，过度的压力负荷导致足部受压点形成胼胝，这是引起足部溃疡的前奏。自主神经病变可损伤下肢交感神经纤维，导致下肢皮肤汗腺分泌减少，皮肤干燥，易发生干裂，为细菌感染提供可乘之机。还会导致下肢皮肤动静脉吻合支的开放，降低组织氧及营养物质的供应。

2. **血管病变** 糖尿病导致的血管病变非常广泛，动脉、静脉和毛细血管均可累及。血管病变导致斑块形成、硬化、狭窄，下肢血流减少甚至闭塞，成为下肢坏疽的病理基础。另外血供减少不利于伤口愈合和对感染的反应，更易导致足部病变的发生。

3. **动态足底压力异常增高** 足底压力增高作为足溃疡的预测因子，具有很高的特异性，相关的可能机制为：足底压力异常增高，机械压力直接破坏组织；压力增加导致足底毛细血管闭塞，局部组织缺血、破坏；反复、持续的机械压力使组织发生无菌性、酶性自溶。

4. **感染** 感染不是糖尿病足的主要原因，却是促使其加重的一个重要因素。感染不是必要的，但大多数都会有感染，尤其是缺血情况下极易感染。足部感染的形成大多是由于先出现的溃疡所致，而不是足部感染导致了溃疡的出现，并且感染可以从组织浅层向深层发展。浅表的感染多见于金黄色葡萄球菌或链球菌；骨髓炎以及深部脓肿多由需氧菌（革兰阳性球菌）、革兰阴性杆菌（如大肠杆菌、克雷伯菌属）以及厌氧菌属（如类杆菌、链球菌）联合感染。

5. **足部创伤** 80% 的糖尿病足患者足溃疡是由外伤引起的。有神经病变和轻微损伤的患者由于穿的鞋子不合适、赤脚走路或急性损伤等原因造成慢性溃疡。不管何种初始原因，患者如持续用无感觉的脚行走都会影响后期的愈合。

【临床表现】糖尿病足的症状和体征因病程和病变严重程度而不同。轻者只有脚部微痛、皮肤表面溃疡；中度者可以出现较深的穿透性溃疡合并软组织炎；严重者在溃疡同时合并软组织脓肿、骨组织病变，足趾、足跟或前足背局限性坏疽，甚者可出现全足坏疽。

早期因神经系统改变，皮肤表现为营养不良、干燥、无汗、变脆、无弹性、皮温下降、皮色变暗、毛发脱落，部分患者有自发性水疱，可逐渐糜烂、溃破、坏疽；足内肌萎缩、屈伸肌失去正常的牵引、张力平衡；趾间关节弯曲形成弓形足、锤状趾、爪状趾等足畸形。并可引起韧带断裂、多发性骨折，形成夏科氏关节；骨质疏松，易发生病理性骨折；手足麻木，刺痛、烧灼痛或感觉丧失，休息痛、夜间痛；踝反射减弱或消失；血管、足背动脉搏动减弱或消失，肢冷，间歇性跛行等。一旦合并感染则局部形成红肿、水疱、血疱，较重者出现糜烂溃疡，广泛蜂窝织炎波及全足。严重者发生糖尿病足坏疽。局部坏疽多为干性坏疽，多发生在肢端动脉供血不足，包括小动脉粥样硬化，血管狭窄或动脉血栓形成，表现为皮肤变黑、干枯、疼痛。湿性坏疽多发生在肢端动、静脉同时受阻，表现为皮肤肿胀、溃烂、有脓性分泌物、疼痛。混合性坏疽是在同一足的不同部位呈现干性或湿性坏疽，一般病情较重、坏疽面积较大。局部坏疽合并神经病变时疼痛可不明显。

【诊断】

1. 有明确的糖尿病病史，或有血糖值高、尿糖阳性、酮体阳性等诊断糖尿病生化检测指标。

2. 有肢体缺血性表现发凉、怕冷、麻木疼痛、间歇性跛行，皮色苍白或发红，营养障碍性改变、静息痛。

3. 患肢足胫后动脉、足背动脉搏动减弱或消失。累及上肢者，可有尺动脉、桡动脉搏动减弱或消失。

4. 有足部溃疡或坏疽常继发感染而呈湿性坏疽。严重者除局部红、肿、热、痛外，还可有发热、淡漠、食欲差等全身症状。

5. 足部周围神经病变者，有痛觉、温觉、触觉减退或消失；皮肤及皮下组织萎缩等。

6. 多普勒超声显示肢端血管变细，血管弹性减低，血流量减少及流速减低造成缺血或坏疽。

7. 血管造影证实血管狭窄或阻塞，并有临床表现。

8. 电生理检查显示周围神经传导速度减慢或肌电图体感诱导电位异常。

9. X线检查显示骨质疏松脱钙，骨质破坏，骨髓炎或关节病变，手足畸形及沙尔科关节等改变。

【常规治疗】

1. **控制血糖**　将血糖控制在正常范围是防治糖尿病性血管、神经病变发生发展的基础。糖尿病合并感染时患者的血糖常显著增高，多需应用胰岛素治疗。

2. **抗感染**　治疗开始，在未知病原菌的情况下使用广谱抗生素。对于严重感染主张联合抗生素静脉用药，一般可采用三代头孢＋抗厌氧菌类＋喹诺酮类药物。对于威胁肢体的严重感染可用亚胺培南或美罗培南或氨苄西林加克林霉素或万古霉素，也可根据经验联合用不同抗菌谱的药物对抗所有可能的致病菌。在病原菌明确之后，抗生素应实现从广谱到窄谱、联合用药至单一用药的转变。

3. **改善微循环**　针对糖尿病足肢端缺血、微循环障碍的病理改变，改善足部循环。可单独或综合使用扩张血管抗血小板和降低血黏度的药物。

4. **营养神经**　可用传统的神经营养药，如维生素 B_1、维生素 B_6、维生素 B_{12} 及阿米替林、卡马西平等，促进损伤神经的修复，使神经痛缓解。

5. **手术治疗**　外科治疗糖尿病足的总目标是愈合伤口和重建功能，治疗目的不仅是保留生命，还应最大程度减少溃疡形成和足部畸形、减轻疼痛、避免截肢及改善足外观。

【高压氧治疗】

1. **治疗机制**

（1）高压氧使组织内缺氧状态迅速改善为富氧状态，增加细胞内葡萄糖有氧氧化即消耗大量葡萄糖，使血糖降低。

（2）高压氧下改善机体组织的氧供，纠正末梢神经的缺氧状态，对组织缺氧与末梢神经病变有治疗作用。

（3）病灶清创并行高压氧治疗，吞噬细胞和抗体可以顺利达到病灶区域，在富氧环境下吞噬细胞吞噬和杀菌能力增强，加速病灶的清除。

（4）高压氧对细菌具有明显的抑制作用。高压氧与抗生素有协同作用可以增强抗生素的抑菌能力。

（5）高压氧可以加速肉芽组织生长，加快上皮增生，使病灶组织得以修复。

2. **治疗方法** 治疗压力：2～2.5ATA、每日1次、每次吸氧60min、连续2～3个疗程。

3. **注意事项**

（1）彻底清创后，应尽早行高压氧治疗。

（2）应配合抗生素、降糖药物的使用。

4. **循证医学评价** 国内一篇关于高压氧治疗糖尿病足的随机对照临床试验涉及16例患者，对照组20例。结果高压氧组治愈率60%、有效率21.25%、无效率18.75%，对照组治愈率10%、有效率30%、无效率60%。另一篇报道高压氧治疗糖尿病下肢溃疡45例，对照组30例。结果高压氧组溃疡愈合时间明显短于对照组；下肢症状改善也优于对照组。国外的一项高压氧治疗慢性糖尿病下肢创面的随机对照临床试验涉及30例患者，随机分为治疗组和对照组，高压氧组的患者在两周内只接受了四次治疗。治疗组大腿截肢次数较少（高压氧为2/15，对照组为7/15），差异有统计学意义（$p < 0.05$）。另一项针对严重住院糖尿病足溃疡患者使用高压氧的随机对照临床试验，共有70名连续住院的患者参加研究，其中35人在高压氧治疗组完成，33人在对照组完成。所有的患者都接受了标准的评估方案、最初的根治性手术清创、每周的伤口培养和特定的系统抗生素治疗、标准化的伤口护理以及优化的代谢控制。高压氧治疗组截肢次数较少（3/35，8.6%），其中膝下截肢2例，膝上截肢1例；对照组截肢11/33例，占33.3%，其中膝下截肢7例，膝上截肢4例。这一差异具有统计学意义（$p = 0.016$），在多变量分析中，作者得出结论，高压氧具有保护性益处。在一项回顾性的多中心病例系列研究中，报告了1 144名糖尿病足溃疡患者使用高压氧后的结果，其中除68例外，所有患者均得到肯定的疗效。

二、坏疽性脓皮病

坏疽性脓皮病（gangrenous pyoderma）是一种慢性、复发性、坏死性、溃疡性、瘢痕性、疼痛性皮肤病，属于嗜中性皮肤病，常与炎症性肠病、关节病、血液病等并发。由Granting等于1930年最早描述。

【病理生理】本病病因不完全清楚，一般认为与免疫异常有关，主要是细胞免疫和体液免疫失调伴中性粒细胞功能异常。本病可伴有溃疡性结肠炎、类风湿关节炎等自身免疫疾病，血清中γ球蛋白水平常增高。皮损活动病变免疫荧光检查，真皮小血管壁可有IgM

和 C_3 沉积。细胞免疫功能减低，结核菌素、念珠菌素、二硝基氯苯斑贴试验等皮试反应低下。这可以解释当单核巨噬细胞系统功能极度低下，当有微小的损伤或伤害时，即可出现皮损。皮肤外伤常为本病的诱发因素，这一超敏反应尤其在疾病急性期和接近皮损处最强烈。患者中性粒细胞趋化功能异常，吞噬功能降低。

坏疽性脓皮病的组织病理并无特异性改变。多表现为无菌性脓肿，其中静脉和毛细血管血栓形成、出血、坏死和肥大细胞浸润。在活动边缘表现淋巴细胞性血管炎，提示血管内皮是一个早期的靶器官。早期坏疽性脓皮病的皮损与白塞综合征、中性粒细胞性皮炎相仿，与白细胞破碎性血管炎也有部分相似。浸润细胞中存在较多的多形核白细胞，也有上皮细胞和巨细胞，特别是在慢性病例中，单核细胞显著，甚至有上皮瘤样增生。病理检查可排除阿米巴病和深部真菌感染。

【临床表现】坏疽性脓皮病的皮损可累及全身，主要累及小腿、大腿、臀部和面部。唇和口腔黏膜，甚至眼睑和结膜可出现脓疱和侵蚀性水疱。原发皮损因累及深度不同，可表现为：

1. 触痛性的结节红斑初为红色，以后中央变蓝色，最终形成溃疡。

2. 一个或多个水疱、脓疱，类似痤疮、毛囊炎、一过性棘层松解性皮病或疱疹样皮炎等。两种皮损可同时出现，也可互相转变。皮损可发生于正常皮肤或原有皮肤病的部位。原发皮损逐渐水肿，并迅速形成溃疡，境界清楚，边缘淡蓝色，常增厚隆起，有时呈高低不平和潜行破坏，中央溃疡基底呈红色，深浅不一像火山口，表面附有恶臭的黄绿色脓液，溃疡周围早期绕有红晕。因皮肤和皮下组织毛细血管静脉血栓形成，皮损不断向四周呈离心性扩大。溃疡大小不等，小如黄豆，大者直径可至 10cm 或更大。数目较多，最多可达百余个。皮损多伴有疼痛，也有患者可长期不痛。部分病例可自愈，愈后留下萎缩性筛状瘢痕。常不伴淋巴结或淋巴管病变。真皮深部型或大疱型也较多见，此型皮损多为单发，并伴有其他症状。个别病例有白塞综合征的表现，如口腔生殖器溃疡或浅表性血栓性静脉炎。非典型病例与暴发性紫癜、中性粒细胞性皮病、结节性红斑或结节性血管炎相似。

3. 在病情活动时常伴有毒血症状和长期发热等全身症状，约 40% 患者于外伤处可诱发皮损，如注射部位、活检或手术部位等。这些全身症状迅速消退，依赖于皮质激素的应用，体温可在 24h 内降至正常。

4. 坏疽性脓皮病溃疡常反复发作，可持续数年，但患者一般情况尚好。约半数病例伴有内脏疾病，因此有人认为本病是系统性疾病的皮肤表现，最常见的伴随疾病为溃疡性结肠炎，也可伴随类风湿关节炎和系统性红斑狼疮等结缔组织病，也可伴随血液病如多发性骨髓瘤、急性或慢性髓细胞性白血病、骨髓增生性疾病、单克隆性丙种球蛋白病等，还可伴随慢性活动性肝炎和糖尿病等。

【常规治疗】

1. **支持、对症治疗**　增强营养，改善患者的全身状况；积极治疗原发性内在疾病；

避免皮肤损伤及创伤性操作；切忌摄入碘化钾以防病情加重。

2. **药物治疗**

（1）糖皮质激素：病情较重的急性病例宜用糖皮质激素治疗。泼尼松口服，多数患者有显著疗效。当常规剂量治疗无效时，可考虑甲泼尼龙冲击疗法，待病情控制后，改为泼尼松维持治疗。当糖皮质激素治疗无效、或出现严重不良反应以及不能耐受者考虑使用免疫抑制剂。

（2）柳氮磺吡啶：适用于伴活动性肠病的患者。

（3）氨苯砜：适用于慢性、顽固性病例。

（4）沙利度胺：晚间一次顿服，病情控制后，逐渐减至维持剂量。

（5）抗生素：伴细菌感染者，可试用抗生素，如四环素，具有抗炎及抗感染作用。

（6）其他：雷公藤制剂、利福平、转移因子、胸腺肽等均有用于治疗的报道。

3. **特殊治疗** 包括大剂量静脉输注丙种球蛋白、血浆置换等，适用其他方法无效的患者。

4. **局部治疗** 目的在于清洁创面、预防继发感染、促进溃疡愈合。

5. **手术治疗** 由于手术可诱发本病，原则上不采用。但如溃疡底部有较多坏死组织，可行手术清除病灶坏死组织，以保持局部的清洁。当皮损被有效控制后，可立即进行植皮手术，修复创面。

【高压氧治疗】

1. **治疗机制**

（1）可提高 PaO_2，增加血氧含量和毛细血管血氧弥散距离，从而改变病变组织的缺氧状态，增强氧供和能量代谢，有利于水疱的吸收。

（2）可增加组织的氧含量和氧储备，促进上皮胶原纤维的产生和毛细血管的再生，使受损的皮肤得以恢复。

（3）高压氧对机体有免疫抑制作用，与激素联合应用可减少激素的用量和副作用，提高疗效。

（4）高压氧既能抑制厌氧菌，也可以抑制需氧菌生长，对防止或减少皮肤损害后的继发感染有一定的作用。

2. **治疗方法** 治疗压力：2～2.5ATA、每日1次、每次吸氧60min、连续1～3疗程。

3. **注意事项**

（1）宜采取综合治疗，积极治疗原发内在疾病，以常规治疗为主，高压氧治疗为辅。

（2）为加强高压氧对皮肤病变的影响和治疗作用，采用单人纯氧舱疗效更好。

4. **循证医学评价** 国内外报道高压氧治疗坏疽性脓皮病的案例较少。2006年Niezgoda等发表的论文《坏疽性脓皮病的治疗：一种结合外科清创、真空辅助闭合和高压氧治疗的协同方法》强调高压氧与外科清创等措施具有协同作用。2007年Tutrone的一篇综述《坏疽性脓皮病：高压氧治疗的皮肤学应用》提供了病例研究并得出结论：高压氧是治疗与坏疽性脓皮病相关的皮肤溃疡的有效选择，可减轻疼痛，提高生活质量。2013 年 Fakhar 在《顽固性坏疽性脓皮病：对多模式治疗的反应》中也强调了高压氧在综合治疗中的作用。2019 年美国波特兰伊曼纽尔医疗中心高压医学和慢性伤口诊所的 Enoch 在《高压氧治疗慢性创伤的患者选择与展望》中建议应用高压氧治疗坏疽性脓皮病。

三、压疮

压疮是皮肤或皮下组织由于压力、剪切力或摩擦力而导致的皮肤、肌肉和皮下组织的局限性损伤，常发生在骨隆突处。

【分型】压疮可以分为以下几种类型：

1. **Ⅰ期压疮**　在骨隆突处皮肤出现压之不褪色的局限红斑，但皮肤完整。深色皮肤可能没明显的苍白改变，但其颜色可能和周围的皮肤不同。

2. **Ⅱ期压疮**　表皮和真皮缺失，在临床可表现为粉红色的擦伤、完整的或开放 / 破裂的充血水疱或者表浅的溃疡。表浅溃疡可表现为干燥或因充血水肿而呈现发亮但无组织脱落。

3. **Ⅲ期压疮**　全层伤口，失去全层皮肤组织，除了骨、肌腱或肌肉尚未暴露外，可见皮下组织。有坏死组织脱落，但坏死组织的深度不太明确。可能有潜行和窦道。第Ⅲ期压疮的深度随解剖位置的不同而变化。鼻梁、耳、枕部和踝部没有皮下组织，因此，这些部位的Ⅲ期压疮可能是表浅的。相比之下，脂肪明显过多的Ⅲ期压疮可能非常深，但未见或不能触及骨和肌腱。

4. **Ⅳ期压疮**　全层伤口，失去全层皮肤组织伴骨、肌腱或肌肉外露。局部可出现坏死组织脱落或焦痂。通常有潜行和窦道。第Ⅳ期溃疡可延伸至肌肉和 / 或支撑结构（例如筋膜、肌腱或关节囊），可导致骨髓炎。可以看见或直接触摸到外露的骨或肌腱。

5. **难以分期的压疮**　全层伤口，失去全层皮肤组织，溃疡的底部腐痂（黄色、黄褐色、灰色、绿色和褐色）和 / 或痂皮（黄褐色、褐色或黑色）覆盖。只有腐痂或痂皮充分去除，才能确定真正的深度和分期。

【发病机制】压疮的形成系长期压迫导致局部组织缺血坏死，而坏死组织又为细菌侵入繁殖形成感染创造了条件，感染进一步加重了局部血运障碍和组织缺氧、坏死，如此形成恶性循环，导致深达皮下、肌层，甚至达到骨面，成为难以愈合的溃疡。

1. **压力**　压疮被认为是施加在软组织上的压力过高的结果。正常毛细血管压力是 20 ~ 30mmHg，当局部压力 30 ~ 35mmHg，持续 2 ~ 4h 可引起压疮。

2. **摩擦力**　摩擦力是阻止两个平面之间相互移动的力，是剪切力产生的基础。单独来看摩擦力的作用相对很小，但是过度摩擦会导致皮肤表面出现损伤、水泡，尤其是皮肤完整性受到破坏时，经皮肤失水过多，摩擦系数加大，使摩擦力进一步加大。

3. **剪切力** 是施加于相邻物体的表面，引起相反方向的进行性平行活动的力量。剪切力作用于深层，引起组织的相对位移，能切断较大区域的血液供应，导致组织氧张力下降，比垂直方向的压力更具危害。

4. **潮湿** 过度的潮湿，不仅是压伤的发病的危险因素，还可以导致其他的病理变化，包括非限制性部皮炎和湿性皮损。失禁患者总体压疮患病率增加5倍。

5. **营养不良** 营养不良的表现主要包括消瘦、负氮平衡、创面愈合不良和免疫抑制等。检查时，血清白蛋白、前白蛋白和转铁蛋白降低。营养不良与压伤之间有很强的相关性。一旦受压处缺乏肌肉和脂肪组织的保护，就会引起血液循环障碍，导致压疮。

【临床表现】压疮的一般临床特征为：①无痛；②边缘硬而干燥，轮廓常呈圆形或火山口状；③从表皮扩延到皮下及深部组织，有潜行或窦道，不易充分引流；④分布于溃疡床的肉芽组织常呈灰白色，伴继发感染时有恶臭分泌物或脓性分泌物流出，穿入深部组织，使肌腱和骨膜出现炎性改变、增厚、硬化，并可破坏其骨质及关节。

【常规治疗】

1. **Ⅰ期压疮** 此期应加强护理措施，增加翻身次数并监测皮肤变化状况，避免发红区域继续受压，同时避免摩擦、潮湿及排泄物对皮肤的刺激，加强营养以增加皮肤抵抗力，发红区域不可加压按摩，以免加重缺血缺氧。可以应用泡沫敷料或水胶体敷料置于皮肤发红区域或骨突处，以减轻骨突处的压力、摩擦力和剪切力。

2. **Ⅱ期压疮** 此期除继续加强上述措施外，有水疱时，未破的小水疱要减少摩擦，防止破裂感染，使其自行吸收。大水疱可在无菌操作下用注射器抽出水疱内液体，保留疱皮，无菌敷料覆盖。对于开放性伤口，根据渗出液的多少选择敷料，如渗液较多时可选用藻酸盐敷料，渗液较少时可选用水胶体敷料。

3. **Ⅲ、Ⅳ期压疮** 创面通常有较多坏死组织覆盖，因此首先需充分评估伤口情况，根据坏死组织的特点选择合适的清创方法，少量多次清除坏死组织，直至清除干净。根据不同愈合时期渗液的特点合理选择敷料，维持伤口局部适度湿润的环境，促进肉芽组织生长，同时需注意保护伤口周围皮肤。当伤口存在感染或可疑感染时，需留取分泌物或组织进行细菌培养加药敏实验，根据结果合理选用抗生素。此时可选用合适的消毒液清洗伤口，再用生理盐水清洗干净。Ⅲ、Ⅳ期压疮伤口经常伴有潜行和窦道，此时需仔细评估潜行的范围及窦道的深度，并检查是否有瘘管存在。根据潜行和窦道的深度及渗出情况选用合适的敷料进行填塞和引流，填充敷料要尽量接触到潜行或窦道的基底，同时还要避免填塞过紧。可以考虑应用一些辅助治疗措施如生长因子、负压吸引技术等提高顽固性Ⅲ、Ⅳ期压疮的愈合率。经保守治疗无效的Ⅲ或Ⅳ期压疮患者，或者希望伤口更快愈合的患者应评估其手术治疗的需要，必要时需采取外科手术治疗。

4. **难以分期的压疮** 此期缺损涉及皮肤全层，但溃疡的实际深度完全被坏死组织和/或焦痂所掩盖，无法确定其实际深度，因此需彻底清除坏死组织/焦痂以暴露伤口床。清创方法的选择需基于患者自身情况（包括疼痛、血管情况及出血风险）、伤口特点、清创者专业水平及安全性方面的考虑，其余处理可以参照Ⅲ、Ⅳ期压疮处理方法。在对下肢严重压力性损伤进行清创前，需进行全面的血管评估，排除动脉供血不足。

【高压氧治疗】

1. **治疗机制**

（1）压疮创面清创并行高压氧治疗，吞噬细胞和抗体可以顺利达到病灶区域，在富氧环境中吞噬细胞吞噬和杀菌能力增强，加速病灶的清除。

（2）高分压氧可使创面缺氧区获得氧供后出现细胞的分裂与移行，胶原蛋白合成得以进行，同时高压氧还可以加快毛细血管细胞增殖，新生毛细血管继而出现，通过循环过程，创面死腔逐渐消失，伤口逐渐愈合。

（3）高压氧能使创面组织获得修复所需要的临界氧分压，促使成纤维细胞和胶原纤维的产生，促进毛细血管再生和侧支循环形成，加快创面愈合。

（4）高压氧下对细菌具有明显的抑制作用。高压氧与抗生素有协同作用可以增强抗生素的抑菌能力。

（5）高压氧可促使创面组织的有氧代谢顺利进行，产生足够的能量物质如ATP等，有利于蛋白质合成，从而促进新鲜肉芽组织和上皮的生长，加速创面愈合。

2. **治疗方法** 治疗压力：2～2.5ATA、每日1次、每次吸氧60min、连续2～3个疗程。

3. **注意事项**

（1）彻底清创后，应尽早行高压氧治疗。

（2）合并感染应配合抗生素的使用。

4. **循证医学评价** 2016年发表在*Journal of Advances in Medicine and Medical Research*的《高压氧治疗慢性溃疡的疗效观察》一文中，通过文献检索到的10项随机对照试验（RCT）、一项回顾性研究和一项临床研究，其中仅有一项关于压力性溃疡（压疮）的临床研究。虽然治疗结果显示高压氧治疗压疮有一定临床效果，但没有足够的研究绝对地证明高压氧对慢性压力性溃疡的有益作用，高压氧治疗压力性溃疡的疗效不明确，有待进一步研究。

四、烧伤

烧伤是指由火焰、热液、高温气体、激光、炽热金属等所引起以皮肤为主的组织损伤（也有将热液、高温气体所致的烧伤称之为烫伤）。烧伤深度的判定一般采用三度四分法，即将烧伤深度分为Ⅰ度、浅Ⅱ度、深Ⅱ度、Ⅲ度。

【病理生理】根据烧伤病理生理特点，一般将烧伤临床发展过程分为四期，各期之间相互交错，烧伤越重，其关系越密切。

1. **体液渗出期** 伤后迅速发生的变化为体液渗出，体液渗出的速度，一般以伤后

6～12h 内最快，持续 24～36h，严重烧伤可延至 48h 以上。体液渗出主要因毛细血管通透性增加所致，烧伤后立即释放的多种血管活性物质，如组胺、5-HT、激肽、前列腺素类，儿茶酚胺、氧自由基、内皮素、肿瘤坏死因子、血小板活化因子、白三烯、溶酶体酶、色素上皮衍生因子（PEDF）、缓激肽 B_1 受体等都可引起烧伤后微循环变化和毛细血管通透性增加。当烧伤面积较大（一般指Ⅱ度、Ⅲ度烧伤面积成人在 15%，小儿在 5% 以上者），尤其是抢救不及时或不当，人体不足以代偿迅速发生的体液丧失时，则循环血量明显下降，导致血流动力与流变学改变，进而发生休克。

2. **急性感染期** 严重烧伤易发生全身性感染的原因主要有：①皮肤、黏膜屏障功能受损，为细菌入侵打开了门户；②早期体内与抗感染有关的免疫系统各组分均受不同程度损害，免疫球蛋白和补体丢失或被消耗，机体免疫功能受抑制；③机体抵抗力降低。烧伤后 3～10d，正值水肿回吸收期，患者在遭受休克打击后，内脏及各系统功能尚未调整和恢复，局部肉芽屏障未臻形成，伤后渗出使大量营养物质丢失，以及回收过程中带入的“毒素”（细菌、内毒素或其他）等，使人体抵抗力处于低潮；④易感性增加。早期缺血缺氧损害是机体易发生全身性感染的重要因素。

3. **创面修复期** 创面自然修复所需时间与烧伤深度等多种因素有关。如果创面较大，不植皮多难自愈或需时较长，或愈合后瘢痕较多。Ⅲ度烧伤和发生严重感染的深Ⅱ度烧伤时，大量坏死组织液化，适于细菌繁殖，感染机会增多。且脱痂后大片创面裸露，成为开放门户，不仅利于细菌入侵，而且体液和营养物质大量丧失，使机体抵抗力和创面修复能力显著降低，成为发生全身性感染的又一高峰时机。

4. **康复期** 深度创面愈合后形成的瘢痕，某些器官功能损害及心理异常也需要一个恢复过程。深Ⅱ度和Ⅲ度创面愈合后，常有瘙痒或疼痛、反复出现水疱，甚至破溃，并发感染，形成“残余创面”等情况需要进一步康复治疗。

【临床表现】

1. **局部表现** 主要判断烧伤的面积、深度和有无感染。

（1）Ⅰ°烧伤：仅伤及表皮。局部红肿、疼痛和烧灼感。3～5d痊愈，脱屑不留瘢痕。

（2）浅Ⅱ°烧伤：伤及表皮和真皮浅层，大部生发层健存。因渗出较多，渗出液聚集在表皮和真皮之间，形成水泡。疼痛、皮温增高。如不发生感染，约 2 周可愈。愈后不留瘢痕。

（3）深Ⅱ°烧伤：伤及真皮深层，尚留皮肤附件。渗液较少，水泡较小，创面较深，浅红色或红白相间，可见网状栓塞血管。如无感染 3～5 周可愈。因修复过程中有肉芽组织形成，故留有瘢痕。

（4）Ⅲ°烧伤：伤及皮肤全层，可深达皮下、肌肉、骨骼等。坏死组织可形成焦痂，感觉丧失。自然愈合极慢，容易感染。常形成较多瘢痕造成挛缩、畸形。有的创面很难自愈。

2. 全身表现 轻度烧伤可无全身反应，中重度烧伤则在早期出现休克以及其他脏器损伤表现。

（1）低血容量表现：口渴、唇干、尿少。脉搏快、血压低、细胞比容增高等。

（2）休克表现：烦躁不安、表情淡漠、反应迟钝、脉细速、四肢末梢湿冷、血压降低或测不出，尿量减少。

（3）继发感染：烧伤后因坏死组织吸收、炎症介质对体温中枢作用，可有 38℃左右的发热。一旦创面、肺、泌尿系统继发感染，会发生 39℃以上高热，白细胞总数及 PMN 增高并会出现相应的症状和体征，如焦痂下积脓，水疱变脓疱；咳嗽、脓痰；尿频、尿急或排尿痛，尿内有脓细胞。

（4）其他脏器损害：脑水肿发生时会出现意识障碍；ARDS 会出现明显的低氧血症；肾衰竭时会出现少尿、无尿及血尿素氮增高等。

【常规治疗】

1. 轻度烧伤 主要为创面处理，包括清洁创周健康皮肤，清洗、移除异物，浅Ⅱ°水疱皮应予保留，水疱大者，可用消毒空针抽去水疱液，深度烧伤的水疱皮应予以清除。如果用包扎疗法，内层用油质纱布，可添加适当抗生素，外层用吸水敷料均匀包扎，包扎范围应超过创面外周 5cm，面、颈与会阴部等不适合包扎处，则采用暴露疗法。疼痛较明显者，给予镇静止痛口服或静脉补液，如无禁忌可酌情进食，使用抗生素和破伤风抗毒素。

2. 中、重度烧伤 需要注意有无吸入性损伤及其他合并伤，严重吸入性损伤应及早行气管切开监测生命体征；建立静脉输液通道，防治休克；留置导尿管，观察每小时尿量、比重、pH 值，并注意有无血红蛋白尿；估算烧伤面积和深度，特别应注意肢体、躯干有无环状焦痂的压迫，如影响血液循环或呼吸，应行焦痂切开减张术；注射破伤风抗毒素血清，并应用抗生素治疗、防治感染。

【高压氧治疗】

1. 治疗机制

（1）改善毛细血管通透性、减少渗出：烧伤时毛细血管扩张充血、通透性增强，大量血浆渗出。进行高压氧治疗时全身血管收缩、毛细血管的通透性降低、血浆渗出液减少。

（2）提高烧伤组织氧分压，加速组织修复：①加速毛细血管再生和血管再通；②加速成纤维细胞增殖、胶原蛋白释放、肉芽组织增生；③加速上皮生长；④增加植皮的成活率。

（3）高压氧具有抑制细菌的作用，并可增强抗菌药物的效果。

（4）高压氧治疗可以增强吞噬细胞吞噬、杀死细菌和吞噬清除坏死细胞、组织的能力。

（5）高压氧对火灾中伴有的有害气体（CO 等）中毒、烟雾造成的窒息以及呼吸道烧伤都具有治疗作用。

2. 治疗方法

（1）氧舱选择：烧伤治疗最好采用单人纯氧舱，其优点：①单人舱体积小容易消毒，单人使用不会有交叉感染；②在舱内可以暴露创面，可增加创面 PaO_2；③减少创面渗出，使创面干燥，减少继发感染。

（2）治疗压力：采取 2～2.5ATA。

（3）吸氧时间：单人纯氧舱采用 2.5ATA、治疗时间 60～70min；采取 2ATA、治疗时间 90～100min。多人高压空气舱每次吸氧 60min，中间休息 10min。

（4）治疗次数及疗程：早期治疗每日 1～2 次，症状改善后每日 1 次。疗程长短，以上皮生长完好或植皮成功为准。

3. 注意事项

（1）早期进行高压氧治疗：争取在外科处置后 4～12h 以内进行

（2）最好采用单人纯氧舱。

（3）采用单人舱治疗的患者，进舱前必须病情稳定，休克、水电解质紊乱纠正。采取多人舱治疗的患者如有休克、脱水等，可由医护人员陪同并在舱内继续进行抗休克和纠正脱水、酸中毒的治疗。

（4）每次治疗前后应对氧舱进行彻底消毒，以免发生交叉感染。

（5）单人舱内采取暴露创面；多人舱要注意消毒、隔离。

（6）纯氧舱治疗时患者创面不应涂含有油脂的药物和敷料，以免油脂遇氧自燃。

（7）患者在舱内采取暴露创面治疗时，要注意调节舱内温度和湿度。

（8）进出舱移动患者应注意保温和防止感染。

4. 循证医学评价 国内一项随机临床研究将烧伤患者 80 例分成两组，每组 40 例，高压氧组治愈 38 例（95%），对照组治愈 28 例（70%）。显示高压氧治疗具有消肿快、渗出少、感染率低等功效。另一项报道 64 例烧伤患者，分两组各 32 例，高压氧组采用单人纯氧舱进行 2ATA、每日 1 次、每次 90min 的治疗；对照组仅不进行高压氧治疗，其他治疗相同。结果：①组织水肿消退比对照组快；②移植皮瓣高压氧组 5d 全部生长，对照组 20% 生长；7d 对照组仅 87% 生长。③皮瓣成活优良高压氧组 84.2%，对照组 47.0%；④高压氧组患者伤口细菌检出率从 62.5% 降至 25.0%；⑤创面愈合时间高压氧组 7～76d（平均 24.5d），对照组 11～180d（平均 32.4d）。一项病案分析报道了严重烧伤合并厌氧菌感者 7 例，采用抗生素、高压氧联合治疗均获痊愈。

国外关于高压氧治疗烧伤进行了大量基础、临床研究。美国水下及高气压医学会在对高压氧治疗烧伤的循证审查报告中，引用的 21 项实验动物研究支持高压氧治疗急性热损伤的有效性。其作用机制包括减轻水肿、改善或减轻缺血再灌注损伤、增强白细胞杀伤、保护 ATP、血管生成和维持微循环、上皮再生等等。该报告中有 22 个临床系列符合 AHA 证据标准，其中 20 个研究从包括改善愈合和减少住院时间、死亡率和并发症等方面显示高压氧可以有效治疗烧伤。

五、慢性静脉溃疡

慢性静脉溃疡为下肢慢性静脉功能不全最严重和最难治的并发症，人群总发病率约为0.4%～1.3%。

【病因】静脉性溃疡形成的主要血流动力学机制是反流、静脉回流阻塞或二者合并存在，小腿肌泵功能不全也与其有关。近年来，对慢性静脉溃疡的发病机制已有共识，即持续的静脉高压是导致众多慢性静脉溃疡临床表现的元凶，而各种原因引起的炎症反应是静脉性溃疡形成的重要因素。慢性静脉高压可致皮肤微循环的渗出性改变。增加的下肢轴性静脉压力传导至静脉微循环，引起跨内皮和内皮间的红细胞和大分子增加。这些血管腔内成分外渗至间隙后所表现的慢性损伤刺激可引起内皮细胞活化、白细胞趋化以及炎症反应介导的损伤。这些炎症反应的最终结果是皮肤纤维化、水肿以及营养性和交换性毛细血管损伤。在这些区域内的最轻微的损伤或感染都会导致组织重建的失衡、真皮纤维化和溃疡形成。

【发病机制】

1. **静脉反流和静脉高压** 各种原因引起的下肢静脉瓣膜功能不全，可产生静脉异常反流，导致静脉压升高。目前已公认持续的静脉高压可引起局部血液循环和组织吸收障碍、代谢产物堆积、组织营养不良、下肢水肿和皮肤营养改变，是引起静脉性溃疡的主要原因。

2. **交通静脉功能不全** 静脉由于瓣膜的作用，可保证由下肢浅静脉系统向深静脉系统的单向引流；而当其功能不全时，下肢深静脉的血流就会通过功能不全的交通静脉逆流入浅静脉，引起小腿浅静脉淤血组缺氧，导致相应的皮肤改变。

3. **小腿肌泵功能不全** 腓肠肌泵主要由小腿肌肉和肌肉间静脉窦组成，收缩时它可以排出超过小腿总容量60%的静脉血，使静脉压下降。当各种原因引起的腓肠肌泵功能不全时，下肢静脉压升高，就可能导致静脉性溃疡形成。有研究表明：良好的腓肠肌泵功能，可以将存在中度反流的肢体溃疡发生率由63%降至30%，严重反流的肢体溃疡发生率由70%降至41%。相反，腓肠肌泵功能不良的肢体，即使仅存在轻度反流，溃疡发生率可达到32%，明显高于正常的水平。

【临床表现及诊断】许多下肢伤口看上去很像静脉性溃疡。在无创性检查未发现静脉反流和阻塞，和/或脉波检查（APG）缺乏腓肠肌泵功能不全的证据时，应考虑其他原因引起的溃疡。如动脉性溃疡，创伤性溃疡，糖尿病性溃疡，恶性溃疡，风湿性溃疡，神经性、感染性、脉管炎性和血液性（如镰状红细胞）溃疡，凝血功能紊乱性溃疡，以及药物反应性溃疡。

诊断的步骤应先从病史和临床检查开始。认真询问患者的发病史，有无静脉疾病病史，如浅静脉曲张、深静脉血栓形成、凝血性疾病、静脉疾病家族史等。对患肢应认真进行检查，有无浅静脉曲张、疼痛、水肿、静脉炎以及溃疡的部位和数量。

静脉性溃疡几乎都发生在足靴区。其在踝部的分布：中部70%，侧面20%，双侧面10%。溃疡的边缘不规则且光滑、具有白色的新生表皮。溃疡的基底通常是粉色的，有颗粒样组织，并常覆盖着黄绿色的蜕皮。溃疡周围的皮肤具有慢性静脉功能不全引起的皮肤损害，如水肿、色素沉着、硬化、皮肤纤维化、静脉曲张等。

彩色多普勒检查可提供实时的静脉血流情况；可反映肌肉收缩的效果和瓣膜功能；可清楚地识别功能不全的隐脉和交通静脉；评估所有节段的深静脉，包括股总、股深、股浅、腘静脉以及胫静脉。体积描记仪如APG，可用以量化多普勒扫描发现的病理情况，可在静脉阻塞、腓肠肌泵射血分数和反流方面提供量化数据。动态静脉压测定可帮助评估静脉阻塞是否有病理学意义。顺行性和逆行性静脉造影对于决定是否可以通过深静脉重建术来纠正阻塞或深静脉反流十分重要。

【常规治疗】静脉性溃疡治疗最重要的方面是预防溃疡形成。可以将静脉性溃疡的治疗策略分为两方面：保守或药物治疗，以及外科治疗。

1. **药物治疗**　目前报道许多药物对下肢静脉性溃疡的愈合有促进作用，但总的来说，药物治疗静脉性溃疡有效的证据仍十分有限。舒洛地特是一种具有纤溶酶原和抗血栓形成活性的药物，有报道舒洛地特联合绷带加压疗法可明显加快溃疡愈合。己酮可可碱和加压绷带配合使用时静脉性溃疡的愈合时间与单用加压绷带时相比明显提前，而大剂量己酮可可碱对加速溃疡愈合有效。

2. **加压疗法**　加压疗法是静脉性溃疡非手术治疗的重要措施。其原理主要是通过对小腿施加的压力达到减少静脉反流、促进回流、增加腓肠肌泵功能以及减轻淤血和水肿的目的。

3. **小腿肌肉锻炼**　由于许多静脉性溃疡患者存在腓肠肌泵功能减弱，可以通过体育锻炼改善下肢血流动力学环境，达到促进溃疡愈合的目的。

4. **外科治疗**　包括对浅静脉曲张的硬化剂治疗，浅静脉手术，深静脉瓣膜重建手术，交通静脉结扎手术等。当溃疡较大时，可同时或延期行皮肤移植术，以加快溃疡的愈合。

【高压氧治疗】

1. **治疗机制**

（1）溃疡创面清创并行高压氧治疗，吞噬细胞和抗体可以顺利达到病灶区域，在富氧环境中吞噬细胞吞噬和杀菌能力增强，加速病灶的清除。

（2）高压氧能使溃疡创面组织获得修复所需要的临界氧分压，促使成纤维细胞和胶原纤维的产生，促进毛细血管再生和侧支循环形成，减轻局部淤血，加快溃疡愈合。

（3）高压氧可促使溃疡创面组织的有氧代谢顺利进行，产生足够的能量物质如ATP

等，有利于蛋白质合成，从而促进新鲜肉芽组织和上皮的生长，加速创面愈合。

（4）在高压氧治疗时血管收缩、毛细血管的通透性改善，毛细血管渗出减少，减轻局部水肿。

2. **治疗方法** 治疗压力：2～2.5ATA、每日1次、每次吸氧60min、连续2～3个疗程。

3. **注意事项**

（1）彻底清创后，应尽早行高压氧治疗。

（2）如溃疡创面有感染，应配合抗生素的使用。

4. **循证医学评价**

有关高压氧治疗慢性静脉溃疡的报道少见。2016年发表在*Journal of Advances in Medicine and Medical Research*的《高压氧治疗慢性溃疡的疗效观察》一文中，通过文献检索到的10项随机对照试验（RCT）、一项回顾性研究和一项临床研究中，其中一项是关于高压氧治疗慢性静脉溃疡的小型随机研究，结果显示，使用高压氧治疗6周后，伤口面积缩小，但没有完全愈合。这项研究表明，高压氧治疗静脉溃疡的疗效不肯定，因为它可以在短期内减少溃疡的程度，但在高压氧治疗18周后，似乎出现很大比例的复发（31%）。

第七节 其他疾病

一、突发性耳聋

突发性耳聋（idiopathie sudden sensorineural hearing loss）简称突聋，是正常人在短时间内突然发生，原因不明的感音神经性聋，病变部位在耳蜗，有时在蜗后。20～40岁好发，冬季多见，脑力劳动者比体力劳动者发病率高。

【病因及发病机制】

1. **内耳血流障碍** 迷路动脉的痉挛、血栓以及血流动力学改变，均可造成内耳的缺血缺氧；内耳的螺旋器耗氧量很大，其对缺氧也极为敏感，容易因缺血缺氧而发生病损；Fowler首先提出血管内血细胞滞积学说（blood sludge）。认为情绪的变化可促进肾上腺分泌增多，使小血管痉挛、血流减慢，造成末梢血管内细胞、血小板聚集，影响内耳血液循环。如再伴有高热、感染、创伤、呕吐等原因，造成脱水、红细胞表面电荷减少，血细胞更易聚集成堆，使血流变慢，加重内耳缺血缺氧。

2. **病毒感染学说** 根据统计发现大约有1/5～1/3的突聋患者在耳聋前1个月以内有上呼吸道感染。很多种病毒与神经的亲和力很强，而听神经及耳蜗更容易受累。病毒感染通过促使红细胞凝聚而使血液呈高凝状态，致血管内膜发生水肿或形成细小血栓、发生变态反应性病理变化等机制影响内耳血液循环。

3. **变态反应学说** 1960年Bolognesi提出内耳的急性变态反应是突聋的原因。他发现某些药物引起的过敏性鼻炎患者伴发突发性耳聋，鼻腔分泌物中有大量嗜酸性粒细胞。糖皮质激素治疗有效。他认为突聋是变态反应引起的内耳血管神经性水肿或过敏性听神经炎。

4. **内耳压力突变学说** 认为内耳压力突然增高，使内耳卵圆窗镫骨前庭韧带或卵圆窗破裂，外淋巴液溢入中耳导致本病。主要病因：①头部外伤、镫骨手术、鼓室成形术损坏了镫骨底板和韧带或圆窗膜；②脑脊液压力突然增高（如剧烈咳嗽、喷嚏、排尿、大笑、劳动时用力过猛）颅内压升高，压力沿内淋巴囊、内淋巴管传入内耳，将卵圆窗韧带或圆窗膜向外压破；③中耳压力增高：如潜水、高空飞行事故，突然减压，可将卵圆窗韧带或圆窗膜向内耳压破；④原因不明。由于卵圆窗、圆窗开放，镫骨振动不能引起外淋巴振动，故而听力减退；有时前庭膜和基底膜同时遭到破坏。小的破裂孔可自动愈合，听力可恢复。

5. **血管纹功能不良学说** 临床上常见使用呋塞米（速尿）、利尿酸钠等利尿药可以发生听力减退，其机制：呋塞米可以抑制肾小管和耳蜗血管纹内 Na^+、K^+-ATP 酶的活性，导致听力减退。而泛影葡胺可以激活 Na^+、K^+-ATP 酶活性，因此临床上部分突聋患者经泛影葡胺治疗听力可获恢复。1977 年，Morimitsn 提出本病是内耳血管纹、毛细胞因酶活性减低而产生的功能改变。

上述各种病原及发病机制中，目前大多数学者赞同前两种说法。

【临床表现】多无明确诱因，部分患者在耳聋发作前有上呼吸道感染病史，有疲劳或情绪紧张、激动等刺激病史。多于早晨或午睡起床时发生。

起病可突然，迅速加重，少数患者可逐渐加重（1 周左右时间）发展至全聋。

多数为单耳受累，少数（4% ~ 17%）为双耳受累，或一先一后、一轻一重。中年发病略高，女性多于男性。以耳聋最突出，除听力减退外，患耳有堵塞及胀满感，患者对声源定位困难。

耳鸣常与耳聋同时发生，也可能在耳聋前或耳聋后发生。约 36% ~ 68% 患者伴眩晕，重者可伴恶心、呕吐。极少数患者可伴三叉神经、舌咽神经和迷走神经等受累症状。

【辅助检查】

1. 外耳道、鼓膜、咽鼓管无明显异常发现，音叉及听力计检查属感音性改变；听力图主要表现为高频下降型、低频下降型、平坦下降型和全聋型（含极重度聋）等四种类型。

2. 前庭功能检查可为正常、减退或完全消失。

3. 脑干听觉诱发电位（BAEP）检查有较高价值。BAEP 是由一组有规律、顺序出现的波形组成，可以分为Ⅰ、Ⅱ、Ⅲ、Ⅳ、Ⅴ五个波形。Ⅰ波起源于耳蜗及听神经的远端；Ⅲ波起源于下橄榄核；Ⅴ波起源于下丘脑等部位。从各波的波形、振幅大小、潜伏期（潜时）传导时间等来判断相应部位受损程度。突聋患者当耳蜗受损时Ⅰ波及以后各波

（Ⅱ～Ⅴ波）均有改变；脑干受损则Ⅲ、Ⅴ波有改变。极轻度改变可表现双 BAEP 不对称；轻度改变表现波幅降低、潜伏时间延长；严重者波形消失。

【常规治疗】本病于一周内开始治疗 80% 以上可痊愈或大部分恢复。

1. **扩张血管治疗**　药物包括：① M 胆碱受体阻断药（东莨菪碱等）；②前列地尔（凯时）注射液；③烟酸、地巴唑；④丹参、川芎嗪、三七等中药制剂。

2. **降低血液黏稠度治疗**　低分子右旋糖酐静脉滴注。

3. **抗凝治疗**　肝素、低分子肝素等。

4. **泛影葡胺**　激活 Na、K + ATP 酶活性。

5. **其他**　三磷酸腺苷、辅酶 A、各种维生素。少数有过敏反应的患者可用糖皮质激素。

【高压氧治疗】目前，在美国、加拿大等欧美国家，突发性耳聋已被纳入高压氧治疗的适应证，我国高压氧治疗突发性耳聋已在临床广泛开展，但在中华医学会耳鼻咽喉头颈外科学分会编写的《突发性聋诊断和治疗指南》（2015 年版）中并未将高压氧治疗纳入。这有待进一步研究与发展。

1. **治疗机制**

（1）可迅速提高人体的 PaO_2、增加血氧含量、提高毛细血管血氧弥散距离，可以增加内耳淋巴液 PaO_2，使螺旋器毛细胞和壶腹嵴、囊斑的毛细胞获得充足的氧气，改善其缺氧状态，增强有氧代谢，减弱无氧酵解，能量增多，加速毛细胞以及耳蜗、前庭神经的修复。

（2）可收缩颅内的颈内动脉系统血管，但对椎基底动脉血管反而有扩张作用。迷路动脉是基底动脉的分支，故在高压氧治疗时内耳的供血不但不会减低，反而会增多。

（3）可改善内耳毛细血管内皮的通透性，减少渗出，可改善内耳因缺氧而导致的水肿。

（4）可使红细胞数量减少，血液黏度降低，改善内耳血循环。

（5）可增强吞噬细胞吞噬病原微生物和清除坏死细胞的能力。

2. **治疗方法**　治疗压力 2～2.5ATA、每次吸氧 60～80min、连续 2～3 个疗程。对需继续治疗的患者可休息 7～10d 后再继续治疗。

3. **注意事项**

（1）高压氧治疗越早越好：突聋患者应争取在 1 周内开始治疗，最迟也不应该超出 1 个月。

（2）强调综合治疗：高压氧治疗同时配合药物治疗（低分子右旋糖酐及烟酸、ATP、维生素 B_1、激素等）。

（3）内耳血管较细，高压氧对血管有一定的收缩作用，因此高压氧治疗时应同时使用扩张血管剂。

（4）有条件的单位，可在舱内吸混合氧（3%CO_2、97%O_2）。CO_2具有扩张血管、兴奋呼吸作用，以达到既增加内耳供氧又增加供血目的。

（5）疗程长短：高压氧3疗程以内总效率最高，对疗效不太满意应该连续作5～6个疗程以上，但要注意连续2个疗程后要休息。

（6）因本病高压氧治疗疗程长，治疗期间应注意服用抗氧化剂。

4. **循证医学评价** 有关高压氧治疗突发性耳聋国内外都有大量报道，且疗效肯定。综合国内31篇文献统计，共报道突发性耳聋2 492例，在常规药物治疗基础上，经2～2.5ATA、2～4个疗程的高压氧治疗，共治愈741例（29.8%）、显著有效716例（28.7%）、有效651例（26.1%）、无效384例（15.4%），总有效率84.6%。国外的一项关于突发性耳聋的系统性评价，检索了用英语、荷兰语或德语撰写，并在2002—2018年间发表的182篇文章，对34篇文章进行了全文评价，共有16篇文章被纳入系统综述（10篇RCS回顾性队列研究，2篇PCS前瞻性队列研究，1篇RCET随机比较有效性试验，2篇RCT随机临床试验，1篇RCR回顾性病例研究）。比较一致的结论是：高压氧治疗重度听力下降疗效更显著；高压氧应配合药物等常规治疗；常规治疗无效后应采用高压氧治疗。

二、视网膜中央动脉阻塞

视网膜动脉阻塞是急性发作、严重损害视力的眼底病。系视网膜中央动脉的主干或分支阻塞，其供血的视网膜发生缺血缺氧，导致结构和功能的损害。依据累及血管的来源和级别不同，可分为视网膜中央动脉阻塞（CRAO）、视网膜分支动脉阻塞（BRAO）、视网膜睫状动脉和视网膜毛细血管前小动脉的阻塞，是最主要的急性眼底供血障碍性疾病。其中视网膜中央动脉阻塞发病急且易致患者失明，病情最为严重。

【病因及发病机制】视网膜动脉阻塞多见于患动脉硬化、高血压者，亦可见于手术中或术后的高眼压、眶内高压等情况。患者多为患心血管病的老年人，较少见于年轻患者。导致血管阻塞的原因大多数为各种类型的栓子，栓子的来源最常见于颈动脉硬化斑块、心脏瓣膜的赘生物、梗死心肌内膜附壁血栓等脱落。视网膜动脉内血栓形成也是CRAO的发病的重要原因，视网膜动脉发生硬化或炎症，使动脉内皮受损，血管内壁粗糙、狭窄导致血栓易于形成。部分眼科手术中或术后的并发症，如视网膜玻璃体手术、眼眶手术中及术后高眼压，使视网膜动脉受压，以及手术直接损伤或刺激产生的应激反应持续较长时，也可使视网膜动脉痉挛而阻塞。

【临床表现】CRAO发病突然，表现为单眼无痛性急剧视力下降甚至无光感，发病前可以有一过性视力丧失并恢复的病史。CRAO患眼瞳孔中等散大，直接对光反射明显迟钝或消失，间接对光反射灵敏。眼底典型表现为后极部视网膜灰白水肿，黄斑相对呈红色，即樱桃红点（cherry red spot）。这是由于黄斑中心神经上皮薄，视网膜水肿较轻，可以透见脉络膜。视盘颜色较淡，动脉明显变细且管径不均匀，偶见红细胞在狭窄的管腔内滚动。如有栓子，在视盘表面或在动脉分叉处可见管腔内有白色斑块。一般视网膜动脉阻塞较少出血。

【常规治疗】因视网膜耐受缺血的时间短，较短时间内光感受器细胞即可死亡且不能逆转，故视网膜动脉阻塞需要急诊处理。特别重要的是开始治疗的时间，发病后 1h 以内阻塞得到缓解者，有可能恢复部分视力，发病时间长则很难恢复。

1. 立即给予球后注射阿托品或消旋山莨菪碱，舌下含硝酸甘油或吸入亚硝酸异戊酯，静脉滴注扩张血管剂。

2. 发病数小时以内就诊者，可行前房穿刺术，迅速降低眼压，有可能将栓子冲向血管远端；亦可反复压迫眼球和突然放松压迫，改善灌注。

3. 疑似血管炎者可给予糖皮质激素。

4. 神经营养药物治疗。

5. 注意检查和治疗内科病如高血压、动脉硬化，对于已经发生 CRAO 的患者应积极查找病因，高龄者应进行颈动脉多普勒超声检查，了解是否存在颈动脉硬化斑块，相对年轻的患者应注意排查心脏瓣膜病变。

【高压氧治疗】

1. 治疗机制

（1）高压氧治疗可提高机体 PaO_2、增加血氧含量、组织氧贮备和毛细血管血氧气弥散距离：①高压氧治疗时脉络膜 PaO_2 和氧含量、氧贮备明显增多，能增强对视网膜供氧能力；②增加脉络膜毛细血管血液氧气的弥散距离，可以供应视网膜全层氧气；③增加玻璃体的 PaO_2 和氧贮备，增强玻璃体对缺血缺氧的视网膜供氧能力，延长视网膜对缺血缺氧的耐受能力。

（2）早期进行高压氧治疗，可使缺血缺氧视网膜细胞获得氧气。细胞线粒体内有氧氧化增强，能量产生增多，酸中毒纠正。细胞的结构和功能恢复。

（3）高压氧具有降低眼压的作用：眼压降低可以减轻对视网膜和脉络膜血管的压迫作用，使血管扩张，栓子可向前方移动，缩小缺血视网膜面积以及缺血缺氧程度。高压氧治疗可起到与前房穿刺放房水相同的作用。

（4）高压氧治疗可以激活纤维蛋白溶酶，加速血液内纤维蛋白溶解作用，促进栓子溶解；可增强病灶区吞噬细胞吞噬消化坏死组织、血栓栓子，加速血管再通和组织修复。高压氧治疗除能迅速改善对缺血视网膜供氧外，还可改善对缺血视网膜供血的作用。

2. 治疗方法 治疗压力 2 ~ 2.5ATA、每次吸氧 60min，第 1 日可行 2 次，以后每日 1 次、连续 2 ~ 3 个疗程。

3. 注意事项

（1）早期治疗：视网膜光感器细胞对完全缺血缺氧的最大耐受时间为 100min，过久的缺血会导致不可逆性的损坏，故对视网膜中央动脉阻塞的患者应尽早行高压氧治疗。有人提出应在视网膜尚未出现水肿和黄斑出现樱桃红点以前进行高压氧治疗。

（2）强调综合治疗：由于高压氧治疗有收缩视网膜等动脉作用，故在进行高压氧治疗的同时应加强常规治疗，如眼球按摩，前房穿刺放房水减压和使用扩张血管药物，降低眼压药物、球后注射妥拉苏林、罂粟碱等，睫状神经节封闭等。

（3）有条件的单位可在高压舱内呼吸含 3% ~ 5%CO_2 的氧气（称高压混合氧），采用高压混合氧治疗视网膜中央动脉栓塞是个较好的方法，既可增加视网膜供氧，又可扩张视网膜血管、增加视网膜的血流量。

（4）在进行高压氧治疗时应使用自由基清除剂（抗氧化剂）。

4. **循证医学评价**　国内外有关高压氧治疗视网膜中央动脉阻塞的疗效报告较多。统计国内 10 篇报告，共报道视网膜中央动脉阻塞 159 例，经高压氧与常规治疗：显著有效 87 例（54.7%），有效 44 例（27.7%），无效 28 例（17.6%），总有效率 82.4%。10 篇报告中有 4 篇报告设有对照组，共 32 例仅经常规治疗，显著有效 4 例（12.5%）、有效 10 例（31.3%）、无效 18 例（56.2%），总有效率 43.8%。统计国外 13 篇病例分析，共报道视网膜中央动脉阻塞 162 例，经高压氧治疗有效 105 例，有效率 64.8%。国外另一项回顾性对照试验，将 35 名接受高压氧治疗的视网膜动脉阻塞患者与 37 名来自另一家医院（没有高压氧）的匹配对照组进行比较，所有患者都在症状出现后 8h 内接受了治疗。高压氧组给予 2.8ATA、90min，前 3 日每日 2 次，然后每日 1 次。结果显示高压氧组 82% 的患者有改善，而对照组只有 29.7% 的患者有改善。

三、脑外伤

脑外伤又称颅脑损伤，包括头皮外伤、颅骨骨折、脑膜损伤及脑实质损伤等，是一常见疾病，仅次于四肢伤，主要因交通事故、坠落、跌倒、火器等所致。颅脑损伤中最为重要的是脑损伤，脑损伤分为原发性损伤和继发性损伤两大类。原发性脑损伤包括脑震荡和脑挫裂伤；继发性脑损伤包括脑水肿、脑肿胀和颅内血肿等。脑损伤的发生机制比较复杂。一般认为，造成脑损伤的基本因素有：①暴力作用于头部时，由于颅骨内陷和回弹或骨折引起的脑损伤，这种损伤常发生在着力点；②头部遭受暴力后的瞬间，脑与颅骨之间的相对运动造成的损伤，这种损伤既可发生在着力点，也可发生在着力点对侧脑组织，即对冲伤。

【病理生理】

1. **血流动力学变化**　重症颅脑损伤后脑血流动力学发生很大变化，可分为低灌注期和高灌注期。

（1）低灌注期（缺血期）：一般来说在重度颅脑创伤 24h 内脑组织血液灌注降低，尤其是病灶区更明显。脑外伤后血灌注量减小，会使脑组织缺血缺氧发生继发性损伤。

1）病灶区局部缺血：微循环障碍所致，机制：①毛细血管外的肿胀细胞压迫微循环；②血管内皮细胞（VEC）损伤、肿胀阻碍微循环；③ VEC 损坏激活血小板形成微栓，阻塞微循环；④微小血管断裂形成小血肿的压迫，造成供血障碍；⑤ VEC 损坏 NO 产生减少；⑥病灶区产生大量血管活性物质（组胺、神经肽、血栓素 A_2 等）；⑦细胞内钙超载等诱发血管平滑肌痉挛等因素，均可引起微血管痉挛，使病灶区域血液灌注量减少。

2）全脑缺血：①由于创伤疼痛、出血、脱水、入量减少致血容量不足，血压降低，使脑血液灌注量减少。②由于颅内压增高使脑灌注压降低，导致脑血液灌注量减少。

（2）高灌注期（充血期）：由于在低灌注期脑组织长时间缺血缺氧，脑血管自动调节机制受损以及脑动脉麻痹而使脑动脉扩张，在低灌注期后将会发生脑组织过度灌注。充血期大约发生在伤后第 2 ~ 3d。血液过度的灌注虽然会改善供血供氧，但还可能引发如下损伤：①缺血再灌注性脑损伤；②钙超载；③中性粒细胞、血小板活化；④兴奋性氨基酸增多；⑤细胞过度凋亡。

总之脑创伤后低灌注期的缺血缺氧会造成脑损伤，充血期又可能因氧自由基增多、钙超载、兴奋性氨基酸增多等继续损伤脑组织。最终都会发生脑水肿和继发损伤。因此，增加组织供氧，控制脑水肿是颅脑创伤的治疗关键。

2. **脑水肿** 较重的脑外伤后大多数情况下都会发生脑水肿。脑水肿是脑外伤致死、致残的重要原因。所以，预防和控制脑水肿是脑外伤治疗的关键。关于水肿发生机制以往认为是：①脑组织缺血缺氧、静脉淤血；②血肿压迫周围组织，静脉受压，液体回流受阻；③强力打击下毛细血管紧密连接点被破坏，以致毛细血管通透性增强；④因组织破坏释放出的血管活性物质使毛细血管通透性增强。

近来有大量实验证明，外伤后脑水肿与以下因素有关：

（1）血 - 脑脊液屏障结构与功能损坏，导致血 - 脑脊液屏障通透性增强，血液内大分子胶体物质从血管内漏出，使组织间胶体渗透压增加，吸引血液内水分进入组织间，引起组织间水肿。

（2）钙超载：大量实验证明脑外伤后脑细胞内钙超载。钙超载引发细胞内水肿的机制。

1）Ca^{2+} 激活细胞膜磷脂酶加速膜磷脂分解，破坏了细胞膜结构，使膜通透性增强，细胞外 Na^+ 顺浓度梯度进入细胞内使渗透压增加，吸引水进入细胞内，造成细胞内水肿。

2）钙沉积在线粒体内，使线粒体氧化磷酸化电子传递失耦联，糖有氧氧化受阻，无氧酵解增强产生大量有机酸造成酸中毒。细胞内 H^+ 与细胞外 Na^+ 交换，Na^+ 大量进入细胞内。

3）Ca^{2+} 进入微血管壁，可直接或通过钙调蛋白作用在微血管内皮细胞，使紧密连接点开放，血 - 脑脊液屏障通透性增强，Na^+ 进入细胞内加重水肿。

4）Ca^{2+} 进入血管内皮细胞，使微血管痉挛，加重组织缺血缺氧和血 - 脑脊液屏障损坏。

3. **自由基增多** 脑外伤后组织自由基增多早已被证实。脑外伤后自由基增多引发脑水肿的机制：

1）氧自由基在细胞膜启动脂质过氧化反应，消耗不饱和脂肪酸，破坏细胞膜的结构和功能，引起膜通透性增强，Na^+ 渗入到细胞内，引起细胞内水肿。

2）氧自由基破坏血管内皮细胞的透明脂酸、胶原和基底膜，使血 - 脑脊液屏障通透性增强，Na^+ 顺浓度梯度渗入到细胞内，引起细胞内水肿。

3）神经细胞膜上 Na^+、K^+-ATP，Ca^{2+}、Mg^{2+}-ATP 酶，腺苷环化酶，细胞色素氧化酶等重要的脂质依赖酶，因乏能而失活，不能将细胞内 Na^+、Ca^{2+} 转移出来。

4. **一氧化氮增多** 脑外伤后 NO 增多与脑水肿有关。增多的 NO 弥散到周围神经细胞和胶质细胞内与特异性受体结合后，激活腺苷环化酶（GC），活化 GC 催化三磷酸鸟苷（GMP）生成 cGMP。cGMP 引起细胞膜离子通道开放，大量的 Ca^{2+}、Na^+ 进入细胞，使渗透压增高，吸引水分导细胞水肿。

5. **兴奋性氨基酸增高** 有大量动物实验证明脑外伤动物病灶区和脑脊液内兴奋性氨基酸（Glu）明显增高。脑外伤 Glu 增高的机制：①正常情况下脑神经元细胞质内 Glu 比细胞外高 1 000 倍，颅脑损伤使细胞膜遭到破坏，细胞质内 Glu 流到细胞外；②由于血 - 脑脊液屏障通透性增强，血液中 Glu 进入脑组织。组织间增多的 Glu 与细胞的突触后膜受体 -NMTA 结合，使膜 Ca^{2+} 通道开放，大量 Ca^{2+} 进入细胞内，激活一氧化氮合酶（NOS）催化 L- 精氢酸（LArg）氧化生成大量 NO 导致脑水肿。

钙离子、NO、兴奋性氨基酸、自由基增多除引发脑水肿外还能造成脑组织损伤。

【临床表现】患者的临床表现可因损伤部位、范围、程度不同而异，轻者仅有轻微症状，重者深昏迷，甚至立即死亡。

1. **意识障碍** 是脑外伤最突出的症状之一，伤后可立即发生，持续时间长短不一，由数分钟至数小时、数日、数月乃至迁延性昏迷，与脑损伤轻重程度相关。

2. **头痛、恶心、呕吐** 也是脑外伤最常见的症状。疼痛可局限于某一部位，亦可为全头性疼痛，呈间歇或持续性，伤后 1 ~ 2 周内最明显，以后逐渐减轻，可能与蛛网膜下腔出血、颅内压增高或脑血管功能障碍相关。伤后早期的恶心、呕吐可能是受伤时第四脑室底的脑干呕吐中枢受到脑脊液冲击、蛛网膜下腔出血对脑膜的刺激或前庭系统受刺激等原因引起，较晚发生的呕吐可能是颅内压逐渐增高而造成。

3. **生命体征** 轻、中度脑外伤患者的血压、脉搏、呼吸多无明显改变。严重脑外伤，由于脑组织出血和水肿引起颅内压增高，可出现血压上升、脉搏变慢、呼吸深慢，危重者出现病理性的周期性呼吸。

4. **局灶症状和体征** 伤后立即出现，与脑挫裂伤部位相应的神经功能障碍有关。

【常规治疗】

1. 密切观察其生命体征、意识、脉搏和肢体活动情况，必要时应作颅内压监测或及时复查 CT。

2. **一般处理**　抬高床头 15º ~ 30º，以利于颅内静脉血回流。保持呼吸道通畅，昏迷患者必须及时清除呼吸道分泌物，必要时早做气管切开。呼吸减弱潮气量不足的患者，应用呼吸机辅助治疗，定期作呼吸道分泌物细菌培养和药敏试验，选择有效抗生素，防治呼吸道感染。营养支持。

3. **防止脑水肿或脑肿胀**　继发性脑水肿或脑肿胀和颅内血肿是导致脑外伤患者早期死亡的主要原因。因此，控制脑水肿或脑肿胀是治疗脑挫裂伤最为重要的环节之一。

4. **手术治疗**　继发性脑水肿严重，脱水治疗无效，病情加重者；颅内血肿清除后，颅内压无明显缓解，伤区脑组织继续水肿或肿胀，并除外颅内其他部位血肿；脑挫裂伤灶和血肿清除后病情好转，转而又恶化者需要手术治疗。

5. **脑保护**　促苏醒和功能恢复的药物治疗，有帮助清除自由基、降低脑代谢率、改善脑缺血缺氧及调节神经生长的作用。

6. **并发症的处理**　对躁动不安者应查明原因，躁动可能为癫痫发生前的表现。癫痫呈持续状态者可危及生命，应视为紧急情况，联合应用多种抗癫痫药物加以控制。中枢性高热，可取亚低温冬眠治疗，其他原因（如感染）所致的高热，应按原因不同分别处理。

【高压氧治疗】

1. **治疗机制**

（1）高压氧可增加血氧含量，提高血氧分压。脑外伤急性期由于脑组织水肿，出现弥散功能障碍，而高压氧下于血氧分压增高，氧的弥散半径也扩大，从而纠正脑组织缺氧状态。

（2）高压氧下脑血管收缩，脑血流量减少，毛细血管通透性降低，渗出减少，使脑水肿明显减轻，颅内压也相应降低。

（3）高压氧下，脑血流量减少而氧含量仍可增加，脑组织的氧供也增加，使变性脑组织缺氧区的缺氧状态解除，水肿消退，脑组织的有氧代谢恢复，三磷酸腺苷生成增多，有利于病灶区脑细胞生理功能恢复，促进脑组织的修复。

（4）脑组织血管丰富，高压氧可促进侧支循环的形成，保护病灶周围“缺血半影区”内的神经细胞。

（5）高压氧下椎动脉血流量增加，可增加脑干网状激活系统，提高上行性网状系统的兴奋性，有利于从昏迷状态转为苏醒。

（6）颅脑损伤后，血 - 脑脊液屏障结构与功能破坏、钙超载、自由基和 NO 增多、兴奋性氨基酸增高等除引发脑水肿外还能造成脑组织损伤。高压氧治疗可以使血 - 脑屏障通透性改善；钙超载纠正；NO 水平恢复；兴奋性氨基酸减少。如果再配合使用抗氧化剂，则是一个治疗脑外伤的最佳方案。

2. **治疗方法**　治疗压力 2 ~ 2.5ATA、每次吸氧 60min，每日 1 次、连续 2 ~ 3 个疗程。

病情严重者可每日治疗 2 次，病情稳定后改为每日 1 次，需 6 ~ 8 疗程。

3. 注意事项

（1）脑外伤患者确认颅内无活动性出血，应尽早进行高压氧治疗。

（2）对疗效不满意者不应轻易放弃高压氧治疗

（3）应与手术、药物配合治疗。

4. 循证医学评价 国内有较多高压氧治疗脑外伤的报道。综合设有对照组的临床研究涉及近万例脑外伤患者，高压氧治疗组与对照组相比，基本治愈 62.5%/41.1%、显著有效 18.5%/18.2%、有效 14.0%/25.2%、无效 4.8%/14.8%、死亡 0.2%/0.7%，总有效率 95.0%/84.5%。国外 2017 年发表的《高压氧治疗急性重型颅脑损伤的系统评价》综述了 40 年来 30 项研究（22 项实验研究和 8 项临床研究）。实验研究中，高压氧被证明对动物功能和认知结果（整体运动功能测试、认知和行为测试、神经功能测试、运动协调能力测试以及特定测试，如 Morris 水迷宫、行走试验等）有积极影响。临床研究中，都发现了高压氧治疗对降低颅内压有明显效果，患者在治疗期间意识和运动能力有所改善。另一项 2016 年发表的 meta 分析评估了八项研究中的创伤性脑损伤患者的高压氧治疗结果，显示接受高压氧治疗的患者在格拉斯哥昏迷等级评分中取得了显著改善，总体死亡率较低。

四、声损性聋和噪声性聋

声损性聋属于职业病范畴，由一次瞬间与高强度的脉冲噪声接触，所引起的听觉损伤，称急性声损伤。因多见于爆震所致，故又称爆震性聋。也可因长期接触较强噪声所引起的听力损害，称噪声性聋。

【发病机制】

1. 爆震性聋 是直接的机械损伤造成的。爆炸所产生的强声振动鼓膜，经鼓膜和听骨传递，使内耳外淋巴发生强烈振动，造成螺旋器损伤。这种强大的爆震除损伤内耳外，还可造成鼓膜的破裂和听骨的断裂。

2. 噪声性聋 是人长时间接触噪声所造成的，其机制：

（1）内耳的氧耗量很大，几乎与大脑和视网膜相等。在噪声环境中，内耳（螺旋器等）的耗氧量进一步增加，加重了内耳缺氧。

（2）长期慢性震动会引起内耳动脉痉挛。由于内耳的动脉较细长，又系终末动脉，侧支循环少，一旦发生痉挛势必加重内耳的缺血缺氧。

（3）噪声的机械振动造成耳蜗螺旋器的盖膜与基底膜之间的剪切式运动范围加大，久之可破坏耳蜗螺旋器的结构，使内外淋巴相通，改变毛细胞的环境。长期的振动本身就可损伤毛细胞。

由于上述机制所引起的内耳缺血缺氧；机械的损伤使得内耳细胞（包括毛细胞）有氧代谢减弱，无氧酵解增强，能量产生减少、酸性代谢产物增多，细胞的生物膜通透性增强，细胞内外离子失衡，细胞水肿。长时间的缺氧、营养障碍、机械振动慢慢引起毛细胞等变性、坏死以及神经纤维变性，使得听力逐渐减退。

【临床表现】 早期出现双耳持续性、高音调耳鸣，令人烦恼不安。双耳进行性听力减退，早期以高频范围为主，故多不被发现，直至累及语频范围，听力减退才被发现。长期的噪声刺激常引起自主神经功能和大脑皮层兴奋、抑制功能紊乱，如心律不齐、血压波动、头晕、眼花、乏力、注意力不集中、记忆力减退、低热、出汗等。也可诱发甲亢等内分泌紊乱、月经失调、性功能减退等，尚可影响妊娠、致胎儿畸形。纯音电测听为感音性聋，早期典型曲线为 4 000Hz 处呈"V"型凹陷；中期多为"U"型下降曲线；晚期多呈下降型曲线。

【诊断】 由于噪声性聋属职业病，涉及劳动保护，故诊断比较严格。

1. 有明确噪声暴露史，超过 1980 年 1 月颁布的《中华人民共和国工业企业噪声卫生标准》的规定。

2. 进行性双侧高音调耳鸣和听力减退，且无其他原因。

【常规治疗】 目前尚无有效的疗法，故本病应以预防为主。常规治疗包括：①扩张血管药物：烟酸、钙通道拮抗剂；②能量合剂（ATP、辅酶 A）；③各种维生素；④活血化瘀中药。

【高压氧治疗】

1. 治疗机制

（1）高压氧治疗可以：①增加 PaO_2；②增加组织氧含量；③增加毛细血管血氧弥散距离。因此进行高压氧治疗可以增加内耳前庭、耳蜗、半规管、内淋巴和外淋巴的 PaO_2 和氧含量，可以迅速纠正内耳细胞（包括毛细胞、支柱细胞等）的缺氧状态，改善细胞的代谢、纠正酸中毒，改善细胞生物膜通透性，细胞内外离子失衡得到纠正，毛细胞的电生理功能得以恢复，神经纤维的功能和结构得到修复，改善患者的听力。

（2）可以降低血液的黏滞性，改善内耳血液循环。

（3）高压氧下椎动脉血流量增加，有利于迷路动脉供血。

（4）实验证明 3ATA 的高压氧下，内耳的氧贮备可增加 3～4 倍。因此给在较强噪声区域工作的人事先进行高压氧治疗，可以保护内耳不受噪声的损伤。

2. 治疗方法　爆震性聋和噪声性聋的治疗压力均可采用 2～2.5ATA、每次吸氧 60min、每日 1 次。爆震性聋疗程至痊愈为止，噪声性聋需要较多疗程治疗。

3. 注意事项

（1）爆震性聋的高压氧治疗越早越好，治疗迟于 72h，则显示不出高压氧的优势。

（2）因噪声性聋为慢性病、病程长，高压氧治疗疗程较长，且常反复进行，应配合服抗氧化剂以减少活性氧所带来的副作用。

（3）进行高氧治疗时应配合药物（ATP、烟酸、维生素 B_1、维生素 B_{12} 等）治疗。

（4）无高压氧设备的医院可采用常压吸纯氧或吸含 3%CO_2 的氧气。

4. **循证医学评价**　有关高压氧治疗声损性、噪声性耳聋的报道较少。国内一篇临床疗效报告对 32 只耳噪声性耳聋进行分析，单纯高压氧治疗总有效率 37.5%，高压氧配合药物（ATP、烟酸、维生素 B_1、维生素 B_{12} 等）总有效率为 81.2%。国外一篇临床随机分组研究，涉及 122 例爆震性耳聋的士兵，分为单纯药物组（静脉滴注低分子右旋糖酐）、药物加高压氧治疗组，结果显示药物加高压氧治疗对耳聋和耳鸣的改善明显优于单纯药物治疗。国外 2014 年发表的一篇《高压氧治疗急性声损伤的快速系统评价》综述，分析了符合筛选条件的 6 篇原始研究论文，这些研究确实报告了高压氧治疗对患者听力改善有显著影响，但研究的一般方法很薄弱，研究之间的差异太大，无法汇集数据。结论是高压氧治疗对急性声损伤听力恢复的影响尚不明确，有待于一项精心设计的 RCT 研究证实。2019 年，Morihiko Oya 通过总结日本海上自卫队水下医学中心在高压氧治疗急性声损性耳聋的 20 年经验，评估了高压氧治疗在急性声损性耳聋的有效性，认为高压氧治疗应该被认为是治疗包括耳鸣和耳胀等主观症状的急性声损性耳聋的一种有效方法。

五、急性中心性视网膜脉络膜炎

急性中心性视网膜脉络膜炎又称为中心性浆液性脉络膜视网膜病变，其特点为：后极部类圆形区视网膜神经上皮下透明液体积聚。好发于中青年人，男性多于女性。本病为自限性疾病，预后良好，但可复发，病因不明。

【发病机制】近来研究表明，患者除血清中儿茶酚胺浓度升高外，还与外源性和内源性糖皮质激素等有关。常在有诱发因素如睡眠不足、压力大、情绪波动等时发病。中心性浆液性脉络膜视网膜病变系色素上皮的紧密连接即视网膜外屏障的病变，即外屏障被破坏，而并非色素上皮细胞死亡。脉络膜毛细血管内的液体通过病变处渗漏，造成局限性视网膜神经上皮脱离。

【临床表现】患者突然出现单眼视力轻度下降、视物变暗或色调发黄、变形或小视，并有中央相对暗区。眼部无炎症表现，眼底黄斑部可见圆形或类圆形约 1 ~ 3PD（视神经乳头直径，1PD = 1.5mm）大小、颜色稍灰、微隆起的病变。边缘可见弧形光晕，中央凹反光消失。有时在裂隙灯间接检眼镜下可见该处视网膜神经上皮存在很浅的脱离。逐渐，该处视网膜下可有多数细小黄白点。恢复期逐渐出现轻度色素不均匀。预后视力恢复，但仍可遗留视物变形和小视现象。大多数病例经 3 ~ 6 个月自愈，但有复发可能。眼底血管造影检查：活动病变时荧光素血管造影可见病变区内强荧光点随造影时间的延长而渗漏，强荧光点逐渐扩大（墨渍弥散型）或炊烟状。

【常规治疗】无有效药物。向初次发病者说明本病为自限性，多数病例能自行痊愈。强调应消除可能的诱因，等待其自行恢复。长时期未愈或多次复发者，中心渗漏点可行光动力疗法封闭渗漏点，有助于液体吸收，缩短神经上皮脱离的时间，促进视力提高。可使用减少毛细血管通透性的药物，而糖皮质激素可加重脉络膜损害，增加液体漏出，演变为后极部色素上皮病变，故禁用。

【高压氧治疗】

1. **治疗机制**

（1）可迅速提高 PaO_2，增加血氧含量，增加毛细血管血氧弥散距离。可迅速改善病灶区域缺氧状态。

（2）高压氧治疗由于视网膜、脉络膜缺氧得到纠正，使得脉络膜毛细血管通透性改善，渗出减少；色素上皮细胞紧密连接结构修复，色素上皮层的通透性改善，使得脉络膜内含大分子物质的液体不能渗入视网膜内；缺氧改善，细胞的有氧氧化增强，能量产生增多，色素上皮的泵功能恢复，将视网膜内的液体泵出，使视网膜渗出液减少。

（3）高压氧治疗可以保证脱离色素上皮层的视网膜得到充足的氧气，从而延缓其坏死的进程，减轻病变区域视网膜的损害。

（4）高压氧可使视网膜和脉络膜血管收缩，减轻视网膜和脉络膜水肿。

（5）高压氧可将视网膜内的水肿液压回脉络膜，然后回到脉络膜毛细血管内。

（6）高压氧可以增强色素上皮层内吞噬细胞吞噬坏死组织细胞的能力。

2. **治疗方法与注意事项**

（1）治疗压力 2 ~ 2.5ATA、每次吸氧 60min、每日 1 次，连续 2 ~ 3 个疗程。如需继续治疗，可休息 7 ~ 10d，再开始下阶段治疗。

（2）强调早期治疗，高压氧治疗越早起好。

（3）本病自愈率较高，预后较好，对病程长的患者也有一定疗效。

（4）高压氧疗程较长的患者应服抗氧化剂。

3. **循证医学评价**　综合国内 24 篇病例报告，涉及 1 068 例急性中心性视网膜脉络膜炎患者，经 2 ~ 2.5ATA、2 ~ 4 疗程的高压氧治疗，治愈 228 例（21.3%）、显著有效 400 例（37.5%）、有效 344 例（32.2%）、无效 96 例（9.0%），总有效率 91.0%。一项设有对照组（药物治疗）的临床研究显示，高压氧治疗 68 例急性中心性视网膜脉络膜炎病例，总有效率为 97.7%，对照组总有效率为 72.9%。

（周宏图　范宏娟）

第二章
高压氧医学在神经系统疾病的应用

第一节　头痛

头痛（headache）是临床常见的症状，通常指局限于头颅上半部，包括眉弓、耳轮上缘和枕外隆突连线以上部位的疼痛。国际头痛协会（HIS）于 1988 年制定了头痛分类和诊断的国际规范。2004 年推出了国际头痛疾病分类第 2 版（the international classification of headache 2nd edition，ICHD-2），2013 年推出 ICHD-3 试用版本，2018 年 ICHD-3 正式出版。即：①原发性头痛（偏头痛；紧张型头痛；三叉神经头面痛；其他原发性头痛）；②继发性头痛，如头和 / 或颈部外伤引起的头痛；头颅和颈部血管疾病引起的头痛；非血管性颅内疾病引起的头痛；物质或物质戒断引起的头痛；感染引起的头痛；内环境紊乱引起的头痛；头颅、颈、眼、鼻、耳、鼻窦、牙齿、口腔或其他颜面部结构病变引起的头痛或面痛；精神疾病引起的头痛；③痛性脑神经病及其他头痛和面痛。本书重点介绍临床常见的偏头痛和丛集性头痛。

一、偏头痛

偏头痛（migraine）是临床常见的原发性头痛，其特征是发作性、多为偏侧、中重度、波动样头痛，一般持续 4 ~ 72h，可伴有恶心、呕吐，声、光刺激或日常活动均可加重头痛，处于安静环境、休息可缓解头痛。偏头痛是一种常见的慢性神经血管性疾病，患病率为 5% ~ 10%。

【病理生理机制】偏头痛的发生机制尚不十分清楚，目前主要有三种学说。①血管学说：认为偏头痛是原发性血管疾病；②神经学说：认为偏头痛是原发性神经功能紊乱疾病；③三叉神经血管学说：该学说认为三叉神经节损害可能是偏头痛产生的神经基础，近年来受到广泛重视。

【临床表现】偏头痛多起病于儿童和青春期，中青年达发病高峰，女性多见，男女患者比例约为 1：2 ~ 1：3，常有遗传背景。

1. **无先兆偏头痛**　是最常见的偏头痛类型，约占 80%。临床表现为反复发作的一侧或双侧额颞部疼痛，呈搏动性，疼痛持续时伴颈肌收缩可使症状复杂化。常伴有恶心、呕吐、畏光、畏声、出汗、全身不适、头皮触痛等症状。本型发作频率高，常与月经有明显关系，且需频繁使用药物止痛，因此易合并出现药物过度使用性头痛，严重影响日常生活和工作。

2. **有先兆偏头痛**　约占头痛患者的10%。发作前数小时至数日可有倦怠、注意力不集中和打哈欠等前驱症状。在头痛之前（60min内）或头痛发生时，常以可逆的局灶性神经系统症状为先兆，最常见的为视觉先兆，如视物模糊、暗点、闪光、亮点亮线或视物变形；其次为感觉先兆，言语和运动先兆少见。发作时表现为一侧或双侧额颞部或眶后搏动性头痛，常伴有恶心、呕吐、畏光或畏声、苍白或出汗、多尿、易激惹、气味恐怖及疲劳感等。活动可使头痛加重，睡眠后可缓解头痛。头痛可持续4～72h，消退后常有疲劳、倦怠、烦躁、无力和食欲差等，1～2d后常可好转。

3. **慢性偏头痛**　偏头痛每月头痛发作超过15d，连续3个月或3个月以上，且每月至少有8d的头痛具有偏头痛性头痛特点，并排除药物过量引起的头痛，可考虑慢性偏头痛。

4. **常为偏头痛前驱症状的儿童周期性综合征**　可视为偏头痛等位症，临床可见周期性呕吐、反复发作的腹部疼痛伴恶心呕吐即腹型偏头痛、良性儿童期发作性眩晕。发作时不伴有头痛，随着时间的推移可发生偏头痛。

【诊断】根据偏头痛发作类型、家族史和神经系统检查，通常可作出临床诊断。脑部CT、CTA、MRI、MRA检查可以排除脑血管疾病、颅内动脉瘤和占位性病变等颅内器质性疾病。而且不同类型的偏头痛，如无先兆偏头痛、有先兆偏头痛和慢性偏头痛都有相应的诊断标准。

【常规治疗】偏头痛的治疗目的是减轻或终止头痛发作，缓解伴发症状，预防头痛复发。治疗包括药物治疗和非药物治疗。

1. **非药物治疗**　主要是加强宣教，帮助患者确立科学、正确的防治观念和目标，保持健康的生活方式，寻找并避免各种偏头痛诱因。

2. **药物治疗**

（1）发作期治疗：治疗药物包括非特异性止痛药如非甾体抗炎药（NSAIDs）和阿片类药物，特异性药物如麦角类制剂和曲普坦类药物。

（2）预防性治疗：药物治疗应小剂量单药开始，缓慢加量至合适剂量，之后可缓慢减量或停药，有效的预防性治疗需要持续约6个月，偏头痛发作频率可降低50%。

【高压氧治疗】

1. **治疗机制**　偏头痛除药物治疗外，近年来有作者尝试高压氧治疗偏头痛，并证实确有一定疗效。目前认为高压氧能够从多个环节抑制偏头痛的发作，其机制包括：

（1）高压氧可使全身血管收缩，颅内血管收缩可以使偏头痛缓解。

（2）高压氧可以提高动脉血氧分压，增加血氧含量，迅速改善偏头痛发作前（先兆）

脑血管收缩所造成的脑组织缺氧，改善脑组织因缺氧所造成的脑水肿，改善脑毛细血管通透性。

（3）高压氧可以降低血小板聚集力，减少5-羟色胺的释放，加速5-羟色胺的耗竭，导致偏头痛的缓解。

（4）高压氧可以改善自主神经功能紊乱。

2. **治疗方法** 多采用空气加压舱，加压时间10～15min，治疗压力0.2MPa，面罩吸氧3次，20min/次，或吸氧2次，30min/次，中间休息5～10min，减压15～25min，10次一疗程，每个疗程间可休息10天，共3～4个疗程。

3. **注意事项** 高压氧不仅效缓解了偏头痛的症状，还能预防偏头痛的频繁发作、减轻发作程度。所以在缓解期可进行HBO预防性治疗。教育患者平素保持良好的生活方式和平和的心理状态，尽量避免各种头痛诱发因素。

4. **循证医学评价** 查阅十余篇文献，结果显示HBO联合药物（氟桂利嗪、舒马普坦、加巴喷丁等）治疗偏头痛的有效率达97.5%，高于单纯HBO组（77%～82.5%）、药物组（80.0%），差异均有统计学意义（$p < 0.05$），提示联合治疗的协同作用，增加了疗效。2h止痛率，联合组100%和单纯HBO组93%，高于单纯药物组73%。在1周治愈率方面，接受HBO治疗的2组（联合治疗组60.0%，HBO组52.5%）高于氟桂利嗪组（22.5%），差异有统计学意义（$p < 0.01$）。HBO联合药物治疗偏头痛，能提高有效率，特别是早期止痛率，减少了频繁使用止痛药物对患者的不良影响和潜在危害。

二、丛集性头痛

丛集性头痛（cluster headache）是一种原发性神经血管性头痛，表现为一侧眼眶周围发作性剧烈疼痛，有反复密集发作的特点，伴有同侧眼结膜充血、流泪、瞳孔缩小、眼睑下垂以及头面部出汗等自主神经症状，常在一天内固定时间发作，可持续数周至数月。

【病因】传统观点认为本病的发生与血管功能障碍有关，现有病因学说包括血管源说、神经源说、组胺说（交感-肾上腺系统的作用可使组胺分泌增多，自由基大量产生）等。

【临床表现】平均发病年龄约为25岁，部分患者可有家族史。男性约为女性的4～5倍。头痛突然发生，无先兆症状，几乎发生于每周同一时间，晚上发作多见，常从睡眠中痛醒。头痛位于一侧眶周、眶上、眼球后和/或颞部，呈尖锐、爆炸样、非搏动性剧痛。头痛持续15min至3h不等。发作频度从一日8次至隔日1次。疼痛时常伴有同侧颜面部自主神经功能症状（结膜充血、流泪、流涕等副交感亢进症状，或瞳孔缩小和眼睑下垂等交感神经麻痹症状），较少伴有恶心、呕吐。头痛发作可持续数周至数月（常为6～12周），在此期间患者疼痛呈成串发作，故名丛集性头痛。春秋季易发作，发作期后可有数月或数年间歇期。在丛集期，饮酒或血管扩张药可诱发头痛发作，而在间歇期，两者均不会引起头痛发作。

【诊断】根据临床发作特点，神经影像学排除引起头痛的颅内器质性疾患，可作出丛集性头痛的诊断。当至少有 2 次丛集期，且每期持续 7 ~ 365d，两次丛集期之间无痛间歇期≥ 1 个月，称为发作性丛集性头痛，一旦丛集期 > 1 年，无间歇期或间歇期 < 1 个月，则称为慢性丛集性头痛。

【常规治疗】

1. **急性期的治疗**

（1）吸氧疗法：为头痛发作时首选的治疗措施，给予纯氧吸入，流速 10 ~ 12L/min，10 ~ 20min，可有效阻断头痛发作，对约 70% 的患者有效。

（2）药物：舒马曲普坦皮下注射或经喷鼻吸入、左米曲普坦经鼻吸入，可迅速缓解头痛，心血管疾病或高血压病是禁忌证。若吸氧或曲普坦类药物效果不佳或不耐受，可予以 4% ~ 10% 利多卡因 1ml 经患侧鼻孔滴入或双氢麦角胺静脉注射。

2. **预防性治疗**　急性期治疗并不能缩短丛集性发作持续时间及减少发作次数，因此，一旦诊断丛集性头痛立即给予预防性治疗。如维拉帕米、糖皮质激素、锂制剂及其他药物、三叉神经切除术、迷走神经电刺激等。

【高压氧治疗】

1. **治疗机制**

（1）HBO 提高血氧饱和量、增加组织中氧弥散距离、改善局部循环障碍、抑制酸性代谢产物和疼痛介质释放而缓解头痛症状。

（2）HBO 能收缩脑动脉，提高脑组织的氧含量和氧储备量，因此能降低颅内压缓解头痛症状。

（3）HBO 可使机体超氧化歧化酶降低，脂质过氧化物增多，利于自由基的清除，还可以作用于交感 - 肾上腺系统，减少组织胺的分泌继而减少头痛发作。

2. **治疗方法**　空气加压舱进行治疗，加压 20min，治疗压力 0.18 ~ 0.2Mpa，稳压期间面罩吸氧 2 次，30min/ 次，两次吸氧期间休息 10min，匀速减压 30min，常压出舱。1 次 /d，连续治疗 10 ~ 20d。

3. **注意事项**　高压氧治疗时应缓慢匀速加压和减压，以免压力变化过快而导致耳鸣、耳痛等不良反应，注意避免脑血管过度收缩为巩固疗效，最好每年治疗 1 ~ 2 次。

4. **循证医学评价**　相关文献较少，绝大部分是在药物治疗基础上加用 HBO 治疗丛集性头痛，通过 VAS 量表评价患者疼痛程度，结果显示都有一定疗效，但尚需进一步研究。

第二节　急、慢性脑供血不足

一、短暂性脑缺血发作

短暂性脑缺血发作（transient ischemic attack，TIA）是由于局部脑或视网膜缺血引起的短暂性神经功能缺损，临床一般不超过1h，最长不超过24h，且无责任病灶的证据。

【临床表现】

1. **一般特点** TIA好发于中老年人，男性多于女性，患者多伴有高血压、动脉硬化、糖尿病或高血脂等脑血管病的危险因素。发病突然，常反复发作。血流动力学改变导致的TIA，因每次发作缺血部位基本相同，而临床表现相似或刻板；微栓塞导致的TIA，因每次发作受累的血管和部位有所不同，而临床表现多变。

2. **颈内动脉系统TIA** 神经功能缺损的中位持续时间为14min。大脑中动脉供血区的TIA可出现缺血对侧肢体的单瘫、轻偏瘫、面瘫和舌瘫，可伴有偏身感觉障碍和对侧同向偏盲，优势半球受损常出现失语和失用，非优势半球受损可出现空间定向障碍。大脑前动脉供血区缺血可出现人格和情感障碍、对侧下肢无力等。颈内动脉的眼支供血区缺血表现眼前灰暗感、云雾状或视物模糊，甚至为单眼一过性黑矇、失明。颈内动脉主干供血区缺血可表现为眼动脉交叉瘫 - 患侧单眼一过性黑矇、失明和 / 或对侧偏瘫及感觉障碍；Horner交叉瘫（患侧Horner征、对侧偏瘫）。

3. **椎基底动脉系统TIA** 神经功能缺损的中位持续时间为8min。最常见表现是眩晕、平衡障碍、眼球运动异常和复视。可有单侧或双侧面部、口周麻木，单独出现或伴有对侧肢体瘫痪、感觉障碍，呈现典型或不典型的脑干缺血综合征。还可出现下列几种特殊表现的临床综合征：①跌倒发作；②短暂性全面遗忘症；③双眼视力障碍发作；④二便失禁、嗜睡或癫痫等症状，往往合并其他脑干或大脑后动脉供血区缺血的症状或体征。

【诊断】大多数TIA患者就诊时临床症状已消失，故诊断主要是靠病史。中老年患者突然出现局灶性脑功能损害症状，符合颈内动脉或椎基底动脉系统及其分支缺血表现，并在短时间内症状完全恢复（多不超过一个小时），应高度怀疑为TIA。如果神经影像学检查没有发现神经功能缺损对应的病灶，临床即可诊断TIA。

【一般治疗】TIA是急症。TIA发病后7d内为卒中的高风险期，对患者进行紧急评估与干预可以减少卒中的发生。TIA发病1周内，如具备一定指征应建议住院治疗。

1. **药物治疗** 非心源性栓塞性TIA推荐抗血小板治疗，如阿司匹林联合氯吡格雷治疗21d；心源性栓塞TIA一般推荐抗凝治疗，可在神经影像学检查排除脑出血后尽早开始实施；血流动力型TIA扩容治疗以纠正低灌注；新近发生的符合传统TIA的患者，即使神经影像学检查发现有明确的脑梗死责任病灶，目前也不作为溶栓治疗的禁忌证。若TIA再次发作，临床有脑梗死的诊断可能，不应等待，应按照卒中指南积极进行溶栓治疗；对有高纤维蛋白原血症的TIA患者，可选用降纤酶治疗 / 活血化瘀中药制剂对TIA患者也可能一定的治疗作用。

2. **TIA的外科治疗和血管介入治疗** 对适合颈动脉内膜切除术或颈动脉血管成形和支架植入术者，最好在48h内手术，不应延误治疗。

3. **控制危险因素。**

【高压氧治疗】

1. **作用机制**

（1）提高血管内氧分压及组织内氧含量，局部缺血组织储氧量增多，组织有效弥散距离和弥散率得到改善，极大地丰富了组织储氧量，对于因血管或血液循环异常所致血供不足造成的缺氧具有积极的治疗作用。

（2）降低血液黏滞度，降低血小板聚集率，抑制血栓形成，可减轻 TIA 的发生。

（3）降低血细胞容积，增加红细胞变形能力，使其通过狭窄毛细血管的能力增加。改善微循环状态，促进血栓的溶解吸收。

（4）促进侧支循环的形成，使脑神经细胞的功能得以恢复。

（5）扩张椎动脉，减少椎动脉内血流阻力，椎基底动脉血流充分，可缓解眩晕症状。

2. **治疗方法**　空气加压舱，加压 15～30min，减压 15～30min，压力 0.20～0.25MPa，戴面罩吸纯氧或混合氧（97%O_2 + 3%CO_2）两次，每次 20～30min，间隔 5～10min，吸舱内空气 1 次。1 次 /d，7～10 次 1 疗程，一般 2～3 个疗程。每个疗程间可间隔 3d。或单人纯氧舱，压力 2～2.5ATA，稳压 60～90min，1～2 次 /d，疗程同上。

3. **注意事项**　注重综合治疗，既可改善微循环、缓解缺氧，又可解除因血管痉挛而致的动脉阻力增高，同时利用高氧效应促进药物的吸收利用，达到疗效互补，对减少或减轻缺血性脑卒中的发生起到预防治疗的作用。在生命体征稳定的前提下尽早开始高压氧治疗。

4. **循证医学评价**　有作者通过 SPECT 显像发现临床上 TIA 患者局部脑血流存在长时间紊乱，CVD（脑血管功能检测）显示，颈动脉循环远端区域运动皮质部分缺血。而高压氧或高压混合氧可通过扩张血管，加速侧支循环建立，改善微循环的功能，从而终止 TIA 发作。多数文献从不同程度证实高压氧可以缓解 TIA 的各种症状和体征，常规治疗联合高压氧治疗的有效率（62.9%～81.25%）高于常规治疗组（25.7%～56.67%）。

二、慢性脑供血不足

慢性脑供血不足（chronic cerebral circulatory insufficiency，CCCI）是大脑整体血液供应水平降低的状态，而非局灶性的大脑缺血。目前尚无确切、公认的定义。一般认为，慢性脑供血不足是由于各种原因导致的脑部血液供应与脑部血液需求之间不平衡而引起的以头晕、头痛、失眠、记忆力减退等为主要症状的疾病。

【诊断】目前国际上对 CCCl 的诊断多采用日本 2000 年版的诊断标准。

1. 头晕、头痛、头沉等自觉症状。

2. **有支持脑动脉硬化的所见**　①伴有高血压、眼底动脉硬化改变等；②有时可闻及脑灌注动脉的血管杂音。

3. 没有大脑的局灶神经体征。

4. CT/MRI 无血管性器质性脑改变。

5. 排除其他疾病导致的上述自觉症状。

6. 年龄原则上大于 60 岁（可以放宽到 45 岁以上）。

7. 脑循环确认脑血流低下。

8. DSA 或 TCD 提示脑灌流动脉有闭塞或狭窄改变。

【常规治疗】CCCI 的实质是脑动脉硬化症，而一般来说，人到 40 岁以后脑动脉硬化就开始发生了。如果对 CCCI 不加以重视的话，其逐渐发展极易导致老年痴呆症和脑卒中的发生。

1. **去除危险因素**　高血压、糖尿病、脂质代谢异常、肥胖等。

2. 调控血压、改善循环、低血压。

3. **抗血小板聚集药物**　阿司匹林、氯吡格雷。

4. **改善微循环**　养血清脑颗粒，银杏叶制剂、川芎嗪等。

5. **缓解血管痉挛药物**　盐酸法舒地尔，尼莫地平等。

6. **物理治疗**　如脑循环治疗仪（FNS），经颅超声治疗仪等可增加大脑皮层血流量，释放乙酰胆碱能递质，减少诱生型一氧化氮合酶 mRNA 表达，从而起到对缺血大脑的保护作用。

【高压氧治疗】

1. **治疗机制**

（1）高压氧可以增加毛细血管氧弥散距离，改善脑组织微循环灌注不足，弥补 CCCI 导致的脑组织缺血缺氧。

（2）可以增加动脉血氧分压和血氧含量，迅速改善脑组织和周身缺氧。

（3）可增加缺血脑细胞供氧，加速受损细胞恢复。

（4）加速毛细血管再生，促进细胞修复，以及神经功能恢复和稳定。

（5）增加吞噬细胞的吞噬能力。

2. **治疗方法**　单人纯氧舱，升压、减压各 20min，治疗压力 0.18Mpa，稳压 30min，1 次 /d，共 15d。或应用空气加压舱，压力 0.22MPa，面罩吸氧 1h，治疗 10d。

3. **循证医学评价**　高压氧治疗 CCCI 的文献虽然不多，但研究证实 HBO 治疗后 CCCI 患者血清一氧化氮及肱动脉内皮依赖性舒张功能（EDD）均有升高，ET（内皮素）降低，改善线粒体的氧化磷酸化过程，明显增加血管内皮细胞生长因子的浓度，影响内皮细胞的功能及内皮细胞纤维蛋白原的降解反应，达到改善 CCCI 患者的症状和体征的效果。

第三节　急性脑梗死

脑梗死（cerebral infarction）又称缺血性脑卒中，是指各种脑血管病变所致脑部血液供应障碍，导致局部脑组织缺血、缺氧性坏死，而迅速出现相应神经功能缺损的一类临床综合征。脑梗死是脑卒中最常见类型，约占 70% ~ 80%。

【临床表现】

1. **一般特点**　动脉粥样硬化型脑梗死多见于中老年。常在安静或睡眠中发病，部分病例有 TIA 前驱症状如肢体麻木、无力等，局灶性体征多在发病后 10 余小时或 1 ~ 2d 达到高峰，临床表现取决于梗死灶的大小和部位，以及侧支循环和血管变异。患者一般意识清楚，当发生基底动脉血栓或大面积脑梗死时，可出现意识障碍，甚至危及生命。

2. **不同脑血管闭塞的表现**　根据闭塞血管的不同，临床表现各异。①大脑中动脉主干闭塞：可导致“三偏”症状，即病灶对侧偏瘫（包括中枢性面舌瘫和肢体瘫）、偏身感觉障碍及偏盲，伴双眼向病灶侧凝视，优势半球受累出现失语，非优势半球受累出现体象障碍，并可以出现意识障碍，大面积脑梗死继发严重脑水肿时，可导致脑疝，甚至死亡；②椎基底动脉闭塞的表现：基底动脉或双侧椎动脉闭塞是危及生命的严重脑血管事件，引起脑干梗死，出现眩晕、呕吐、四肢瘫痪、共济失调、肺水肿、消化道出血、昏迷和高热等。脑桥病变出现针尖样瞳孔；③分水岭脑梗死：是由相邻血管供血区交界处或分水岭区局部缺血导致，也称边缘带脑梗死，多因血流动力学原因所致。常见偏盲、皮质性感觉障碍，情感淡漠、记忆力减退，优势半球侧病变出现经皮质感觉性失语，非优势半球侧病变可见体象障碍等。

【诊断】

1. **首先明确是否为卒中**　中年以上的患者，急性起病，迅速出现局灶性脑损害的症状和体征，并能用某一动脉供血区功能损伤解释，排除非血管性病因，临床应考虑急性脑卒中。

2. **明确是缺血性还是出血性脑卒中**　CT 或 MRI 检查可排除脑出血和其他病变，帮助进行鉴别诊断。当影像学检查发现责任梗死灶时，即可明确诊断。当缺乏影像学责任病灶时，如果症状或体征持续 24h 以上，也可诊断急性脑梗死。

3. **明确是否适合溶栓治疗**　卒中患者首先应了解发病时间及溶栓治疗的可能性。还应评估卒中的严重程度（如 NIHSS 卒中量表），了解脑梗死发病是否存在低灌注及其病理生理机制，并进行脑梗死病因分型。

【一般治疗】挽救缺血半暗带，避免或减轻原发性脑损伤，是急性脑梗死治疗的最根本目标。对有指征的患者，应力争尽早实施再灌注治疗。

1. **一般处理**

（1）吸氧和通气支持：必要时可给予吸氧，以维持氧饱和度 > 94%。

（2）心脏监测和心脏病变处理：以便早期发现阵发性心房纤颤或严重心律失常等心脏病变；避免或慎用增加心脏负担的药物。

（3）体温控制：对体温 > 38℃的患者应给予退热措施。

（4）血压控制：约70%脑梗死患者急性期血压升高。急性脑梗死血压的调控应遵守个体化、慎重、适度原则。

（5）血糖：脑卒中急性期高血糖常见，可以是原有糖尿病的表现或是应激反应。血糖值可控制在7.7～10mmol/L之间。

（6）营养支持：卒中后呕吐、吞咽困难等可引起脱水及营养不良，导致神经功能恢复减慢。应重视卒中后液体及营养状况评估。

2. **特异性治疗** 指针对缺血损伤病理生理机制中某一特定环节进行的干预。

（1）静脉溶栓：是目前最主要的恢复血流措施，rtPA和尿激酶是我国目前使用的主要溶栓药。

（2）血管内介入治疗：包括动脉溶栓、搭桥术、机械取栓、血管成形和支架植入术等。

（3）抗血小板治疗：常用的抗血小板聚集剂包括阿司匹林和氯吡格雷。

（4）抗凝治疗：一般不推荐急性期应用抗凝药预防卒中复发、阻止病情恶化或改善预后。

（5）脑保护治疗：脑保护剂包括自由基清除剂、阿片受体阻滞剂、电压门控性钙通道阻断剂、兴奋性氨基酸受体阻断剂、镁离子和他汀类药物等，可通过降低脑代谢、干预缺血引发细胞毒性机制减轻缺血性脑损伤。

（6）扩容治疗：改善低灌注，适用于血流动力学机制所致的脑梗死。

（7）其他药物治疗：①降纤治疗，疗效尚不明确。②中药制剂，目前尚缺乏大规模临床试验证据；③针灸，疗效尚需要大样本的临床研究进一步证实；④丁基苯酞、人尿激酶是近年国内开发的两个新药，对脑缺血和微循环均有一定改善作用。

3. **急性期合并症处理**

（1）脑水肿和颅内压增高：治疗目标是降低颅内压、维持足够脑灌注（脑灌注压>70mmHg）和预防脑疝发生。

（2）梗死后出血：脑梗死出血转化发生率约为8.5%～30%，其中有症状的约为1.5%～5%。症状性出血转化应停用抗栓治疗等致出血药物，无症状性脑出血转化一般抗栓治疗可以继续使用。

（3）癫痫：不推荐预防性应用抗癫痫药物。

（4）感染：实施口腔卫生护理以降低卒中后肺炎的风险。尽可能避免插管和留置尿管，间歇性导尿和酸化尿液可减少尿路感染。一旦发生感染应及时根据细菌培养和药敏试验应用敏感抗生素。

（5）上消化道出血：高龄和重症脑卒中患者急性期容易发生应激性溃疡，建议常规应用静脉抗溃疡药；对已发生消化道出血的患者，应进行冰盐水洗胃、局部应用止血药（如口服或鼻饲云南白药、凝血酶等）；出血量多引起休克者，必要时输注新鲜全血或红细胞成分输血，并进行胃镜止血或手术止血。

（6）深静脉血栓形成和肺栓塞：高龄、严重瘫痪和房颤增加 DVT 风险，DVT 增加 PE 风险。应鼓励患者尽早活动，下肢抬高，避免下肢静脉输液（尤其是瘫痪侧）。对发生 DVT 和 PE 风险高的患者给予较低剂量的抗凝药物进行预防性抗凝治疗，如低分子肝素 4 000IU 左右，皮下注射，1 次 /d。

（7）吞咽困难：约 70% 的卒中患者入院时存在吞咽困难。为预防卒中后肺炎和营养不良，应重视吞咽困难的评估与处理。

（8）心脏损伤：脑卒中合并心脏损伤是脑心综合征的表现之一，主要包括急性心肌缺血、心肌梗死、心律失常和心力衰竭。应密切观察心脏情况，必要时进行动态心电监测和心肌酶谱检查，及时发现心脏损伤，并及时治疗。

4. **早期康复治疗** 应制定短期和长期康复治疗计划，分阶段、因地制宜地选择治疗方法。卒中发病 24h 内不应进行早期、大量的运动。在病情稳定的情况下应尽早开始坐、站、走等活动。卧床者注意良肢位摆放，尽量减少皮肤摩擦和皮肤受压，保持良好的皮肤卫生，防治皮肤皲裂，使用特定的床垫、轮椅坐垫和座椅，直到恢复行走能力。应重视语言、运动和心理等多方面的康复训练，常规进行卒中后抑郁筛查，并对禁忌证的卒中后抑郁患者进行抗抑郁治疗，目的是尽量恢复患者日常生活自理能力。

5. **早期开始二级预防** 不同病情卒中急性期长短有所不同，通常规定卒中发病 2 周后即进入恢复期。对于病情稳定的急性卒中患者，应尽可能早期安全启动卒中的二级预防，并向患者进行健康教育。

【高压氧治疗】

1. **治疗机制**

（1）HBO 可迅速提高血氧分压、加大血氧弥散距离，改善脑组织病变部位血氧供给。

（2）降低血液黏度，改善颅内环境，提高巨噬细胞吞噬作用，促进血栓溶解及吸收。

（3）促进病变血管内皮细胞弹性修复，收缩血管，有效阻止血浆外渗，减轻水肿。

（4）增加椎基底动脉血流量，改善血液流变学特征。

（5）病灶组织出现反盗血现象，增加缺血半暗带区的供血供氧，促进神经细胞的恢复与再生。

（6）刺激病灶区域内毛细血管新生，促进侧支循环建立。

（7）高压氧可活跃脑电 α 波，对改善脑电活动有积极意义。

（8）调节 NO 的分泌，减少自由基损害，增强抗炎抗应激反应，减轻再灌注损伤。

（9）高压氧对凋亡的大脑神经细胞有明显的修复作用，对脑卒中后认知功能障碍、运动功能障碍及吞咽功能障碍均有促进作用。

2. **治疗方法** 常用高压氧治疗压力多采用 0.2～0.25MPa（2～2.5ATA），升压时间为 15～30min，减压持续 20～25min，每次吸氧 60～80min，中间休息 5～10min，1 次 /d，

10 次为一疗程。首次治疗应以 3 个疗程为宜，休息 1 ~ 2 周后再进行 1 ~ 2 个疗程。本病的恢复期是一年左右，故应间断治疗一年。

3. 注意事项

（1）脑梗死一经确诊，即应采用高压氧治疗，进舱时间越早越好。

（2）高血压患者治疗时，应将血压控制在 160/100mmHg 以下。

（3）注意保持呼吸道通畅。

（4）重症昏迷患者进行高压氧治疗应有医护人员陪同。

（5）首次治疗升、减压要缓慢，以免发生气压伤，影响高压氧治疗。

（6）治愈或好转的患者，每半年还应接受 1 ~ 2 个疗程的高压氧治疗，以巩固疗效。

4. 循证医学评价 高压氧疗法治疗急性缺血性脑卒中的临床效果不一，影响因素较多，其中高压氧治疗剂量是重要影响因素之一，要发挥疗效则需一定维持剂量和浓度。

（1）治疗剂量研究：据研究报道，高压氧疗法治疗急性脑梗死最佳压力为 1.5 ~ 2.0ATA，超过 2.0ATA 则会增加氧中毒发生率，且每次治疗时间控制在 60min 内，治疗总次数不可少于 10 次，且可根据患者病情适当延长治疗总次数。

（2）介入时间研究：张艳敏研究显示，Ⅰ组发病后≤ 12h 时接受高压氧治疗，Ⅱ组于发病后 13h 至 7d 接受治疗，Ⅲ组于发病后 > 7d 接受治疗。相关参数设置：①压力 0.2MPa；②升压 30min；③吸氧时间 60min；④中间休息时间 10min。每日吸氧 1 次，持续治疗 4 周，结果显示：高压氧介入时间越早效果越好。潘红伟等对 112 例急性脑卒中患者不同时间给予高压氧治疗，结果显示：治疗开始的时间越早则疗效越佳，以发病后 24h 内行高压氧治疗疗效最好，随着时间的延长，疗效降低。

（3）疗效研究：虽然没有明确的循证医学方面证据证明 HBO 在治疗缺血性脑卒中方面有明确的疗效，但是作为一种有前途的非药物的治疗方法，HBO 仍被用于脑卒中的治疗。

目前影响 HBO 疗效的主要原因包括：①研究对象的纳入标准不完善，未明确规定纳入的患者是处于何时期以及患者病情的严重程度。②治疗开始的时间界定混乱，有研究表明 HBO 在脑卒中后 6h 内是有效的，超过 12h 反而会加重缺血组织的损害。而也有研究却发现在脑卒中后 3h 内行 HBO 治疗是最有效的；③没有明确的治疗剂量范围，包括治疗压力和时间。④没有确切及合适的临床评估指标。⑤没有确定合适的样本量及未能严格遵守随机分配的原则；⑥对照组的选择模式不一。

第四节　出血性脑卒中

一、脑出血

脑出血（intracerebral hemorrhage，ICH）是指非外伤性脑实质内出血，发病率为每年

（60～80）/10 万，在我国约占脑卒中的 20%～30%。虽然脑出血发病率低于脑梗死，但其致死率却高于后者，急性期病死率为 30%～40%。

【临床表现】

1. **一般表现** ICH 常见于 50 岁以上患者，男性稍多于女性，寒冷季节发病率较高，多有高血压病史。多在情绪激动或活动中突然发病，发病后病情常于数分钟至数小时内达到高峰。少数也可在安静状态下发病。前驱症状一般不明显。ICH 患者发病后多有血压升高。由于颅内压升高，常有头痛、呕吐和不同程度的意识障碍，如嗜睡或昏迷等。

2. **局限性定位表现** 取决于出血量和出血部位。

（1）基底核区出血：①壳核出血，最常见，约占 ICH 病例的 50%～60%，常有病灶对侧偏瘫、偏身感觉缺失和同向性偏盲，还可出现双眼球向病灶对侧同向凝视不能，优势半球受累可有失语。②丘脑出血，约占 ICH 病例的 10%～15%，常有对侧偏瘫、偏身感觉障碍，通常感觉障碍重于运动障碍。如累及丘脑中间腹侧核可出现运动型震颤和帕金森综合征样表现；累及丘脑底核或纹状体可呈偏身舞蹈 - 投掷样运动；优势侧丘脑出血可出现丘脑性失语、精神障碍、认知障碍和人格改变等。③尾状核头出血，较少见，多常有头痛、呕吐、颈强直、精神症状，神经系统功能缺损症状并不多见，故临床表现酷似蛛网膜下腔出血。

（2）脑叶出血：约占脑出血的 5%～10%，常有脑动静脉畸形、血管淀粉样病变、血液病等所致。如额叶出血可有偏瘫、尿便障碍、Broca 失语、摸索和强握反射等；颞叶出血可有 Wernicke 失语、精神症状、对侧上象限盲、癫痫；枕叶出血可有视野缺损；顶叶出血可有偏身感觉障碍、轻偏瘫、对侧下象限盲，非优势半球受累可有构象障碍。

（3）脑干出血：①脑桥出血，约占脑出血的 10%，多由基底动脉桥支破裂所致，出血灶多位于脑桥基底部与被盖部之间。大量出血（血肿 > 5ml）累及双侧被盖部和基底部，常破入第四脑室，患者随即出现昏迷、双侧针尖样瞳孔、呕吐咖啡样胃内容物、中枢性高热、中枢性呼吸障碍、眼球浮动、四肢瘫痪和去大脑强直发作等。小量出血可无意识障碍，表现为交叉性瘫痪和共济失调性偏瘫，两眼向病灶侧凝视麻痹或核间性眼肌麻痹。②中脑出血，少见，常有头痛、呕吐和意识障碍，轻症表现为一侧或双侧动眼神经不全麻痹、眼球不同轴、同侧肢体共济失调，也可表现为韦伯综合征或贝内迪克特综合征；重症表现为深昏迷，四肢弛缓性瘫痪，可迅速死亡。③延髓出血，更为少见，临床表现为突然意识障碍，影响生命体征，如呼吸、心率、血压改变，继而死亡。轻症患者可表现不典型的瓦伦贝格综合征。

（4）小脑出血：约占出血的 10%。多由小脑上动脉分支破裂所致。常有头痛、呕吐，眩晕和共济失调明显，起病突然，可伴有枕部疼痛。出血量较少者，主要表现为小脑受损症状，如患侧共济失调、眼震和小脑语言等，多无瘫痪；出血量较多者，尤其是小脑蚓部出血，病情迅速进展，发病时或病后 12～24h 内出现昏迷即脑干受压征象，双侧瞳孔缩小至针尖样、呼吸不规则等。爆发型则常突然昏迷，在数小时内迅速死亡。

（5）脑室出血：约占出血的3%～5%，分为原发性和继发性脑室出血。原发性脑室出血多由脉络丛血管或室管膜下动脉破裂出血所致，继发性脑室出血是指脑实质出血破入脑室。常有头痛、呕吐，严重者出现意识障碍如昏迷、脑膜刺激征、针尖样瞳孔、眼球分离斜视或浮动、四肢弛缓性瘫痪及去脑强直发作、高热、呼吸不规则、脉搏和血压不稳定等症状。临床上易误诊为蛛网膜下腔出血。

【诊断】中老年患者在活动中或情绪激动时突然发病，迅速出现局灶性神经功能缺损症状以及头痛、呕吐等颅高压症状应考虑出血的可能，结合头颅CT检查，可以迅速明确诊断。

【一般治疗】治疗原则为安静卧床、脱水降颅压、调整血压、防治继续出血、加强护理防治并发症，以挽救生命、降低死亡率、致残率和减少复发。

1. **内科治疗**

（1）一般处理：一般应卧床休息2～4周，保持安静，避免情绪激动和血压升高。有意识障碍、消化道出血者宜禁食24～48h，必要时应排空胃内容物。注意水电解质平衡、预防吸入性肺炎和早期积极控制感染。明显头痛、过度烦躁不安者，可酌情适当给予镇静止痛剂；便秘者可选用缓泻剂。

（2）降低颅内压：积极控制脑水肿、降低颅内压（intracranial pressure，ICP）是脑出血急性期治疗的重要环节。不建议应用激素治疗减轻脑水肿。

（3）调整血压：随着ICP的下降血压也会下降，但如果血压过高，又会增加再出血的风险，因此需要控制血压。调控血压时应考虑患者的年龄、有无高血压史、有无颅内高压压、出血原因及发病时间等。如果没有颅内压增高的证据，降压目标为160/90mmHg或平均动脉压110mmHg。降压不能过快，要加强监测，防止血压下降过快引起脑低灌注。脑出血恢复期应积极控制高血压，尽量将血压控制在正常范围。

（4）止血治疗：止血药物如氨基己酸、氨甲苯酸、巴曲酶等对高血压动脉硬化出血的作用不大。如果有凝血功能障碍，可针对性给予止血药治疗。

（5）亚低温治疗：是脑出血的辅助治疗方法，可能有一定效果，可在临床试用。

（6）其他：中枢性高热大多采用物理降温，有学者提出可用多巴胺能受体激动剂如溴隐亭进行治疗。下肢深静脉血栓形成高危者，一般在ICH出血停止、病情稳定和血压控制良好的情况下，可给予小剂量的低分子肝素进行预防性抗凝治疗。各种原因导致的低钠会加重脑水肿，因此应限制水摄入量在800～1 000ml/d，补钠9～12g/d，低钠血症宜缓慢纠正，否则可导致脑桥中央髓鞘溶解症。

2. **外科治疗** 严重脑出血危及患者生命时内科治疗通常无效，外科治疗则有可能挽救生命；但如果患者预期幸存，外科治疗较内科治疗通常增加严重残疾风险。主要手术方法包括：去骨瓣减压术、小骨窗开颅血肿清除术、钻孔血肿抽吸术和脑室穿刺引流术等。

3. **康复治疗**　脑出血后，只要患者生命体征平稳、病情不再进展，宜尽早进行康复治疗。早期分阶段综合康复治疗对恢复患者神经功能，提高生活质量有益。

【高压氧治疗】

1. **治疗机制**

（1）高压氧可减轻脑水肿，迅速降低颅内压，防止继发性损害的加重。

（2）快速提高脑组织的氧含量及氧贮量，改善脑组织和周身组织缺氧，切断脑细胞的缺氧 - 水肿恶性循环，减少脑细胞的变性坏死。

（3）增加脑组织毛细血管氧弥散距离，可弥补因脑水肿使毛细血管距离加大而出现的缺氧区域。

（4）增加血肿周围（缺血半暗影区）的受损细胞供氧，加速受损细胞恢复。

（5）加速血肿的清除，促进胶原纤维、毛细血管的再生，减少对脑组织的直接破坏作用，加速病灶的修复。

（6）增加椎基底动脉血流量，可提高网状激活系统和脑干的氧分压，加速意识清醒，从而维持生命功能的正常活动。

（7）提高超氧化物歧化酶（SOD）、过氧化氢酶（CAT）、谷胱甘肽过氧化物酶（GSH-PX）、谷胱甘肽（GSH）的含量。加强清除自由基和抗氧化的能力，减少再灌注损伤。

（8）可抑制细菌生长，有利于对继发感染的控制。

（9）促进侧支循环建立，改善脑缺血缺氧，避免或减轻海马区脑损伤；促进神经细胞的代谢恢复，有助于机体局部功能的恢复，提高患者的肢体运动功能和日常生活能力。

2. **治疗指征**

（1）有轻度意识障碍者。

（2）发病在 6h 以上及次日颅脑 CT 显示血肿不见增大者。

（3）试验性高压氧治疗 1 ~ 2 次后症状未加重及 CT 显示脑血肿未见增大者。

（4）脑血肿清除后的患者，只要病情稳定，无感染及新鲜出血征兆者，也应尽早实施高压氧治疗。

3. **治疗禁忌证**

（1）已经发生脑疝、生命体征极不稳定者。

（2）患者躁动、抽搐不能配合吸氧治疗者。

（3）脑内出血尚未控制者。

（4）有肺大疱及严重肺气肿，进舱有发生气胸可能者。

（5）血压过高超过 26.6/14.6kPa（200/110mmHg）者。

4. **治疗时机**　一般认为，患者生命体征平稳，头颅 CT 检查无活动性出血，即可开始治疗。蒋克平等对 64 例脑出血患者进行调查研究，其中手术治疗 34 例，非手术治疗 30

例，随机分为HBO治疗组和对照组两组，其中HBO组依开始时机不同又分为7～10d组、11～20d组、21～30d组、31～40d组、41～50d组、51～60d组、60d～6个月组，结果显示，开始时机越早，疗效越显著。国内多数人主张出血后静止1～2周或手术后7～10d进行高压氧治疗为宜。

5. **治疗方法** 急性期危重患者应尽量用多人舱，便于监护、抢救、调整体位、综合治疗。治疗压力为0.18～0.25MPa，加压时间20min，稳压吸氧时间为60～80min，期间休息10min，吸氧结束后匀速减压20min，1次/d，10次为一疗程，疗程间隔1～2d，一般2～3个疗程。

6. **注意事项**

（1）应强调综合治疗，特别是常规治疗和护理，为高压氧治疗创造条件。

（2）降低颅内压力仍应以脱水药物为主，在行高压氧治疗时只能减少脱水药物次数，不能完全停用。

（3）脑出血急性期应密切注意生命体征变化，同时应备抢救设施及药物于舱内。

（4）进行高压氧治疗前应详细了解患者咽鼓管通畅程度，以尽早处理。

（5）升、减压要慢，昏迷患者在升压时可不断向患者口腔滴入少量液体，让患者做吞咽动作。

（6）重症患者应有医护人员陪同，在舱内可继续常规的药物治疗。

（7）治疗压力过高，减压时间长，可增加在减压过程中发生抽搐的机会。

7. **循证医学评价**

国内有多篇临床文献证实，高压氧治疗可提高脑出血患者疗效，降低死亡率，并改善预后，并认为高压氧治疗时程越长，疗效越明显，且不会增加癫痫发作或再次脑出血风险。但均缺乏真正随机、双盲的多中心临床研究。其循证医学证据有待进一步探讨。仲小玲等将580例自发性脑出血患者（研究组）在对照组的基础上给予高压氧进行治疗。结果显示，研究组治疗的总有效率为88.97%，高于对照组的83.88%（$p < 005$）；研究组死亡率为2.07%，低于对照组的4.69%（$p < 0.05$）；研究组治疗后肢体运动功能得分（65.63分 ±12.15分）高于对照组得分（53.82分 ±12.28分）（$p < 0.05$）；研究组治疗后日常生活活动能力得分为（70.42分 ±13.92分）高于对照组得分（57.21分 ±14.37分）（$p < 0.05$）。

二、蛛网膜下腔出血

颅内血管破裂，血液流入蛛网膜下腔，称为蛛网膜下腔出血（subarachnoid hemorrhage，SAH）。分为外伤性和自发性两种情况。自发性又分为原发性和继发性两种类型。原发性蛛网膜下腔出血为脑底或脑表面血管病变（如先天性动脉瘤、脑血管畸形、高压氧脑动脉硬化所致的微动脉瘤等），血液流入到蛛网膜下腔，占急性脑卒中的10%左右；继发性蛛网膜下腔出血为脑内血肿穿破脑组织，血液流入蛛网膜下腔。

【临床表现】

1. 一般症状　SAH临床表现差异较大，轻者可没有明显临床症状和体征，重者可突然昏迷甚至死亡。以中青年发病居多，起病突然（数秒或数分钟内发生），多数患者发病前有明显诱因（剧烈运动、过度疲劳、用力排便、情绪激动等）。

（1）头痛：动脉瘤性SAH的典型表现是突发异常剧烈全头痛，头痛不能缓解或呈进行性加重。多伴发一过性意识障碍和恶心、呕吐。约1/3的动脉瘤性SAH患者发病前数日或数周有轻微头痛表现，这是小量前驱（信号性）出血或动脉受牵拉所致。动脉瘤性SAH的头痛可持续数日不变，2周后逐渐减轻，如头痛再次加重，常提示动脉瘤再次出血。但动静脉畸形破裂所致的SAH头痛常不严重。局部头痛常可提示破裂动脉瘤的部位。

（2）脑膜刺激征：患者出现颈强直、克尼格征和布鲁津斯基征等脑膜刺激征，以颈强直最多见，而老年、衰弱患者或小量出血者，可无明显脑膜刺激征。脑膜刺激征常于发病后数小时出现，3～4周后消失。

（3）眼部症状：20%患者眼底可见玻璃体下片状出血，发病1h内即可出现，是急性颅内压增高和眼静脉回流受阻所致，对诊断具有提示。此外，眼球活动障碍也可提示动脉瘤所在位置。

（4）精神症状：约25%的患者可出现精神症状，如欣快、谵妄和幻觉等，常于起病后2周内自行消失。

（5）其他症状：部分患者可出现脑心综合征，消化道出血、急性肺水肿和局限性神经功能缺损症状等。

2. 动脉瘤的定位症状

（1）颈内动脉海绵窦段动脉瘤：患者有前额和眼部疼痛、血管杂音、突眼及第Ⅲ、Ⅴ、Ⅵ脑神经损害所致的眼动障碍，其破裂可引起颈内动脉海绵窦瘘。

（2）颈内动脉-后交通动脉瘤：患者出现动眼神经受压的表现，常提示后交通动脉瘤。

（3）大脑中动脉瘤：患者出现偏瘫、失语和抽搐等症状，多提示动脉瘤位于大脑中动脉的第一部分。

（4）大脑前动脉-前交通动脉瘤：患者出现精神症状、单侧或双侧下肢瘫痪和意识障碍等症状，提示动脉瘤位于大脑前动脉或前交通动脉。

（5）大脑后动脉瘤：患者出现同向偏盲、韦伯综合征和第Ⅲ脑神经麻痹的表现。

（6）椎基底动脉瘤：患者可出现枕部和面部疼痛、面肌痉挛、面瘫及脑干受压等症状。

3. 血管畸形的定位症状　动静脉畸形患者男性发生率为女性的2倍，多在10～40岁发病，常见的症状包括痫性发作、轻偏瘫、失语或视野缺损等，具有定位意义。

4. 常见并发症

（1）再出血：是SAH主要的急性并发症，指病情稳定后再次发生剧烈头痛、呕吐、痫性发作、昏迷甚至去脑强直发作，颈强直、克尼格征加重，复查脑脊液为鲜红色。20%

的动脉瘤患者病后 10 ~ 14d 可发生再出血，使死亡率增加约一倍，动静脉畸形急性期再出血少见。

（2）脑血管痉挛：发生于蛛网膜下腔中的血凝块环绕的血管，痉挛严重程度与出血量相关，可导致约 1/3 以上病例脑实质缺血。临床症状取决于发生痉挛的血管，常表现为波动性的轻偏瘫或失语，有时症状还受侧支循环和脑灌注压的影响，对载瘤动脉无定位价值，是死亡和致残的重要原因。病后 3 ~ 5d 开始发生，5 ~ 14d 为迟发性血管痉挛高峰期，2 ~ 4 周逐渐消失。TCD 或 DSA 可帮助确诊。

（3）急性或亚急性脑积水：起病 1 周内 15% ~ 20% 的患者发生急性脑积水，由于血液进入脑室系统和蛛网膜下腔形成血凝块阻碍脑脊液循环通路所致。轻者出现嗜睡、思维缓慢、短时记忆受损、上视受限、展神经麻痹、下肢腱反射亢进等体征，严重者可造成颅内高压，甚至脑疝。亚急性脑积水发生于起病数周后，表现为隐匿出现的痴呆、步态异常和尿失禁。

（4）其他：5% ~ 10% 的患者发生癫痫发作，不少患者发生低钠血症。

【诊断】突然发生的持续性剧烈头痛、呕吐、脑膜刺激征阳性，伴或不伴意识障碍，检查无局灶性神经系统体征，应高度怀疑蛛网膜下腔出血。同时 CT 证实脑池和蛛网膜下腔高密度征象或腰穿检查示压力增高和血性脑脊液等可临床确诊。

【治疗】急性期治疗目的是防治再出血，降低颅内压，减少并发症，治疗原发病和预防复发。SAH 应急症收入院诊治，需要遵循分级管理，多模态检测、优化脑灌注和脑保护以及预防脑血管痉挛的原则，并尽早查明病因，决定是否外科治疗（如手术夹闭动脉瘤或者介入栓塞）。

1. 一般处理

（1）保持生命体征稳定：有条件时应收入重症监护室，密切监测生命体征和神经系统体征的变化；保持气道通畅，维持稳定的呼吸、循环系统功能。

（2）降低高颅压：主要使用脱水剂，如甘露醇、呋塞米、甘油果糖或甘油氯化钠，也可酌情选用白蛋白。

（3）避免用力和情绪激动，保持大便通畅：烦躁者给予镇静药，头痛给予镇痛药。注意慎用阿司匹林等可能影响凝血功能的非甾体抗炎药或吗啡、哌替啶等可能影响呼吸功能的药物。

（4）其他对症支持治疗：包括维持水、电解质平衡，给予高纤维、高能量饮食，加强护理，注意预防尿路感染和吸入性肺炎等。

2. 预防再出血

（1）绝对卧床休息：4 ~ 6 周。

（2）调控血压：防止血压过高导致再出血，同时注意维持脑灌注压。

（3）抗纤溶药物：SAH 不同于脑内出血，出血部位没有脑组织的压迫止血作用，可适当应用止血药物，如氨基己酸、氨甲苯酸和酚磺乙胺等抗纤溶药物。

（4）破裂动脉瘤的外科和血管内治疗：动脉瘤夹闭或血管内治疗是预防 SAH 出血最有效的治疗方法。

3. **脑血管痉挛防治** 推荐在破裂动脉瘤的早期管理阶段使用口服或静脉泵入尼莫地平，维持正常循环血容量，避免低血容量，改善患者预后。症状性脑血管痉挛行脑血管成形术和 / 或选择性动脉内血管扩张器治疗。

4. **脑积水处理** SAH 急性期合并症状性脑积水应进行脑脊液分流术治疗。对 SAH 后合并慢性症状性脑积水患者，推荐进行永久性的脑脊液分流术。

5. **癫痫的防治** 可在 SAH 出血后的早期，对患者预防性应用抗惊厥药。不推荐患者长期使用抗惊厥药，但若患者有以下危险因素，如癫痫发作史、脑实质血肿、脑梗死或大脑中动脉动脉瘤，可考虑使用。

6. **低钠血症及低血容量的处理** 某些患者可能需要联合应用中心静脉压、肺动脉楔压、液体平衡和体重等指标来监测血容量变化。应避免给予大剂量低张液体和过度使用利尿药。可用等张液来纠正低血容量，使用醋酸氟氢可的松和高张盐水来纠正低钠血症。

7. **放脑脊液疗法** 每次释放 CSF10 ~ 20ml，每周 2 次，可用促进血液吸收和缓解头痛，也可能减少脑血管痉挛和脑积水发生。但应警惕脑疝、颅内感染和再出血的危险。

8. **预防**

（1）控制危险因素：包括高血压、吸烟、酗酒、吸毒等。

（2）筛查和处理高危人群尚未破裂的动脉瘤：破裂动脉瘤患者经治疗后每年新发动脉瘤的概率为 1% ~ 2%，对此类患者进行远期的影像学随访具有一定的意义。若在动脉瘤破裂前就对其进行干预，则有可能避免 SAH 带来的巨大危害。但预防性处理未破裂动脉瘤目前的争议很大，应谨慎处理，充分权衡其获益和风险。

【高压氧治疗】

1. **治疗机制**

（1）高压氧治疗能够有效缓解脑血管痉挛，促进疾病恢复，治疗方法安全、可靠。

（2）高压氧可通过降低 E- 选择素、ICAM-1 等炎症介质水平，减轻炎症反应和白细胞的聚集，从而减少白细胞产生内皮素 -1，保护内皮细胞。

（3）升高血浆和脑脊液 NO、NOS 水平，降低内皮素 -1 水平，从而减轻 SAH 后脑血管痉挛程度，改善受损脑功能。

（4）抑制 MMP-9 的表达，减轻 BBB 的破坏，从而减轻脑水肿。

2. **治疗方法** 多人空气加压舱，治疗压力 0.2MPa，吸氧 2 次，每次 30min，中间休息 10min，加减压各 20min。或纯氧舱，压力 0.2MPa，加压时间 20min，稳压状态维持 40min，减压时间为 20min。1 次 /d，1 个疗程 10d，休息 3d 后接受下一个疗程治疗，一般 2 个疗程。

3. **注意事项**

（1）患者生命征平稳后（必要时手术后）应尽早行高压氧治疗。

（2）对烦躁的患者护理尤为重要，连续进行 HBO 治疗后，患者烦躁的状态会得到缓解。

（3）对出血量大和昏迷的患者，高压氧治疗的疗程比较长，家属要有信心和耐心，坚持治疗。

（4）注重综合治疗。

4. **循证医学评价** Meta 分析结果显示，和对照组相比，HBO 辅助治疗组 GOS 评分明显增高（RR = 1.19，95%CI：1.04 ~ 1.36，$p = 0.010$）、ADL 评分明显增高（MD = －11.99，95%CI：－13.95 ~ －10.3，$p = 0.00001$）、Barthel 指数明显增高（MD = 12.42，95%CI：5.82 ~ 19.03，$p = 0.0002$）、症状性血管痉挛发生率明显降低（RR = 0.56，95%CI：0.41 ~ 0.78，$p = 0.0006$）、治疗结束时大脑中动脉平均血流速度明显降低（MD = －10.07，95%CI：－16.33 ~ －3.80，$p = 0.002$）。结论：亚洲人群 SAH 术后进行 HBO 辅助治疗可以改善患者预后。

第五节 血管性认知障碍

血管性认知障碍（vascular cognitive impairment，VCI）是指脑血管危险因素（如高血压、糖尿病和高血脂等）、明显（脑梗死和脑出血等）或不明显的脑血管病（如白质疏松和慢性脑缺血）引起的，从轻度认知障碍到痴呆的一大类综合征，涵盖了血管源性认知损害从轻到重的整个发病过程。

【临床表现】 VCI 临床表现具有明显的异质性，按照起病形式可分为：①急性或突然起病，如多发性梗死性、关键部位梗死性或颅内出血所致的认知障碍；②慢性或隐袭起病，如脑小血管所致的认知障碍。按照认知损害程度可分为非痴呆型血管性认知障碍（vascular cognitive impairment no dementia，VCIND）和血管性痴呆（vascular dementia，VaD）。

1. **非痴呆型血管性认知障碍（VCIND）** 多有脑血管病危险因素，如高血压和糖尿病等，或有明显或不明显的脑血管病史，表现为认知功能轻度损害，但未达到痴呆的诊断标准。认知损害可以突然出现，也可隐袭起病，表现为记忆力下降，抽象思维、判断力损害，伴个性改变，但日常生活能力基本正常。

2. **血管性痴呆（VaD）** 多在 60 岁以后发病，有卒中史，呈阶梯式进展，病程波动，表现为认知功能显著受损达到痴呆标准，伴有局灶性神经系统受损的症状体征。但部分皮质下小血管病导致的痴呆可以缓慢起病，持续进展，临床缺乏明确的卒中的病史。VaD 患者的认知障碍表现为执行功能受损显著，如制定目标、计划性、主动性、组织性和抽象思维以及解决冲突的能力下降；常有近记忆力和计算力的减低。可伴有表情淡漠、少语、焦虑、抑郁或欣快等精神症状。依据病灶特点和病理机制的不同，临床将 VaD 分为多种类型（如多发梗死性痴呆；关键部位梗死性痴呆；分水岭梗死性痴呆；出血性痴呆；皮质下动脉硬化性脑病；伴有皮质下梗死和白质脑病的常染色体显性遗传性脑动脉病等），不同类型临床表现不同。

【诊断】2011 年中华医学会神经病学分会痴呆与认知障碍学组写作组在 VCI 病因分类的基础上，提出了 VCI 及其分类诊断标准。诊断 VCI 需具备 3 个核心要素：①存在认知损害的主诉和客观证据；②具有血管危险因素；③认知障碍与血管因素有因果关系存在：通过询问病史、体格检查、实验室和影像学检查确认认知障碍与血管因素有因果关系，并除外其他导致认知障碍的原因。

【一般治疗】VCI 如能早期诊断，预后相对较好，治疗主要包括病因治疗、改善认知功能和对症治疗。

1. **病因治疗**　预防和治疗脑血管病及其危险因素是 VCI 治疗最根本的方法。包括抗血小板聚集、降脂、防治高血压、糖尿病等。

2. **认知症状的治疗**　胆碱酯酶抑制剂多奈哌齐和非竞争性 NMDA 受体拮抗剂美金刚对 VaD 患者的认知功能可能有改善作用，但这些药物对 VCIND 患者的疗效尚不清楚。维生素 E、维生素 C、银杏叶制剂、吡拉西坦、尼麦角林等可能有一定的辅助治疗作用。

3. **对症治疗**　出血的抑郁症状，可选用选择性 5- 羟色胺再摄取抑制剂（SSRIs）；出现幻觉、妄想、激越和冲动攻击行为等，可短期使用非典型抗精神病药物如奥氮平、利培酮等。

【高压氧治疗】

1. **治疗机制**

（1）HBO 可增加血氧含量，提高血氧分压，加大血氧弥散距离，改善脑组织病变部位血液供给，改善大脑记忆力及精神状态。

（2）降低红细胞比积，增加红细胞的柔顺性，减少红细胞、血小板的聚集性，使血黏度降低。

（3）恢复“缺血半影区”功能，促进神经组织的恢复与再生。

（4）减轻缺血再灌流脑损伤，减轻自由基的损伤。

（5）减少炎症过程中的白细胞隔离、TNF-α、IL-6、ICAM-1、CD18、组织髓过氧化酶以及脂质过氧化的作用，提高白细胞吞噬能力以及降低炎症细胞合成量。

（6）调节 NO 的分泌，加速血管内皮细胞修复。

（7）促进纤维细胞的分裂、增加胶原纤维含量，对于侧支循环的建立起到重要作用。

（8）HBO 具有 α- 肾上腺素的作用，可收缩血管，减少局部的血容量，减轻脑损伤后的水肿。

（9）优化脑血流动力学，增加内源性 BDNF，改善 VD 患者的认知功能。

（10）改善脑血管的通透性，减少渗出，促进炎症吸收速度。

（11）有效改善血 - 脑屏障的通透性，并由此提高药物利用率，增加疗效。

2. **治疗方法** 一般治疗压力为 0.2MPa，加、减压各 25 ~ 30min，稳压吸氧时间为 60min，中间休息吸空气 10min，1 次 /d，10 ~ 15 次为一疗程，共治疗 2 ~ 5 个疗程。

3. **注意事项** 有研究显示，高压氧治疗次数多少（10 次以上高压氧治疗，患者方受益）、病程长短、初始 MMSE 评分高低、脑血管病治疗方式（保守治疗或手术）等成为高压氧治疗血管性痴呆的独立影响因素（$p < 0.05$）。因此建议：

（1）尽早开始高压氧治疗，并确保足够的治疗次数。

（2）保障足够的药物剂量、疗程。

（3）重视代谢紊乱的控制，积极治疗原发代谢疾病。

4. **循证医学评价** 众多研究结果证明 HBO 可以改善血管性痴呆患者的认知能力、记忆力、日常生活活动能力等，减轻痴呆程度，且安全性较高。如陈春富的研究显示，高压氧治疗组有效率为 91.4%，而常规药物对照组为 14.3%。彭昌鼎等研究显示，高压氧治疗组有效率为 60%，对照组仅为 33.3%。早期发现血管病变导致的认知变化，并进行早期干预，可以延缓甚至阻止痴呆的发生。

第六节　阿尔茨海默病

阿尔茨海默病（Alzheimer’s disease，AD）是发生于老年前期、以进行性功能障碍和行为损害为特征的中枢神经系统退行性病变。临床上表现为记忆障碍、失语、失用、失认、视空间能力损害、抽象思维和计算力损害、人格行为损害等。AD 是老年期最常见的痴呆类型，约占老年期的 50% ~ 70%。AD 是老年期最常见的慢性疾病之一，世界卫生组织估计全球 65 岁以上老年人群 AD 的患病率 4% ~ 7% 且与年龄密切相关。

【临床表现】 AD 通常隐匿起病，持续进行性发展，主要表现为认知功能减退和非认知型神经精神症状。按照最新分期，AD 包括两个阶段：痴呆前阶段和痴呆阶段。

1. **痴呆前阶段** 此阶段分为：①轻度认知功能障碍发生前期（pre-MCI）：没有任何认知障碍的临床表现或者仅有极轻微的记忆力减退主诉，这个概念目前主要用于临床研究；②轻度认知功能障碍期（MCI）：主要表现为记忆力轻度受损，学习和保存新知识的能力下降，注意力、执行能力、语言能力和空间能力也可出现轻度受损，但不影响基本日常生活能力，达不到痴呆的程度。

2. **痴呆阶段** 即传统意义上的 AD，此阶段患者认知功能损害导致了生活能力下降，根据认知损害程度大致可分为轻、中、重三度。

（1）轻度：主要表现为记忆障碍。首先出现的是近事记忆减退，常常所做的事和常用的一些物品遗忘。随着病情的发展，可出现远期记忆减退，即对发生已久的事情和人物的遗忘。面对生疏和复杂的事物容易出现疲乏、焦虑和消极情绪，还会表现出人格方面的障碍，如不爱清洁、不修边幅、暴躁、易怒、自私多疑等。

（2）中度：除记忆障碍继续加重外，工作、学习新知识和社会接触能力减退，特别是原已掌握的知识和技巧出现明显的衰退。出现逻辑思维、综合分析能力减退，言语重复、计算力下降，明显的视空间障碍，如在家中找不到自己的房间，还可出现失语、失用、失认等，有些患者还可出现癫痫、强直 - 少动综合征。此时患者常有明显的行为和精神异常，人格改变，甚至做出一些丧失羞耻感（如随地大小便等）的行为。

（3）重度：此期的患者除上述各项症状逐渐加重外，还有情感淡漠、哭笑无常、言语能力丧失、以致不能完成日常简单的生活事项如穿衣、进食。终日无语而卧床，逐渐丧失与外界（包括亲友）的接触能力。四肢出现强直或屈曲瘫痪，括约肌功能障碍。此外，此期患者常可并发全身系统疾病的症状，如肺部及尿路感染、压疮以及全身衰竭症状等，最终因并发症而死亡。

【诊断】应用最广泛的 AD 诊断标准是由美国国立神经病语言障碍卒中研究所和阿尔茨海默病及相关疾病学会（NINCDS-ADRDA）于 1984 年制定的，2011 年美国国立老化研究所和阿尔茨海默协会对此标准进行了修订，制定了 AD 不同阶段的诊断标准（NIA-AA），并推荐 AD 痴呆阶段和 MCI 期的诊断标准用于临床。

在临床研究中，MCI 和 Pre-MCI 期的诊断标准还采纳了两大类 AD 的生物标志物。目前对这些生物标志物的理解有限，其临床应用还有待进一步改进和完善。神经心理测试、CT、MRI、SPECT 等检测对诊断有所帮助。

【一般治疗】AD 患者认知功能衰退目前治疗困难，综合治疗和护理有可能减轻病情或延迟发展。

1. **生活护理**　包括使用某些特定的器械等。有效的护理能延长患者生命及改善患者的生活治疗，并能预防摔伤、外出不归等意外。

2. **非药物治疗**　包括职业训练、音乐治疗、康复治疗等。

3. **药物治疗**

（1）改善认知功能：①乙酰胆碱酯酶抑制剂（AChEI）：包括多奈哌齐、卡巴拉汀、石杉碱甲等，主要提高脑内乙酰胆碱的水平，加强突触传递；② NMDA 受体拮抗剂：美金刚能够拮抗 N- 甲基 -D 门冬氨酸（NMDA）受体，具有调节谷氨酸活性的作用，现已用于中重度 AD 的患者的治疗；③临床上有时还使用脑代谢赋活剂如奥拉西坦等。

（2）控制精神症状：很多患者在疾病的某一阶段出现精神症状，如幻觉、妄想、抑郁、焦虑、激越、睡眠紊乱等，可给予抗抑郁药物和抗精神药物，前者常有选择性 5-HT 再摄取抑制剂，如氟西汀、帕罗西汀、西酞普兰、舍曲林等，后者常用不典型抗精神病药，如利培酮、奥氮平、喹硫平等。这些药物的使用原则是：①低剂量起始；②缓慢增量；③增量间隔时间稍长；④尽量使用最小有效剂量；⑤治疗个体化；⑥注意药物间的相互作用。

4. **支持治疗** 重度患者自身生活能力严重减退，常导致应用不良、肺部感染、泌尿系感染、压疮等并发症，应加强支持治疗和对症治疗。

5. **康复治疗** 目前还没有确定的能有效逆转认知缺损的药物，针对AD发病机制不同靶点的药物开发尚处于试验阶段。处于AD痴呆前阶段的患者，宜采用饮食调整、体力锻炼和认知训练相结合的方法延缓认知功能下降。

【高压氧治疗】

1. **治疗机制**

（1）提高血氧含量、血氧分压及血氧弥散能力，改善脑组织的缺氧状态，使有氧代谢加强，三磷酸腺苷增多，脑组织获得较多的氧及能量，从而有效地改善脑功能。

（2）促进成纤维细胞的活动分裂，促进胶原纤维的形成，加速毛细血管再生和侧支循环建立，改善脑供血状态。

（3）改善红细胞和血小板的生理功能，使红细胞的变形性增强，血小板的聚集率下降，血液黏稠度降低，改善微循环功能，从而改善脑的供血、供氧。

（4）HBO具有抗氧化和抗自由基损伤的能力。

2. **治疗方法** HBO治疗采用多人舱，压力设定为0.15～0.2MPa，加压时间和减压时间分别为20min，稳压时给予面罩吸氧60min，中间休息10min，1次/d，10次一疗程，3～6个疗程，2个疗程之间休息2～3d。或每周5天，连续60天。

3. **注意事项**

（1）尽早开始高压氧治疗，尤其在AD痴呆前阶段的患者。

（2）综合药物、饮食调整、体力锻炼和认知训练延缓认知功能下降。

（3）疗程足够。

4. **循证医学评价** 国内多项临床研究发现高压氧联合药物治疗更能抑制氧化自由基、炎症因子的过度损伤，并能升高体内血清雌激素及Humanin等水平；从而提高疗效，改善学习、记忆能力。不过整体来说，仍缺乏大量多中心、大样本临床研究，从而导致循证医学证据不足。

第七节 脑炎

一、单纯疱疹病毒性脑炎

单纯疱疹病毒性脑炎（herpes simplex virus encephalitis，HSE）是由单纯疱疹病毒（herpes simplex virus，HSV）感染引起的一种急性CNS感染性疾病，又称急性坏死性脑炎，是CNS最常见的病毒感染性疾病。HSV最常侵及大脑颞叶、额叶及边缘系统，引起

组织出血性坏死和 / 或变态反应性脑损害。未经治疗的 HSE 病死率高达 70% 以上。

【临床表现】任何年龄均可患病，约 2/3 的病例发生于 40 岁以上的成人。原发感染的潜伏期为 2 ~ 21d，平均 6d，前驱症状有发热、全身不适、头痛、嗜睡、腹痛和腹泻等症状。多急性起病，约 1/4 患者有口唇疱疹史，病后体温可高达 38.4 ~ 40.0℃。病程为数日至 1 ~ 2 个月。

临床常见症状包括头痛、呕吐、轻微的意识和人格改变、记忆丧失、轻偏瘫、偏盲、失语、共济失调、多动（震颤、舞蹈样动作、肌阵挛）、脑膜刺激征等。约 1/3 的患者出现全身性或部分性癫痫发作。部分患者以精神行为首发或唯一症状就诊于精神科，表现为注意力涣散、反应迟钝、言语减少、情感淡漠、表情呆滞、呆坐或卧床、行动懒散，甚至不能自理生活；或表现木僵、缄默；或有动作增多、行为奇特及冲动行为等。

病情常在数日内快速进展，多数患者有意识障碍，表现为意识模糊或谵妄，随着病情加重可表现嗜睡、昏睡、昏迷或去皮质状态，部分患者在疾病早期迅即出现昏迷。重症患者可因广泛脑实质坏死和脑水肿引起颅内压增高，甚至脑疝形成而死亡。

【诊断】

1. 临床诊断

（1）口唇或生殖道疱疹史，或本次发病有皮肤、黏膜疱疹。

（2）起病急，病情重，有发热、咳嗽等上呼吸道感染的前驱症状。

（3）明显精神行为异常、抽搐、意识障碍及早期出现的局灶性神经系统损害体征。

（4）脑脊液红、白细胞数增多，糖和氯化物正常。

（5）脑电图以颞、额区损害为主的脑弥漫性异常。

（6）头颅 CT 或 MRI 发现额叶、颞叶局灶性异常。

（7）特异性抗病毒药物治疗有效支持诊断。

2. 确诊尚需选择如下检查。

（1）双份血清和检查发现 HSV 特异性抗体有显著变化趋势。

（2）脑组织活检或病理发现组织细胞核内包涵体，或原位杂交发现 HSV 病毒核酸。

（3）脑脊液的 PCR 检测发现该病毒 DNA。

（4）脑组织或脑脊液标本 HSV 分离、培养和鉴定。

【一般治疗】早期诊断和治疗是降低本病死亡的关键，主要包括抗病毒治疗，辅以免疫治疗和对症支持治疗。

1. 抗病毒药物治疗　可选用阿昔洛韦或更昔洛韦。

2. 肾上腺皮质激素　肾上腺皮质激素能控制 HSE 炎症反应和减轻水肿。对病情危重、头颅 CT 见出血性坏死灶以及白细胞和红细胞明显增多者可酌情使用。常用地塞米松或甲泼尼龙。

3. 对症支持治疗　注意维持营养及水、电解质的平衡，保持呼吸道畅通。必要时可小量输血或给予静脉高营养；高热量给予物理降温，抗痉挛；颅内压增高者及时给予脱水降颅压治疗。并需加强护理，预防压疮及呼吸道感染并发症。

4. 病情稳定后尽早开始康复治疗。

【高压氧治疗】

1. **治疗原理**

（1）提高动脉血氧分压，增加血氧含量，促进氧弥散，迅速改善脑组织的缺氧状态。

（2）降低血液黏稠度，减轻炎性因子对脑细胞的损害，促进神经元功能恢复。

（3）通过恢复钠离子通道的功能来防止能量的衰竭，降低血-脑屏障的通透性和组织水肿。

（4）收缩颈内血管并增加椎基底动脉的血流量来保证网状系统和脑干组织的血流量，有助于改善大脑皮质的觉醒状态和生命功能活动从而促进昏迷患者及早苏醒。

（5）能够增加抗氧化物质如还原型谷胱甘肽和超氧化物歧化酶等物质含量来增强清除自由基的能力。

（6）通过提高体内免疫细胞的吞噬能力来恢复机体的免疫功能，从而抵抗病毒的侵犯。

（7）降低颅内压，在0.25MPa氧压下使颅内压降低35%，从而有利于阻断颅高压危象与脑疝形成。

（8）高压氧可促进脑功能恢复，脑电波的慢波减少。

2. **治疗方法**

（1）单人纯氧舱：根据患儿年龄和病情选择不同治疗压力，如7～12月患儿加压时间为20min，舱压为0.07MPa，稳压时间为30min；1岁～1岁半患儿加压时间为25min，舱压为0.08MPa，稳压时间为25min；1岁半～2岁患儿加压时间为25min，舱压为0.09MPa，稳压时间为25min，减压时间为20min。或3～12个月婴儿治疗压力为0.06MPa，≥1岁儿童治疗压力为0.08～0.1MPa，每次治疗60min，加压和减压时间大约15～20min，控制舱内氧浓度75%±3%，吸氧时间稳压40～60min，吸氧方式患儿戴活瓣式或开放式面罩。1次/d，10d为1个疗程，完成1个疗程后，休息1～7d，继续下1个疗程。一般2～3个疗程，严重患者3～4疗程为宜。个别患者可进行10个疗程。

（2）空气加压氧舱：一般压力控制在0.2MPa，加压25min，稳压后戴面罩吸氧1h，可休息5min，然后减压30min。1次/d，10d为1个疗程，中间休息2d，可进行下1个疗程，一般治疗3个疗程。

3. **注意事项**

（1）体温过高者，应采取适当降温措施后再予以高压氧治疗。

（2）高压氧治疗应及早进行。发病初期（3d内）即开始高压氧治疗，有效率达100%。

（3）伴有脑水肿者，减压时要注意颅内压“反跳”现象，减压速度宜缓慢，并加用脱水剂。

（4）对哭闹的患儿，入舱前尽量减少患儿睡眠，以便入舱后患儿尽早入睡，减少哭闹。对难以控制的患儿，可酌情采用少量镇静剂，使其在浅睡眠状态下，确保充分吸氧。

4. 循证医学评价 查阅到文献十余篇，但多为高压氧用于儿童病毒性脑炎的报道。研究结果显示高压氧可改善患儿症状、体征缩短病程，促进苏醒、减少后遗症等，一般高压氧治疗组的总有效率在93.48%～95.0%，对照组（抗病毒药物）73.91%～80.0%，差异明显（$p < 0.05$）。成人研究结果同样显示高压氧联合组有效率（97.14%）显著高于对照组（82.35%）。

关于HBO介入时间：研究人员等将患者根据接受HBO治疗距发病时间不同随机分为3个亚组（D1组≤ 3d，D2组4～8d，D3组＞ 8d），每组20例。采用婴儿高压氧舱，压力根据患者年龄、体质量调整，范围0.18～0.20MPa。1次/d，10次为1个疗程，2个疗程之间间隔5d，共4个疗程。结果显示越早开始高压氧治疗，疗效越好。

二、流行性乙型脑炎

流行性乙型脑炎（epidemic encephalitis B）是由乙脑病毒引起的具有严格季节性的一种中枢神经系统的急性传染病。常在夏、秋季节流行，经蚊或者其他吸血昆虫传播，患者多为10岁以下的儿童，以2～6岁的儿童发病率最高，死亡率亦高，在10%～15%，一般存活者常有不同程度的后遗症。

【临床表现】

乙脑的潜伏期为4～21d，一般10～14d，典型的临床经过可分为三期。

1. 初期 一般为3～4d，无明显的前驱期症状，发病大都急骤，1～2d内体温达39～40℃，呕吐、头痛较剧，精神萎靡，嗜睡，无明显意识障碍，唤之能醒，易激惹。

2. 显症期 起病的4～10d，表现为持续高热和脑损害的症状。

（1）高热：体温可高达39～40℃以上，持续约7～10d，重者可长达2～3周。

（2）意识障碍：多见于病程的3～8d，一般持续一周左右，多表现为不同程度的嗜睡、昏睡、昏迷。

（3）抽搐：多见于病程的第2～5d，可表现为全身强直性痉挛，或肢体痉挛性抽搐，有的患者则出现局部肌肉痉挛和不自主运动。

（4）呼吸衰竭：是死亡的主要原因，以中枢性呼吸衰竭为主，常表现为呼吸的浅表、节律不齐，双吸气，潮式呼吸或抽泣样呼吸。

（5）颅内压增高：常表现为剧烈头痛、呕吐、血压升高和心率减慢，严重者可发生脑疝危及生命。

（6）其他神经系统体征：如肌张力增高，脑膜刺激征和病理征阳性，有的还可出现震颤，不随意运动及木僵，亦可有不对称的肢体瘫痪。

3. **恢复期** 病程第 8 ~ 11d 进入恢复期，大多 2 周左右完全恢复，体温逐渐退至正常，神志逐渐恢复，神经系统体征及言语功能恢复，如果治疗 6 个月以上仍有神经系统障碍者则称后遗症，以失语、瘫痪及精神异常最为常见。

【诊断】临床症状结合以下辅助检查可确诊：

1. **血常规** 白细胞总数增高，一般在（10 ~ 20）$\times 10^9$/L，淋巴细胞可高达 0.80 以上。

2. **脑脊液** 脑脊液压力增高，细胞总数增加，白细胞数多在（50 ~ 500）$\times 10^6$/L，早期以中性粒细胞为主，后期淋巴细胞占多数，糖和氯化物正常，蛋白轻度增高。

3. **血清学检查**

（1）特异性 IgM 抗体检测：初次感染后第 4 天体内出现 IgM 抗体，2 ~ 3 周达高峰，阳性率高达 70% ~ 90%。

（2）补体结合试验：特异性高，方法可靠，恢复期血清抗体滴度升高 4 倍以上可确定诊断。

4. **脑电图检查** 可见慢波增多，有时见棘波或棘慢综合波，呈短程持续性放电。

5. **颅脑 CT** 可见单个或多个大小不等的界线不清的低密度灶或白质大片、低密度灶。

【常规治疗】

1. **一般治疗** 隔离患者，室内通风，保持气道通畅，注意热量和营养的补充，进行降温，抗惊厥等处理。

2. **高热** 采取综合性降温，降低室内温度在 30℃以下。使体温控制在 38℃以下，可采用：①物理降温，如头部冰敷、冰帽、冷盐水灌肠等；②药物降温，可用安乃近溶液滴鼻，较大儿童可用复方氨基比林肌内注射等；③亚冬眠疗法：复方氯丙嗪稀释后缓慢静推或肌内注射。

3. **惊厥和抽搐** 可使用地西泮、苯巴比妥、10% 水合氯醛等药物，如频繁抽搐者可用地西泮、苯巴比妥或复方氯丙嗪交替使用，每 4 ~ 6h 一次，但应用以上药物时需防止呼吸抑制。

4. **呼吸衰竭处理** 呼吸衰竭是乙脑患者死亡的主要原因，处理为：①保持气道通畅；②呼吸兴奋剂使用。

5. **颅内高压处理** 常应用甘露醇、地塞米松静脉滴注，以稳定血 - 脑屏障及降低脑血管通透性，减少炎症渗出，减轻脑水肿。

6. 应用脑细胞营养药。

7. **抗病毒治疗** 可使用阿昔洛韦、利巴韦林等药物治疗。

8. 尽早开始康复治疗，改善患者症状及功能，提高生活质量。

【高压氧治疗】

1. **治疗原理**

（1）高压氧可能增加血氧含量及血氧弥散能力，提高组织的氧储备量，促进侧支循环的形成，有利于改善和纠正脑组织的缺血缺氧状态，阻止了无氧代谢。

（2）降低乳酸盐和焦磷酸盐的比例，纠正乳酸血症，有利于脑电功能恢复。

（3）收缩脑血管，减少血流量，降低颅内压，打断了脑缺氧 - 脑水肿的恶性循环，促进脑细胞功能的恢复，减少后遗症的发生。

（4）椎动脉血流增加，网状激活系统氧分压相对增高，可加速昏迷患者的苏醒。

（5）通过缺氧脑组织中酶的合成功能增强，使脑组织的能量代谢改善，利于脑组织的生物合成和解毒，促进脑组织功能恢复。

2. **治疗方法**　高压氧治疗乙脑的疗效目前国内也有较多的报道，而且疗效较好。

（1）空气加压舱：有文献采用多人舱，面罩给纯氧或一级给氧，治疗压力为 0.2MPa，升压 20min，稳压为 20min × 3 次，中间吸舱内空气为 5min × 2 次，或吸氧 80min，中间吸空气 10min，减压 20min，1 次 /d，10 次为一疗程，连续 2 ~ 3 个疗程。

（2）单人纯氧舱：有研究采用 YLC0.5/1.2 型单人纯氧舱，压力 0.1MPa，洗舱 3min，加压 12min，稳压 30min，减压 15min，共 60min，1 次 /d，10 次为 1 疗程。

3. **注意事项**

（1）患儿体温降至 38℃以下尽早入舱。尤其是极重型、重型患儿，病情稳定后应尽早入舱治疗，以减少后遗症的发生。

（2）高压氧治疗期间有抽搐者，入舱前给镇静处理，待呼吸、脉搏稳定后进行治疗。

4. **循证医学评价**　有关文献不多，但研究结果显示高压氧在促进患儿意识恢复、促进肢瘫恢复、改善吞咽困难及运动性失语等症状方面均较常规治疗效果显著，高压氧组有效率 89%，常规治疗组有效率 55%。且其疗效与治疗时机密切相关，入舱病程 < 10d 者有效率为 45%，入舱时病程在 10 ~ 15d 者有效率为 32.7%，入舱时病程 > 15d 者有效率为 5.5%。还有作者在患者入院 2 ~ 3d 后生命体征平稳时行高压氧治疗（婴儿舱），压力选择在 2 ~ 2.4ATA，每次 90min，每日 1 次，一般治疗 10 次，结果显示高压氧综合治疗重型流行性乙型脑炎，可明显缩短患儿的发热、惊厥和昏迷时间，促进患儿尽早清醒，明显提高近期疗效。

第八节　脑膜炎

一、病毒性脑膜炎

病毒性脑膜炎（viral meningitis）是一组由各种病毒感染引起的脑膜急性炎症疾病，临床以发热、头痛和脑膜刺激征为主要表现。本病大多呈良性。

【临床表现】

1. 本病以夏秋季为高发季节，在热带和亚热带地区可终年发病。儿童多见，成人也可患病。多为急性起病，出现病毒感染的全身中毒症状，如发热、头痛、畏光、肌痛、恶心、呕吐、食欲减退、腹泻和全身乏力等，并可有脑膜刺激征。病程在儿童常超过1周，成人病程可持续2周或更长时间。

2. 临床表现可因患者的年龄、免疫状态和病毒种类及亚型的不同而异，如幼儿可出现发热、呕吐、皮疹等症状，而颈强直轻微甚至缺如；手足口综合征常发生于肠道病毒71型脑膜炎，非特异性皮疹常见于埃克病毒9型脑膜炎。

【诊断】本病诊断主要根据起病的全身感染中毒症状、脑膜刺激征、脑脊液淋巴细胞数轻、中度增高，脑脊液压力正常或增高，白细胞数正常或增高，可达（10～100）$\times 10^6$/L，早期以多形核细胞为主，8～48h以淋巴细胞为主。蛋白质轻度增高，糖和氯化物含量正常。除外其他疾病等，确诊需脑脊液病原学检查。

【一般治疗】本病是一种自限性疾病，主要是对症治疗、支持治疗和防治并发症。对症治疗如头痛严重者可用止痛药，癫痫发作可用卡马西平或苯妥英钠等抗癫痫药物，脑水肿在病毒性脑膜炎不常见，可适当应用甘露醇。抗病毒治疗可明显缩短病程和缓解症状，目前针对肠道病毒感染临床上使用或试验性使用的药物有免疫血清球蛋白（ISG）和抗微小核糖核酸病毒药物普来可那立。

【高压氧治疗】

1. 作用机制

（1）通过提高动脉血氧分压，增加血氧含量，促进氧气的扩散，改善脑组织缺氧环境。

（2）减轻血液黏稠度、炎性因子对脑细胞的损害，促进神经细胞功能的恢复。

（3）促进钠离子通道功能恢复，防止能量的衰竭，缓解组织水肿，降低血-脑屏障的通透性。

（4）抑制凋亡促进基因*Bax*的蛋白表达，促进凋亡抑制基因*Bcl-2*的蛋白表达，从而减少脑神经细胞的凋亡。

（5）提高椎基底动脉的血供，增加脑干和网状系统的血氧分压，切断炎症-缺氧-脑水肿-颅内压增高的恶性循环，高压氧还可以降低脑皮质血管通透性，维持血-脑屏障的完整性，对减轻脑水肿、脑软化有效。

（6）促进神经再生和轴突再生，有利于大脑缺损功能的恢复。

（7）高压氧状态下减少氧自由基的生存，抑制氧自由基引发的继发性脑损伤。

2. 治疗方法

（1）空气加压舱：加压25min，治疗压力0.2MPa，戴面罩吸氧，持续1h，期间休息5min，减压30min，1次/d，10次为1个疗程，连续治疗1～3疗程，或疗程间间隔2d，连续治疗3～5个疗程。

（2）婴儿高压氧舱：对患儿进行高压氧治疗，压力的大小根据患者的年龄体质进行调整（3～12个月婴儿治疗压力为0.06MPa，1岁及以上儿童治疗压力为0.08～0.1MPa），升、降压时间为 15min，匀速缓慢进行，稳定压力后维持舱内氧浓度在 72% ~ 76%。患儿戴活瓣式或开放式面罩吸氧 2 次，每次 30 ~ 40min，1 次 /d，10d 为 1 个疗程，2 个疗程之间间隔 1 ~ 5d，一般连续治疗 3 ~ 10 个疗程。

3. **循证医学评价** 研究显示高压氧联合阿昔洛韦治疗病毒性脑膜炎，可降低患者血清可溶性白介素 -6 受体（sIL-6R）、肿瘤坏死因子 -α（TNF-α）、血管内皮生长因子（VEGF）水平，明显提高患儿的运动功能及智力发育，提高生活质量，安全可靠。且病程越短（发病时间在 72h 以内），治疗越及时，疗效越好。高压氧治疗后大脑中动脉平均收缩期峰值流速和血流速度显著快于对照组，血管搏动指数显著高于对照组，阻力指数则显著低于对照组，从而有效改善病毒性脑膜炎患者血流供应及神经传导功能，促进神经功能（NIHSS 评分、Fugl-Meyer 运动功能评分、ADL 评分等）的恢复。高压氧治疗组有效率（90.77% ~ 91.11%）明显高于常规药取治疗组（72.22% ~ 76.77%），治愈率 52.31% 高于 31.67%。

二、化脓性脑膜炎

化脓性脑膜炎（purulent meningitis）是由化脓性细菌感染所致的脑脊膜炎症，是中枢神经系统常见的化脓性感染。通常急性起病，好发于婴幼儿和儿童。

【临床表现】

1. **感染症状** 发热、寒战或上呼吸道感染表现等。

2. **脑膜刺激症状** 表现为颈项强直、克尼格征和布鲁津斯基征阳性。但新生儿、老年人或昏迷患者脑膜刺激征常常不明显。

3. **颅内压增高** 表现为剧烈头痛、呕吐、意识障碍等。腰穿时监测颅内压明显升高，甚至形成脑疝。

4. **局灶症状** 部分患者可出现局灶性神经功能损害的症状，如偏瘫、失语等。

5. **其他症状** 部分患者有比较特殊的临床特征，如脑膜炎双球菌脑膜炎（流行性脑脊髓膜炎）菌血症时出现的皮疹，开始为弥散性红色斑丘疹，迅速转变成皮肤瘀点，主要见于躯干、下肢、黏膜以及结膜。偶见于手掌及足底。

【诊断】根据急性起病的发热、头痛、呕吐，查体有脑膜刺激征，颅压升高、白细胞明显升高，即应考虑本病。确诊病原学证据，包括细菌涂片检出病原菌、血细菌培养阳性等。

【一般治疗】

1. **抗菌治疗** 应掌握的原则是及早使用抗生素，通常在确定病原菌之前使用广谱抗生素，若明确病原菌则应选用敏感的抗生素。

（1）未确定病原菌：三代头孢的头孢曲松或头孢噻肟常作为化脓性脑膜炎首选用药，对脑膜炎双球菌、肺炎球菌、流感嗜血杆菌及 B 型链球菌引起的化脓性脑膜炎疗效比较肯定。

（2）确定病原菌：应根据病原菌选择敏感的抗生素。①肺炎球菌：青霉素首选，对青霉素耐药者用头孢曲松，必要时联合万古霉素治疗；②脑膜炎球菌：首选青霉素，耐药菌者选用头孢噻肟或头孢曲松，可与氨苄西林或氯霉素联用。对青霉素或β-内酰胺类抗生素过敏者可用氯霉素；③革兰阴性杆菌：对铜绿假单胞菌引起的脑膜炎可使用头孢他啶，疗程常为3周。

2. **激素治疗**　激素可以抑制炎性细胞因子的释放，稳定血-脑屏障。对病情较重且没有明确激素禁忌证的患者可考虑应用。通常给予地塞米松10mg静脉滴注，连用3～5d。

3. **对症支持治疗**　颅内压高者可脱水降颅内压。高热者使用物理降温或使用退热剂。癫痫发作者给予抗癫痫药物以终止发作。

【高压氧治疗】

1. **作用机制**

（1）有效提高脑组织及脑脊液中氧分压，增强脑组织及脑细胞摄氧能力，从而促进脑组织有氧代谢，改善脑功能。

（2）恢复受损脑细胞功能，促进新神经连接形成，防止神经后遗症发生。

（3）促进脑组织血管收缩，降低血流量，缓解脑水肿，降低颅内压，改善患者症状。

（4）抑制血小板聚集，降低血液黏滞度，从而改善微循环，促进脑细胞生长。

（5）椎动脉血流量增加，网状激活系统和脑干血流量也增加，氧分压也随之增高，可强烈地兴奋网状激活系统，有利于昏迷患儿的苏醒和生命功能活动的维持。

2. **治疗方法**　临床上多采用常规治疗方法，舱型多选择纯氧舱，常待患儿症状平稳且体温下降到39℃以下时给予高压氧治疗。

3. **循证医学评价**　李慧娟等通过高压氧舱将纯氧由常压逐渐加压至0.3MPa，稳压停留60min，同时打开出气阀通风，流速控制2L/min，控制氧浓度60%～80%，稳压结束后于10min内减至常压。7～10d每疗程，持续治疗3个疗程。发现高压氧可提高临床疗效，改善患儿预后和并发症，减少不良反应和后遗症，缩短治疗疗程。另有研究证实单独使用美罗培南治疗儿童化脓性脑膜炎总有效率为73.33%，联合高压氧治疗后的治疗总有效率可以达到90%以上。

三、结核性脑膜炎

结核性脑膜炎（tuberculous meningitis，TBM）是由结核杆菌引起的脑膜和脊膜的非化脓性疾病。在肺外结核中大约由5%～15%的患者累及神经系统，其中又以结核性脑膜炎最为常见，约占神经系统结核的70%。近年来，因结核杆菌的基因变异、抗结核药物研制相对滞后和AIDS患者的增多，国内外结核病的发病率及死亡率逐渐增加。

【临床表现】多起病隐匿，慢性病程，也可急性或亚急性起病，可缺乏结核接触史，症状往往轻重不一，其自然病程发展一般表现如下：

1. **结核中毒症状**　低热、盗汗、食欲减退、全身倦怠无力、精神萎靡不振。

2. **脑膜刺激症状和颅内压增高**　早期表现为发热、头痛、呕吐及脑膜刺激征。颅内压增高在早期由于脑膜、脉络丛和室管膜炎性反应，脑脊液生成增多，蛛网膜颗粒吸收下降，形成交通性脑积水所致。颅内压多为轻、中度增高，通常持续1～2周。晚期蛛网膜、脉络膜丛粘连，呈完全或不完全性梗阻性脑积水，颅内压多明显增高，表现头痛、呕吐和视乳头水肿。严重时出现去脑强直发作或去皮质状态。

3. **脑实质损害**　如早期未能及时治疗，发病4～8周时出现脑实质损害症状，如精神萎靡、淡漠、谵妄或妄想，部分性、全身性癫痫发作或癫痫持续状态，昏睡或意识模糊；肢体瘫痪如因结核性动脉炎所致，可呈卒中样发病，出现偏瘫、交叉瘫等；如由结核瘤或脑脊髓蛛网膜炎引起，表现为类似肿瘤的慢性瘫痪。

4. **脑神经损害**　颅底炎性渗出的刺激、粘连、压迫，可致脑神经损害，以动眼、外展、面和视神经最易受累，表现视力减退、复视和面神经麻痹等。

5. **老年人TBM的特点**　头痛、呕吐较轻，颅内压增高症状不明显，约半数患者脑脊液改变不典型，但在动脉硬化基础上发生结核性动脉内膜炎而引起脑梗死较多。

【诊断】根据结核病病史或接触史，出现头痛、呕吐等症状，脑膜刺激征，结核脑脊液淋巴细胞数增多、蛋白质增高及糖含量减低等特征性改变，脑脊液抗酸涂片、结核分枝杆菌培养和PCR检查等可做出诊断。

【一般治疗】本病的治疗原则是早期给药、合理选药、联合用药及系统治疗，只要患者临床症状、体征及实验室检查高度提示本病，即使抗酸染色阴性亦应立即开始抗结核治疗。

1. **抗结核治疗**　异烟肼、利福平、吡嗪酰胺或乙胺丁醇（EMB）、链霉素（SM）是治疗TBM最有效的联合用药方案，儿童因乙胺丁醇的视神经毒性作用、孕妇因链霉素对听神经的影响而尽量不选用。

WHO的建议应至少选择三种药物联合治疗，常用异烟肼、利福平和吡嗪酰胺，轻症患者治疗3个月后可停用吡嗪酰胺，再继续用异烟肼和利福平7个月。耐药菌株可加用第四种药如链霉素或乙胺丁醇。利福平不耐药菌株，总疗程9个月足够；利福平耐药菌株需连续治疗18～24个月。由于中国人为异烟肼快速代谢型，成年患者每日剂量可加至900～1 200mg，但应注意保护肝脏治疗，防止肝损害。

2. **皮质类固醇激素**　用于脑水肿引起的颅内压增高，伴局灶性神经体征和蛛网膜下腔阻塞的重症患者，可减轻中毒症状，抑制炎症反应及减轻脑水肿。成人常选用泼尼松60mg口服，3～4周后逐渐减量，2～3周内停药。

3. **药物鞘内注射**　蛋白质定量明显增高、有早期椎管梗阻、肝功能异常致使部分抗结核药物停用、慢性、复发性或耐药的情况下，在全身药物治疗的同时可辅以鞘内注射，异烟肼 50mg、地塞米松 5～10mg、α- 糜蛋白酶 4 000U、透明质酸酶 1 500U，每隔 2～3 天 1 次，注药宜缓慢；症状消失后每周 2 次，体征消失后 1～2 周 1 次，直至脑脊液检查正常。脑脊液压力较高的患者慎用此法。

4. **降颅压** 颅内压增高者可选用渗透性利尿剂，如 20% 甘露醇、甘油果糖或甘油盐水等，同时需即使补充丢失的液体和电解质。

5. **对症及全身支持治疗** 对重症及昏迷患者至关重要，注意维持营养及水、电解质的平衡，保持呼吸道通畅。必要时可小量输血或给予静脉高营养；高热者给予物理降温，抗惊厥；并需加强护理，预防压疮等并发症。

【高压氧治疗】

1. **作用机制**

（1）对许多细菌具有杀菌及抑菌作用。

（2）收缩脑血管，阻断脑缺氧 - 脑水肿 - 颅内压增高的恶性循环。

（3）可提高脑组织氧含量，利于脑组织的修复。

（4）间接增加白细胞数量和杀菌能力。

（5）有利于抗菌药物通过血 - 脑屏障。

（6）明显提高血氧含量张力和增加血氧弥散半径范围，使脑组织 CSF 氧含量增高，改善脑组织因缺氧而发生的一系列病理改变。

（7）促进成纤维细胞的增殖和胶原纤维形成，加速毛细血管的再生，促进侧支循环的重新建立。

2. **治疗方法** 药物治疗基础上，予高压氧辅助治疗。根据不同年龄可采取婴儿高压氧舱或多人空气加压氧舱，治疗压力 0.20～0.25MPa，加压、减压 20～30min，面罩持续吸氧 60min，中间休息 10min，1 次 /d，10d 为 1 个疗程，连续 2 个疗程。

3. **循证医学评价** 有研究发现，高压氧治疗组患者体温、颅压、意识和 CSF 中糖、蛋白质、氯化物、白细胞数恢复至正常的时间均明显短于对照组。有效率为 90.7% 明显好于对照组（80.5%）。

第九节　多发性硬化

多发性硬化（multiple sclerosis，MS）是一种免疫介导的中枢神经系统慢性炎性脱髓鞘性疾病。本病常累及的部位为脑室周围、近皮质、视神经、脊髓、脑干和小脑。主要临床特点为病灶的空间多发性（DIS）和时间多发性（DIT）。

【临床表现】

1. 起病多在 20～40 岁，10 岁以下和 50 岁以上患者少见，男女患病比约为 1：2。以急性 / 亚急性起病多见，隐匿起病仅见于少数病例。绝大多是患者在临床上表现为空间多发性（病变部位的多发）和时间多发性（缓解 - 复发的病程）少数病例在整个病程中呈现单病灶征象。单相病程多见于以脊髓症候起病的缓慢进展型多发性硬化和临床少见的病势凶险的急性多发性硬化。

2. 临床症状

（1）肢体无力：最多见，大约 50% 的患者首发症状包括一个或多个肢体无力。运动障碍一般下肢比上肢明显。

（2）感觉异常：浅感觉障碍表现为肢体、躯干或面部针刺麻木感，异常的肢体发冷、蚁走感、瘙痒感以及尖锐、烧灼样疼痛及定位不明确的感觉异常。

（3）眼部症状：多为急性起病的单眼视力下降，有时双眼同时受累。后期出现视神经萎缩。约 30% 的病例有眼肌麻痹及复视。可见水平样或水平加旋转性眼球震颤及核间性眼肌麻痹。

（4）共济失调：30% ~ 40% 的患者有不同程度的共济失调运动障碍。

（5）发作性症状：是指持续时间短暂、可被特殊因素诱发的感觉或运动异常。发作性的神经功能障碍每次持续数秒至数分钟不等，频繁、过度换气、焦虑或维持肢体某种姿势可诱发，是 MS 比较特征性症状之一。强直痉挛、感觉异常、构音障碍、共济失调、癫痫和疼痛不适是较为常见的 MS 发作性症状。其中，局限于肢体或面部的强直性痉挛，常伴放射性异常疼痛，也称痛性痉挛。

（6）精神症状：在多发性硬化患者中较常见，多表现为抑郁、易怒和脾气暴躁，部分患者出现欣快、兴奋，也可表现为淡漠、嗜睡、强哭强笑、反应迟钝、智能低下、重复语言、猜疑和被害妄想等。可出现记忆力减退、注意力损害。

（7）其他症状：膀胱功能障碍是多发性硬化患者的主要痛苦之一，包括尿频、尿急、尿潴留、尿失禁，常与脊髓功能障碍合并出现。此外，男性 MS 患者还可出现原发性或继发性性功能障碍。

【诊断】

1. 根据病史和神经系统检查，表明中枢神经系统白质内同时存在两处以上的病灶。

2. 起病年龄在 10 ~ 50 岁之间。

3. 有缓解和复发的交替病程，每次发作持续 24h 以上，或呈缓慢进展方式但病程至少 1 年。

4. 可排除其他病因。

如符合以上四项，可诊断为“临床确诊的 MS”；如项目 1、2 中缺少一项，可诊断为“临床可能的 MS”；如仅为一个发病部位，首次发作，诊断为“临床可疑的 MS”。

【一般治疗】多发性硬化的治疗包括急性发作期治疗、缓解期治疗即疾病修饰治疗（disease-modifying therapies，DMTs）急性期治疗以减轻症状、尽快减轻神经功能缺失、残疾程度为主。疾病调节治疗以减少复发、减少脑和脊髓病灶数、延缓残疾累积及提高生存质量为主。

1. **急性发作期治疗**

（1）大剂量甲泼尼龙冲击治疗是MS急性发作期的首选治疗方案，短期内能促进急性发病MS患者的神经功能恢复。治疗原则为大剂量、短疗程，不主张小剂量长时间应用。

（2）对激素治疗无效者和处于妊娠或产后阶段的患者，可选择静脉注射大剂量免疫球蛋白（IVIG）或血浆置换治疗，但疗效尚不明确。

2. **疾病免疫修饰治疗** 针对不同时期的MS病理特点，应用疾病修饰药物（DMDs）进行长期治疗。对复发型MS，目标在于抑制和调节免疫，控制炎症，减少复发；对进展型MS，一方面要控制复发，一方面神经保护和神经修复可能有效。

3. **对症治疗**

（1）疲劳：治疗常用金刚烷胺或莫达非尼，用量均为100～200mg/d，早晨服用。职业治疗、物理治疗、心理干预及睡眠调节可能有一定作用。

（2）行走困难：中枢性钾通道拮抗剂达方吡啶，用来改善各种类型MS患者的行走能力。

（3）膀胱功能障碍：可使用抗胆碱药物解除尿道痉挛、改善储尿功能，如索利那新、托特罗定，非索罗定、奥昔布宁，此外，行为干预也有一定效果。尿液排空功能障碍的患者，除间断导尿外，可联合抗胆碱药物或抗痉挛药物，如巴氯芬、多沙唑嗪、坦索罗辛等。

（4）疼痛：对急性疼痛可用卡马西平或苯妥英钠可能有效，杜洛西汀和普瑞巴林对神经病理性疼痛可能有效。对慢性疼痛或痉挛性疼痛，可选用巴氯芬或替扎尼定治疗。加巴喷丁和阿米替林对感觉异常如烧灼感、紧束感、瘙痒感可能有效。配穿加压长袜或手套会缓解感觉异常困难也有一定效果。

（5）认知障碍：目前仍缺乏肯定的治疗方法。可应用胆碱酯酶抑制剂如多奈哌齐和认知康复治疗。

（6）抑郁：可应用选择性5-羟色胺摄取抑制剂类药物。心理治疗也有一定效果。

（7）其他症状：如男性患者勃起功能障碍可选用西地那非治疗。眩晕症状可选择美克洛嗪、昂丹司琼或东莨菪碱治疗。

【高压氧治疗】

1. **作用机制**

（1）减轻神经组织水肿、改善神经组织缺氧、促进毛细血管再生；提高血浆氧张力、改善组织供氧能力。

（2）促进施万细胞增殖和髓鞘再生、促进周围神经再生。

（3）抑制炎症、降低白细胞聚集、降低TNF-α、IL-1分泌；降低脑神经元中炎症因子COX-2蛋白表达、降低神经营养因子-3的下调。

（4）通过产生适量活性氧提高脊髓超氧化物歧化酶（SOD）和过氧化氢酶（CAT）等抗氧化酶活性，增强机体清除氧自由基能力。

（5）高压氧提高 IgG 指数，改善体液免疫和细胞免疫功能。

2. **治疗方法**　多采用大型空气加压舱，治疗压力 2 ~ 2.3ATA，稳压时戴面罩吸纯氧，吸氧 40min，中间休息 10min，再吸氧 40min；或吸氧 60min，面罩给氧 30min，休息 10min 后继续给氧 30min，加压 20min，减压 30min。治疗 1 次 /d，10 ~ 12 次为 1 疗程，一般连续治疗 4 疗程。

3. **注意事项**

（1）一旦确诊为 MS，应尽量在该病早期或急性期进行 HBO 治疗，治疗次数不少 30 次。

（2）HBO 治疗压力，一般在 0.18 ~ 0.20MPa，该压力下脑代谢旺盛，脑氧利用率也高，有利于神经细胞功能的恢复。

（3）MS 复发作与自发缓解交替进行的一种自身免疫性疾病，为巩固疗效，在病情缓解后应定期重复 HBO 治疗。

（4）HBO 同时，配合激素或其他免疫抑制剂、营养神经药，可提高疗效。

4. **循证医学评价**　研究发现高压氧联合丹参川芎嗪注射液治疗 MS，结果发现联合组有效率 88% 明显优于对照组 68%，且 BAEP、VEP、SEP 的 PL、P100PL 及 IPL 均有不同程度的缩短，组间比较有显著性差异。还有研究显示高压氧组症状改善有效率 88.1% 高于对照组 71.4%；影像学好转率高压氧组为 67.8%，对照组好转率为 45.0%；HBO 组、对照组 VEP 有效率分别为 20.8%、10.0%，BAEP 有效率分别为 36.4%、15.4%，SEP 有效率分别为 41.2%、18.8%，均有差异。

第十节　帕金森病

帕金森病（Parkinson disease，PD），又名震颤麻痹，是一种常见于中老年的神经系统变性疾病，临床上以静止性震颤、运动迟缓、肌强直和姿势平衡障碍为主要特征。由英国医师詹姆士・帕金森（James Parkinson）于 1817 年首先被报道并系统描述的。

【临床表现】发病年龄平均 55 岁，多见于 60 岁以后，40 岁以前相对较少。我国 65 岁以上人群患病率为 1 700/10 万。男性略多于女性。隐匿起病，缓慢进展。

1. **运动症状**　常为始于一侧上肢，逐渐累及同侧下肢，再波及对侧上肢及下肢，呈“N”型进展。

（1）静止性震颤：常为首发症状，多始于一侧上肢远端，静止位时出现或明显，随意运动时减轻或停止，紧张或激动时加剧，入睡后消失。典型表现是拇指与食指呈“搓丸样”动作，频率为 4 ~ 6Hz。令患者一侧肢体运动如握拳或松拳，可使另一侧肢体震颤更明显，该试验有助于发现早期轻微震颤。少数患者可不出现震颤，部分患者可合并轻度姿势型震颤。

（2）肌强直："铅管样强直"或"齿轮样强直"。颈部躯干、四肢、肌强直可使患者出现特殊的屈曲体姿，表现为头部前倾，躯干俯屈，肘关节屈曲，腕关节伸直，前臂内收，髋关节及膝关节略弯曲。

（3）运动迟缓：随意运动减少，动作缓慢、笨拙。早期以手指精细动作如缓解或扣纽扣、系鞋带等动作缓慢，之间发展呈全面性随意运动减少、迟钝，晚期因合并肌张力增高，导致起床、翻身均有困难。体检见面容呆板，双眼凝视，瞬目减少，酷似"面具脸"；口、咽、腭肌运动徐缓时，表现为语速变慢，语音低调；书写字体越写越小，呈现"小字征"；做快速重复性动作如拇指、示指对指时表现运动速度缓慢和幅度减小。

（4）姿势步态障碍：在疾病早期，表现为走路时患侧上肢摆臂幅度减小或消失，下肢拖地。随病情进展，步伐逐渐变小变慢，启动、转弯时步态障碍尤为明显，自坐位、卧位起立时困难。有时行走中全身僵住，不能动弹，称为"冻结现象"。前冲步态或慌张步态。

2. **非运动症状** 也是十分常见和重要的临床症状，可以早于或伴随运动症状发生。

（1）感觉障碍：疾病早期即可出现嗅觉减退或睡眠障碍，尤其是快速眼动期睡眠行为异常。中晚期常有肢体麻木、疼痛。有些患者可伴有不安腿综合征。

（2）自主神经功能障碍：临床常见，如便秘、多汗、脂溢性皮炎（油脂面）等。吞咽活动减少可导致流涎。疾病后期可出现性功能减退、排尿障碍或直立性低血压。

（3）精神和认知障碍：近半数患者伴有抑郁，并常伴有焦虑。约15%～30%患者在疾病晚期发生认知障碍乃至痴呆，以及幻觉，其中视幻觉多见。

【诊断】国际帕金森病及运动障碍学会及我国帕金森病及运动障碍学组和专委会制定了帕金森病临床诊断标准（2016年）。

1. **临床确诊的帕金森病需要具备** ①不存在绝对排除标准；②至少存在两条支持性标准；③没有警示征象。

2. **临床很可能的帕金森病需要具备** ①不符合绝对排除标准；②如果出现警示征象则需要通过支持性标准来抵消：如果出现一条警示征象，必须需要至少一条支持性标准抵消；如果出现2条警示征象，必须需要至少2条支持性标准抵消；如果出现2条以上警示征象，则诊断不能成立。

【一般治疗】世界不同国家有多个帕金森病治疗指南，在参照国外治疗指南的基础上，结合我国的临床研究和经验以及国情，我国帕金森病及运动障碍学组制定的中国帕金森病治疗指南推荐的治疗方法如下：

1. **治疗原则**

（1）综合治疗：应对PD的运动症状和非运动症状采取综合治疗，包括药物治疗、手术治疗、运动疗法、心理疏导及照料护理。药物治疗作为首选，且是整个治疗过程中的主要治疗手段，手术治疗则是药物治疗的一种有效补充手段。

（2）用药原则：坚持“剂量滴定”以避免产生药物急性副作用，力求实现尽可能以小剂量达到满意临床效果的用药原则，同时也应强调个体化特点。

2. 早期PD治疗

（1）疾病一旦发生将随时间推移而渐进性加重，疾病早期阶段较后期阶段进展快。目前的观点是早期诊断、早期治疗。早期治疗可采用非药物治疗（运动疗法等）和药物治疗。一般开始多以单药治疗，但也可以小剂量两药（体现多靶点）联用，力求疗效最佳，维持时间更长，而运动并发症发生率更低。

（2）首选药物原则

1）老年前（< 65岁）患者，且不伴有智能减退，可有如下选择：①非麦角类DR激动剂；② MAO制剂，或加用维生素E；③金刚烷胺：若震颤明显而其他抗PD药物效果不佳则可选用抗胆碱能药；④复方左旋多巴 + 儿茶酚 - 氧位 - 甲基转移酶（COMA）抑制剂。即达灵复；⑤复方左旋多巴一般在①②③方案治疗效果不佳时加用。

2）老年（≥ 65岁）患者伴智能减退：首选复方左旋多巴，必要时可加用DR激动剂、MAO-B抑制剂或COMT抑制剂。苯海索尽可能不用，尤其老年男性患者，因有较多副作用，除非有严重震颤并明显影响患者的日常生活能力。

3. 中晚期PD治疗　中晚期PD、尤其是晚期PD的临床表现极其复杂，其中有疾病本身的进展，也有药物副作用或运动并发症的因素参与。对中晚期患者的治疗，一方面继续力求改善运动症状，另一方面处理一些运动并发症和非运动症状。

4. 手术及干细胞治疗　早期药物治疗显著，而长期治疗疗效明显减退，同时出现异动症者可考虑手术治疗。手术方法主要有神经核损毁术和脑深部电刺激术（DBS），后者因相对创伤小、安全和可调控而成为主要选择。手术靶点包括苍白球内侧部、丘脑腹中间核和丘脑底核。手术须严格掌握适应证，帕金森叠加综合征是手术禁忌证。手术对肢体震颤和/或肌强直有较好疗效，但对躯体中轴症状如步态障碍无明显疗效。

5. 中医、康复及心理治疗　中药、针灸和康复（运动）治疗作为辅助手段对改善症状也可起到一定作用。对患者进行语言、进食、走路及各种日常生活训练和指导，可改善生活质量。教育和心理疏导也是不容忽视的辅助措施。

【高压氧治疗】

1. 作用机制

（1）动物研究表明，HBO能够增强线粒体中ATP酶的活性，促进电子的传递以及ATP的生成，从而恢复大脑神经能量供应。

（2）HBO具有清除氧自由基以及激活抗氧化酶活性等作用，从而改善脑组织缺氧状态，促进受损多巴胺能神经元功能的修复。

（3）HBO促进患者活动能力、步态以及面部功能等的康复，预防肌肉萎缩等并发症。

（4）提高血氧含量，血氧分压及弥散能力，改善脑血管功能状态，增加血-脑屏障通透性，更好地发挥药物的生物活性。

（5）在高压氧下，氧弥散进入缺氧暗区的能力增强，使脑组织含氧量增加，改善脑组织的缺氧状态，使受损的多巴胺神经元功能恢复。

（6）兴奋交感-肾上腺髓质系统，使肾上腺素-多巴胺分泌增加，症状获得改善。

（7）使线粒体ATP酶活性增强，加速电子传递过程，使ATP产生增加，恢复大脑神经元的能量供应。

（8）通过抑制星形胶质细胞增生，提高黑质-纹状体内谷胱甘肽过氧化物酶及超氧化物歧化酶（SOD）活性，降低脂质过氧化水平，加快自由基清除速度，从而增强多巴胺能神经元功能对6-羟基多巴胺的耐受能力，促进其神经功能恢复。也可改善胆碱能系统的功能，提高学习记忆的能力。

2. **治疗方法** 临床多用空气加压舱为患者进行治疗，一般压力为0.2～0.23MPa，间歇性面罩吸氧30min，共两次，中间间歇10min吸舱内空气，1次/d，10次为1个疗程，一般3～5个疗程。

3. **循证医学评价** 有研究者选择经过正规临床治疗临床症状无改善且Hoehn-Yahr分期为Ⅱ～Ⅳ期的PD患者48例，分为A、B、C 3组，A组采用HBO治疗同时接受基础治疗和康复训练；B组接受同A组相同的基础治疗和康复训练，C组作为对照组维持基础治疗。结果显示，60d总有效率A组为81.2%，B组为75.0%，C组为50.0%。A组在治疗30d后UPDRS（帕金森病评定表）评分与治疗前有明显差异（$p < 0.05$）；A、B组在治疗60d后UPDRS评分与治疗前有显著差异（$p < 0.01$）；C组在治疗前后无明显差异。临床症状积分值HBO合并康复训练除能改善活动能力、步态、言语外，对面部表情呆板、震颤也有一定的效果。总之HBO配合康复训练核药物能改善患者的运动能力、吞咽功能、睡眠质量、维持和改善一定的日常生活能力，延缓病情发展。

第十一节　脊髓损伤

脊髓损伤（spinal cord injury，SCI）是由于各种原因引起的脊髓结构和功能损害，造成损伤水平以下脊髓神经功能（运动、感觉、括约肌及自主神经功能）的障碍。据WHO报道，全世界每年新发SCI病例25万～50万例，不完全调查显示我国SCI发病率23.7/100万～60/100万，脊髓损伤根据致病因素分为创伤性及非创伤性两大类，均会造成不同程度的四肢瘫痪或截瘫，是一种严重致残性损伤，给患者、家庭及社会造成巨大负担。

【临床表现】

1. **脊髓震荡** 脊髓损伤后出现短暂性功能抑制状态。临床表现为受伤后损伤平面以下立即出现弛缓性瘫痪，经过数小时至两天，脊髓功能即开始恢复，且日后不留任何神经系统的后遗症。

2. 脊髓休克　脊髓遭受严重创伤和病理损害时即可发生功能的暂时性完全抑制，临床表现以弛缓性瘫痪为特征，各种脊髓反射包括病理反射消失及二便功能均丧失。其全身性改变，主要可有低血压或心输出量降低，心动过缓，体温降低及呼吸功能障碍等。

脊髓休克在伤后立即发生，可持续数小时至数周。儿童一般持续3～4d，成人多为3～6周。脊髓损伤部位越低，其持续时间越短。如腰、骶段脊髓休克期一般小于24h。出现球海绵体反射或肛门反射或足底跖反射是脊髓休克结束的标记。脊髓休克期结束后，如果损伤平面以下仍然无运动和感觉，说明是完全性脊髓损伤。

3. 脊髓损伤的纵向定位　从运动、感觉、反射和植物神经功能障碍的平面来判断损伤的节段。

（1）颈脊髓损伤：如第一、二脊髓损伤，患者多数立即死亡。第四颈脊髓损伤：患者为完全性四肢瘫痪，自主呼吸丧失。第七颈脊髓损伤：伤后膈神经功能正常，患者腹式呼吸，手呈半握状态；躯干、下肢、上臂、前臂内侧、手的尺侧3个手指有感觉障碍；肱二头肌反射、桡骨膜反射均存在，三头肌反射消失或减退。

（2）胸髓损伤：仅影响部分肋间肌，对呼吸功能影响不大，交感神经障碍的平面也相应下降，体温失调也较轻微。主要表现为躯干下半部与两下肢的上运动神经元性瘫痪，以及相应部位的感觉障碍和大小便功能紊乱。

（3）腰髓及腰膨大损伤：如第二腰脊髓损伤：髂腰肌及缝匠肌肌力减弱，股薄肌隐约可见有收缩，下肢其余肌肉瘫痪。肛门、直肠括约肌失控；除大腿上1/3感觉改变以外，整个下肢及会阴部鞍区均有感觉缺失；提睾反射、腹壁反射阳性，膝腱反射、跟腱反射、足跖反射障碍。脊髓圆锥损伤：骶髓3～5和尾节称脊髓圆锥。损伤后，会阴部皮肤感觉减退或消失，呈马鞍状分布。由于膀胱逼尿肌受骶2～4支配，可引起逼尿肌麻痹而呈无张力性膀胱，形成充盈性尿失禁，大便也失去控制；有性功能障碍；肛门反射和球海绵体反射消失。腰膨大在圆锥以上，故下肢功能无影响。

4. 横向定位（脊髓不全性损伤）

（1）中央型脊髓损伤综合征：这是最常见的不全损伤，症状特点为：上肢与下肢的瘫痪程度不一，上肢重下肢轻，或者单有上肢损伤。在损伤节段平面以下，可有感觉过敏或感觉减退；也可能人触觉障碍及深感觉障碍。有的出现膀胱功能障碍。其恢复过程是：下肢运动功能首先恢复，膀胱功能次之，最后为上肢运动功能，而以手指功能恢复最慢。感觉的恢复则没有一定顺序。

（2）布朗-塞卡综合征：也称脊髓半切综合征，损伤水平以下，同侧肢体运动瘫痪和深感觉障碍，而对侧痛觉和温觉障碍，但触觉功能无影响。由于一侧骶神经尚完整，故大小便功能仍正常。如第一至第二胸脊髓节段受伤，同侧颜面、头颈部可有血管运动失调征象和 Horner 综合征，即瞳孔缩小、睑裂变窄和眼球内陷。此种单侧脊髓的横贯性损害综合征好发于胸段，而腰段及骶段则很少见。

（3）前侧脊髓综合征：可由脊髓前侧被骨片或椎间盘压迫所致，也可由中央动脉分支的损伤或被压所致。脊髓灰质对缺血比白质敏感，在损伤、压迫或缺血条件下，前角运动神经细胞较易发生选择性损伤。它好发于颈髓下段和胸髓上段。在颈髓，主要表现为四肢瘫痪，在损伤节段平面以下的痛觉、温觉减退而位置觉、震动觉正常，会阴部和下肢仍保留深感觉和位置觉。在不全损伤中，其预后最坏。

（4）脊髓后方损伤综合征：多见于颈椎于过伸位受伤者，系脊髓的后部结构受到轻度挫伤所致。脊髓的后角与脊神经的后根亦可受累，其临床症状以感觉丧失为主，亦可表现为神经刺激症状，即在损伤节段平面以下有对称性颈部、上肢与躯干的疼痛和烧灼感。

（5）马尾 - 圆锥损伤综合征：由马尾神经或脊髓圆锥损伤所致，主要病因是胸腰结合段或其下方脊柱的严重损伤。临床特点：①支配区肌肉下运动神经元瘫痪，表现为弛缓性瘫痪；②因神经纤维排列紧密，故损伤后其支配区所有感觉丧失；③骶部反射部分或全部丧失，膀胱和直肠呈下运动神经元瘫痪，因括约肌张力降低，出现大小便失禁。马尾损伤程度轻时可和其他周围神经一样再生，甚至完全恢复. 但损伤重或完全断裂则不易自愈。

【诊断】根据受伤病史、临床表现、体征、查体、X 线检查、CT 扫描、脊髓碘水造影、MRI、体感诱发电位等辅助检查，可以进行定位诊断。神经损伤程度可根据神经功能分级确定。

1. Frankel **分级** 1969 年，由 Frankel 提出将损伤平面以下感觉和运动存留情况分为五个级别，该方法对脊髓损伤的程度进行了粗略的分级，对脊髓损伤的评定有较大的实用价值，但对脊髓圆锥和马尾损伤的评定有其一定缺陷，缺乏反射和括约肌功能判断，尤其是对膀胱、直肠括约肌功能状况表达不够清楚。

2. **国际脊髓损伤神经分类标准** 1982 年，美国脊髓损伤协会（ASIA）提出了新的脊髓损伤神经分类评分标准，将脊髓损伤量化，便于统计和比较。1997 年 ASIA 对此标准进行了进一步修订，使之更加完善。该方法包括损伤水平和损伤程度。并可判断预后。

【一般治疗】

1. **早期治疗** 脊柱脊髓损伤的早期救治包括现场救护、急诊救治、早期专科治疗等。早期救治措施的正确与否直接影响患者的生命安全和脊柱脊髓功能的恢复。遵循 ABC 抢救原则，即维持呼吸道通畅、恢复通气、维持血循环稳定。

2. **药物治疗** 当脊柱损伤患者复苏满意后，主要的治疗任务是防止已受损的脊髓进一步损伤，并保护正常的脊髓组织。常用药物包括：

（1）皮质类固醇：甲基强的松龙（MP）是唯一被 FDA 批准的治疗脊髓损伤（SCI）药物，建议 8h 内给药。也可应用地塞米松，持续应用 5 天停药，以免长期大剂量使用激素出现并发症。

（2）神经节苷脂：是广泛存在于哺乳类动物细胞膜上含糖脂的唾液酸，在中枢神经系统外层细胞膜有较高的浓度，尤其在突触区含量特别高。研究认为 GM-1 一般在损伤后 48h 给药，平均持续 26d。但由于其机制仍不明确，研究仍在继续。

（3）东莨菪碱：通过调整微循环、改善脊髓损伤后毛细血管破裂出血和堵塞造成的微循环障碍，减轻脊髓缺血、坏死，有利于脊髓功能恢复。宜在伤后当日使用。

（4）神经营养药：甲钴胺是一种辅酶型 B_{12}，可增强神经细胞内核酸和蛋白质的合成；促进髓鞘主要成分卵磷脂的合成，有利于受损神经纤维的修复。

（5）脱水药减轻脊髓水肿：常用药物为甘露醇，有心功能不全、冠心病、肾功能不全的患者，滴速过快可能会导致致命疾病的发生，如每天尿量少于 1 500ml 要慎用。恰当补充水分和电解质以防脱水、血容量不足，并应监测水、电解质与肾功能。

3. 手术治疗

（1）闭合性脊髓损伤患者，伤后病情发展者，应尽早手术探查，并作椎板切除减压。

（2）开放性脊髓损伤，一般应早做清创手术，如有内脏出血、损伤、休克等。应先予纠正，然后清创。

（3）腰穿证实蛛网膜下腔有梗阻，经短期治疗无效者，则即进行手术治疗。

（4）脊柱 X 线检查示椎管内有碎骨片嵌入者，应尽早手术清除碎骨片。如瘫痪明显、脊髓肿胀严重可切除椎板减压。

（5）有椎间盘突出，牵引无效者，应行手术切除突出之椎间盘。

（6）马尾损伤及颈膨大处损伤应尽早进行手术。

4. 康复治疗

（1）早期：关节活动度、肌力训练、呼吸功能训练、膀胱功能训练。

（2）稳定期治疗：根据患者体质、脊髓损伤水平与程度不同，制定相应训练计划，并注意监护心肺功能，防止直立性低血压。

（3）后期治疗：在早期康复治疗基础上，进一步强化肌力、平衡等体能训练，并根据康复目标进行轮椅移乘训练，以及辅助用具的使用等。

5. 其他　针灸、理疗、按摩、中药等。

【高压氧治疗】

高压氧治疗是脊髓损伤综合治疗的重要手段之一。

1. 作用机制　①减少氧化应激反应；②减少炎症反应；③增加机体的自噬反应；④减轻脊髓水肿；⑤减少神经元细胞凋亡；⑥促进损伤局部的血管再生成。

2. 治疗方法

（1）介入时间：有学者认为，脊髓损伤 30min 后进行 HBOT 无作用；而有的学者又提出，必须在中枢神经缺氧缺血后的 6h 内开始 HBOT 才有效；也有学者认为，脊髓损伤后其细胞凋亡持续 3 ~ 4 周，故 4 周内进行 HBOT 对脊髓损伤都有一定疗效。

（2）治疗方案：近年来较多研究选择以下方案：

1）个性化治疗方案：压力3.0ATA，40min加压，90min稳压吸氧（中途休息10min），40min减压。第一次HBOT后，可进行脊髓造影，以确定是否需要手术，若不需手术，在第1次HBOT后，每间隔4h进行1次治疗，连续共4次。第2日起，每间隔6h治疗1次，共4次。经这8次治疗后对病情重新评估，若患者脊髓为完全性损伤，即停止HBOT；若病情好转，则可继续治疗5d，每日2次。

2）常规方案：2.0～2.5ATA，20～45min加压，面罩吸氧60～90min（中途休息/不休息10min），20～30min降至大气压。每日1～2次。10d为1疗程，连续治疗30d。或2个疗程中休息5～7d，持续4个疗程。

3. 注意事项

（1）HBOT时机：应力争在SCI后4～6h内进行HBOT，最迟不要超过48h。外伤性的SCI，有临床研究推荐20h内开始HBOT；脊柱减压稳定术后3天内应开始HBOT。

（2）HBOT应作为综合治疗措施之一，配合手术及药物治疗，对促进神经功能恢复，更为有利。

（3）在治疗过程中，应防止肺部感染及尿道感染；对瘫痪注意应加强护理，预防褥疮。

（4）搬运患者时应避免损伤患者的脊柱，以免加重脊髓损伤。

4. 循证医学评价 多数研究显示，HBO结合传统康复治疗可显著促进SCI患者脊髓运动和感觉功能的恢复，使患者独立能力及日常生活活动能力的恢复加快。同时HBOT还可以明显减少SCI后出现的神经性疼痛、褥疮的发生率、抑郁、焦虑状态等。有研究认为，术后3d内与术后3d后接受HBOT的患者治疗后的有效率分别为95.0%和85.0%，术后HBO治疗30d与HBO治疗次数＞30d治疗后的有效率分别86.7%和96.7%。治疗前各变量组的血清IL-6和TNF-a表达量对比差异无统计学意义术后3d内接受高压氧治疗的血清IL-6和TNF-a表达量明显低术后＞3d接受高压氧治疗患者，术后高压氧治疗次数＞30d患者的血清IL-6和TNF-a表达量明显低术后治疗次数30d患者（$p<0.05$）。早期长疗程高压氧辅助治疗急性脊髓损伤能通过抑制炎症因子的释放实现提高治疗效果的目的。另外，脊髓不完全损伤的总有效率91.67%，明显高于完全损伤的58.82%（$p<0.05$），说明影响HBO治疗SCI效果的因素除术后HBO介入时间和治疗次数外，还包括脊髓损伤程度。

第十二节　周围神经损伤

周围神经是指嗅、视神经以外的脑神经、脊神经、自主神经及其神经节。周围神经损伤是指周围神经丛、神经干或其分支受外力作用而发生的损伤，主要病理变化是损伤远端神经纤维发生瓦勒变性。常见的原因有切割伤、牵拉伤和骨折、脱位等造成的压迫性损伤等。周围神经损伤后，远端神经纤维发生沃勒变性。神经再生速度平均为每天 1 ~ 2mm。

【临床表现】周围神经损伤的临床特征为感觉障碍、运动障碍、反射障碍、自主神经功能障碍和神经干叩击试验阳性。常见周围神经损伤如下：

1. **臂丛神经损伤**　主要表现为神经根型分布区的运动、感觉障碍。臂丛上部损伤表现为整个上肢下垂，上臂内收，不能外展外旋，前臂内收伸直，不能旋前旋后或弯曲，肩胛、上臂和前臂外侧有一狭长的感觉障碍区。臂丛下部损伤表现为手部小肌肉全部萎缩而呈爪形，手部尺侧及前臂内侧有感觉缺失，有时出现霍纳综合征。

2. **腋神经损伤**　主要表现为运动障碍，肩关节外展幅度减小，三角肌区皮肤感觉障碍。三角肌肌萎缩，肩部失去圆形隆起的外观，肩峰突出，形成“方形肩”。

3. **肌皮神经损伤**　肌皮神经自外侧束发出后，斜穿喙肱肌，经肱二头肌和肱肌之间下行，并发出分支支配上述三肌。终支在肘关节稍上方的外侧，穿出臂部深筋膜，改名为前臂外侧皮神经，分布于前臂外侧皮肤。肌皮神经受伤后肱二头肌、肱肌及前臂外侧的皮肤感觉障碍。

4. **正中神经损伤**　第一、第二、第三指屈曲功能丧失；拇对掌运动丧失；大鱼际肌萎缩，出现猿掌畸形；示指、中指末节感觉消失。

5. **桡神经损伤**　桡神经损伤为全身诸神经中最易受损伤者，常并发于肱骨中段骨折。主要表现为伸腕力消失，而“垂腕”为一典型病症；拇外展及指伸肌力消失；手背第一、二掌骨间感觉完全消失。

6. **尺神经损伤**　第四和第五指的末节不能屈曲；骨间肌瘫痪，手指内收外展功能丧失；小鱼际肌萎缩变平；小指感觉完全消失。

7. **股神经损伤**　运动障碍，股前肌群瘫痪，行走时抬腿困难，不能伸小腿。感觉障碍，股前面及小腿内侧面皮肤感觉障碍。股四头肌萎缩，髌骨突出。膝反射消失。

8. **坐骨神经损伤**　坐骨神经完全断伤时，临床表现与胫腓神经联合损伤时类同。踝关节与趾关节无自主活动，足下垂而呈马蹄样畸形，踝关节可随患肢移动呈摇摆样运动。小腿肌肉萎缩，跟腱反射消失，膝关节屈曲力弱，伸膝正常。小腿皮肤感觉除内侧外，常因压迫皮神经代偿而仅表现为感觉减退。坐骨神经部分受伤时，股二头肌常麻痹，而半腱肌和半膜肌则很少受累。另外，小腿或足底常伴有跳痛、麻痛或灼痛。

9. **腓总神经损伤**　垂足畸形，患者为了防止足趾拖于地面，步行时脚步高举，呈跨越步态；足和趾不能背伸，也不能外展外翻；足背及小趾前外侧感觉丧失。

10. **胫神经损伤**　股骨髁上骨折及膝关节脱位易损伤胫神经，引起小腿后侧屈肌群及足底内在肌麻痹，出现足跖屈、内收、内翻，足趾跖屈、外展和内收障碍，小腿后侧、足背外侧、跟外侧和足底感觉障碍。

【诊断】

1. **伤部检查**　检查有无伤口，如有伤口，应检查其范围和深度、软组织损伤情况以及有无感染。查明枪弹伤或弹片伤的径路，有无血管伤、骨折或脱臼等。如伤口已愈合，观察瘢痕情况和有无动脉瘤或动静脉瘘形成等。

2. **肢体姿势** 观察肢体有无畸形。桡神经伤有腕下垂；尺神经伤有爪状手，即第4、5指的掌指关节过伸，指间关节屈曲；正中神经伤有猿手；腓总神经伤有足下垂等。如时间过久，因对抗肌肉失去平衡，可发生关节挛缩等改变。

3. **运动功能的检查** 周围神经损伤引起肌肉软瘫，失去张力，有进行性肌肉萎缩。也可见肌束颤动、痉挛，肌肉痛性痉挛等。

4. **感觉功能的检查** 检查痛觉、触觉、温觉、两点区别觉及其改变范围，判断神经损伤程度。一般检查痛觉及触觉即可。可有感觉异常、感觉过敏、疼痛等。

5. **自主神经障碍** 刺激症状可见多汗、高血压。麻痹症状有无汗、竖毛障碍、直立性低血压，其他可有无泪、无涎、阳痿、膀胱及直肠功能障碍等。

6. **反射丧失** 根据肌肉瘫痪情况，腱反射消失或减退。

7. **神经近侧断端有假性神经瘤** 常有剧烈疼痛和触痛，触痛放散至该神经支配区。

8. **神经干叩击试验（Tinel征）** 当神经损伤后或损伤神经修复后，在损伤平面或神经生长所达到的部位，轻叩神经，即发生该神经分布区放射性麻痛，称Tinel征阳性。

9. **其他** 神经损伤后，由于废用、血供障碍或感觉丧失，支配区的皮肤、指（趾）甲、皮下组织都可发生营养不良，而失去光滑、萎缩。坐骨神经伤常发生足底压疮，足部冻伤。

10. **电生理检查** 通过肌电图及诱发电位检查，判断神经损伤范围、程度、吻合后恢复情况及预后。

【一般治疗】

1. **非手术疗法** 对周围神经损伤，不论手术与否，均应采取下述措施：保持肢体循环、关节活动度和肌肉张力，预防畸形和外伤。瘫痪的肢体易受外伤、冻伤、烫伤和压伤，应注意保护。

2. **手术治疗**

（1）修复术：神经损伤后，原则上越早修复越好。锐器伤应争取一期修复，火器伤早期清创时不作一期修复，待伤口愈合后3～4周行二期修复。锐器伤如早期未修复，亦应争取二期修复。二期修复时间以伤口愈合后3～4周为宜。主要的手术治疗方法有神经松解术和神经吻合术。

（2）神经转移术和移植术：神经转移术在手外伤，可利用残指的神经转移修复其他神经损伤手指的神经。神经移植术首选自体神经移植。

（3）肌肉转移术：在神经伤不能修复时，施行肌肉转移术重建功能。

（4）术后处理：用石膏固定关节后屈曲位，使吻合的神经不受任何张力。一般术后4～6周去除石膏，逐渐伸直关节，练习关节活动，按摩有关肌肉，促进功能恢复。

3. **康复治疗**　①保持肢体的功能位；②被动运动；③温热疗法；④低频电疗；⑤增强肌力训练；⑥日常生活活动训练；⑦按摩；⑧作业疗法等。

4. **其他**　急性脱髓鞘性者可考虑用血浆置换疗法及支持疗法；慢性者可试用皮质类固醇。

【高压氧治疗】

1. **治疗原理**

（1）直接改善因神经营养血管受压、痉挛或断裂所造成的神经组织缺氧状态。

（2）提高钠、钾泵功能和ATP的储备。改善组织间隙的水、钠潴留，以及神经元和神经胶质细胞水肿，防止胶质和结缔组织纤维化。

（3）增高环磷酸腺苷与环磷酸鸟嘌呤核苷（cAMP/cGMP）的比值，抑制机体免疫功能亢进状态，减少变态反应在周围神经的发生和发展。

（4）减少致痛性炎症介质的产生、释放，减轻和缓解周围神经的疼痛状态。

（5）促进受损的周围神经的再生与修复。

（6）抑制神经元的凋亡。

（7）减轻缺血再灌注和自由基对神经元的损伤。

2. **治疗方法**　治疗压力为0.2～0.3MPa，面罩吸纯氧20min×3，中间吸舱内空气5min×2，1次/d，10次一疗程，一般治疗20～30次。总疗程视病情而定或至症状改善较为稳定为止。

3. **注意事项**

（1）周围神经损伤恢复缓慢，高压氧治疗疗程要足够。

（2）尽早开始高压氧治疗。

（3）高压氧应配合外科手术、药物、对症支持、理疗等综合治疗方案。

4. **循证医学评价**　有研究者选取2016年1月—2018年6月本院住院治疗的周围神经损伤患者112例，随机分为对照组和试验组各56例。两组患者均接受同样的常规药物治疗和传统康复治疗，试验组加用高压氧治疗。结果显示，治疗1月后观察组总有效率73.21%、对照组58.93%，3月后观察组总有效率94.64%，对照组为82.14%，观察组均显著高于对照组（$p < 0.05$）。翁其彪等采用单人纯氧舱治疗50例周围神经损伤的患者行高压氧加综合治疗（观察组）。压力为0.2MPa，治疗时间80min，稳压后舱内氧浓度为72%～75%，每疗程15d，多数患者行2～3个疗程治疗。40例非高压氧治疗（对照组）采用常规药物治疗。结果显示，观察组有效率为92%，其中痊愈76%，好转16%，无效8%；对照组有效率为60%，其中痊愈38%，好转22%，无效40%。两组有效率比较差异有显著性（$p < 0.05$）。

第十三节　吉兰 - 巴雷综合征

吉兰 - 巴雷综合征（Guillain-Barre syndrome，GBS）又称急性炎症性脱髓鞘性多发性神经根神经病，是一种自身免疫介导的周围神经病，主要损害多数脊神经根和周围神经，也累及脑神经。该病临床特征为急性起病，症状多在 2 周左右达到高峰，多呈单时相自限性病程，常有脑脊液蛋白 - 细胞分离现象，静脉注射免疫球蛋白和血浆置换有效。

【临床表现】GBS 包括急性炎性脱髓鞘性多发神经根神经病（AIDP）、急性运动轴索性神经病（AMAN）、急性运动感觉轴索性神经病（AMSAN）、Miller-Fisher 综合征（MFS）、急性泛自主神经病（APN）和急性感觉神经病（ASN）等亚型。不同亚型临床表现各有特点，但一般根据以下临床表现及辅助检查即可进行诊断。

1. 任何年龄、任何季节均可发病。

2. **前驱事件**　常见由腹泻和上呼吸道感染，包括空肠弯曲菌、巨细胞病毒、肺炎支原体或其他病原菌感染，疫苗接种、手术、器官移植等。

3. 急性起病，进行性加重，病情多在 2 周左右达到高峰。

4. 弛缓性、对称性肢体无力是 AIDP 的核心症状。多数患者肌无力从下肢向上肢发展，数日内逐渐加重，少数患者病初呈非对成性。肌张力正常或降低，腱反射减低或消失，且经常在肌力仍保留较好的情况下，腱反射已明显减低或消失，无病理反射。部分患者可有不同程度的脑神经运动功能障碍，以面部肌肉或延髓支配肌肉无力常见，且可能作为首发症状就诊。极少数患者有张口困难，伸舌不充分及眼外肌麻痹，严重者可出现颈肌和呼吸肌无力，引起呼吸困难。部分患者存在四肢远端感觉障碍、下肢疼痛或酸痛、神经干压痛和牵拉痛。部分患者还会出现自主神经功能障碍。

5. 病程有自限性。

6. **辅助检查**　脑脊液检查、血清学检查、神经电生理检查、腓神经活检等。

【临床治疗】

1. **一般治疗**

（1）抗感染：考虑有胃肠道空肠弯曲菌感染者，可用大环内酯类抗生素治疗。

（2）呼吸道管理：重症患者可累及呼吸肌致呼吸衰竭，应置于监护室，密切观察呼吸情况，定时行血气分析。当肺活量下降至正常的 25% ~ 30%，血氧饱和度、血氧分压明显降低时，应尽早行气管插管或气管切开，机械辅助通气。加强气道护理，定时翻身、拍背，及时抽吸呼吸道分泌物，保持呼吸道通畅，预防感染。

（3）营养支持：延髓支配肌肉麻痹者有吞咽困难和饮水呛咳，需给予鼻饲营养，以保证每日足够热量、维生素，防治电解质紊乱。合并有消化道出血或胃肠麻痹者，则给予静脉营养。

（4）对症治疗及并发症的防治：尿潴留可加压按摩下腹部，无效时导尿，便秘可给予缓泻剂和润肠剂。抗生素预防和控制坠积性肺炎、尿路感染等。

2. **免疫治疗**

（1）血浆置换（PE）：可迅速降低血浆中抗体和其他炎性因子，推荐有条件者尽早应用。每次交换量为 30 ~ 50ml/kg，依据病情轻重在 1 ~ 2 周内进行 3 ~ 5 次。禁忌证包括严重感染、心律失常、心功能不全和凝血功能障碍等，GBS 发病后 7d 使用 PE 疗效最佳，但在发病后 30d 内 PE 治疗仍然有效。

（2）免疫球蛋白静脉注射（IVIG）：可与大量抗体竞争性阻止抗原与淋巴细胞表面抗原受体结合，达到治疗作用。成人剂量 0.4g/（kg · d），连用 5d。免疫球蛋白过敏或先天性 IgA 缺乏患者禁用。发热面红为常见的不良反应，减慢输液速度可减轻。偶有无菌性脑膜炎、肾衰、脑梗死报道，可能与血液黏度增高有关。PE 和 IVIG 为 AIDP 的一线治疗方法，但联合治疗并不增加疗效，IVIG 后使用 PE，会导致输入的丙球蛋白被清除，故推荐单一使用。IVIG 于发病 2 周内使用最佳。

（3）糖皮质激素：目前国内外指南均不推荐糖皮质激素用于 GBS 治疗。但对于无条件行 IVIG 和 PE 治疗或发病早期重症患者可试用甲泼尼龙 500mg/d，静脉滴注，连用 5d 后逐渐减量，或地塞米松 10mg/d，静脉滴注，7 ~ 10d 为一个疗程。

3. **神经营养**　应用 B 族维生素治疗，包括维生素 B_1、维生素 B_{12}、维生素 B_6 等。

4. **康复治疗**　病情稳定者，早期进行正规的神经功能康复锻炼，包括被动或主动运动、理疗、针灸、按摩等，以预防失用性肌萎缩和肢体挛缩，并可改善心肺功能、吞咽功能等。

【高压氧治疗】

1. **治疗机制**

（1）HBO 能迅速提高血氧分压，扩大血氧弥散范围，可以迅速改善受损神经纤维的缺氧状态。有氧代谢增强，无氧酵解减弱，能量产生增多，酸性代谢产物减少，细胞内外离子失衡得到校正，细胞内外水肿得到改善。毛细血管内皮细胞功能恢复，毛细血管的渗透性改善。使受损神经组织水肿得到彻底纠正。加速受损神经的功能恢复。

（2）HBO 下血氧含量增加，可使神经水肿减轻或消退、从而减轻或阻断神经轴索的变化。

（3）HBO 可控制及减轻炎性水肿，纠正局部缺氧状态，保护髓鞘，加速轴索再生的同时又加速了侧支循环的建立，对神经功能的恢复也起促进作用。

（4）HBO 使组织内氧供足，加强吞噬坏死组织的能力，增强抗菌药物的疗效和清除坏死组织的能力，加速病灶组织机构修复，功能改善。

（5）HBO 对体液免疫和细胞免疫均有抑制作用。HBO 可提高 cAMP/cGMP 的比值，降低机体免疫功能的亢进状态；还可使脑垂体分泌促肾上腺皮质激素增多，同时 HBO 还可使血中淋巴细胞减少，也对免疫产生抑制作用，故 HBO 可以干预本病的预后，对控制疾病的发展和恶化，同样起了重要的作用。

（6）HBO 可改善心、脑、肾以及肺等脏器功能，对合并有多脏器功能衰竭的患者也有很好的治疗作用。

2. **治疗方法**

（1）空气加压舱：治疗压力为 2～2.5ATA，加压 15～30min，稳压吸氧 60min，中间休息 5min，减压时间 20～30min，吸氧方法：患者卧位，对有自主呼吸的患者采用常规面罩吸氧，呼吸力弱者面罩 1 级供氧，对气管切开的患者采用舱内氧气管道连接湿化瓶（调节氧流量 6～7L/min）再接无菌导管插入气管导管内吸氧，并延长吸氧时间（在减压的同时延长吸氧 10min）。1 次 /d，10 次为 1 个疗程，连续 30 次，也可每个疗程间隔 2d。或连续治疗 4 个疗程后休息 1 周，直到患者基本康复为止，最多可达 10 个疗程。

（2）氧气加压舱：3 岁以下的患儿可应用婴儿氧舱，治疗压力 0.18～0.2MPa，稳压 50～60min，加减压各 15min，每日 1 次，10 次为 1 个疗程，疗程之间休息 3～5d。或使用单人纯氧舱，氧浓度 85%～95%，压力 0.2MPa，治疗时间 40～60min，1 次 /d，10 次为 1 个疗程，一般 1～2 个疗程。

3. **注意事项**

（1）HBO 治疗时应注意掌握适当的治疗时机。当有明显呼吸肌麻痹时，应慎行或暂缓 HBO 治疗，以免发生呼吸抑制。

（2）对病情稳定者则应尽早采用 HBO 辅助治疗，以促进神经功能的恢复，缩短病程。

（3）上呼吸机患儿需脱离呼吸机治疗后立即进舱治疗。

（4）综合护理、营养、药物、康复等治疗。

4. **循证医学评价**　多项临床研究证实，HBO 综合治疗 GBS 能改善临床症状、缩短病程，减少并发症、降低死亡率。国内有学者等将 42 例 GBS 患者，随机分为对照组 20 例（常规药物治疗），高压氧组 22 例（对照组基础上加压 HBOT），4 个疗程（10 次 1 疗程）后，高压氧组有效率 100%，明显高于对照组 80%。高丽梅对 27 例 GBS 进行 HBO 治疗也有类似结果，对照组总有效率 75%，高压氧组总有效率 100%，2 组疗效比较有显著差异（$p < 0.05$）。还有作者报道高压氧联合超声中频和推拿按摩治疗 GBS，比单纯使用推拿按摩效果显著，可最大程度促使患儿康复，减少了残障，提高了生活质量。

第十四节　进行性肌营养不良

进行性肌营养不良（progressive muscular dystrophy，PMD）是一组遗传性肌肉变性疾病，临床特征主要为缓慢进行性加重的对称性肌肉无力萎缩，无感觉障碍。

【临床表现】根据遗传方式、起病年龄、萎缩肌肉的分布、病程进展速度和预后，

PMD 至少可分为 9 种类型。

1. **假性肥大**　肌肉假肥大是由于肌束内大量脂肪和纤维结缔组织的堆积造成。根据抗肌萎缩代表疏水肽段是否存在，以及蛋白空间结构变化和功能丧失程度的不同，本型可分为 DMD 和 BMD。

（1）迪谢内肌营养不良（DMD）

1）DMD 是我国最常见的 X 连锁隐性遗传性疾病，发病率约 30/10 万男婴。1/3 的患儿是 DMD 基因新突变所致。女性为致病基因携带者，所生男孩 50% 的概率发病，无明显地理或种族差异。

2）3 ~ 5 岁隐匿出现骨盆带肌无力，表现为走路慢，脚尖着地，易跌跤。典型的鸭步和特征性的 Gowers 征。

3）肩胛带肌、上臂肌往往同时受累，但程度较轻。表现为游离肩，翼状肩胛。

4）因萎缩肌纤维周围被脂肪组织替代，表现为肌肉假性肥大（体积增大而肌力减弱），以腓肠肌最明显，三角肌、臀肌、股四头肌、冈下肌和肱三头肌等也可发生。90% 的患儿有肌肉假性肥大，触之坚韧，为首发症状之一。

5）DMD 患儿的血清肌酸激酶显著升高，可达正常值的 30 ~ 100 倍；血清肌酐明显下降。大多数患者伴心肌损害，如心律不齐，右胸前导联出现深 Q 波；心脏扩大，心瓣膜关闭不全。肌电图呈肌源性损害。约 30% 患儿有不同程度的智能障碍。还可影响平滑肌导致胃肠功能障碍。

6）随症状加重出现显著跟腱挛缩，双足下垂，平地步行困难。患儿 12 岁左右不能行走，需坐轮椅。晚期患者的下肢、躯干、上肢、髋和肩部肌肉均明显萎缩，腱反射消失，最后多数患者在 20 ~ 30 岁因呼吸道感染、心力衰竭而死亡。

（2）Becker 型肌营养不良症（BMD）：发病率为 DMD 患者的 1/10。临床表现与 DMD 类似：呈 X 连锁隐性遗传；首先累及骨盆带肌和下肢近端肌肉，逐渐波及肩胛带肌，有腓肠肌假性肥大；血清 CK 水平明显升高，尿中肌酸增加，肌酐减少；肌电图和肌活检均为肌源性损害；肌肉 MRI 检查显示变性肌肉呈“虫蚀现象”。BMD 与 DMD 的主要区别在于起病年龄稍迟（5 ~ 15 岁起病）、进展速度缓慢、病情较轻、12 岁以后尚能行走、心脏很少受累（一旦受累则较重）、智力正常、存活期接近正常生命年限、抗肌萎缩蛋白基因多为整码缺失突变，骨骼肌膜中的抗肌萎缩蛋白表达减少。

2. **面肩肱型肌营养不良症**（FSHD）

（1）常染色体显性遗传。多在青少年期起病。

（2）面部和肩胛带肌最先受累，患者面部表情少，眼睑闭合无力或露出巩膜，吹口哨、鼓腮困难，逐渐延至肩胛带（翼状肩胛很明显）、三角肌、肱二头肌、肱三头肌和胸大肌上半部。肩胛带和上肢肌肉萎缩十分明显，常不对称。因口轮匝肌假性肥大嘴唇增厚而微翘，称为“肌病面容”。可见三角肌假性肥大。

（3）病情缓慢进展，逐渐累及躯干和骨盆带肌肉，可有腓肠肌假性肥大，视网膜病变和听力障碍（神经性耳聋）。大约20%需坐轮椅，生命年限接近正常。

（4）肌电图为肌源性损害，血清酶正常或轻度升高。印迹杂交DNA分析可测定4号染色体长臂末端3.3kb/kpnI重复片段的多少来确诊。

3. **肢带型肌营养不良症（LGMD）** 常染色体隐性或显性遗传，散发病例也较多。与显性遗传相比，隐性遗传的患者较常见、症状较重、起病较早。10～20岁起病，首发症状多为骨盆带肌萎缩、腰椎前凸、鸭步，下肢近端无力出现上楼困难，可有腓肠肌肥大。逐渐发生肩胛带肌肉萎缩，抬臂、梳头困难，翼状肩胛。面肌一般不受累，膝反射比踝反射消失早。血清酶明显升高，肌电图肌源性损害，心电图正常。病情缓慢发展，平均病后20年左右丧失劳动能力。

4. **眼咽型肌营养不良症（OPMD）** 常染色体显性遗传。40岁左右起病，首发症状为对称性上睑下垂和眼球运动障碍。逐渐出现轻度面肌、眼肌无力和萎缩、吞咽困难、发音不清，近端肢体无力。血清CK正常或轻度升高。

5. **Emery-Dreifuss肌营养不良症（EDMD）** X连锁隐性遗传，5～15岁缓慢起病。临床特征为疾病早期出现肘部屈曲挛缩和跟腱缩短、颈部前屈受限、脊柱强直而弯腰转身困难。受累肌群主要为肱二头肌、肱三头肌、腓骨肌和胫前肌无力和萎缩。腓肠肌无假性肥大。肌力正常。心脏传导功能障碍，表现为心动过缓、晕厥、心房纤颤等。心脏扩大，心肌损害明显。血清CK轻度增高。病情进展缓慢，患者常因心脏疾病致死。

6. **其他类型**

（1）眼肌型：又称Kiloh-Nevin型，较为罕见。常染色体显性遗传，20～30岁缓慢起病，最初表现为双侧眼睑下垂伴头后仰和额肌收缩，其后累及眼外肌，可有复视，易误诊为重症肌无力。本型无肢体肌肉萎缩和腱反射消失。

（2）远端型：较少见，常染色体显性遗传。10～50岁起病，肌无力和萎缩始于四肢远端、腕踝关节周围和手足的小肌肉，如大、小鱼际萎缩。伸肌受累明显，亦可向近端发展。无感觉障碍和自主神经损害。常见的亚型有Welander型、Nonaka型和Miyoshi型。

（3）先天性肌营养不良症（CMD）：在出生时或婴儿期起病，表现为全身严重肌无力、肌张力低和骨关节挛缩。面肌可轻度受累，咽喉肌力弱，哭声小，吸吮力弱。可有眼外肌麻痹，腱反射减弱或消失。

【诊断】根据临床表现、遗传方式、起病年龄、家族史，加上血清酶测定及肌电图、肌肉病理检查和基因分析，诊断不难。如基因检测阴性或检测基因突变点有困难，用特异性抗体对肌肉组织进行免疫组化检测，可以明确诊断。

【一般治疗】进行性肌营养不良症迄今无特异性治疗，只能对症治疗及支持治疗，如增加营养，适当锻炼。物理疗法和矫形治疗可预防及改善脊柱畸形和关节挛缩，尤其是早期进行踝关节挛缩的矫正，对维持行走功能很重要。应鼓励患者尽可能从事日常活动，避免长期卧床。药物可选用ATP、肌苷、维生素E、肌生注射液和补中益气的通塞脉片等。基因治疗（外显子跳跃、微小基因替代）及干细胞移植治疗有望成为有效的治疗方法。

由于目前尚无有效的治疗方法，因此检出携带者、进行产前诊断、人工流产患病胎儿就显得尤其重要。首先，应先确定先症者（患儿）的基因型，然后确定其母亲是否携带者。当携带者怀孕后确定男胎还是女胎，对男胎进行产前诊断，若是病胎则终止妊娠，防止患儿出生。

【高压氧治疗】

1. 作用原理

有人认为本病的发病机制是肌肉的供血不足和组织缺氧状态以及低血氧症所致，而高压氧治疗是纠正缺血缺氧的有效措施。

（1）高压氧治疗可以增加血氧含量及血氧分压，增加组织的储氧量，提高组织内毛细血管氧的弥散能力，减少L-型钙通道数量，抑制钙离子内流。

（2）高压氧治疗可以诱导基础成纤维细胞和实质细胞生长因子表达，增加缺血肢体的血流量和改善肌肉重塑。

（3）在高压氧下可使肌肉组织的氧分压增高，改善肌细胞的缺氧状态，对促进细胞的有氧代谢，改善肌营养状态。

（4）高压氧治疗可以减轻缺血心肌损伤。

2. 治疗方法　一般采用空气压力舱，治疗压力0.20～0.25Mpa，加压、减压各30min，稳压后患者戴面罩间歇吸氧，每吸氧20min，休息5min，同时舱内换新鲜空气，共吸氧60min，1次/d，10～15次为1疗程，一般治疗2个疗程。

3. 注意事项

（1）高压氧治疗虽有一定效果，但一旦停止治疗，症状又可复发，所以要注意采取综合性治疗措施，并且要坚持治疗，每年重复1～2个疗程，以巩固疗效。

（2）若患者行动不便，配合能力差，可选用高压氧单人舱治疗为宜。

4. 循证医学评价　临床相关文献报道很少，但郭洵等人的研究显示，在药物、康复等治疗的基础上予以高压氧治疗，可以延缓病情进展，明显提高患者BI指数，改善生活质量。但远期疗效及更多的观察还有待于深入研究。

第十五节　心肺复苏后脑功能损伤

在患者发生心脏骤停时，需要对其进行一系列的抢救措施，恢复其呼吸功能及循环功能，称为心肺复苏。经历心脏骤停的幸存者，由于全身性缺血与再灌注的影响，脑组织在自主循环恢复（restoration of spontaneous circulation，ROSC）后几个小时至几天的时间里发生的脑组织变性、退化乃至坏死称为心肺复苏后脑功能损伤，又称缺血缺氧性脑病。心肺复苏的最终目的是恢复患者的意识，这一过程称为脑复苏，即所采取的一系列减轻中枢神经系统功能障碍的措施。

【临床表现】脑功能损伤的表现包括：昏迷、惊厥、阵挛、认知障碍、持续性植物状态与脑死亡、脑皮质卒中和脊髓卒中等。

【诊断】根据病史、症状、体征，以及相应的辅助检查即可诊断。

【临床处理】

1. 心脏骤停在自主循环恢复后通常需要进入ICU接受重症监护。

（1）基础监测：①连续心电监测、脉搏血氧饱和度、中心静脉压。②中心静脉血氧饱和度。③动脉血气分析、血清乳酸盐。④血糖、电解质、完全血细胞。⑤体温、尿量。⑥Glasgow昏迷评分。

（2）脑监测：①脑血流TCD检查、脑血流量、脑灌注压、颅内压。②脑CT及MR。③脑电图。

2. **治疗原则** ①一般处理：禁食、卧床、休息，床头抬高15°～30°，宜取侧卧位；②保持呼吸道通畅：必要时作气管插管或气管切开辅助呼吸；③营养支持：维持水、电解质和酸碱平衡；④应用抗菌药物预防感染。

3. **病因治疗** ①针对急性冠脉综合征再灌注治疗；②心包填塞；③心律失常；④脓毒血症；⑤失血性休克；⑥过敏性休克等进行病因治疗。

4. **低温治疗** ①低温治疗是可以提高心脏骤停后昏迷患者生存率的唯一被证明有效的措施。低温治疗由3个阶段组成：诱导低温、维持低温、复温。②诱导低温可以通过静脉输入“冰温”液体（生理盐水或林格液，30ml/kg）；传统的在腹股沟、腋窝与头颈部放置冰袋的方法；降温毯。③注意监测体温，以免波动过大，一般维持在33～35℃，持续时间48～72h。

5. **氧疗**

（1）吸氧：推荐ROSC后立即降低吸氧浓度，维持动脉血氧饱和度在94%～96%。

（2）机械通气：建议将机械通气调节至氧合正常情况下，使$PaCO_2$ 25～30mmHg较为合适，$PaCO_2$每下降1mmHg，CBF减少2%，增加血气分析频次能为及时调整潮气量提供依据，注意避免过度通气与通气不足。

6. **循环支持** ①心律失常的治疗措施：维持正常电解质浓度；②标准抗心律失常药物，电复律；③低血压的一线干预措施：扩容；④强心与血管加压药物；⑤辅助循环装置：IABP，ECMO，心室辅助装置。

7. **脱水治疗** 只要循环和肾功能良好，利尿脱水剂就要早用，并持续5～7天。常用的药物有脱水剂、利尿剂、糖皮质激素。

8. **镇静治疗** 镇静时机、镇静益处、镇静评分、镇静药物（地西泮等）、最佳镇静效果。

9. **惊厥的控制与预防**　常用药物治疗（地西泮、丙戊酸钠、苯巴比妥等），但要注意药物副作用，及开始使用时机。

10. **血糖控制**　应激性高血糖，血糖监测，血糖控制 8 ~ 10mml/L，控制要点（静脉小剂量短效胰岛素使用）。

11. **影响脑复苏效果的因素**　心脏骤停前缺氧的时间和程度；停跳前体温；停跳后开始 CPR 时间；实施 CPR 但无自主循环时间；复苏后循环不充分的时间；有无高血糖及电解质失衡。

【脑复苏评价指标】

临床上多以患者临床特征、脑电变化、神经损伤生化指标等对脑复苏进行评定。近期发布的《心肺复苏后昏迷患者早期神经功能预后评估专家共识》指出：

1. **临床表现**　①在无 TTM 及镇静肌松药物影响下，GCS-M（GCS 运动评分）≥ 5 分可提示预后良好；② CA 后至少 72h，神经系统查体 GCS-M ≤ 2 分联合双侧瞳孔对光反射和 / 或角膜反射消失可预测不良预后；③ CA 后 48h 内出现缺氧后癫痫持续状态（结合脑电图监测），需联合其他监测手段判断不良预后。

2. **脑电图**　CA 后 24h“重度异常 EEG”与不良预后相关，包括：爆发 - 抑制（抑制周期 > 50%）、抑制背景下的全面性周期性放电、广泛背景抑制（ < 10μV）等；CA 后 12 ~ 24h“正常 EEG”常提示预后良好，主要表现为连续、有反应、正常电压 EEG。

3. **诱发电位**　躯体感觉诱发电位提示 N20 双侧皮层反应缺失可预测神经功能不良预后。

4. **神经损伤生化指标**　① NSE、S-100 β 水平增高可帮助判断 CA 后昏迷患者不良预后；②因无法确定生物标志物判断预后的最佳阈值及特异性时间点，应对 NSE 和 S-100β 进行重复连续监测，并与其他指标联合评估不良预后。

【高压氧治疗】

1. **作用原理**

（1）高压氧可以增加血氧含量，在 2.5ATA 环境下吸纯氧，动脉血氧分压从呼吸常压空气的 13kPa 升高至 235kPa，通过物理溶解向全身组织供氧比例明显增加，能够快速被组织细胞利用，可能阻止患者的脑缺血缺氧损伤。

（2）高压氧可以降低颅内压，在 2.0ATA 环境下吸纯氧，脑血流量下降约 21%，颅内压降低约 36%，但脑组织氧分压从常压下的 4kPa 升高至 31kPa，从而打破心脏骤停后综合征患者脑水肿与脑缺氧的恶性循环。

（3）高压氧可以明显提高血氧弥散率和有效扩散距离。在组织中，氧以毛细血管为中心向周围不断弥散，在高气压环境下，氧在组织中的弥散速率和有效半径均成倍增加，对挽救濒死细胞具有关键意义。

（4）高压氧环境下的适度氧化应激可动员炎症保护性机制，Cheng 等和 Jadhav 等的研究发现，高压氧预处理可以通过抑制环氧合酶 COX-2 信号通路来减轻脑缺血再灌注后的炎症反应。

（5）高压氧还可以改善脑代谢，保护线粒体功能，减少神经细胞 caspase-3 的分泌，降低血 - 脑屏障通透性及促进侧支循环建立。

2. **治疗方法** 各种原因引起的心肺复苏后急性脑功能障碍患者可考虑选择包含高压氧治疗的综合治疗，但慢性疾病终末期所致心搏呼吸停止的患者以及神经功能评估预后极差的患者除外。

（1）治疗压力：高压氧治疗压力可采用 2.0 ~ 2.5ATA。空气加压舱：①戴面罩吸纯氧，间断吸氧 30min × 2 次，中间休息 5 ~ 10min 吸舱内空气。加压时间为 15 ~ 20min，减压时间为 20min。对于有脑水肿的患者，在减压前 10min 给予 250ml 或者 125ml 20% 的甘露醇进行静脉滴注，防止患者脑水肿反跳。治疗的全程，护理人员需要陪舱，密切注意患者的变化，并不断监测生命体征，对于气管切开患者，在进行高压氧治疗时，护理人员需要不断进行吸痰处理。②单人高压纯氧舱治疗：行气管切开或气管插管患者进舱后，门缝洗舱 5min，逐渐加压至 0.2MPa，稳压 40 ~ 50min 后逐渐减压出舱，一次治疗时间为 80 ~ 90min。

（2）治疗时机：患者心肺复苏自主循环恢复后尽早进行，但对血流动力学不稳定，仍需血管活性药物维持的复苏后早期患者应慎用高压氧治疗。早期复苏后患者需经高压氧科医师评估，充分告知舱内治疗风险并在配有完备的高压氧舱内急救设施及急救人员的前提下实施高压氧治疗。即使心肺复苏后较长时间的脑损伤，高压氧治疗患者亦可能受益。

（3）治疗疗程：心脏骤停后高压氧治疗开始 2 ~ 3d，可选择 1 ~ 2 次 /d 高压氧治疗，高压氧治疗常规方案中每次治疗吸氧时间为 60 ~ 90min，随后为 1 次 /d，持续约 30 次左右，高压氧治疗疗程施治一周内可对疗效和预后作出初步估判。对于严重中枢神经损害的患者可试用大于 40 次的长疗程高压氧治疗，从而使部分去皮层状态患者获得可能的神经系统症状改善的机会。

3. **高压氧在特殊心搏骤停脑复苏的应用**

（1）自缢：患者应尽早实施高压氧治疗，治疗压力为 2 ~ 2.5ATA，发病 24h 内可进行 2 ~ 3 次高压氧治疗，24h 后可每日进行 1 ~ 2 次高压氧治疗，后可改为 1 日 1 次，总疗程一般为 7 ~ 30d 左右。

（2）淹溺：患者应在自主呼吸恢复后，尽早高压氧治疗，治疗压力选择为 1.8 ~ 2.0ATA，可 1 ~ 2 次 /d，治疗 7d 后改为 1 次 /d，总疗程视患者病情进展而定。但即使淹溺复苏较长时间后的脑功能障碍，高压氧治疗亦可能获益。

（3）电击伤：患者复苏后高压氧治疗应尽早进行，治疗压力可予首次 2.5 ~ 2.8ATA，之后治疗压力可选择 2.0 ~ 2.5ATA，1 ~ 2 次 /d 治疗。

（4）气体栓塞：患者应尽早高压氧治疗，但即使未能在发病 6h 内早期高压氧治疗的患者，在任何发病时间均适应于高压氧治疗。初始压力可选择 6ATA，但对于患者病情不能耐受高气压环境或者加压舱条件限制达不到 6ATA 的情况下，可选用 2.8ATA 的压力，具体治疗方案可参照减压病治疗方案。

（5）重症 CO 中毒：患者即使复苏后早期高压氧治疗预后仍较差，高压氧治疗需做好充分风险告知及舱内急救准备，治疗压力建议选用 2.0～2.5ATA，生命体征不平稳的患者暂缓进舱治疗。

4. **注意事项**

（1）复苏后患者高压氧治疗前准备：高压氧治疗在 CA 后脑损伤应用推荐意见多为早期高压氧治疗效果最佳，但该类患者多数病情危重，常伴有气管插管或气管切开、胃肠道出血、痰多、心律失常等并发症，且由于高压氧舱内环境的特殊性，做好入舱前患者、设备、医护人员全面准备尤为重要。

1）全面评估患者病情，包括导致心搏呼吸骤停的原发病，排除进舱的绝对禁忌证。

2）生命体征不平稳者须有熟练急救能力的医护人员全程陪舱。

3）高压氧舱内需配备生命监测系统、负压吸引装置等抢救设备，备齐所有抢救用的物品和药品的急救箱，机械通气患者需在配备有舱内气动呼吸机的高压氧舱治疗。

4）气压改变对气管插管气囊大小有所影响，陪舱人员需做好人工气道固定及防护工作。

5）CA 后脑损伤常伴有癫痫发作，高压氧治疗前必要时服用抗癫痫药物预防癫痫发作，舱内备有抗癫痫药物。

（2）舱内急救设施的使用

1）呼吸机：舱内专用（气动）呼吸机。连接舱内呼吸机专用供气供氧接口，按照呼吸机操作常规操作。

2）舱内监护系统：舱内监护系统常为穿舱体的外置监护仪，近年来高压氧舱专用无线遥测监护仪使用日益广泛，对危重患者应进行舱内生命体征监护。

3）简易呼吸器：危重症患者治疗时高压氧舱内应常规配备简易呼吸器，并且两端能与供氧管及吸氧装具良好连接，根据患者病情按照常规进行操作。

4）植入式起搏器及自动除颤器：对于植入式起搏器的患者，应联系制造商确认其可安全暴露于治疗压力和时间，并应签署知情同意书，接受设备故障或损坏风险，对于有植入自动除颤器的患者高压氧治疗时禁用除颤模式。

5）除颤仪：在高压氧舱内进行除颤仍被视为高危，需谨慎选择，即使是可用于高压氧舱内的除颤仪，建议使用电击垫、双相波除颤。

（3）高压氧治疗是促进 CA 后脑复苏一项有力措施，积极、及时心肺复苏，尽早恢复自主循环是脑复苏高压氧治疗取得成功的最关键因素。高压氧治疗同时不应忽视其他如目标温度管理、脱水治疗、抗感染、治疗原发病等综合治疗。

5. **循证医学评价** 国内有学者研究显示，高压氧组总有效率 78% ~ 97% 高于常规处置的对照组 56.14% ~ 72%。谢智慧等研究显示 HBO 首次治疗时间在 24h 内的患者总有效率达 100%；随着首次治疗时间的延迟，脑复苏的成功率明显下降，在 24h 后才给予 HBO 治疗的患者总有效率降至 50.0%，显著低于前者。研究显示年龄也是影响预后的因素，如 50 岁以下患者总有效率（72.2% ~ 92.9%）明显高于 50 岁以上患者（22.2% ~ 58.3%）。且长疗程（30 ~ 50 次）高压氧治疗可提高脑复苏的成功率。总之，HBO 配合其他治疗措施对心肺脑复苏患者，起着促进患者清醒、缩短病程、提高治愈率和生活质量的作用，同时可减少死亡率及后遗症的发生率。但尽管迄今为止，高压氧在脑复苏中的应用缺乏高质量的循证医学证据，随着舱内监护、急救处置能力大力提高，CA 后脑损伤患者能够在早期甚至超早期进入高压氧舱进行安全治疗，必将为心肺复苏后脑复苏治疗提供新的循证医学证据。

第十六节　脑水肿

脑水肿（cerebral edema）是指脑内水分增加、导致脑容积增大的病理现象，是脑组织对各种致病因素的反应。可致颅内高压，损伤脑组织，临床上常见于神经系统疾病，如颅脑外伤、颅内感染（脑炎，脑膜炎等）、脑血管疾病、颅内占位性疾病（如肿瘤）、癫痫发作以及全身性疾病如中毒性痢疾、重型肺炎。

【临床表现】脑水肿是颅内疾病和全身性系统疾病引起的继发性病理过程，同时脑水肿常引起或加剧颅内压增高，所以临床表现往往与原发病变的症状重叠，并使其加重。

1. **脑损害症状** 局限性脑水肿多发生在局部脑挫裂伤灶或脑瘤等占位病变及血管病的周围。常见的症状为癫痫与瘫痪症状加重，或因水质范围扩大，波及语言运动中枢引起运动性失语。脑损伤后，如症状逐渐恶化，应多考虑脑水肿所致。弥漫性脑水肿，可因局限性脑水肿未能控制，继续扩展为全脑性，或一开始即为弥漫性脑水肿，例如弥漫性轴索损伤。

2. **颅内压增高症状** 表现为头痛、呕吐加重，躁动不安，嗜睡甚至昏迷。眼底检查可见视乳头水肿。早期出现生命体征变化，脉搏与呼吸减慢，血压升高的代偿症状，如脑水肿与颅内压高继续恶化则可导致发生脑疝。颅内高压三联征：头痛、呕吐、视乳头水肿；库欣三联征：严重颅内高压时，意识障碍、瞳孔扩大、血压增高伴缓脉称为库欣三联征，是颅内高压危象，常为脑疝的先兆。

3. **其他症状** 脑水肿影响额叶、颞叶、丘脑前部可以引起精神障碍，严重者神志不清、昏迷。颅内压增高也可引起精神症状。有时体温中度增高，脑水肿累及丘脑下部，可引起丘脑下部损害症状。

【诊断】脑水肿的检查诊断可以从以下 3 个方面得到提示。

1. **根据疾病的临床表现和过程**　脑水肿多继发于原发疾病，如在短时间内临床症状显著加重，应考虑局限性脑水肿，如果患者迅速出现严重颅内压增高症状，昏迷，多为广泛性或全脑水肿。应用脱水治疗，如出现利尿效果，且病情也随之改善，也表明存在脑水肿。

2. **颅内压监护**　颅内压监护可以显示和记录颅内压的动态变化，如颅内压升高，从颅内压曲线结合临床过程分析，可以提示脑水肿的发展与消退。

3. **CT 或 MRI**　CT 或 MRI 扫描时直接提示脑水肿的最可靠诊断方法，CT 图像所显示的征象，在病灶周围或白质区域，不同范围的低密度区，MRI 在 T_1 或 T_2 加权像上，水肿区为高信号，较 CT 扫描结果更确切。

【一般治疗】脑水肿的治疗原则是解除病因及采用综合性的脑水肿治疗，两方面相辅相成。

1. **手术治疗**　及时解除病因是治疗脑水肿的根本。如脑挫裂伤、浸润、坏死、液化的脑组织及蛛网膜下腔出血，清除颅内血肿，去除刺入脑内的骨片与整复凹陷骨折，解除对脑组织的刺激和压迫，脑瘤切除，非外伤性脑内血肿清除等，通过手术将病因清除后，脑水肿逐渐消退。

2. **改善脑缺氧**　改善脑缺氧是防治脑水肿的重要措施。首先要保持呼吸道通畅，如出现低氧血症与高碳酸血症时，需采用辅助呼吸，控制性通气。临床常见颅脑外伤患者持续昏迷，当即进行气管切开，充分给氧，解除脑缺氧后，病情多好转，如不及时解除缺氧，其治疗也难以发挥作用。

3. **脑水肿与颅内高压的治疗**

（1）脱水治疗：根据病情，选用脱水药物，目前常用 20% 甘露醇、呋塞米。可辅以浓缩血清白蛋白，脱水降压效果好。

（2）梗阻性脑积水：可导致脑积水性脑水肿，行侧脑室持续引流，减少脑脊液量，达到减压和清除脑水肿的目的。

（3）大剂量应用激素尚缺乏统一意见。自由基清除剂有一定治疗作用。

（4）促进脑血流灌注，改善微循环，降低血 - 脑屏障通透性，可应用钙离子通道拮抗剂如尼莫地平。

4. **促进和改善脑代谢的功能**　尼莫地平作为钙离子阻断剂有保护细胞膜，阻抑钙离子进入细胞内的作用，胞二磷胆碱是卵磷脂在脑内生物合成过程中的重要辅酶，而卵磷脂是神经细胞膜的重要组成成分。吡拉西坦、阿米三嗪萝巴新等药物有促进细胞氧化还原作用，增加细胞能量，加速脑细胞功能的修复。

【高压氧治疗】

1. **治疗机制**　脑水肿产生多由于病灶周围炎症反应加重以及血 - 脑屏障破坏导致，除高压氧基本作用原理外，治疗脑水肿的机制主要有如下。

（1）在微创血肿清除术治疗 ICH 患者后早期实施 HBO 治疗，能够显著缓解脑出血后脑水肿，并快速提升高血氧分压，增加血氧弥散能力，进而阻断脑水肿及脑缺血的恶性循环，最终缓解神经细胞的变性及坏死。

（2）通过清除自由基、抑制炎症反应、血 - 脑屏障的通透性得以维护，减轻脑组织水肿，起到促进神经功能恢复的脑保护作用，从而改善患者的功能障碍。

（3）高压氧辅助治疗能够通过诱导巨噬细胞的激活，增加其对于凋亡细胞的吞噬作用，进而促进其对于坏死血肿组织的清除。

（4）HBOT 能够通过促进脑组织局部血管通透性的改善，进而避免过度脑血管通透性增加导致水肿发生。

（5）HBO 有助于患者侧支循环的建立，从而促进缺损区的氧气功能与血液供应快速恢复，进而达到减轻水肿目的，对颅脑神经的保护性增强。微创血肿清除术联合早期 HBOT，能够促进氧气更快弥散于局部病灶周围，有助于血管壁修复加快，提升水肿改善效果。

2. **治疗方法**　患者生命体征平稳后，应用空气加压舱，压力为 0.2MPa，患者进舱后加压 20 ~ 30min，待压力平稳后，给予患者面罩吸氧 60min，吸氧期间，患者每吸氧 20min 后休息 5 ~ 10min；减压 20 ~ 30min，1 次 /d，7 ~ 10d 为 1 个疗程，每个疗程之间间隔 4d，连续治疗 2 ~ 4 个疗程。

3. **注意事项**

（1）高压氧干预要尽早，研究显示早期介入高压氧可明显减少脑水肿体积。

（2）脑水肿合并颅内高压患者在高压氧治疗减压过程应延缓减压时间、加大脱水剂（呋塞米）和 / 或激素用量（滴速），并密切观察患者是否有脑疝前征象，积极做好应急准备工作，以便于处理突发事件。

（3）高压氧治疗同时注意综合治疗。如降颅压、降血压、脱水、止血、抗感染等对症支持治疗；病因治疗；辅助针灸治疗、康复治疗。

4. **循证医学评价**　多项研究证实，给予微创血肿清除后脑出血患者 HBO 治疗，不仅能够有效改善脑水肿，而且还能够有效促进神经功能的恢复。复方麝香注射液联合高压氧对中等量高血压基底节区脑出血患者的疗效确切，可降低脑水肿和 AQP4 水平，改善生活质量和神经功能。研究显示对照组有效率 81.25% 低于观察组 91.67%，且治疗后观察组 NIHSS 量表，BI 指数，脑水肿体积，血清 AQP4 均好于对照组（$p < 0.05$）。早期（入院 7d 内）头针电刺激联合高压氧治疗可有效促进高血压脑出血患者脑水肿消退，控制炎症，能有效改善认知、ADL、及偏瘫肢体运动功能，提高总有效率，较单独应用效果更佳。有研究对脑膜瘤术后脑水肿患者采用 HBOT 可有效促使水肿消退，保证预后康复质量。研究组术后 7d、14d 时脑水肿体积低于对照组，且术后 3 个月时，Barthel 指数高于对照组（$p < 0.05$）。同样，高压氧早期干预可降低胶质瘤术后患者颅内水肿，提高术后机体细胞

免疫功能，降低术后创面炎性反应，提高胶质瘤的治疗效果。

第十七节　脑病

一、一氧化碳中毒迟发性脑病

在生产和生活环境中，含碳物质不完全燃烧可产生一氧化碳（CO）。吸入过量CO引起的中毒称急性一氧化碳中毒（acute carbon monoxide poisoning，ACMP），俗称煤气中毒。大约10%至30%的ACMP患者在急性CO中毒后发展为迟发性脑病（DEACMP），这是一组在短暂改善或无症状的急性间隔后发生的神经精神性疾病。又称延迟性神经精神后遗症（Delayed neuropsychiatric sequelae，DNS），是一氧化碳中毒的严重并发症。

【临床表现】ACMP患者在意识障碍恢复后，经过2～60d的"假愈期"，可出现下列临床表现之一。

1. **精神意识障碍**　呈现痴呆木僵、谵妄状态或去皮质状态。

2. **锥体外系神经障碍**　由于基底神经节和苍白球损害，出现帕金森综合征表现（表情淡漠、肌张力障碍、静止性震颤、慌张步态）。

3. **锥体系神经损害**　偏瘫、病理反射阳性或小便失禁等。

4. **大脑皮质局灶性功能障碍**　失语、失明、不能站立及继发性癫痫。

5. **脑神经及周围神经损害**　如视神经萎缩、听神经损害及周围神经病变等。

【病理生理机制】DEACMP的发病机制仍不清楚，近年来有几种学说：①微栓子学说；②自身免疫学说；③氧自由基学说；④细胞凋亡学说。

（1）相关研究：早期HBO治疗可通过增加海马BDNF含量来保持成年神经发生，从而减轻急性CO中毒后延迟的记忆障碍。

（2）一氧化碳中毒在恢复期还可能出现延迟性神经精神后遗症（DNS），研究表明，活性氧（ROS）的增加，抗氧化剂防御系统的耗竭，脂质过氧化作用的增强，与细胞色素a3的结合以及脑内细胞内氧利用的破坏与CO介导的延迟神经病理学有关。此外，大脑皮层、苍白球和海马的氧化状态，抗氧化剂耗竭和脂质过氧化与CO中毒的风险呈时间相关。

（3）大多数研究人员将一氧化碳中毒引起的脱髓鞘以及脑白质和苍白球的神经元破坏视为DNS的主要病理特征。发现由CO中毒引起的炎症-诱导的细胞因子释放，线粒体氧化应激，线粒体功能抑制，脂质过氧化，细胞凋亡和适应性免疫反应会影响神经元损伤的发病机制。

（4）研究分析了从CO暴露到HBOT的持续时间（＜6h，6～11h，12～23h，24～47h和≥48h），发现随着时间的流逝，DNS风险呈增加趋势。ROC曲线的临界点建议HBOT最好在CO暴露22.5h内开始。我们假设在22.5h内施用HBOT会改变氧化状态和抗氧化状态之间的平衡，这可能是抗氧化，细胞保护和早期基因表达上调的潜在机制。

【诊断】对于急性CO中毒的患者，临床上经过一段时间的清醒期再出现精神异常、智能改变肌张力增高和大小便失禁等症状为主的神经功能障碍时，应考虑发生了迟发性脑病，结合头颅CT或MRI有广泛性脑白质损害可以确诊此病。

【一般治疗】

1. **激素应用** 一般用地塞米松，10mg/d静脉点滴持续用1个月以上。

2. **自由基清除剂** 依达拉奉、维生素C、超氧化物歧化酶等抗氧化剂可减少自由基，有助于防治DEACMP。

3. **改善循环治疗** 临床上常应用长春西丁、丹参川芎嗪等降低血黏度，改善脑循环。

4. **营养神经细胞治疗** 中毒早期可应用维生素C、胞二磷胆碱、神经节苷脂、脑蛋白水解物等营养神经类药物，可促进脑组织代谢，促使轴突生长，促进营养物质吸收加快神经传导对于防治DEACMP也起到一定作用。

5. **中药治疗** 有报道称复合中药制剂“抗痴灵”“舒血宁”具有改善微循环、扩张冠状动脉和脑血管、清除氧自由基的功效，可用于治疗DEACMP。

6. **伴有肌张力增高时可加用肌松药** 首选乙哌立松（盐酸乙哌立松）。50～100mg，2～3次/d。伴有震颤者可试用苯海索（安坦）2～4mg，3次/d，也可用左旋多巴/苄丝肼（美多巴），每片250mg，从早1/4片、中1/2片、晚1/4片始用，以后逐渐加至治疗量，可改善症状。

7. **针灸治疗** 针对头穴及传统体穴进行治疗，头部取百会、四神聪、头维、人中等穴位，上肢取手阳明经穴为主，取曲池、合谷、阳溪等穴位，下肢取足阳明经、足太阳膀胱经穴为主，如足三里、梁丘、解溪、髀关、委中、膈俞、夹脊、次髎、阳陵泉等主要穴位加减应用。常规消毒后快速进针，有针感后留针30min，每天治疗1次，10d为1个疗程，每疗程间隔3d。

8. **康复训练**

（1）运动功能训练：有震颤、偏瘫患者，对肢体功能进行被动、主动训练。坚持循序渐进、由易到难的原则，从静态、低水平的平衡训练过渡到立位平衡训练，逐渐改善患者平衡功能及肌张力障碍等。

（2）加强语言训练：失语症的矫治可针对患者的听说读写障碍情况，进行针对性的循序渐进的训练。对于构音障碍的患者矫治要进行唇舌、软腭等发音器官的运动训练、发音训练和语言清晰度及节奏的训练。

（3）早期进行智能训练：与家人交谈，放松情绪，告知患者病情，让患者接触较多外界刺激，通过接触声、光、色及形形色色的物品，流动的画面，以往的回忆，新鲜的空气等，给患者产生有效的感官刺激，激发患者积极思维。

（4）日常活动能力训练：协助患者做每日洗漱、梳头、刮胡须、如厕等。

9. 对于长期昏迷的患者，注意营养，给予鼻饲。注意翻身及肢体被动锻炼，防止褥疮和肢体挛缩畸形。做好各项综合护理。

【高压氧治疗】

1. 作用机制

（1）高压氧可快速提高血氧含量和血氧弥散率，从而有效增加脑组织中血氧供给水平，缓解神经细胞缺氧状态，进而改善神经细胞能量代谢。

（2）减少自由基形成，可有效预防细胞凋亡，阻碍广泛脱髓鞘进一步发展。

（3）高血氧状态还可改善血管麻痹状态、血管通透性和局部微循环，从而减少组织渗出和水肿，阻断脑供氧不足和脑水肿的恶性循环。

（4）促进颅内血管的收缩，血管通透性的降低，脑细胞水肿的减轻，以达到改善脑内血液供应目的。

（5）抑制血小板聚集、脑血栓形成，帮助患者临床症状快速缓解。

2. 治疗方法　治疗压力设置范围 0.20 ~ 0.3MPa，加压、减压各 20min，戴面罩吸纯氧 60 ~ 90min，中间休息 5 ~ 10min，1 次 /d，10 ~ 15 次为 1 个疗程，连续治疗 3 ~ 6 个疗程，每个疗程间休息 3 ~ 7d。总共治疗时间根据患者病情严重程度而定，治疗期间对患者进行脑电图检查 1 次 / 周，患者脑电图恢复正常后可停止高压氧治疗。

3. 注意事项

（1）早期、足疗程、规范的高压氧是治疗中重度 ACMP 的主要方法，也是预防迟发性脑病非常重要和有效的措施。

（2）综合治疗：高压氧治疗同时一定配合药物、护理、饮食、康复、中医中药等应用。

（3）CO 中毒迟发脑病一旦发生，需护理人员积极主动宣教，告知患者及家属疾病机制及高压氧治疗时注意事项，在进行高压氧治疗前、中、后积极给予有针对性的护理，减轻患者及家人心理负担，帮助其建立战胜疾病的信心。

4. 循证医学评价　丁苯酞联合 HBO 治疗 DEACMP 可显著促进患者神经功能的恢复（降低 NIHSS），提高患者认知功能（MMSE 评分）及日常生活自理能力。治疗 1 个月后 HBO 组有效率 86.66%，明显高于对照组有效 56.66%。治疗后 60 天 P300 潜伏期及波幅有显著改善（$p < 0.05$）。高压氧联合醒脑开窍针刺法治疗 DECAMP 能明显改善患者认知功能、日常生活能力及脑电图异常，其临床疗效确切，优于单纯高压氧治疗。研究显示老年 DEACMP 患者大脑皮质及基底节区神经功能损害情况严重，表现出不同程度的智力下降、精神行为异常等帕金森症状，高压氧等综合治疗能改善患者预后，但患者预后的好坏仍受年龄、病情严重程度等因素的影响，发病后越早接受治疗、患者中毒程度越轻，预后越好。盐酸多奈哌齐联合高压氧用于 DEACMP 治疗中可有效改善患者认知功能，提升其日常生活能力，使临床疗效得到显著提高。金纳多联合高压氧治疗 DECAMP 的临床效果显著，能有效降低脑钠肽、丙二醛、溶血磷脂酸和酸性磷脂酸水平，改善患者机体过氧化

状态；提高脑氧利用率及乳酸清除率水平，改善患者的组织缺氧状态。从而提高患者MESS、MoCA、BI及FMA评分，改善患者认知能力及生活能力更高，能有效促进患者神经功能恢复。高压氧组总有效率为94.12%，明显高于对照组76.47%。

二、中毒性脑病

中毒性脑病（toxic encephalopathy）是指由于短期内大量接触毒物，造成的以中枢神经系统损害为主要临床表现的一组疾病的总称。中枢神经系统代谢旺盛，葡萄糖和氧的消耗量大，对能量代谢障碍和缺氧极为敏感，故毒物损害中枢神经系统时，易出现功能障碍和器质性改变。临床上常见的导致中毒性脑病的毒物主要有一氧化碳（前已述及）、二氯甲烷、天然气、瓦斯等有毒气体以及有机磷农药、药品、毒品等。细胞水肿是中毒性脑病的核心病理改变，并在此基础上出现脑组织弥漫性充血肿胀，神经细胞变性坏死，神经纤维脱髓鞘改变。

【临床表现与诊断】

1. 本病因致病毒物不同，临床表现多样，潜伏期长短不一。大多接触毒物数小时至数日后发病，一般出现头痛、头晕、乏力、嗜睡、情绪改变、共济失调等。随着颅内水肿加重，可出现剧烈头痛、复视、视物模糊、恶心、呕吐等颅内压升高表现。随着病变进展，患者可出现幻觉、躁动不安、谵妄、昏迷、反复抽搐，甚至出现脑疝危及生命。中毒性脑病急性期未能完全恢复可遗留记忆力减退、智能障碍、精神分裂等后遗症状。

2. **检验与检查**

（1）脑脊液检查常可发现颅内压升高，余实验室检查基本正常。

（2）头颅MRI显示皮层下白质及灰质核团的对称性异常信号，脑组织肿胀，脱髓鞘改变，可伴缺血或者出血征象。

3. **诊断**　患者在有明确毒物或者药物接触史的基础上，出现中毒性脑病的临床症状及体征，结合脑脊液检查、头部MRI等检查结果，可诊断此病。

【常规治疗】

1. **一般治疗**　吸氧，维持呼吸道通畅，镇静止痉，纠正水电解质及酸碱失衡等。

2. **减轻脑水肿**　减轻脑水肿、降低颅压是中毒性脑病治疗的核心部分，临床上常用地塞米松、20%甘露醇等。

3. **护脑**　如丁苯酞改善脑循环、促进脑神经功能恢复；纳洛酮对抗毒物的神经抑制作用等以及抗氧化剂减轻氧化应激等。

【高压氧治疗】

1. **治疗原理**

（1）高压氧在不减少颅内氧分压的基础上，收缩脑血管，促进脑组织中液体回流，减轻脑水肿，打断脑缺氧-脑水肿-颅高压的恶性循环，抑制颅内病变进一步加重。

（2）高压氧纠正了脑缺氧状态，使脑细胞有氧代谢得以恢复，ATP 生成增多，有利于脑变性细胞的逆转，加速脑组织生理功能的恢复。

（3）高压氧可改善脑功能、刺激上行网状激动系统促进苏醒。

（4）高压氧治疗能通过控制中性粒细胞在损伤部位黏附以及减轻其后氧自由基的释放，减少损伤后自由基的过量产生，恢复细胞膜上 Na^+-K^+-ATP 酶的活性，有利于及时清除过量的氧自由基，减轻氧化应激。

2. 治疗方法　压力为 0.20 ~ 0.25MPa，稳压吸氧 80min，每日治疗 1 ~ 2 次，10 次为 1 个疗程，疗程次数视病情而定。

3. 注意事项

（1）在患者生命体征平稳的基础上，应尽早进行高压氧治疗，以减少脑缺氧性损害后遗症的发生。

（2）对于常规治疗后仍有后遗症状者，亦应进行高压氧治疗。

（3）高压氧治疗必须配合药物治疗，方可提高疗效。

4. 循证医学评价　多项国内外研究显示，高压氧治疗中毒性脑病能减轻患者症状，促进患者苏醒，具有较低的死亡率和后遗症状发生率。胡函文等回顾性分析了高压氧联合常规治疗对二氯乙烷中毒性脑病的影响，发现在常规治疗的基础上加用高压氧治疗能长久有效的控制患者颅内压，减轻脑水肿。

三、癫痫性脑病

癫痫是一过性或反复发作的脑部神经元异常过度放电引起的临床发作综合征。颅内疾病继发性癫痫的发生率高达 30%。有研究认为脑炎、脑出血、颅脑损伤是癫痫的常见病因。2010 年，ILAE 修订的癫痫性脑病是目前广泛引用的概念，是由于癫痫或多不能控制的发作期和间歇期癫痫活动造成的灾难性后果，包括认知和行为的严重损伤，有着较差的预后。此概念强调了癫痫活动具有持续有害的作用且癫痫性损伤超过基础病理改变单独造成的损伤，损伤可随病程发展而加重，它对认知和行为的损害可以是全面的、也可以是选择性的，可表现出不同的严重程度。尽管有相当数量的药物可供选择治疗癫痫，但仍有大量患者表现为药物难控制，精神运动发育迟缓。经过数年的讨论与反馈，2017 年，ILAE 推出了新版痫性发作分类。理论上，相比于旧版分类，新分类并无本质改变，但具有灵活度更高、准确性更强的优点。

【临床表现】2015 年中国抗癫痫协会编著的《临床诊疗指南、癫痫病分册》对癫痫性脑病的定义是：由频繁癫痫发作和 / 或癫痫样放电造成的进行性神经精神功能障碍或退化，如认知、语言、感觉、运动及行为等方面。损伤可为全面性或具有选择性，且可表现出不同严重程度。它是一组癫痫疾患的总称。除潜在病因所致的脑损伤之外，癫痫性脑病强调的是由于癫痫性异常本身造成的进行性脑病。大多为新生儿、婴幼儿或儿童期发病，脑电图明显异常，药物治疗效果差，临床总体表现为慢性进行性神经功能衰退。West 综合征、Lennox-Gastaut 综合征、Dravet 综合征等均属于癫痫性脑病。

【诊断】一般根据：①临床症状性评估（病史和症状性评估）；②神经心理学评估；③神经电生理学：脑电图（头皮、颅内埋藏剂立体脑电图）；④结构神经影像学：CT、MRI；⑤功能神经影像学：SPECT、PET、ESI、MSI、ESI/MSI，EEG-fMRI，IEEG/fMRI，MRS，Mutimodal imaging（多模态影像配准和透视图）；⑥脑功能区定位：fMRI、MEG、TMS 及 TES 绘制 mapping 及采用 Wada 测试语言和记忆功能。还可以采用术中唤醒应用电刺激定位功能区。

无论何种方法都不能单独且唯一来确定癫痫的痫灶。均是在以临床症状学和神经电生理为核心，其他检查相辅助，且最终的结果相吻合为最佳。

【一般治疗】

1. **药物及手术** 抗癫痫药物。为了防止癫痫性脑病造成的精神运动发育停滞、减退这些继发的后果，外科可采用积极手术治疗或者姑息性手术方法进行干预。能找到局灶而精确的发作起始灶是外科手术成功的关键。

2. **功能恢复** 上下肢活动、面舌唇肌刺激（张口、鼓腮、叩齿、伸舌等动作）、呼吸控制练习，鼓励患者独立完成日常生活。

3. **康复理疗** 应用电刺激、肌电反馈技术以及中医推拿、针灸等康复护理手段，并通过言语治疗，提高患者的语言反应能力。

4. **心理康复** 医务人员需要积极强化患者的心理素质，提高患者对疾病的认知，降低或消除消极的认知态度，促进患者能够控制自已的行为，进而促进身心健康发展。

5. **社会康复** 对各种原因导致的继发性癫痫患者的治疗是为了保障患者可以早日回归社会，并且可以具备出色的心态，更加积极、充满信心地投入到学习、工作中来。因此，应当提供给癫痫患者更多的关爱，这也有助于患者得以在康复期间创设其能够恢复的优质环境，在生活中更加理解与体谅患者，特别是患者家属、亲朋更需要给予患者最大的关心与帮助，以树立患者能够战胜疾病的信心，更加积极乐观。

【高压氧治疗】

1. **作用机制**

（1）高压氧疗法能够针对脑出血性癫痫的病因进行治疗，增加血中物理溶解氧量，扩大氧的弥散距离，明显提高组织含氧量。

（2）高压氧疗法能够调节血 - 脑屏障通透性，增强药物利用率。

（3）直接补充脑组织的含氧量，快速提高血氧分压，减少乳酸的生成，增强供能酶活力，减少自由基损伤。

（4）高压氧能够促使血管收缩，增强神经细胞对氧的利用能力，加快神经组织恢复正常状态，促进生物电稳定，提高血氧张力后，缓解颅内压力，减轻脑水肿，避免脑水肿对脑组织的再损害，加快病灶区部分处于功能可逆状态的脑细胞生理功能的恢复及电生理功能的稳定，减少神经元的异常放电，癫痫灶的恢复加快，从而减少癫痫的发作。

2. **治疗方法**　根据病情制订不同的治疗方案。

（1）对于部分性发作的患者，因发作时间短，造成的危害小，治疗方案可与常规方案保持一致，即匀速加压 20min，稳压吸氧 60min，减压 30min，中间休息 10min，治疗压力为 2.2ATA，但要保证治疗时氧舱环境安静舒适，避免噪声等刺激，舱内备有抢救物品及药物，随时准备处置突发事件。

（2）对于全身性癫痫发作的患者，因发作具有不可预测性，应有医护人员陪舱的情况下单独开舱，治疗时加减压速率相对慢（3 ~ 4kPa/min），治疗压力低（2.0ATA），全程吸氧，总治疗时间短（60min）的治疗方案，减少患者在高压氧环境的停留时间。一般稳压时戴面罩吸氧，1 次 /d，10 次为 1 个疗程，共 3 个疗程。

3. **注意事项**　癫痫患者可伴有意识障碍和异常不可控制性的运动，持续状态严重者可引起呼吸暂停，甚至死亡，如果在高压氧舱内发作，处理不当极有可能出现人身意外伤害。在高压氧治疗前做好充分准备工作，认真评估病情，密切观察病情变化，及时发现先兆症状，避开发作期进舱治疗，预防和控制癫痫发作，制订个性化治疗方案和氧舱内发作紧急预案，是保证癫痫脑病高压氧治疗成功的关键。

4. **循证医学评价**　目前关于高压氧用于癫痫性脑病治疗仅在国内有个案报道，均取得了较好的临床疗效，但缺乏随机、双盲的多中心、大样本循证医学研究。

四、放射性脑病

放射性脑病（radiation encephalopathy，REP）的早期临床表现多可见较为典型的嗜睡综合征、学习、记忆力下降，部分患者可以出现烦躁、不自主哭闹等精神异常症状；晚期 REP 患者主要为放射性脑坏死及严重的神经功能障碍：额、颞叶受损患者可出现定时、定向力障碍，甚至出现痴呆、癫痫发作；脑干损伤可有颅神经和锥体束损害症状，如复视、呛咳、巴宾斯基征阳性等；小脑受损导致共济失调、肌张力异常。脑功能区损伤可造成相应的神经功能缺失，如偏瘫、失语、失认等。

依据各种不同症状的发生时间，REP 可分为三期：急性期、早期迟发反应期（早迟发期）和晚期迟发反应期（晚迟发期）。

1. **急性期**　放疗开始后数日或数周发生，表现为精神状态和神志的改变，包括头痛、恶心、呕吐、颅内高压和意识障碍等，一般认为是可逆的。

2. **早迟发期**　放疗后 1 ~ 6 个月发生，可出现一过性脱髓鞘。患者可表现为兴奋性提高、食欲不振、头晕、嗜睡、记忆力减退、易怒和乏力等症状，甚至出现肿瘤相关症状和体征的加剧。上述症状和体征是可恢复的。

3. **晚迟发期** 此期为不可逆损伤。在放疗后6个月至数年出现，造成明显的毛细血管内皮细胞和少突胶质细胞损伤；病变较重甚至是致命的，包括脑萎缩、脑白质病、坏死、内分泌功能障碍、认知能力降低和痴呆。局限性放射性坏死表现为运动、感觉、语言、接受能力的改变，癫痫和颅内压升高等。弥漫性白质损伤表现为从轻微倦怠到记忆力减退，性格改变，肱肌失调，最终导致痴呆或死亡。

【诊断】REP的诊断应包括以下条件：

1. 有头颈部放射治疗史，TD ≥ 50GY。

2. 临床表现早期多见较典型的嗜睡综合征，晚期主要为放射性脑坏死及严重的神经功能障碍。

3. 影像学检查显示病变部位与照射野的范围基本一致，病灶主要分布在颞叶脑干。

4. 有典型的影像学（CT、MRI、PET）或MRS表现。

5. 除外新生肿瘤或肿瘤复发。一般而言，明显的影像学异常和较轻的临床表现常是早期REP最突出的特征。

【一般治疗】当前的治疗策略是尽早诊断，延缓放疗，并合理应用外科治疗，即在保守治疗不能奏效时尽早采取手术治疗。

1. **常规治疗** 多采用皮质醇类固醇激素、自由基清除剂、肝素、华法林、甘露醇，辅以神经营养药、大剂量维生素及活血化瘀制剂对症治疗。肝素具有抗凝、抗感染和保护内皮细胞的作用；由于急性期颅内高压发生率较高，所以用甘露醇可以改善颅内高压的表现。上述药取的保守治疗如不能改善症状或体征，需考虑及早采取手术治疗。

2. **手术治疗** 若患者身体条件允许，可行REP病灶局部切除内减压，或合并去骨瓣减压，以求迅速缓解颅压、抢救患者生命，并为进一步治疗打下基础。手术治疗一般适用于晚期的REP患者，特别是已形成囊肿有占位效应者。REP多发生于颞叶，故一般行颞叶囊肿切除术即可，当合并有癫痫时，可连癫痫灶一并切除。患者可能留下相应的功能障碍。

3. **康复治疗** 通过言语训练、按摩、针灸、电刺激等手段，保持患者的交流能力，肌肉关节收缩、运动能力，可明显提高患者的生存质量，减少并发症的发生。

4. **预防** 目前REP治疗，以药物为主，必要时手术的综合治疗。总体疗效不甚令人满意。因此，一定要重视REP的预防，在进行头颈部放疗时，正确使用TDF（时间、剂量、分割），注重CRE（累积放射效应）时预防REP的关键。放射治疗前正确射野，治疗时正确摆位的重复性是预防REP的基础。

【高压氧治疗】

1. **作用机制**

（1）HBO能极大提高氧分压，增加血氧含量即氧储备，提高氧在组织中的弥散率，扩大弥散距离，故能有效地改善组织缺氧状态，达到改善微循环，提高组织供氧和增加细胞代谢。

（2）HBO 抑制机体的变态反应，增强吞噬细胞的活力和吞噬功能，有利于炎症的吸收和坏死组织的清除。

（3）HBO 提高组织的氧合能力，促进血管再生，改善毛细血管床的灌注。

（4）HBO 促进神经轴突和树突再生，改善脑组织代谢使其功能恢复。

（5）高压氧治疗可提高组织细胞氧分压，提高血管内皮生长因子和其他生长因子表达水平，降低血管渗透性，激发血管修复机制。

（6）HBO 可增强血管成纤维细胞的活性，促进其分裂和胶原纤维形成，加速侧支循环的建立，使缺氧组织的血供和氧供得到改善。

2. 治疗方法　HBO 治疗方案：发病 1 周内采用空气加压舱，压力为 0.2 ~ 0.25MPa，稳压并以面罩吸纯氧 60 ~ 80min，中间间歇 10min 吸舱内空气，加、减压各 15 ~ 20min，1 次 /d，5 次 / 周，10 次为 1 个疗程，一般 3 ~ 4 个疗程，每个疗程之间休息 3 ~ 5d 或 7 ~ 10d。

3. 注意事项

（1）预防为主，早诊断，早治疗。

（2）认真进行宣教及安全检查，治疗过程中严密观察病情变化及给予相应的护理对策，可提高氧疗效果，促进功能恢复。

（3）采用高压氧治疗放射性脑病宜早，且疗程足够。一般在 2 个以上疗程对改善甚至消除症状有较好帮助。

（4）急性期先用激素结合 B 族维生素及脱水治疗有助于减轻水肿，为尽早开始高压氧治疗创造条件。

4. 循证医学评价　国内有学者对 40 例鼻咽癌患者放疗后放射性脑病在常规药物基础上加用高压氧，高压氧治疗 2 次 /d，连续 10 天后改为 1 次 /d，连续 30 天后复查头颅 CT 或者 MRI 提示病灶缩小和水肿减轻，25 例临床痊愈（临床症状及体征恢复正常，复查头颅 MRI 示病灶水肿消失，病灶缩小 50% 以上），显著有效 15 例（临床症状及体征基本恢复正常，复查头颅 MRI 示病灶水肿基本消失，病灶缩小 30% 以上），总有效率达 100%。NIHSS 评分及韦氏智力量表，均较治疗前显著性改善，达到基本恢复正常。出院后定期门诊复查及随访，6 个月以上病情未见复发和加重。有研究显示将放射性脑病患者随机分为两组，均在常规治疗后行高压氧治疗，A 组高压氧治疗 < 20 次，B 组高压氧治疗 $\geqslant 20$ 次，结果高压氧治疗的总有效率为 75.3%，B 组治疗效果（85.7%）明显优于 A 组（63.3%）。还有研究观察不同疗程 HBOT 与疗效的关系，结果显示，2 个疗程的有效率为 83.33%，4 个疗程达 100%，且患者接受的放射剂量与高压氧治疗疗效无明显关系。结论是高压氧治疗次数超过 20 次更利于放射性脑病的修复。还有研究在发病 1 周内采用空气加压舱，压力为 0.25MPa，稳压并以面罩吸纯氧 80min，中间间歇 10min 吸舱内空气，加减压时间各 15 ~ 20min，1 次 /d，5 次 / 周，2 周为 1 个疗程，共治疗 1.7 ~ 6 个疗程，每个疗程之间休息 7 ~ 10d。结果显示研究组患者的局控率为 90%，对照组（常规药物）患者的局控率

为 72.5%；研究组在第 2 年、第 3 年中的生存率（85%，70%）明显比对照组（62.5%，50%）高（$p < 0.05$）；研究组患者中，出现头痛、头晕、恶心等不良反应共 30 例，对照组共 32 例，两组对比差异不显著（$p > 0.05$）。

五、肝性脑病

肝性脑病（hepatic encephalopathy，HE）又称肝性昏迷，是指严重肝病引起的、以代谢紊乱为基础的中枢神经系统功能失调的综合征，其主要临床表现是意识障碍、行为失常和昏迷。有急性与慢性脑病之分。

【临床表现】因肝病的类型、肝细胞损害的程度、起病的急缓以及诱因的不同而有所差异。由于导致肝性脑病的基础疾病不同，其临床表现也比较复杂、多变，早期症状的变异性是本病的特点。

1. **起病** 可急可缓。急性肝性脑病起病急骤，前驱期极为短暂，可迅速进入昏迷，多在黄疸出现后发生昏迷，也有在黄疸出现前出现意识障碍而被误诊为精神病者。慢性肝性脑病起病隐匿或渐起，起初常不易发现，易误诊和漏诊。

2. **性格改变** 常是本病最早出现的症状，主要是原属外向型性格者表现为抑郁，而原属内向型性格者表现为欣快多语。

3. **行为改变** 最初可能仅限于一些“不拘小节”的行为，如乱写乱画，乱洒水，乱吐痰，乱扔纸屑、烟头，乱摸乱寻，随地便溺等动作。

4. **睡眠习惯改变** 常表现为睡眠倒错，研究发现其与患者血清褪黑激素分泌时相紊乱有关，提示患者中枢神经系统的兴奋与抑制处于紊乱状态，常预示肝性脑病即将来临。

5. **肝臭的出现** 是由于肝衰竭，机体内含硫氨基酸代谢中间产物（如甲硫醇、乙硫醇及二甲硫化物等）经肺呼出或经皮肤散发出的一种特征性气味。此气味有学者称烂苹果味、大蒜味、鱼腥味等。

6. **扑翼样震颤** 是肝性脑病最具特征性的神经系统体征，具有早期诊断意义。检查方法是：嘱患者伸出前臂，展开五指，或腕部过度伸展并固定不动时，患者掌指关节及腕关节可出现快速的屈曲及伸展运动，每秒钟可出现 1 ~ 2 次，也有达每秒钟 5 ~ 9 次者，且常伴有手指的侧位动作。此时患者可同时伴有整个上肢、舌、下腭、颌部的细微震颤及步态的共济失调。或发于单侧，也可出现于双侧。这种震颤不具有特征性，也可见于心衰、肾衰、肺衰等患者。震颤常于患者睡眠及昏迷后消失，苏醒后仍可出现。

7. **视力障碍** 不常见。但近年来国内外文献报道逐渐增多，肝性脑病发生时患者可出现视力障碍、失明为主要临床表现，这种视力障碍是短暂的，功能性的，可随着肝性脑病的加深而加重，也可随肝性脑病的恢复而复明。其发病机制不明，多数认为与肝性脑病一样复杂，为多种因素综合作用的结果。

8. **智力障碍** 随着病情的进展，患者的智能发生改变，表现为对时间、空间概念不清，人物概念模糊，吐字不清，颠三倒四，书写困难，计算、计数能力下降，数字连接错误，也是早期鉴别肝性脑病简单、可靠的方法。

9. **意识障碍**　继智能障碍后即出现比较明显的意识障碍，由嗜睡、昏睡逐渐进入昏迷状态，各种反应、反射均消失。也有由躁狂状态逐渐进入昏迷者。而肝脑变性（肝豆状核变性）型肝性脑病主要临床表现为：智力减退、构音困难、记忆下降、思维迟钝、共济失调、震颤强直、痉挛性截瘫（肝性脊髓病）等。但无明显意识障碍。

【辅助检查】

1. **血氨**　慢性肝性脑病患者多半有血氨升高。但急性肝性脑病患者血氨可以正常。

2. **脑电图**　大脑细胞活动时所发出的电活动，正常人的脑电图呈 α 波，每秒 8 ~ 13 次。肝性脑病患者的脑电图表现为节律变慢。Ⅱ - Ⅲ期患者表现为 δ 波或三相波，每秒 4 ~ 7 次；昏迷时表现为高波幅的 δ 波，每秒少于 4 次。脑电图的改变特异性不强，尿毒症、呼吸衰竭、低血糖亦可有类似改变。此外，脑电图对亚临床肝性脑病和Ⅰ期肝性脑病的诊断价值较小。

3. **诱发电位**　是大脑皮质或皮质下层接受到由各种感觉器官受刺激的信息后所产生的电位，其有别于脑电图所记录的大脑自发性电活动。根据受刺激感觉的不同部位可将诱发电位分为视觉诱发电位（VEP）、脑干听觉诱发电位（BAEP）和躯体感觉诱发电位（SEP），诱发电位检查多用于轻微肝性脑病的诊断和研究。尚有一种 P300 事件相关电位，其与传统的诱发电位相比，具有不受刺激部位生理特性影响的特点。轻微肝性脑病患者的 P300 潜伏期延长。

4. **心理智能测验**　适合于肝性脑病的诊断和轻微肝性脑病的筛选。其缺点是受年龄、教育程度的影响。老年人和教育层次比较低者在进行测试时较为迟钝，影响结果。其他可用于检测轻微肝性脑病的方法尚有划线及系列打点试验。

5. **影像学检查**　急性肝性脑病患者进行头部 CT 或 MRI 检查时可发现脑水肿。慢性肝性脑病患者则可发现有不同程度的脑萎缩。此外，MRI 检查可发现基底神经节有 T_1 加权信号增强，与锰在该处沉积有关。开展的磁共振波谱分析（MRS）是一种在高磁场强（1.5t 以上）磁共振扫描机上测定活体某些部位代谢物含量的方法。用质子（h1）MRS 检测慢性肝病患者大脑枕部灰质和顶部皮质可发现某些有机渗透物质如胆碱、谷氨酰胺、肌酸等的含量发生变化。肝性脑病、轻微肝性脑病甚至一般的肝硬化患者均有某种程度的改变。

6. **临界视觉闪烁频率检测**　轻度星形细胞肿胀是早期的病理改变，而星形细胞肿胀（alztrimer Ⅱ型）会改变胶质 - 神经元的信号传导，视网膜胶质细胞在形态学变化与 aiztrimier Ⅱ型星形细胞相似，故视网膜胶质细胞病变可作为大脑胶质星形细胞病变的标志，通过测定临界视觉闪烁频率可定量诊断，初步应用结果认为方法敏感，简单而可靠，可用于发现及检测轻微肝性脑病。

【诊断】

1. **早期诊断试验（智力检测试验）** 对于肝性脑病早期临床表现不典型者，除需认真检查、密切观察病情外，尚需行下述几种方法进行检查，有助于早期诊断。

（1）数字连接试验：随意地把25位阿拉伯数字印在纸上，嘱患者用笔按自然大小用线连接起来，记录连接的时间，检查连接错误的频率。方法简便，能发现早期患者，其异常甚至可能早于脑电图改变，并可作为疗效判断的指标。

（2）签名试验：可让患者每天签写自己名字，如笔迹不整，可发现早期脑病。

（3）搭积木试验：如用火柴搭五角星，或画简图，或做简单的加法或减法。

2. **临床诊断** 结合实验室检查进行综合分析。主要根据患者如下症状和体征。

（1）有严重肝病和/或广泛的门体分流（门静脉高压症或门体分流术后）的病史、临床表现及肝功能检查异常。

（2）出现一系列神经、精神症状。

（3）常伴血氨升高和/或支链氨基酸/芳香氨基酸比例下降或倒置。

（4）脑电图或视觉诱发电位的异常并排除其他原因。

（5）脑脊液压力及常规检查正常，即可做出诊断。

（6）如能找到引起肝性脑病的诱因者更有利于诊断。

3. **脑水肿的诊断** 脑水肿通常根据颅内压升高的征象来判断。但患者处于Ⅳ期肝性脑病（深昏迷）时颅内高压特点常不明显，易把此期各种表现都归因于肝性脑病而忽略脑水肿的存在，以致不少患者生前漏掉了脑水肿的诊断。如果肝性脑病患者昏迷程度加深、血压升高、脉缓而洪、呼吸深快、球结合膜明显水肿，用甘露醇等脱水剂治疗可迅速见效，脑水肿的诊断即可成立。此外，头部CT和磁共振成像检查对诊断脑水肿都有帮助。用颅内压监护器监测颅内压是当前应用的重要技术。

【常规治疗】

1. **一般治疗** 去除肝性脑病发作的诱因是其一般治疗的基本原则，亦是其他药物治疗的基础，包括以下措施：

（1）调整饮食结构：肝硬化患者常有负氮平衡，因此应补充足够蛋白质。但高蛋白饮食可诱发肝性脑病，因此对有肝性脑病患者应该限制蛋白质摄入，并保证热能供给。

（2）慎用镇静药：巴比妥类、苯二氮䓬类镇静药可激活GABA/BZ复合受体，此外肝硬化患者由于肝功能减退，药物半衰期延长，因此，使用这些药物会诱发或加重肝性脑病。如患者出现躁狂时，应禁用这些药物，试用异丙嗪、氯苯那敏（扑尔敏）等抗组胺药。

（3）纠正电解质和酸碱平衡紊乱：肝硬化患者由于进食量少，利尿过度，大量排放腹水造成低钾性碱中毒，诱发或加重肝性脑病。因此利尿药的剂量不宜过大，大量排放腹水时应静脉输入足量的白蛋白以维持有效血容量和防止电解质紊乱。肝性脑病患者应经常检测血清电解质、血气分析等，如有低血钾或碱中毒应及时纠正。

（4）止血和清除肠道积血：上消化道出血是肝性脑病的重要诱因。因此，食管静脉曲张破裂出血者应采取各项紧急措施进行止血，并输入血制品以补充血容量。清除肠道积血可采取以下措施：口服或鼻饲乳果糖、乳梨醇溶液或 25% 硫酸镁，用生理盐水或弱酸液（如醋酸）进行灌肠，将乳果糖稀释至 33.3% 进行灌肠。

（5）其他：如患者有缺氧应予吸氧，低血糖者可静脉注射高渗葡萄糖，如有感染应及时控制。

2. 药物治疗　由于氨中毒是肝性脑病的主要原因，因此减少氨的吸收和加强氨的排出是药物治疗的主要手段。

（1）减少肠道氨的生成和吸收：①乳果糖（lactulose，β- 半乳糖果糖）；②乳梨醇（lactitol，β- 半乳糖山梨醇）；③对于乳糖酶缺乏者；④口服抗生素；⑤口服某些不产尿素酶的有益菌。

（2）促进体内氨的代谢：① L- 鸟氨酸 -L- 门冬氨酸；②鸟氨酸 -α- 酮戊二酸；③苯甲酸纳；④谷氨酸；⑤精氨酸。

（3）GABA/BZ（γ 氨基丁酸 / 苯二氮䓬）复合受体拮抗剂氟马西尼可拮抗内源性苯二氮䓬所致的神经抑制。

（4）减少或拮抗假神经递质支链氨基酸（BCAA）制剂是一种以亮氨酸、异亮氨酸、缬氨酸等 BCAA 为主的复合氨基酸。

（5）其他药物：①肝性脑病患者大脑基底神经节有锰的沉积，驱锰药是否有效尚需进一步研究。② L- 肉碱可加强能量代谢，氨中毒假说的重要机制是氨干扰能量代谢。L- 肉碱的疗效有待于证实。

3. 其他治疗　减少门体分流对于门体分流性难治性肝性脑病，可采取介入方法用钢圈或塞有关的门静脉系统减少分流；人工肝用分子吸附剂再循环系统（MARS）；肝细胞肝移植；也可做脾内移植等。

4. 对症治疗

（1）纠正水电解质紊乱和酸碱平衡失调 每日入液总量以不超过 2 500ml 为宜。肝硬化腹水患者的入液量应加控制（一般约为尿量加 1 000ml），以免血液稀释、血钠过低而加重昏迷。缺钾者补充氯化钾，碱中毒者可用精氨酸溶液静脉滴注。

（2）保护脑细胞功能 用冰帽降低颅内温度，以减少能量消耗，保护细胞功能。

（3）保护呼吸道通畅 深昏迷者，应作气管切开排痰给氧。

（4）预防脑水肿 静脉滴注高渗葡萄糖、甘露醇等脱水药以防治脑水肿。

5. 预后　该病预后取决于病因。诱因明确且容易消除者（如出血、缺钾等）预后较好。由急性肝衰竭（重型病毒性肝炎或药物性肝炎）引起的肝性脑病的预后，比肝硬化伴门体分流者更严重。有腹水、黄疸、出血倾向者提示肝功能很差，其预后也差。暴发性肝衰竭所致肝性脑病预后最差。

亚临床肝性脑病（subclinical hepatic encephalopathy，SHE）是指某些肝硬化患者，其临床表现、常规的精神和神经功能检查正常，但心理学测验或诱发电位检查异常，其作为肝性脑病的特殊类型，在重症肝炎和肝硬化中有较高的发生率，由于无肝性脑病的症状和体征，常被认为是肝炎肝硬化的静止期而忽视治疗，从而使部分患者发展成为肝性脑病，危及生命。

【高压氧治疗】

1. **作用机制**

（1）HBO 可增加肝脏血氧含量，促进肝细胞再生，加速代谢功能恢复，改善肝功能。从而在根本上治疗 SHE 和 HE。

（2）经 HBO 治疗后，脑组织中氨含量下降。这是由于脑组织线粒体中谷氨酸脱氢酶被激活，使 α- 酮戊二酸转变为谷氨酸增多，氨与谷氨酸形成谷氨酰胺，后者从脑部通过毛细血管排放入血，从而降低脑组织中血氨含量。

（3）HBO 治疗可以使网状系统和脑干部位获得更多血供和氧供，加之高压氧环境下葡萄糖代谢率增加，能量生成增多有利于脑组织的修复。

2. **治疗方法**　采用多人 HBO 舱，压力 2.5ATA，戴面罩吸纯氧 60min（每次 30min，2 次中间间隔 10min 吸舱内空气）加减压各 25min，每天 1 次，10 ~ 15d 为 1 个疗程。

3. **注意事项**

（1）积极防治肝病。

（2）肝病患者应避免诱发肝性脑病的一切因素。

（3）密切观察肝病患者，及时发现肝性脑病的前驱期和昏迷期的表现。

（4）不能忽视 SHE 的早期诊断和治疗，对慢性肝病患者可常规给以智力测试及诱发电位检查，对确诊的 SHE 患者，因其操作能力下降和对危险机械操作存在事故隐患，如从事危险工作，驾车、高空作业潜水等，应适当调整工作岗位，减少社会危害性，同时可积极给以 HBO 治疗，防止或延缓肝性脑病的发生。

（5）治疗期间严格消毒，防止交叉感染。

4. **循证医学评价**　湖南医学院第一附属医院于 1984 年在综合治疗基础上加用高压氧抢救曾成功一名 26 岁妊娠合并暴发型肝炎、肝昏迷患者，高压氧治疗 3 次意识恢复，一月后各项指标明显改善，2 月后顺产一健康婴儿。国内有大量学者将高压氧用于肝性脑病患者治疗均显示，高压氧治疗能降低血氨、谷丙转氨酶（ALT）水平，提高有效率，加速患者意识改善。

六、肾性脑病

肾性脑病是指急、慢性肾脏疾病所致的肾功能衰竭引起以氮质潴留为主的发生严重精神障碍的一组疾病。又称尿毒症性脑病。主要病因是由于慢性肾小球肾炎、慢性肾盂肾炎和肾小动脉钙化引起慢性肾功能衰竭。发病机制可能与血内胍类、酚类、尿素、尿酸增高，电解质代谢障碍等有关。

【临床表现】

尿毒症型脑病的临床表现呈现多样化，可影响精神运动、思维、记忆、语言、感觉和情感等多方面。

1. 最早出现的症状为精神系统改变，表现为倦怠、无力、嗜睡、定向障碍、意识模糊等中毒性脑病的症状。查体可发现眼球震颤、构音障碍、步态异常、肌力减退、肌肉自发性收缩、肌腱反射不对称等异常。

2. 随着病情的进一步恶化，患者可出现扑翼样震颤、反射亢进、踝阵挛、癫痫样痉挛发作、脑膜刺激症等，最后直至昏迷、死亡。

3. 慢性肾功能衰竭患者的认知功能障碍显得更为突出，如注意力不易集中，符号运算障碍、记忆力减退等。

【诊断】

1. 在已确诊肾功能衰竭的基础上，如发现疲倦、无力、少动等上述症状和体征，结合下面辅助检测，即可作做出诊断。

2. **实验室检查**　血清尿素氮、肌酐、血钾升高及代谢性酸中毒，但其严重程度与尿毒症脑病的症状不相关。

3. **脑电图**　尿毒症脑病脑电图改变常早于临床表现，虽然脑电图的改变是非特异的，但与临床症状相关，具有一定的诊断价值。其中最常见的是脑电图波的低频成分（低于 5 ~ 7Hz）明显增加，可较正常人增加 20 倍以上，并可呈现弥漫性慢波，三相波、阵发性棘波或尖波。

4. **CT 或 MRI**　可见脑沟、池、裂增宽，脑室扩大，髓纹加深等皮质或髓质萎缩性改变及颅内桥脑附近低密度病灶，部分患者可继发腔隙性脑梗死、脑出血、脑梗死。尿毒症脑病的影像学表现亦无特异性，对于尿毒症脑病的诊断并非必须，但对于鉴别诊断有意义，可以除外其他原因导致的意识障碍，有助于临床治疗方法的选择和预后评估。

【常规治疗】

1. **一般治疗**　注意休息，低蛋白饮食；加强心理辅导，进行健康教育。

2. **药物治疗**　本病药物（西药、中成药或单味药）治疗欠佳，对于电解质及酸碱代谢紊乱者应积极纠正水、电解质及酸碱失衡；对抽搐、烦躁不安者酌情给予地西泮或氟哌啶醇注射治疗。

3. **透析治疗**

（1）持续非卧床腹膜透析（CAPD）：由于 CAPD 的透析充分性不及血液透析，故 CAPD 很少用于脑病的治疗。但研究发现对于早期的尿毒症脑病患者，一经诊断及时采取

CAPD，可有效防止病情的进一步恶化。

（2）血液透析（HD）：HD依靠高血流量及高透析液流速，可在短时间内迅速清除大量水分及溶质，但单独使用对中晚期尿毒症脑病患者的治疗效果欠佳。

（3）血液透析+灌流（HD+HP）：HD可清除小分子溶质并调节水、电解质及酸碱平衡。而HP可通过灌流器中的中性大孔树脂吸附血液中的中大分子毒素，特别是与蛋白结合紧密的毒素。故在其他脏器无严重功能障碍时，两者优势互补、联合应用可有效改善尿毒症脑病症状。

（4）血液透析滤过（HDF）：HDF是HD+HF的一种联合治疗方式，HF增大了HD透析器膜孔，使透析膜的通透性增高，提高了超滤率。HDF对中大分子毒素的清除效果明显优于HD，且安全。HDF的不足之处主要在于治疗过程中大量白蛋白的流失。

（5）高通量血液透析（HFHD）：HFHD是一种高效的血液净化方法，与常规透析相比，HFHD对肌酐、尿素氮等小分子毒素的清除效果更佳，同时还可有效地清除中大分子毒素，从而迅速缓解脑病症状，提高患者生活质量。

（6）连续性肾脏替代治疗（CRRT）：CRRT包括六种模式，其中连续性静脉-静脉血液滤过（CVVH）为CRRT的主要方式之一，最大限度地模拟了肾脏对水及毒素的清除模式，在治疗过程中对血流动力学影响较小且生物相容性好，可持续、稳定、安全、有效地清除水及溶质，大大减少了透析失衡现象的发生。

4. **肾移植** 肾移植术的成功可使患者肾脏功能恢复正常，从而进行正常生活与工作。

【高压氧治疗】

1. **作用机制**

（1）HBOT时肾血流减少，肾小球滤过率（GFR）增加，有助于代谢废物的清除和电解质及酸碱平衡的维持。

（2）增强机体抗氧化能力，减少组织的氧化损伤。

（3）促进成纤维母细胞、胶原纤维增生，帮助受损细血管内皮细胞修复、新生血管的生发，利于肾脏局部微循环的重建及其功能的恢复。

（4）HBO下肾上腺功能增强，并抑制细胞免疫，亦有利于肾组织功能的恢复。

（5）HBOT可以有效逆转病变组织的慢性缺氧状态，显著提升组织中的氧分压，促进生长因子的合成、新生血管的生发，促进纤维的增殖分化、胶原蛋白的合成，有效缓解尿毒症相关性小动脉钙化症患者病情。

（6）高压氧有轻度的血液稀释作用和轻度的抗凝和改善微循环作用。

2. **治疗方法** 治疗压力为0.2～0.3MPa，稳压吸氧60～90min（30×2或30×3），稳压期有5min吸空气，加压和减压均为20min，每日治疗1次，每周5次，10次为1个疗程，疗程间歇2～5d，一般3～4个疗程。

3. **注意事项** 高压氧对肾血管有轻度的收缩作用。因此在用高压氧治疗本病时要注意同时应用扩血管剂，以求得到理想的治疗效果。如高压氧之前 30min 口服 10mg 消旋山莨菪碱。

4. **循证医学评价** 有学者将 HBOT 联合运用于急性肾功能衰竭（ARF）的治疗，在改善肾功能的同时还可有效减少 ARF 相关并发症的发生。动物实验研究表明，HBO 可以改善 ARF 大鼠的肾功能，减少管型及肾小管坏死，减少肾细胞凋亡，有效保护 ARF 肾脏。朱双罗等综合治疗肾病综合征 40 例研究显示，高压氧治疗可降低患者 24h 尿蛋白量、血肌酐、血尿素氮、血总胆固醇。但有关肾性脑病的高压氧治疗尚未查到相关文献，有待于进一步研究探讨。

七、狼疮性脑病

系统性红斑狼疮（systemic erythematosus，SLE）是一种累及全身各个脏器和组织的全身免疫性疾病。SLE 最常侵犯人体三大部位：皮肤黏膜、肾脏、中枢神经系统。SLE 主要死因：肾脏病变、继发感染、狼疮脑病。SLE 的免疫学特点是体内有多种自身抗体。免疫复合物的形成和沉积是 SLE 发病的主要机制。狼疮性脑病又称神经精神性狼疮（neuropsychiatic lupus erythematosus，NPLE），NPLE 发病率占患者 50% ~ 70%，多出现在 SLE 发病 1 ~ 3 年内，出现于疾病的急性期或终末期，病死率 20%，出现越早预后越差。

【临床表现】 NPLE 的临床表现复杂多样。

1. 脑病表现可为癫痫发作（53.4%）、偏瘫、偏身感觉障碍、失语等神经症状。

2. 也可表现为幻听、躁狂、抑郁及行为异常等精神症状（14.8%）。

3. 其他：急性意识模糊（9.1%）、脊髓病变（6.8%）、神经病变（5.7%）、多发脑梗死（2.3%）、无菌性脑炎（1.1%）。

【诊断】 在 SLE 基础上，出现上述临床表现可考虑此症。

【常规治疗】 传统治疗方法主要为肾上腺糖皮质激素或免疫抑制剂治疗或合用，治疗较困难，临床上疗效不明显。

1. **一般治疗** 尽量避免紫外线照射、控制感染、减少精神刺激，注意休息，避免妊娠，慎用普鲁卡因胺、肼屈嗪等药物。

2. 用肾上腺皮质激素或免疫抑制剂治疗。

3. 神经科方面给予抗癫痫药物、控制血压、抗血小板聚集及改善循环等治疗。

【高压氧治疗】

1. **作用机制**

（1）可改善脑细胞血供：迅速提高血氧分压，血氧含量增加，加大血氧弥散距离，使脑细胞氧供给得到改善。

（2）降低颅内压：高压氧下脑血管收缩、脑血流量减少，因此可降低颅内压，减轻脑水肿，打破缺氧 - 脑水肿 - 颅内压增高的恶性循环。

（3）促进侧支循环建立：高压氧下成纤维细胞生成增多，促进毛细血管生成及侧支循环建立，脑细胞营养代谢得到改善，纠正脑细胞的异常放电，恢复正常的脑电活动，有利于精神症状的缓解。

（4）高压氧下葡萄糖代谢率增加，ATP 生成大幅度增加，有利于可逆性变性脑细胞生理功能的恢复。

（5）HBOT 对大脑皮质功能具有双向性：使脑干网状结构氧分压升高，有效地改善大脑皮质的内抑制过程弱化现象，增加调节和控制皮质下自主神经系统，促进疾病恢复。但是高压氧治疗对狼疮性脑病患者体内的 CRP 水平的变化的调控及机制尚无相关报道。

（6）高压氧抑制了 SLE 免疫球蛋白的产生，使免疫复合物形成减少，亦能使巨噬细胞吞噬及消化免疫复合物的能力提高，而免疫复合物减少使局部免疫反应减轻。

2. **治疗方法** 高压氧治疗压力为 0.2MPa，加压 15min，减压 15min 疗，稳压吸氧 60min（吸氧次数为 3 次，每次 20min，中间休息 5min），1 次 /d，治疗 15 次为 1 个疗程，共 3 个疗程。

3. **注意事项**

（1）SLE 患者常伴有高血压病（合并肾功能不全情况时多见），临床上给予控制血压在 160/100mmHg 以下可进氧舱，如果血压偏高待情况稳定后行高压氧治疗。

（2）狼疮性脑病也可出现癫痫发作，如果患者并发癫痫，需口服抗癫痫药，无癫痫发作情况下进氧舱。如癫痫频繁发作可暂缓高压氧治疗。

4. **循证医学评价** 刘晓霞等对 50 例狼疮性脑病患者进行随机分为治疗组 25 例（对照组基础上加压高压氧）与对照组 25 例（常规药物治疗），结果显示：治疗组有效率（92.36%）明显高于对照组（60.05%），同时明显降低 CRP 水平。之后刘晓霞等又对 130 例狼疮性脑病随机分为对照组 65 例（常规对症治疗基础上加用高压氧治疗）和治疗组 65 例（在对照组基础上加用中药益气补肾汤剂）。结果显示，尽管高压氧治疗组有效率 84.62% 低于中药治疗组 95.38%，但两组患者均可通过降低 C 反应蛋白（CRP）、表皮生长因子（EGF）、过氧化脂质（LPO）、肝肾功能指标谷氨酸氨基转移酶（ALT）、门冬氨酸氨基转移酶（AST）、尿素氮（BUN），提高免疫指标超氧化物歧化酶（SOD）水平，达到治疗狼疮性脑病目的。相关研究文献很少，主要集中在临床应用方面，如狼疮性脑病辅以高压氧治疗，能进一步抑制机体免疫功能，降低 SLE 脑部症状的活动性，促进受损神经功能及早康复。

第十八节　器质性精神病

脑器质性精神障碍（brain organic mental disorders）指由于脑部感染、变性、血管病、外伤、肿瘤等病变引起的精神障碍，又称脑器质性精神病。随着人类寿命的延长，老龄人口逐渐增加，脑器质性精神障碍的发病率也明显增高。

各种原因导致的闭合性与开放性颅脑损伤是发病的主要因素，个体的素质特征及外伤后的心理社会因素有一定作用。闭合性颅脑外伤所致精神障碍尤为常见，开放性颅脑损伤则与远期或慢性精神障碍的关系密切。颅脑外伤越重，发生精神障碍的机会越大，持续的时间也越长。意识障碍与间脑和脑干网状激活系统损害密切相关，额叶和颞叶损害易致人格改变和精神病样症状。

【临床表现】

1. 颅脑外伤所致精神障碍

（1）急性期精神障碍

1）意识障碍：见于闭合性脑外伤，可能是由于脑组织在颅腔内的较大幅度的旋转性移动的结果。脑震荡意识障碍程度较轻，可在伤后即发生，持续时间多在半小时以内。脑挫伤患者意识障碍程度严重，持续时间可为数小时至数天不等，在清醒的过程中可发生定向不良，紧张、恐惧、兴奋不安、丰富的错觉与幻觉，称为外伤性谵妄。如脑外伤时的初期昏迷清醒后，经过数小时到数日的中间清醒期，再次出现意识障碍时，应考虑硬脑膜下血肿。

2）遗忘症：当患者意识恢复后常有记忆障碍。外伤后遗忘症的期间是指从受伤时起到正常记忆的恢复。以逆行性遗忘常见（即指对受伤前的一段经历的遗忘），多在数周内恢复。部分患者可发生持久的近事遗忘、虚构和错构，称外伤后遗忘综合征。

（2）后期精神障碍

1）脑外伤后综合征：脑外伤后综合征多见。表现为头痛、头重、头昏、恶心、易疲乏、注意不易集中、记忆减退、情绪不稳、睡眠障碍等，通常称脑震荡后综合征，症状一般可持续数月。有的可能有器质性基础，若长期迁延不愈，往往与心理社会因素和易患素质有关。

2）脑外伤后神经症：可有疑病，焦虑、癔症等表现，如痉挛发生、聋哑症、偏瘫、截瘫等，起病可能与外伤时心理因素有关。

3）脑外伤性精神症：较少见。可有精神分裂症样状态，以幻觉妄想为主症，被害内容居多。也可呈现躁郁症样状态。

4）脑外伤性痴呆：部分严重脑外伤、昏迷时间较久的患者，可后遗痴呆状态，表现近记忆、理解和判断明显减退，思维迟钝。并常伴有人格改变，表现主动性缺乏、情感迟钝或易激惹、欣快、羞耻感丧失等。

5）外伤性癫痫。

6）外伤后人格障碍：多发生于严重颅脑外伤，特别是额叶损伤时，常与痴呆并存。变得情绪不稳、易激惹、自我控制能力减退，性格乖戾、粗暴、固执、自私和丧失进取心。

2. 脑肿瘤所致精神障碍

（1）一般症状：脑肿瘤的精神症状并无任何特殊性，通常几个方面均有不同程度的障碍或某一方面较突出，偶见重精神病征象。一般而言，发展较快的脑肿瘤易致认知功能紊乱，迅速发展的脑瘤常产生急性脑器质性综合征，伴有明显的意识障碍，发展缓慢的脑肿瘤较少发生精神障碍，后期可有痴呆综合征或人格改变。

1）意识障碍：轻者可见注意范围缩窄、集中困难、近记忆不良、反应迟钝、思维不连贯、定向障碍及嗜睡，随着病情进展出现意识障碍加重，直至昏迷。早期意识障碍具有波动性，间有意识相对清醒期。

2）记忆障碍：早期为近记忆减退或近事遗忘，后可出现定向障碍或科尔萨科夫综合征。

3）智力障碍：表现为全面痴呆，联想缓慢，思维贫乏，定向障碍，记忆困难，计算、理解和判断不良。

4）情感障碍：脑肿瘤初期由于个体对大脑功能障碍的适应不良而情绪不稳，易激惹。随病情发展出现焦虑，抑郁或欣快。后期则以情感淡漠为主，缺乏主动性，对周围事物不关心，对亲人冷漠。

5）人格改变：与以往性格判若两人，表现为主动性丧失，羞耻感消失，低级意向增加，行为幼稚及不道德行为。

6）其他：脑肿瘤的早期或任何阶段可出现各种精神状态，如类精神分裂症，类躁狂抑郁症、类偏执性精神病的临床相。可有幻视、幻听、幻触及感知综合障碍，妄想的内容简单、肤浅，结构松弛而不固定。

（2）神经系统症状与体征：多有头痛、呕吐、眩晕、痉挛发作、视乳头水肿等颅内压增高征象及局限性的定位体征。

3. 脑血管病所致精神障碍 多数患者有高血压病的脑血管意外发作史。约半数患者起病缓慢。早期表现为头痛，头晕、耳鸣、睡眠障碍、注意力不集中、易疲劳等类似神经衰弱症状。情感脆弱也是早期常见症状，表现为情感控制能力减弱、易伤感、易激惹、或无故烦躁、苦闷、悔恨、忧虑等。随后出现近记忆障碍，尤以人名及数字的记忆缺损为著。人格及智力在相当长时间内保持完好。晚期出现强制性哭笑，情感淡漠及痴呆等。急性缺血发作或数次短暂缺血发作之后可出现意识朦胧、谵妄或错乱状态，智力减退，行为紊乱，以及疑病、被害、嫉妒、夸大或被窃等妄想，偶伴幻觉。在卒中发作后或疾病晚期、痴呆严重时可出现人格改变，患者变得自私、挥霍、幼稚、懒散、性欲亢进，甚至出现违纪行为等。

病程常呈现跳跃性加剧和不完全缓慢的波动性特点。

4. 癫痫性精神障碍 原发性或继发性癫痫均可发生精神障碍，表现形式多种多样。可见于癫痫发作前，发作时和发作后，亦可在发作间或癫痫起病多年后产生持久的精神障碍。部分患者会在发作前出现持续数小时至数天的先驱症状，如全身不适，易激惹、紧张、烦躁、抑郁、易挑剔或抱怨他人。常预示将有发作，一旦发作过后，先驱症状随之缓解。

（1）复杂部分性发作：以往称精神运动性发作或颞叶癫痫。常源于颞叶，亦见于其他部位局灶性病变。发作前常有历时数秒的幻嗅等先兆，伴有意识障碍。

1）单纯意识障碍发作：以持续数秒至数分钟的意识障碍，精神活动与躯体运动停止，伴有要素性症状的精神运动症状为主要表现，发作后不能回忆发作中表现。发作时间较失神发作长，脑电图没有典型的3次/s棘波。

2）认知发作：主要表现为自我意识障碍和回忆错误，如似曾相识（熟悉感）、旧事如新（陌生感），也有失掉亲近感和非真实感等。强制思维发作多见于青少年期，表现为思维过程突然终止，某些相互缺乏联系的观念或感觉表象强制地浮现于脑内，发作后不能确切回忆。梦样状态发作知觉和思维的疏远感为主，患者虽可认知周围情况，但如入梦境，变幻莫测，不断地进入意识中来。

3）情感发作：表现有恐怖、愤怒、抑郁、喜悦或不愉快等发作，以恐怖发作为最多见。恐怖发作可为轻微的惶惶不安直到毛骨悚然的恐怖体验，持续时间一般不超过2min。儿童常表现为惊叫或害怕，很难问出具体体验。愤怒发作常伴有攻击行为。抑郁发作持续时间长者可达2周。多无运动抑制症状。严重的喜悦发作时，常陷入不可控制的极度喜悦的恍惚状态（销魂状态）。不愉快发作常幻嗅或幻味的内容有关。

4）精神知觉性发作：错觉发作较常见，无论视错觉、听错觉、迷路错觉或远隔错觉均有自身与环境之间空间关系的变化，如变远，变近，变大、变小等，一般持续数秒钟。幻觉再现，意识清晰或呈似梦非梦状，有的表现为肛门、关节或性器官的幻触。

5）自动症：临床表现为目的不明确的运动或行为发作。以消化道和中部运动症状为最常见，如舐舌、伸舌、咀嚼、吞咽、流涎等（进食性自动症）；有的出现恐怖、愤怒或戒备、防卫表情，或小儿样嬉笑不止等（表情自动症）；抚摸衣扣，身体某一部位或摸索动作（姿势自动症）；机械地继续其发作前正在进行的活动，如步行、徘徊、骑车、进餐等，甚至为复杂的职业性的日常行为。或表现为梦游症、昼游症，发作中联想多不连贯，另人难以理解。有时伴有脱衣裸体、爬墙跳楼、冲动攻击等行为。自动症发作后多不能回忆，每次发作持续时间为数秒至数分钟不等。

（2）发作后意识状态：除意识模糊外，还有定向障碍，反应迟钝，幻视或躁动狂暴行为等。持续数分钟至数小时。

（3）短暂的精神分裂症样发作：在抗癫痫药物治疗过程中突然出现思维障碍、幻觉、妄想、紧张不安、但意识清楚，颇似精神分裂样精神病，可持续数日至数周。与抗癫痫药所致的脑电图强制正常化有关。

（4）发作间歇期持续性精神障碍

1）癫痫性精神分裂症样精神障碍：在癫痫的病程中出现持续性或慢性精神分裂症样

症状。可有：①紧张兴奋；②思维被洞悉或被夺；③幻觉妄想状态：以被害性幻听、恐怖性幻视多见；④抑制状态：表现动作缓慢、言语寡少、情绪淡漠或抑郁等。各种症状多数混合出现，有的在某一阶段单独发生。无意识障碍。起病较急，病程较长，有的迁延成慢性。

2）癫痫性性格改变：表现为黏滞性或暴发性性格特征。黏滞性性格表现为精神活动迟缓，一丝不苟、固执于锁事。暴发性性格者易激动、发怒、冲动、常因小事与人争执。此外，有自私，独断。顽固、情绪易波动等。

3）癫痫性痴呆：癫痫患者有无智力障碍随病因而异，原发性癫痫患者的智力与正常人无明显差异，但器质性癫痫患者多有智力障碍。智力障碍的原因可能与引起癫痫的器质性脑损害有关，也可能是自幼癫痫频繁发作的结果，症状表现以领悟、理解障碍最明显，联想遥远，不得要领，计算迟缓，记忆障碍却不明显，通常称领悟性痴呆。以病程较长、发作频繁的患者多见。

5. **散发性脑炎所致精神障碍**　急性或亚急性起病，病前常有上呼吸道或消化道感染症状。

（1）精神症状：半数以上病例出现精神障碍，其中约 1/3 为疾病的首发症状。

1）谵妄状态：兴奋躁动、片断幻觉妄想、定向障碍、注意涣散、理解困难、尿失禁等。重时陷入昏睡或昏迷状态。

2）木僵状态：缄默、违拗、肌张力增高，可有蜡样屈曲。

3）精神分裂症或躁郁症样状态：前者以联想散漫、幻觉妄想为主症；后者以情绪不稳、易激惹或情绪低落等为主症。

4）智力障碍：记忆、计算、理解困难、思维贫乏、主动性减退及情绪淡漠或欣快。

（2）神经系统症状：可有痉挛发作，颅神经损害、锥体束征、肌张力增高、共济失调、不自主运动、肢体轻瘫、脑膜刺激征及颅内压增高征。

【辅助检查】

1. 详细收集病史，如：发热、感染、接触化学物质等。

2. **精神检查**　包括意识、智能、定向、计算力、理解力、记忆力，幻觉妄想，人格改变等。

3. **躯体检查**　包括神经系统的定位检查，病理反射，肌力，共济平衡，眼底检查等。

4. **实验室检查**　脑脊液生化细胞学检查，血常规、尿常规、电解质、生化学检查等，均有助于进行诊断。

5. **特殊检查**　包括头颅 X 线、头部 CT、核磁共振、脑超声诊断、脑电图、ECT、韦氏智力测验（WAIs）、Halstead-Reitan 成套神经心理测验等。

【诊断】

1. **首先确定有无脑外伤**　了解外伤前后详细经过，包括受伤时间、原因、性质、程度，有无意识障碍，意识障碍持续时间及伴发症状。遇有工伤事故、交通事故、或日常生活纠纷中所发生的脑外伤，除患者自述外，应有旁证，包括当时医生诊治的详细记录，或邀外科或神经外科医生会诊，除非确有脑外伤的诊断依据，勿轻易下脑外伤后遗症诊断。

2. **神经系统检查** 有无局限性体征。

3. **排除各种神经症** 精神分裂症、情感性障碍、病态人格、慢性硬膜下血肿及其他脑器质性疾病所致的精神障碍。

【一般治疗】

1. **颅脑外伤所致精神障碍**

（1）急性期：以颅脑外伤的专科处理为主，当生命体征稳定后以卧床休息和对症处理为主。对兴奋躁动并确诊为非颅内出血所致者，在密切观察瞳孔与意识状态情况下，予以小剂量抗精神病药或抗焦虑药。

（2）后期精神障碍：脑外伤后综合征与神经症采用相应神经症的治疗，恐惧与抑郁可选用三环类抗抑郁药治疗，脑外伤后精神病可选用抗精神病药治疗。痴呆和人格改变以管理、教育和训练为主或予以行为治疗。神经营养药对智力障碍可获一定效果。

2. **脑肿瘤所致精神障碍**

（1）病因治疗：以手术治疗为主。

（2）对症治疗：脱水疗法。

（3）药物治疗：无意识障碍但出现精神兴奋状态时，可适当采用地西泮，如硝基地西泮。慎用抗精神病药物。

3. **脑血管病所致精神障碍** 早期诊断和早期治疗有重要意义。

（1）在治疗高血压和动脉硬化的基础上，及时诊治各种形式的脑缺血发作，对于MID的防治具有重要意义。

（2）改善精神症状：脑衰弱综合征可采用神经衰弱的治疗。对兴奋躁动、幻觉、妄想常选用抗精神药物治疗，严重兴奋躁动者可予以地西泮或氟哌啶醇，但药物剂量不宜剂量过大与用药过久，抑郁明显时首选三环类抗抑郁药。意识障碍时应给与促神经细胞代谢药。痴呆者除用镇静药和改善脑代谢药物外，可试用高压氧治疗、抗凝治疗，加强护理和对症处理亦十分重要。行为治疗可能有利于患者不良行为的改善。

4. **癫痫性精神障碍** 调整抗癫痫药的种类或剂量以防止癫痫发作前后的精神障碍。卡马西平与丙戊酸钠对精神运动性发作有一定疗效。短暂的精神分裂症样发作和慢性癫痫精神分裂症样精神障碍患者，在服抗癫痫药同时合用氯丙嗪、氟哌啶醇等抗精神病药。对持久的发作后意识模糊状态，苯巴比妥钠能缩短病程。对智力障碍与性格改变者加强管理教育，予以工娱治疗等康复治疗。

5. **散发性脑炎所致精神障碍**

（1）病因治疗：常用清热解毒、芳香化湿的中药合并氢化可的松或地塞米松、甘露醇等抗炎和脱水，辅以神经营养代谢药，如ATP、胞二磷胆碱等，免疫制剂，如干扰素、转移因子等。也可试用抗病毒药物，如阿糖胞苷、吗啉胍、板兰根注射液等。

（2）促进意识恢复：精神症状突出时可用小剂量抗精神病药作短期对症治疗。

（3）加强护理及对症治疗和支持治疗。

【高压氧治疗】

1. **作用机制**

（1）可使血液和组织中的氧分压明显增加，使脑组织和脑脊液的氧分压也随之提高，增加了氧向脑细胞的弥散率，使无氧代谢转变为有氧代谢，三磷酸腺苷（ATP）生成增加，纠正了由于ATP缺乏造成的电解质紊乱和酸中毒，阻断了因缺氧引起的脑水肿，改善了脑缺氧状态，有利于病灶区脑组织生理功能的恢复。

（2）抑制脑组织中氧自由基的产生，保护细胞膜，减轻脑水肿。

（3）促进脑组织缺血半影区可逆细胞功能的早日恢复，促进脑损伤区新生血管的产生。

（4）高压氧可增加脑干和网状激活系统的供血量，刺激上行性网状系统的兴奋性，可促进大脑整体功能的恢复，也利于精神障碍的改善。

（5）能够显著增加患者血-脑屏障的通透性，改善患者的血液流变性，加速患者体内微小血栓的消除，促进患者血液的循环，促进患者脑水肿、脑脊液的循环和吸收，降低患者的颅内压，减少患者因脑组织缺氧、缺血引起的一系列反应，缓解患者的临床症状。

2. **治疗方法**

（1）单人纯氧舱，治疗压力0.2MPa，升压15min，稳压60min，减压15min，治疗时间90min。1次/d，10次一疗程，一般2～4个疗程。

（2）小型或大型多人舱，治疗压力为0.18～0.22MPa，加压20min，稳压吸纯氧60min（或80min，85min），中间休息10min，减压30min，10～15次一个疗程，疗程间可休息2～3d，HBO治疗最少2个疗程，最多10个疗程。

3. **注意事项**

（1）由于脑器质性精神障碍是因为脑器质性损害引起的，病情较复杂，应针对不同的病情特点进行病情观察。

（2）精神症状可使患者病情发展及变化被掩盖，不能因为患者合作性差而减少甚至免除生命体征的监测。如兴奋吵闹的患者突然转入中枢抑制可能是昏迷的前兆症状。

（3）在做好各项护理的同时，严格按HBO舱操作规程操舱，减少一切不必要的刺激因素（如舱压波动过大、升减压太快、噪声过大、舱温过冷过热等）。

（4）如有条件，最好使用纯氧舱，避免因空气舱治疗需要佩戴面罩而使患者躁狂症状加重。

4. **循证医学评价** 翁其彪等总结了300例脑器质性精神障碍患者行高压氧治疗的情

况，高压氧平均治疗33次，经高压氧治疗后有效268例（89%）。提示以急性期脑器质性损伤效果最佳，特别是在起病后1周内见效尤为明显，如持续数月以后行高压氧治疗则效果欠佳。

彭争荣等将60例脑外伤伴精神障碍患者分为2组，对照组采用神经外科常规治疗，高压氧综合治疗组在对照组基础上加用高压氧，治疗3个疗程（30次）后，结果显示：HBO能进一步提高TBI患者记忆商数、长谷川痴呆量表得分，降低TBI患者汉密尔顿抑郁量表得分，促进患者脑功能的恢复，增加治疗疗效，改善TBI患者精神心理状态。王宏隽等对360例脑器质性精神障碍者在药物基础上进行高压氧治疗，结果显示20～100次治疗后，痊愈162例，占45.0%；显著有效98例，占27.2%；有效64例，占17.8%；无效36例，占10.0%；总有效率90.0%。

第十九节　神经症

神经官能症是旧称，现在统一为神经症（neurosis），是一组精神障碍的总称，包括神经衰弱、强迫症、焦虑症、恐怖症、躯体形式障碍等等，患者深感痛苦且妨碍心理功能或社会功能，但没有任何可证实的器质性病理基础。病程大多持续迁延或呈发作性。

【临床表现】

1. 绝大多数缓慢起病，患者常具有易感的素质和性格特点。

2. 神经症的症状复杂多样，如头昏、头痛、失眠、记忆力减退；对刺激过于敏感，焦虑，疑病，烦恼、易激惹、心情紧张；精神易兴奋，联想回忆增多，脑力劳动下降，体力衰弱，疲劳感；常伴有内脏功能紊乱：如胃胀、肠鸣、便秘或腹泻；心悸、胸闷、气短、肢体瘫软、乏力、濒死感；低热；皮肤划痕征阳性；月经不调，遗精、阳痿等。

3. 其特点是症状的出现与变化与精神因素有关。如有的胃肠神经官能症患者，每当情绪紧张时出现腹泻。

【诊断】至少要符合两个条件才能诊断神经官能症。

1. 经过仔细检查没有发现可以解释其症状的相应躯体疾病。

2. 精神因素在其发病及病情变化上有很大的影响。

【一般治疗】神经官能症属于心因性疾病，应以精神治疗为主，辅以药物及其他物理治疗。患者应该在医师的指导下进行循序渐进地对症治疗，消除病因，增强体质，促进康复。必要时可用抗焦虑和抑郁药治疗。

【高压氧治疗】

1. 作用机制

（1）高压氧能使网状系统和脑干部位氧分压相对增高，有氧代谢旺盛，葡萄糖利用率增加，ATP等生成增多，可使失调的大脑皮质的生理活动逐渐得到恢复，有效改善大脑皮

质内兴奋 - 抑制过程，缓解植物神经功能紊乱症状。

（2）高压氧还可增加椎动脉的血流量，使脑干和网状激活系统供血增加，从而影响垂体、边缘系统及大脑皮层的功能。

（3）HBO 状态下能够提高血氧张力增加血中物理溶解氧量、增加脑组织、脑脊液的含氧量和氧储量，提高血氧弥散距离，从而减轻脑水肿。

（4）HBO 还可以增加受损脑组织氧分压，消除水肿改善循环、促使神经胶原形成和神经轴突广泛再生，便于神经功能恢复。

2. **治疗方法** 治疗压力为 0.2MPa，空气加压 30min，稳压后面罩吸氧 30min 2 次，2 次吸氧中间休息 10min 吸空气，最后经过 40min 匀速减压到常压出舱，2 次 /d，10d 为 1 个疗程，最少治疗 1 个疗程，最多 5 个疗程。每疗程间休息 2 ~ 3d。或治疗压力为 0.2MPa，每次治疗总时间为 130min。其中吸 99.5% 的医用氧气 80min，中间吸舱内空气 10min，15d 为 1 个疗程，一般治疗 2 个疗程。

3. **注意事项**

（1）严重失眠的神经衰弱者如进行高压氧治疗后睡眠无改善应配合加用安眠药物。

（2）紧张不安者，在高压氧治疗前应适当交代注意事项，并使用少量奋乃静或阿普唑仑、多塞平改善其症状。

4. **循证医学评价** 翁其彪等对 156 例神经症患者进行 HBO 治疗，15d 为 1 个疗程，142 例患者 HBO 治疗 2 个疗程，余 14 例患者仅治疗 1 个疗程。结果显示，神经衰弱的疗效较好，有效率占 91.5%，而且一年随访到 60 例，仅 2 例反复；其次神经性抑郁好转率为 52%，5 例随访均无反复；但对于焦虑（38.5%）和强迫症状（16.7%）的控制效果欠佳。中国人民解放军南部战区海军第一医院海军 422 医院应用高压氧治疗 19 例神经症患者，除 1 例无效外，余均有不同程度的效果，总有效率达 94.73%。中南大学湘雅医院用高压氧治疗 20 例神经症患者，均获得较好的疗效，主要是头昏、头痛减轻，睡眠改善，精神好转，疲劳消退，工作效率提高，总有效率达 94%。

第二十节　持续性植物状态

植物状态是由各种病因引起的严重脑损伤后有觉醒但无觉知的状态。1972 年之前，对这类患者无统一的疾病命名，最常用的病名为去皮质综合征（apallic syndrome），也有无动性缄默症（akinetic mutism），创伤后痴呆（post-traumatic dementia）或睁眼昏迷（coma vigil）等叫法。1972 年，Jennett 和 Plum 使用植物状态（vegetative state，VS）一词命名这类患者。“植物”的意思是，这类患者有基本的生理功能如呼吸、心跳、血压、体温维持、消化功能等，但对自我和外界环境没有觉知。持续性植物状态（persistant vegetative state，PVS）指的是植物状态持物 1 月以上，意识并非没有恢复可能。永久性植物状态（permanent vegetative state）指外伤性植物状态持续 1 年或非外伤性植物状态持续 3 月以上，意识恢复可能性不大。然而数十年后恢复意识的植物状态患者的案例也时有报道。2010 年，无反应觉醒综合征（unresponsive wakefulness syndrome，UWS）被推荐取代植物状态一词，以避免“植物”给人的消极印象。这类患者的发病机制、诊断以及治疗仍然困难重重，需要更多、更深入的临床和基础研究。

【临床表现】植物状态患者的主要临床表现为自发睁眼或刺激下睁眼，但对自我和周围环境没有觉知。外周感觉刺激如听觉、视觉、触觉等刺激不能诱导出患者随意的、有目的的行为反应；无语言表达和理解能力；保留呼吸、心跳、血压、体温、消化功能及睡眠觉醒周期；大小便失禁；保留部分脑干和脊髓反射，如视觉和听觉惊吓反应、回撤屈曲、咀嚼、吮吸反射等。还可残留一些行为片段如扮鬼脸、哭、偶尔的发声、肢体刻板性运动。

【诊断】

1. **临床诊断标准**　中国南京植物状态诊断和疗效标准（Chinese Nanjing persistent vegetative state scale，CNPVSS）（2011 南京）。

（1）认知功能丧失，无意识活动，不能执行指令。

（2）能自动睁眼或刺激下睁眼。

（3）有睡眠 - 觉醒周期。

（4）有无目的性眼球跟踪运动。

（5）不能理解和表达语言。

（6）保持自主呼吸和血压。

（7）丘脑下部及脑干功能基本保存。

2. **评估量表**

（1）昏迷恢复量表：国际常用的量表为昏迷恢复量表（coma recovery scale-revised，CRS-R）。VS 患者听觉、视觉、运动、语言、交流子量表评分分别小于等于 2、1、2、2、0 分。

（2）临床疗效评分量表：由中华医学会高压氧医学分会脑复苏专业委员会 2011 年 9 月在南京制定。包括肢体运动、眼球运动、听觉功能、进食和情感 5 项指标，每项评分 0-4 分。VS：评分数值在 0 ~ 1。微小意识状态（MCS）：任何一项达到 2 分。脱离 MCS 数值：3 ~ 4。因方法相对简单，国内常用。

3. **辅助检查**

（1）脑电图（EEG）：植物状态患者觉醒 EEG 表现为灶性或弥漫性持续 θ 或 δ 慢波，间歇性 δ 节律；振幅降低，有时可降至等电位线；也可出现灶性尖波等癫痫样放电，还可有 α-θ 昏迷波 spindle 昏迷波。睡眠 EEG 为弥漫性低电压慢波。

（2）功能性磁共振成像（fMRI）：可有初级感觉皮层的激活，也可有高级皮层激活，但高级与低级皮层之间的连接失去，尤其额顶叶神经网络的失联最为重要。

（3）正电子发射计算机断层显像（PET）：植物状态患者全脑代谢率降至正常人的40%～50%，而脑干和其他一些结构如网状结构、下丘脑和基底前脑的代谢保留。而与高级认知功能相关的结构如双侧前额皮层、颞顶皮联合区、顶叶后部和楔前叶等代谢受损。

（4）诱发电位：检查包括脑干诱发电位、体感诱发电位、听觉诱发电位等，表现为不同程度的损害，其中体感诱发电位中N20对预后判断有一定的作用。

（5）经颅磁刺激联合脑电图（TMS-EEG）技术等。

4. **典型的PVS**　患者有觉醒无觉知等行为表现；PET显示双侧额顶叶皮层代谢降低，无显示代谢的体素激活；TMS-EEG的PCI小于0.31。

5. **最小意识状态**　有微小的、但明确的对自我和周围环境有意识的行为证据。PET显示双侧额顶叶皮层不完全性代谢降低，保留部分激活的体素。TMS-EEG的PCI为0.32～0.49。

6. **闭锁综合征**　四肢躯体瘫痪，可有眼球的垂直运动或眨眼，意识完全存在。PET显示与正常人相似或相同。TMS-EEG的PCI大0.44。

【一般治疗】

1. **病因治疗及护理**　目前对PVS尚缺乏有效治疗方法，主要是针对病因治疗。为保持病情稳定，促进大脑功能恢复，如维持呼吸循环功能；保证水、电解质平衡；保证充分的营养；一般护理是维持患者生存的关键。

2. **基本康复治疗**　运动治疗（PT）和作业治疗（OT）可维持肢体关节活动范围，是防止关节挛缩、肢体静脉血栓形成的有效措施。

3. **药物治疗**

（1）增加脑血流量药物：有烟酸类、钙离子阻滞剂、血管舒缓素、双氢麦角碱等，通过直接松弛血管平滑肌、或兴奋和阻滞某些受体等作用扩张脑血管，增加脑血流，改善脑的循环。常用药物：烟酸、罂粟碱、桂利嗪、尼莫地平、氟桂利嗪、己酮可可碱等。

（2）促进中枢神经细胞代谢药物：有细胞色素C、甲氯芬酯、艾地苯醌、辅酶-A、乙酰谷酰胺、氨酪酸、吡拉西坦、吡硫醇等。

（3）脑细胞活化剂：神经节苷脂、胞磷胆碱、纳洛酮。

4. **辅助特殊治疗**

（1）环境刺激法：有计划地让患者接受自然发生的环境刺激，如光、声等。

（2）感觉刺激法：有控制地应用特殊的和强烈的感觉刺激。如神经肌肉本体感觉促通法，其基本原理是通过关节深感觉促通中枢神经。

（3）药物刺激法：一些特殊的药物对损伤可起到抑制或促进神经恢复的作用。并在动物身上做了大量植物状态或昏迷模型试验，得到了证明。如 80 年代日本学者发现促甲状腺激素释放激素（TRH）对迁延性意识障碍有促醒效果。90 年代以来，神经生长因子受到广泛的关注。其他如多美多巴、泰舒达、溴隐亭、金刚烷胺和唑吡坦等。

（4）神经刺激法：包括两个方面，有创深部刺激法和无创外部刺激法。

1）深部刺激法：包括丘脑电刺激、脑干中脑电刺激、小脑电刺激，均为电极直接埋在相应部位，然后给予持续电刺激。由于难以长期放置，故未能在临床被推广。现较广泛应用的是高颈髓后索电刺激疗法，即在全麻下把电极放在 C_2 和 C_4 水平硬膜外正中部，电刺激高颈部脊髓上行达脑干，通过上行性网状结构激活系统及丘脑下部激活系统，传达到大脑皮层。治疗效果：总有效率 44.3%，对头部外伤、缺氧性脑病和脑血管病的有效率分别为 57.1%、31.2% 和 29.4%。

2）无创外部刺激法：目前开展较多的方法有经颅直流电刺激（tDCS）和经颅磁刺激（TMS）针对不同脑区体表位置进行刺激，正中神经电磁刺激（MNES）即用低频脉冲电刺激正中神经（腕部）。使用这些技术治疗 PVS 也显示出一定疗效，因此可作为治疗措施之一。

5. 传统医学

（1）中医中药治疗。

（2）针灸治疗。

【预后】外伤性植物状态患者一年后死亡率为 30% ~ 50%，非外伤性高于外伤性，为 50% ~ 70%。一年后意识恢复率，外伤性约为 40% ~ 60%，非外伤性小于 20%。意识恢复后大多留有重度残疾，能生活自理者不多。

【高压氧治疗】

1. 作用机制

（1）改善脑细胞供氧，使部分处于功能可逆状态的脑细胞恢复功能。

（2）增加脑干网状结构的血供，激活上行网状激活系统，加速苏醒。

（3）阻断脑细胞缺氧、水肿、代谢障碍的恶性循环，减轻脑水肿。

（4）促进轴索发生新的侧支，诱导建立新的突触联系，促进神经功能恢复。

（5）促进干细胞释放：研究发现，HBOT 后患者或动物体内循环干细胞的数量增加了 8 倍，是临床上升干细胞最安全的方法，对损伤的恢复有促进作用。

（6）加快毛细血管再生和微循环建立，促进脑组织恢复。

（7）降低血黏稠度利于血液循环。

（8）在脑内病灶区域产生反盗血现象，使病灶区域血流量相对增多。

2. 治疗时机 植物状态患者在临床治疗的基础上，生命体征平稳后，无再出血的倾向、无严重感染、无脑脊液漏等禁忌证，应尽早行高压氧治疗，对促进 VS 患者苏醒，控制并发症，缩短病程及预防后遗症有着重要的意义。HBOT 的疗效与患者的病情严重程度及病程长短有关。

3. **治疗方案**

（1）压力：大多为2.0～2.5ATA，吸氧时间30min2次，中间休息5～10min，加减压时间约35～40min，总时间约100min左右。少数肺大疱或危重症患者可给予1.6ATA，进舱时安排医护陪舱监测生命体征，防止突发病情变化。

（2）治疗疗程：一般在病情稳定的前提下需连续治疗30次以上。也可10次为1个小疗程，30次为一个大疗程，一个小疗程治疗结束休息两天，或一个大疗程治疗结束休息3～5d，再进行下个疗程的治疗。建议早期连续治疗，随着病程延长，可加强康复治疗。后期可以行HBO治疗20次左右，休息7～10d甚至更长时间，再继续下个疗程的治疗。治疗次数：大多为60～90次，少数患者因脑损伤较重治疗次数可达150次以上，直至恢复正常或确定为不可逆的后遗症为止。

4. **注意事项**

（1）危重症PVS患者的高压氧治疗

1）高压氧治疗条件：高压氧治疗急危重患者，必须要有必要的急救设备和仪器，包括保持呼吸道畅通的吸痰器，呼吸机、多参数监护仪、除颤起搏仪、输液器械和急救药品等。在足够宽敞的多人大中型氧舱内，可以满足各种急救设备、仪器、药品的存放和多名医护人员对急危重患者的救治，如果发生紧急抢救，人员和物品可以通过过渡舱和递物桶完成。

2）危重症患者进舱前准备

ICU准备：医务人员在搬运之前必须对危重患者的病情进行评估，行血气分析等检查，了解内环境等全身情况，认真分析搬运途中及高压氧治疗过程中可能发生的意外，从而采取相应的预防和救治措施；其次搬运前20min须彻底清理呼吸道，保证呼吸道通畅。

危重患者的搬运与护送：①有心律失常者应注意监测心电图、血压，护送途中配备相关药品和电击除颤设备。②患者血流动力学不稳定者，护送途中配备抢救药物，如多巴胺、利多卡因、肾上腺素及改善微循环等药物。③患者呼吸功能不全或无自主呼吸者，护送途中配备呼吸兴奋剂、呼吸气囊或便携式呼吸机等。④多功能便携式担架护送车。护送车必须有多个挂钩，供静脉输液；还需要有放置微泵的地方。同时携带监护仪、吸引器、氧气瓶及备好装有标签的急救药车等。

ICU氧舱应用及管理：舱内配备负压吸引设备，便于及时吸痰保持呼吸道通畅；舱外心电监护，舱内可使用远程心电监护，便于医师详细了解舱内的心电变化情况；安排医护陪舱，可使用微泵及静脉给药，便于控制血压、防止癫痫等病情变化；舱外准备电除颤仪，及时救治心跳呼吸停止患者，提高患者生存率和生活质量。治疗结束出舱后须立即连接氧气瓶吸氧或更换转运呼吸机，确保患者安全回到ICU病房，再给予相应的检查和治疗。

（2）高压氧治疗过程中患者发生四肢抽搐、发绀等病情变化，由操舱人员紧急通知医护人员到达过渡舱，短时间内加压至治疗舱压力，迅速打开中间舱门到达治疗舱给予镇静、清理呼吸道及心肺复苏术等抢救措施，同时尽快将患者转运至过渡舱，减压后转回病房继续治疗。

（3）颅脑损伤合并肺大疱者，可仔细观看胸部薄层 CT，对于大疱直径≤ 1cm、单发、壁厚的患者可行高压氧治疗，一般治疗压力 1.6ATA，或 2.0ATA 压力，需延长减压时间；为防止大疱破裂引起气胸，可在舱内备用胸腔穿刺包。

（4）植物状态患者因长期卧床极易形成下肢深静脉血栓。为预防血栓形成，可预防性给予抗凝药物；一旦形成血栓，患侧肢体要适当制动，同时给予抗凝药物；为防止血栓脱落引起肺、脑等栓塞引起严重后果，可尽快放置静脉滤器。

5. 影响预后的因素

（1）综合治疗：目前 PVS 患者缺乏特效治疗方法，PVS 治疗是一个综合的、多元的系统工程。一般基本治疗与辅助特殊治疗必须相结合。

（2）高压氧治疗应及早开始：从研究结果看，PVS 的病程越短，治疗效果越好，故建议在病情稳定的情况下尽早行高压氧治疗。

（3）疗程要足够长：高压氧治疗次数足够，疗效会相应提高。

6. 循证医学评价　李亚范等采用高压氧综合治疗 PVS 患者 96 例，总有效率为 83.3%，提示越早开始治疗及采用足够疗程治疗的患者疗效越好。陈家祥回顾性分析 56 例 PVS 患者资料。结果显示，两组患者治疗后心电图均较治疗前明显改善（$p < 0.05$），而且高压氧实验组的 EEG 改善情况显著优于对照组（$p = 0.03$）；两组患者治疗后 PVS 评分均较治疗前显著升高（$p < 0.05$），而且高压氧实验组的 PVS 评分显著高于对照组（$p = 0.02$）；EEG 异常程度与 PVS 评分间无显著相关性（$p > 0.05$）；年龄 > 30 岁是影响患者 PVS 评分改善的危险因素，采用大骨瓣开颅减压术是 PVS 评分改善的保护因素。研究结论示高压氧综合治疗对脑外伤后 PVS 有效，且其疗效受到患者年龄和手术方式的影响。

（李红玲　刘子渤）

第三章
高压氧医学在内科疾病的应用

第一节　急性冠状动脉综合征

冠状动脉粥样硬化性心脏病简称冠状动脉性心脏病或冠心病，又称缺血性心脏病。指由于冠状动脉粥样硬化导致管腔狭窄或阻塞，导致心肌缺血、缺氧而引起的心脏病。本病多发生于40岁以上，男性多于女性，且以脑力劳动者居多，我国近年有增多趋势。本病是多病因疾病，即多种因素作用于不同环节所致，这些因素被称为危险因素或易感因素。主要危险因素为高龄、男性、血脂异常、高血压、吸烟和糖尿病。冠心病分为急性冠状动脉综合征和慢性稳定型心绞痛两大类。本节讲述高压氧医学在急性冠状动脉综合征诊治中的应用。

【定义】急性冠状动脉综合征是指冠心病中急性发病的类型，包括不稳定型心绞痛、非ST段抬高型心肌梗死、ST段抬高型心肌梗死，近年将前两者合称为非ST段抬高型心肌梗死，约占3/4，后者称为ST段抬高型心肌梗死，约占1/4（包括小部分变异型心绞痛，往往一过性ST段抬高）。

【临床表现】急性冠状动脉综合征患者胸部不适主要是突然发生的位于胸骨体上段或中段之后的压迫、发闷和紧缩性疼痛，亦可波及心前区，可放射至左肩、左臂内侧达无名指和小指，偶伴濒死的恐惧感觉，往往迫使患者立即停止活动。持续时间长，可达30min，胸痛可在休息时发生。通常具有后面3个特征之一：①静息时或夜间发生心绞痛，持续时间显著长于稳定型心绞痛；②新近发生的心绞痛（病程在2个月内），程度较严重；③近期心绞痛逐渐加重，包括发作的频度、持续时间、严重程度等，疼痛可放射到新的部位。

发作时可有出汗、恶心、呕吐，心悸，有的会出现呼吸困难等危重表现；原来可以用来缓解心绞痛的措施或者常规药物变得效果不明显或完全无效。需要特别指出的是，老年人、女性、糖尿病患者症状有时不典型。

急性冠状动脉综合征没有特异性体征，胸痛发作时可见脸色苍白、皮肤湿冷；体检可发现一过性的第三心音或第四心音，以及由二尖瓣反流引起的一过性收缩期杂音。

【诊断】根据典型的胸痛症状，结合患者的临床表现、心电图、心肌标志物、超声心动图、放射性核素检查等通常可明确诊断。冠状动脉造影可明确病变情况，并帮助评价预后及指导治疗。多排螺旋 CT 造影术可用于无创诊断冠状动脉病变。

尽管急性冠状动脉综合征的发病机制相似，但是非 ST 段抬高型心肌梗死和 ST 段抬高型心肌梗死的治疗原则有所不同，因此需要进行鉴别。

【常规治疗】随着各地胸痛中心的建立，急性冠状动脉综合征的诊断与治疗效率越来越高，主要措施包括以下几个方面。

1. **院前急救及监护**　帮助患者安全、迅速地转运到医院，以便开展后续更为精准有效的诊断与治疗。给予持续心电监护，保持环境安静，解除患者的焦虑与紧张，有低氧血症时予吸氧处理。

2. **药物治疗**　采用阿司匹林、氯吡格雷等抗血小板，肝素类药物抗凝，以及硝酸酯类、β 受体阻滞剂、钙通道阻滞剂等抗心肌缺血综合治疗。同时，应用吗啡或哌替啶等解除疼痛；以及包括抗心律失常、纠正低血压和心源性休克等治疗。

3. **溶栓治疗**　目前仅用于急性 ST 段抬高型心肌梗死，常用溶栓药物有尿激酶、链激酶、组织型纤维蛋白溶解酶原激活剂等，通常采用静脉注射给药。溶栓能减少冠状动脉内血栓，提高患者的生存率。

4. **介入治疗**　急性冠状动脉综合征的介入治疗取得长足进展，受到广泛关注，是本病最积极有效的治疗手段。直接经皮冠状动脉介入术在心脏导管室实施，被证明为最安全有效恢复心肌再灌注的治疗手段，可降低病死率，并减少心衰的发生。对于来院时发病时间已超过 3h 或对溶栓治疗有禁忌的患者应尽早应用，以恢复心肌再灌注。另外，血流动力学不稳定、恶性心律失常、需要安装经静脉临时起搏或需要反复电复律以及年龄 > 75 岁者，也是施行经皮冠状动脉介入术的适应对象。溶栓治疗失败者，应考虑做补救性经皮冠状动脉介入术。

5. **冠状动脉旁路移植术**　也称作冠脉搭桥术。以下情况可急诊行此项手术治疗：溶栓或介入治疗后胸痛没有明显减轻、造影显示左冠状动脉主干病变、心肌梗死并发症如室间隔穿孔或乳头肌功能不全引起严重二尖瓣反流。

【高压氧治疗】

1. **治疗原理**

（1）增加心肌供氧：高压氧显著提高血氧分压、血氧含量，增加心肌组织的血氧弥散距离，增加心肌组织的供氧量，有效改善心肌缺氧，缓解心绞痛。

（2）降低心肌耗氧量：心肌耗氧量主要决定于心率和收缩压的乘积。高压氧治疗降低心率，使心肌耗氧量减低；虽然高压氧治疗过程中会有一定程度升高血压的作用，血压升高导致心肌耗氧量增加，但研究表明，高压氧状态下两者作用相比较，减慢心率作用强于升高血压作用，心肌总的耗氧量减少。

（3）提升心脏功能：高压氧可以促进侧支循环的建立，降低心肌组织的无氧代谢，解除酸中毒，增强心肌收缩力，减少心律失常的发作频率，有利于提升心脏功能。

（4）改善血液流变学：高压氧治疗可以降低血液黏稠度，有利于冠状动脉粥样硬化斑的消除，实现血管的再通。

（5）促进心肌细胞修复：高压氧可加快侧支循环建立和毛细血管再生，改善病灶区域供血，改善梗死病灶及其周边组织的氧供，从而促进心肌细胞的修复。

2. **治疗方法** 高压氧在治疗急性冠状动脉综合征的临床应用是急救之后的辅助手段。高压氧所用压力以小于2ATA为宜。每天治疗1次，通常在服用扩张血管药物之后进行，10次为1个疗程，可行1～2个疗程。

3. **治疗注意事项**

（1）治疗时机：急性冠状动脉综合征是急危重症，病情变化快，治疗手段多，但疗效各有不同，且因人而异。高压氧治疗急性冠状动脉综合征要强调安全的前提下起到较好效果。急性心肌梗死发病1周内不行高压氧治疗。

（2）备好抢救药品、物品及器材：高压氧舱是特殊的密闭环境，人员与物品进出受气压影响，不如普通环境快捷，因此要在入舱前备好，携带入舱，不宜开启的安瓿要提前开启好，抢救物品和器材要检查好完整性。

（3）全程监测：治疗过程中关注患者临床表现，有无胸痛、心悸等不适，全程应用舱内监护仪，密切观察心电图、血压、脉搏等变化。

4. **循证医学评价** 氧的应用在急性冠状动脉综合征的治疗中尚无一致性结论，高压氧用于急性冠状动脉综合征辅助治疗没有随机对照研究，临床报道中显示高压氧治疗可以减轻患者的症状，改善患者的预后。从目前的实验和临床应用结果看，高压氧辅助治疗急性冠状动脉综合征有一定疗效，值得进一步研究，探索出更切实可行的方案。

第二节 心源性休克

休克是机体在多种因素作用下，有效循环血量降低，组织的微循环血液灌流量急剧减少，导致细胞损伤，重要器官功能障碍、代谢紊乱和结构破坏的急性全身性病理过程。按病因分类主要分为低血容量性休克、烧伤性休克、感染性休克、创伤性休克、心源性休克、过敏性休克、神经源性休克等。本节探讨心源性休克的高压氧治疗。

【定义】心源性休克指由心脏原因导致的休克。大面积急性心肌梗死、急性心肌炎、心包填塞、严重心律失常（室颤与房颤）、心脏破裂等心脏病变，引起心输出量急剧降低，导致有效循环血量和组织灌流量显著减少，引起心源性休克。

【临床表现】心源性休克的临床表现为“冷休克”状态：平均动脉压降低不明显，但脉压显著缩小；尿量明显减少；皮肤苍白，温度降低。这种临床表现的血流动力学基础是心输出量减少，心脏指数降低，总外周阻力升高。根据病情演变过程，可分为休克早期（休克代偿期）、休克中期、休克晚期（休克抑制期）。在休克代偿期，及时消除病因，恢复有效循环血量，可以阻止病情进展，否则将进入休克抑制期。心源性休克发病急骤，死亡率高达80%，预后差。

【诊断】诊断心源性休克主要依据如下：

1. 有心脏和大血管病变的病因和诱因。

2. 血压下降，收缩压降低至90mmHg以下，一般在70～80mmHg以下；脉压小于20mmHg；高血压患者收缩压较原来水平下降30%以上。

3. 交感神经代偿性兴奋的症状，心动过速（＞100次/min）、脉搏细弱、肢端湿冷。

4. 外周循环不良、器官缺血表现，如皮肤、黏膜苍白色或发绀；常有少尿或无尿。

5. 中枢神经缺氧导致的精神症状，神志淡漠或烦躁不安，重者出现昏迷。

【常规治疗】休克是一种急危重症，早期、迅速采取有效抢救措施是救治成功的关键。治疗的关键在于尽早去除病因，尽快恢复有效循环血量、维持机体正常代谢水平、保护重要脏器功能。心源性休克的治疗和其他休克一样，不同阶段有不同的处理方式。心源性休克主要措施包括以下几个方面：

1. **改善微循环** 是治疗休克的中心环节。对于心源性休克，要合理应用收缩和舒张血管药物。收缩血管药物主要是间羟胺、去甲肾上腺素、去氧肾上腺素等，舒张血管药物主要是阿托品、异丙肾上腺素、酚妥拉明等。

要注意纠正酸中毒，因为休克时的缺氧、低灌注状态易引起代谢性酸中毒。酸中毒加重微循环障碍；酸中毒时的血钾增高和酶活性的抑制等对机体的危害很大，因而血管活性药物的使用，应先纠正酸中毒。可根据酸中毒的程度及时补碱纠酸。

2. **改善细胞代谢** 休克时细胞损伤可为原发性，也可继发于微循环障碍之后。改善微循环是防止细胞损伤的重要措施。常用药物有糖皮质激素、纳洛酮、乌司他丁等。

3. **其他治疗** 代谢支持疗法与胃肠道进食；改善氧供，增加组织对氧的摄取。针对不同器官的功能障碍程度采取相应的救治措施。如出现肾功能衰竭时，要及早进行利尿和透析；出现呼吸功能衰竭时，及时给氧，必要时使用机械通气治疗。

【高压氧治疗】

1. **治疗原理**

（1）缓解机体缺氧：高压氧有效提高血氧分压、血氧含量和氧弥散率，纠正低氧血症，有效改善机体供氧。

（2）有利于纠正酸中毒：高压氧能够提升代谢水平，改善微循环，使无氧酵解减慢，有氧氧化增强，能量生成增加，酸性代谢物减少，有助于维持机体酸碱平衡。

（3）有利于防治多器官功能衰竭：有效提高肺泡内的氧分压，纠正肺部缺氧状态，防止肺水肿的发生；增加尿液排泄，保护脑、肝、肾等重要脏器的功能。

（4）增加组织细胞有效血液供应：高压氧具有收缩血管作用从而提高血压，增加组织血流灌注量，降低毛细血管的通透性，减轻血容量损失和血液浓缩，减少弥散性血管内凝血的发生，改善机体有效血液循环不足状态。

2. **治疗方法** 高压氧在治疗心源性休克的临床应用是有效的辅助手段。针对心源性休克这类危急重患者，高效的综合治疗尤为重要，因此高压氧治疗压力不宜太高，时间不宜太长。高压氧治疗压力以小于1.6～2ATA为宜，每天治疗1次，治疗时间100min，高压氧治疗次数以休克纠正平稳即可，以后可根据患者的原发病决定是否继续治疗。

3. **注意事项**

（1）设备的配置和完好性：应具备ICU重症治疗舱，能进行呼吸、循环衰竭的应急处理。

（2）医疗团队技术力量强大：医生、护士、技术人员个人水平及团队能力强，在病情判断、紧急情况处理等能高效合作；同时，医院其他科室能够在必要时提供快速会诊和协作。

（3）早期应用：高压氧治疗心源性休克在条件具备的情况下，应尽可能早期应用。

4. **循证医学评价** 高压氧应用于心源性休克理论是可行的，临床实践效果显著，目前尚缺乏高压氧辅助治疗心源性休克的随机对照研究，需要进一步研究，探索治疗理论基础及切实可行的方案。

第三节　心律失常

心律失常可由循环系统及其他各系统疾病引起，临床表现多样。心律失常影响患者健康，重者甚至危及生命。在以心律失常为主要表现的疾病中，消除心律失常成为重要的一环。高压氧治疗应用于心律失常，作为一种无创手段，有着非常积极的意义。

【定义】心律失常是指心脏起搏和传导功能紊乱而发生的心脏节律、频率或激动顺序异常，其表现为心动过速、心动过缓、心律不齐和停搏。

【临床表现】心律失常的临床表现由于病因、起病部位、发生机制以及频率快慢的不同而表现各异，主要症状包括以下几个方面。①心脏不适：心慌、胸闷、乏力、运动耐力下降；②神经系统改变：头晕、记忆力下降等脑供血不足的症状；③严重并发症：心绞痛、心功能不全、心源性休克、急性肺水肿、血栓栓塞、心脏骤停等。

【诊断】根据患者病史、体格检查，结合心电生理和心脏超声检查可明确诊断。详细了解患者症状情况，如发作方式、频度、持续时间、终止方式，以及对血流动力学的影响，是否有重要器官供血不足、诱发或加重心功能不全等。体格检查时注意心律改变、心音强度，有无杂音及附加音，心率与脉搏的关系，血压高低等。心电生理检查项目丰富，结果可靠，主要有常规心电图、食管电生理检查、心腔电生理检查、动态心电图等，可用药物进行诱发或抑制试验。超声心动图检查对于心律失常的诊断，包括对血流动力学的影响等能作出细致评价。

【常规治疗】心律失常治疗的原则是：消除诱因和病因、控制心率和恢复心脏正常节律、预防复发。主要治疗方法如下：

1. **药物治疗**　是治疗心律失常最常用的手段，分为抗快速性心律失常药物治疗和抗缓慢性心律失常药物治疗。抗快速性心律失常药物主要用于心脏期前收缩，心动过速和心脏扑动或颤动的治疗，常用药物有美西律、普罗帕酮、美托洛尔、普萘洛尔、胺碘酮、维拉帕米、地尔硫䓬等，其他药物如腺苷经快速静脉注射可作用于腺苷受体产生短暂且较强的迷走神经效应，抑制房室结传导功能，可快速有效终止室上性心动过速。洋地黄类药物对房室结也有较强的抑制作用，适用于伴有心功能不全的室上性心动过速的治疗。

抗缓慢性心律失常药物通过增强或兴奋窦房结、房室交界区和心室的次级节律点的自律性，改善房室传导功能，以提高心室率而达到治疗缓慢性心律失常的目的。常用药物有阿托品、山莨菪碱、异丙肾上腺素、麻黄碱等。

2. **心脏电复律**　利用高能直流电终止多种快速异位性心律失常并使之恢复窦性心律的电学治疗方法。通过体表、心外膜或心内膜给予瞬间高电压强电流，起到消除心动过速或颤动的作用，从而恢复窦性心律。

3. **导管射频消融**　利用导管进行心腔电生理检查和心内膜标测以明确心动过速的部位或病灶及机制，然后通过导管对该部位发放射频电流，使目标心肌组织因电流热效应脱水干涸、甚至凝固、炭化，从而阻断心动过速维持的必须环节或消除产生心动过速的病灶，达到治愈心动过速的目的。适用于药物难治性或不愿服用药物治疗的心动过速患者。

【高压氧治疗】

1. **治疗原理**

（1）高压氧稳定心电活动：高压氧使心脏获得充足的氧供应，消除病变心肌与正常心肌之间出现的氧梯度，起到稳定心电活动的作用，防止或减少心律失常的发生。

（2）高压氧消除异位起搏点：高压氧使氧化酶活性增强，从而使心肌有氧代谢旺盛，能量产生增加，使细胞膜电位提高，有助于消除异位起搏点、改善心肌传导。

2. **治疗方法**　高压氧在辅助治疗心律失常的临床应用中，是一个有效的辅助手段，多采用与药物治疗的联合应用。高压氧所用压力多为 2 ~ 2.5ATA，其中以 2ATA 应用最多，吸氧时间为 60 ~ 90min，每日 1 次，疗程一般为 10 ~ 20 次。

3. **注意事项**

（1）适用对象选择：高压氧治疗具有减慢心率的生理学作用，因此主要适用于快速性心律失常患者。

（2）注意治疗过程的监测：心律失常形式多样，病情变化大，因此治疗过程中要密切监测心电图，并结合患者症状，及时作用相应处理。

4. **循证医学评价** 文献显示高压氧治疗主要对快速性心律失常的疗效是确切的，配合药物治疗可显著提升心律失常患者的生活质量。从临床应用结果来看，高压氧治疗心律失常的疗效的确值得重视。高压氧治疗心律失常对症又对因，值得进行更为深入的研究与探索。

第四节　病毒性心肌炎

心肌炎是心肌的炎症性疾病。最常见的病因为病毒感染，即病毒性心肌炎。细菌、真菌、螺旋体、立克次体、原虫、蠕虫等感染也可引起心肌炎，相对少见。本节主要讲述病毒性心肌炎及高压氧医学在诊治中的应用。

【定义】病毒感染引起的心肌局限性或弥漫性的急性或慢性炎症病变，属于感染性心肌疾病。在病毒流行感染期约有 5% 患者发生心肌炎，部分呈散在发病。

【临床表现】病毒性心肌炎症状轻重不一，患者临床表现取决于病变的广泛程度和部位，轻者可无症状，重者可出现心力衰竭、心源性休克和猝死。患者常在发病前 1 ~ 3 周有上呼吸道或肠道感染史，表现为发热、全身酸痛、咽痛、倦怠、恶心、呕吐、腹泻等症状，然后出现心悸、胸闷、胸痛或心前区隐痛、头晕、呼吸困难、水肿，甚至发生阿 - 斯综合征；极少数患者出现心力衰竭或心源性休克。

体格检查可发现：①心脏增大：病情轻者通常无心脏增大，重者可出现心脏轻到中度增大；②心率和心律的改变：与发热不平行的心动过速、心率异常缓慢和各种心律失常，其中以室性期前收缩最常见；③心音变化：第一心音减弱或分裂，心音可呈胎心律样；④若同时有心包受累，则可闻及心包摩擦音；⑤合并心力衰竭的其他体征：肺部湿性啰音、颈静脉怒张、肝脏增大和双下肢水肿等；⑥病情严重者可出现心源性休克的体征。

【诊断】根据典型的前驱感染病史，相应的临床表现；心电图、心肌损伤标志物、超声心动、心脏磁共振显示的心肌损伤证据考虑该诊断，确诊有赖于心内膜心肌活检。心肌活检是心肌炎诊断的“金标准”，但是这项检查是有创的，只用于病情急重、治疗反应差、病因不清的患者。

【常规治疗】病毒性心肌炎患者病情变化快、发展迅速，需要入院监护，限制活动。目前无特异性治疗方法，治疗主要针对病毒感染和心肌炎症。大多数患者经适当治疗后痊愈，极少数患者在急性期因严重心律失常、急性心力衰竭和心源性休克死亡。部分患者可演变为扩张型心肌病。

1. **减轻心脏负荷** 卧床休息，限制活动。

2. **加强营养** 进食易消化和富含蛋白质食物。

3. **抗病毒治疗** 早期可应用抗病毒药物。

4. **对症治疗** 针对心力衰竭、心律失常进行相应的治疗。重症患者给予呼吸和必要的机械循环支持。

【高压氧治疗】

1. **治疗原理**

（1）改善心肌氧的代谢：高压氧显著提高血氧分压、血氧含量，减轻心肌水肿，促进心脏功能恢复。

（2）增强机体抗病毒能力：高压氧可以促进肾上腺皮质激素分泌，增强吞噬细胞清除坏死细胞的能力。

（3）抗心律失常：高压氧降低膜通透性，恢复膜电位，有利于纠正心律失常。

2. **治疗方法**　高压氧治疗病毒性心肌炎，需要全面把握患者状况。高压氧所用压力为2～2.5ATA，吸氧时间为60～90min，每日1次，疗程一般为10～20次。

3. **注意事项**

（1）治疗时机：病毒性心肌炎病情多样、变化快，宜全面动态地根据患者情况安排治疗，提高疗效与治疗安全性。

（2）全程监测：患者在舱内治疗时，应用舱内监护仪，密切观察心电图、血压等，结合患者临床表现，及时作出相应处理。

4. **循证医学评价**　高压氧治疗病毒性心肌炎的临床报道中显示高压氧治疗可以明显减轻患者的症状，改善患者的预后，是病毒性心肌炎综合治疗的有效措施。对于治疗时机、压力、疗程等需要进一步细化研究。

第五节　消化性溃疡

消化性溃疡是全球性的多发病，10%的人一生中患过消化性溃疡，年发病率为0.1%～0.3%。溃疡可发生于任何年龄段，男性比女性多发。消化性溃疡影响患者生活质量，成为现阶段关注的重要健康问题。

【定义】消化性溃疡指胃肠道黏膜在某种情况下被胃酸/胃蛋白酶自身消化而造成的溃疡，可发生于食管、胃及十二指肠，也可发生于胃空肠吻合口附近，以及含有胃黏膜的Meckel憩室内。通常情况消化性溃疡是指胃和十二指肠的溃疡。溃疡病可发生在不同的年龄，十二指肠溃疡多见于青壮年，胃溃疡多见于中老年，前者的发病高峰一般比后者早10年。

【临床表现】本病的临床表现不一，主要是消化不良，表现为上腹部疼痛或不适，部分患者可无症状，或以出血、穿孔等并发症为首发症状。上腹部疼痛是本病的主要症状，疼痛部位多在上腹中部、偏右或偏左。胃或十二指肠后壁的溃疡，特别是穿透性溃疡的疼痛可放射至背部。疼痛性质为隐痛、钝痛、烧灼样痛或饥饿样痛。十二指肠溃疡的疼痛常呈节律性和周期性，在两餐之间发生，持续不减至下餐进食或服用抗酸剂后缓解，可发生夜间痛，多出现在午夜或凌晨一时左右。胃溃疡的疼痛多在餐后 1h 内出现，经 1 ~ 2h 后逐渐缓解，直至下餐进食后再发生上述节律。

【诊断】详细了解病史是诊断本病的基本方法，消化不良症状和/或上消化道出血（呕血和/或黑便）是诊断本病的主要线索。典型的节律性和周期性上腹部疼痛是诊断消化性溃疡的重要线索。确诊需要依靠内镜检查，X 线钡餐检查作用有限。

【常规治疗】消化性溃疡的治疗目的是消除病因（幽门螺杆菌、吸烟、尽可能停服损害胃黏膜的药物）、缓解症状、愈合溃疡、防止溃疡复发和防治并发症。针对病因的治疗如根除幽门螺杆菌，有望彻底治愈溃疡病。

1. **一般治疗** 生活要有规律，工作宜劳逸结合，避免过度劳累和精神紧张。注意规律饮食。溃疡活动期应避免辛辣食物和浓茶、咖啡、酒等饮料，吸烟者应尽可能戒烟。服用有损害胃黏膜药物者应根据相关病情决定是否停用，并告知患者慎用。

2. **药物治疗** 20 世纪 70 年代以前治疗主要用抗酸剂和抗胆碱能药物，之后西咪替丁的问世是消化性溃疡治疗史上的第一次革命，近三十年来倡导的根除幽门螺杆菌是治疗史上的第二次革命。

（1）根除幽门螺杆菌治疗：对幽门螺杆菌感染引起的消化性溃疡，根除幽门螺杆菌不但可以促进溃疡愈合，而且可预防溃疡复发，从而彻底治愈溃疡。因此，凡有幽门螺杆菌感染的消化性溃疡，无论初发或复发、活动或静止、有无合并症，均应予以根除幽门螺杆菌治疗。有效根除幽门螺杆菌必须联合用药。目前推荐以质子泵抑制剂、胶体铋为基础加上两种抗生素的四联治疗方案，推荐的疗程为 10d 或 14d。

（2）抑制胃酸分泌药物：溃疡愈合与抑酸治疗的强度和时间成正比。碱性抗酸药物中和胃酸，对缓解溃疡疼痛有一定效果，但愈合溃疡率低，现已少用。H_2 受体拮抗剂（H_2RA）可抑制基础及刺激的胃酸分泌，其中对基础胃酸分泌的抑制作用较佳，后一作用不如质子泵抑制剂（PPI）充分；此类药物有西咪替丁、雷尼替丁、法莫替丁、尼扎替丁。质子泵抑制剂（PPI）作用于壁细胞胃酸分泌终末步骤中的关键酶 H^+-K^+-ATP 酶，使其不可逆失活，因此其抑酸作用比 H_2RA 更强且持久；与 H_2RA 相比，其促进溃疡愈合的速度较快、溃疡愈合率较高。对根除幽门螺杆菌治疗，PPI 与抗生素的协同作用较 H_2RA 好，因此是根除幽门螺杆菌治疗方案中的基础药物。

（3）保护胃黏膜药物：目前除枸橼酸铋钾用于根除幽门螺杆菌联合治疗外，胃黏膜保护剂已很少用于消化性溃疡治疗。药物主要有硫糖铝、枸橼酸铋钾、米索前列醇。硫糖铝的抗溃疡机制主要与其黏附覆盖在溃疡表面上阻止胃酸/胃蛋白酶侵蚀溃疡面、促进内源性前列腺素合成和刺激表皮生长因子分泌有关。枸橼酸铋钾除具有类似硫糖铝的作用机制外，并有较强抑制幽门螺杆菌作用，但长期服用可能发生铋在体内过量积蓄而引起神经毒性，故不宜长期服用。米索前列醇具有抑制胃酸分泌、增加胃十二指肠黏膜的黏液和碳酸氢盐分泌及黏膜血流等作用；腹泻是常见不良反应，因会引起子宫收缩故孕妇忌服。

3. **手术治疗**　适应证：①消化性溃疡大出血内镜下治疗和/或动脉栓塞介入治疗失败；②急性穿孔；③瘢痕性幽门梗阻；④不能排除恶性的胃溃疡。

【高压氧治疗】

1. **治疗原理**

（1）抑制胃酸和胃蛋白酶分泌：高压氧可抑制迷走神经兴奋，抑制胃酸和胃蛋白酶分泌，利于溃疡愈合，是高压氧治疗消化性溃疡的重要理论基础。

（2）高压氧改善黏膜氧供应：高压氧改善溃疡基底部血供、氧供，促进黏膜的血液微循环，减轻局部黏膜炎性反应和自由基的损害，促进溃疡黏膜愈合。

（3）高压氧促进幽门螺杆菌的根治：高压氧通过以下两个方面起到促进根治幽门螺杆菌的作用，①抑制幽门螺杆菌的生长；②增强抗菌药物杀死、抑制幽门螺杆菌的能力。

2. **治疗方法**　鉴于消化性溃疡的药物近些年来发展较快，疗效明显，高压氧在辅助治疗消化性溃疡的临床应用中，多采用与饮食注意、药物治疗相结合的方式进行。高压氧治疗方案：治疗压力2.0～2.5ATA，稳压吸氧60～90min，每日1次，通常治疗20～40次。

3. **注意事项**

（1）治疗对象选择：溃疡合并大出血、急性穿孔或疑有癌变时不做高压氧治疗，宜优先处理这些情况，之后根据病情再确定能否开展高压氧治疗。

（2）足够疗程：溃疡的愈合需4～8周，高压氧治疗也应进行4～8周，或症状消失后再进行10次治疗。

4. **循证医学评价**　临床应用报道中，高压氧治疗辅助消化性溃疡可减轻患者症状，提高溃疡愈合率，对顽固性溃疡有较好的综合治疗作用，远期疗效佳，可降低复发率。从临床应用结果来看，高压氧辅助治疗消化性溃疡其疗效不容忽视。但目前缺乏关于高压氧治疗消化性溃疡的随机对照研究，有待进一步研究。

第六节　溃疡性结肠炎

溃疡性结肠炎是一种慢性疾病，可发生在任何年龄，多见于20～40岁，亦可见于儿童或老年。男女发病率无明显差异。本病在我国较欧美少见，且病情一般较轻，但近年患病率似有增加，重症也常有报道。如何缓解症状，提高治愈率是溃疡性结肠炎治疗中的主要问题。

【定义】溃疡性结肠炎是一种病因尚不十分清楚的直肠和结肠慢性非特异性炎症性疾病。病变主要限于大肠黏膜与黏膜下层。临床表现为腹泻、黏液脓血便、腹痛。病情轻重不等，多呈反复发作的慢性病程。

【临床表现】本病的临床表现多样化，轻重不一。发病可缓渐或突发。多数患者反复发作，发作间期症状可缓解；少数患者症状持续、病情活动而不缓解。也有少数患者首次发作后病情长期缓解。

主要症状为腹泻伴脓血便，腹泻次数可因病变严重和广泛程度差异而不同，重症患者可因频繁腹泻而出现失水和电解质紊乱，便血也常见。腹痛为本病的另一重要症状，部位多在左侧腹和下腹部。直肠受累可伴有里急后重。其他症状有腹胀、乏力、消瘦、发热等。肠外症状以关节痛多见，有时可出现虹膜炎、皮下结节或结节性红斑等。

腹部体检时注意压痛部位和是否存在反跳痛；注意有无腹部胀气和扩大的肠袢，肠鸣音是否减弱或消失，这对于出现肠穿孔和中毒性肠扩张等并发症的诊断很重要。

【诊断】结肠镜检查在诊断中具有重要意义，溃疡性结肠炎在结肠镜下病变如下：①黏膜有多发性浅溃疡，伴充血、水肿，病变从直肠开始，呈弥漫性分布；②黏膜粗糙不平呈细颗粒状，血管模糊，易出血，或附有脓血性分泌物；③可见炎性假息肉，色粉红、苍白或鱼肉色，结肠袋往往变钝或消失。急性期的溃疡和慢性期的息肉可同时存在。

X 线钡剂灌肠检查，结肠气钡对比造影显示：①黏膜粗乱及（或）有细颗粒变化；②多发性浅龛影或小充盈缺损；③肠管缩短，结肠袋消失可呈管状。

具有持续性或反复发作腹泻和黏液脓血便、腹痛、里急后重，伴有（或不伴）不同程度全身症状者，在排除细菌性痢疾、阿米巴痢疾、慢性血吸虫病、肠结核等感染性肠炎及克罗恩病、缺血性肠炎、放射性肠炎等基础上，具有上述结肠镜检查重要改变中至少 1 项及黏膜活检组织学所见可以诊断本病。如果临床表现不典型而有典型肠镜检查表现及黏膜活检组织学所见（或典型钡灌肠检查表现）者也可诊断本病；有典型临床表现或典型既往史而目前结肠镜检查或 X 线钡剂灌肠检查无典型改变，应列为“疑诊”随访。本病无特异性改变，各种病因均可引起类似的肠道炎症改变，故只有在认真排除各种可能有关的病因后才能作出本病诊断。

【常规治疗】溃疡性结肠炎的治疗包括以下几个方面。

1. **一般治疗** 强调休息、饮食和营养。活动期患者注意休息，病情好转后可逐渐增加活动量，但一般应避免重体力劳动；补充营养，用少渣饮食，患者如有缺铁性贫血或叶酸缺乏，应注意补铁及叶酸。长期腹泻者要补充钙、镁、锌等微量元素；部分腹泻严重患者可采取完全胃肠外营养；纠正水、电解质和酸碱平衡紊乱，有低钾血症时注意补钾；根据患者情况，采取相应的止泻、解痉、镇痛等对症治疗措施。患者的情绪对病情会有影响，可予心理治疗。

2. **药物治疗** 主要包括以下三大类药物：

（1）氨基水杨酸制剂：柳氮磺吡啶（简称 SASP）是治疗本病的常用药物。该药在口服后大部分到达结肠，经肠菌分解为 5- 氨基水杨酸（简称 5-ASA）与磺胺吡啶，前者是主要有效成分，其滞留在结肠内与肠上皮接触而发挥抗炎作用。用药方法为 4g/d，分 4 次口服；病情缓解后可减量使用，然后改为维持量 2g/d，分次口服。近年已研制成 5-ASA 的特殊制剂，使能到达远端回肠和结肠发挥药效，这类制剂有美沙拉嗪（mesalazine）、奥沙拉嗪（olsalazine）和巴柳氮（balsalazide）。现已有 5-ASA 灌肠剂，适用于病变局限在直肠者。

（2）糖皮质激素：对急性发作期有较好效果，基本作用机制为非特异性抗炎和抑制免疫反应。适用于对氨基水杨酸制剂疗效不佳的轻、中度患者，特别适用于重型活动期患者及急性暴发型患者。一般予口服泼尼松 40mg/d，重症患者先予较大剂量静脉滴注，如氢化可的松 300～400mg/d 或甲泼尼龙 40mg/d，7～14d 后改为口服泼尼松 50～60mg/d。病情缓解后逐渐减量至停药。减药速度不要太快以防反跳，减量到 10mg/d 应不少于 3 个月。病变局限在直肠、乙状结肠患者，可用琥珀酸钠氢化可的松 100mg（不能用氢化可的松醇溶制剂）或地塞米松 4～5mg 加生理盐水 60～100ml 作保留灌肠，每日 1 次，病情好转后改为每周 2～3 次，疗程 1～3 个月。

（3）免疫抑制剂：硫唑嘌呤或巯嘌呤适用于激素治疗效果不佳或对激素依赖的慢性持续性病例，加用这类药物后可逐渐减少激素用量甚至停用。对严重溃疡性结肠炎急性发作静脉用糖皮质激素治疗无效的病例，应用环孢素（cyclosporine）2～4mg/（kg·d）静脉滴注 7～14d，大部分患者可取得暂时缓解而避免急症手术。

【高压氧治疗】

1. 治疗原理

（1）改善微循环：高压氧治疗可以减少渗出，消除肠壁水肿，有利于肠黏膜修复。

（2）改善代谢：高压氧治疗可以改善代谢，加速细胞增生与组织形成，促进溃疡愈合。

（3）促进组织再生：增加组织氧供应，提高吞噬细胞清除坏死组织的能力，为组织、细胞再生创造条件。

（4）免疫抑制作用：可以抑制抗体产生，有免疫抑制作用。

（5）气体压缩作用：在高气压状态下，可使肠腔内气体体积缩小，减轻对肠壁的压迫，减少中毒性巨结肠症发生。

2. 治疗方法　高压氧在治疗溃疡性结肠炎的临床应用中，多采用与药物治疗的联合应用。高压氧所用压力多为 2～2.5ATA，吸氧时间为 60～90min，疗程一般为 30～40 次。

3. 注意事项

（1）常规治疗疗效可，易实施，故以常规治疗为主，高压氧治疗为辅。

（2）必要时可间断反复治疗，巩固疗效。

（3）溃疡性结肠炎是慢性疾病，高压氧治疗要达到足够疗程才能达到应有的效果。

（4）治疗的疗程较长，可在治疗过程中同步适当补充维生素 C、维生素 E 等，以减轻氧化损伤。

4. 循证医学评价　在多项随机对照临床研究中，高压氧治疗溃疡性结肠炎可显著增加治愈率，减少复发。研究表明，高压氧联合药物治疗可调节患者的免疫状态，起到更好的治疗作用。高压氧对于溃疡性结肠炎来说，是一种安全、有效、患者依从性高的治疗方法，值得临床推广应用。

第七节　克罗恩病

克罗恩病是炎症性肠病的一种，好发于青少年，其病因尚不明确，部分学者认为该病发生与患者自身遗传因素、生活环境、个人习惯及心理状态有关，严重影响人类生活质量。

【定义】克罗恩病与溃疡性结肠炎同属于炎症性肠病。克罗恩病是一种慢性、特发的、透壁性炎性反应，可累及胃肠道全长，多以小肠为主。

【临床表现】主要症状有以下两类。①消化系统表现：包括腹痛、腹泻、腹部包块及肠梗阻、瘘管等，以及肛门周围病变。②全身表现：可见发热，是常见的全身表现之一，与肠道炎症活动及继发感染有关；由慢性腹泻、食欲减退及慢性消耗等因素导致营养障碍，表现为消瘦、贫血、低蛋白血症和维生素缺乏等，青春期前患者常有生长发育迟滞；可有多系统损害，出现皮肤结节性红斑、关节炎等肠外表现。

【诊断】中青年患者有慢性反复发作性下腹或脐周痛伴腹泻、腹块、发热等表现，X线和/或结肠镜检查发现肠道炎性病变主要在回肠末段与邻近结肠且呈节段性分布者，应考虑克罗恩病的诊断。克罗恩病的诊断主要根据临床表现、内镜检查和X线检查所见进行综合分析，典型者可作出临床诊断，但需排除各种肠道感染性或非感染性炎症疾病及肠道肿瘤。鉴别困难时需靠手术探查获得病理诊断。

【常规治疗】克罗恩病需要采用多种治疗方式联合的综合治疗。临床上公认的治疗方式有：

1. **药物治疗**　常见的传统治疗药物有氨基水杨酸、糖皮质激素、免疫抑制剂、肠道菌群抑制剂。

（1）氨基水杨酸类药物：是治疗轻、中度患者的首选药物，包括柳氮磺吡啶、美沙拉嗪、巴沙拉嗪等。主要有5-氨基水杨酸，对炎症有一定的控制作用，对病情较轻或不适用激素类的患者（尤其是结肠型克罗恩病患者）推荐使用含有5-氨基水杨酸的药物。

（2）激素类药物：包括泼尼松、氢化可的松等。临床上激素类药物常用于活动期的克罗恩病及氨基水杨酸类无法缓解的克罗恩病患者。但要注意使用激素治疗的副作用，激素抵抗、机会感染、骨质疏松、高血压和高血糖等问题。若儿童长期服用，还会引起身体发育不良及肾上腺皮质功能减退等副作用，因此激素类药物不适合长期使用。对激素抵抗或激素依赖患者可及时选用免疫抑制剂或生物制剂等其他治疗药物。

（3）免疫抑制剂：用于激素依赖或激素抵抗的克罗恩患者以及术后的缓解及预防复发治疗。硫唑嘌呤和6-巯基嘌呤常作为一线免疫抑制剂，有缓解病情的作用。持续低剂量的硫唑嘌呤可达到较高的黏膜愈合率。甲氨蝶呤作为二线免疫抑制剂主要用于硫唑嘌呤和6-巯基嘌呤治疗失败或不耐受的克罗恩患者。环孢素、他克莫司等免疫抑制剂起效快，但因其肾毒性、过敏、癫痫等的严重毒副作用限制了其应用。

（4）粪菌移植：对克罗恩病患者的应用已在多项临床研究中展开。作为一种新型疗法，由于缺乏大量的临床实例来证明其疗效，还需要进一步的探索。

（5）生物制剂：随着对克罗恩病的不断深入研究，药物治疗也从传统的药物治疗过渡到生物制剂。目前已有3种单克隆抗体被美国FDA证实可以用于治疗克罗恩病，包括英夫利昔单抗、阿达木单抗和赛妥珠单抗。英夫利昔单抗作为最早用于治疗克罗恩病的药物，也是目前应用较为广泛的一种生物制剂。英夫利昔单抗可以有效缓解克罗恩病患者临床治疗效果，提高患者的生命质量。

（6）细胞疗法：干细胞移植是一种新兴的具有基因治疗潜在价值的疗法，目前广泛应用于临床的干细胞主要为来源于骨髓的造血干细胞。自体造血干细胞移植是治疗难治性克罗恩病最常见的手段之一，近期疗效尚可，但远期疗效不佳，这可能和清髓不彻底、机体无法从根本上改变致病易感基因等多种因素有关。目前干细胞移植还处于试验阶段，尚存在许多问题需要，进一步的科学研究和临床试验来解决。

2. **手术治疗** 手术适应证为内科治疗无效及存在并发症，后者包括完全性肠梗阻、急性穿孔或不能控制的大量出血等。手术方式主要是病变肠段切除。本病手术后复发率高。

【高压氧治疗】

1. **治疗原理**

（1）调节炎性反应：已知高压氧治疗有潜在的抗炎作用，研究观察到经高压氧治疗后炎性反应减轻，这可能是因为高压氧可改善机体组织的缺氧状态，影响髓过氧化物酶的活力，从而调节炎性反应，减轻肠道炎性反应程度，起到治疗克罗恩病的作用。

（2）提升抗菌能力：高压氧具有显著的抗生素样作用，其对厌氧菌、埃希菌属、分支杆菌均有杀灭作用，这也可能是治疗的机制之一。

（3）增加抗氧化酶活性：高压氧同时激活抗氧化酶系统，增加对自由基损伤的抵抗力，有利于自由基的清除，保护损伤器官，减轻氧化应激反应。这种自由基及抗自由基酶系统同时被激活，并达到新的平衡，是高压氧用于临床治疗的重要机制。

（4）促进干细胞的增殖分化：高压氧可活化组织中的一氧化氮合成酶，增加一氧化氮的生成及释放，从而刺激骨髓中的干细胞激活、增殖和释放。

（5）促进创伤愈合：高压氧增加细胞质的氧分压，组织的高氧促进愈合过程，导致血管收缩并减少水肿，刺激血管发生及成纤维细胞和胶原的增殖，同时血管内皮生长因子也显著增加。

2. **治疗方法** 高压氧在辅助治疗克罗恩病的临床应用中，多采用与药物治疗联合应用。高压氧所用压力多为 2～3ATA，吸氧时间为 90min，疗程一般为 30～40 次左右。

3. **注意事项**

（1）强调综合治疗，督促患者按时规律服用相关药物。

（2）注意生活环境与个人习惯的改变，调整心理状态，以利疾病康复。

（3）高压氧治疗要达到足够疗程，因此应切实提高高压氧治疗依从性。

4. **循证医学评价** 在传统药物治疗的基础上，以基因或者分子生物学研究为主的治疗方案也在不断的研究中，有望成为治疗克罗恩病的新方法。克罗恩病由于其难治性和复发性导致无法依靠单一的治疗手段来解决，因此需要更深入的研究与探索，中西并举，为克罗恩病的治疗提供更多有效的治疗方案。从许多实验和临床应用结果来看，高压氧辅助治疗克罗恩病其疗效不容忽视。关于治疗流程及治疗方案的选择、与药物的联合应用等有许多可进一步研究之处，以期得到高压氧医学更好的应用。

第八节　病毒性肝炎

肝炎可由细菌、病毒、寄生虫、酒精、药物、化学物质、自身免疫等多种致病因素引起，儿童及成年人均有发病，病毒性肝炎在我国呈高发态势。

【定义】病毒性肝炎是由多种不同类型病毒引起的以肝脏炎症为主的传染性疾病。目前主要有甲型病毒性肝炎、乙型病毒性肝炎、丙型病毒性肝炎、丁型病毒性肝炎、戊型病毒性肝炎。甲型肝炎和戊型肝炎病毒感染一般不演变为慢性病毒性肝炎。乙型肝炎病毒（HBV）和丙型肝炎病毒（HCV）是慢性肝炎的主要病因。此外，尚有少数 HBV 重叠丁型肝炎病毒（HDV）感染，使慢性肝炎加重。

【临床表现】青壮年男性居多，主要表现为乏力、恶心、呕吐、食欲减退、腹胀、肝区疼痛。部分患者面部颜色常晦暗，可见皮肤及巩膜黄染，肝脾肿大，可有蜘蛛痣及肝掌。感染 HBV 的年龄影响临床结果，母婴传播 90% 会慢性化，1～5 岁时感染则 25%～50% 慢性化，成人感染则少于 5% 慢性化。体格检查时可见肝大、质地中等或充实感，有压痛及叩痛。多有脾大。病情严重者可有黄疸加深、腹水、下肢浮肿、出血倾向及肝性脑病。

【诊断】根据临床表现、肝功能、肝穿刺活检和病原学检查不难诊断。应与酒精性肝炎、自身免疫性肝炎、药物性肝病、肝硬化等鉴别。

【常规治疗】病毒性肝炎的治疗是尽可能抑制或清除肝炎病毒，恢复肝脏正常功能，主要措施包括以下几个方面：

1. **一般措施** 较重者需住院治疗，卧床休息，给予多种维生素，严禁烟酒，妇女应避免妊娠。

2. **药物治疗** 主要有以下几类主要药物。

（1）护肝药物：水飞蓟素（silymarin）具有保护肝细胞膜作用，可口服 3～6 个月。

多烯磷脂酰胆碱有保护肝细胞膜及 DNA 作用，可口服或静脉注射。

（2）抗病毒治疗：抑制病毒复制，使肝病缓解，防止肝硬化及原发性肝癌的发生，提高生存率。主要药物有：①干扰素，重组 DNA 白细胞干扰素（IFNα）可抑制病毒的复制；②拉米夫定（lamivudine），为合成的二脱氧胞嘧啶核苷类药物。长期用药可降低丙氨酸氨基转移酶（ALT），改善肝脏炎症；③泛昔洛韦（泛昔洛韦，famciclovir），系鸟苷类似物，半衰期长，在细胞内浓度高，可以抑制病毒 DNA 的复制。可与拉米夫定、干扰素等合用提高疗效。

（3）中医药治疗：对改善症状及肝功能有较好效果。

3. **重症肝炎治疗**　重症肝炎是一种严重临床类型，其主要病变为肝细胞变性、坏死，病情凶险，病死率高。应予积极的支持疗法，使用促进肝细胞再生、改善微循环、防治肝性脑病、必要的抗生毒等药物。

【高压氧治疗】

1. **治疗原理**

（1）促进肝细胞再生：高压氧可以显著提高血液中的氧含量，尤其是门静脉内血氧含量的提升，有助于改善肝脏因肝炎肿胀所致的缺氧、缺血性改变，减少坏死，极大地促进肝细胞再生。

（2）高压氧肝细胞解毒功能：在高压氧条件下，肝脏因为有了足够氧供应的保证，产生了有利于受损肝细胞修复的人体内环境，使肝细胞保持完整的结构，有助于增强肝细胞解毒功能。

（3）高压氧可增加机体免疫功能：高压氧可以调节机体免疫功能，有利于在肝细胞受病毒攻击的情形下保护肝细胞，避开免疫破坏，且实现抑制病毒复制的作用。

2. **治疗方法**　高压氧在治疗病毒性肝炎的临床应用中，是作为综合应用的一部分，其目的是增加药物治疗的效能，提高机体的免疫能力。高压氧所用压力多为 2～2.5ATA，吸氧时间为 60～90min，疗程一般为 30～40 次左右。

3. **注意事项**

（1）谨防出血：因高压氧治疗在疗程较长时，可增加出血风险，因而对于重症肝炎伴有出血倾向、并发肝硬化等，凝血酶原时间超过正常 1 倍以上，或合并上消化道出血、腹水时，不宜做高压氧治疗。

（2）切实做好医院感染防范工作：病毒性肝炎属于国家乙类传染病，要切实做好消毒隔离措施，严格做好医院感染防范各项措施。

（3）做好病情观察：重症肝炎患者病情重，变化快，要做好观察与评估，及时调整高压氧治疗方案。

4. **循证医学评价**　在临床应用报道中，高压氧在治疗重症肝炎的过程中，不仅能保护肝脏不受免疫损害，提升肝功能，同时，还能够改善脑代谢、恢复脑功能，对肝性脑病的防治具有一定作用。临床研究结果表明，高压氧治疗病毒性肝炎，无论是在临床症状、肝功能和病毒标志物的改善方面，采用包括中医药在内的高压氧综合方案，对慢性肝炎有较好的疗效。但目前关于高压氧治疗时机的选择、治疗压力与疗程等仍有许多值得进一步研究之处。

第九节　支气管哮喘

支气管哮喘（简称哮喘）是常见的慢性呼吸道疾病之一，全球约有3亿患者。我国的支气管哮喘患病率约为1.24%，且呈逐年上升趋势。支气管哮喘病死率在（1.6～36.7）/10万，多与哮喘长期控制不佳、最后一次发作时治疗不及时有关。因此，提高支气管哮喘的防治水平，对于延长患者的生存时间、改善患者的生活质量具有重要意义。

【定义】支气管哮喘是由多种细胞包括气道的炎性细胞（如嗜酸性粒细胞、肥大细胞、T淋巴细胞、中性粒细胞）和结构细胞（如平滑肌细胞、气道上皮细胞等）以及细胞组分参与的气道慢性炎症性疾病。主要特征包括气道慢性炎症，气道对多种刺激因素呈现的高反应性，广泛多变的可逆性气流受限，以及随病程延长而导致的一系列气道结构的改变，即气道重构。

【临床表现】一般支气管哮喘可分为急性发作期、慢性持续期和缓解期。典型哮喘表现为反复发作性的喘息，可伴有气促、胸闷或咳嗽。支气管哮喘发作前有先兆症状如打喷嚏、流涕等，如不及时处理，可因支气管阻塞加重而出现哮喘，为发作性伴有哮鸣音的呼气性呼吸困难或发作性胸闷和咳嗽。严重者可被迫采取坐位或呈端坐呼吸，干咳或咯白色泡沫痰，甚至出现发绀等，但一般可自行或用平喘等药物治疗后缓解。某些患者在缓解数小时后可再次发作，甚至导致哮喘持续状态。

此外，临床上还存在非典型表现的哮喘，如咳嗽变异型哮喘，患者无明显诱因咳嗽2个月以上，夜间及凌晨常发作，运动、冷空气等诱发加重，气道反应性测定存在有高反应性，抗生素或镇咳、祛痰药治疗无效，使用支气管解痉剂或皮质激素有效，但需排除引起咳嗽的其他疾病。

特殊类型哮喘，有以下三类。①运动型哮喘：部分青少年患者，其哮喘症状表现为运动时、尤其同时伴有遇到冷空气时出现胸闷、咳嗽和呼吸困难，其症状通常在运动结束之后而不是运动过程中出现。②阿司匹林哮喘：常出现哮喘、鼻息肉、阿司匹林不耐受三联征，也称为阿司匹林综合征，其发病率占所有哮喘患者的2%～3%，占重症哮喘患者的20%。③哮喘-慢性阻塞性肺疾病重叠综合征：存在持续性的气流受限并同时具备哮喘和慢阻肺的多项临床特征，起病年龄常大于40岁，但在儿童或青少年时期即存在相关症状。

【诊断】根据病史、临床表现及肺功能检测等，按以下标准可作出诊断：

1. 反复发作喘息，呼吸困难，胸闷或咳嗽、多与接触变应原、病毒感染、运动或某些刺激物有关。

2. 发作时双肺可闻及散在或弥漫性、以呼气期为主的哮鸣音。

3. 上述症状可经治疗缓解或自行缓解。

4. 排除可引起喘息或呼吸困难的其他疾病。

5. 对症状不典型者（如无明显喘息或体征），应最少具备以下一项试验阳性。

（1）若基础第 1 秒用力呼气容积（FEV1）或呼气峰值流速（PEF）< 80% 正常值，吸入 β2 激动剂后 FEV1（或 PEF）增加 15% 以上。

（2）PEF 变异率（用呼气峰流速仪测定，清晨及凌晨各测一次）≥ 20%。

（3）支气管激发试验（或运动激发试验）阳性。

哮喘可分为急性发作期、非急性发作期。急性发作期指喘息、气急、胸闷或咳嗽等症状突然发生或加重，伴有呼气流量降低，常因接触变应原等刺激物或治疗不当所致。根据严重程度，急性发作期可分为轻度、中度、重度和危重 4 级。非急性发作期亦称慢性持续期，指患者虽然没有哮喘急性发作，但在相当长的时间内仍有不同程度的喘息、咳嗽、胸闷等症状，可伴有肺通气功能下降。

【常规治疗】虽然目前哮喘不能根治，但长期规范化治疗可使大多数患者达到良好或完全的临床控制。主要包括以下几个方面治疗措施：

1. **脱离变应原**　对于部分能够找到引起哮喘发作的变应原或其他非特异刺激因素，应立即使患者脱离变应原。

2. **药物治疗**　常用以下几类药物：①糖皮质激素：当前控制哮喘发作的最有效药物，主要治疗哮喘的气道炎症。吸入治疗是最常用给药方式。主要药物有倍氯米松（beclomethasone，BDP）、布地奈德（budesonide）、氟地卡松（fluticasone）、莫米松（mometasone）等，通常需规律吸入一周以上方能生效。视情况可予口服或静脉给药。长期较大剂量使用时要注意预防糖皮质激素的不良反应。② β2 肾上腺素受体激动剂（简称 β2 受体激动剂）：主要作用于呼吸道 β2 受体，从而松弛平滑肌，是控制哮喘急性发作的首选药物。常用的短效 β2 受体激动剂有沙丁胺醇（salbutamol）、特布他林（terbutaline）、和非诺特罗（fenoterol），作用时间约为 4 ~ 6h。长效 β2 受体激动剂有福莫特罗（formoterol）、沙美特罗（salmeferol）及丙卡特罗（procaterol），作用时间为 10 ~ 12h。用药方法可采用吸入，包括定量气雾剂（MDI）吸入、干粉吸入、持续雾化吸入等，也可采用口服或静脉注射。首选吸入法，因药物吸入气道直接作用于呼吸道，局部浓度高且作用迅速，所用剂量较小，全身性不良反应少。③白三烯调节剂：包括半胱氨酰白三烯受体拮抗剂和 5- 脂氧化酶抑制剂。目前临床上主要应用的是半胱氨酰白三烯受体拮抗剂。常用药物为孟鲁司特 10mg，每天 1 次。④茶碱类：为支气管扩张剂。因用药剂量与效应个体差异较大，故应尽可能监测血浆药物浓度，使其保持在 10 ~ 20μg/ml 之间。与糖皮质激素具有协同作用。⑤抗胆碱药物：阻断节后迷走神经通路，降低迷走神经兴奋性，发挥舒张支气管作用，并可减少痰液分泌。与β2受体激动剂联合吸入有协同作用，尤其适用于夜间哮喘及多痰的患者。目前使用药物有异丙托溴铵（ipratropine bromide）、泰乌托品（噻托溴铵，tiotropium bromide）。⑥色甘酸二钠：系肥大细胞膜稳定剂，在预防哮喘发作方面有价值，当诱发哮喘的刺激很清楚时（如运动或过敏原）最为有用。

3. **免疫治疗** 包括特异性和非特异性两种。前者又称脱敏疗法（或称减敏疗法）。采用特异性变应原（如螨、花粉、猫毛等）作定期反复皮下注射，剂量由低至高，以产生免疫耐受性，使患者脱（减）敏。脱敏治疗需在有抢救措施的医院进行。非特异性免疫疗法，如注射卡介苗、转移因子、疫苗等生物制品抑制变应原反应的过程，有一定辅助效果。

4. **中医中药** 采用辨证施治，有助于慢性缓解期哮喘的治疗。

【高压氧治疗】

1. **治疗原理**

（1）保持支气管舒张：高压氧治疗下，交感神经兴奋，有氧代谢旺盛，抑制了一些化学介质的产生，保持支气管舒张的稳定性。

（2）缓解缺氧和支气管痉挛：高压氧显著增加血氧含量，提高血氧分压和血氧弥散能力，改善局部及全身组织的缺氧情况，有利于受损支气管黏膜的修复及充血水肿的消除。因支气管炎症减轻，气道高反应随之缓解，支气管平滑肌痉挛得到解除。

（3）改善通气功能：高压氧使器官和组织血管收缩，因而渗出减少，黏膜水肿减轻，使气道通气功能改善。

（4）保持呼吸道通畅：高浓度氧对呼吸道有冲刷作用，可减少腺体分泌，使呼吸道保持通畅。

（5）消除支气管炎症：高压氧抑制细菌和病毒的生长、繁殖，刺激机体免疫功能，增强吞噬细胞杀菌能力，有助于支气管炎症的消除。

（6）增加药物敏感性：高压氧改善全身缺氧状态，减弱无氧酵解，减少代谢性酸中毒和电解质紊乱，稳定内环境，有助于增加机体对平喘药物的敏感性。

2. **治疗方法** 高压氧在治疗支气管哮喘的临床应用中，系采用以药物治疗为主的综合应用。高压氧治疗所用压力多为2～2.5ATA，其中以2ATA应用最多，吸氧时间为60～90min，疗程一般为20～30次。高压氧应用于治疗支气管哮喘的原则：①哮喘急性发作期不适于高压氧治疗，宜在缓解期行进行。②强调综合治疗。

3. **注意事项**

（1）做好应急准备：为防止舱内出现哮喘发作的突发状况，应事先备好沙丁胺醇气雾剂等解痉药物，携带入舱。

（2）密切观察患者舱内情况：给患者应用舱内心电监测仪，密切观察患者状况，如在减压过程中患者出现哮喘发作，立即停止减压，并作出相应处理，发作停止后再行减压。

（3）每次入舱前进行评估：在进入高压氧舱前进行病情评估，如患者合并支气管感染，呼吸道分泌物多、高热时不宜入舱。

（4）高压氧治疗方案个体化：注意高压氧治疗压力和时程，尽量减少高压氧治疗期排氧阻力。

4. **循证医学评价**　高压氧临床应用报道发现，高压氧可以增加吞噬细胞吞噬和杀死病原微生物的能力，有利于潜在感染的控制。高压氧治疗的支气管哮喘患者肺功能明显好转，发作次数显著减少，且没有明显副作用；加强和提升高压氧治疗的护理水平同时，患者可有较强的治疗依从性。

有研究表明，支气管哮喘患者在高压氧舱内雾化吸入布地奈德安全有效，值得在有条件的医疗单位推广应用。另有研究证实，采用沙丁胺醇经气动雾化吸入联合高压氧治疗可降低支气管哮喘患者诱发哮喘的血清各因子水平，有助于改善预后，起到长期缓解的作用。

从许多实验和临床应用结果来看，高压氧应用于支气管哮喘具有效果好、无创、易实施等优点，但目前关于治疗方案等缺乏细致准确的研究结论，需要进一步研究，从而使高压氧治疗支气管哮喘得到更科学更规范更有效的应用。

第十节　慢性肾小球肾炎

慢性肾小球肾炎由不同病因和不同病理类型的原发性肾小球疾病发展而来，少部分由急性链球菌感染后肾小球肾炎所致。其发病机制主要与原发病的免疫损伤有关。此外，高血压、大量蛋白尿、高血脂等非免疫因素亦参与其慢性化过程。其临床特点为病程长，病情迁延，病变缓慢持续进展，最终至慢性肾衰竭。阻止或延缓其进展，是高压氧医学关注的重点。

【定义】慢性肾小球肾炎简称慢性肾炎，是一组以血尿、蛋白尿、水肿和高血压为主要临床表现的肾小球疾病，伴或不伴肾功能损害。

【临床表现】本病的临床表现差异较大，症状轻重不一。基本症状为血尿、蛋白尿、高血压和水肿。疾病早期体倦乏力、腰膝酸痛、食欲减退等，水肿时有时无。肾功能逐步减退，后期出现贫血、视网膜病变等，最终发展至终末期肾衰竭。多数患者有轻重不等的高血压，部分患者以高血压为突出表现，甚至出现高血压脑病、高血压心脏病、眼底出血及视神经盘水肿等。慢性肾小球肾炎患者病程中可因感染、劳累、使用肾毒性药物等，会使病情急剧恶化，及时去除诱因可使肾功能有所恢复。晚期主要表现为终末期肾衰竭的相应症状。

【诊断】存在慢性肾炎的临床表现如血尿、蛋白尿、水肿和高血压者均应注意有本病的可能，但很多系统性疾病可影响肾脏而出现类似慢性肾炎的表现，因此必须全面考虑、分析病情，必要时可做肾脏穿刺活组织检查，以明确诊断。确诊本病前，应与慢性肾盂肾炎、狼疮性肾炎、糖尿病肾病、高血压肾损害、遗传性肾小球肾炎等鉴别。

【常规治疗】应根据肾活检病理类型进行针对性治疗，同时加强延缓慢性肾衰竭进展的综合防治措施，减少各种并发症的发生。

1. **一般治疗** 病情较轻者可从事轻工作，防止受凉、呼吸道及泌尿道感染；增进营养，特别是富含维生素B、维生素C的食物。根据肾功能的状况给予优质低蛋白饮食，同时控制饮食中磷的摄入。在低蛋白饮食2周后应适当增加必需氨基酸或α-酮酸，以防止负氮平衡。

2. **控制高血压** 是延缓慢性肾衰竭进展的重要措施，尤其应控制肾内毛细血管高血压。通常使用血管紧张素转化酶抑制剂、血管紧张素Ⅱ受体拮抗剂或钙通道阻滞剂。肾功能损害的患者应用此类药物时注意高钾血症的防治。其他降压药如β受体阻滞剂、α受体阻滞剂、血管扩张药及利尿剂等也可应用。

3. **对症治疗** 预防感染、纠正水电解质和酸碱平衡紊乱、避免使用肾毒性药物，包括中药（如含马兜铃酸的中药关木通、广防己等）和西药（如氨基糖苷类抗生素等）。

【高压氧治疗】

1. **治疗原理**

（1）促进水肿消退：高压氧治疗情况下，即便肾血流降低，仍能保持肾组织的富氧状态，使得肾血流量减少而肾小球滤过率增加，尿量增加，钠、氯、肌酐等排出增加，促进水肿消退。

（2）降低毛细血管通透性：高压氧治疗时的收缩血管作用使肾小球毛细血管收缩，毛细血管内皮细胞间隙变小，毛细血管通透性降低，减少水肿、渗出。

（3）促进肾组织的修复：高压氧治疗通过促进内皮细胞生长因子的表达，阻断内皮细胞损伤的进展，并修复损伤的内皮细胞，促进其功能恢复。高压氧治疗可逆转肾脏高灌注、高压力、高滤过状态，延缓或阻断肾脏损害进展，促进受损肾组织的修复。

2. **治疗方法** 高压氧在辅助治疗慢性肾小球肾炎的临床应用中，主要对象是确诊慢性肾小球肾炎而内科常规治疗疗效不佳者、难治性肾炎蛋白尿经久不消退者、肾炎患者经大量激素治疗而出现其他并发症如股骨头缺血性坏死者。高压氧所用压力多为2～2.5ATA，其中以2ATA最常用，吸氧时间为60～90min，疗程一般为10～20次，个别病例可达3个疗程或以上。

3. **注意事项**

（1）注意血压：严重肾功能损害或合并高血压，血压超过160/110mmHg，不宜入舱治疗。

（2）谨防感染：慢性肾小球肾炎合并其他感染，需待感染、发热基本控制后方能入舱治疗。

（3）综合治疗：同时配合激素、免疫抑制药和抗菌疗法；注意保温，加强营养。

4. 循证医学评价　高压氧治疗慢性肾小球肾炎的文献报道较少，既往有限的研究表明，高压氧对于消除尿蛋白、减轻水肿、降低尿素氮和血肌酐具有明显作用，提示高压氧治疗对于慢性肾小球肾炎具有一定效果。下一步，有必要对高压氧治疗慢性肾小球肾炎的机制、方案进行更深入的研究，从而更好地指导临床应用。

第十一节　糖尿病

糖尿病是临床上最重要的内分泌代谢病，也是联合国倡议全球最重要的慢性非传染性疾病之一。目前，我国有糖尿病患者超过一亿；据国际糖尿病联盟（IDF）估计，2025年将达到1.3亿。近年来，儿童和青少年Ⅱ型糖尿病增加，成人Ⅱ型糖尿病年轻化。加强糖尿病防治有助于提高生活质量。

【定义】糖尿病是由遗传和环境因素共同引起的一组以慢性高血糖为主要特征的临床综合征。胰岛素缺乏和胰岛素作用障碍单独或同时引起糖类、脂肪、蛋白质、水和电解质等的代谢紊乱。糖尿病可并发多种慢性并发症，导致器官功能障碍和衰竭，甚至致残或致死。

【临床表现】临床上将糖尿病分为四大类型：Ⅰ型糖尿病、Ⅱ型糖尿病、妊娠糖尿病、其他特殊类型的糖尿病。糖尿病的临床表现主要包括以下几个方面。①代谢紊乱表现：血糖升高后出现多尿，这是因为血糖升高后产生了渗透性利尿作用，继而因口渴而多饮水。患者外周组织对葡萄糖利用障碍，脂肪分解增多，蛋白质代谢负平衡，患者因此出现消瘦、疲乏无力、体重减轻，儿童患者导致生长发育障碍。为了补充损失的糖分，维持机体活动，患者常易感饥饿，进食增多，上述症状可以概括为“三多一少”，即多尿、多饮、多食和体重减轻。Ⅰ型糖尿病患者常起病较快，病情较重，症状明显且严重。Ⅱ型糖尿病患者起病较慢，病情相对较轻，肥胖患者起病后体重会减轻。②慢性并发症的表现：主要有微血管并发症，常见糖尿病视网膜病变、糖尿病肾病；动脉粥样硬化，导致脑、肾脏及外周血管损害；糖尿病神经病变，包括多发性神经病变、单一神经病变、自主神经病变；糖尿病皮肤病变，常见的有糖尿病大疱病、糖尿病皮肤病、糖尿病类脂质渐进性坏死；感染，出现皮肤黏膜、泌尿系感染、毛霉菌病、结核病等；糖尿病足。③伴发病表现：伴发肥胖、高血压、血脂紊乱较多见，其他还有高尿酸血症、脂肪肝、胆石症、阻塞性睡眠呼吸暂停、慢性骨关节病等；精神与心理障碍、认知功能障碍、牙周疾病等；Ⅰ型糖尿病还可伴发自身免疫性疾病如桥本甲状腺炎，艾迪生病等。降糖药引起的药源性低血糖较常见。

【诊断】以血糖异常升高为诊断依据，单纯空腹血糖正常不能排除糖尿病可能性，应同时行餐后血糖测定，必要时需做负荷试验（如OGTT）。诊断内容应包括原发性或继发性、分型、有无并发症和伴发病以及有无加重糖尿病的因素存在。糖尿病诊断标准如下

（见表 4-3-11-1），符合其中一项诊断即成立，通常前后应测两次予以证实。在急性感染、创伤、或各种应激情况下可出现暂时血糖升高，不能以此诊断为糖尿病。

表 4-3-11-1 糖尿病诊断标准表

糖尿病诊断标准
糖尿病症状 + 任意点血糖≥ 11.1mmol/L（200mg/dl）
空腹血糖≥ 7.0mmol/L（126mg/dl）
75g 葡萄糖负荷后 2h 血糖≥ 11.1mmol/L（200mg/dl）

【常规治疗】糖尿病治疗原则是早期、长期、综合治疗，措施应个体化。治疗目标：纠正代谢紊乱，尽量使血糖降至正常水平，消除糖尿病症状，延缓并发症的发生，从而延长寿命，降低死亡率。主要包括以下几个方面。

1. **糖尿病教育** 对糖尿病患者进行宣教，糖尿病目前医学不能完全根治，因此让患者了解该病的危害性及坚持长期治疗非常必要，让患者能自行监测血糖、尿糖，并做到定期复诊。

2. **医学营养治疗** 配合降糖药物可明显降低药物用量，部分早期、轻型糖尿病患者可通过饮食治疗而恢复正常。总热量 = [身高（cm）－105] × 每日所需热量。不同劳动强度每所需热量也不同。休息时每日所需热量 105 ~ 126kJ/kg，轻体力劳动时为 126 ~ 146kJ/kg，中度体力劳动为 146 ~ 167kJ/kg，重体力劳动时需超过 167kJ/kg。另外，营养不良者可略增，而肥胖者可略减，尽量使患者的体重控制在理想体重的 ±5% 上下。三大营养物质的分配如下：碳水化合物占总热量的 50% ~ 60%，蛋白质的每日摄入量为 0.8 ~ 1.2g/kg，其中至少有 1/3 来自动物蛋白，剩余部分为脂肪，约占总热量的 30%。计算好每种营养物质后，便可按每日三餐（1/5，2/5，2/5 或 1/3、1/3、1/3）或每日四餐（1/7，2/7，2/7，2/7）给予。

3. **运动治疗** 能协助血糖控制，提高胰岛素敏感性。应进行有规律的运动，每次 30 ~ 60min，每天 1 次或每周 5 次。活动强度应达到有氧代谢水平。

4. **口服降糖药治疗** 主要有七大类：①磺脲类降糖药（SUs）：SUs 的降糖机制主要是 SUs 与胰岛细胞上的受体（SUR）结合后，可促进胰岛素的释放，故 SUs 的降糖作用有赖于有功能的胰岛 B 细胞的存在（大于 30%）；SUs 具有胰外降血糖的作用，即 SUs 可改善Ⅱ型糖尿病患者胰岛素受体 / 受体后缺陷，从而增强靶组织对胰岛素的敏感性。SUs 主要适用于Ⅱ型糖尿病患者，而不适用于Ⅰ型糖尿病患者，另外，Ⅱ型糖尿病患者伴严重的合并症（如酮症酸中毒、高渗性昏迷、严重感染等）或糖尿病合并妊娠时，均不宜使用。SUs 有多种，其中第一代药物包括甲苯磺丁脲（tolbutamide）、醋磺已脲（acetohexamide）、妥拉磺尿（tolaxamide），第二代药物包括格列本脲（glibenclaide）、格列吡嗪（glipizide）、格列齐特（gliclazide）、格列喹酮（gliquidone）等。可根据具体情况选用，目前多倾向于第二代药物。②双胍类（biguanides）：作用机制主要是其可增加外周组织对葡萄糖的摄取和利用，同时可抑制糖原异生和分解，从而降低糖尿病时的高肝糖生成率。双胍类药物不影响血清胰岛素水平，对血糖正常范围者无降糖作用。双胍类药物是肥胖型Ⅱ型糖尿病患者的首选药物，单用双胍类或Sus有一定的效果但又未完全控制者可联合应用，双胍类药物与Sus合用可增强其降糖作用。Ⅰ型糖尿病患者在应用胰岛素的过程中如血糖波动较大，可加用双胍类。常用的药物二甲双胍，500～2 500mg/d，分2～3次口服。常见副作用为胃肠道反应，偶有过敏反应，部分患者出现乳酸性酸中毒，应予以重视。③α-葡萄糖苷酶抑制剂：降糖机制是抑制小肠黏膜上皮细胞表面的α葡萄糖苷酶，从而延缓碳水化合物的吸收，故对餐后血糖特别有效。临床上所用药物有阿卡波糖，先用小剂量，25mg，每日3次，若无副作用可增至50mg，每日3次，最大剂量可用至100mg，每日3次。此药可单独服用，也可与其他降糖药，如双胍类、胰岛素等合并使用，但合并使用必须注意发生低血糖反应。另外，该药物还可引起胃肠道反应，如腹胀、腹泻等。肝功能异常的患者应慎用，孕妇、哺育期的妇女、儿童应禁用。④噻唑烷二酮（TZD）：可增加靶组织对胰岛素的敏感性，从而减轻胰岛素抵抗，故主要应用于有胰岛素抵抗的Ⅱ型糖尿病患者，可单独使用，也可与其他降糖药物合并使用。该类药物主要有罗格列酮（RSG），4～8mg/d，一次或分次口服；吡格列酮（PIO），起始剂量15～30mg口服，每日一次，最大剂量45mg/d。⑤非磺脲类促胰岛素分泌剂：代表药物瑞格列奈，其降糖作用机制是通过与胰岛β细胞膜上的特异性受体结合，促进胰岛β细胞膜上的ATP敏感性K^+通道关闭，抑制K^+从β细胞外流，使细胞膜去极化，从而开放电压依赖的Ca^{2+}通道，使细胞外Ca^{2+}进入胞内，细胞内储存的胰岛素才得以释放。口服每次0.5～1mg，每日2～3次，餐前10～15min服药。肝功能不好的患者慎用。⑥二肽基肽酶-4（DPP-4）抑制剂：主要药物有西格列汀、沙格列汀、维格列汀、阿格列汀、利格列汀。⑦其他口服降糖药：固定剂量复方制剂、中医中药等。

5. **胰岛素治疗** 胰岛素在糖尿病的治疗中起着非常重要的作用，其对Ⅰ型糖尿病及糖尿病急性并发症有着不可替代的作用，胰岛素的应用使得糖尿病患者的生存率大为提高。①适应证为：Ⅰ型糖尿病患者；糖尿病出现急性并发症时，如糖尿病酮症酸中毒、高渗性昏迷、乳酸性酸中毒；糖尿病合并其他严重的情况，如感染、急性心肌梗死、肾病、脑血管意外、视网膜病变、神经病变等；妊娠和分娩时；需外科手术治疗的糖尿病患者；全胰腺切除所致的继发性糖尿病患者；Ⅱ型糖尿病患者经其他治疗控制不佳者。②胰岛素类型：分为超短效、短效、中效和长效四大类：超短效胰岛素注射后吸收快，1h达峰值，其代谢亦快，6h降至基础水平；短效胰岛素作用起效快，但持续时间短，主要用于控制餐后的血糖，该类药物主要包括普通胰岛素、中效胰岛素锌混悬液；中效胰岛素可用于控制2餐后血糖，以第二餐后为主，药物有低精蛋白胰岛素（NPH）、慢胰岛素锌混悬液；长效胰岛素因其无明显的作用高峰，故主要用于提供基础水平的胰岛素，其制剂有精蛋白锌胰岛素注射液（PZI）、特慢胰岛素锌混悬液。其中，只有超短效和短效胰岛素可经静脉注射，在抢救糖尿病的急性并发症中具有不可替代的作用。③使用方法：胰岛素治疗应在一般治疗和饮食治疗的基础上进行，并根据情况经常进行加以调整。对于Ⅱ型糖尿病患者，可选用中效胰岛素，每天早餐前半小时皮下注射，每日一次，开始剂量约 4 ~ 8U，根据用药后患者空腹及三餐后 2h 血糖结果，经常调整胰岛素的用量，直至血糖控制在正常范围内。

【高压氧治疗】

1. **治疗原理**

（1）促进有氧代谢：高压氧治疗迅速增加机体各组织供氧，确保细胞内葡萄糖有氧代谢的顺利进行，消耗大量葡萄糖，使血糖降低，同时产生大量能量。

（2）改善脂肪和氨基酸代谢：高压氧改善组织内脂肪和氨基酸的代谢，增加消耗使体重减轻，对并发肥胖患者更适宜。

（3）增加靶细胞对胰岛素的敏感性：能量生成增多，可增加靶细胞膜上胰岛素受体数量和功能，纠正受体后缺陷，增加细胞对胰岛素的敏感性。

（4）延缓并发症的发生：高压氧治疗改善机体各脏器、组织的供氧，从而减轻、减少和延缓糖尿病并发症的发生，对心脑血管病、神经炎、视网膜病变、肾脏血管损害有治疗作用。

（5）改善微循环：高压氧治疗可以降低血液黏稠性，使微循环得以改善。

（6）保护胰岛功能：高压氧不增加胰岛素分泌，特别对Ⅱ型糖尿病患者，不会增加胰岛素抵抗，有利于保护胰岛功能。

2. **治疗方法**　高压氧用于治疗糖尿病，其目的在于控制血糖、减少和延缓并发症的发生。高压氧在治疗糖尿病的临床应用中，整体方案是与健康教育、饮食控制和药物治疗联合使用。高压氧治疗所用压力为 2 ~ 2.5ATA，其中以 2ATA 应用最多，吸氧时间为 60 ~ 90min，疗程一般为 20 ~ 40 次。

3. **注意事项**

（1）防止治疗过程中低血糖的发生：高压氧治疗促进糖代谢，降低血糖水平。因此，为防止低血糖发生，宜在餐后进行高压氧治疗，并嘱患者带些糖果到舱内，以便在出现低血糖预兆及时食用以保持血糖水平。

（2）慎重选择对象：体质过度虚弱、严重营养不良或重度糖尿病者不宜高压氧治疗。

4. **循证医学评价**　在多项随机临床对照研究中，高压氧提升血液溶解氧，增加组织和器官供氧，从而使微循环得以改善，从而起到有效降低患者血糖、改善临床症状的作用。高压氧联合 α- 硫辛酸应用于糖尿病周围神经病变，抑制病情进展，改善神经功能，且不良反应少。从许多实验和临床应用结果来看，高压氧辅助治疗糖尿病具有重要意义，但目前关于治疗对象选择、治疗时机、方案等各方面尚有许多不甚明了之处，需要进一步研究，认真总结经验，从而得出具指导意义的科学结论。

第十二节 甲状腺功能亢进症

甲状腺功能亢进症（简称甲亢）在普通人群中的整体患病率约为 1.3%，其中约 0.5% 具有明显症状。女性及吸烟者甲亢的发病率较高。年轻女性发生弥漫性甲状腺肿伴甲亢（Graves 病）的概率较高，而老年人发生多结节性毒性甲状腺肿的概率较高。甲亢经规范化治疗后，预后良好，早期有效防治意义重大。

【定义】甲状腺功能亢进症是甲状腺本身产生过多的甲状腺激素所致的甲状腺毒症。甲状腺毒症是因血循环中甲状腺激素过多，引起的以神经、循环、消化等系统兴奋性增高和代谢亢进为主要表现的临床综合征。

【临床表现】甲状腺激素起促进新陈代谢的作用，使机体氧化还原反应增强，即代谢亢进，机体增加进食；胃肠活动增强，大便次数增多；虽然进食增多，但机体代谢增强，机体能量消耗增多，患者表现为体重减少、消瘦；患者产热增多，表现为怕热出汗，个别患者出现低热；甲状腺激素增多刺激交感神经兴奋，临床表现心悸、心动过速，失眠，情绪易激动、甚至焦虑。甲亢患者长期没有得到合适治疗，可引起甲亢性心脏病。

【诊断】甲亢诊断包括两个步骤，一是确定甲亢，二是确定病因。患者出现不明原因的体重下降、低热、腹泻、手抖、心动过速、心房颤动、肌无力、月经紊乱、闭经等均已考虑甲亢可能；对疗效不满意的糖尿病、结核病、心力衰竭、冠心病、肝病等，也要排除合并甲亢的可能性。甲亢的确诊有赖于甲状腺功能检查。

【常规治疗】甲亢的治疗是以药物为主的综合治疗，主要包括以下几个方面。

1. **一般治疗** 适当休息。补充足够热量和营养，包括碳水化合物、蛋白质和 B 族维生素等。限制碘的摄入。对于精神紧张者，可给予镇静。

2. **药物治疗** 主要有抗甲状腺药物，两大类，即硫脲类和咪唑类，两者的代表性药物分别为丙硫氧嘧啶、甲巯咪唑；其他类药物，包括 β- 受体阻滞剂、复方碘液、碳酸锂等。

3. **^{131}I 治疗** 利用甲状腺高度摄取和浓集碘的能力及 ^{131}I 释放 β 射线对甲状腺的生物效应，破坏滤泡上皮而减少甲状腺激素分泌。

4. **手术治疗** 甲状腺次全切除术的治愈率可达 70% 以上，但可引起多种并发症，有的病例于术后多年仍可复发或出现甲状腺功能减退。因此，宜慎重选择手术病例。

【高压氧治疗】

1. **治疗原理**

（1）减轻心脏负担：高压氧治疗可迅速增加各组织的氧气供应，减慢心率，降低心肌耗氧量，从而减轻心脏负担。

（2）减轻免疫攻击：高压氧治疗可调整机体免疫能力，减少抗体产生，减少淋巴细胞的数量。

（3）调节神经功能：高压氧治疗可以调节大脑皮质的神经活动，改善植物神经功能，稳定患者情绪。

2. **治疗方法** 高压氧在辅助治疗甲亢的临床应用中，可以是与药物的联合应用，也可以是手术前的准备工作，还用于甲状腺肿术后的甲状腺危象。高压氧所用压力多为2ATA，吸氧时间为60～90min，疗程一般为10～20次。

3. **注意事项**

（1）治疗压力适宜：甲亢患者是高代谢状态，而高压氧下代谢水平增高，在制定方案时要考虑这两个因素，通常不高于2ATA，初始阶段可选择1.6～1.8ATA。

（2）应用适量镇静药物：甲亢患者常有焦虑情绪，加之高压氧舱为密闭状态，会加重患者不安情绪，适当应用镇静药物可增加患者舒适性和依从性。

（3）保持良好的治疗环境：高压氧舱内保持整洁、不拥挤，对甲亢患者治疗有益。

4. **循证医学评价** 临床应用报道中，高压氧综合治疗甲状腺功能亢进症能够促进患者甲状腺激素水平维持正常，同时起到保护心脏功能、调节机体免疫等积极作用，值得推荐应用。但目前关于高压氧治疗方案、与药物联合应用的组合等方面需要进行更多深入的研究。

第十三节　贫血

贫血不是一种独立的疾病，而是继发于多种疾病的临床综合征，影响人体功能。WHO分析，全球贫血患者率为24.8%，影响近20亿人。学龄前儿童贫血患病为47.4%，孕妇贫血患病为41.8%。贫血诊治对于保持机体健康，提高生活质量具有重要意义。

【定义】贫血是指人体外周血红细胞容量减少，低于正常范围下限，不能对组织器官充分供氧的一类临床综合征。由于红细胞容量测定复杂，临床上常以血红蛋白（Hb）浓度、红细胞（RBC）计数及红细胞比容（Hct）来代替，其中以血红蛋白最为常用和可靠。国内诊断贫血的标准为：成年男性Hb $<$ 120g/L、RBC $< 4.5 \times 10^{12}$/L、Hct $<$ 0.37；成年女性Hb $<$ 110g/L、RBC $< 4.0 \times 10^{12}$/L、Hct $<$ 0.30。孕妇、儿童及其他情况需根据相应情况作出判断。

【临床表现】贫血是多种疾病的临床综合征，因此其临床表现多样化。通常最早出现的症状为头晕、乏力、困倦；最常见、最突出的体征是面色苍白。症状的轻重取决于贫血的速度、贫血的程度和机体的代偿能力。大致上贫血的临床表现有4个方面。①一般表现：皮肤苍白和面色无华，疲乏无力，皮肤干燥，严重者可有低热和基础代谢率升高；②循环和呼吸系统：可表现为心悸、气短、心率加快，年老患者可因缺氧诱发心绞痛，心肌长期缺氧可发生脂肪变性而导致心功能不全；③神经系统：对于缺氧最敏感，常有头晕、耳鸣、头痛、失眠，部分表现为嗜睡、注意力不集中、记忆力下降，严重者出现晕厥；④消化系统：出现食欲减退、恶心、腹胀、消化不良、腹泻或便秘等。

【诊断】根据临床表现和实验室检查结果，不难对贫血作出诊断。病因的诊断尤为重要，通过详尽的病史采集、全面有序的体格检查以及贫血的发病机制检查，综合分析即能作出完整的贫血诊断。

【常规治疗】贫血病因不同，治疗因病而异，一般处理原则如下：

1. **病因治疗**　这是贫血治疗的关键所在。应积极查明病因，在明确病因诊断的基础上进行治疗，才能达到标本兼顾，最终治愈的目的。

2. **支持治疗**　输血是贫血的对症治疗措施，但应严格掌握适应证。应采用去除白细胞的成分输血。其他支持疗法包括纠正患者的一般情况及有效控制感染和出血等。

3. **补充造血所需的元素或因子**　因缺乏造血元素或因子所致的贫血，在合理补充后可取得良好疗效，如缺铁性贫血，维生素 B_{12} 或叶酸缺乏导致的巨幼红细胞性贫血在补充相应造血元素后，可迅速改善病情。需要注意的是，维生素 B_{12} 或铁在正常机体有一定的储备，只有在其耗竭后才发生贫血，因此，治疗此类贫血时应注意补足储备，以免复发。

4. **造血生长因子或造血刺激药物**　肾性贫血红细胞生成素生物合成减少，是红细胞生成素治疗的适应证。雄激素有刺激骨髓造血和红细胞生成素样的效应。

5. **其他治疗方法**　贫血的治疗方法还有免疫抑制剂应用、单克隆抗体应用、异基因造血干细胞移植、脾切除、基因治疗等。

【高压氧治疗】

1. **治疗原理**

（1）改善缺氧：高压氧可以通过提升血氧含量，迅速改善机体缺氧状态，提升细胞代谢功能。

（2）改善血液流变学：高压氧治疗可以促进抗凝因子的合成、释放和纤维蛋白溶解，从而改善机体高凝状态。

（3）改善贫血状态：高压氧治疗可以提升机体造血能力，并对外周血红细胞形态学参数有改善，减少红细胞破坏。

2. **治疗方法**　高压氧在辅助治疗贫血的临床应用中，作为一项无创、安全性高的手段是可行的。高压氧所用压力多为 2～3ATA，吸氧时间为 60～90min，疗程一般为 10～20 次。由于贫血原因复杂，需要根据患者病情、病因和个体差异等因素，灵活设计“压力 - 时程”和疗程。

3. **注意事项**

（1）选择合适的患者：鉴于贫血的原因复杂，需根据病情、类型慎重选择入舱行高压氧治疗的患者。先天球形红细胞症患者不建议高压氧治疗。

（2）补足血容量：急性失血性贫血患者行高压氧治疗前，必须首先补足血容量，否则高压氧难以发挥“立竿见影”的效果。

（3）疗程要适当：较长时间的高压氧治疗，会加速红细胞破坏，进一步加重贫血，故应在高压氧治疗的同时，严密观察血红蛋白和红细胞的变化，以适当掌握疗程。

4. **循证医学评价** 临床研究报道显示，高压氧治疗辅助贫血治疗具有较好的改善缺氧、维持机体功能等效果，但缺少随机对照研究以及方案评价等，值得进一步研究，从而得出科学的论断。

第十四节 类风湿关节炎

类风湿关节炎全球患病率为0.2%～1%，可发生于任何年龄，发病高峰在30～60岁，女性多于男性，男女比例为1∶3，疾病呈慢性过程，是造成人类丧失劳动力和致残的重要原因之一，有效的早期防治有助于保持身体功能、提高健康水平和生活质量。

【定义】类风湿关节炎是一种以慢性、侵蚀性多关节炎为主要表现的自身免疫病。其主要表现为手、腕、膝、踝和足等小关节受累为主的对称性、持续性、进展性多关节炎，逐渐出现关节软骨和骨破坏，导致关节畸形和功能丧失；还可出现发热、贫血、皮下结节及肺部损害等全身表现。

【临床表现】类风湿关节炎起病方式不同，大多数呈现慢性隐匿性起病，症状在数周至数月逐渐明显。8%～15%的类风湿关节炎患者为急性起病，在几天内出现关节炎症状。另外15%～20%的类风湿关节炎患者为亚急性起病，数天至数周出现关节炎症状，全身症状较隐匿。主要临床表现分为以下三个方向。①一般关节表现：关节压痛、肿胀、晨僵、畸形和功能障碍。②基本病理基础为滑膜炎：含有滑膜结构的动关节均可受累，包括手和腕关节、足和踝、膝关节、髋关节、颞颌关节、颈椎小关节、听骨小关节、骶髂关节等。这些关节出现滑膜炎，从而导致功能受损，出现相应的症状。③关节外表现：5%～15%的类风湿关节炎患者可见类风湿结节；大、中、小血管血管炎，导致多种临床表现；以间质性肺炎为主的呼吸系统病变；出现心包炎、心内膜炎及心肌炎等；以及累及肾脏系统、神经系统、血液系统等的损害；30%～40%的类风湿关节炎患者可继发干燥综合征。

【诊断】依据病史、临床表现、血清学及影像学检查，可作出诊断。需与骨关节炎、强直性脊柱炎、银屑病关节炎、系统性红斑狼疮等鉴别。

【常规治疗】类风湿关节炎的治疗目标是达到并长期维持临床缓解或疾病低度活动。主要治疗方法包括一般治疗、药物治疗、外科手术、其他治疗等：

1. **一般治疗** 患者教育及整体和规范治疗的理念。适当休息、理疗、体疗、外用药、正确的关节活动和肌肉锻炼等，有助于缓解症状、改善关节功能。

2. **药物治疗** 常用药物包括非甾体抗炎药、改善病情的抗风湿药、糖皮质激素和植物药。

3. **外科治疗**　类风湿关节炎患者经内科正规治疗，病情不能控制，可考虑通过手术治疗纠正畸形、改善生活质量。

4. **其他治疗**　包括免疫净化、自体干细胞移植、间充质干细胞治疗等。

【高压氧治疗】

1. **治疗原理**

（1）减轻关节肿胀：高压氧治疗收缩血管，减少毛细血管渗出，加速水肿吸收，从而减轻病变关节肿胀。

（2）降低免疫损害：高压氧治疗可抑制局部炎症反应和机体的免疫功能，使血液内球蛋白减少，免疫复合物减少，降低免疫对关节的损害。

2. **治疗方法**　高压氧在辅助治疗类风湿关节炎的临床应用中，采用与一般治疗和化学治疗联合应用的方式进行。高压氧所用压力为 2～2.5ATA，吸氧时间为 60～90min，疗程一般 20～40 次。

3. **注意事项**

（1）注意治疗过程的舒适性：类风湿关节炎患者疼痛等症状易受环境因素影响，高压氧治疗过程中由于加压、减压等，导致温度变化，尽量降低加减压速度。

（2）入舱前服用相关药物：类风湿关节炎是一个慢性的疾病过程，治疗需要较长时间，高压氧治疗达到一定疗程才能有较好的效果，入舱治疗前服用相关药物，更好地提高患者治疗的持续性。

4. **循证医学评价**　高压氧应用于类风湿关节炎的治疗，临床报道显示具有提高治愈率，降低致残率，提高患者的独立生活能力，改善患者的生活质量等，是值得推广的有效的治疗方法之一，但在关于病例的选择、药物联合应用、高压氧治疗方案的制定等方面尚缺乏随机对照研究，需要扩大应用与研究，认真总结经验，从而得出科学的论断。

第十五节　直立性低血压

低血压是指体循环动脉压力低于正常的状态，一般成年人上肢血压低于 90/60mmHg 即认为是低血压。根据病因分为生理性和病理性低血压，根据起病形式分为急性和慢性低血压。本节主要讲述慢性低血压中的直立性低血压，重点是高压氧医学在直立性低血压治疗中的应用。直立性低血压在各个年龄段均可见，老年人常见，达 15%～20%，是老年人晕厥和昏倒的重要危险因素。

【定义】在改变体位为直立位的 3min 内收缩压下降 ≥ 20mmHg，或者舒张压下降 ≥ 10mmHg，同时伴有低灌注的症状，如头晕、视物模糊、乏力、恶心、认知功能障碍等。其病因分为神经源性和非神经源性。神经源性直立性低血压是由于在站立时无法增加交感性血管收缩所致。

【临床表现】 站立后出现下面几类症状，严重者出现多种症状，轻者仅稍感不适。主要有以下症状。①头晕、眼花：部分患者出现眩晕、视物模糊、视野狭窄；②精神疲惫：患者感觉虚弱、疲乏，恶心、心悸；③晕厥、疼痛：少部分患者出现晕厥，感头部、颈部、胸部、肩部等疼痛；④特定时间出现：部分患者在晨起、餐后、排尿，或开始服用某种药物后出现前述症状；⑤伴有自主神经功能失调：如心率固定不变、尿失禁、便秘、不出汗、不能耐热等。

【诊断】 根据患者病史、发作特点，即直立、突然站立或者人体直立试验过程中血压持续显著下降，即可明确诊断。其他不符合此条件的低血压或者相关低血压表现，应予鉴别。人体直立试验：其原理是患者从平卧位变为直立时脑部血流量减少，若机体反射机制不完善将可能出现低血压，甚至晕厥。阳性标准：从卧位主动站立，站立 3min 内收缩压下降≥ 20mmHg，或者舒张压下降≥ 10mmHg，或者收缩压下降至 90mmHg 以下，伴或不伴晕厥。

【常规治疗】 直立性低血压是临床综合征，针对其原发疾病的治疗尤为重要。常规综合治疗方式如下：

1. **教育和生活方式调整**　这是直立性低血压治疗的基石，教育患者及家属要有防范意识，要有长期防治的措施和恒心。

2. **有效处置**　通过动态血压监测等知晓血压是否获得改善；老年直立性低血压患者，可以使用弹力袜和腹带以改善状况；当感觉低血压头昏时，应该采取下肢交叉和蹲坐动作。

3. **药物调整**　对于药物引起的直立性低血压，应避免使用相关药物。米多君 5 ~ 20mg，3 次 /d，对部分慢性自主神经衰竭患者非常有效。能提高卧位和直立位血压，缓解临床症状。

4. **其他措施**　睡眠时头位抬高 10°可以减少夜尿、平衡体液分布、避免夜间直立性低血压；少吃多餐、锻炼下肢和腹部肌肉，以及游泳等运动有助于改善低血压。

【高压氧治疗】

1. **治疗原理**

（1）改善脑的氧供：高压氧显著提高患者的血氧含量和血氧分压，增强组织内毛细血管氧的弥散能力，增加有效弥散距离，能改善因低血压导致氧供不足的头晕等症状。

（2）神经损伤修复：高压氧治疗能够起到保护神经细胞，减轻再灌注损伤，加速神经系统功能恢复，对较重的直立性低血压恢复有较大意义。

（3）促进血液回流：高压氧可以提升有氧代谢水平，促进骨骼肌功能恢复，从而有利于静脉血回流到心脏，增加心输出量。

2. **治疗方法**　高压氧在辅助治疗直立性低血压的临床应用中，是综合治疗措施的一部分。高压氧所用压力多为 2 ~ 2.5ATA，吸氧时间为 60 ~ 90min，疗程一般为 10 ~ 20 次。

3. 注意事项

（1）因人而异：高压氧治疗直立性低血压时，面对的患者情况呈多样化，病情、年龄各有不同，必须全面掌握患者各方面情况，制定适宜的治疗方案。

（2）做好患者血压等监测：应用舱内心电监测仪等，做好患者血压监测，并且有助于数据分析，以及时调整治疗压力、时程等。

（3）控制同舱治疗人数：由于直立性低血压患者发病的特殊性，应控制舱内同期治疗人数，一是减少患者的心理压力，二是便于患者在体位变换时有足够空间进行适应性调整。

4. 循证医学评价　在文献临床应用报道中，高压氧治疗辅助治疗直立性低血压能显著改善患者的症状、减少低血压发作次数、提高患者的生活质量。但目前关于治疗对象的选择、高压氧治疗方案的选择等方面还需要有更多深入研究，以更好地提高应用的科学性和有效性。

（彭慧平　周苏键）

第四章 高压氧医学在外科疾病的应用

第一节　股骨头坏死

股骨头坏死是一种骨科常见病，由创伤、激素、酒精等多种病因所造成。儿童的骨骼发育尚未成熟，其股骨头坏死的临床症状及病理生理过程不同，被称为 Perthes 病（Legg Calve Perthes disease，LCPD）。近年来，该病发病率不断增高，且发病年龄明显提前，患肢功能严重下降。在美国，每年新增 10 000 ~ 20 000 患者，并且占到全髋置换手术的 5% ~ 18%，因而引起越来越多的国内外学者重视。

【定义】股骨头坏死是股骨头静脉淤滞、动脉血供受损或中断使骨细胞及骨髓成分部分死亡及发生随后的修复，继而引起骨组织坏死，导致股骨头结构改变及塌陷，引起髋关节疼痛及功能障碍的疾病。

【临床表现】股骨头坏死的临床症状不明显是早期股骨头坏死的特点，患者多以腹股沟区疼痛，臀部深部疼痛或大腿前方和 / 或膝关节疼痛等症状来院就诊，由于其临床症状不典型常常容易漏诊及误诊。随着病变进展患肢疼痛多呈进行性加重，出现跛行，继而髋关节正常功能丧失。病变晚期患侧髋关节呈现内收、屈曲畸形，髋关节静息痛，关节活动明显受限。股骨头坏死的影像学诊断早期非创伤性股骨头坏死，X 线片可以显示坏死区的骨小梁结构模糊不清甚至呈不规则空穴样改变，当然其前提是坏死区骨小梁被破坏和被吸收。

【诊断】参照成人股骨头坏死专家共识及国际股骨头坏死诊断标准制定。

1. **临床特点**　多以髋部、臀部或腹股沟区的疼痛为主，偶尔伴有膝关节疼痛，髋关节内旋活动受限。常有髋部外伤史、皮质类固醇类药物应用史、酗酒史及潜水员等职业史。

2. **MRI 影像**　MR 检查对股骨头坏死具有较高的敏感性。表现为 T_1WI 局限性软骨下线样低信号或 T_2WI “双线征”。

3. **X 线影像**　正位和蛙式位是诊断股骨头坏死的 X 线基本体位，通常表现为硬化、囊变及“新月征”等。

4. **CT 扫描**　通常出现骨硬化带包绕坏死骨、修复骨，或表现为软骨下骨断裂。

5. **放射性核素检查**　股骨头急性期骨扫描可见冷区；坏死修复期表现为热区中有冷区，即“面包圈样”改变。单光子发射计算机断层显像或许可能提高放射性核素检查对股骨头坏死诊断的灵敏度。正电子发射断层扫描可能比 MRI 和 SPECT 更早发现股骨头坏死征象，并可以预测股骨头坏死的进展。

6. **骨组织活检**　骨小梁的骨细胞空陷窝多于 50%，且累及邻近多根骨小梁，骨髓坏死。

7. **数字减影血管造影**　表现为股骨头血供受损、中断或淤滞。不建议在诊断时常规应用。

除 1 外，2 ~ 7 另外符合任意一条即可确诊。

【**常规治疗**】治疗方法包括非手术治疗和手术治疗。

1. **非手术治疗**

（1）保护性负重：避免撞击性和对抗性运动。使用双拐可有效减轻疼痛，不主张使用轮椅。

（2）药物治疗：建议选用抗凝、增加纤溶、扩张血管与降脂药物联合应用，如低分子肝素、前列地尔、华法林与降脂药物的联合应用等。也可联合应用抑制破骨和增加成骨的药物，如磷酸盐制剂、美多巴等。药物治疗可单独应用，也可配合保髋手术应用。

（3）中医药治疗：以中医整体观为指导，遵循“动静结合、筋骨并重、内外兼治、医患合作”的基本原则，强调早期诊断、病证结合、早期规范治疗。对高危人群及早期无痛患者以活血化瘀为主、辅以祛痰化湿、补肾健骨等中药，具有促进坏死修复、预防塌陷的作用；对早期出现疼痛等症状的股骨头坏死，在保护性负重的基础上应用活血化瘀、利水化湿的中药，能缓解疼痛、改善关节功能；对中晚期股骨头坏死，应用活血化瘀、利水化湿中药配合外科修复手术，能提高保髋手术效果。

（4）物理治疗：包括体外冲击波、电磁场、牵引等。

2. **手术治疗**　股骨头坏死进展较快，非手术治疗效果不佳，多数患者需要手术治疗。手术方式包括保留患者自身股骨头为主的修复重建术和人工髋关节置换术两大类。保留股骨头的手术包括髓芯减压术、截骨术、带或不带血运的骨移植术等，适用于股骨头坏死早期或中期，且坏死体积在 15% 以上的股骨头坏死患者。如果方法有效，可避免或推迟人工关节置换术。

【**高压氧治疗**】

1. **治疗原理**

（1）可以增加动脉血氧分压，增加毛细血管氧气弥散距离，增加骨折区域氧气供应，提高局部氧分压，纠正缺氧状态，恢复局部组织的有氧代谢。

（2）增强成骨细胞、破骨细胞、成纤维细胞、内皮细胞的增殖、分裂，加速肉芽组织、纤维组织、结缔组织的增生，加速骨组织的生长，加速坏死骨组织的修复以及骨折的愈合。

（3）增强吞噬细胞吞噬细菌和坏死组织的能力，增强抗感染和清除病灶的能力。

2. **治疗方法** 高压氧是治疗无菌性股骨头坏死手段之一，应强调综合治疗。对于股骨头坏死 Ficat 分期为Ⅰ期、Ⅱ期的患者，高压氧治疗具有与骨科干预类似的效果。高压氧所用压力多为 2～3ATA，其中以 2.5ATA 应用最多，吸氧时间为 90min，一般需治疗 6～10 个疗程治疗，每 3 个疗程结束应休息 1～2 周，然后再开始下阶段治疗。

3. **注意事项**

（1）有肺大疱或严重肺气肿、气胸未处理等高压氧治疗禁忌者不宜进舱。

（2）如有感染应清除病灶，予抗生素治疗。病理性骨折应予以固定。

4. **循证医学评价** 在 8 项临床研究（2 项随机对照试验；1 项历史对照研究；5 个病例系列研究）中，有 4 项研究是高压氧治疗与其他治疗方式相结合，使得人们无法对高压氧疗法的具体效果得出确切的结论。在单独使高压氧治疗的研究中，Steinberg Ⅰ期病变的髋关节存活率为 95.5%，Steinberg Ⅱ期病变的髋关节存活率为 89%，Ficat Ⅱ期病变的髋关节存活率为 100%。多项研究均表明高压氧治疗在治疗股骨头坏死中有一定的应用空间。然而，需要进一步的随机对照试验来更好地阐明高压氧在股骨头坏死中的治疗作用。

第二节 肝动脉血栓

肝动脉血栓是肝移植术后早期最严重的并发症之一，多数情况下可迅速导致移植肝脏坏死，其发生率为 5.7%～20%。

【定义】肝动脉炎所致或肝移植术后出现肝动脉缺血损伤引起的血管疾病。

【临床表现】肝动血栓形成可以表现为暴发性肝坏死和败血症，肝功能低下的早期表现包括乳酸盐水平增高，胆汁生成不足，血流动力学不稳定以及肝功能检测指标的增高。

肝动血栓形成通常表现为术后即刻肝功能指标的突然升高。如果不马上纠正，常会发展为肝梗死、坏死和无法控制的败血症。

【诊断】肝移植术后早期发生时，可出现突发性腹痛，以肝区疼痛最为明显，高热、腹水和肝功能全面异常，并可出现胆漏、肝脓肿及脓毒血症。肝脏超声多普勒检查提示肝动脉血流消失、肝内出现大片坏死灶或脓肿形成，腹水增加。肝移植后期发生的肝动脉栓塞，因动脉侧支循环已形成，症状多不典型，但由于胆管营养障碍，常出现胆管狭窄表现，超声多普勒检查无肝动脉血流波型。另外，血管造影提示肝动脉出现突然中断影像。

【常规治疗】

1. 对肝移植后早期发生的肝动脉血栓，尽可能切开吻合口，取出血栓，并重新吻合，但存活率很低。

2. 对肝动脉血栓后肝坏死程度较轻的患者，可通过介入治疗手段在肝动脉内注入溶栓剂治疗，有部分病例可使肝动脉获得再通。

【高压氧治疗】

1. **治疗机制**

（1）减少缺血再灌注损伤：缺血再灌注时，高压氧下调细胞间黏附分子表达，增加缺血再灌注器官超氧歧化酶活性，减少缺氧时的脂过氧化，下调炎症递质的表达与合成，减少中性粒细胞积聚，减轻缺血再灌注损伤。

（2）抑制细胞凋亡：高压氧可减少缺氧造成的脑细胞凋亡，刺激凋亡抑制基因 *bcl-2* 的表达。

（3）促进血管形成：肝移植肝动脉血栓后监测肝脏侧支形成时间，接受高压氧治疗患者，其肝脏侧支循环形成时间平均为 14d；未接受高压氧治疗患者，其肝脏侧支循环形成时间平均为 30d。

（4）增强机体抵抗力：高压氧状态下体内氧自由基对肝坏死厌氧菌有杀菌作用，氧供增加可增强巨噬细胞吞噬作用，降低门静脉高压患者肠黏膜通透性，增强网状内皮系统功能，阻断肠道内毒素及细菌移位，增强血内毒素和移位细菌的清除，改善肝功能。

2. **治疗方法**　高压氧在辅助治疗肝动脉血栓临床应用中，国外文献常使用 2.5ATA，吸纯氧 90min，2 次 /d。国内通常使用 2ATA，吸纯氧 90min，1 次 /d，1 疗程 20d，1～2 个疗程即可。

3. **注意事项**

（1）明确诊断肝动脉血栓后应立即进行高压氧治疗，为达到更好的预防效果，早期协同动脉溶栓治疗是安全可行的。对出现肝坏死患者，尽早治疗同样可减轻炎症反应对全身机体损伤，同时高压氧可协同抗生素的治疗作用，使全身对症治疗能达到最佳化。

（2）对有内出血未完全控制及未处理的气胸患者应视为禁忌证。发热被视为高压氧治疗相对禁忌证，但肝坏死伴发热，高压氧治疗是安全的。

（3）肝移植术后早期患者，通常有各种静脉管道及引流管，加压时夹闭引流管，减压时开放引流管，可防止气栓形成及引流区域积气损伤。

4. **循证医学评价**　暂缺乏循证医学证据，需要更多大样本、多中心的随机对照试验来阐明高压氧在肝动脉血栓中的治疗作用。

第三节　直肠阴道瘘

直肠与阴道相交通，形成异常通道，粪便从阴道溢出，称为直肠阴道瘘。直肠阴道瘘多见于产科损伤，往往是由于Ⅲ度或Ⅳ度撕裂修补后裂开，或者是由于产钳或急产发生撕裂修补后裂开，或者是由于产钳或急产发生撕裂未及时发现。由于产程延长，胎先露压迫式的阴道隔坏死，是发展中国家最常见的原因。也可见于妇科手术。

【临床表现】直肠阴道瘘患者主要表现为阴道溢粪，在腹泻或解稀便时尤为明显，有时有阴道排气。小瘘，大便较干时，可无任何症状表现，即不会从阴道内排便，若为稀便，则阴道可有排气及排便。若为大瘘孔，又接近阴道口，则瘘孔成为大便的必经之路，肛门废用，出现不能控制的阴道排气。伴有阴道瘢痕狭窄者则更影响其性生活。

【诊断】直肠阴道瘘结合粪漏表现易于诊断。尤其大的瘘在阴道窥镜暴露下看得更清楚，手指也可触及；小瘘孔及子宫切除后阴道断端瘢痕中的瘘孔则不易被发现，如果阴道后壁见到一处鲜红的小肉芽组织，从此处用子宫探针探查，同时用另一手手指伸入肛门，手指与探针相遇则可明确诊断。也可用细的塑料管或硅胶管插入，经管注入亚甲蓝稀释液观察直肠内棉球是否变蓝来确诊。如疑为小肠或结肠阴道瘘，结合手术分析外，应用纤维结肠镜来确诊。

【治疗原则】

1. 感染引起的阴道瘘，在急性感染期，手术只限于切开引流，抗感染，待炎症消退3～6个月后再行修补手术。

2. 肿瘤侵蚀引起的瘘，应根据肿瘤治疗原则处理，多需广泛切除。

3. 外伤性瘘有局部感染者，应在急性炎症消退3个月后再行手术。局部无感染而全身情况又许可手术者，可考虑进行适当修复，3个月后，必要时再进一步修复。手术不慎而引起瘘，应及时发现，及时修复。

4. 合并尿道直肠瘘时，最好一次手术完成两种瘘管的修复。一次手术完成有困难时，先修复阴道直肠瘘。

【高压氧治疗】

1. **治疗机制** 在高压氧环境下，能加速病灶清除，促进有氧代谢，刺激伤口边缘胶原形成，改善微循环，促进侧支循环的建立。

2. **治疗方法** 高压氧所用压力多为2ATA，吸氧时间为90～120min，1～2次/d，疗程一般为40次左右。

3. **注意事项** 对于由肿瘤引起的直肠阴道瘘患者，在进行高压氧治疗前至少6周内没有活动性恶性肿瘤。

4. **循证医学评价** 暂缺乏循证医学证据，需要更多大样本、多中心的随机对照试验来阐明高压氧在直肠阴道瘘中的治疗作用。

第四节 冻伤

冻伤是一种低温损伤，当组织持续暴露在低于冰点（寒冷或潮湿环境）的温度下时就会发生冻伤。面临冻伤风险的主要人群是冬季运动娱乐者（登山者、滑雪者和极地旅行者）、军人和寒冷环境中的户外工作者。

【临床表现】根据冻伤发生部位的不同，可将冻伤的临床表现归纳如下：①局部冻伤：表现为受冻部位冰凉、苍白、坚硬、感觉麻木或丧失；②手冻伤：冻伤手指皮肤发冷，指端感觉减退或敏感。皮肤颜色苍白或青紫，肢体不能持重等；③足冻伤：冻伤足部皮肤发冷，感觉减退或敏感，趾端感觉减退或敏感，皮肤颜色苍白或青紫。主要是由于冻伤后交感神经或周围神经功能紊乱所引起。

冻伤与烧伤一样，根据损伤的不同程度可分为Ⅰ度冻伤、Ⅱ度冻伤、Ⅲ度冻伤和Ⅳ度冻伤。Ⅰ度冻伤最轻，也称"冻疮"，伤及皮肤表皮层，受冻部位的皮肤红肿充血，患者自感热、痒以及灼痛，症状在数日后消失，愈后除有部分表皮脱落外，不遗留瘢痕。Ⅱ度冻伤伤及真皮浅层，伤后除红肿外，还伴有水疱，又称水泡性冻伤，深部可出现水肿，皮肤有剧痛感且感觉迟钝，愈后可能会有轻度的瘢痕。Ⅲ度冻伤又称坏死性冻伤，常伤及皮肤全层，出现黑色或紫褐色，皮肤痛感觉丧失，伤后不易愈合，除遗有瘢痕外，还会伴有长期感觉过敏或疼痛症状。Ⅳ度冻伤伤及皮肤、皮下组织、肌肉甚至骨骼，可出现坏死，感觉丧失，愈后可有瘢痕形成。除了以上临床表现外，研究表明，冻伤的并发症包括：冷超敏反应、指（趾）麻木、慢性疼痛、触觉障碍、关节炎等，最严重的并发症是冻僵，患者由于长时间处于冻伤状态或环境中，除皮肤颜色苍白、伤处冰凉外，还可见面部和周围组织有水肿，神志模糊或昏迷，肌肉强直，瞳孔对光反射迟钝或消失，心动过缓，心律不齐，血压进行性降低，可出现心房和心室纤颤，严重时心跳停止。

【病理改变】冻伤的病理改变可分为直接细胞损伤和间接细胞损伤，也称进行性皮肤缺血。细胞直接损伤的发生有多种机制。这些机制可概括为：冰晶形成（胞内和胞外）、细胞脱水和收缩、电解质紊乱、脂蛋白复合物变性和热休克。这些机制导致细胞损伤和死亡。间接细胞损伤是进行性微血管损伤的继发性损伤，比直接细胞损伤更为严重。解除冷冻环境后，机体微血管血栓形成，导致细胞持续损伤和死亡。内皮细胞损伤、血管内淤积、炎症介质和自由基水平升高、再灌注损伤和血栓形成，都在进行性真皮缺血中发挥作用，并相互促进。冻伤可能导致组织损伤和坏死，严重情况下会导致患者面临截肢的危险。

【诊断】观察冻伤局部皮肤、组织的血运情况，根据受伤病史，临床表现以及利用骨扫描、磁共振血管造影（MRA）等技术辅助诊断，确定治疗方案和提供预后信息。

【常规治疗】

1. 急救处理

（1）迅速远离寒冷或潮湿环境，防止继续受冻：脱下湿冷的衣服，换上温暖干燥的衣服。

（2）尽早复温、保暖：冰冻部分在37～39℃的温水中再加热1h，给患者补充热水或饮料。

2. **药物治疗**

（1）局部涂敷冻伤膏；改善局部微循环。

（2）抗休克、抗感染。

（3）应用镇痛类药物：如无禁忌证，给予阿司匹林或布洛芬进行镇痛。

3. **手术治疗** 冻伤程度较重，紧急处理后肢端血运恢复不明显，患者出现严重并发症则应立即进行手术处理，必要时截肢，为了尽量减少伤残，应最大限度地保留尚有存活能力的肢体功能。

【高压氧治疗】

1. **治疗机制** 除常规治疗外，高压氧治疗可作为冻伤的辅助治疗，高压氧在冻伤处理中的应用最早见于 1963 年。虽然目前尚未有动物实验证明高压氧治疗冻伤的具体机制，但临床病例和个案中已经表现出高压氧对冻伤的积极效应。高压氧治疗冻伤的机制可能是减少损伤后细胞的再灌注损伤，并改善微血管内皮的抗氧化应激能力。微血管损伤和再灌注损伤是冻伤病理生理过程中的重要表现，高压氧治疗可为受损组织提供充足的氧气，增加血液内的氧张力，从而增加氧的输送，减轻血管内皮的氧化应激反应，因此，进行高压氧治疗可通过降低冻伤后的低氧血症来改善血流，减轻再灌注损伤。组织氧合的增加还可以提高基础代谢率，同时也会产生外周血管扩张和外周温度升高，起到冻伤后复温的效果。

2. **治疗方法** 在高压氧辅助治疗冻伤的临床应用中，最常应用 2.0ATA 的剂量来进行治疗，治疗时间为 90min/ 次，2 次 /d，同时继续进行基本医疗护理。研究表明，在接受了 20 次高压氧治疗以及 14d 的基本医疗护理后，患者较治疗前有了显著的恢复。

3. **循证医学评价** 到目前为止，由于缺乏随机对照试验的证据，高压氧治疗被推荐作为冻伤处理的辅助治疗，以减少冻伤后遗症。多项临床研究表明，高压氧治疗可改善冻伤后受损组织的血运，修复细胞损伤，高浓度的纯氧可有效促进局部血液循环，将受伤后的无氧代谢转为有氧代谢，并减轻冻伤并发症。有病例报告表明，对 1 例 11 岁男孩双手手指的Ⅲ度冻伤进行持续 14d 的高压氧治疗后，患者的症状在不影响骨骺生长的情况下完全恢复。在最新的回顾性研究中，表明高压氧治疗可促进 22 例严重冻伤患者的康复进程，尽管会短暂地出现一些治疗副作用如耳气压伤、恶心、呕吐、焦虑、氧毒性发作等，但治疗疗程结束后，所有患者均未遗留长期后遗症。

第五节　整形术后

整形术也称整形美容术，是指运用手术治疗、医疗器械、药物以及其他医学技术方法对人或动物受损皮肤组织进行整复，以达到改善损伤、恢复正常面貌的医学科学。

【分类】整形术可分为以下三大类：面部美容、修复再造、微创整形。

【病理生理】整形术以手术治疗最多见，其中皮瓣移植术是临床手术整形的技术之一，在整形科范围内，手术创口感染、皮瓣随即坏死、血管功能不全或术后组织的缺血再灌注（IR）损伤等原因，可能导致整形移植的失败，因此提高皮瓣移植的成功率（降低感染风险、减轻缺血性再灌注损伤）是目前整形术最重要的研究方向。

【高压氧治疗】

1. **治疗机制**　通过改善皮肤移植前后的手术伤口感染、增加氧合、改善成纤维细胞功能、新生血管和改善皮瓣植入后的缺血性损伤来提高整形成功率、降低致残率。

2. **治疗方法**　治疗压力 2.0～2.5ATA，加压 20～30min，稳压吸氧 90min，减压 20～30min，每日 2 次，10 次为 1 个疗程，1～2 个疗程即可。

3. **循证医学评价**　在动物实验中，研究者分别对大鼠皮瓣移植模型组术后第 3 天和第 5 天开始进行高压氧治疗，与假手术组（即缺血性再灌注损伤组）相比，高压氧治疗组的高迁移率族蛋白 -1（HMGB-1）和核因子 -κB（NF-κB）蛋白的表达低于假手术组，因此该研究表明高压氧治疗可用于减轻皮瓣移植后的大鼠缺血再灌注损伤。此外，在皮瓣移植术后，高压氧预处理还可以通过增加大鼠移植皮瓣中基质细胞衍生因子 -1（SDF-1）和 CXC 趋化因子受体 -4（CXCR-4）来促进新血管形成，减少随机皮瓣坏死，从而提高移植成功率。有两项小型临床试验表明高压氧治疗可以改善整形术植皮效果和降低手术创口的感染危险，但这些试验存在偏见的风险。综上所述，仍需要进一步的研究以提供多中心的前瞻性临床研究和成本分析，以比较高压氧治疗与其他辅助疗法在受损移植物 / 皮瓣的治疗中的作用。

第六节　移植术后

随着当今医学的快速发展，实体器官移植成为肾衰竭、肝癌、肺癌、冠心病等威胁生命健康的重大疾病首选治疗方法，然而，器官移植后的移植排斥反应（如感染、心律失常、糖尿病等并发症）将会是长期的，因此治疗器官移植后的排斥反应或并发症是目前急需解决的科学问题。

【定义】移植是指将人类或试验动物的细胞、组织或器官用手术或其他方法，导入自体或另一个个体的某一部分，以替代原个体已丧失功能的细胞、组织或器官的一种技术或者治疗手段。移植分类包括细胞移植、组织移植以及器官移植。实体器官移植（solid organ transplant，SOT）是挽救生命的重要治疗手段，是晚期器官衰竭患者的既定治疗方法。近年来，器官移植率逐年增加，同时也极大地降低了疾病的致残和致死率。

【适应证】器官移植的适应证是需要移植的器官功能衰竭、不能满足正常机体功能活动。

【并发症】基础的并发症主要有手术创口感染、炎症反应、恶心、呕吐、移植术后新发糖尿病、高脂血症、高尿酸血症、心脑血管疾病。心、肺移植术后的并发症主要包括大脑的空气栓塞、肺栓塞、肺炎等；肝脏移植的并发症包括缺血再灌注损伤，肾移植包括术后创口感染、尿道炎症等。

【常规治疗】器官移植的治疗最常见的就是对移植后排斥反应的药物治疗（或预防为主）。术后早期是移植排斥反应的高发时间，因此需要联合应用大剂量免疫抑制药物进行预防及治疗，随着移植术后时间的延长，排斥反应的发生风险逐渐降低，可以逐步降低免疫抑制程度，以环孢素（CsA）和他克莫司（Tac）为基础的钙调神经磷酸酶抑制剂（CNI）是目前临床上最常使用抗排斥反应的免疫抑制剂。

【高压氧治疗】移植术后的排斥反应除了常规的免疫制剂药物治疗外，高压氧治疗通过增加移植后组织器官的血流量，减轻缺血再灌注损伤、降低感染风险和炎症反应等机制，可作为器官移植后的辅助治疗。

1. **高压氧在心、肺移植中的应用**　心肺移植手术在器官移植中最常见，心脏移植常见于先天性心脏病、晚期充血性心力衰竭以及严重冠心病等心脏结构及功能障碍，肺移植常见于慢性阻塞性疾病、严重肺纤维化等经药物治疗无效的严重肺疾病。器官移植后常常伴随着相关的继发性心肺疾病危险因素，肺移植后的中央气道狭窄（CAS）部分归因于移植后的慢性气道缺血、缺氧，研究者对肺移植后患有中央气道狭窄的患者进行高压氧治疗后，该研究表明了在肺移植后出现坏死性气道斑块的患者中高压氧治疗的安全性。此外，高压氧治疗已成功用于治疗特定的严重感染、局部缺血性损伤和脑动脉栓塞。研究发现在肺移植后伴有胸骨骨髓炎、难治性蜂窝织炎以及脑动脉栓塞的并发症患者进行高压氧治疗后，患者炎症反应明显较前减轻。空气栓塞（AGE）是心脏移植手术中罕见的并发症，具有较高的发病率和死亡率。病例报告研究表明，对心脏移植术后患者进行高压氧治疗可用于减轻术后发生 AGE 的症状。

2. **高压氧在肝脏移植中的应用**　缺血再灌注损伤（TR）可见于心肌梗死、脑卒中和周围血管疾病，是目前公认的破坏性疾病和导致机体死亡的最常见原因。系统评价表明，高压氧治疗对肝移植后的免疫调节具有积极的效果，肝移植术后常可观察到受体肝脏组织的缺血再灌注损伤，而高压氧预处理可通过增加血流量、改善缺血缺氧状态，对肝移植起到保护作用。

3. **高压氧在肾移植中的应用**　肾移植术是严重肾功能衰竭患者的唯一有效治疗方法，而低氧血症是肾移植患者术后最多见的并发症之一，在肾脏移植术前，患者就有极大的已患低氧血症的可能性，临床研究表明，在肾脏移植术前，进行高压氧预处理可有效降低肾脏移植术后低氧血症的发生率，其机制可能是高浓度氧气的输入，可加快移植术前患者血液循环，抑制厌氧菌的生长，维持机体正常的有氧代谢，减轻肺泡水肿，因此，高压氧治疗联合术前免疫制剂治疗的方式可被认作是肾移植术的预防措施之一。

第七节　骨质疏松

骨质疏松症被WHO定义为双发射X射线吸收测量仪（DXA）测量的骨密度（BMD）t值小于－2.5的一种常见疾病，骨质疏松会影响30%的女性和12%的男性。骨折是骨质疏松最常见和最严重的并发症，患上骨质疏松的风险随着年龄的增长而增加，并且在老年人中越来越常见。

【定义】骨质疏松症是一种骨骼疾病，其特征是骨骼强度受损，骨组织的微结构退化，导致骨骼脆性增强，骨折风险增加，以疼痛、骨折为主要临床表现的代谢性骨病。骨强度主要反映骨密度与骨质量的综合情况。骨质疏松症可发生于不同性别和各种年龄段，但以绝经后女性和老年男性最为多见。

【危险因素】根据世界卫生组织制定的FRAX工具（FRAX是在美国临床决策中最常用的工具）将近十年来的骨质疏松症的发病因素归纳为以下几个方面：先天性因素、年龄、性别、体重、以前的骨折病史、吸烟情况、酗酒、糖皮质激素的使用、类风湿关节炎、二次骨质疏松症、股骨颈BMD。

【病理特征】

1. **遗传因素**　在骨质疏松症的发生和骨折的发生中，既有遗传因素，也有非遗传因素。非遗传因素包括一般环境的特征，如吸烟、营养、其他疾病，以及与跌倒更直接相关的因素，如视力、神经肌肉功能和软组织填充物。与骨质疏松症相关的遗传因素是那些决定骨质量、骨大小、结构、微结构和内在特性的基因。

2. **机械负荷的增加**　在短时间内，随着日常活动的增加，骨骼负荷显著增加，这可能导致骨骼微损伤的增加。在没有足够的恢复时间进行修复的情况下，可能会导致临床上明显的应力性骨折。未修复的微损伤的增加与骨的刚度和强度的损失有关。

3. **微观结构改变**　骨的显微结构是骨抵抗骨折的另一个重要部分。它包括小梁骨组织的数量、大小、形状和连通性，以及皮质骨组织的数量和形状。骨质疏松症与小梁数量和大小的减少有关。骨小梁变薄，形态呈棒状，取代了非骨质疏松性骨中较强的板状形态。

4. **细胞水平的变化**　绝经期雌激素缺乏使其对破骨细胞的抑制作用消失。破骨细胞数量的增加和破骨细胞寿命的延长导致更多和更深的骨重建部位。成骨细胞生成的增加有一定的补偿作用，但绝经早期成骨细胞凋亡。这两种效应都会导致小梁变薄和穿孔。随着年龄的增长，微损伤会增加，使绝经后妇女更容易骨折。绝经期雌性激素减少的另一个影响是炎性细胞因子的增加，而炎性细胞因子也会影响成骨细胞。雌激素缺乏促进T细胞活化。激活的T细胞可以产生刺激破骨细胞活动和抑制成骨细胞的细胞因子。最常见的两种细胞因子是肿瘤坏死因子（TNFs）和白细胞介素，它们不仅能刺激破骨细胞的活性，还能抑制其凋亡，从而延长其寿命，导致骨质疏松和骨折的发生。

【临床表现】

1. **疼痛** 以腰背痛最多见，占疼痛患者中的 70% ~ 80%。患者在久立、久坐时疼痛加剧，弯腰、用力咳嗽时加重，休息时减轻。老年人出现骨质疏松症时，脊柱椎体压缩变形，脊柱前屈，肌肉疲劳甚至痉挛，局部血液循环不畅，产生疼痛。

2. **身高长度的变化** 多在疼痛后出现，随着年龄增长，骨质疏松加重，胸、腰椎曲度加大，老年人骨质疏松时椎体压缩，每个椎体缩短 2mm 左右，身长平均缩短 3 ~ 6cm。

3. **骨折** 是骨质疏松症最常见和最严重的并发症。

4. **肺功能下降** 如果骨折发生在胸、腰椎处，则可能出现压缩性骨折，脊椎后弯，胸廓畸形，肺活量和第一秒用力呼气量显著减少，患者往往可出现气短、呼吸困难等症状。

【诊断标准】对于≥ 50 岁以上的绝经后妇女和男性，应适用 WHO 的诊断标准。

1. **正常** $t \geqslant -1.0$。

2. **低骨量（骨质减少）** $-2.5 < t < -1.0$。

3. **骨质疏松** $t < -2.5$。

【常规治疗】根据美国骨质疏松症治疗指南和中国骨质疏松性骨折诊疗指南，将骨质疏松的常规治疗归纳如下。

1. **补充钙和维生素 D** 临床上目前关于钙和维生素 D 摄入的建议包括：鼓励患者通过饮食来源获取这些营养，并建议仅对未达到摄入量水平的患者进行补充。钙补充剂包括碳酸钙和柠檬酸钙；每日所需剂量的测定应以元素钙含量为基础。华盛顿医学研究所建议钙摄入量成人为 800 ~ 1 000mg，绝经后妇女每天 1 000 ~ 1 500mg，50 岁以上的老年人以及其他具有骨质疏松症危险因素的患者，推荐钙的摄入量为 1 500mg/d。维生素 D 的摄入量为 400 ~ 800U/d。过量的钙摄入会导致肾结石，因此不能给患者过度补钙，应该在推荐的剂量范围内补充。

2. **药物治疗**

（1）双膦酸盐类：双膦酸盐类药物是治疗骨质疏松症的一线药物。已有研究发现，药物治疗可降低绝经后伴有椎体骨折或骨质疏松症的妇女和 50 岁以上的老年人发生临床骨折的风险。在患有骨质疏松症（包括髋部和脊椎骨折）的绝经后妇女，使用阿仑膦酸盐、利塞膦酸盐、唑来膦酸或地诺单抗治疗可降低临床骨折的风险。

（2）选择性雌激素受体调节剂：雷洛昔芬是一种选择性雌激素受体调节剂，可降低绝经后骨质疏松妇女椎体骨折的风险，但对非椎体骨折的风险无影响。长期使用雷洛昔芬可降低患乳腺癌高风险女性的风险，但增加了发生静脉血栓栓塞事件的风险。美国食品和药物管理局不推荐或批准使用雌激素疗法或联合激素疗法（雌激素加黄体酮）治疗绝经后骨质疏松症。

（3）甲状旁腺激素及相关肽类似物：在使用特立帕肽和甲状旁腺激素肽类似物治疗骨

质疏松时应注意警惕副作用如恶心、关节痛、腿抽筋、高钙血症和高钙血症等。

【预防】预防骨质疏松以及骨折的生活方式措施包括保持健康的体重（体重指数 > 20kg/m^2）和足够的饮食蛋白摄入（即每日 0.8g/kg 体重）。应该建议患者避免吸烟和过量饮酒。运动被广泛推荐来改善骨骼健康，美国国家骨质疏松症基金会指南支持终生体育活动（包括负重运动和增强肌肉运动）预防骨质疏松症，但活动的频率和强度没有在指南中指定。预防老年人跌倒，一项系统回顾得出结论，运动或物理治疗干预可适度减少社区老年人跌倒。此外，太极拳也被证明可降低老年人跌倒的概率并辅助治疗骨质疏松症。

【高压氧治疗】

1. **治疗机制**

（1）缓解骨质疏松后疼痛：高压氧治疗可通过增强组织内氧含量，改善缺氧状态，增强组织器官的新陈代谢，促进原发性骨质疏松后体内致痛物质的排出，从而缓解疼痛。

（2）调节成骨细胞与破骨细胞的功能：正常骨由骨基质和细胞组成，细胞包括骨细胞、成骨细胞和破骨细胞。高压氧治疗可调节成骨细胞与破骨细胞的功能，恢复骨细胞活性，改善骨微循环，增强骨微循环调节功能，促进钙盐沉积，从而改善骨小梁及骨胶原的形态和微细结构，适应骨质疏松后生物力学的改变，提高骨强度和刚度。

（3）降低骨折后炎症反应、减轻并发症：骨质疏松是骨折的危险因素之一，骨折常并发机体促炎因子、肿瘤坏死因子等的释放，而高压氧治疗可通过抑制促炎因子以及肿瘤坏死因子在体内的变化，减轻骨折后炎性反应。

2. **循证医学评价**　动物研究发现，超早期高压氧治疗可以减轻脊髓损伤大鼠（SCI）的脊髓水肿，促进后肢运动功能部分恢复，增加后肢骨密度（BMD），改善脊髓损伤后骨质疏松症状和降低后肢骨瘤的风险。此外，高压氧治疗组与假手术组比较，治疗组可提高细胞外基质 Hyp 含量，增加骨小梁及骨胶原数目，改善骨质疏松大鼠模型的生物力学性能。一项病例报告表明，高压氧治疗可防止与髋关节骨质疏松症的缺血性骨坏死、减轻骨质疏松后疼痛。

第八节　麻痹性肠梗阻

麻痹性肠梗阻亦称无动力性肠麻痹，是因各种原因影响肠道植物神经系统的平衡；或影响肠道局部神经传导；或影响肠道平滑肌收缩使肠管扩张蠕动消失。患者腹胀显著，无阵发性绞痛等，肠蠕动减弱消失，罕有引起肠穿孔者。

【临床表现】麻痹性肠梗阻的突出表现为全腹的明显腹胀，且常伴有呕吐胃内容物，呕吐物中无粪味。患者不能坐起，感觉呼吸困难。因体液大量丢失，感极度口渴、尿量减少。体检腹部膨隆，腹式呼吸消失，见不到肠型及肠蠕动波；腹部压痛多不显著；叩诊呈均匀鼓音，肝浊音界缩小或消失；听诊时肠鸣音明显减弱或完全消失。患者一般情况常较严重，但无特殊的痛苦。

【诊断】诊断根据患者病史、临床表现，结合X线、CT等检查诊断即可明确。立位X线平片检查时，往往全部肠襻有充气扩张现象，并可见肠腔内有多个液平面。但也有少数病例只有个别肠襻发生局限性的肠麻痹。

【常规治疗】

1. **原发病因的处理** 针对麻痹性肠梗阻的致病原因进行相应的处理，如腹部手术后或腹膜炎等所致的肠麻痹给予胃肠减压后，可使病情好转；肾绞痛者给予解痉止痛和肾囊周围封闭，可使肠麻痹减轻；卵巢囊肿蒂扭转等病因消除后，肠麻痹都能自行痊愈等。

2. **非手术疗法** 是麻痹性肠梗阻的主要治疗手段。

（1）药物治疗：应用各种副交感神经兴奋剂，如毒扁豆碱、新斯的明、垂体素等，对预防和治疗麻痹性肠梗阻有一定疗效。

（2）胃肠减压：经鼻插入十二指肠管，并给予连续抽吸减压，并维持到肛门能自动排气、肠蠕动音正常为止。至腹胀消退时，还可自导管注入30ml麻油至肠腔中，若能引起强烈的肠蠕动，肛门有大便自动排气，则表示肠麻痹已经解除，胃肠减压导管即可拔除。

（3）脊髓麻醉或腰交感神经阻滞的应用：抑制内脏交感神经而治疗麻痹性肠梗阻大多可取得一定疗效，但这种内脏神经的抑制是暂时性的，无持久的疗效。

（4）其他可刺激肠蠕动的方法：10%高渗盐水溶液75～100ml静脉滴注或10%的高渗盐水300ml保留灌肠，均有刺激肠蠕动的作用。口服热水对刺激肠蠕动有一定的作用。腹壁的冷敷也能引起较强烈的肠蠕动。

3. **手术疗法** 麻痹性肠梗阻患者一般进行非手术治疗大多都可获得痊愈。但在经胃肠减压等非手术疗法失败，或不能排除机械性或绞窄性肠梗阻的情况下，偶尔可以考虑行肠减压造瘘术。

【高压氧治疗】

1. **治疗机制**

（1）HBO治疗可以加速腹腔术后肠蠕动的恢复，舱内高压使肠管内气体体积缩小，肠管扩张解除，肠管壁水肿消退，肠壁血运改善，炎性反应期缩短，规律的胃肠蠕动有利于减少肠粘连的发生。

（2）HBO治疗可以加速受损组织的修复过程，减少腹腔内的炎性渗出，减少纤维蛋白原的析出，减少纤维索条的形成，从而减少远期肠管粘连的可能。

（3）HBO治疗可以有效抑制肠道厌氧菌的生长，加速细菌毒素降解，协同抗菌素作用，减少炎症反应，从而减少远期肠管粘连发生的可能。

（4）HBO有免疫抑制作用，可以抑制或减轻肠壁对细菌及其毒素的免疫反应，促进炎性介质的消散吸收，降低腹腔内粘连的发生概率。

2. **治疗方法** 高压氧所用压力多为2～2.5ATA，其中以2ATA应用最多，吸氧时间为 60min，疗程一般为 3 ~ 5 次即可。

3. **注意事项**

（1）治疗前应鉴别术后肠梗阻的性质，确诊为麻痹性肠梗阻，同时生命体征平稳者，方可采用高压氧治疗。

（2）减压要缓慢，减压过快可使肠腔内气体膨胀过快而引起肠穿孔。

（3）在使高压氧治疗的过程中，需保持腹腔引流及胃管的通畅，尤其是在减压过程中，应开放胃肠减压管，避免因减压而引起胃肠道内气体膨胀，压力升高，造成吻合口撕裂。

（4）首次治疗 10 ~ 12h 后最好酌情再进行 1 次高压氧，待肠梗阻解除后（一般需 2 ~ 3 次）可再行 1 ~ 2 次以巩固疗效。

4. **循证医学评价**　暂缺乏循证医学证据，需要更多大样本、多中心的随机对照试验来阐明高压氧在麻痹性肠梗阻中的治疗作用。

第九节　破伤风

自 20 世纪以来，由于破伤风疫苗的应用，全球破伤风发病率逐年下降。但是在中低收入的国家，破伤风的发病率和死亡率还是非常高，据一项 2015 年的数据统计显示，全球有 56 743 人死于破伤风，其中 19 937 人为新生儿。如何进一步降低破伤风病死率是目前亟待解决的问题。

【定义】破伤风是一种与创伤相关的特异性感染，是由于破伤风梭状杆菌侵入人体，在缺氧的环境下，迅速繁殖并产生大量外毒素而引起的一系列临床症状和体征。

【临床表现】

1. **潜伏期**　一般为 7d 左右，也有个别患者在伤后数月或数年因清除病灶或异物而发病。潜伏期越短，病情越重，预后越差。

2. **前驱期**　患者表现为头痛、头晕、乏力、咀嚼无力、反射亢进等。

3. **发作期**　典型的症状为肌强直和阵发性强烈痉挛。受累肌群的顺序为由上到下，最先受影响的肌群是咬肌，然后依次为面部表情肌、颈肌、背腹肌、四肢肌，最后为膈肌。患者的表现为牙关紧闭、苦笑面容、颈项强直；背腹部肌肉同时收缩，形成“角弓反张”和板状腹；膈肌等呼吸肌受累时出现面唇青紫，呼吸困难，严重者可出现呼吸暂停。上述症状可因声音、光以及接触等轻微刺激而诱发，在发作的整个过程中患者的神志始终清楚，每次发作时间由数秒至数分钟不等。此期患者多因窒息、心力衰竭等死亡。

破伤风的病程一般为 3 ~ 4 周，若在积极治疗、预防并发症等情况下，发作程度可逐渐减轻，但肌紧张与反射亢进可继续一段时间。部分患者在恢复期会出现一些精神症状，如幻觉、言语错乱等，但一般能自行恢复。

【诊断】目前尚无实验室确诊方法，通常通过以下几点进行诊断。

1. **病史** 患者往往有外伤史，新生儿和产妇通常有不洁条件下分娩史。

2. **临床表现** 破伤风临床表现较为典型，为诊断的主要依据。若伤后出现肌紧张、阵发性肌痉挛、牙关紧闭、苦笑面容、角弓反张等，均应考虑本病的可能。

3. **鉴别诊断** 本病应注意与化脓性脑膜炎、狂犬病、癫痫、癔症等相鉴别。

【常规治疗】

1. **预防** 破伤风是可以预防的疾病。在创伤后，及时、彻底的清创，改善局部循环是预防的关键。此外，人工免疫也是产生稳定免疫力的有效预防措施，包括主动免疫和被动免疫。主动免疫采用破伤风类毒素抗原注射使人体产生抗体，最终达到免疫的目的。小儿主动免疫为百日咳、白喉、破伤风三联疫苗注射。被动免疫是针对伤前未曾接受主动免疫的患者，但是由于抗毒素容易发生过敏反应，注射前必须进行皮内敏感试验。若有过敏反应，应按脱敏法注射。此外，人体免疫球蛋白（TIG）肌内注射 250 ~ 500U 后可保留 4 ~ 5 周，免疫效能是破伤风抗毒素的 10 倍，是目前最佳的被动免疫。

2. **综合治疗** 破伤风的治疗主要采取综合治疗措施，包括清除毒素来源，中和游离毒素，控制和解除痉挛，保持呼吸道通畅，防治并发症。

（1）清除毒素来源：即处理伤口，对患者进行抗毒血清治疗后，在控制痉挛情况下，彻底清除坏死组织和异物，敞开伤口以利引流，局部用 3% 过氧化氢溶液冲洗。

（2）中和游离毒素：破伤风抗毒素能中和血液中游离毒素，早期有效，需做皮内敏感试验。目前推荐应用破伤风免疫球蛋白治疗。

（3）控制和解除痉挛：由于患者受轻微刺激后容易诱发痉挛等症状，所以应住隔离病室，避免声、光等刺激。必要时应用镇静剂或冬眠药，轻症者可用镇静安眠药物。

（4）保持呼吸道通畅：吸氧，吸痰，做好呼吸道管理，对于痉挛频发、药物不易控制，以及呼吸道分泌物多、排出困难者，应尽早行气管切开，及时清除气管内分泌物，保持呼吸道通畅，以免发生窒息等。

（5）防治并发症：本病的并发症主要为肺部感染，窒息，肺不张等，所以呼吸道的良好管理是防止发生并发症的关键。此外，还应及时翻身、拍背，预防压疮；防止交叉感染；预防坠床，咬舌等。患者频繁抽搐消耗大量能量，应及时补充营养（高热量、高蛋白），维持水和电解质平衡，必要时可采用管饲、肠外营养等支持治疗。

【高压氧治疗】

1. **治疗机制**

（1）破伤风杆菌在缺氧的环境下，会不断生长、繁殖，并且产生大量外毒素致病，主要的外毒素为溶血毒素和痉挛毒素。溶血毒素可破坏红细胞和白细胞，产生溶血现象，致局部组织坏死和心肌损害；痉挛毒素是破伤风的主要致病物质，通过血液循环和淋巴循环，可与脊髓、脑干等处的神经细胞突触相结合，抑制突触释放抑制性递质，使运动神经元兴奋性增强，从而使随意肌强直收缩和阵发性痉挛。高压氧使组织血氧含量增加，氧分压升高，抑制破伤风杆菌生长、繁殖和产生外毒素的能力；氧化已经产生的游离外毒素，从而抑制或减少溶血毒素和痉挛毒素产生，最终保护细胞组织，减轻痉挛。

（2）高压氧可促进细胞有氧代谢，减少乳酸堆积，使肌肉松弛，缓解肌肉疼痛。增强吞噬细胞的吞噬能力，加速病灶处坏死组织的清除，减少炎症反应，预防继发性感染。

（3）高压氧可改善各组织的供氧，增加侧支循环，减轻水肿，对中枢神经系统还具有抑制脱髓鞘病变，保护神经细胞的作用。

2. **治疗方法**　高压氧辅助治疗破伤风的临床应用中，一般治疗压力为 2.5 ~ 3ATA，间歇吸氧 90 ~ 120min（吸入纯氧 20 ~ 50min，休息 10 ~ 15min，反复进行），根据病情需要，成年人每日 1 ~ 2 次，10 次为一疗程。新生儿破伤风治疗压力一般取 1.5ATA，稳压吸氧 20 ~ 25min，每日 1 ~ 2 次，10 次为一疗程。

3. **注意事项**

（1）高压氧舱压力要在合适的范围内。当高压氧压力低于 1.3ATA 时，通过增加对受损组织中氧气输送，可促进体内需氧菌的生长，容易发生继发性感染。压力必须增加到足够的水平，才具有抑菌或杀菌的作用，但是较高的压力具有免疫抑制作用。

（2）本病患者受到轻微刺激（如声、光、接触等）就可诱发抽搐，故入舱前必须给予解痉药。

（3）入舱前无论患者气管切开与否，都要彻底吸痰，保持呼吸道通畅，防止分泌物堵塞气管发生窒息。未切开气管者，若发生喉头痉挛，应立即停止加、减压，以防造成肺气压伤。

（4）舱内必须备有吸痰器，急救车等，以防止发生意外。

4. **循证医学评价**　在一项 31 例随机对照临床研究中，高压氧辅助治疗重型破伤风可以明显缩短昏迷患者清醒的时间和病程，高压氧辅助治疗重型破伤风具有显著效果。但是关于高压氧辅助治疗破伤风，缓解其临床症状还是少见文献报道，值得进一步研究。

第十节　断肢再植

我国断肢再植技术开始于 20 世纪 60 年代，随着显微技术的不断发展，我国的断肢（指）再植技术现已经处于国际领先水平。一项对于不同损伤类型的断肢（指）再植成功率的研究发现，直接离断伤成功率为 81%，挤压伤成功率为 53%，撕脱伤成功率为 36%。高压氧对于断肢（指）再植后的断肢成活具有一定的辅助治疗作用，已经广泛应用于临床。

【定义】断肢（指）再植是指将完全离断或不完全离断的肢体通过手术方法对其进行清创、动静脉吻合、修复神经肌肉等，使断肢恢复血液循环，尽可能存活并且恢复其功能。

【临床表现】离断位置和损伤程度不同，可有不同的临床表现。当离断位置在远端，如单个手指或足趾离断时，除了疼痛、肿胀等表现，一般无明显的全身反应；若离断位置在近端，有较大血管经过的肢体离断时，可由于失血过多和剧烈疼痛引起休克。断端可合并有骨折或脱位，离断肢无血液循环。

【诊断】断肢再植的离断伤根据外伤史、损伤原因、损伤类型、临床表现及影像学等可做出明确诊断。一般患者的断肢是由于切割性离断、电锯伤离断、压轧性离断、撕脱性离断、炸伤性离断等外伤所造成。根据断肢是否完全与断端分离可为完全性断肢和不完全性断肢。完全性断肢是指没有任何组织相连或虽有受伤失活组织相连，清创时必须切除；不完全性断肢是指主要血管断裂合并骨折脱位，伤肢断面相连的软组织少于断面总量的1/4，伤指断面相连皮肤不超过周径的1/8，断肢无血液循环。

【常规治疗】

1. **断肢急救**　首先要对伤口止血包扎，然后不完全性断肢或合并多处骨折，应用夹板外固定，对于伤者在积极止痛和抗休克的同时迅速转运，断肢的断面因用清洁敷料包扎以减少污染，干燥冷藏保存，避免断肢直接浸泡于任何液体中。

2. **手术治疗**　对于断肢再植手术应越早越好，一般外伤后不超过6～8h为好。断指可延长至12～24h。手术治疗主要包括以下原则：彻底清创、重建骨支架、缝合肌肉（腱）、重建血液循环、神经修复、包扎。

3. **术后处理**

（1）一般护理：病房空气新鲜，室温保持在20～25℃。观察患者生命体征、局部血运情况。抬高患肢，使之处于心脏水平面。局部红外线灯照射，严禁吸烟，防止血管痉挛，卧床10d左右。

（2）密切观察全身反应：一般低位断肢和断指再植术后全身反应较轻。高位断肢再植，特别是缺血时间较长的高位断肢再植，容易发生因血容量不足引起休克、再植肢体血液循环不良、持续高热、烦躁不安甚至昏迷等全身反应。当发生上述情况，应及时处理。若情况无好转，保留肢体可能危及患者生命时，应及时截除再植的肢体。

（3）定期观察再植肢体血液循环：良好的血液循环，是使再植肢体存活的重要因素。

（4）防止血管痉挛，抗凝治疗：一般防止血管痉挛的方法为局部红外线照射，镇痛，禁止吸烟。此外还应保留持续臂丛或硬膜外管，定期注入麻醉药品以保持血管扩张，止痛。

（5）预防感染：对患者的病房应严格消毒，防止交叉感染。应用抗生素以预防感染。一旦发生感染，对伤口进行良好引流，清除坏死组织，采用合适抗生素局部湿敷，积极治疗。

4. **康复治疗**　肢体成活后，应积极进行主动和被动功能锻炼，并适当辅以物理治疗，如红外线、超短波、蜡疗等，促进功能恢复。

【高压氧治疗】

1. **治疗原理**

（1）改善断肢缺氧状态：肢体离断后其组织并未立即死亡，可以继续利用仅存的养料维持其新陈代谢，保持其活力，但因无血液继续为组织提供需要的养料，所以最终在缺血、缺氧的条件下，组织细胞发生不可逆损伤，有氧代谢下降，无氧代谢增加，代谢产物堆积，细胞变性坏死。在高压氧环境下血氧含量增加，血氧分压提高，在 0.2MPa 氧压下，血氧分压增加 7 倍，组织氧分压增加 4 倍左右，肌肉组织氧分压增加 8 倍左右。高压氧下氧在血浆中的物理溶解量增加 10～20 倍，血氧张力提高 14～20 倍，使组织内氧弥散能力增强，改善断肢缺氧状态，逐渐恢复组织细胞的有氧代谢，酸性代谢产物减少，有利于断肢体的肌肉、神经和骨组织的修复。

（2）恢复血液循环，防止微血栓形成：断肢再植后，虽然血管等都已吻合，若血流速度缓慢，则断端缺血缺氧状态改善也较缓慢，影响术后的恢复。高压氧可增强红细胞变形能力，降低血液黏稠度，改善血液流变性，增强血液运输功能，断肢的缺血状态改善。高压氧治疗可激活机体抗凝系统，机体凝血时间增加，有效防止断肢再植后微血栓的形成。

（3）预防和减轻再灌注损伤：肌肉组织较多的位置发生离断时，肌肉对于缺血缺氧较为敏感，所以长时间缺血缺氧时肌细胞就会变性坏死，释放钾离子、肌红蛋白等有毒物质于断肢组织液和血液中，若将已坏死组织再植后，就容易发生再灌注损伤，这些有毒物质进入正常的人体组织与血液中，通过血液循环到达全身，引起全身毒性反应，甚至导致死亡。在高压氧环境下可增强自由基清除酶的活性，可减少缺血再灌注后自由基的生成，抑制中性粒细胞与损伤内皮皮细胞的黏附，并伴随着血尿素氮和肌酐水平的改善，增强白细胞功能，减轻再灌注损伤的细胞毒性作用。

（4）高压氧促进侧支循环，提高断肢再植存活率：断肢离体后组织呈缺氧状态，血管壁通透性增加，细胞与细胞间质水肿明显，引起局部微循环障碍。断肢再植之后，虽重建了血液循环，动静脉血流通畅，但由于微循环障碍，组织细胞仍然严重缺氧，细胞的有氧代谢仍不正常。高压氧能够促进侧支循环的建立，使血管收缩，微血管壁和细胞膜通透性下降，细胞内外水肿逐渐消退，微循环也逐步改善，提高断肢再植的存活率。

2. **治疗方法**　高压氧在辅助治疗断指再植的过程中，多采用药物、物理治疗等综合治疗。一般治疗压力为 2～2.5ATA，其中以 2.5ATA 应用最多。吸氧 60～80min，中间休息 10min。治疗 1～2 次 /d，视再植肢体循环状况而定。10 次为 1 个疗程。也可加用局部循环高压氧治疗。

3. **注意事项**

（1）舱内环境安静，温度维持在 25℃左右，避免创伤部位小血管受到寒冷刺激发生痉挛。

（2）再植肢体在高压氧治疗前若是供血不良，在高压氧治疗后循环改善，皮温上升，皮色变红，说明伤肢供血不良主要由血管痉挛和严重缺氧引起，一般预后较好。若高压氧治疗后局部循环未见改善，皮温不升或继续下降，说明有血管栓塞可能，预后差，必要时应行手术去除血栓，然后再行高压氧治疗。

（3）断肢再植后应尽早行高压氧治疗，有利于断肢的存活。

（4）由于血管对氧有反射性收缩作用，故应同时使用扩张血管药物及低分子右旋糖酐，以改善微循环，增强疗效。

（5）末节手指部分断离单纯缝合后，可试行高压氧治疗。第 1 ~ 3 天每天治疗 3 次。总疗程应视手指成活情况决定。

（6）对于合并其他严重创伤的患者，需等到生命体征稳定后再考虑高压氧治疗。

4. **循证医学评价** 第十届欧洲高压氧医学共识会议专家共识意见认为将高压氧用于辅助治疗断肢再植是合理的。有文献报道将 34 例断指再植后发生血管危象的患者分为 14 例对照组与高压氧治疗组（动脉危象 14 例，静脉危象 6 例），结果显示高压氧辅助治疗组治愈率为 80%，有效率为 100%，而对照组治愈率为 57%，有效率为 71%。还有 2 项随机临床对照研究中，采用其他治疗方法与高压氧联合应用，也表明高压氧应用于断肢再植术后，可显著提高断肢的存活率，值得在临床上推荐应用。然而，这一系列的研究样本量还是相对较少，患者的损伤程度和类型都各不相同，也是影响研究结果的重要因素，有待于进一步改善。

第十一节　手外伤

双手是我们日常生活工作中必不可少的器官，正常的手功能是我们完成吃饭、穿衣、写字等动作的基本前提。一般情况下，手执行动作时并没有任何保护措施，这也使得手非常容易受到损伤。手外伤虽然不会危及患者的生命安全，但是手外伤后功能受限甚至丧失，会直接影响到手完成各种动作的完整性和准确度，特别是手的精细动作的完成。因此正确诊断和有效的治疗对于手功能的恢复显得尤为重要。高压氧对手外伤的显著作用，已经成为治疗手外伤的重要手段之一。

【定义】手外伤是指由于各种原因造成腕关节以下手部皮下组织、筋膜间隙、肌腱周围组织的损伤和神经、肌肉、血管挫伤，轻者遗留瘢痕，重者运动功能障碍或感觉功能障碍，甚至缺失，最终影响患者日常生活活动。

【临床表现】导致手外伤的原因包括刺伤、切割伤、钝器伤、挤压伤、火器伤等，除了疼痛肿胀等一般外伤表现，开放性手外伤首先就是皮肤的完整性受到破坏，然后根据损伤的程度，位于皮下的组织（神经、肌腱、血管等）损伤，继而引起相应的功能障碍。

1. **肌肉（腱）损伤** 当手部肌肉（腱）损伤时，首先手的休息位姿势改变，手的屈肌损伤时呈伸直位畸形，屈曲功能障碍；手的伸肌损伤时呈屈曲位畸形、伸直障碍。位于近端指间关节背侧的中央束断裂呈“纽扣”样畸形；远节指骨背侧部分的肌腱是由两侧束汇聚而成，所以断裂后呈“锤状指”。

2. **神经的损伤**　手部的运动功能和感觉功能是由正中神经、尺神经和桡神经三条神经支配。若正中神经损伤，可出现“猿手”畸形；感觉障碍可位于手掌桡侧半，拇、示、中指和环指桡侧半掌侧，拇指指间关节和示、中指及环指桡侧半近侧指间关节以远的背侧。若尺神经损伤，可表现出“爪形手”畸形；感觉障碍可位于手掌尺侧、环指尺侧及小指掌背侧。桡神经损伤，在腕关节以下仅支配感觉，所以只表现为手背桡侧和桡侧 2 个半指近侧指间关节近端感觉障碍。

3. **血管损伤**　手外伤后血管断裂，出血，可引起回流障碍、缺血坏死等表现。

4. **骨关节损伤**　通过影像学检查可判断骨关节的损伤情况，如手指出现短缩畸形、成角畸形、旋转畸形及反常活动等。

【诊断】详细询问受伤病史、时间，确定受伤部位、性质，为进一步检查提供思路。通过皮肤颜色与温度，毛细血管回流试验、皮肤边缘出血情况判断皮肤的活力；熟悉了解手部肌腱和神经的功能和损伤后的表现；观察手指颜色、温度、毛细血管回流试验和血管搏动情况以确定血管损伤情况；影像学检查骨关节时注意双侧的对比和关节活动度的检查。根据对皮肤、肌腱、神经、血管、骨关节等的临床表现和检查确定手外伤的严重程度，为准确诊断和治疗提供依据。

【常规治疗】

1. **现场急救**　手外伤现场急救包括局部加压包扎止血；无菌敷料或清洁布类包扎伤口；局部用木板等固定，达到腕平面以上；争取处理时间，迅速转运。

2. **治疗原则**

（1）早期彻底清创：为了防止组织进一步损伤，利于手术和后期恢复，尽早彻底清创是非常重要的。

（2）深部组织损伤修复：清创后，应争取在伤后 6 ~ 8h 内一期修复手部的肌腱、血管、神经、骨等组织。

（3）早期闭合创口：创口可直接整齐的缝合，严重时可采用“Z”字成形术，自体游离皮肤移植修复，皮瓣移植修复等。

（4）术后处理：将手固定在功能位，各指分开进行包扎；桡动脉搏动处要露出，以便观察；抬高患肢防止肿胀；尽早解除外固定，进行功能锻炼，固定时间按照修复组织的不同而定，如肌腱缝合后固定 3 ~ 4 周，神经修复 4 周，关节脱位 3 周，骨折 4 ~ 6 周；合理应用抗生素、破伤风抗毒血清、镇痛药等。

3. **手部骨折与脱位处理**　早期准确复位和有效固定，对于骨折的复位，要尽量做到解剖复位，固定一定要牢固，防止复位骨折端再次移位，影响功能恢复。开放性骨折脱位要立即复位，同时修复撕裂的关节囊、韧带。闭合创口，防止感染引起及肉芽创面的发生，以免瘢痕过多，导致功能障碍。要以恢复手部功能为主要目的，固定一定时间后，应尽早开始康复训练，防止关节囊和韧带的挛缩。

4. **肌腱损伤修复** 肌腱对于手的功能影响很大，所以肌腱损伤都应尽量Ⅰ期修复。肌腱缝合后一般应固定3～4周。应尽早在医生指导下进行主动伸指和被动屈指，防止肌腱发生粘连。选择正确的肌腱缝合方法，尽量减少对肌腱血供的影响，有利于肌腱愈合。

5. **神经损伤修复** 神经损伤，修复越早，恢复效果就会越好。创口较清洁，具有一定技术和修复条件下，在清创时尽量一期修复。若无条件，则应清创缝合后及时转院，待2～3周后，伤口无感染再行修复。

【高压氧治疗】

1. **治疗原理**

（1）高压氧改善组织微循环及缺氧状态：复杂手外伤后，局部软组织和血管挫伤严重，局部处于缺血、缺氧、水肿、微循环障碍和继发性缺血的恶性循环，而缺氧在这个恶性循环中起着核心作用。在高压氧环境下，患者局部血氧分压及血浆浓度迅速增加，血氧的弥散距离增加。因而可以及时打破局部缺血、缺氧、水肿的恶性循环。高压氧能够促进有害气体的排出、消除厌氧菌、解除气体栓塞、代偿血容量等，可使受伤水肿组织快速消肿，大大提高挫伤皮肤的成活能力，并能挽救濒死的骨间肌、鱼际肌等手内肌。

（2）高压氧预防创面感染：开放性手外伤多为混合菌污染，容易发生感染，严重影响创面的愈合。高压氧治疗可使创面局部氧分压增高，抑制厌氧菌及需氧菌的生长，增强吞噬细胞吞噬和杀菌能力。另外，高压氧与大剂量抗生素同时应用具有协同增效作用，可有利于避免创面感染，进而为最大程度地恢复患手功能提供保障。

（3）高压氧减轻水肿，促进创面愈合：高压氧能引起扩张血管收缩，使局部血流量减少20%，血液中的高含氧量弥补了血流量的减少，从而减轻组织水肿的同时不会因为血流量的减少对组织产生不利的影响；改善毛细血管通透性，减轻毛细血管渗出，减轻细胞内水肿，有利于毛细血管内皮细胞和基底膜周边的细胞尽早修复；促进成纤维细胞的增生及胶原合成，促进侧支循环的建立，加速细胞有氧代谢，减少酸性有害物质，加快清除病灶的速度，加快创面的愈合。

（4）高压氧减轻神经水肿、变性，促进神经修复：手外伤后，组织的缺血、缺氧、无氧代谢增强、细胞功能障碍，导致组织坏死，形成恶性循环。神经元对缺氧十分敏感，所以若没有及时改善组织缺氧的情况，周围的神经容易受累，发生水肿、变性，甚至坏死。高压氧治疗可明显改善组织供氧，毛细血管增生，神经组织血流量增加，同时神经间质水肿减轻，从而减轻神经水肿和变性，促进神经修复。

2. **治疗方法** 手外伤后应尽快开始高压氧辅助治疗，纠正组织缺血缺氧，防止继发性损伤。高压氧治疗时采用的压力为2.0～2.5ATA，其中以2.0ATA应用最多，吸氧

90min（中间休息 10min），1 次 /d，10 次为 1 疗程，一般为 2 个疗程，可根据病情严重程度调整治疗疗程。当婴幼儿发生手外伤时，可按照中华医学会高压氧医学分会所推荐的婴幼儿治疗方案治疗。即新生儿（1～30d）治疗压力为 1.5～1.6ATA，稳压吸氧 20～30min；婴儿（1～12 个月）治疗压力为 1.6～1.8ATA，稳压吸氧 30min；幼儿（1～3 岁）治疗压力 2.0ATA，稳压吸氧 40min。患儿 2 次 /d，2d 后改为每天治疗 1 次，3 个月内 5～7 次为 1 个疗程，3 个月以上 8～10 次为 1 个疗程；一般 1 个疗程即可。

3. 注意事项

（1）舱内环境安静，温度维持在 26℃为宜，避免肢体活动，保持平卧位，避免伤肢压迫，保持肢体温度，以防止血管发生痉挛。

（2）合并其他严重创伤的患者，需在处理好其他创伤，生命体征稳定后再考虑行高压氧治疗。

（3）严重创伤患者要给予解痉、补充血容量等治疗。

4. 循证医学评价　在 6 项随机对照临床研究中，高压氧辅助治疗手外伤可明显改善血液循环障碍，减轻水肿和减少局部组织坏死，促进创面愈合和神经修复，抑制瘢痕挛缩，改善患者的手功能，也可有效预防血管危象的发生。此外，研究中还发现越早进行高压氧辅助治疗，患者的治疗效果越好，临床应用价值高。治疗手外伤其他有效方法是否可以与高压氧也起到相互协同，相互促进的作用，值得我们进一步研究，以便更好地恢复手功能，尽最大可能提高患者生活质量，减轻患者家庭及社会负担。

第十二节　骨折延迟愈合与不愈合

大多数骨折经过一段时间的系统治疗后，会自然愈合，但是当发生骨折部位炎症加重，组织发生缺血、缺氧、组织坏死的恶性循环，肉芽组织形成不良，各种骨生长因子减少，骨痂形成障碍，异常分化，骨痂重塑异常等一系列不利于骨折愈合的反应，就会导致骨折延迟愈合，甚至不愈合。骨不连发生率为 5%～10%。最新一项研究表明，成年人骨折后发生骨不连（即骨折不愈合）的总体风险为 1.9%，但是特定骨折（胫骨和锁骨骨折）的风险可达 9%，并且发生骨不连的高风险年龄段为 25～44 岁，老年人群风险反而最低。高压氧治疗作为一种辅助治疗，已被提出用于改善骨折延迟愈合或不愈合的预后。

【定义】骨折延迟愈合是指骨折经过治疗后，超过了正常愈合所需的时间，骨折断端仍未出现骨折连接。骨折不愈合是指骨折治疗后超过正常愈合时间（9 个月），并且再治疗 3 个月后，仍达不到骨性愈合。

【临床表现】

1. 骨折延迟愈合　局部可有肿胀、压痛，轴向叩击痛以及可能伴有活动障碍。

2. **骨折不愈合** 局部有肿胀、压痛，轴向叩击痛，骨折断端假关节形成，肢体活动时骨折部位有明显的异常活动。

【诊断】患者有明确的骨折外伤史，存在影响骨折愈合的不利因素，如营养不良、合并系统性疾病、吸烟、服用影响骨折愈合的药物等。骨折延迟愈合的X线检查显示骨折端骨痂少，轻度脱钙，骨折线仍明显，但无骨硬化表现。骨折不愈合的X线检查显示骨端硬化，髓腔封闭；骨端萎缩疏松，中间存在较大间隙；骨端硬化，相互成为臼状假关节。无论哪种形式，其骨端之间界线清楚，无任何骨小梁通过。并且根据X线检查表现骨折不愈合可分为肥大型和萎缩型。肥大型表现为骨折端膨大、硬化，呈象足样。萎缩型表现为骨折端无骨痂，断端分离、萎缩，骨髓腔被封闭。诊断骨折延迟愈合与不愈合要结合骨折愈合时间、临床表现和影像学表现，才能得出较为可靠的结论。

【常规治疗】当发生骨折延迟愈合和不愈合时，应立即采取措施积极治疗。在给患者积极对症治疗，及时补充能量的基础上，根据其形成的原因和类型采用不同的治疗方法。骨折延迟愈合和不愈合的治疗大致可分为手术治疗、分子生物学治疗、中医治疗、物理治疗。

1. **手术治疗** 肥大型骨折不愈合一般通过髓内钉动力化、更换髓内钉、髓内钉加钢板等术式增加骨折端稳定性，以稳定断端、纠正畸形及控制旋转。萎缩型骨折不愈合治疗方式包括锁定加压钢板、髓内钉联合植骨等，以提供坚强的内固定治疗。其他手术治疗还包括骨或骨瓣移植，骨移植可以促进骨生成、加快骨传导和诱导骨长入。自体骨移植被认为是治疗骨不连的“金标准”，它是目前运用最广泛，临床实践证明最可靠和有效的治疗措施。

2. **分子生物学治疗** 骨髓间充质干细胞疗法，如经皮自体骨髓移植可以分泌生物活性分子以促进血管生成、抗纤维化等来间接促进骨生长和愈合，是治疗骨折不愈合的一种安全有效方法。另外，骨形态发生蛋白被认为是目前最好的骨移植替代材料，是一种分泌性多功能蛋白，具有诱导成骨细胞分化、促进成骨细胞成熟、调理内环境、促进骨愈合功能，但是其安全性还需进一步研究。

3. **中医治疗** 中医主要从肾虚、瘀血入手，有中药口服、中药外敷、针灸等。

4. **物理治疗** 物理治疗主要是通过改善骨折断端周围环境、刺激骨细胞增殖达到治疗目的，主要的治疗方法包括体外冲击波疗法、电磁波脉冲疗法、低频电刺激等。

【高压氧治疗】

1. **治疗原理**

（1）由于骨折后软组织、骨膜损伤，血管破裂，血肿形成，创伤性炎症和骨折愈合过程中需氧量增加，使得骨痂内组织氧分压降低。高压氧可以提高骨折部位氧分压，特别是骨痂和髓腔内的氧分压，使血管内氧气弥散量和弥散距离增加，加速患者血运重建的作用，有效提高血运障碍的延迟愈合骨折端氧供水平，促进软组织和骨折愈合，降低骨不连的发生。

（2）高压氧能有效促进成纤维细胞增殖及胶原纤维增多并形成骨质，加速成骨细胞或破骨细胞的增殖、分裂，加速骨膜下骨样组织、软骨组织生成，软骨组织又可生成骨样组织，而在缺氧条件下只能生成纤维组织或软骨组织。

（3）高压氧环境下可以加速血管内皮细胞的增殖和肉芽组织的生长，取代血肿、血凝块并形成纤维组织，促进骨折端毛细血管增生，建立侧支循环，恢复骨折处血供，为骨痂的生成创造条件。

（4）高压氧能增加吞噬细胞清除异物的能力，增强局部抗感染能力，加速病灶处坏死组织的清除。增加钙、磷、镁等在骨痂中沉积，增加胶原蛋白生成，具有成骨作用，使骨痂生成增多，最终促进骨折愈合。

2. **治疗方法**　治疗压力一般为 2.5ATA，稳压吸氧 60min，中间休息 5～10min。每日 1 次，10 次为 1 疗程，两个疗程间隔 5d，总疗程不限。

3. **注意事项**

（1）骨折端有软组织嵌入者，要先去除嵌入的软组织后，再行高压氧治疗。

（2）复位不良或有假关节活动时，应矫正固定后再行高压氧治疗。骨折端空隙大于 0.5cm 时，骨折难以愈合。

（3）有骨髓腔闭塞的病例，必须先用克氏针作多方面穿刺，打开闭塞的骨髓腔，促进血液循环，否则导致治疗失败。

4. **循证医学评价**　目前有许多实验研究证明，高压氧治疗可以促进骨折愈合，有效防止发生骨折延迟愈合和不愈合、感染等并发症。在 5 项高压氧辅助治疗骨折延迟愈合或不愈合的随机临床研究中发现，高压氧可加速病灶坏死骨组织的吸收和清除，有利于骨痂的形成，促进骨折愈合。但是，仍需要更多的临床研究来确定高压氧在辅助治疗骨折延迟愈合与不愈合的疗效，为临床治疗提供更加可靠的循证医学证据。

第十三节　血栓闭塞性脉管炎

血栓闭塞性脉管炎是一种病因不明的罕见疾病，由于缺乏决定性的非侵入性诊断方法和此病的流行情况受地理因素影响的原因，关于此病的流行病学数据仍然很稀少。中国台北的研究报告了 2002—2011 年期间此病的发病率情况，发现大多数患者初诊时年龄均 $<$ 50 岁，年满 20 岁之后发病率随年龄的增长而增加。总体上此病的发病率呈逐年下降趋势。这一调查数据在中国大陆地区有一定的借鉴意义。

【定义】血栓闭塞性脉管炎（thromboangiitis obliterans，TAO），又称 Buerger 病，是一种累及血管的呈发作性、节段性炎症和血栓形成的慢性疾病，主要侵犯下肢的中小动脉、静脉，病情常呈进展性。本病病因尚不明确，可能与吸烟、受寒、潮湿、感染、激素失调有关，可能具有遗传倾向，在 20～40 岁之间最常见。其病理改变主要是血管痉挛和血栓形成，引起局部循环障碍，组织缺血缺氧。后期可合并感染及组织坏死。

【临床表现】临床上按肢体缺血程度分为三期。①局部缺血期：主要表现为患肢麻木、发凉、怕冷、易疲劳，间歇性跛行，行走后患肢小腿胀痛，短暂休息后可缓解。检查患肢皮肤温度稍低，色泽较苍白，足背或胫后动脉搏动减弱，可反复出现游走性浅静脉炎。②营养障碍期：随着病情发展，上述症状加重，间歇性跛行明显，疼痛转为持续性，夜间更甚。患肢皮肤温度显著降低，明显苍白，或出现紫斑。小腿肌萎缩，足背动脉和/或胫后动脉搏动消失。此期肢体依靠侧支循环而保持存活。作腰交感神经阻滞试验，仍可出现皮肤温度升高，但不能到达正常水平。③坏死期：上述两期的症状逐渐加重，患肢由于严重的血液循环障碍出现趾（指）端发黑、干瘪、坏死、溃疡形成。疼痛更加剧烈且呈持续性，迫使患者日夜屈膝抚足而坐，或借助下垂肢体减轻疼痛，如继发感染，干性坏疽变成湿性坏疽，出现高热、烦躁等全身毒血症症状。坏死期时，动脉完全闭塞，侧支循环所提供的血液不足以代偿必需的血供，坏死肢端不能存活。

【诊断】目前国际上对 TAO 的诊断尚无明确的统一标准，临床上常用的主要有 Shionoya 的标准和 Olin 的标准。诊断要点为：①青壮年男性，年龄 < 45 岁，有吸烟史；②远端肢体缺血、畏寒、发凉、麻木、疼痛、间歇性跛行，严重者会有缺血性溃疡，肢体坏死；③有游走性静脉炎病史；④体格检查可见患肢足趾青紫或有溃疡或成坏疽，皮温低、肌肉萎缩。抬高患肢变为苍白，下垂后即呈青紫色或紫红色。足背动脉或胫后动脉搏动减弱或消失；⑤肢体血流图、超声多普勒检查、动脉造影等可协助诊断；⑥排除动脉硬化性闭塞症、急性动脉血栓形成、动脉粥样硬化性栓塞、多发性大动脉炎、结节性多发性动脉炎、硬皮病、抗磷脂综合征、木村病、胸廓出口综合征、小鱼际震荡综合征、雷诺综合征等疾病。

【常规治疗】TAO 的发病机制目前尚不清楚，因而治疗方法多样，治疗原则主要是减轻疼痛、改善血液循环、避免截肢。临床上公认的治疗方式主要有：

1. **一般治疗** 戒烟、避免受冷、受潮及外伤等，应注意不要使用热疗，避免因组织需氧量增加而使症状加重。疼痛严重者可给予止痛剂及镇静剂，应慎用易成瘾的药物。患肢要进行适度的锻炼以促进侧支循环建立，如：Buerger 运动疗法。

2. **药物治疗**

（1）中药疗法：根据辨证论治的原则进行治疗。

（2）扩张血管及抑制血小板聚集的药物，常用的药物：①前列腺素 E_1（PGE_1），具有血管舒张和抑制血小板聚集作用，对缓解缺血性疼痛，改善患肢血供有一定效果。用法是 100～200μg 加入 5% 葡萄糖溶液 500ml 中静脉滴注，每日 1 次，2 周为 1 疗程；② α 受体阻滞剂和 β 受体兴奋剂，如妥拉苏林等；③硫酸镁溶液有较好的扩血管作用，用配制的 2.5% 硫酸镁溶液 100ml，静脉滴注，每日 1 次，15 次为 1 疗程，间隔 2 周后再进行第二疗程；④低分子右旋糖酐能降低血黏度，对抗血小板聚集。

（3）抗生素：并发溃疡感染者，应选用广谱抗生素，或根据细菌培养及药物敏感试验，选用有效抗生素。

3. **手术治疗**　血栓闭塞性脉管炎进行手术治疗的目的主要是重建血流通道，最大程度地保留肢体，改善患者的生活质量。临床上常用的手术方式：①交感神经节切除术，在一定程度上可缓解动脉痉挛及缺血引起的疼痛，促进溃疡愈合，但是否有长期效果还有待证实。现在还衍生出腔镜下腰交感神经节切除等术式；②动脉切开取栓，对于急性血栓病变成功率高，陈旧性及弥漫性血栓病变取栓效果不佳；③血管内膜剥脱术，手术创伤大，不能从根本上去除病因；④动脉旁路移植术；⑤经皮腔内血管成形术，创伤性小，可操作性强且疗效明确；⑥血管腔内射频消融术，对病变血管去交感神经化，既达到交感神经节切除的治疗效果，又避免引起相关并发症，有望实现治疗效果的最优化；⑦截肢，对于已发生坏疽或缺血性溃疡难以愈合并合并感染者，需考虑截肢。

4. **干细胞移植术**　从外周血或骨髓中提取的血管内皮祖细胞、脐带血干细胞等成血管细胞，注射于特定的血管生成激活位点，促使血管内皮细胞再生进而促进血管新生，改善组织营养障碍。

【高压氧治疗】

1. **治疗原理**

（1）高压氧可以提高血液和组织中的氧分压，从而改善局部血管、肌肉和末梢神经的缺氧状态，使炎症渗出减少，组织变性及坏死减轻，有效地控制疼痛等临床症状。

（2）高压氧通过一氧化氮依赖的机制可以增强骨髓干细胞的活性，从而促进血管内皮细胞的增生；高压氧环境下血管成纤维细胞的增殖和胶原纤维形成更加活跃，有利于血管的再生，促进侧支循环建立，增加患肢的血供。

（3）高压氧使红细胞脆性增加，血液黏稠度降低，可加速动脉再通。

（4）高压氧通过直接的抑菌或杀菌作用提高细菌的脆弱性，减少感染的发生，加快溃疡处伤口的修复与愈合。

2. **治疗方法**　高压氧在临床上对 TAO 的辅助治疗既可以用纯氧也可以用混合氧。高压氧纯氧治疗：压力为 2 ~ 2.5ATA，吸氧 80min，每日 1 次，10 ~ 15 次为 1 疗程，治疗 2 ~ 3 个疗程；高压混合氧治疗：压力为 2ATA，吸混合氧（97% 浓度氧加 3% 以下浓度的 CO_2）60min，每日 1 次，共 20 ~ 40 次。

3. **注意事项**

（1）必须戒烟，吸烟可以引起血管痉挛，影响高压氧的疗效，同时吸烟可以加快病情的进展。

（2）高压氧要与血管扩张剂联合应用，以增加动脉血流量，提高疗效。

（3）诊断明确的患者，在病变各期均可进行高压氧治疗。需要截肢的患者，在手术前后均应进行高压氧治疗。

4. **循证医学评价** 2018 年 Dogus Hemsinli 做了一项双中心、非随机的回顾性临床研究，得到了常规疗法联合高压氧疗法治疗血栓闭塞性脉管炎的疗效优于单纯常规治疗的结论。TAO 这种疾病相对罕见，因而很少有评价高压氧辅助治疗此种疾病疗效的研究，目前高压氧辅助治疗 TAO 在临床上还未达成共识。

第十四节 雷诺综合征

2015 年 Garner R 等人用 5 个数据库对雷诺综合征的观察性文献进行了系统回顾，计算出在一般人群中雷诺综合征的患病率为 4.85%，平均年患病率为 0.25%。目前认识到女性、家族史、偏头痛、心血管疾病、体力劳动、寒冷环境等都是雷诺综合征的危险因素和关联因素，但其生理病理机制尚不完全清楚，因此，雷诺综合征的治疗方案尚无共识，探讨疗效更佳的治疗方法是有必要的。

【定义】雷诺综合征（Raynaud's syndrome）是指由于支配周围血管的交感神经功能紊乱引起指端小动脉痉挛，受累部位程序性出现苍白及发冷，青紫及疼痛，潮红后复原的典型症状，常因情绪激动或寒冷诱发。本病常见于女性，发病年龄多在 20 ~ 30 岁，很少超过 40 岁。多见于北方寒冷的地区。

【临床表现】雷诺综合征多见于青壮年女性，发病缓慢，发作时常从指尖开始，然后累及双侧手指甚至手掌，极少累及足、面颊及外耳；典型表现为手指等患部顺序出现苍白、发绀和潮红，伴有局部冷、麻、针刺样疼痛或其他不适感而腕部脉搏正常；严重者可见皮肤萎缩或增厚、指尖溃疡，指甲呈纵向弯曲畸形，并与甲床分离，伴有剧烈疼痛感。

【诊断】本病的诊断主要根据典型的临床表现：①发作由寒冷或情绪激动所诱发；②两侧对称性发作；③无坏死或只有很小的指（趾）端皮肤坏死。结合激发试验和指动脉压测定可鉴别痉挛型和梗阻型；通过特殊血液检查，部分患者可找到发病的原因。本病主要与手足发绀症、网状青斑、红斑性肢痛症和正常人暴露于冷空气中体表血管暂时痉挛的状况相鉴别。

【常规治疗】

1. **一般治疗** 不吸烟，冬季要注意保暖，防止局部受寒。避免外伤，避免不必要的情绪激动和精神紧张，积极治疗原发病。

2. **药物治疗** 选用能够减弱交感神经与肌肉之间接触传导的，能使血管扩张的药物，以解除血管痉挛，降低周围血管对寒冷刺激的反应。常用药物有：①钙通道阻滞剂，如硝苯地平等常作为治疗雷诺综合征的首选药物；② α- 受体拮抗剂；③血管紧张素转换酶抑制剂及血管紧张素受体拮抗剂，如依那普利、卡托普利等能够使肢端皮肤血流增加；④前列腺素及其类似物具有血管舒张和抗血小板聚集的作用；⑤磷酸二酯酶抑制剂，它通过增强 cGMP 途径导致血管扩张；⑥选择性 5- 羟色胺再摄取抑制剂，能够抑制神经元从突触间隙中摄取 5- 羟色胺，降低周围血管对冷刺激的反应；⑦硝酸甘油。以上药物对治疗雷诺综合征都有一定的效果，但药物顺序的选择目前还缺乏专家共识及指南推荐。

3. **手术治疗**　对于内科治疗无效或病情严重的患者可以采用手术治疗，目前常用的手术治疗方式有：①交感神经切除术，上肢病变施行胸交感神经切除术，下肢病变可施行腰交感神经切除术；②交感神经末梢切除术，即将指动脉周围的交感神经纤维连同外膜一并去除小段；③星状神经节阻滞术，可抑制交感兴奋，增加血流量，扩张血管，改善血液循环；④动脉外膜剥脱术，通过去除动脉的外膜使血管处于去交感状态，从而缓解痉挛性发作，改善微循环等，主要应用于肢端严重缺血的患者。

4. **诱导血管扩张疗法**　患者全身暴露在 0℃的寒冷环境中，而双手浸泡在 43℃的热水中，每次治疗 10min。治疗后肢端温度平均升高 2.2℃。其机制为通过条件反射，使患者再次暴露于寒冷环境中，肢端血管不再出现过度收缩反应。

5. **肉毒毒素注射法**　对患者进行局部肉毒毒素注射，手指麻木、木僵症状可缓解、肢端血供增加，但目前注射肉毒毒素的注剂量和部位尚无明确规定。

6. **脊髓刺激疗法**　可缓解患者疼痛、减少发作次数、提高经皮血氧饱和度等。

【高压氧治疗】

1. **治疗原理**　本病由于肢端微血管痉挛，血流减少，组织细胞缺氧所致。高压氧下血氧含量增加，末梢血和氧分压增高，血氧弥散率增强，改善了组织的氧供，纠正了细胞缺氧状态，增强了末梢神经及血管的功能，使血管的舒缩功能恢复。还可以增加病变动脉的氧供，有助于病变血管的修复。同时可以抑制免疫抗体的产生，抑制变态反应的发生。

2. **治疗方法**　治疗压力为 1 ~ 2ATA，治疗时间为 120min，疗程一般为 10 ~ 14 次。

3. **注意事项**

（1）该病发作时应用高压氧治疗效果佳，疼痛消失快，手指温度升高。

（2）该病复发率高，需配合血管扩张药治疗，每年最好重复高压氧治疗 1 ~ 2 个疗程，以巩固疗效。

4. **循证医学评价**　目前尚无高压氧辅助治疗雷诺综合征的循证医学评价。

第十五节　动脉栓塞

动脉栓塞是指各种不同来源的栓子随血流冲入并堵塞口径与栓子大小相似的动脉，继而引起受累动脉供血器官或肢体严重缺血的疾病。特点使起病急骤，症状明显，进展迅速，预后严重，需积极处理。

【临床表现】动脉栓塞的典型临床表现可以概括为“5P”征：①持续性疼痛，是最早出现的症状；②苍白，患肢呈苍白色，皮肤厥冷；③无脉，栓塞部位远端的动脉搏动减弱或消失，栓塞部位近端动脉搏动强烈；④感觉异常，患肢远端出现袜套样感觉丧失区；⑤运动障碍，患肢肌力减退、麻痹及不同程度的手足下垂。

【诊断】主要根据患者病史、临床症状和影像学检查等帮助确诊。①病史：有心血管疾病或心脏及较大动脉血管手术史；②临床症状：起病急骤，有"5P"征，严重者可引起休克、酸中毒和肾功能衰竭；③影像学检查：动脉造影或多普勒超声可进行定位诊断。

【常规治疗】主要通过抗凝、溶栓和手术等治疗方法疏通栓塞。

1. **药物治疗** ①抗凝治疗，使用肝素、华法林等药物，防止血栓形成加重病情；②抗血小板治疗，使用阿司匹林等药物抑制血小板黏附、聚集和释放反应；③解除血管痉挛治疗，积极治疗原发病如房颤、心梗等。

2. **手术治疗** ①动脉导管取栓术，是治疗动脉栓塞的主要方法，原则上越早越好，应争取在6h内进行，一般不超过12h；②动脉插管溶栓术，常用的溶栓药物有尿激酶、链激酶、重组组织纤溶酶原激活物（rt-PA）；③截肢，病情严重者可酌情进行截肢治疗。

【高压氧治疗】

1. **治疗原理**

（1）高压氧下血氧含量和血氧分压增加，血氧弥散距离延伸，能帮助解除组织缺氧状态，避免组织坏死；

（2）高压氧可使红细胞脆性增加，有利于血栓软化、溶解和破坏；

（3）高压氧能增强吞噬细胞功能，使纤维蛋白溶解酶活力增加，促进栓子减少或消失，使阻塞血管再通，恢复血运；

（4）高压氧能降低血液黏稠度和血小板聚集率，可增加红细胞变形能力，有助于改善微循环，防止血栓形成。

2. **治疗方法**

（1）高压氧纯氧治疗：压力为0.2～0.25ATA，稳压后间歇吸氧80min，每日1～2次，10～15次为一疗程。

（2）高压氧混合氧治疗：压力为0.2～0.25ATA，吸入混合氧（97%浓度氧加3%以下浓度CO_2），每次60min，每日1次。

3. **注意事项**

（1）高压氧治疗要与抗凝药物配合使用。

（2）在治疗中注意观察患者症状和体征，防止血栓向他处移位。

4. **循证医学评价** 2001年，Beiran报告了一项回顾性对照实验，将35名接受高压氧治疗的视网膜动脉栓塞患者与37名未接受高压氧治疗的对照组患者进行比较，高压氧组中82%的患者症状有所改善，对照组中只有29.7%的患者有改善。国内也有一些关于高压氧辅助治疗各种动脉栓塞患者并取得确切疗效的报告，但大多数均是病例报告，且报告年代久远，水平不高，缺乏说服力。虽然在临床实践中得到了高压氧辅助治疗动脉栓塞患者具有一定疗效的结论，但目前尚缺乏支持此结论的高级别循证医学证据。

第十六节　胆道蛔虫病

胆道蛔虫病是指各种原因引起的肠道蛔虫运动活跃，并钻入胆总管、肝内胆管和胆囊等引起急腹症表现的疾病。本病患病率与当地卫生条件有关，农村患病率高于城市，好发于青少年。近年来由于卫生条件的改善，患病率已显著下降。

【临床表现】胆道蛔虫病的临床表现主要为：①突然阵发性上腹剧痛，患者面色苍白、大汗淋漓，常放射至右肩或背部，疼痛阵发性发作、疼痛时间长短不一，疼痛后间歇期无症状宛若常人；②绞痛时伴频繁恶心呕吐，可呕出蛔虫；③初期全身症状轻微，当并发急性化脓性胆管炎、胆囊炎时可有发冷发热和黄疸，并发肝脓肿、膈下感染、败血症等，则出现寒战高热，甚至中毒性休克等。此病临床表现最大的特点是“病征不符”即剧烈的腹痛与较轻的腹部体征不相称。

【诊断】根据患者的病史、临床症状和影像学检查可以进行明确诊断，但要与胆石症、胆囊炎相鉴别。①病史：患者多有肠道蛔虫病史；②临床症状：腹痛间歇性发作，疼痛过后无症状宛若常人；疼痛时可伴有恶心呕吐；早期全身症状轻微，后期有胆管炎及各种复杂并发症表现。③影像学检查：静脉胆道造影显示胆道内蛔虫条状影；B 超显现胆管内典型的蛔虫声像图。

【常规治疗】

1. 非手术治疗

（1）解痉止痛：常用药物有阿托品、山莨菪碱，必要时合用哌替啶、异丙嗪、苯巴比妥钠等。电刺激、中医体针、耳针等也有很好的解痉止痛效果。

（2）驱虫排虫：甲苯咪唑 200mg 顿服，枸橼酸哌嗪、中药乌梅汤（丸）、胆道驱蛔汤加减等均有较好效果。

（3）输液、控制感染：呕吐频繁、不能进食或高热脱水的患者应输液维持水电解质和酸碱平衡，补充维生素，同时使用抗生素控制感染。

2. 手术治疗　非手术治疗 5～7d 病情未缓解甚至有恶化，或有严重并发症时可采用手术治疗。手术治疗的方式有：胆总管切开探查、取虫，“T”形管引流等，术后仍需要服药驱除肠道蛔虫。

【高压氧治疗】

1. 治疗原理

（1）高压氧治疗能快速提高血液及组织器官中的氧分压和氧含量，胆道内氧浓度增高，抑制了蛔虫的新陈代谢，使虫体麻痹、死亡，从而达到杀虫的目的，且不会引起蛔虫因环境改变而窜动。

（2）高压氧对厌氧菌有杀灭和抑制作用，对需氧菌也有抑制作用，亦能增强机体白细胞对微生物的吞噬能力。

2. **治疗方法** 治疗压力为 2 ~ 2.5TAT，治疗时间为 70min，1 ~ 2 次 /d。

3. **注意事项** 患者确诊胆道蛔虫病后应尽早进行高压氧治疗，以避免并发症的发生。

4. **循证医学评价** 国内学者报道高压氧治疗 29 例胆道蛔虫病患者的体会，其中 27 例患者治愈，2 例病情有好转，高压氧辅助治疗胆道蛔虫病的有效率为 100%。

（周苏键 彭慧平）

第五章
高压氧医学与麻醉和手术

第一节　高压氧与麻醉

（一）高压氧舱内麻醉的应用

1. **通常不在高压氧舱内进行麻醉**　通常不在高压氧舱内进行麻醉，但有一些特殊情况高压氧治疗可用于挽救生命。1878 年，Paul Bert 首次描述了高压环境中的全身麻醉管理。当外科手术纠正心脏间隔和瓣膜异常时需要阻断循环，在低温和心脏骤停下进行心内部分手术，该手术的局限性主要是心脏骤停的安全时间短（小于 10min，为避免明显的缺血性中枢神经系统后遗症）。高压氧下的全身麻醉为该手术提供了保障，3.0ATA 的高压氧可将心脏骤停的安全时间延长至 30min 左右。

2. **对于以下情况，可能需要在高压氧舱内进行麻醉**

（1）为治疗产生暂时性低氧血症的各种情况而提供的麻醉，例如全肺灌洗（通常在 2 ~ 4ATA 下进行）。

（2）由于涉及潜水事故的患者所需的紧急手术程序，潜水事故可能在压力高达 35ATA（最深商业潜水中的饱和深度）的情况下发生。

（二）高压氧舱内麻醉的特点

1. **选择静脉注射麻醉**　高压氧舱内最大威胁是燃烧与爆炸，因此麻醉剂选择必须以不燃不爆为前提。高压氧舱内麻醉首选静脉复合全麻，静脉注射麻醉已被证明在高压环境中是非常有效的。在可能的情况下，静脉注射麻醉应该选择氯胺酮和苯二氮䓬，与肌肉松弛剂联合使用，在高压条件下诱导和维持麻醉效果较好。

2. **尽量避免使用吸入性麻醉剂**　因为吸入性麻醉剂会泄漏到操作环境中，并且可能对操作团队产生影响，故高压氧舱内应尽量避免使用吸入性麻醉剂。

3. **麻醉期间应进行预防性鼓膜切开术，以防止中耳气压伤**　最好在患者处于 1ATA 时诱导麻醉，并在获得充分麻醉后进行双侧鼓膜切开术，以防止中耳气压伤。

4. 麻醉期间应使用鼻胃管以排出膨胀的胃肠内气体，以避免胃肠胀气。

（三）高压氧舱内麻醉的注意事项

1. **呼吸功能** 呼吸功随着环境压力的增加而增加，这是由于高气体密度导致湍流增加的结果。在慢性阻塞性肺部疾病，以及任何其他使气道口径变窄的肺部疾病中，增加的分泌物和随着环境压力增加的呼吸功，都可能导致严重的通气困难。此外，肺大疱和其他黏液堵塞在减压过程中可能导致严重的问题，因为它们可能导致肺实质破裂、气胸或继发于气压伤的空气栓塞。这些压力引起的变化可以通过使用尽可能大的气管内管来最小化，故高压氧舱内应使用尽可能大的气管内管。

2. **心血管效应**

（1）外周血管收缩：暴露于高压下会发生显著的外周血管收缩，肌肉内或皮下给药吸收受限，故高压氧舱内应避免通过肌肉内或皮下途径给药。

（2）冠状动脉血流量显著减少：暴露于高压氧期间，冠状动脉血流量显著减少。患有严重阻塞性冠状动脉疾病的患者应谨慎处理，特别是在高压氧全身麻醉的情况下。

3. **中枢神经系统** 对于已经有较高癫痫发作风险的患者，在全身麻醉期间癫痫阈值可能会降低。这类患者在麻醉下暴露于高压（3ATA 或以上）之前应预防性服用抗惊厥药物。

4. **氮麻醉** 氮麻醉是指机体受高分压氮气的作用，而表现类似全麻药物对中枢神经系统的麻醉现象。一般发生在高气压环境下呼吸空气的人。氮麻醉的临床表现似醉酒，其严重程度与患者暴露的压力成正比。在常规高压氧治疗，由于治疗压力低（一般在2.5ATA以下），呼吸的是纯氧，所以很少发生氮麻醉。

5. **噪声** 在加压和减压过程中的噪声较大，可能会干扰听诊或听到设备警报的能力，而大多数并发症的发生是在压力变化期间，故在加压和减压过程中，麻醉师必须特别警惕患者病情的变化。

6. **气道设备** 因为当压力升高时，湍流增加，会导致气道阻力增加和通气功增加，故气管内插管应选择适合患者的最大尺寸。气管导管套囊应该充满盐水而不是空气，因为水是不可压缩的，可避免套囊体积随环境压力变化而导致的危险。

7. **监测** 因为麻醉通常不是在高压条件下进行的，所以高压氧环境中不能按照通常的常规剂量给药，麻醉师必须调整能够产生效果的药物剂量，故严密监测非常重要。由于需要准确的血压监测和动脉采血通道，在进行任何需要在高压条件下进行长时间麻醉的手术之前，都应该建立动脉通道。

第二节 高压氧与手术

目前通常不在高压氧舱内进行手术，但有一些特殊情况高压氧舱内手术可用于挽救生命。同时，高压氧在心脏手术并发症中的应用以及高压氧预处理在心脏手术中应用已逐渐受到重视。

一、高压氧舱内手术的应用

（一）高压氧舱内手术的发展简况

高压氧最早用于手术是作为心脏直视手术的辅助手段，Boerema（1961 年）是第一个报道使用高压氧进行心脏手术的人。我国开展高压氧舱内外科手术始于 1964 年福建李温仁教授。

20 世纪四五十年代，心脏外科技术明显超过了生命支持技术。在 1944 年，Blalock 进行了第一次成功的法洛四联症手术后，对先天性心脏畸形外科治疗的兴趣迅速增长。当尝试外科手术纠正心脏间隔和瓣膜异常时需要阻断循环，在低温和心肺骤停下 进行心内部分手术，心脏骤停的安全时间短（小于 10min）。1959 年，Boerema 和同事们在一个特别建造的高压手术室为婴儿和成人进行了心脏手术，成功地实现了 13 ~ 14min 的交叉钳夹缺血时间。到 1960 年，高压手术被认为是安全的，高压氧与控制性低温结合足以支持冠状动脉旁路移植术。高压手术室很快在世界各地的许多医院安装。1963 年，哈佛医学院的 Bernhard 和同事们在美国进行了第一例高压心脏手术。他们开发了几种辅助技术，其中一种是微型体外循环氧合器，成功地用于高压氧和低温。此后不久，Bernhard 开始使用 3.0 ~ 3.6ATA 之间的压力对先天性心脏异常的婴儿进行常规手术，使用的压力根据发绀程度调节，发绀程度越大，压力越大。

在高压氧舱内心脏手术热情高涨的同时，体外循环设备也在稳步发展。在随后的十年里，由于在舱内施行手术存在减压病、中耳气压伤、手术支持条件受到限制等原因，日趋完善的体外循环技术逐渐取代了高压氧舱内心脏手术。

（二）高压氧舱内手术的应用情况

高压氧可用于以下情况：

1. 心脏手术，如血管环、主肺动脉分流、少侧支的主动脉峡部狭窄手术。
2. 冠状动脉供血不足患者的高危手术。
3. 不允许输血的手术。
4. 低温和诱导停止循环的手术，如主动脉或肺动脉瓣切开术和房室隔切开术。

（三）高压氧舱内手术的治疗原理

1. **高压氧可延长阻断循环的安全时间，增加手术的安全性**　机体在常温常压下，平均每千克组织的氧储量约为 13ml，正常情况下平均每千克组织耗氧量为 3 ~ 4ml/min。按理论计算，循环阻断的安全时限为 3 ~ 4min。但在 3.0ATA 的环境中呼吸纯氧时每千克组织的氧储量增至 53ml，此时循环阻断的安全时限可延长到 8 ~ 12min，如果再配合低温麻醉、呼吸含 2%CO_2 的混合氧，循环阻断的安全时限可延长至 45 ~ 64min，能为心脏直视手术争取较多的时间，增加手术的安全性。

2. **高压氧可减少与心脏手术相关的缺氧并发症** 在高压氧下，因机体血氧含量、血氧张力、组织氧储量、血氧弥散率和组织内氧有效弥散距离等均增加，可满足组织氧耗，保证心脏手术时阻断循环后脑、心、肾等各重要器官的供氧，从而减少与心脏手术相关的缺氧并发症。

3. **高压氧可在不输血的情况下进行手术** 在高压环境下物理溶解氧增多，在高压氧舱内3.0ATA环境下呼吸纯氧，使每100ml血中溶解氧量从0.3ml增高到6.5ml，可增加20倍左右，仅靠血浆中物理溶解的氧量即可满足机体组织代谢的需要。在某些特殊情况下（如患者不接受输血或血源紧张等），高压氧可以在不输血的情况下进行手术。

4. **减少或防止心内直视手术可能出现气栓的危害** 在高压下无论是单纯低温阻断循环或是体外循环的心内直视手术，在开放循环时都有可能出现气泡进入体内产生气栓而危及生命。在高压环境下，如果气泡进入体内，可以通过提高舱内压力使体内的气泡体积压缩而消失，从而避免气栓在体内的进一步危害。

二、高压氧在心脏手术并发症中的应用

（一）高压氧在心脏手术并发症中的应用情况

1. **空气栓塞** 高压氧治疗是空气栓塞的首选治疗方法。

2. **体外循环冠状动脉旁路移植术的一些神经系统并发症** 脑梗死、脑室周围白质软化导致的痉挛性双瘫；视网膜中央动脉阻塞导致的单侧无痛性视力丧失；脊髓梗死导致的截瘫等。

3. **胸腔内主动脉修复术的并发症** 脊髓缺血仍然是胸腔内主动脉修复术患者最可怕的并发症之一。脊髓缺血常导致不可逆的截瘫，患者产生终身的生理和心理痛苦。主动脉修复术后出现脊髓缺血的患者在立即接受高压氧治疗和治疗性低温治疗后可以恢复。

4. 高压氧可用于治疗心脏手术后发生的低心排血量综合征。

（二）高压氧在心脏手术并发症中的治疗原理

1. **高压氧可加速体内气泡的吸收和排出** 高压氧可使体内出现的气泡体积缩小、气泡更容易溶入血液或组织液内，从而加速气体的吸收和排出。

2. 高压氧可增加机体血氧含量、血氧张力、组织氧储量，提高血氧弥散率和组织内氧的有效弥散距离，迅速纠正全身及病灶部位的缺氧，减轻缺氧性损害。

3. **高压氧可减轻缺血再灌注损伤** 高压氧可通过调节炎性介质表达、脂质过氧化反应、细胞能量供应以及组织微循环等一系列作用，明显减轻脑、脊髓和心肌的缺血再灌注损伤。

4. **高压氧可改善乳酸血症**　乳酸血症一般和低氧、组织灌注不足有关。乳酸血症会导致心肌细胞、神经细胞代谢紊乱和损伤，抑制心肌、神经功能。在高压氧治疗下，血氧含量增加、氧的弥散半径加大、有氧代谢增强、肝肾功能改善，从而减少乳酸的生成、加速乳酸的清除，缓解乳酸对心肌、神经细胞的损害。

三、高压氧预处理在心脏手术中的应用

预处理是指提前应用干预措施、激活机体内源性保护机制，以减轻随后缺血可能导致的一系列损伤。高压氧预处理能激发机体的内源性保护机制，且因为应用方便、副作用少、不存在伦理问题，故而能显示其优势。高压氧预适应作为一种提高手术成功率的新方法，其治疗效果肯定，尤其是在心脏手术方面取得了显著疗效。

（一）高压氧预处理在心脏手术中的应用情况

1. **体外循环冠状动脉旁路移植术**　高压氧预处理应用于体外循环冠状动脉旁路移植术时，对心脏和神经功能有保护效应。在冠状动脉旁路移植手术前，给予高压氧预处理：①在 2.5ATA 下进行 1 次高压氧预处理 90min；②在 2.4ATA 的条件下重复使用 3 次高压氧预处理；③在 2.0ATA 的条件下重复使用 5 次高压氧预处理 120min。均可降低冠状动脉旁路移植术后的认知功能障碍发生率，同时可减少 ICU 住院时间，对手术患者的心脏和神经功能有联合保护效应。在手术前给予 1 次高压氧预处理即可产生保护作用，但重复 5 次的保护作用明显优于 3 次和 1 次的保护作用。

2. **经皮冠状动脉腔内成形术**　高压氧预处理可成功抑制经皮冠状动脉腔内成形术治疗急性心肌梗死后的再狭窄，术后 8 个月再狭窄的发生率明显降低。

3. **心脏瓣膜置换术**　高压氧预处理对心脏瓣膜置换术后患者的心肌功能有较好的保护作用。术前重复 3 次预处理的保护作用与重复 5 次的保护作用相似。

（二）高压氧预处理在心脏手术中的治疗原理

高压氧预处理可以产生脑和心脏保护作用，减轻缺血再灌注损伤，减少神经、心脏功能障碍，还可以调节体外循环手术后的炎症反应等。

1. **脑保护作用**　高压氧预处理可减少冠状动脉旁路移植术手术前后脑生化标记物（S100B 蛋白、神经元特异性烯醇化酶）的释放，产生脑保护作用，减少神经功能障碍。

2. **心脏保护作用**　高压氧预处理可减冠状动脉旁路移植术手术前后心肌生化标记物（肌钙蛋白）的释放，产生心脏保护作用，减少心脏功能障碍。

3. **减轻缺血再灌注损伤**　缺血再灌注损伤经常发生在冠状动脉旁路移植术等血管重建术中。在缺血再灌注损伤之前对心肌细胞进行氧化应激的调节可能会减轻这种损伤的后果。高压氧预处理还可以通过刺激内源性一氧化氮的产生来减轻缺血再灌注损伤。

4. **高压氧预处理可以减轻体外循环手术后的炎症反应** 高压氧预处理可调节白介素-6、肿瘤坏死因子-α、细胞间黏附因子-1等炎症因子，减轻术后的不良炎症反应，从而减少术后并发症。

第三节 器官移植与保存

自20世纪50年代首例肾移植手术成功以来，器官移植已经成为治疗各类终末期器官衰竭的有效手段。随着器官移植技术的日趋完善、移植需求不断扩大。据测算我国每年因终末期器官衰竭等待进行器官移植手术的患者约30万人，但器官捐赠率很低，器官严重短缺，国内每年器官移植手术仅1万～2万例。鉴于严重的器官短缺，任何能够提高移植器官存活率的方法，无论是通过延长从捐赠者到移植之间的可用窗口，还是通过降低术后并发症的发生率，都在移植过程中具有重要的价值。

（一）高压氧在器官移植与保存中的应用

良好的移植器官保存，能够确保器官从捐赠者到接受者的有效转移，最大限度地减少器官丢弃的可能性。目前保存器官的标准仍然是静态冷藏，在冷藏过程中，将器官原位灌注一种冷却的溶液，以便在取出之前冲洗掉血液，双袋装在无菌溶液中，并将其包装在融化的冰中。冷藏的主要好处是降低细胞代谢率，从而减少氧耗，限制缺氧损伤。然而，冷藏本身会导致细胞骨架的氧化应激、感染和结构变化等损伤，这些损伤的量与移植后缺血再灌注损伤的严重程度直接相关，这对移植器官的后期功能恢复具有不利影响。

在20世纪60年代，已有高压氧和低温保存实体器官的报道。许多研究结果表明，高压氧可有效减轻或终止缺血再灌注相关损伤，延长从捐赠者到移植之间的可用窗口，改善器官移植后功能，降低术后并发症的发生率，是移植过程中有效的辅助手段。

1. **肾移植** 在20世纪60年代，已有高压氧用于保存动物离体肾脏的研究，结果表明，体外应用高压氧联合低温保存犬离体肾脏24h后，自体移植肾可长期存活。

2. **肺移植** 1965年，Blumentik等将高压氧加低温技术结合起来，用低分子右旋糖酐进行肺动脉灌注，207kPa、4℃条件下的高压氧环境中，24h后再移植，术后移植犬存活了72h。Largiader等用同样的方法并将氧压提高到304kPa，其结果也令人满意。

3. **心脏** 高压氧作为一种保存移植心脏辅助手段，可以提高保存心脏的存活率。早在1965年，研究人员就在研究使用高压氧和低温相结合保存心脏的收缩性和长期生存能力。研究发现，高压氧和低温联合应用可以成功地维持心脏在长时间（长达48h）冷藏下的存活率。此外，在2℃的4.0ATA绝对氧分压下静态冷藏的犬心脏在24h后仍可存活。1974年Todo等人已经研究过保存离体心脏用于移植，离体犬心脏经低温和3.0ATA高压氧保存，并加入镁作为代谢抑制剂，在18～36h后未见明显异常。

4. **离断肢体**　Edwards 等将大鼠离断的肢体在 23℃环境下分别于室内空气和高压氧中保存 5h，然后再植，发现在高压氧保存的肢体再植成活率达 100%，而室内空气保存的肢体成活率仅有 50%。

5. **其他**　许多其他的动物研究已经证实了高压氧在各种器官和组织移植中的作用，如甲状腺、小肠、皮肤等。研究人员发现使用高压氧对移植物存活和功能产生有益影响。高压氧可最大限度地提高移植的可行性，减少重复移植的需要。

（二）高压氧在器官移植与保存中的治疗原理

1. **高压氧可延长从捐赠者到移植之间的可用窗口**　高压氧可通过增加血氧含量、血氧张力、组织氧储量、提高血氧弥散率和组织内氧有效弥散距离等机制，达到增加移植器官的安全储存时限、提高储存器官活力的目的，从而实现从捐赠者到移植之间可用窗口的延长。

2. **高压氧可有效减轻或终止缺血再灌注相关损伤**　高压氧可通过减少再灌注期的氧化应激、下调内皮细胞间黏附分子 -1、降低中性粒细胞与血管内皮的黏附、在受损肌肉组织中起到血管舒张作用、打开受损肌肉中新的功能性毛细血管等机制，有效减轻或终止缺血再灌注损伤。

3. **高压氧可改善器官移植后功能、降低术后并发症的发生率**　高压氧还可通过调节免疫功能，抑制排斥反应，减轻水肿和炎症，改善组织氧供等机制，改善器官移植后功能、降低术后并发症的发生率。

（谢智慧）

第六章
高压氧医学在儿科中的应用

儿科学属临床医学范畴中的二级学科，是一门研究儿童疾病诊治、预防、康复以及儿童生长发育规律的医学学科，其研究对象是自胎儿期至青春期儿童。儿科许多疾病的发生都直接或间接地与组织缺血、缺氧有关，从20世纪70年代开始，经过大量的临床病例研究，高压氧在儿科领域的应用日益广泛，显示出良好的疗效和发展前景。

第一节　儿童生长发育及障碍

（一）概念

生长发育是指自受精卵开始至成人的成熟过程，包括生长、发育、成熟三个概念。

1. **生长**　是指儿童身体各器官、系统、身体形态上的变化，属于量表指标，临床上常用相应的测量值来表示，如身高 / 身长、体重、头围、胸围等。

2. **发育**　是指细胞、组织、器官的分化与功能成熟，属质变指标，主要是指一系列的生理、心理及社会功能的发育，包括感知发育、思维发育、言语语言发育、运动功能发育、人格发育、学习能力发育等。

3. **成熟**　是指机体结构和功能成为稳定的、完全发育的状态，心理学范畴的成熟是指内在的自我调节机制的完成和完善状态，自我调节机制决定了个体发育的方向、顺序、显露时间等一系列的过程，具有一定的规律特点。

（二）生长发育规律

儿童生长发育无论是速度上，还是各器官、系统的发育顺序上，都遵循一定的规律。认识其生长发育规律，有助于儿科医生对个体的生长发育状况进行正确评价与指导。儿童生长发育规律，具有以下特点：

1. **生长发育的连续性和阶段性**　生长发育在整个儿童时期不断进行，具有连续性的特点；但不同年龄儿童的生长发育有所不同，即有阶段性之分。例如，生后第一年是儿童生长发育最迅速的时期，第二年以后生长发育的速度逐渐减慢，直至青春期，生长发育速度再次加速，出现第二个生长发育高峰。

2. **生长发育的不均衡性** 人体各器官、系统的发育遵循一定规律，具有不均衡性的特点，即各器官、系统的发育有先后、快慢之分。例如，神经系统发育最早，且在生后2年内发育较快，至7～8岁脑的重量接近成人；淋巴系统发育先快后慢，在儿童期迅速生长，青春期前达高峰，以后逐渐下降；生殖系统发育较晚。其他系统如心、肝、肾、肌肉的发育基本与体格生长相平行。各系统发育速度的不同与其在不同年龄的生理功能有关。

3. **生长发育的个体差异** 儿童生长发育虽遵循一定的总规律发展，但在一定范围内受遗传、环境等因素的影响，每个个体的生长发育不完全一致，即每个个体生长发育的"轨迹"不会与其他个体完全相同，存在个体差异的特点。因此，儿童的生长发育水平有一定的正常范围，所谓的正常值不是绝对的，评价时必须考虑个体的不同影响因素，才能作出正确的判断。

4. **生长发育的一般规律** 生长发育遵循由上到下、由近到远、由粗到细、由低级到高级、由简单到复杂的规律。胎儿形态的发育首先是头部，然后为躯干，最后为四肢，而生后粗大运动的发育是先抬头、后抬胸，再会坐、立、行（由上到下）；从臂到手、从腿到脚的活动（由近到远）；从全手掌抓握到手指抓握（由粗到细）；先画直线后画圈、图形（由简单到复杂）；认识事物的过程是先会看、听、感觉以及认知，逐步发展到记忆、思维、分析和判断（由低级到高级）。

（三）生长发育的影响因素

影响儿童生长发育的因素包括遗传因素和环境因素。

1. **遗传因素** 儿童生长发育受父母遗传因素的影响，如皮肤和毛发的颜色、面型特征、身材高矮、性成熟的时间、对疾病的易感性以及胖瘦等；在异常情况下，严重的遗传代谢性疾病、内分泌疾病、染色体疾病等对生长发育有显著影响，性染色体遗传病与性别有关。

2. **环境因素**

（1）营养：儿童生长发育，包括宫内胎儿生长发育，均需要充足的营养供给。充足、合理的营养供给，加上适宜的生活环境，是维持儿童正常生长发育的重要条件。宫内胎儿营养不良会导致胎儿体格生长落后，严重者甚至影响胎儿脑的发育；出生后营养不良，特别是婴幼儿时期的严重营养不良，可影响体重、身高以及智能的发育。

（2）疾病：疾病因素对儿童生长发育的影响十分明显。急性感染性疾病常引起体重减轻；长期慢性疾病常影响体重、身高的增长；先天性疾病如先天性心脏病，可造成生长发育落后；内分泌疾病如先天性甲状腺功能减退症，常导致体格生长和神经系统发育迟缓。

（3）孕母情况：孕母的营养、情绪、疾病以及生活环境等因素可导致宫内胎儿生长发育迟缓，从而影响出生后的生长发育。孕母严重营养不良可引起流产、早产、胎儿体格和脑的发育迟缓；孕早期的病毒感染可导致胎儿先天性畸形；孕母酗酒、药物、X线照射、毒物及重大精神创伤等，均会影响宫内胎儿生长发育。

（4）家庭和社会环境：良好、舒适的居住环境，配合良好的生活习惯、科学护理、体育锻炼、完善的卫生条件等，是促进儿童生长发育的重要因素，反之，则带来不良影响。因此，家庭、社会及学校环境对儿童生长发育的影响不容忽视。

（四）儿童年龄分期和保健原则

儿童生长发育是一连续渐进的动态过程，各组织、器官、系统形态上逐渐长大，功能上日趋成熟，不同年龄阶段儿童的解剖、生理、病理以及保健原则等都各具特点。

1. **胎儿期**（fetal period） 是指从受精卵形成到胎儿出生为止，共40周。受精后前8周为胚胎期，是机体各器官分化的关键时期。第8周末胚胎基本初具人形，此阶段如受外界不利因素的影响，可导致各种先天性畸形。第9周起至出生为胎儿期，各组织、器官迅速生长，功能渐趋成熟。胎儿的周龄称为胎龄或妊娠龄。妊娠期间母亲如出现感染、创伤、接触有毒物质、营养缺乏、心理疾病等，都可能影响胎儿的正常发育，导致流产、发育畸形或宫内发育不良等。

胎儿期保健主要是孕母保健。应提倡、普及婚前检查及遗传咨询，禁止近亲结婚，避免吸烟、酗酒、接触放射性及化学毒物等；保证孕母充足营养、预防感染，给予良好的生活环境、避免环境污染，对有妊娠合并症的高危孕妇应加强随访。

2. **新生儿期**（neonatal period） 自胎儿娩出、脐带结扎时起至生后28天内，按年龄划分，此期包含在婴儿期内。由于小儿离开母体而独立存在，内外环境发生变化，导致生理调节和适应能力尚不完善。此期在生长发育和疾病方面具有明显的特殊性，发病率高、死亡率高，易出现窒息、溶血、感染、体温不升、体重下降等。

新生儿期保健应特别强调护理，并注意保暖、喂养、疾病筛查及高危儿访视等。

3. **婴儿期**（infant period） 是指自出生到1周岁以前。此期为儿童生长发育最迅速的阶段，对营养的需求相对较高。若不能满足机体对热量及营养素的需要，易引起营养障碍性疾病；同时，由于消化系统功能尚未成熟，难以适应对大量食物的消化吸收，易发生消化功能紊乱。半岁以后，婴儿的母源性抗体逐渐消失，且自身免疫功能尚未发育完善，易患感染性和传染性疾病。

婴儿期保健应提倡母乳喂养、按时添加辅食，定期体检、按时预防接种，培养各项技能、促进各项技能的发育。

4. **幼儿期**（toddler period） 是指自1周岁到满3周岁之前。此期生长发育速度较前减慢，智能迅速发育，活动范围及接触的事物增多。此期消化系统、免疫系统功能仍未发育完善，易发生营养障碍性疾病、消化功能紊乱以及感染性疾病。

幼儿期保健包括合理膳食、规律生活、定期体检、预防疾病以及促进语言发展和各种能力的发展。由于儿童危险意识差、自我防护能力有限，意外伤害发生率高，应注意加强防护。

5. **学龄前期**（preschool period）　是指 3 周岁后到入小学前（6 ~ 7 岁）。此期体格生长发育速度减慢，呈稳步增长状态，智能发育更加迅速；此期儿童具有较高的可塑性、模仿性，应培养其良好的卫生和生活习惯。此外，应注意防治传染性疾病以及免疫性疾病如急性肾炎、风湿热等。

学龄前期保健包括合理膳食、保证营养、定期体检、预防疾病、防止意外以及学前教育。

6. **学龄期**（school-age period）　是指从 6 ~ 7 岁入小学起至青春期前。此期儿童体格生长速度相对缓慢，除生殖系统外，其他系统、器官外形均已接近成人水平。智能发育更加成熟，可以接受系统的科学文化教育。本阶段儿童防病能力有所增强，但需要注意防治近视、龋齿以及各种精神、情绪、行为等方面的问题。

学龄期保健包括加强营养、合理安排作息时间、提供良好的学习环境、培养良好的学习习惯、积极参加体育锻炼以提高防病抗病能力。

7. **青春期**（adolescence period）　年龄范围是 10 ~ 20 岁，是儿童到成年人的过渡时期。女孩从 11 ~ 12 岁开始到 17 ~ 18 岁，男孩从 13 ~ 14 岁开始到 18 ~ 20 岁，但个体差异较大，约可相差 2 ~ 4 岁。此期体格生长发育再次加速，出现第二个高峰，生殖系统亦迅速发育并日趋成熟。

青春期保健包括合理营养、鼓励积极参加身体活动、重视心理卫生的咨询、正确的性教育。应培养其良好的道德品质和心理素质，防止出现心理、行为及精神方面的不稳定，使之逐渐适应和融入社会，与他人建立良好的人际关系。

（五）儿童体格生长发育

1. **体格生长常用指标**　体格生长应选择易于测量、有代表性的指标来表示。常用于评价儿童体格生长发育的指标有体重、身高（长）、坐高（顶臀长）、头围、胸围、上臂围、皮下脂肪等。

（1）体重：为各器官、系统和体液的总重量。其中骨骼、肌肉、内脏、体脂、体液为主要成分，因体脂和体液波动范围比较大，故体重在体格生长指标中最易波动。体重易于测量，是最易获得的反映儿童体格生长与营养情况的指标。儿科临床多采用体重计算用药剂量、静脉输液量。正常儿童体重可按公式粗略估计（表 4-6-1-1）。

表 4-6-1-1 正常儿童体重估计公式

年龄 / 月龄	体重 /kg
出生	3.25
3 ~ 12 个月	[年龄(月)+ 9]/2
1 ~ 6 岁	年龄 ×2 + 8
7 ~ 12 岁	[年龄(岁)×7 − 5/2]

（2）身高（长）：是指头顶、脊柱与下肢长度的总和。3 岁以下儿童立位测量不准确，应取仰卧位测量，称为身长。3 岁以上儿童立位测量称为身高。身高（长）的增长规律与体重相似，年龄越小，增长越快，也会出现婴儿期和青春期生长高峰。出生时身长平均为 50cm，婴儿期身长增长最快，约为 25cm；前 3 个月身长增长约 11 ~ 13cm，约等于后 9 个月的增长值，1 岁时身长约 75cm；第二年身长增长速度减慢，约 11 ~ 12cm，2 岁时身长约 87cm；2 岁以后身高每年增长 6 ~ 7cm。正常儿童身高可按公式粗略估计（表 4-6-1-2）。

表 4-6-1-2 正常儿童身高 / 身长估算公式

年龄	身长(高)/cm
出生	50
3 ~ 12 个月	75
2 ~ 6 岁	年龄(岁)×7 + 75
7 ~ 10 岁	年龄(岁)×6 + 80

（3）坐高（顶臀长）：是指头顶至坐骨结节的长度。婴幼儿取仰卧位测量的值称为顶臀长。坐高的增长反映了头颅与脊柱的生长。

（4）头围：是指经眉弓上缘、枕后结节绕头一周的长度，反映了脑和颅骨的生长状况。胎儿期脑生长较其他系统快，故出生时头围相对较大，约为 33 ~ 34cm。与体重、身长增长相似，婴儿期前 3 个月头围增长约等于后 9 个月的增长值（6cm），1 岁时头围约 46cm。生后第 2 年头围增长减慢，约为 2cm，2 岁时头围约 48cm。2 ~ 15 岁头围增长 6 ~ 7cm，5 岁时 50cm，15 岁时接近成人头围，约 54 ~ 58cm。头围测量在 2 岁前最有价值。头围的大小与父母头围相关；头围小于均值 − 2SD 常提示脑发育不良可能，小于均值 − 3SD 常提示脑发育不良；头围增长过速常提示脑积水。

（5）胸围：是指平乳头下缘经肩胛角下缘环绕一周的长度。胸围的增长反映了肺与胸廓的生长。出生时胸围 32cm，约小于头围 1 ~ 2cm。1 岁左右胸围等于头围。1 岁以后至青春期前胸围大于头围，约等于头围加年龄（岁）减 1cm。

（6）上臂围：经肩峰与鹰嘴连线中点绕臂一周的长度。上臂围反映了肌肉、骨骼、皮下脂肪、皮肤的生长。婴儿期上臂围增长迅速，1 ~ 5 岁增长缓慢，约 1 ~ 2cm。上臂围可用于筛查 1 ~ 5 岁儿童的营养状况，测量值大于 13.5cm 为营养良好，12.5 ~ 13.5cm 为营养中等，小于 12.5cm 为营养不良。

（7）皮下脂肪：通过测量皮脂的厚度反映皮下脂肪，常用的测量部位有腹壁、背部，测量时需要专用的测量工具才能得出正确的数据。

2. 与体格生长有关的其他系统发育

（1）骨骼

1）头颅骨：可根据头围大小、骨缝闭合、前囟大小及前后囟闭合时间来衡量头颅骨的发育。新生儿经产道娩出，出生时颅骨骨缝稍有重叠，不久后消失，约至 3 ~ 4 个月时骨缝闭合。前囟为顶骨和额骨边缘形成的菱形间隙，后囟为顶骨与枕骨边缘形成的三角形间隙。前囟大小以两边中点连线的长度表示，在出生时约为 1 ~ 2cm，以后随颅骨生长而增大，6 个月左右开始逐渐骨化变小，最晚约 2 岁时闭合。后囟出生时很小或已闭合，最迟约于生后 6 ~ 8 周闭合。前囟检查对于儿科疾病的诊治非常重要，前囟早闭或过小常见于小头畸形、脑发育不良，前囟晚闭、过大常见于佝偻病、先天性甲状腺功能减退症等，前囟饱满常提示颅内压增高，前囟凹陷见于脱水的患儿。

2）脊柱：脊柱的增长反映脊椎骨的生长。出生时脊柱无弯曲、仅轻微后凸，3 个月左右抬头动作的出现使颈椎前凸；6 个月以后会独坐，出现胸椎后凸；1 岁能独立行走，出现腰椎前凸。生后第一年脊柱生长快于四肢，以后四肢的生长快于脊柱。

3）长骨：长骨的生长主要由长骨干骺端的软骨骨化、骨膜下成骨，使长骨增长、增粗，当骨骺与骨干融合时，标志长骨生长停止。随着年龄增长，长骨干骺端的软骨次级骨化中心按一定顺序及骨骼解剖部位有规律地出现。骨化中心的出现可反映长骨的生长成熟程度。通过 X 线检查长骨骨骺端骨化中心的出现时间、形态变化、数目，并将其标准化，即为骨龄。骨龄评价在临床上有重要的诊断价值，骨龄明显落后常见于生长激素缺乏症、甲状腺功能减退症、肾小管酸中毒等；骨龄超前常见于真性性早熟、先天性肾上腺皮质增生症。

（2）牙齿：牙齿的生长与骨骼有一定关系，但因胚胎来源不完全相同，牙齿与骨骼的生长不完全平行。人的一生有两副牙齿，即乳牙（共 20 个）和恒牙（共 28 ~ 32 个）。生后 4 ~ 10 个月乳牙开始萌出，13 个月后未萌出者为乳牙萌出延迟，2 岁以内乳牙的数目约等于月龄减 4 ~ 6。乳牙萌出时间个体差异较大，与遗传、内分泌、食物性状有关。6 岁左右开始萌出第 1 颗恒牙即第 1 磨牙，以后乳牙逐个被同位恒牙代替，12 岁萌出第 2 磨牙，18 岁以后萌出第 3 磨牙（智齿），也有终身不出智齿者。

（六）儿童发育行为与心理异常

发育行为与心理异常在儿童时期很常见，如注意缺陷多动障碍、睡眠障碍、学习障碍、孤独症谱系障碍等。

1. 注意缺陷多动障碍（attention deficit hyperactivity disorder，ADHD） ADHD 是学龄期常见的行为障碍，发病率高达 3% ~ 5%，男孩发病明显高于女孩。临床上主要表现为多动、注意力不集中、冲动行为，常伴有学习困难，但智力正常或接近正常。ADHD 缺乏特异性的病因或病理学改变，诊断主要依据病史、症状及常用的行为评定量表（Conners 儿童行为问卷量表、Achenbach 儿童行为量表等）以明确。ADHD 的治疗包括药物治疗、心理行为治疗，常用的药物有盐酸哌甲酯，心理行为治疗包括强化、塑造、消退、惩罚等。

2. **睡眠障碍**（sleep disorder，SD） 儿童睡眠障碍对儿童神经心理、认知影响明显，临床上主要表现为注意缺陷、多动、记忆力下降、行为障碍、情绪问题等，包括睡眠失调、异态睡眠、病态睡眠三种类型。睡眠障碍的诊断需要系统评价过去史、社会史、体格检查、心理 / 发育筛查，结合实验室筛查、睡眠分析等才能明确。睡眠障碍的治疗性干预方法有健康教育、心理行为治疗、时间疗法、药物治疗、物理治疗等。

3. **学习障碍**（learning disorders，LD） 学习障碍是指儿童在听、表达、阅读、书写、计算、推理等学习能力的某一方面或多方面的特殊性障碍。学习障碍儿童的智力水平基本正常，少数偏高或偏低，其病因尚未明确，可能与生物学因素和环境因素相关。临床上主要表现为阅读障碍、书写障碍、数学障碍、拼读障碍、注意力障碍、适应能力障碍、感觉统合失调、社会情绪与行为障碍等。学习障碍的治疗主要包括特殊教育、功能训练、心理治疗等。

4. **孤独症谱系障碍**（autistic spectrum disorders，ASD） 孤独症谱系障碍是以孤独症为代表的一组异质性疾病的总称。其病因和发病机制尚不完全清楚，可能与遗传因素、神经生化代谢因素、感染与免疫学因素、生理功能失调因素、家庭和社会心理学因素等相关。典型孤独症临床上主要表现为社会交往障碍、语言障碍、兴趣狭窄和刻板重复的行为方式。目前无特效药物治疗，早期筛查、诊断及干预效果较好，主要采用教育与训练为主的综合治疗。

第二节　新生儿生理特点与保健

新生儿（neonate，newborn）是指从脐带结扎到生后 28 天内的婴儿。新生儿是胎儿的延续，是人类发育的基础阶段，其生理特点和保健与成人不同。本节将对新生儿的生理特点与保健作简单介绍。

（一）新生儿生理特点

1. **呼吸系统**　新生儿胸廓呈圆桶状，肋间肌薄弱，呼吸主要依靠膈肌的升降，呈腹式呼吸，呼吸较表浅。足月儿呼吸频率较快，安静时约为 40 次 /min 左右，若持续超过 60 次 /min 称为呼吸急促，常由呼吸或其他系统疾病所致。早产儿因呼吸中枢发育不成熟、红细胞内缺乏碳酸酐酶、肺泡数量少、呼吸肌发育不全，常出现呼吸不规则，甚至导致呼吸暂停。其次，由于肺发育不成熟、肺泡表面活性物质含量低，易出现支气管肺发育不良、呼吸窘迫综合征。

2. **循环系统**　出生后血液动力学发生变化，当出现严重肺部感染、酸中毒、低氧血症时，肺血管压力增高超过体循环时，可引起卵圆孔、动脉导管重新开放，导致新生儿持续性肺动脉高压。新生儿心率波动范围较大，足月儿心率平均为 90 ~ 160 次 /min、血压平均为 70/50mmHg，早产儿心率偏快、血压较低，部分早产儿早期可有动脉导管开放。

3. **消化系统**　足月儿出生时吞咽功能已完善，但食管下部括约肌及贲门括约肌发育差、胃呈水平位，且吸奶时易吞咽过多空气，故常出现溢乳、呕吐等现象。新生儿消化道面积相对较大，有利于营养物质的吸收，但肠腔内毒素和消化不全产物易进入血液循环，引起中毒或过敏。足月儿生后 24h 内排胎便，约 2 ~ 3d 排完，若生后 24h 未排大便，需排除肛门闭锁或其他消化道畸形。足月儿肝功能不完善，对多种药物处理能力低下，易发生药物性肝损害。

早产儿吸吮能力差、吞咽反射弱、胃容量小，常出现喂养困难或乳汁吸入以致肺部感染。若存在缺血缺氧、感染、喂养不当等不利因素，易导致坏死性小肠结肠炎。早产儿肝功能较足月儿更不成熟，黄疸持续时间长，易发生核黄疸。

4. **泌尿系统**　足月儿出生时肾结构发育已完成，但稀释、浓缩功能不成熟，易出现排尿次数多、水肿或脱水症状；新生儿生后 24h 内开始排尿，少数在 48h 内排尿。早产儿肾脏浓缩功能更差，对钠离子的重吸收功能差，易出现低钠血症；葡萄糖阈值低，易出现糖尿。

5. **血液系统**　足月新生儿血容量约为 85 ~ 100ml/kg、血红蛋白为 170g/L（140 ~ 200g/L）。出生时由于入量少、不显性失水等原因，可致血液浓缩、血红蛋白上升；通常生后 24h 达高峰，约 1 周末恢复至出生时水平，以后逐渐下降。白细胞数生后第一天为（15 ~ 20）$\times 10^9$/L，3 天后明显下降，5 天后接近婴儿值；细胞分类以中性粒细胞为主，4 ~ 6 天后以淋巴细胞为主。血小板与成人相似。

早产儿血容量为 85 ~ 110ml/kg，白细胞和血小板稍低于足月儿。由于早产儿红细胞生成素水平低下、先天储备少、血容量迅速增加，故“生理性贫血”出现早，且胎龄越小，贫血越严重、持续时间越长。

6. **神经系统**　新生儿出生时头围相对大，平均为 33 ~ 34cm。脊髓相对长，其末端约在第 3、4 腰椎下缘，腰穿时应选择第 4、5 腰椎间隙。足月儿大脑皮层兴奋性低，睡眠时间长；大脑对下级中枢抑制弱，锥体系、纹状体发育不全，常出现不自主、不协调动作。足月儿出生时已具备多种暂时性的原始反射，如觅食反射、吸吮反射、握持反射、拥抱反射；同时也可出现年长儿的病理反射，如克尼格征、巴宾斯基征、低钙击面征。

早产儿神经系统发育成熟度与胎龄有关，胎龄越小，原始反射越难引出或反射发育不全。

7. **能量及体液代谢** 新生儿能量代谢旺盛，基础热量消耗为209kJ/kg，每日总热量约需418～502kJ/kg；体内含水量占总体重的70%～80%，且出生体重越低、日龄约小，含水量越高。生后体内水分较多，体重下降，约1周末降至最低点，10d左右恢复至出生体重，此种现象称为生理性体重下降。早产儿体重恢复较足月儿慢。

8. **体温调节** 新生儿体表面积相对较大，皮下脂肪薄，体温调节中枢功能不完善，易散热，特别是早产儿，寒冷时更易发生低体温，甚至硬肿症。中性温度（neutral temperature）是指机体维持体温正常所需的代谢率和耗氧量最低时的环境温度。出生体重不同、生后日龄不同，中性温度也不同，中性温度与体重、出生日龄的关系见表4-6-2-1。

表4-6-2-1 不同出生体重新生儿的中性温度

出生体重/kg	中性温度			
	35℃	34℃	33℃	32℃
1.0	初生10d内	初生10d以后	3周以后	5周以后
1.5	—	初生10d内	初生10d以后	4周以后
2.0	—	初生2d内	初生2d以后	3周以后
＞2.5	—	—	初生2d内	初生2d以后

9. **免疫系统** 新生儿特异性和非特异性免疫功能均未发育完善；皮肤黏膜薄嫩，易损伤感染；呼吸道纤毛运动差，胃酸分泌少，杀菌能力差。分泌性IgA，易出现呼吸道、消化道感染；血-脑屏障功能未成熟，易患细菌性脑膜炎；血浆中补体水平低下，尤其是早产儿。IgG可通过胎盘，但与胎龄有关，胎龄越小，IgG越低。

10. **常见的几种特殊生理状态**

（1）生理性黄疸：新生儿一般情况好，足月儿生后2～3d出现，4～5d达高峰，5～7d消退，最迟不超过2周。早产儿生后3～5d出现，5～7d达高峰，7～9d消退，最长可延迟到3～4周。

（2）“螳螂嘴”和“马牙”：新生儿上腭中线和齿龈部位出现散在黄白色、米粒大小的隆起颗粒，是由于上皮细胞堆积或黏液腺分泌物积留形成，俗称“马牙”，生后数周或数月自行消失。

（3）乳腺肿大：男女新生儿均可发生，于生后 4 ~ 7d 出现乳腺增大，如蚕豆大小，多于 2 ~ 3 周消退，与来自母亲的雌激素、孕激素、催乳素有关。

（4）假月经：见于部分女婴，在生后 5 ~ 7d 出现少量阴道血液或大量非脓性分泌物，可持续 1 周，与来自母体雌激素在分娩后影响突然中断有关。

（二）新生儿保健

1. **保温**　新生儿生后即应采取各种保暖措施，使其处于中性温度中。早产儿，尤其是低出生体重小于 2 000g 或低体温者，应置于温箱中，或用预热的毯子包裹，并根据胎龄、出生体重、生后日龄选择适宜的中性环境温度。

2. **喂养**　提倡母乳喂养、按需哺乳和母婴同室。正常足月儿生后半小时即可母亲哺乳，以促进母乳分泌。无母乳则要给予配方乳，每 3h1 次，每日 7 ~ 8 次。早产儿也应酌情尽早母乳喂养，对吸吮能力差、吞咽功能不协调者可由母亲挤出乳汁再管饲喂养，无母乳时可暂用早产儿配方奶。

3. **预防感染**　新生儿室工作人员应严格遵守消毒隔离制度。接触新生儿前应严格洗手，护理操作时遵循无菌原则。工作人员患感染性疾病，应避免接触新生儿，以防交叉感染。避免过度拥挤，防止空气污染和杜绝乳制品污染。

4. **预防接种**　足月儿出生后 3 天接种卡介苗。乙肝疫苗应于出生 24h 内、1 个月、6 个月时各注射 1 次，若母亲为乙肝病毒携带者，应于生后 6h 内肌内注射高价乙肝免疫球蛋白（HBIG）100 ~ 200IU，同时换部位注射重组酵母乙肝病毒疫苗 10μg。早产儿预防接种应适当延迟。

5. **新生儿筛查**　出生后应进行先天性甲状腺功能减退症、苯丙酮尿症等先天性代谢缺陷病的筛查。

第三节　新生儿疾病高压氧治疗

目前，临床上有不少疾病在进行高压氧治疗，也取得了非常好的疗效。其中包括新生儿窒息、新生儿颅内出血（前已述及）、新生儿缺血缺氧性脑病、新生儿核黄疸、新生儿破伤风（前已述及）、新生儿坏死性小肠结肠炎、新生儿胎粪吸入综合征等。但由于近几年来对眼型氧中毒易发于新生儿、早产儿的过分关注，所以在临床新生患儿高压氧治疗过程中一定注意规范化、标准化。下面重点叙述新生儿窒息、新生儿颅内出血、新生儿缺血缺氧性脑病、新生儿核黄疸、新生儿坏死性小肠结肠炎、新生儿胎粪吸入综合征等疾病的高压氧治疗。

一、新生儿窒息

新生儿窒息（asphyxia of newborn）是新生儿科常见疾病，多为胎儿窒息（宫内窘迫）的延续，本质是缺氧，是引起新生儿死亡和儿童伤残的重要原因之一，由于其诊断标准尚未完全统一，国内文献报道的发病率差异较大。

【定义】新生儿窒息指新生儿出生后不能建立正常的自主呼吸而导致低氧血症、高碳酸血症及全身多脏器损伤。

【临床表现】

1. **Apgar 评分** 是国际上公认的评价新生儿窒息最简捷、实用的方法。

（1）评估内容：包括皮肤颜色（appearance）、心率（pulse）、对刺激的反应（grimace）、肌张力（activity）和呼吸（respiration）五项指标。每项指标0～2分，共10分（见表4-6-3-1）。

（2）评估时间：分别于生后1min、5min、10min进行，需复苏的新生儿于生后15min、20min时仍需评分。

（3）判断标准：Apgar 评分 8～10 分为正常，4～7 分为轻度窒息，0～3 分为重度窒息。

（4）临床意义：1min 评分反映窒息严重程度，是复苏的依据。5min 评分反映了复苏的效果及判断预后。

表 4-6-3-1 新生儿 Apgar 评分表

体征	评分标准			出生后	
	0	1	2	1 分评分	5 分评分
皮肤颜色	青紫或苍白	身体红，四肢青紫	全身红		
心率	无	< 100 次 /min	> 100 次 /min		
弹足底或插鼻管反应	无反应	有些动作如皱眉	哭，喷嚏		
肌张力	松弛	四肢略屈曲	四肢活动		
呼吸	无	慢，不规则	正常，哭声响		

2. **多系统脏器受损症状** 窒息后缺氧缺血，可引起缺氧缺血性脑病、颅内出血、吸入性肺炎、肺出血、呼吸窘迫综合征、缺氧缺血心肌病、肾衰竭、低氧血症、高碳酸血症、酸中毒、坏死性小肠结肠炎、血小板减少、弥散性血管内凝血等。

【诊断】目前我国新生儿窒息的诊断多依据 Apgar 评分系统。2013 年，中国医师协会新生儿科医师分会关于新生儿窒息诊断和分度标准建议：①产前具有可能导致窒息的高危因素；②1min或5minApgar评分≤7分，仍未建立有效自主呼吸；③脐动脉血pH < 7.15；

④排除其他引起低 Apgar 评分的病因。以上②～④为必要条件，①为参考指标。

【常规治疗】生后立即进行复苏、评估。推荐采用国际公认的 ABCDE 复苏方案：A（airway），清理呼吸道；B（breathing），建立呼吸；C（circulation），维持正常循环；D（drugs），药物治疗；E（evaluation），评估。其中清理呼吸道是根本，建立呼吸是关键，评估应贯穿整个复苏过程。评估过程中需监测呼吸、心率、血氧饱和度，并遵循评估、决策、措施的顺序反复循环的原则，直至复苏完成。

【高压氧治疗】

1. 治疗原理

（1）纠正缺氧：窒息的本质是缺氧，高压氧治疗可提高血氧张力、增加血氧含量，以纠正缺氧。

（2）保护多脏器功能：窒息可导致中枢神经系统、呼吸系统和心血管系统等多脏器缺氧缺血性损伤，高压氧治疗可增加组织氧储量，有效保护多脏器功能。

（3）纠正酸中毒：窒息缺氧后可导致酸中毒，高压氧下可使酸性有机物产生减少，以纠正酸中毒。

（4）减轻脑水肿、降低颅内压：窒息可引起缺氧缺血性脑病，以致脑水肿，高压氧治疗可改善脑细胞代谢以及毛细血管通透性，有助于减轻脑水肿、降低颅内压。

2. 治疗方法　治疗压力为 0.15～0.20MPa，每次治疗时间 40～60min，每天 1 次，10 次为 1 个疗程，连续 1～3 个疗程。

3. 注意事项

（1）应综合治疗。

（2）治疗时机越早越好，复苏成功、患儿自主呼吸恢复后即可开始行高压氧治疗。

（3）伴有肺出血、颅内出血者，需待活动性出血停止后，方能进舱治疗。

（4）轻症、病情稳定者，选用婴儿舱治疗。重症窒息患儿，宜在多人舱治疗，选用面罩Ⅰ级吸氧，并有医护人员陪舱。

（5）有研究显示，胎龄小于 32 周新生儿不宜行高压氧治疗，原因在于早产儿视网膜发育不完善，易导致或加重早产儿视网膜病变。

（6）严重病例合并弥散性血管内凝血者，禁止行高压氧治疗。

4. 循证医学评价　国内多项随机对照临床研究显示，高压氧辅助治疗新生儿窒息，有助于纠正窒息新生儿的缺氧状态，显著提高患儿治愈率。关于高压氧在防治新生儿窒息后脑损伤（如新生儿缺氧缺血性脑病、新生儿颅内出血等）的临床研究中表明，高压氧治疗可有效减少、避免窒息后脑损伤的发生，明显提高临床治疗效果。

二、新生儿缺氧缺血性脑病

新生儿缺氧缺血性脑病（hypoxic-ischemic encephalopathy，HIE）是新生儿常见疾病，

我国足月儿的发生率约为活产儿的0.3%～0.6%，尽管近年来围产医学不断发展，HIE仍是导致新生儿急性死亡和慢性神经系统后遗症的重要原因之一。

【定义】新生儿缺氧缺血性脑病是指围生期窒息引起的部分或完全缺氧、脑血流减少或暂停而导致胎儿或新生儿脑损伤。

【临床表现】HIE症状的轻重与新生儿日龄、脑损伤的严重程度及持续时间有关。临床上根据新生儿的意识、肌张力、原始反射、惊厥、病程及预后等，将HIE分为轻、中、重三种程度，见表4-6-3-2 HIE临床分度。

表4-6-3-2　HIE临床分度

分度	轻度	中度	重度
意识	激惹	嗜睡	昏迷
肌张力	正常	减低	松软
拥抱反射	活跃	减弱	消失
吸吮反射	正常	减弱	消失
惊厥	可有肌阵挛	常有	有,可呈持续状态
中枢性呼吸衰竭	无	有	明显
瞳孔改变	扩大	缩小	不等大、对光反射迟钝
EEG	正常	低电压、可有痫样放电	爆发抑制、等电位
病程及预后	症状在72h内消失、预后好	病程14d内消失、可能有后遗症	数天至数周死亡,症状可持续数周,病死率高,存活者多有后遗症

【诊断】

1. 有明确的可导致胎儿宫内窘迫的病史，以及严重的胎儿宫内窘迫表现：胎心率＜100次/min，持续5min以上和（或）羊水Ⅲ度污染，或者在分娩过程中有明显窒息史。

2. 出生时有重度窒息，Apgar评分1min≤3分，5min≤5分和出生时脐动脉血气pH≤7.0。

3. 出生后不久即出现神经系统症状，并持续至24h以上，如意识改变（过度兴奋、嗜睡、昏迷）、肌张力改变（增高或减弱）、原始反射异常（吸吮、拥抱反射减弱或消失）。重症病例可有惊厥、脑干症状（呼吸节律改变、瞳孔改变、对光反射迟钝或消失）和前囟张力增高。

4. 排除电解质紊乱、颅内出血和产伤等原因引起的抽搐，以及宫内感染、遗传代谢性疾病和其他先天性疾病所引起的脑损伤。

同时具备以上 4 条者可确诊，第 4 条暂时不能确定者可作为拟诊病例。

【常规治疗】

1. 吸氧、维持良好的通气功能。

2. **控制惊厥**　首选苯巴比妥，顽固性惊厥者可加用咪达唑仑或水合氯醛。

3. **治疗脑水肿**　避免液体入量过多是防治脑水肿的基础，脱水剂首选呋塞米，重者可用 20% 甘露醇。

4. **亚低温治疗**　是指用人工诱导方法将体温下降 2 ~ 5℃，降低机体的能量消耗，以达到保护脑细胞的作用。

5. **新生儿期后的治疗**　病情稳定后尽早行综合的康复治疗，有利于促进脑功能恢复，减少后遗症的发生。

【高压氧治疗】

1. **治疗原理**

（1）纠正缺氧：缺氧是 HIE 发病的核心。高压氧治疗可提高血氧含量、血氧分压，可显著增加脑组织中的储氧量及毛细血管间氧的有效弥散距离，迅速纠正脑组织缺氧状态。

（2）纠正酸中毒：缺氧后可导致酸中毒，高压氧治疗可改善组织的有氧代谢，减少无氧酵解，乳酸产生减少，能量生成增多，迅速纠正酸中毒。

（3）减轻脑水肿：脑水肿是 HIE 早期的病理改变，高压氧治疗可改善脑细胞代谢以及毛细血管通透性，有助于减轻脑水肿。

（4）有效阻止自由基的产生及对神经系统的损害：HIE 患儿自由基产生增多，高压氧可阻断自由基产生的途径，阻止自由基对神经系统的破坏，达到保护神经系统结构的目的。

2. **治疗方法**　治疗压力为 0.15 ~ 0.20MPa，每次治疗时间 60min，每日 1 次，10 次为 1 个疗程，连续 2 ~ 3 个疗程。

3. **循证医学评价**　多项国内外研究均证实，高压氧辅助治疗新生儿缺氧缺血性脑病的疗效确切，可提高治愈率、减少死亡率、有效改善脑病的症状、降低后遗症发生率。一项关于高压氧和神经生长因子对缺氧缺血性脑损伤新生大鼠长期神经行为影响的研究发现，高压氧联合神经生长因子治疗可改善缺氧缺血性脑损伤后新生大鼠的学习能力、记忆能力以及感觉运动功能，提示高压氧辅助治疗有助于改善 HIE 的预后。

三、新生儿胆红素脑病

胆红素脑病（bilirubin encephalopathy）是新生儿期常见的脑损伤性疾病，亦是新生儿高胆红素血症最严重的并发症，若不早期诊断、干预及治疗，常导致神经系统后遗症如脑性瘫痪、听觉障碍和智力障碍等。

【定义】新生儿胆红素脑病又称核黄疸，是指未结合胆红素水平过高，透过血 - 脑屏障，造成基底神经节、海马、下丘脑神经核和小脑神经元坏死等中枢神经系统功能障碍。

【临床表现】胆红素脑病典型症状分为4期。

第一期：表现为嗜睡、反应低下、吸吮无力、拥抱反射减弱和肌张力减低等，偶有尖叫、呕吐。持续约12～24h。

第二期：出现抽搐、肌张力增高、哭声高尖、发热。持续约12～48h。

第三期：吃奶及反应好转，抽搐次数减少，角弓反张逐渐消失，肌张力逐渐恢复。此期约持续2周。

第四期：出现典型的核黄疸后遗症表现。表现为手足徐动、眼球运动障碍、听觉障碍、牙釉质发育不良。可留有脑性瘫痪、智力障碍、癫痫等后遗症。

【诊断】根据典型的病史、症状和体征，并结合头颅MRI、听觉诱发电位检查，即可明确诊断。

【常规治疗】

1. **降低血清未结合胆红素**

（1）光照疗法：光疗可使非结合胆红素形成光红素，经胆汁和尿液直接排出。常用波长为425～475nm的蓝光和波长为510～530nm的绿光效果最佳，常见副作用有发热、腹泻、不显性失水增多、皮疹等，但多不严重，对症处理后均可缓解。

（2）药物治疗：白蛋白能与血清未结合胆红素结合，减少胆红素脑病的发生。5%碳酸氢钠纠正酸中毒，以利于未结合胆红素与白蛋白结合。苯巴比妥可增加肝脏结合和分泌胆红素的能力。

（3）换血疗法：换出血液中大量的未结合胆红素，其疗效较光疗及药物治疗好，故一旦发现胆红素脑病应尽早行换血治疗。

（4）其他治疗：纠正缺氧、贫血、水肿，预防低血糖、低血钙、低体温等。

2. **神经系统后遗症的治疗**　以综合康复治疗为主，辅以药物等治疗。

【高压氧治疗】

1. **治疗原理**

（1）纠正缺氧：本病脑细胞受损的原因是线粒体功能障碍致脑细胞发生缺氧性损害。高压氧治疗可提高血氧含量、血氧分压，组织氧储量及血氧弥散半径也相应增加，明显改善脑细胞缺氧状态。

（2）线粒体功能障碍是导致胆红素脑病的病理基础，高压氧治疗可增加脑细胞线粒体中H^+-ATP酶活性，ATP生成增多，产能增加，脑细胞代谢增强。

（3）高压氧治疗可增加肝脏的血氧含量，使得肝脏胆红素代谢功能增强、血清胆红素降低，以减轻胆红素对脑细胞的损害。

（4）感染可增加神经元对胆红素脑病的易感性。高压氧治疗可以增强吞噬细胞作用，具有抗感染能力，从而减少神经元对胆红素脑病的易感性。

2. **治疗方法**　治疗压力为0.15～0.20MPa，每次治疗时间80min，每日1次，10d为

1个疗程，连续2个疗程。

3. **注意事项**

（1）应综合治疗。

（2）病情稳定，尽早行高压氧治疗。

（3）如有核黄疸后遗症，则需适当延长治疗疗程，直至症状消失。

4. **循证医学评价**　多项国内外研究显示，高压氧治疗新生儿溶血病，可有效降低血胆红素浓度，进而减少胆红素对神经细胞的损害。7项随机对照临床研究发现，高压氧辅助治疗新生儿胆红素脑病，可显著提高治愈率、降低死亡率及后遗症发生率。谷献芳等研究高压氧对胆红素脑病新生鼠海马神经细胞凋亡和学习记忆的影响，结果显示高压氧治疗可能通过抑制线粒体途径中细胞色素C和Caspase-3的表达，减轻胆红素对海马神经元的毒性，从而减轻胆红素相关性脑损伤所致的学习记忆障碍。

四、新生儿坏死性小肠结肠炎

新生儿坏死性小肠结肠炎（neonatal necrotizing enterocolitis，NEC）是新生儿期常见的严重胃肠道疾病，多见于早产儿。近年来NEC发病率逐年上升，可能与低出生体重儿存活率明显提高有关。

【定义】新生儿坏死性小肠结肠炎系指小肠、结肠局限性或广泛坏死性炎症。以腹胀、呕吐、便血、腹部平片以肠壁积气为主要临床特征。

【临床表现】早产儿多见，发生时间与胎龄相关，胎龄越小，发病时间越晚。本病典型表现为腹胀、呕吐和血便，病初表现为胃潴留增加、呕吐，伴随嗜睡、呼吸窘迫、呼吸暂停等全身症状；随后出现大便性状改变、血便。重者可发生腹膜炎、肠穿孔、呼吸循环衰竭、DIC甚至死亡。查体可见肠型、腹部发红，部分患儿右下腹压痛、肌紧张。

【诊断】依据典型病史、症状与体征，结合腹部X线检查示肠壁积气，即可诊断。

【常规治疗】

1. **禁食**　确诊后须绝对禁食及胃肠减压，待临床症状好转、腹部X线无异常，逐渐恢复后方能经口喂养。

2. **抗生素**　根据药敏选择针对性抗生素，疗程一般7～10d，重症患者疗程为14d或更长。

3. **支持治疗**　维持内环境稳定，保证液体入量及能量供给。有凝血机制障碍者给予输注新鲜冰冻血浆，血小板减少可输注血小板，有休克者需抗休克治疗。

4. **手术治疗**　肠穿孔是手术治疗的绝对适应证。

【高压氧治疗】

1. **治疗原理**

（1）NEC发病与细菌感染有关，高压氧治疗可抑制细菌生长，并可增强抗生素的抑菌、杀菌功能。

（2）高压氧治疗可改善肠道病灶区域的缺氧状况，增强吞噬细胞吞噬和杀灭细菌的能力，并可吞噬病灶中坏死的组织、细胞，加速病灶清除。

（3）高压氧治疗可使病变肠管有氧代谢增强、无氧酵解减弱、能量产生增多，以纠正酸中毒及改善机体内环境。

（4）高气压可使肠壁积气的体积变小，氧气置换出气泡内的氮气和氢气，氧气逐渐被吸收，最终使肠壁积气消失，减轻积气对肠壁血循环的压迫。

（5）高压氧治疗可增加肠壁组织的氧供，改善肠壁的血液供应。

（6）高压氧治疗可改善肠道蠕动功能，减少肠梗阻发生率，促进病变肠管的修复。

2. **治疗方法** 治疗压力为 0.15～0.20MPa，每次治疗时间 60min，每日 1 次，10 天 1 疗程，连续 2 个疗程，症状缓解、腹泻停止，即可停止治疗。

3. **注意事项**

（1）应综合治疗。

（2）高压氧治疗减压过程中应打开胃肠减压管，并缓慢减压，以免引起肠胀气。

（3）重症患儿合并肠穿孔、呼吸循环衰竭、DIC 等，禁止行高压氧治疗。

3. **循证医学评价** 从治疗机制来分析，高压氧治疗对本病应有较好的疗效，但目前国内外有关研究报道较少。国外关于高压氧辅助治疗新生儿坏死性小肠结肠炎临床病例研究，显示出良好的安全性和有效性。

五、新生儿胎粪吸入综合征

胎粪吸入综合征（meconium aspiration syndrome，MAS）是新生儿常见疾病，多见于足月儿或过期产儿。分娩时羊水胎粪污染的发生率为 8%～25%，其中约 5% 发生 MAS。

【定义】胎粪吸入综合征，也称胎粪吸入性肺炎，是由于胎儿在宫内或产时吸入混有胎粪的羊水所致的呼吸道机械性阻塞及肺组织化学性炎症，生后即出现呼吸窘迫，易发生肺动脉高压和肺气漏。

【临床表现】常见于足月儿或过期产，多有宫内窘迫史和 / 或出生窒息史。生后即开始出现呼吸窘迫，随胎粪逐渐吸入远端气道，生后 12～24h 呼吸困难更为明显，表现为呼吸急促（＞ 60 次 /min）、青紫、鼻翼扇动、吸气性三凹征等。重症患儿可合并肺动脉高压，表现为持续而严重的青紫，于哭闹、烦躁时青紫更为严重，重症者还可并发红细胞增多症、低血糖、新生儿缺氧缺血性脑病、多器官功能障碍及肺出血等。

【诊断】根据明确的胎粪吸入史，生后出现呼吸窘迫，结合胸部 X 线片检查即可诊断。

【常规治疗】

1. **促进气管内胎粪排出** 立即气管插管进行吸引。

2. **对症治疗** 包括氧疗和机械通气治疗。

3. **肺表面活性物质** 有助于改善MAS患儿肺的顺应性和氧合。

4. **其他治疗** 限制液体入量、防治感染、维持正常循环、镇静、保温等。

【高压氧治疗】

1. **治疗原理**

（1）高压氧治疗可提高血氧含量、血氧分压，迅速纠正缺氧。

（2）高压氧治疗可增强吞噬细胞清除支气管、肺泡内异物能力。

（3）高压氧治疗可增强机体抗肺组织化学性炎症的能力。

（4）高压氧治疗可抑制细菌生长，并可增强抗生素的抑菌、杀菌功能，有助于防治感染。

2. **治疗方法** 治疗压力为0.15～0.20MPa，每次治疗时间60min，每日1次。缺氧纠正、肺部炎症控制即可停止治疗。

3. **注意事项**

（1）应综合治疗。

（2）病情稳定、呼吸道通畅无梗阻，尽早行高压氧治疗。

（3）重症患儿并发活动性肺出血者，暂不宜行高压氧治疗。

4. **循证医学评价** 国内有研究表明，高压氧辅助治疗新生儿胎粪吸入综合征继发肺部感染者，可迅速纠正其缺氧状态，治愈率达100%，显示出良好的治疗效果。

第四节 儿科疾病高压氧治疗

目前，临床上有很多儿科疾病都进行高压氧治疗，而且都取得相当好的疗效。其中包括脑性瘫痪、儿童糖尿病（前已述及）、化脓性脑膜炎（前已述及）、小儿癫痫、小儿急性脑水肿（前已述及）、智力障碍、孤独症谱系障碍等疾病。本节仅重点叙述脑性瘫痪、小儿癫痫、智力障碍、孤独症谱系障碍等专科较强的疾病如下。

一、脑性瘫痪

脑性瘫痪（cerebral palsy）是儿童时期最常见的致残性疾病，简称脑瘫。我国儿童脑瘫发病率约是0.248%，14岁以内的脑瘫患儿病例数约500万，且每年脑瘫新增病例数约5万。随着医学诊疗技术不断进步，特别是新生儿科、儿科急救技术飞速发展，近年来脑瘫的发病有上升趋势。

【定义】脑性瘫痪是一组持续存在的中枢性运动和姿势发育障碍、活动受限症候群，这种症候群是由于发育中的胎儿或婴幼儿脑部非进行性损伤所致，脑性瘫痪的运动障碍常伴有感觉、知觉、认知、交流、行为障碍，以及继发性癫痫、肌肉骨骼异常等。

【临床表现】根据运动障碍及瘫痪部位分为以下6型：

1. **痉挛型四肢瘫** 主要为锥体束损害。表现为四肢肌张力增高，上肢出现手握拳、拇指内收、腕关节屈曲、前臂旋前、肘关节屈曲等，下肢出现尖足、剪刀步、膝关节屈曲或伸展以及髋关节屈曲、内收、内旋等。运动发育落后于同龄儿3个月以上。并可出现姿势运动模式异常以及反射发育异常。

2. **痉挛型双瘫** 脑瘫分型中最常见的类型。症状同痉挛型四肢瘫，但以双下肢痉挛及功能障碍为主，较双上肢重。

3. **痉挛型偏瘫** 症状同痉挛型四肢瘫，但较轻，具有明显的非对称性姿势，主要障碍在一侧肢体。本型患儿在12个月以前即出现利手发育，多有明确的头颅影像学改变。

4. **不随意运动型脑性瘫痪** 主要为锥体外系损害。表现为肌张力变化，肌张力可高可低，静止时肌张力低下、随意运动时增强；出现难以控制的全身不自主运动，有意识、目的的运动时明显。原始反射异常发育，表现为亢进或残存，如TLR阳性、ATNR阳性（非对称性姿势）。

5. **共济失调型脑性瘫痪** 不多见，常与其他型混合，主要是小脑受损。表现为运动、平衡功能障碍，出现醉酒步态、蹒跚步态、易跌倒、身体僵硬、方向不准确、运动速度慢等。闭目难立征阳性，指鼻试验、对指试验、跟膝胫试验等难以完成。

6. **混合型** 两种或两种以上混合存在，以痉挛合并不随意运动最常见，临床多以一种类型表现为主。

【诊断】

1. **诊断必备条件** 包括持续存在的中枢性运动功能障碍、运动姿势发育异常、反射发育异常、肌张力及肌力异常。以上必要条件必须同时存在，缺一不可。

2. **诊断参考条件**

（1）有引起脑性瘫痪的病原学依据。

（2）可有头颅影像学佐证。

【常规治疗】

1. **康复治疗原则** 遵循循证医学原则，早发现、早干预、早治疗的原则，强调以医院康复、社区康复、家庭康复“三位一体”的康复模式，开展与教育、游戏、日常生活等相结合的综合性康复治疗。

2. **康复治疗方法** 主要包括运动治疗、作业治疗、言语治疗、特殊教育、认知训练、感觉统合训练、音乐治疗、游戏治疗、理疗、药物、手术治疗、辅助器具以及矫形器的应用等。

【高压氧治疗】

1. **治疗原理** 多种脑损伤疾病均可导致脑性瘫痪，如缺氧缺血脑病、卒中、颅内出血、胆红素脑病、婴幼儿中枢神经系统感染等。高压氧可提高血氧含量、血氧张力，使神经细胞重获丰富的氧供和营养，有效改善脑细胞能量代谢，产生更多的 ATP，加速受损脑组织的修复和脑功能的恢复。

2. **治疗方法**　治疗压力为 0.18～0.20MPa，每次治疗时间 60min，每日 1 次，10 次为 1 个疗程，连续 4～6 个疗程或更长疗程。

3. **注意事项**

（1）尽早治疗，儿童神经系统发育至 3 岁完善，推荐高压氧治疗应在 3 岁以前，且越早越好。

（2）应综合治疗，若存在明确的脑损伤病因者，应早期积极治疗原发疾病。

（3）若无禁忌证，应足够治疗，疗程相对较长。

（4）伴有继发性癫痫者，若癫痫发作频繁，暂缓行高压氧治疗。

4. **循证医学评价**　国内外多项研究发现，肯定了高压氧辅助治疗脑性瘫痪患儿的安全性和有效性。Asl Mina Taghizadeh 等在一项评估不同类型脑性瘫痪儿童脑灌注的研究中，比较了脑性瘫痪儿童高压氧治疗前后的脑灌注情况，研究发现高压氧治疗可以改善一些儿童的脑灌注，那么，高压氧治疗是否可以进一步改善患儿的运动、语言、认知等功能，有待进一步深入研究。

二、小儿癫痫

癫痫（epilepsy）是儿童时期最常见的神经系统疾病，在我国癫痫的患病率约为 4‰～7‰。长期、频繁或严重的癫痫发作会导致进一步的脑损伤，甚至出现永久性神经精神障碍。随着临床、脑电图、病因学诊断技术不断发展，儿童癫痫的诊治水平不断提高，约 70% 癫痫患儿通过规范治疗可获得完全控制，大部分儿童能正常地生活和学习。

【定义】癫痫是一种以具有持久性的产生癫痫发作倾向为特征的慢性脑功能障碍性疾病。癫痫发作（Epilepsy seizure）是指脑神经元异常过度、同步化放电活动所造成的一过性临床症状和 / 或体征，其表现取决于同步化放电神经元的放电部位、强度和扩散途径。癫痫发作是一种症状，而癫痫是一种以反复癫痫发作为主要表现的慢性疾病。

【临床表现】根据临床表现及癫痫发作特点分为以下类型：

1. **局灶性发作**（focal seizures）　根据发作期间意识是否清楚，分为意识清楚的局灶性发作和意识受损的局灶性发作。局灶性发作可以演变为双侧强直 - 阵挛发作。

2. **全面性发作**（generalized seizures）

（1）强直 - 阵挛发作：开始为全身骨骼肌（伸肌或屈肌）强直性收缩伴意识丧失、呼吸暂停与发绀，即强直期；继之全身反复、短促的猛烈屈曲性抽动，即阵挛期；发作后昏睡，逐渐醒来的过程中可有自动症、头痛、疲乏等发作后状态。

（2）强直发作：发作时全身肌肉强烈收缩伴意识丧失，患儿固定于某种姿势，如头眼偏斜、双上肢屈曲或伸直、呼吸暂停、角弓反张等。

（3）阵挛发作：仅有肢体、躯干或面部肌肉节律性抽动，而无强直成分。

（4）肌阵挛发作：为突发的全身或部分骨骼肌触电样短暂收缩（0.2 秒），常表现为突然点头、前倾或后仰，或两臂快速抬起，重者致跌倒，轻者感到患儿“抖”了一下。

（5）失张力发作：全身或躯体某部分的肌肉张力突然短暂性丧失而引起姿势的改变，表现为头下垂、肩或肢体突然下垂、屈髋屈膝或跌倒。

（6）失神发作：①典型失神发作：发作时突然停止正在进行的活动，意识丧失但不摔倒，两眼凝视，持续数秒钟后意识恢复，发作后不能回忆，过度换气往往可以诱发其发作。②不典型失神发作：与典型失神发作表现类似，但开始及恢复速度均较典型失神发作慢。

3. **常见癫痫综合征** 伴中央颞区棘波的儿童良性癫痫（BECT）、婴儿痉挛（又称 West 综合征）、Lennox-Gastaut 综合征（LGS）、热性惊厥附加症（FS^+）等。

【诊断】癫痫的诊断分为五个步骤：①确定癫痫发作及癫痫诊断；②确定癫痫发作的类型；③确定癫痫及癫痫综合征类型；④确定癫痫病因；⑤确定功能障碍和共患病。诊断依据包括如下：

1. **病史询问** 准确、详细的询问发作情况，对诊断特别重要。鼓励家长在保障安全及条件允许的情况下，在患儿发作时进行录像，有利于判断其发作是否为癫痫发作及发作的类型。

2. **脑电图检查** 癫痫患儿最重要的检查方法，对于癫痫的诊断及发作类型、综合征分型有重要价值。

3. **影像学检查** 有助于寻找癫痫的病因。

4. **其他实验室检查** 主要是癫痫的病因学诊断，包括染色体检查、基因分析等。

【常规治疗】

1. **病因治疗** 应尽可能对癫痫患儿进行病因学诊断，根据病因给予针对性治疗。

2. **药物治疗** 抗癫痫药物治疗是控制癫痫最主要的治疗方法。

（1）常用的抗癫痫药物：丙戊酸钠、卡马西平、氯硝西泮、苯巴比妥、苯妥英钠、拉莫三嗪、左乙拉西坦、奥卡西平、托吡酯等。

（2）抗癫痫药物治疗原则：临床上需根据发作类型、癫痫综合征及共患病选择相应的药物。首选单药治疗，治疗困难者适时联合使用抗癫痫药物。遵循规则、不间断、用药剂量个体化的原则。用药期间定期监测药物浓度及疗效，以调整用药，如需替换药物，应逐渐过渡。用药疗程一般需要至少连续 2 年不发作。停药要缓慢，减停过程一般要求大于 3 ~ 6 个月。在整个治疗过程中均应定期随访，监测药物可能出现的不良反应。

3. **外科治疗** 有明确癫痫灶的患儿，抗癫痫药物治疗无效或效果不佳，且频繁发作影响患儿的日常生活者，应尽早到癫痫专科就诊、评估，有手术指征者应及时行外科手术治疗。

4. **其他疗法**　如生酮饮食，免疫治疗（大剂量免疫球蛋白、糖皮质激素等）。

【高压氧治疗】

1. **治疗原理**

（1）高压氧治疗可改善脑细胞能量代谢，改善脑细胞电生理功能，减少神经元异常放电，有助于控制癫痫发作。

（2）高压氧治疗可阻止各种病因所致的脑内抑制系统（尾状核、小脑、网状结构等）损伤，有效减少异常放电。

（3）高压氧治疗可加速损伤脑组织的修复，减少癫痫病灶的形成。

2. **治疗方法**　治疗压力不宜过高，不应超过0.2MPa，吸氧时间、每日治疗次数、疗程长短，应以原发疾病为准。

3. **注意事项**

（1）应综合治疗，需遵医嘱规律、长期使用抗癫痫药物。

（2）癫痫发作频繁者，暂不宜行高压氧治疗。

（3）高压氧治疗时需医护人员陪同。

（4）高压氧治疗时，减压过程宜缓慢，并密切注意患儿情况；若患儿出现癫痫发作，应立即停止减压，在舱内进行急救处理，待发作缓解、呼吸恢复再继续减压。

4. **循证医学评价**　多项临床病例研究表明，高压氧辅助治疗癫痫，可明显减少患儿的发作次数，总有效率达82%，表明高压氧治疗癫痫有一定疗效。国内有研究显示，由脑外伤、卒中性疾病所致的继发性癫痫，应用高压氧辅助治疗，可减少癫痫发作次数及持续时间，缓解临床症状，提高治疗效果，但需注意高压氧治疗过程中癫痫发作的问题及处理。

三、智力障碍

智力障碍（intellectual disabilities，ID）又称智力发育障碍（disorders of intellectual development，DID），既往也称“精神发育迟滞”“智力低下”。智力障碍是儿童时期常见的发育障碍，也是导致儿童终身残疾的主要原因之一。智力障碍在全世界人群中的患病率约为1%，严重智力障碍的患病率约为0.6%，据我国1987年和2006年的两次全国残疾人抽样调查数据，智力障碍患病率为0.43%～0.96%。

【定义】智力障碍是指发育阶段（18岁以前）出现的障碍，包括智力和适应功能缺陷，表现在概念、社交和实用领域中。以韦氏智力量表的智力商数（intelligence quotient，IQ）低于人群均值两个标准差为评判标准，即IQ在70以下为ID。

【临床表现】根据ICD-10和DSM-IV-TR的分级标准，将智力障碍分为轻、中、重、极重四个等级。

1. **轻度智力障碍**　智商水平在50～69之间，心理年龄约9～12岁。学习成绩差，生活能自理，无明显言语障碍，但对语言的理解、使用能力存在不同程度的障碍。

2. **中度智力障碍** 智商水平在35～49之间，心理年龄约6～9岁。不能适应普通学校学习，可学会简单生活自理，能掌握简单生活用语。

3. **重度智力障碍** 智商水平在20～34之间，心理年龄约3～6岁。表现出显著的运动损害或其他相关的缺陷，不能学习和劳动，生活不能自理，言语严重受损，不能进行有效的语言交流。

4. **极重度智力障碍** 智商水平在20以下，心理年龄约3岁以下。社会功能完全丧失，生活完全不能自理，大小便失禁，言语功能丧失。

【诊断】诊断需符合以下3个标准：

1. **缺陷在发育阶段发生。**

2. **总体智能缺陷** 包括推理、解决问题、计划、抽象思维、判断、学业和经验学习等，由临床评估及个体化、标准化的智力测试确认，智商低于平均值2个标准差。

3. **适应功能缺陷** 是指适应功能未达到保持个人的独立性和完成社会责任所需要的发育水平和社会文化标准，并需要持续支持。在没有持续支持的情况下，适应缺陷导致一个或多个日常生活功能受损，如交流、社会参与和独立生活，且发生在多个环境中，如家庭、学校、工作或社区。标准化测试得分低于平均值2个标准差时，则定义存在适应功能损害。

【常规治疗】

1. **病因治疗** 根据不同病因进行治疗，如饮食疗法（苯丙酮尿症），手术治疗（脑积水），甲状腺激素终生替代疗法（先天性甲状腺功能低下症）。

2. **药物治疗** 目前尚无特殊有效药物，临床上可选用神经营养药物如单唾液酸四己糖神经节苷脂钠、鼠神经生长因子、B族维生素等等。

【高压氧治疗】

1. **治疗原理**

（1）智力障碍与颅内出血、核黄疸、中枢神经系统感染等脑损伤性疾病相关。高压氧治疗可提高血氧含量、血氧分压，有助于原发疾病的控制、受损脑组织的修复以及脑功能的恢复。

（2）高压氧治疗可增加脑组织血流灌注，改善脑细胞能量代谢，激发脑细胞的活性，提高大脑再学习的能力。

2. **治疗方法** 治疗压力为0.15～0.20MPa，每次治疗时间60min，每日1次，10次1个疗程，连续3～6个疗程。

3. **注意事项**

（1）应综合治疗，若存在明确的脑损伤病因者，应早期积极治疗原发疾病。

（2）若无禁忌证，尽早治疗。

（3）若本病为核黄疸所致，治疗疗程相对较长。

4. **循证医学评价**　国内外有研究表明，高压氧辅助治疗可促进智力发育障碍患儿言语功能、认知功能及社交行为功能，且未出现明显的副作用，显示出良好的有效性和安全性。在一项脆性 X 综合征所致智力障碍的动物实验研究中发现，高压氧辅助治疗有助于改善智力障碍的焦虑相关行为和社交行为，为高压氧辅助治疗此类智力障碍患儿的可能性奠定了研究基础。目前关于高压氧辅助治疗智力障碍患儿的临床病例研究较少，需进一步深入探讨。

四、孤独症谱系障碍

孤独症谱系障碍（autism spectrum disorder，ASD）是儿童时期常见的神经发育障碍性疾病，是导致各类精神残疾最常见的原因。近 20 多年来的流行病学显示，ASD 患病率有上升趋势，全球的患病率在 1% 左右。

【定义】孤独症谱系障碍是一组以社会交往障碍、言语和非言语交流障碍、狭窄兴趣和重复刻板行为为主要特征的神经发育障碍性疾病。

【临床表现】儿童 ASD 起病于 3 岁前，典型临床表现包括以下三个方面：

1. **社会交往障碍**　婴儿期出现回避目光接触，呼唤、逗引时无反应，不愿与人亲近，缺乏社会性微笑。幼儿期表现为不理人，对养护人不产生依恋，对陌生人缺少应有的恐惧，缺乏与同龄儿交往和玩耍的兴趣。学龄期症状有所改善，但仍然不同程度缺乏与他人主动交往的兴趣和行为，常常自娱自乐、独来独往。成年期对社交情景缺乏应有的理解，难以理解幽默、隐喻等，较难建立友谊、恋爱和婚姻关系。

2. **言语和非言语交流障碍**

（1）言语交流障碍：言语发育迟缓或不发育、言语理解能力不同程度受损、言语形式及内容异常、以及语调、语速、节律、重音等异常。

（2）非言语交流障碍：不会用点头、摇头以及姿势、动作、表情、眼神表达自己的想法，也不能理解他人的姿势、面部表情的意义等。

3. **兴趣狭窄和重复刻板行为**

（1）兴趣范围狭窄和不寻常的依恋行为：迷恋电视广告、天气预报、动画片、旋转物品、排列物品或听某段音乐、某种单调重复的声音等。

（2）行为方式刻板重复：常坚持用同一方式做事，如坚持走一条固定路线、把物品放在同一位置等。

（3）仪式性或强迫性行为：刻板、重复怪异的动作，如拍手、用脚尖走路、重复蹦跳、将手放在眼前凝视等。

【诊断】美国 DSM-5 孤独症谱系障碍诊断标准。

1. 在各种情景下持续存在的社会交流和社会交往缺陷，不能用一般的发育迟缓解释，符合以下三项：

（1）社会 - 情感互动缺陷。

（2）用于社会交往的非言语交流行为缺陷。

（3）建立或维持与其发育水平相符的人际关系缺陷（与抚养者的除外）。

2. 行为方式、兴趣或活动内容狭隘、重复，至少符合以下两项。

（1）语言、运动或物体运用刻板或重复。

（2）过分坚持某些常规以及言语或非言语行为的仪式，或对改变的过分抵抗。

（3）高度狭隘、固定的兴趣，其在强度和关注度上是异常的。

（4）对感觉刺激反应过度或反应低下，对环境中的感觉刺激表现出异常的兴趣。

3. 症状必须在儿童早期出现（但是由于对儿童早期社交需求不高，症状可能不会完全显现）。

4. 所有症状共同限制和损害了日常功能。

5. 这些失调都不能用智力障碍 / 智力发育障碍或全面性发育迟缓更好地解释。

【常规治疗】以教育和训练为主，药物治疗为辅的综合治疗。

1. **教育和训练** 包括应用行为分析疗法、作业治疗、结构化教学法、语言训练、图片交换交流系统训练、社交能力训练等。

2. **药物治疗** 为辅助性对症治疗措施。

3. **家庭支持。**

【高压氧治疗】

1. **治疗原理**

（1）高压氧治疗可增加血氧含量、提高血氧分压，改善脑细胞代谢，促进脑细胞功能恢复。

（2）ASD 儿童存在脑灌注不足。高压氧治疗可抑制血管内皮细胞黏附因子的表达，以减轻脑缺血再灌注损伤。

（3）部分 ASD 儿童存在线粒体功能异常。高压氧治疗可增加脑细胞线粒体中 H^+—ATP 酶活性，ATP 生成增多，产能增加，脑细胞代谢增强。

2. **治疗方法** 略小于 2.5ATA 的压力可能是理想的，分别为 1.3ATA、1.5ATA、2.0ATA，每次治疗时间 60min，治疗次数至少为 70 次，前 35 次与后 35 次相比，脑血氧改善率在后 35 次更明显。

3. **注意事项**

（1）应综合治疗。

（2）ASD 儿童常伴有多动、冲动、攻击、自伤等行为，高压氧治疗时需医护人员陪同，以防止意外伤害的发生。

4. **循证医学评价** 目前，高压氧辅助治疗孤独症谱系障碍的有效性和安全性存在争议。有研究表明高压氧辅助治疗有助于改善 ASD 儿童的临床症状，提高其认知能力，显示出较好的治疗效果；一项关于高压氧辅助治疗 ASD 的相关机制的研究发现，高压氧可降低 ASD 儿童外周血单个核细胞 NF-κB 的活性，减轻 ASD 儿童的炎症反应。相反，也有学者认为，高压氧治疗并不能改善 ASD 的核心症状和相关症状，且可能会发生轻微级别的耳气压伤事件。但在 ASD 儿童患病率高、常规治疗效果不理想、预后较差的情况下，高压氧辅助治疗无疑带来了新的希望和可能，有必要进行更深入的研究和探讨。

（李同欢）

第七章 高压氧医学在产科中的应用

高压氧在产科疾病中的治疗起步较晚，近几十年来，国内外许多学者大胆地进行了高压氧在产科领域的实验动物和临床应用研究，均认为高压氧能有效改善孕妇胎盘功能、改善胎儿缺氧。高压氧在产科疾病治疗中的应用日趋广泛，目前，高压氧可应用于妊娠期高血压疾病、先兆流产、过期妊娠、胎儿生长受限、胎儿窘迫、胎盘功能不全及各种妊娠合并症等多种产科疾病。

第一节　产科生理基础

产科学是一门关系到妇女妊娠、分娩、产褥全过程的医学科学。为了读者能更好、全面地理解产科疾病的高压氧治疗，本节将简单介绍产科学的基础知识。

一、女性一生各阶段的生理特点

女性一生根据生理特点可按年龄划分为新生儿期、儿童期、青春期、性成熟期、围绝经期、绝经后期及老年期 6 个阶段。

（一）新生儿期

出生后 4 周内称新生儿期。女性胎儿在母体内受胎盘及母体性腺所产生的女性激素影响，出生时新生儿可见外阴较丰满，乳房隆起或有少许泌乳，出生后脱离胎盘循环，血中女性激素水平迅速下降，可出现少量阴道流血。这些生理变化短期内均自然消退。

（二）儿童期

从出生 4 周到 12 岁左右称儿童期。此期生殖器由于无雌激素作用呈幼稚型。在儿童期后期（8 岁以后），卵巢开始发育并分泌雌激素，在雌激素作用下女童逐步出现第二性征发育和女性体态。

（三）青春期

青春期是自第二性征开始发育至生殖器官逐渐发育成熟获得生殖能力（性成熟）的一段生长发育期。世界卫生组织将青春期年龄定为10～19岁。这一时期的生理特点表现为第二性征发育、生殖器官发育、生长突增、月经来潮，此时女孩虽已初步具有生殖能力，但整个生殖系统的功能尚未完善。

（四）性成熟期

性成熟期一般在18岁左右开始，历时30年。每个生殖周期生殖器官及乳房在卵巢分泌的性激素周期性作用下发生利于生殖的周期性变化。

（五）围绝经期

1994年，世界卫生组织将围绝经期定义为始于卵巢功能开始衰退直至绝经后一年内的一段时期。卵巢功能开始衰退一般始于40岁以后，该期以无排卵月经失调为主要症状，可伴有阵发性潮热、出汗等，历时短至1～2年，长至10余年。

（六）绝经后期及老年期

绝经后期是指绝经一年后的生命时期。卵巢内卵泡耗竭，卵巢分泌雌激素的功能停止，体内雌激素明显下降，出现低激素相关症状及疾病，如心血管疾病、骨矿含量丢失等。妇女60岁以后卵巢间质的内分泌功能逐渐衰退，生殖器官进一步萎缩，此时骨质疏松症甚至骨折发生率增加。

二、妊娠期母体适应性变化

为了适应胚胎、胎儿生长发育的需要，妊娠期母体在妊娠期内解剖、生理等方面发生一系列变化。这些变化主要受胎儿胎盘所产生激素的影响及自身神经内分泌的调节，在分娩及停止哺乳后恢复至未孕状态。

（一）生殖系统的变化

1. 子宫

（1）子宫重量、容量的变化：非孕期子宫重量约70g，至妊娠足月约1 100g，增加近20倍。非孕时宫腔容量约10ml或更少，至妊娠足月时增至约5 000ml或更多，为非孕期的500～1 000倍。

（2）子宫收缩：自妊娠12～14周起，子宫出现不规则无痛性的收缩。

（3）子宫胎盘的血液灌注：妊娠期胎儿生长所需的营养物质供应和代谢产物的排出依靠胎盘绒毛间隙的灌注。妊娠期子宫胎盘血流进行性增加，妊娠足月时子宫血流量为

450～650ml/min，比非孕时增加4～6倍。

（4）子宫峡部：非孕时长约lcm，妊娠后变软，临产后伸展至7～10cm。

（5）宫颈的变化：妊娠早期宫颈黏膜充血及组织水肿，使宫颈肥大、变软呈紫蓝色。接近临产时，宫颈管变短并出现轻度扩张。

2. **卵巢**　妊娠期略增大，排卵和新卵泡成熟功能均停止。受孕后一侧卵巢黄体继续生长成为妊娠黄体，于妊娠6～7周前产生孕激素以维持妊娠继续。

3. **输卵管**　妊娠期输卵管伸长，但肌层并不增厚。管腔黏膜上皮细胞变扁平，输卵管肌层或黏膜层有时可出现蜕膜细胞，但不形成连续蜕膜层。

4. **阴道与会阴**　妊娠期阴道黏膜水肿充血呈紫蓝色，黏膜皱襞增多，导致阴道伸展性增加，为分娩扩张做好准备。同时阴道乳酸含量增多，pH值降低，有利于防止感染。

5. **外阴**　外阴部充血，皮肤增厚，大阴唇内血管增多及结缔组织松软，使得伸展性增加，有利于分娩时充分扩张。

（二）乳房的变化

妊娠期胎盘分泌雌激素刺激乳腺腺管发育，分泌孕激素刺激乳腺腺泡发育。乳房于妊娠早期开始增大，充血明显。此外，乳腺发育完善还需垂体催乳激素、人胎盘生乳素以及胰岛素、皮质醇、甲状腺激素等多种激素参与，为产后泌乳做准备。

（三）循环系统的变化

1. **心脏**　妊娠期静息时心率增加约10次/min。妊娠后期因膈肌升高，心脏向左、向前移位更贴近胸壁，心尖搏动左移1～2cm。心脏移位使大血管轻度扭曲、加之血流量增加及血流速度加快，90%孕妇有收缩期杂音，分娩后迅速消失。

2. **心输出量**　心输出量增加对维持胎儿生长发育极为重要。心输出量自妊娠10周逐渐增加，至妊娠32周达高峰。由于仰卧位时增大的子宫阻碍心脏静脉回流，孕妇侧卧位比仰卧位心输出量高很多，妊娠晚期孕妇从仰卧位转至左侧卧位时心输出量增加100ml（20%）。

3. **血压及静脉压**　在妊娠期收缩压一般无变化，舒张压因外周血管扩张而轻度降低，使脉压差稍增大。孕妇动脉血压受体位影响，坐位稍高于仰卧位。妊娠对上肢静脉压无影响，妊娠20周开始下肢股静脉压在仰卧位时升高。由于妊娠子宫压迫下腔静脉使血液回流受阻，致使下肢、外阴及直肠静脉压增高，孕妇易发生下肢、外阴静脉曲张和痔疮。

（四）血液系统的变化

1. **血容量**　血容量从孕6～8周开始增加，血容量增加包括血浆与红细胞的增加。

2. **血液成分**　妊娠20周后由于红细胞生成素增加2～3倍，使孕妇红细胞产生开始增多。孕妇白细胞增多，主要为中性粒细胞增多，单核细胞和嗜酸性粒细胞几乎无改变。妊娠期间凝血因子增加，使孕妇血液处于高凝状态。

（五）呼吸系统的变化

妊娠期间由于子宫增大，腹压增加，膈肌活动减少，呼吸方式以胸式呼吸为主。

（六）消化系统的变化

妊娠期随着子宫的增大，胃肠解剖位置有一定改变，同时因受孕激素的影响，胃肠蠕动减少，使不少孕妇有饱胀感、便秘等。

（七）泌尿系统的变化

妊娠期泌尿系统平滑肌张力降低，子宫的机械性压迫使孕妇易患急性肾盂肾炎，或慢性肾盂肾炎易急性发作。由于孕妇及胎儿代谢产物增多，肾功能亦有改变，肾小球滤过率增加，妊娠期葡萄糖滤过增加，孕妇在出现尿糖阳性时应进一步检查，以排除妊娠糖尿病的可能。

（八）内分泌系统的变化

妊娠期垂体增生肥大明显，但垂体对维持妊娠不是必须的。催乳素从妊娠 7 周开始增多，随妊娠进展逐渐增量，妊娠足月分娩前达高峰约 150g/L，为非孕妇女 15μg/L 的 10 倍。妊娠期由于腺组织增生和血管增多，甲状腺呈中等程度增大，约比非孕时增大 65%。

（九）新陈代谢的变化

1. **体重**　妊娠 12 周前体重无明显变化，妊娠 13 周起体重平均每周增加 35g，直至妊娠足月时体重平均增加 12.5kg。

2. **碳水化合物代谢**　妊娠期胰岛功能旺盛，分泌胰岛素增多，使血中胰岛素增加，故孕妇空腹血糖值低于非孕期妇女，糖耐量试验血糖增高幅度大且恢复延迟。

3. **脂肪代谢**　妊娠期血浆脂类、脂蛋白和载脂蛋白浓度均增加，糖原储备减少，当能量消耗过多时，体内动用大量脂肪使血中酮体增加发生酮血症。

4. **蛋白质代谢**　孕妇对蛋白质的需要量增加，呈正氮平衡状态。

5. **水代谢**　妊娠期机体水分平均增加 7L，大多数孕妇在妊娠晚期会出现双下肢凹陷性水肿。

三、胎儿循环系统生理特点及胎儿附属物

与母体循环系统相比，胎儿循环系统有自身的特点。胎儿的营养供给和代谢产物排出

均由脐血管经胎盘、母体来完成。下面对胎儿循环系统的生理特点及胎儿附属物予以简单介绍。

（一）胎儿循环系统的生理特点

胎儿在母体宫内生长发育，其所需氧气和营养物质均来自胎盘，因此其循环系统不仅要适应出生前的需要，而且在出生后会发生改变，以适应出生后肺循环的建立。

1. 胎盘 - 胎儿循环系统解剖学特点

（1）脐静脉一条，来自胎盘的血液经脐静脉进入肝及下腔静脉，出生后胎盘循环停止，脐静脉闭锁为肝圆韧带。

（2）脐动脉二条，来自胎儿的血液经脐动脉注入胎盘与母血进行物质交换，出生后脐动脉闭锁与相连闭锁的腹下动脉成为腹下韧带。

（3）动脉导管位于肺动脉及主动脉弓之间，出生后肺循环建立，肺动脉血液不再流入动脉导管，于生后三个月左右，动脉导管闭锁为动脉韧带。

（4）卵圆孔位于左右心房之间，右心房的血可经卵圆孔直接进入左心房。出生后自主呼吸、肺循环建立，胎盘循环停止，左心房压力增高，右心房压力降低，卵圆孔于生后数分钟开始关闭，多在生后 6 ~ 8 周完全闭锁，成为卵圆窝。

2. 胎儿体循环特点

（1）胎儿循环系统约于受精后 3 周末建立，含氧丰富的血液从胎盘进入脐静脉至胎儿肝及下腔静脉，当血流入下腔静脉时汇入来自横膈以下多数静脉的氧含量较低的血液。下腔静脉流入右心房的血液由氧合血和氧含量较低的血液混合而成。因此胎儿体内无纯动脉血，而是动静脉混合血。

（2）下腔静脉中含氧量高的血流倾向于在血管中央流动，含氧量低的血流沿侧壁流动。由于卵圆孔正对着下腔静脉入口，因此来自下腔静脉的氧合血优先流入卵圆孔到达左心房，保证进入头部、心、肝及上肢的血液含氧量较高及营养较丰富以适应需要。

（3）沿侧壁流动的低氧含量血流入右心房，进入肺及身体下半部的血液含氧量及营养较少。

3. 胎儿肺循环 由于胚胎时期肺尚未执行功能，肺内循环阻力较大，动脉导管阻力低，右心室流到肺动脉的血液绝大部分经动脉导管流入主动脉，仅约 13% 血液经肺静脉入左心房。左心房血液进入左心室，继而进入主动脉直至全身后，经腹下动脉再经脐动脉进入胎盘，与母血进行交换。

（二）胎儿附属物的形成及其功能

胎儿的附属结构包括胎盘、胎膜、脐带、羊水等，在妊娠早期由胚胎组织分化而来，为胚胎和胎儿的生长发育服务，但不是胎儿的组成部分。

1. **胎盘**　胎盘由胎儿与母体组织共同构成，包括羊膜、叶状绒毛膜和底蜕膜。胎盘具有十分复杂的生理功能，除了母胎交换功能外，还有免疫、分泌功能等。胎盘可供给胎儿所需的氧气和营养物质，排泄胎儿的代谢产物。胎盘是重要的免疫器官，不发生排异反应，胎儿能在母体的宫腔内平安地生长发育与胎盘的免疫功能是分不开的。胎盘有合成多种激素和酶的功能，胎盘分泌的激素和酶往往是妊娠或分娩过程中需要的物质，同时也会影响孕妇和胎儿的生理变化。

2. **胎膜**　由羊膜和绒毛膜组成，是维持羊膜的完整、储存羊水的外周屏障。羊膜是维持胎膜张力的主要支持组织，羊膜的成分变化对于防止胎膜早破、继续维持妊娠均有十分重要的意义。胎膜具有防御功能，可阻止细菌通过宫壁直接进入羊膜腔。同时，胎膜具有活跃的交换功能，母体血浆亦可通过胎膜进入羊水，对羊水交换起重要的调节作用。胎膜中含有较多的酶参与激素的代谢，胎膜在分娩发动的过程中有十分重要的作用。

3. **脐带**　脐带一端连着胎儿，另一端附着于胎盘。胎儿通过脐带、胎盘与母体相连，进行血气、营养以及代谢物质的交换。

4. **羊水**

（1）保护胎儿：羊水可保持羊膜腔内恒温、恒压、相对较稳定的内环境，保持胎儿体内生化方面的相对稳定，使胎儿免受外力的损伤，使羊膜腔保持一定的张力，防止胎盘过早剥离。同时，羊水不仅是胎儿代谢产物排泄的通道，而且是胎儿水分调节的重要机制。

（2）保护母体：减少妊娠期因胎动引起的母体不适。

第二节　产科疾病的高压氧治疗

一、妊娠期高血压疾病

妊娠期高血压疾病（hypertensive disorder complicating pregnancy，HDCP）是妊娠期特有的以妊娠和血压升高并存的一组疾病，是造成母婴死亡主要危险因素之一。

【临床表现】以高血压、蛋白尿、水肿为主要临床表现。严重者可导致昏迷、抽搐。

【诊断】根据病史、临床表现、体征及辅助检查即可做出诊断，同时应注意有无并发症及凝血机制障碍。对首次发现血压升高者，应间隔 4h 或以上复测血压，如 2 次测量均为收缩压≥ 140mmHg 和 / 或舒张压≥ 90mmHg 诊断为高血压。对严重高血压孕妇收缩压≥ 160mmHg 和 / 或舒张压≥ 110mmHg 时，间隔数分钟重复测定后即可以诊断。若血压低于 140/90mmHg，但较基础血压升高 30/15mmHg 时，虽不作为诊断依据却需要密切随访。

【常规治疗】妊娠期高血压疾病一般采用调整饮食、休息、解痉、利尿、降压等对症处理后，病情可得到控制。

【高压氧治疗】

1. **治疗原理**

（1）高压氧治疗可迅速改善全身各器官的缺氧状态，在常规解痉药配合应用下，可在扩张各器官血管的同时，立即增加动脉血氧分压、血氧含量，增加毛细血管内血氧弥散距离，改善组织有氧代谢，减少酸性代谢产物蓄积，改善内环境，并增加能量产生，从而减轻脑、心、肾、肝等各器官缺氧所造成的损害。

（2）高压氧治疗可降低血液黏度，改善胎儿脐血流，降低血管壁对血管紧张素Ⅱ的敏感性，增加缺血组织前列环素 I_2（prostacyclin，PGI_2）的产生，抑制血栓素 A_2（thromboxane A_2，TXA_2）的合成，使 PGI_2/TXA_2 比值增加利于血管扩张，配合静脉能量供应，高压氧治疗可改善胎盘缺血、缺氧，改善胎盘功能，增加对胎儿的供氧及能量供应，纠正胎儿缺氧及生长受限。

（3）高压氧治疗可减轻血管内膜的损害，减轻内皮细胞肿胀，减轻内皮细胞肿胀对微循环的阻碍，从而改善各器官的微循环。

2. **治疗方法** 高压氧治疗压力一般为 1.5～2.0ATA（0.15～0.20MPa），每次吸氧 60min，每日 1 次。

3. **注意事项**

（1）应在解痉、降压等综合治疗基础上进行高压氧治疗。

（2）应有医护人员陪同进舱，准备好抢救药物及用品，以防患者舱内发生意外。

4. **循证医学评价** 临床应用结果表明，高压氧治疗对妊娠期高血压疾病有较好的疗效。2012 年，邵静宜等报道，硝酸甘油联合高压氧治疗妊娠期高血压疾病，结果显示降压疗效确切，能改变血液流变学、抑制血小板聚集、降低胎儿胎盘循环阻力，对妊娠期高血压疾病引起的胎儿宫内发育迟缓有治疗作用。2015 年，刘晶影等报道，高压氧综合治疗妊娠期高血压临床效果分析 110 例，结果显示高压氧治疗组分娩时体质量符合孕龄婴儿，宫内发育迟缓、宫内窘迫优于对照组。2018 年，张继报道，盐酸拉贝洛尔与高压氧联合对妊娠期高血压患者血压控制及妊娠结局的影响，结果显示可降低血压，并改善妊娠结局。

二、先兆流产

先兆流产（threatenced abortion）指妊娠 28 周前，出现少量阴道流血、阵发性下腹痛或腰背痛，妊娠产物未排出，经休息及治疗后，妊娠有希望继续者。

【临床表现】

1. **停经** 多数流产患者有明确的停经史。

2. **阴道流血** 少量阴道流血。

3. **腹痛** 阵发性下腹痛或腰背痛。

4. **妇科检查** 宫颈口未开，胎膜未破，妊娠产物未排出，子宫大小与停经周数相符。

【诊断】

1. **诊断流产一般并不困难**　根据病史及临床表现多能确诊，仅少数需进行辅助检查。

2. **B 超显像**　子宫大小与妊娠月份相符，少量出血者孕囊一侧见无回声区包绕，出血多者宫腔有较大量的积血，有时可见胎膜与宫腔分离、胎膜后有回声区，孕 6 周后可见到正常的心管搏动。

【常规治疗】

1. **休息**　患者应适当休息，禁止性生活，加强营养，保持大便通畅。

2. **心理治疗**　要使先兆流产患者的情绪安定，增强其自信心。

3. **补充黄体酮或人绒毛膜促性腺激素（hCG）**　目前对于黄体酮或 hCG 保胎不建议常规使用。对于有明确黄体功能不足指征者，可用地屈孕酮口服保胎。用法为首次口服地屈孕酮 20mg，此后 10mg，每天 2～3 次，或根据孕酮水平确定用量与时间。

4. **其他药物**　维生素 E 为抗氧化剂，每天 100～200mg 口服。基础代谢率低者可以服用甲状腺素片，每天 1 次，每次 40mg。

5. 出血时间较长者，可选用无胎毒作用的抗生素预防感染，如青霉素等。

6. 经治疗两周症状不见缓解或反而加重者，提示可能胚胎发育异常，进行 B 型超声检查及 β-hCG 测定，确定胚胎状况，给以相应处理，包括终止妊娠。

【高压氧治疗】

1. **治疗原理**

（1）高压氧能增加供氧、改善子宫与胎盘的血液循环：高压氧能增加血浆物理溶解氧量，增加血氧分压，提高血氧弥散率和组织内氧有效弥散距离，从而改善子宫与胎盘的血液供应及血流瘀滞，使子宫和胎盘功能系统作用增强。

（2）高压氧可激活促肾上腺皮质激素：高压氧可使下丘脑促皮质激素大量释放及垂体促肾上腺皮质激素激活，有利于改善胎盘功能，起到保胎作用。

2. **治疗方法**　高压氧治疗压力一般采用 2.0ATA（0.20MPa），每次吸氧 60～80min，每日 1 次。一旦病情得到缓解立即停止治疗。

3. **注意事项**

（1）高压氧治疗强调综合治疗。

（2）对早期先兆流产（＜12 孕周）禁用高压氧：动物实验结果发现，将小鼠置常压下及 0.3～0.4MPa 下吸氧，常压吸氧小鼠骨髓染色体没有畸变，高压氧组胎兔有明显畸形。虽然这些实验动物的高压氧处置均超过临床治疗压力和吸氧时间，但目前还没有资料证明常规治疗压力对早期孕妇胎儿没有影响。

4. **循证医学评价**　临床应用结果表明，高压氧治疗对先兆流产有较好的疗效。1981 年 Pobedinsky 等报道 158 例先兆流产和胎盘功能不全，高压氧治疗均延长了孕期。1992 年，谢光明等报道包括先兆流产等产科疾病 113 例，高压氧治疗 1～3 个疗程，阴道流血停止，胎心胎动增强，其中 88 例分娩活婴无 1 例畸形及盲婴。2008 年，王萍以高压氧治疗为主配合其他保胎药物治疗先兆流产 15 例，取得了较好的疗效。

三、过期妊娠

妊娠达到或超过 42 周，称为过期妊娠（postterm pregancy）。在自然条件下过期妊娠的发生率约为妊振总数的 4% ~ 15%，平均为 10% 左右。相对于足月儿，过期妊娠围产儿死亡率增加。

【临床表现】妊娠达到或超过 42 周仍未分娩。

【诊断】诊断的关键在于核实预产期。可通过采用末次月经计算、超声孕龄计算、排卵监测等方法综合计算孕龄，孕龄达到或超过 42 周仍未分娩，则为过期妊娠。

1. **末次月经计算**　仅有不到 50% 的妇女有规律的月经，而即使平素月经周期 28d 且规律者，也仅有不足 50% 的妇女在月经第 14 天排卵。用末次月经计算孕龄的方法不太准确。

2. **超声孕龄计算**　早期超声胚芽长度或者胎儿头臀长是目前最常用也是相对准确的方法，孕中期结合胎儿双顶径、头围、股骨长等指标计算孕龄也有相当的参考价值。

3. **排卵监测**　辅助生殖技术的开展和排卵监测的便捷发展，使很多孕妇精确地知道排卵时间。这是最准确的孕龄计算方法。

【常规治疗】

1. **治疗时机**　我国妇产科学会在妊娠晚期促宫颈成熟和引产指南（2014）中明确提出，对妊娠已达 41 周或过期妊娠的孕妇应予引产，以降低围产儿死亡率及导致剖宫产率增高的胎粪吸入综合征的发生率。

2. **治疗方法**　对于存在妊娠合并症或并发症，以及存在其他剖宫产指征的孕妇，应及时剖宫产终止妊娠。对于单胎、头位，不存在合并症的妊娠，绝大多数学者支持积极引产的方法，也有学者仍使用期待治疗方法。

（1）引产：现有的证据显示，积极引产可以降低过期妊娠的围产儿死亡率，且不改变剖宫产率。引产的方法选择根据宫颈成熟情况和当地医院的条件而定。在美国妇产科医师学会制定的《晚期足月和过期妊娠指南 2014 版》中，对促进宫颈成熟和引产的方法进行了详细的推荐。在宫颈未成熟的情况下，选择前列腺素制剂或者机械性的方法促进宫颈成熟是必要的；宫颈已经成熟，则采用缩宫素静脉滴注或者人工破膜的方法引产。

（2）期待治疗：虽然目前的循证证据并不推荐对过期妊娠进行期待治疗，但是考虑到围产儿死亡率的绝对值仍非常低这一事实，期待治疗仍为一种可行的选择。在期待治疗的过程中，应对胎儿的情况进行严密的监测，包括胎儿电子监护、生物物理评分、羊水量等，同时也包括对母体情况的监测。一旦出现合并症、并发症或者胎盘功能降低的指征，应采用剖宫产或引产的方式及时终止妊娠。

【高压氧治疗】

1. **治疗原理**

（1）高压氧可明显提高胎盘的血氧含量和血氧分压，提高组织的氧储量和有效弥散距离，从而改善胎盘功能、有效地纠正宫内胎儿缺氧。

（2）高压氧可促进性腺及肾上腺功能，有利于分娩的启动。

2. **治疗方法**　高压氧治疗压力一般以 1.5～2.0ATA（0.15～0.20MPa）为宜，每次吸氧 60min，每日 1 次。

3. **注意事项**　应有陪护人员陪同进舱，以防患者舱内发生意外。

4. **循证医学评价**

临床应用结果表明，高压氧治疗对过期妊娠有较好的疗效。2017 年，宋志超等报道 98 例过期妊娠，经压力为 0.15MPa 的高压氧治疗，每次吸氧 60min，每日 1 次，结果整体疗效显著，无新生儿死亡病例，认为高压氧辅助治疗过期妊娠能有效改善胎盘功能，对保障产妇和胎儿健康有着重要意义。1994 年李成等报道 2 例过期妊娠 1 例 43 周，1 例 43.5 周，均为胎心减慢、胎动减少、羊水减少，经压力为 0.18MPa 的高压氧治疗，每次吸氧 80min，每日 1 次，连续 3 日，心音改善、心率增加（＞160 次 /min）、胎动增多后经引产，顺利娩出活婴，随访 2～3 年，无智力障碍。1990 年陈成秀报道过期妊娠 6 例，经压力为 0.2MPa 的高压氧治疗 5～7 次，均顺产活婴。无 1 例死胎和窒息。

四、胎儿生长受限

胎儿生长受限（fetal growth restriction，FGR），曾称为胎儿宫内发育迟缓（intrauterine growth retardation，IUGR），是指胎儿在子宫内生长、发育阻滞，体重低于同胎龄平均体重的第 10 百分位数或 2 个标准差，可导致围产儿早产，甚至死亡，也可影响胎儿出生后体能及智力发育。发达国家 FGR 的发生率约为 2%～3%，我国的发病率平均为 6.39%，是围生期主要并发症之一。

【临床表现】根据胎儿的生长模式，分为均称型 FGR 和非均称型 FGR 两类。

1. **均称型** FGR　占生长受限胎儿的 20%～30%，是指由于早期胎儿细胞增生的总体受损而导致所有胎儿器官成比例减小的一种生长模式。

2. **非均称型** FGR　特征是腹部尺寸（例如肝脏体积和皮下脂肪组织）比头围减小得相对较多，占 FGR 人群剩余的 70%～80%。非均称型 FGR 是由胎儿适应有害环境的能力所致，即以减少非重要胎儿器官（例如腹部脏器、肺、皮肤和肾脏）血供为代价，重新分配血流优先供应重要的器官（例如脑、心脏、胎盘）。

【诊断】

1. **病史**

（1）准确判断孕龄：推荐使用早孕期 B 超等多种方法来推算孕龄。如果是体外受精

（IVF）的胚胎，应根据胚胎种植时间来准确推算孕龄。

（2）详细询问病史：分析寻找本次妊娠过程中是否存在导致 FGR 的高危因素。如母体有无慢性高血压、慢性肾病、自身免疫性疾病、严重贫血等疾病史；有无接触有毒有害物质、滥用药品或毒品；有无吸烟、酗酒等。

2. **体征** 根据宫高推测胎儿的大小和增长速度，确定末次月经和孕周后，产前检查测量子宫底高度，在孕 28 周后如连续 2 次宫底高度小于正常的第 10 百分位数时则有 FGR 的可能。宫底高度是最常用的筛查胎儿大小的参数，但有 1/3 的漏诊率和大约 1/2 的误诊率，因此对于诊断 FGR 的价值有限。

3. **超声检查** B 超检查是诊断 FGR 的关键手段，最常用的几个参数为胎儿双顶径、腹围、股骨和羊水量。测量胎儿腹围或腹围联合头部尺寸（双顶径）和 / 或股骨长，可以较好地估算胎儿体重。

（1）双顶径（BPD）：对疑有 FGR 者，应动态监测胎头双顶径的生长速度，来评估胎儿的发育状况。一般来说，胎儿双顶径每周增长 < 2.0mm，或每 3 周增长 < 4.0mm，或每 4 周增长 < 6.0mm，或妊娠晚期每周增长 < 1.7mm，则应考虑有 FGR 的可能。

（2）腹围（AC）：胎儿腹围的测量是估计胎儿大小最可靠的指标。有学者认为腹围百分位数是筛查 FGR 最敏感的独立指标，如果胎儿腹围在正常范围内，就可以排除 FGR，其假阴性率 < 10%。如果腹围或胎儿估计体重在相应孕龄的第 10 百分位数以下，可以诊断 FGR。

（3）股骨（FL）：有报道股骨长度低值仅能评价是否存在匀称型 FGR。

（4）羊水量：是 FGR 胎儿重要的诊断和评估预后的指标。当胎儿血流重分布以保障重要脏器血液灌注时，肾脏血流量不足，胎儿尿液产生减少导致羊水量减少。77% ~ 83% 的 FGR 合并有超声诊断的羊水过少。但是羊水过少难以准确评估，且通常伴发 FGR 以外的妊娠并发症。此外，一些明显发育受限的病例羊水量反而正常。因此，没有羊水过少也不能排除 FGR 的诊断。

【常规治疗】

1. 积极寻找并尽快解除可能的病因。

2. **改善胎盘血流灌注** 可使用小剂量阿司匹林、丹参注射液等。

3. **糖皮质激素** 如估计在 34 周前分娩 FGR 胎儿，产前需应用糖皮质激素，因为与改善早产儿的预后有关。

4. **硫酸镁** 如 32 周前可能分娩，硫酸镁的使用可以保护胎儿和围产儿脑神经。

5. **适时终止妊娠** FGR 终止妊娠的时机需遵循个体化原则，综合考虑母体因素及胎儿因素（孕周、羊水量、生物物理评分 / 无负荷试验和多普勒血流监测）。

【高压氧治疗】

1. **治疗原理**

（1）高压氧治疗可迅速增加母体、胎盘和胎儿的血氧含量、血氧张力，提高组织氧气储备量，氧的有效弥散距离加大，从而改善胎儿缺血、缺氧及胎儿生长受限。

（2）高压氧治疗可增加胎盘梗死部位的血流量，胎盘血管阻力下降，增加胎盘灌注，改善胎盘微循环，有利于胎盘功能改善，从而改善胎儿供血供氧，减轻胎儿生长受限状况。

（3）高压氧能增强红细胞可变形性，降低血液黏滞度，减轻胎盘及脐带内血管的瘀滞状态，提高胎盘脐带的氧供量，改善胎儿血液循环。

（4）高压氧能有效地改善胎儿异常的脑及脐动脉血流速率，降低脐动脉血流阻力，从而极大地改善了胎盘微循环，纠正胎儿宫内缺氧，从而促进胎儿生长。

（5）高压氧可促进肾上腺及性腺功能，使性激素及肾上腺素得以调节，有效地改善机体及胎盘功能，促进胎儿正常生长发育。

2. **治疗方法**　高压氧治疗压力一般为 1.5～2.0ATA（0.15～0.20MPa），每次吸氧 60min，每日 1 次。

3. **注意事项**　高压氧治疗同时应增加孕妇的营养、热量及多种维生素的供给，注意休息。对于 3 个月以内的孕妇，应采取慎重的态度治疗，且治疗压力不宜过高，疗程不宜过长。

4. **循证医学评价**　临床应用结果显示，高压氧治疗对胎儿生长受限不但疗效显著、对胎儿和母体安全性良好，且远期效果可靠。经高压氧治疗后的 FGR，不但可以纠正胎儿宫内缺氧，促进胎儿的生长发育，减少低体重、低智能儿的发生，而且能提高儿童期的智力发育，远期效果可靠。

五、胎儿窘迫

胎儿窘迫（fetal distress，FD）指胎儿在子宫内因急性或慢性胎儿缺氧危及其健康和生命的综合症状，是当前剖宫产的主要适应证之一。胎儿窘迫主要发生在临产过程，也可发生在妊娠后期。发病率各家报道不一，一般在 10.0%～20.5%。产前及产时胎儿窘迫是围产儿死亡的主要原因。

【临床表现】根据胎儿窘迫发生的速度，可分为慢性胎儿窘迫及急性胎儿窘迫两类。

1. **慢性胎儿窘迫**　多发生在妊娠末期，往往延续至临产并加重。其原因多因孕妇全身性疾病或妊娠期疾病引起胎盘功能不全或胎儿因素所致。临床上除可发现母体存在引起胎盘供血不足的疾病外，还发生胎儿宫内生长受限。孕妇体重、宫高、腹围持续不长或增长很慢。

2. **急性胎儿窘迫**　主要发生在分娩期，多因脐带因素（如脐带脱垂、脐带绕颈、脐带打结）、胎盘早剥、宫缩强且持续时间长及产妇低血压、休克引起。

【诊断】根据病史、胎动变化以及有关检查可以作出诊断。

1. **胎心率变化** 胎心率的改变是急性胎儿窘迫最明显的临床表现。①胎心率 > 160 次 /min，尤其是 > 180 次 /min，为胎儿缺氧的初期表现；②随后胎心率减慢，胎心率 < 120 次 /min，尤其是 < 100 次 /min，为胎儿危险征。

2. **胎动计数** 胎动 < 10 次 /12h 为胎动减少，是胎儿窘迫的一个重要表现。

3. **胎心监护** 胎心图基线变异消失、频繁的晚期减速或重度可变减速。若重度可变减速同时伴有晚期减速，表示胎儿缺氧严重，情况紧急。

4. **胎盘功能检查** 检测血浆雌三酮（E_3）值并动态连续观察，若急骤减少 30% ~ 40%，表示胎盘功能不良。

5. **羊水胎粪污染** 羊水Ⅱ ~ Ⅲ度污染，伴羊水过少。

【常规治疗】

1. **慢性胎儿窘迫** 应针对病因处理，视孕周、有无胎儿畸形、胎儿成熟度和窘迫的严重程度决定处理。

（1）定期做产前检查者，估计胎儿情况尚可：应嘱孕妇取侧卧位减少下腔静脉受压，增加回心血流量，使胎盘灌注量增加，改善胎盘血供应，延长孕周数。每日吸氧提高母体氧分压，根据情况做无负荷试验（NST 检查），每日胎动计数。

（2）情况难以改善：接近足月妊娠，估计在娩出后胎儿生存机会极大者，为减少宫缩对胎儿的影响，可考虑行剖宫产。如胎儿肺尚未成熟，可在分娩前 48h 静脉注射地塞米松促进胎儿肺泡表面活性物质的合成，预防呼吸窘迫综合征发生。如果孕周小，胎儿娩出后生存可能性小，将情况向家属说明，做到知情选择。

2. **急性胎儿窘迫**

（1）若宫内窘迫达严重阶段必须尽快结束分娩，其指征是：①胎心率持续低于 110 次 /min 或高于 180 次 /min，伴羊水Ⅱ ~ Ⅲ度污染；②羊水Ⅲ度污染，伴羊水过少；③持续胎心缓慢达 100 次 /min 以下；④胎心监护反复出现晚期减速或出现重度可变减速，胎心 60 次 /min 以下持续 60s 以上；⑤胎心图基线变异消失伴晚期减速。

（2）积极寻找原因并排除，如心衰、呼吸困难、贫血、脐带脱垂等。改变体位左侧或右侧卧位，以改变胎儿脐带的关系，增加子宫胎盘灌注量。

1）持续吸氧提高母体血氧含量，以提高胎儿的氧分压。

2）宫颈尚未完全扩张、胎儿窘迫情况不严重，可吸氧、左侧卧位，观察 10min，若胎心率变为正常，可继续观察。若因使用缩宫素宫缩过强造成胎心率异常减缓者，应立即停止滴注或用抑制宫缩的药物，继续观察是否能转为正常。若无显著疗效，应行剖宫产术。施术前做好新生儿窒息的抢救准备。

3）宫口开全，胎先露已达坐骨棘平面以下 3cm，吸氧同时尽快助产经阴道娩出胎儿。

【高压氧治疗】

1. **治疗原理**

（1）高压氧直接增加母体、胎盘和胎儿的血氧含量和组织氧气储备，提高血氧张力，加快血流速度，增加毛细血管的血氧弥散半径，减少酸性代谢产物蓄积，改善子宫的血流供应及血流淤滞，改善全身各器官的缺氧状态，从而改善胎盘的血供及功能，增加对胎儿的供氧及能量供应。

（2）高压氧通过提高机体自由基清除酶的活力，清除过多的氧自由基，保护组织细胞免受自由基的攻击而减轻母体和胎儿的损伤。

（3）高压氧可增加缺血组织 PGI_2 的产生，抑制 TXA_2 的合成，改善微循环，减少血小板聚集，从而改善胎盘的血供及功能。

2. **治疗方法**　高压氧治疗压力一般为 1.8～2.0ATA（0.18～0.20MPa），每次吸氧 60～80min，每日 1 次。高压氧疗程视孕期和胎儿情况决定。

3. **注意事项**　应有医护人员陪同进舱，以防患者舱内发生意外。

4. **循证医学评价**　临床应用结果显示，高压氧治疗胎儿窘迫效果显著。高压氧治疗后通过胎心监护、B 超诊断、产检结果综合评价有效率达 100%，孕妇血氧分压显著增加，胎儿窘迫的症状和体征好转或消除，胎心率基线在正常范围，全部新生儿均存活，未发现新生儿窒息。高压氧治疗可改善慢性胎儿窘迫围产儿结局，新生儿出生体质量明显高于对照组。

六、胎盘功能不全

胎盘功能不全是指由于母体或胎儿方面的原因，造成胎儿的宫内环境恶化，胎盘功能性及器质性的异常状态。

【临床表现】主要表现为胎儿缺氧、营养不良、发育迟缓以及胎儿窘迫，甚至窒息、死亡等。

【诊断】主要根据胎盘功能检查结果诊断，如检测血浆 E_3 值并动态连续观察，若急骤减少 30%～40%，表示胎儿胎盘功能不全。

【常规治疗】

1. 严密观察胎盘功能情况。
2. 产程中充分给氧，改善胎儿情况。
3. 做好抢救准备，加强护理。

【高压氧治疗】

1. **治疗原理**

（1）高压氧可提高母体、胎盘和胎儿血氧分压和氧含量，能有效地纠正宫内胎儿缺氧状况，使母体及胎儿功能系统作用增强，胎盘功能恢复。

（2）高压氧可促进胎盘绒毛毛细血管的形成，利于胎盘功能的恢复。

（3）高压氧治疗可降低胎盘血管阻力，增加胎盘灌注，改善胎盘微循环，有利于胎盘功能改善。

（4）高压氧能增强红细胞可变形性，降低血液黏滞度，子宫的血液供应及血流淤滞改善，促进胎盘功能恢复。

2. **治疗方法** 高压氧治疗压力一般为1.5～2.0ATA（0.15～0.20MPa），每次吸氧60min，每日1次。

3. **注意事项** 应有陪护人员陪同进舱，以防患者舱内发生意外。

4. **循证医学评价** 临床应用结果及实验研究显示，高压氧治疗能显著改善胎盘功能不全。高压氧治疗后，子宫的血液供应及血流淤滞改善，胎儿胎盘功能恢复正常，绒毛有丰富的血管形成，胎盘的“衰老”过程减慢。胎盘功能显著改善，胎儿缺氧和生长延缓的症状减轻或消失，高压氧组的新生儿状况比对照组新生儿好。

七、妊娠合并症

妊娠妇女最常见的合并症包括：心脏病、糖尿病、病毒性肝炎、慢性肾炎、急性肾盂肾炎、甲状腺功能亢进等，现简要介绍如下：

（一）妊娠合并心脏病

妊娠合并心脏病是产科领域内的重要课题之一，因妊娠和分娩会给心脏增加额外的负担，可导致心力衰竭，给孕妇和胎儿造成严重后果。妊娠合并心脏病的发病率为0.5%～3.0%，是导致孕产妇死亡的前3位死因之一。在妊娠合并心脏病的病因中，先天性心脏病占35%～50%，位居第一。

【临床表现】病情轻者可无症状，重者有易疲劳、食欲缺乏、体质量不增、活动后乏力、心悸、胸闷、呼吸困难、咳嗽、胸痛、咯血、水肿等表现。

【诊断】

1. **病史** 详细询问妊娠前是否有心悸、气急或心力衰竭史，或体检曾被诊断有器质性心脏病史。

2. **症状和体征** 心脏病孕产妇的主要死亡原因是心力衰竭，早期发现心力衰竭并及时做出诊断极为重要。若出现下述症状与体征，应考虑为早期心力衰竭：①轻微活动后即出现胸闷、心悸、气短；②休息时心率每分钟超过110次，呼吸每分钟超过20次；③夜间常因胸闷而坐起呼吸，或到窗口呼吸新鲜空气；④肺底部出现少量持续性湿啰音，咳嗽后不消失。

3. **辅助检查** 超声心动图是获得心脏和大血管结构改变、血流速度和类型等信息的无创性、可重复的检查方法，能较为准确地定量评价心脏和大血管结构改变的程度、心脏收缩和舒张功能。

【常规治疗】

1. **预防心力衰竭**

（1）避免过度劳累及情绪激动，保证充分休息。

（2）孕期应适当控制体重，整个孕期体重增加不超过 10kg，以免加重心脏负担。

（3）治疗各种引起心衰的诱因。如预防感染，尤其是上呼吸道感染；纠正贫血；治疗心律失常等。

2. **心力衰竭的治疗**

（1）与未孕者基本相同：但孕妇对洋地黄类药物的耐受性较差，需注意毒性反应。为防止产褥期组织内水分与强心药同时回流入体循环引起毒性反应，常选用作用和排泄较快的制剂，如地高辛 0.25mg，每天 2 次口服，2～3d 后可根据临床效果改为每天 1 次。

（2）妊娠晚期心衰的患者：原则是待心衰控制后再行产科处理，应放宽剖宫产指征。

（3）如孕产妇为严重心衰，经内科各种措施均未能奏效，病情继续发展将导致母儿死亡，也可边选择控制心衰同时紧急剖宫产取胎，减轻心脏负担以挽救孕妇生命。

【高压氧治疗】

1. **治疗原理**

（1）高压氧治疗可以迅速改善心衰时所引起全身各器官的缺氧，打破心肌缺氧、加重心衰的恶性循环。

（2）高压氧可改善心肌供氧、增强心肌收缩力，减轻心力衰竭。

（3）高压氧可改善脑、肾、肝等重要器官的功能，加强肾脏对水和钠的排泄，减轻心脏负担。

（4）高压氧可增加对胎盘和胎儿供氧，改善胎盘功能，改善胎儿缺氧。

2. **治疗方法**　高压氧治疗压力一般为 1.5～2.0ATA（0.15～0.20MPa），每次吸氧 60min，每日 1 次。

3. **注意事项**　应有医护人员陪同进舱，准备好抢救药物及用品，以防患者舱内发生意外。

4. **循证医学评价**　1981 年，Drel 等对 170 例患有心脏病的孕妇进行高压氧治疗，并在高压氧舱内顺产分娩，母婴健康。同年，Aksenova 等对 70 例心脏病高危妊娠孕妇给予高压氧治疗，结果胎儿缺氧和生长迟缓的症状减轻或消失，高压氧组的新生儿状况比对照组好。

（二）妊娠合并糖尿病

妊娠期间的糖尿病包括两种情况：一种为妊娠前已有糖尿病的患者妊娠，称为孕前糖尿病（PGDM）；另一种为妊娠后首次发生的糖尿病，又称妊娠期糖尿病（GDM）。糖尿病孕妇中，90% 以上为 GDM。我国 GDM 发病率 1% ~ 5%。高血糖可使胚胎发育异常甚至死亡，易并发妊娠期高血压疾病，为正常妇女的 3 倍 ~ 5 倍。

【临床表现】有典型的糖尿病“三多一少”症状：多尿、多饮、多食、体重减少；或无明显症状。

【诊断】孕前糖尿病已经确诊或有典型的糖尿病“三多一少”症状的孕妇，于孕期较易确诊。但 GDM 孕妇常无明显症状，有时空腹血糖可能正常，容易漏诊、延误治疗。

1. 推荐医疗机构对所有尚未被诊断为 PGDM 或 GDM 的孕妇，在妊娠 24 ~ 28 周以及 28 周后首次就诊时行 OGTT。

2. 根据 2011 年美国糖尿病协会的 GDM 诊断指南，妊娠 24 ~ 28 周直接进行 75g OGTT，不需要先进行 50g 葡萄糖筛查试验（glucose challenge test，GCT）。判断标准：空腹血糖 5.1mmol/L，餐后 1h 为 10.0mmol/L，餐后 2h 为 8.5mmol/L，三项中任何一项升高诊断为 GDM。

【常规治疗】大多数 GDM 孕妇经饮食管理及运动疗法可使血糖正常，但 GDM 孕妇糖原容易堆积在胎盘绒毛间隙，使胎盘循环阻力升高，因此控制血糖及改善胎盘微循环是治疗 GDM 的关键。

1. **饮食治疗**　75% ~ 80% 的 GDM 患者仅需要控制饮食量与种类即能维持血糖在正常范围。应根据不同妊娠前体质量和妊娠期的体质量增长速度而定。

2. **运动疗法**　运动疗法可以降低妊娠期胰岛素抵抗，每餐 30min 后进行一次低至中等强度的有氧运动，可自 10min 开始，逐步延长至 30min。适宜的频率为 3 ~ 4 次 / 周，进食 30min 后再运动。

3. **药物治疗**　糖尿病孕妇经一般饮食调整 3 ~ 5d 后，在孕妇不感到饥饿的情况下，测定孕妇 24h 的血糖及相应的尿酮体。如果空腹或餐前血糖 ≥ 5.3mmol/L，或者餐后 2h 血糖 ≥ 6.7mml/L，应及时加用胰岛素治疗。若调整饮食后出现饥饿性酮症，增加热量摄入后血糖又超过妊娠期标准者，首先推荐应用胰岛素控制血糖。

【高压氧治疗】

1. **治疗原理**

（1）高压氧治疗可迅速增加母体、胎盘和胎儿的血氧分压、血氧含量和组织氧气储备，供给胎儿充足的氧气，改善子宫血液供应，改善胎盘的供氧能力，促进胎儿良好发育。

（2）高压氧可通过提高葡萄糖转运蛋白水平降低胰岛素抵抗及改善胰腺的超微结构和组织结构，保护胰腺、起到降糖作用。

（3）高压氧有利于将血糖控制在理想范围内，减少高血糖通过胎盘作用于胎儿，减少围产期胎儿的不良后果。

（4）高压氧治疗既可有效辅助降低血糖，亦能有效改善患者肾功能、减少糖尿病肾病患者尿蛋白。

2. **治疗方法**　高压氧治疗压力一般为1.5～2.0ATA（0.15～0.20MPa），每次吸氧60min，每日1次。

3. **注意事项**　高压氧治疗期间应携带饼干或糖果备用，若有低血糖征兆时及时食用。

4. **循证医学评价**　临床应用结果显示，应用高压氧治疗妊娠期糖尿病母婴均取得较好的疗效。高压氧治疗组孕妇剖宫产、妊高症、羊水过多、胎膜早破和胎儿窘迫率均显著低于对照组，所分娩新生儿中巨大儿、高胆红素血症、新生儿窒息和早产率也显著低于对照组。所有孕妇在高压氧治疗中均未出现宫缩增加或阴道流血，也无其他特殊不适，血糖控制在理想范围内。跟踪随访到婴幼儿6个月～3岁，眼底检查未发现晶状体后纤维增生，小儿生长发育情况良好。

（三）妊娠合并病毒性肝炎

病毒性肝炎（viral hepatitis）是孕妇最常见的肝脏疾病，妊娠期感染可严重地危害孕妇及胎儿，发病率约为非娠期妇女的6～9倍，急性重型肝炎发生率为非孕期妇女的65.5倍。

【临床表现】肝脏代谢在妊娠期有别于非妊娠期，一旦受到肝炎病毒侵袭，其损害就较为严重。

1. 妊振早期发生病毒性肝炎可使妊娠反应如厌食、恶心、呕吐等症状加重。

2. 妊娠晚期合并病毒性肝炎时，由于肝病使醛固酮灭活能力下降，较易发生妊娠期高血压疾病，发生率可达30%。早产率和围产儿死亡率亦明显增高。

3. 分娩时，由于肝功能受损，凝血因子合成功能减退，易发生产后出血。

【诊断】妊娠合并病毒性肝炎的早期症状与妊娠反应类似，容易被忽视诊断，需要根据病史、症状、体征和实验室检查等综合分析、诊断。

【常规治疗】原则上与非孕期病毒性肝炎治疗相同，根据不同病因，给予不同处理，同时辅以支持治疗。

1. **一般处理**　急性期应充分卧床休息，减轻肝脏负担，以利于肝细胞的修复。合理安排饮食，以高糖、高蛋白和高维生素“三高”饮食为主。禁用可能造成肝功能损害的药物。

2. **保肝治疗**　以抗感染、抗氧化和保肝辅助恢复肝功能为原则。

3. **抗病毒制剂。**

4. **免疫调节药物**　常用药物为泼尼松、泼尼松龙及地塞米松。

5. **中医治疗。**

【高压氧治疗】

1. **治疗原理**

（1）高压氧可提高血氧含量、增加氧储量，改善肝脏因肝炎肿胀所致的缺血缺氧性改变，有利于受损肝细胞修复，加速肝脏功能的恢复。

（2）高压氧可提高T淋巴细胞转化率，增强细胞免疫功能，有保护肝细胞免疫破坏和抑制病毒的可能。

2. **治疗方法** 高压氧治疗压力一般为1.5～2.0ATA（0.15～0.20MPa），每次吸氧60min，每日1次。

3. **循证医学评价** 关于高压氧治疗妊娠合并病毒性肝炎的报道甚少。1984年，钱炳奎、吴钟琪报道高压氧综合治疗抢救妊娠合并暴发性肝炎、肝昏迷1例，胎儿健存，且生长良好。

（四）妊娠合并急性肾盂肾炎

急性肾盂肾炎是妊娠期常见的并发症，发病率占孕妇的0.5%～8%。多发生于妊娠中、晚期，有糖尿病的孕妇易在早孕期间发生急性肾盂肾炎。

【临床表现】

1. **全身症状** 起病急骤，常有寒战、高热，全身不适、疲乏无力，食欲减退、恶心呕吐等。

2. **尿路刺激症状** 尿频、尿急、尿痛等尿路刺激症状。

3. **局部体征** 一侧或两侧肾区疼痛，肋腰点有压痛及叩击痛，上输尿管点及中输尿管点有深压痛。

【诊断】根据临床表现、尿常规及细菌培养、B超检查等可诊断。

【常规治疗】

1. 卧床休息，并取侧卧位，以左侧卧位为主，以减少子宫对输尿管的压迫。

2. 持续高热时要采取积极降温措施。

3. 鼓励孕妇多饮水，或静脉及胃肠外补液，保持每天尿量达2 000ml以上或至少30ml/h。

4. 给予有效的抗生素治疗。

【高压氧治疗】

1. **治疗原理** 高压氧与抗生素有协同抗菌作用，能抑制细菌的生长、繁殖，增强体内吞噬细胞吞噬和杀死细菌的能力。

2. **治疗方法** 高压氧治疗压力一般为1.5～2.0ATA（0.15～0.20MPa），每次吸氧60min，每日1次。

3. **循证医学评价** 临床应用结果显示，应用高压氧辅助治疗妊娠合并急性肾盂肾炎疗效较好。采用抗生素加高压氧治疗，感染控制，均顺产健康活婴，婴儿外观无畸形。

（五）妊娠合并慢性肾炎

妊娠合并慢性肾炎多见于妊娠 20 周前。

【临床表现】临床表现多种多样，从无症状的蛋白尿或镜下血尿，到明显的肉眼血尿水肿、贫血、高血压或肾病综合征，甚至尿毒症。

【诊断】根据既往有急性或慢性肾炎病史，临床表现，尿常规、肾脏功能、B 超检查等诊断。

【常规治疗】

1. 保证充足睡眠和休息，避免劳累受凉、感染等。

2. 合适的营养，选择富含必需氨基酸的优质蛋白质，补充足量维生素，提高机体的抗病能力，若血压高要减少钠的摄入。

3. 密切观察肾功能的变化，定期检测及纠正贫血和低蛋白血症。

【高压氧治疗】

1. **治疗原理**

（1）高压氧可增加肾脏供氧、改善肾功能：高压氧能保证在肾血流降低的情况下肾组织的富氧状态，使得肾血流量减少而肾小球滤过率（GFR）增加，尿量增加，代谢废物排泄加快，从而促进水肿消退和肾功能的恢复。

（2）高压氧可减轻水肿：高压氧的收缩血管作用使肾小球毛细血管收缩、有效滤过面积减少，毛细血管内皮细胞（VEC）间隙变小，毛细血管 VEC 的内皮小洞、裂隙缩小或数量减少，从而降低毛细血管通透、减少渗出、减轻水肿。

2. **治疗方法** 高压氧治疗压力一般为 1.5～2.0ATA（0.15～0.20MPa），每次吸氧 60min，每日 1 次。

3. **注意事项** 妊娠早期慎用。

4. **循证医学评价** 高压氧可逆转肾脏高灌注、高压力、高滤过状态，在延缓或阻断肾脏损害进展的同时促进受损肾组织的修复，对慢性肾炎有较好的临床效用。

（六）妊娠合并甲状腺功能亢进

妊娠合并甲状腺功能亢进是妊娠期常见的合并症。处于妊娠期的女性本身基础代谢率提高，甲亢与妊娠相互作用影响。

【临床表现】典型的临床表现与非孕期相同，如心悸、心动过速、多汗、怕热、食欲亢进而体重减轻，甲状腺肿大、突眼、手指震颤等。

【诊断】根据病史、临床表现和激素测定等诊断。

【常规治疗】

1. 抗甲状腺治疗。

2. 有心率增快、心脏不适时可以使用普萘洛尔治疗。

3. 甲亢危象时需综合治疗。

【高压氧治疗】

1. **治疗原理**

（1）高压氧对甲亢有免疫抑制作用，可抑制甲状腺功能，使甲亢患者甲状腺素分泌减少，从而减轻甲状腺激素分泌过高引起的临床症状。

（2）高压氧可迅速增加各组织的氧气供应，减慢心率、降低心肌耗氧量，可减轻心脏负担。

（3）高压氧可改善大脑皮质的神经活动，改善植物神经功能，从而消除甲亢因神经系统过度兴奋而产生的相关症状。

（4）高压氧可抑制垂体对甲状腺激素分泌调节。

2. **治疗方法** 高压氧治疗压力一般为 1.5 ~ 2.0ATA（0.15 ~ 0.20MPa），每次吸氧 60min，每日 1 次。

3. **注意事项** 妊娠早期慎用。

4. **循证医学评价** 目前关于高氧治疗妊娠合并甲状腺功能亢进的报道甚少。

八、高压氧下剖宫产术

关于高压氧下剖宫产术报道甚少。1968 年，Ledingham 报道，1 例妊娠期心肌病合并严重的脑缺血改变的孕妇发生充血性心力衰竭、严重的低氧血症、胎儿窘迫，在高压舱中成功实施紧急剖宫产术，产下一名正常活体女婴。选择的高压氧治疗压力为 0.20MPa，患者及胎儿的情况有了显著的改善，患者血压上升到 100/70mmHg，胎儿心率从高压氧治疗前的约 200 次 /min 且不规则下降到 165 次 /min，然后变得正常。

【治疗原理】

1. 高压氧下血氧分压的提高，可迅速改善孕妇和胎儿的缺氧状态，保障母婴的平安。

2. 高压氧促进胎盘功能的改善和胎儿缺氧及时纠正，减少因脑缺氧所致的大脑发育不全。

（谢智慧）

第八章
高压氧医学在五官科疾病的应用

第一节 高压氧医学在眼科疾病的应用

一、视网膜静脉阻塞

视网膜静脉阻塞是眼科常见视网膜血管病，仅次于糖尿病性视网膜病变。患者以视力减退为主要表现，严重者可致失明。

【定义】视网膜静脉阻塞（retinal vein occlusion，RVO）是比较常见的眼底血管病，是导致视力丧失、失明的常见病因。表现为视网膜血液瘀滞、静脉迂曲扩张、视网膜出血和水肿。可分为视网膜中央静脉阻塞及视网膜静脉分支阻塞。

【临床表现】患者可处于各年龄段。视力不同程度下降，且发病多为单眼。眼底表现为各象限的视网膜静脉不同程度迂曲，沿视网膜静脉分布，出血呈火焰状。视盘和视网膜水肿，黄斑区最明显，长时间病变，多呈黄斑囊样水肿。

【诊断】根据典型的眼底改变，同时结合眼底荧光血管造影检查（FFA）检查结果及临床表现可以确定诊断。

【常规治疗】目前尚无有效治疗药物。局部治疗在于预防和治疗并发症，对于黄斑水肿，可口服糖皮质激素治疗血管炎。玻璃体内注射曲安奈德或地塞米松缓释剂，来减轻黄斑水肿，但有发生激素性白内障和青光眼的风险，部分患者易复发。近年来，临床上应用玻璃体内注射抗血管内皮生长因子（VECF）药物治疗黄斑水肿研究取得巨大进展，但易复发。两者联合应用，可降低复发率。也可行全视网膜光凝，防止眼新生血管性并发症。

【高压氧治疗】

高压氧治疗可减少 RVO 后黄斑囊性水肿的视网膜渗出，提高患者视力。

1. 治疗原理

（1）高压氧可增加血氧含量，提高血氧分压，增加血氧有效弥散距离。在 0.236MPa 氧时，脉络膜血管血氧含量比平时增加 18～20 倍，氧可弥散入视网膜达 260μm，黄斑中心的视网膜厚度为 150μm，因此在视网膜动脉阻塞时应用高压氧，中心凹视网膜全层均可由脉络膜血管供氧，可纠正视网膜缺氧状态。

（2）视网膜静脉阻塞时，阻塞组织处于低氧状态，静脉曲张，毛细血管壁渗透性增强，形成视网膜黄斑囊性水肿，高压氧除纠正细胞缺氧状态以外，还可使视网膜血管发生明显收缩，可以对抗毛细血管扩张，减少渗出，减轻水肿及出血。

（3）高压氧还可引起红细胞类脂质过氧化，使红细胞脆性增加，使血栓软化溶解。

（4）增强吞噬细胞的功能，使纤维蛋白溶解酶活力增加，促进血凝块及渗出物被微循环带走，促使栓子溶解，血管再通，血运恢复正常。高压氧治疗后，血小板形态发生显著改变，聚集性下降，有助于降低血栓聚集风险，降低被阻断静脉血管凝血作用。

（5）由于视网膜静脉阻塞时，视网膜细胞供氧不足，受损的细胞会产生一种血管增殖因子，该因子刺激新生血管生长。高压氧状态下，视网膜全层不全缺氧状态得到改善，可以阻止新生血管生长。

2. **治疗方法** 一般采用空气加压氧舱，所用治疗压力多为 2.0 ~ 2.5ATA，面罩吸纯氧时间为 60 ~ 90min，30min/ 次，休息 5 ~ 10min 后重复循环，1 次 /d，10 次为 1 疗程。一般治疗 2 ~ 3 个疗程。

3. **注意事项**

（1）若有严重的新鲜出血，暂停高压氧治疗。

（2）治疗过程中，不建议使用大量碘剂，以防诱发出血。

（3）若为高血压患者，在服用药后能控制在正常范围内可行 HBO 治疗。若为恶性高血压则应为禁忌证。

（4）眼压过高、严重的青光眼患者不宜进舱治疗。

（5）高度近视（近视度超过 800 度）患者不能进行高压氧治疗。

（6）临床实践证明，高压氧治疗配合使用扩血管药物、抗氧化剂可以预防或减轻高压氧的副作用，提高高压氧疗效。

4. **循证医学评价** HBO 治疗视网膜静脉阻塞是安全的，且病程越短疗效越好，一经确诊，应及时高压氧治疗。高压氧治疗能加快视网膜静脉阻塞所致的眼底水肿和出血灶吸收，加快视力和视野的恢复，并得以保持和持续改善。

二、视神经炎

视神经炎（optic neuritis）是一种常见的眼科疾病，若诊断、治疗不及时，可致视神经萎缩，造成视力永久性下降甚至失明。分为急性视神经炎（AON）和慢性视神经炎。引起视神经炎的病因有多种，如感染性、中毒性、脱髓鞘性疾病等。

【定义】是泛指视神经的炎性脱髓鞘、感染、非特异性炎症等疾病。因视神经病变部位不同可分为球内段的视盘炎及球后段的球后视神经炎。视神经炎大多为单侧性，视盘炎多见于儿童，球后神经炎多见于青壮年。

【临床表现】

1. **症状** 脱髓鞘性视神经炎患者表现为亚急性视力下降，可在 1 ~ 2 天内出现严重视力障碍，甚至无光感；通常在发病 1 ~ 2 周时视力损害最严重，其后视力可逐渐恢复，多数患者 1 ~ 3 个月视力可逐渐接近正常。除此之外，还可表现为色觉异常、仅为视野损害或可伴有闪光感、眼眶痛及眼球活动时疼痛。部分患者在运动或体温升高时视力下降明显加重，此称为乌托夫征，可能与体温升高影响视神经纤维轴浆流运输有关。常为单侧眼发病，也可为双侧。随着原发病的治疗，感染性视神经炎和自身免疫性视神经炎可随之好转。

2. **体征** 单眼受累的患者通常出现相对性传入性瞳孔障碍，该体征表现为，患眼相对于健眼对光反应缓慢，尤其在检查者将光线在两眼之间交替照射时，患侧的瞳孔直径比健眼大。轻中度的视神经病变瞳孔直接或间接对光反应可能是正常。

3. **眼底检查** 视乳头炎：表现为视盘充血、轻度水肿，视盘表面或其周围有小的出血点，但渗出物很少，视网膜静脉增粗，一般动脉无明显改变。视神经视网膜炎：患者不仅视盘及其附近的视网膜水肿，后级部视网膜均有水肿和渗出，呈灰白色，反光增强。球后视神经炎：患者眼底多无异常表现，多为非感染性因素，比如脱髓鞘者或特发性，感染或炎症性疾病引起的视神经炎伴有轻中度视盘水肿，也可伴有视盘周围出血。

【诊断】

1. **病史及眼部表现** 根据上述视力下降、眼球转动时疼痛的症状、瞳孔及眼底的体征进行诊断。应询问有无既往类似发作史、有无多发性硬化病史。瞳孔 RAPD 是视神经炎必须有的而且是最客观的检查，不同于主观性的视力及视野检查。

2. **视野检查** 视野损害类型多种多样，但较典型者表现为中心暗点或视野向心性缩小。

3. **视觉诱发电位（VEP）** 可表现为 P_{100} 波潜伏期延长、振幅降低；球后视神经炎时，眼底无改变，为了鉴别伪盲，采用客观的 VEP 检查可辅助诊断。

4. MRI 可明确有无脑白质脱髓鞘斑，对早期诊断多发性硬化，选择治疗方案以及评估患者的预后有指导作用。

5. **脑脊液检查** 有助于诊断视神经脱髓鞘，以及排除其他炎性或感染性病因，但对于预测视神经炎是否能转化为多发性硬化意义不大。该项检查为有创性操作，选择时应注意。

6. **光学相干断层扫描（OCT）检查** 可用于观察不同视网膜层面厚度的变化及评估预后，帮助诊断、鉴别诊断及临床上治疗方案的制定。

7. **其他检查** 可进行血常规、神经影像学和某些针对感染病因的血液和脑脊液的细胞学、病毒学、免疫学甚至遗传学等检查，帮助临床诊断、鉴别诊断及临床上治疗方案的制订。

【常规治疗】

1. **原发病因治疗。**

2. **糖皮质激素治疗**

（1）脱髓鞘视神经炎：部分患者，可自愈，无需治疗。使用糖皮质激素可减少复发概率，缩短病程。可酌情选择免疫抑制剂、丙种球蛋白等，恢复期可使用维生素B族药及血管扩张剂。

（2）感染性视神经炎：针对病因进行治疗，同时可给予糖皮质激素治疗。

（3）自身免疫性视神经病：应对全身性自身免疫性疾病采取正规的糖皮质激素治疗以及免疫抑制治疗。

3. **血管扩张剂** 球后注射或口服妥拉苏林、烟酸等。

4. **支持疗法** 肌肉注射维生素 B_1 和维生素 B_{12}。

5. **抗感染治疗** 如有感染可使用抗生素。

【高压氧治疗】

1. **治疗原理**

（1）高压氧下视神经及网膜血管的收缩，可恢复毛细血管通透性，减轻渗出和水肿，有利于防止因缺氧水肿引起的视细胞继发性损害，阻止视神经细胞功能的继续恶化。

（2）高压氧下吞噬细胞功能加强，纤维蛋白溶解酶活力增加，使网膜渗出、出血迅速吸收，网膜功能恢复至正常。

（3）高压氧＋二氧化碳混合气体（在 CO_2 浓度≤常压3%时）有利于眼底血管扩张，增加血流量，可快速的提高血氧张力，增加血氧有效弥散距离与血氧含量，可显著改善视网膜、视神经的血供氧供，使视神经功能改善或恢复，从而治疗视神经炎。

2. **治疗方法**

（1）方案一：高压氧与 CO_2 混合气治疗：调节 CO_2 浓度≤常压3%，其余为氧气，压缩空气加压至2.0ATA，给予患者面罩吸高压氧与 CO_2 混合气15min，完毕后减压出舱，1次/d，10次为1疗程，连续治疗2～3个疗程。对急性视神经炎患者一旦确诊应在半月内采用高压氧＋CO_2 混合气治疗，且越早越好，而对病程超过2个月者则基本无效。

（2）方案二：治疗压力为2.0ATA，面罩吸纯氧时间为60～90min，30min/次，休息5～10min后重复循环，1次/d，10次为一疗程。

3. **注意事项**

（1）应用高压氧治疗眼科疾病，尤其眼底病时，建议使用强扩血管药物与抗氧化剂，且注意调整吸氧时间，不宜过长。

（2）高压氧治疗的眼部副作用应以预防为主，同时要加强氧舱工作人员专业知识培训，一旦病情发生变化，能够尽快地进行有效救治，提高治疗的成功率。

（3）与患者沟通，或者放些舒缓音乐，可以消除或者缓解患者恐惧感，对从未接受过

HBO 治疗的患者来说，高度紧张的情绪可导致血管收缩，与 HBO 引起的眼底血管收缩协同作用，使视网膜血流量进一步减少，有加重病情可能。

（4）患者在舱内治疗期间严密监测病情变化，通过对讲装置询问患者有无眼部不适，如果发现异常，及时处理。若患者出现视力下降，立即给予消旋山莨菪碱或妥苏林球后注射，并结合静脉输注活血化淤、疏通血管、营养神经等药物，视力明显减退者可停止 HBO 治疗。

4. **循证医学评价**　高压氧治疗越早，疗效越好，能大大缩短病程，提高治愈率。急性发病者，高压氧治疗 1 个疗程后，视力迅速提高，治疗 2 个疗程后，大部分患者多能痊愈。对于病程太长、视神经已经出现萎缩的病例，高压氧治疗效果不佳。

三、青光眼

青光眼是目前全球第二位致盲眼病，部分青光眼患者发病急骤，如不能控制病情，可在数天内致盲，部分患者无明显症状，在不知不觉中逐渐失明，严重威胁着人类的视觉健康。

【定义】青光眼（glaucoma）是一组以视乳头萎缩及凹陷、视野缺损及视力下降为共同特征的疾病，病理性眼压增高、视神经供血不足是其发病的原发危险因素，视神经对压力损害的耐受性也与青光眼的发生和发展有关。

【分类】一般分为原发性、继发性、先天性 3 大类，原发性青光眼根据眼压升高时前房角状态，分为开角型青光眼和闭角型青光眼。

【临床表现】原发性开角型青光眼发病隐匿，除少数患者在眼压升高时出现雾视、眼胀外，多数患者可无任何自觉症状，常常直到晚期，视功能遭受严重损害时才发觉。

【检查】

1. **基本检查项目**

（1）眼压：正常眼压范围在 10～21mmHg，若眼压超过 21mmHg，或双眼压差值大于 5mmHg，或 24h 眼压差值超过 8mmHg，则为病理性眼压升高。测量眼压的方法有多种，目前公认 Goldmann 压平眼压准确性相对最好。

（2）房角：通过房角镜检查直接观察房角的开放或关闭，从而区分开角型和闭角型青光眼。

（3）视野：视野检查是诊治和随访青光眼治疗效果的最重要的检查之一，包括中心视野和周边视野检查。

（4）视盘：通过眼底镜、裂隙灯前置镜或眼底照相的方法，观察“杯盘比 C/D”的大小、盘沿有无切迹、视盘有无出血、视网膜神经纤维层有无缺损等。

2. **超声生物显微镜的应用**　该项技术可在无干扰自然状态下对活体人眼前段的解剖结构及生理功能进行动态和静态记录，为原发性慢性闭角型青光眼的诊断治疗提供极有价值的资料。

3. **共焦激光扫描检眼镜** 对青光眼的早期诊断、病情分期及预后分析均有重要价值。

4. **定量静态视野，图形视觉诱发电位** 为青光眼最早期诊断提供了依据，图形视觉电生理 PVEP、PE-RG 检查，在青光眼中有一定敏感性及特异性，将这两种检查结合起来，能显著提高青光眼的早期检出率。

【诊断】根据青光眼不同的类型，结合患者的发病因素、临床表现体征、辅助检查等通常能做出明确诊断。原发性开角型青光眼多无自觉症状，早期易漏诊，需要依靠健康普查来发现，主要是诊断指标有眼压升高、视盘损害、视野缺损，如果其中两项为阳性，房角检查属开角，诊断即可成立。

【常规治疗】青光眼的治疗主要目的是保存视功能，主要包括降低眼压和视神经保护性治疗。目前，临床上公认的治疗方式如下：

1. **药物治疗** 拟副交感神经药（缩瞳剂）、β- 肾上腺能受体阻滞剂、肾上腺能受体激动剂、前列腺素衍生物、碳酸酐酶抑制剂、高渗剂等通过增加房水流出、抑制房水生成、减少眼内容积等降低眼压。

2. **手术治疗** 包括：解除瞳孔阻滞的手术、解除小梁网阻力的手术、建立房水外引流通道的手术（滤过性手术）、减少房水生成的手术、青光眼白内障联合手术等。

3. **视神经保护性治疗** 视神经保护性治疗发挥重要作用，正在开发外源性和内源性神经营养因子、基因治疗、神经再生、移植等方面治疗，以控制节细胞凋亡，同时钙离子通道阻滞剂、谷氨酸拮抗剂、神经营养因子、抗氧化剂也可以起到一定视神经保护作用。β_1 受体阻滞剂倍他洛尔可以降眼压，增加视神经血流量，α_2 受体激动剂酒石酸溴莫尼定也有神经保护作用。

【高压氧治疗】中华医学会高压氧分会关于“高压氧治疗适应证与禁忌证”的共识（2018 版）中，认为青光眼（闭角型）为相对禁忌证，但高压氧在治疗开角型青光眼方面的作用逐渐被大家所认知。

1. **治疗原理**

（1）高压氧降低眼压：在 3ATA 环境中吸纯氧 180min，眼压明显下降。而常压下吸纯氧则无降眼压作用。

（2）高压氧提高视网膜氧分压：高压氧可以提高血氧含量，增强氧的弥散能力，提高脉络膜氧含量，溶于玻璃体和房水的氧含量增加，改善内层视网膜氧供。

（3）高压氧治疗可显著抑制缺血静脉的白细胞黏附，而且抑制了再灌注后的继发缺血性动脉血管收缩，增加血液灌注。

（4）高压氧可促进产生一氧化氮产生。

（5）高压氧可增加红细胞变形性，抑制血小板聚集，降低血液黏稠度，改善微循环，减轻缺血缺氧组织水肿。

2. **治疗方法**　高压氧所用压力多为2ATA，吸氧时间为90min，疗程一般为30次左右。

3. **注意事项**

（1）在临床上仍不建议高压氧治疗闭角型青光眼。

（2）因高压氧对青光眼急性期氧化应激和缺血再灌注损伤的作用，应用高压氧时口鼻面罩形式最好，不宜使用头罩或纯氧舱等可让角膜接触高浓度氧的治疗方式。同时，补充膳食抗氧化剂，有利于防止氧化应激，有神经保护作用。

（3）为避免视网膜出现不可逆损伤，高压氧应早期进行，并需要定期复查眼压、眼底、视力等。

（4）在高压氧治疗过程中如出现如下眼部并发症，如：①屈光不正（近视、远视）；②视网膜损伤（视网膜氧自由基损伤）；③视网膜光感受器损伤；④视网膜血管损伤；⑤对有新鲜出血者等。应终止高压氧治疗，视情况再决定高压氧治疗时间。

4. **循证医学评价**　高压氧对开角型青光眼治疗有效果，但缺少大量多中心、大样本临床研究。易军晖等研究发现，高压氧治疗可以提高视网膜缺血组织的一氧化氮合酶活性，促进一氧化氮产生。赵桂秋等实验证实，2ATA吸纯氧90min以上时，家兔房水和玻璃体中的NO水平比对照组明显提高。关于时机的选择、压力的选择方面仍有许多争议，需进一步研究。

四、视网膜和视神经挫伤

视网膜和视神经挫伤在临床中较为常见，可导致严重的视力损害，并且预后较差。无论是药物治疗还是手术治疗，均不能达到理想的治疗效果，治疗难度大。

【定义】

1. **视网膜震荡与挫伤**　指外伤致后极部出现的一过性视网膜水肿，视网膜变白，视力下降。由于受打击部位传送中的冲击波损伤外层视网膜，色素上皮受损，屏障功能破坏，细胞外水肿，使视网膜混浊，视力可下降至0.1以下。

2. **视神经挫伤**　亦称外伤性视神经病变（traumatic optic neuropathy），损伤可发生在视神经的球后段到颅内段的任何部分，分为直接损伤和间接损伤两种，交通事故、坠落和拳击伤为最常见原因。

【临床表现】

1. **视网膜挫伤**　①一些病例在3～4周水肿消退，视力恢复较好，属于“视网膜震荡（commotio retinae）”；②有些病例存在明显的光感受器损伤、视网膜外层变性坏死，黄斑部色素紊乱，视力明显减退，可称为“视网膜挫伤”，严重者伴有视网膜出血。

2. **视神经挫伤**　外伤后视力丧失或严重下降是视神经挫伤的最主要症状。

伤侧瞳孔散大，直接对光反射消失或减弱，间接对光反射存在。伤后眼痛、头痛、头面部、眼眶部及眼球有不同程度的外伤、水肿、淤血，个别有复视、眼球运动障碍、感觉障碍等。

【诊断】

1. 视网膜挫伤

（1）眼球有钝挫伤史。

（2）视力迅速下降，有中心暗点。

（3）眼底检查：视网膜呈灰白色水肿、混浊、出血，严重者视网膜变性或裂孔、脱离。

2. 视神经挫伤

（1）患者都有明确的外伤史。

（2）视力急剧下降或丧失。

（3）瞳孔散大，直接对光反射减弱或消失，单眼伤者，间接对光反射存在。

（4）早期眼底大致正常，约 2 周后出现轻重不一的视神经萎缩。

（5）影像学检查无视神经管骨折。

（6）视觉诱发电位显示视神经通路传导障碍。

【常规治疗】

1. 急性病例可尽快启动糖皮质激素冲击治疗。如果 12 ~ 48h 后对药物治疗无效，或减量过程出现视力减退，考虑经颅或经筛窦视神经管减压术，以解除压迫或刺伤。

2. 同时配合使用脱水剂、复方樟柳碱，改善微循环药物，神经营养药物（如神经生长因子、甲钴胺、氰钴胺、胞磷胆碱等）。

【高压氧治疗】

1. 治疗原理

（1）可以提高血氧张力，增加组织氧弥散距离和速度。在高压氧下，眼部小血管及组织氧分压将数十倍增加，房水内氧分压也随之增加，因此视网膜在缺血、缺氧情况下发生水肿，但仍可得到充足的氧供。

（2）可改善受损组织毛细血管通透性，减少受损组织血管渗出，降低眼压，缓解视神经血液循环障碍。

（3）提高了血氧含量，增加了血管张力和有效血氧弥散半径，使供氧量显著增加，保护了视网膜缺氧造成的损害。

（4）使视网膜及脉络膜血管明显收缩血管，减轻水肿、减少渗出，改善微循环。能加速毛细血管再生，促进侧支循环的建立，有利于改善组织灌注，改善或消除组织缺氧。

（5）对血液流变学的改善也有明显的效果，通过降低红细胞压积和纤维蛋白原，抑制血小板凝聚，降低血液黏度，提高红细胞变形能力，有利于血液灌注的恢复。

（6）促进吞噬细胞的功能，增加纤溶酶活力，促进视网膜的栓子、出血及渗出物的吸收。

2. **治疗方法**　一般采用空气加压氧舱，治疗压力为 2.0 ~ 2.3ATA，面罩吸纯氧时间为 60 ~ 90min，30min/ 次，休息 5 ~ 10min 后重复循环，1 次 /d，10 次为 1 疗程。一般不少于 2 个疗程。

3. **注意事项**　除高压氧治疗一般注意事项外，如出现以下眼部并发症时应立即停止高压氧治疗。

（1）屈光不正：高压氧治疗会引起视力改变，包括近视、远视。

（2）视网膜损伤：视网膜氧自由基损伤。

（3）视网膜光感受器损伤。

（4）视网膜血管损伤。

（5）白内障：视野缺损。

4. **循证医学评价**　高压氧对视网膜和视神经挫伤，治疗有效果，但缺少大量多中心、大样本临床研究。关于时机的选择、压力的选择方面仍有许多争议，需进一步研究。

五、糖尿病性视网膜病变

糖尿病性视网膜病变是最常见的视网膜血管病，发病率高、致盲率高，是 40 岁以上人员主要致盲眼病之一，早期无自觉症状，病情发展到黄斑后会出现不同程度视力下降，进而失明。

【定义】主要是由于患者糖代谢异常的病理产物如 HbA1c 等沉积在血管壁基底膜中，导致视网膜动脉系统灌注减少以及静脉系统淤血，造成视网膜局部微循环障碍的病理改变。

【临床表现】视网膜毛细血管的病变表现：微动脉瘤、出血斑点、硬性渗出、棉绒斑、静脉串珠状、视网膜内微血管异常，以及黄斑水肿等。广泛缺血会引起视网膜或视盘的新生血管、视网膜前出血、玻璃体积血及牵拉性视网膜脱离。患者有严重的视力障碍。根据糖尿病视网膜病变的发展阶段和严重程度，分为非增殖型和增殖型。

【诊断】主要根据患者糖尿病病史、临床症状及眼底荧光血管造影检查。荧光血管造影提高了对糖尿病眼底所发生病变的认识，也可以进一步了解糖尿病眼底微循环的早期病变，明确病情是否发展。

【常规治疗】

1. **手术治疗**　根据病变发展阶段选择适当治疗，重度非增殖性和增殖性病变，可以采用全视网膜光凝治疗，以预防和阻止新生血管形成；对已发生玻璃体积血长时间不吸收、牵拉性视网膜脱离，特别是黄斑受累时，应行玻璃体切割术，术中行视网膜光凝。

2. **药物治疗**　玻璃体内注射抗血管内皮生长因子药物、长效糖皮质激素等可有效抑制视网膜血管渗漏，消除黄斑水肿，改善视力。

【高压氧治疗】

1. **治疗原理**

（1）高压氧改善视网膜供氧：高压氧治疗能提高氧分压，通过增加物理溶解氧的浓度，提高全身组织氧含量和储氧量，使氧的有效弥散距离扩大、毛细血管端的氧分压提高，纠正眼底低氧，改善有氧代谢，恢复血管壁功能，从而减少渗出，有效缓解了视网膜的缺氧状况。

（2）高压氧改善局部血流动力学：高压氧能降低血液黏稠度，提高吞噬细胞功能。由于高压氧提高了组织供氧，迅速改善缺氧缺血所致的红细胞变形能力降低，增强红细胞通过毛细血管的能力，降低红细胞压积，加快红细胞电泳，同时恢复血栓素和前列环素的平衡，减轻血小板聚集有利于改善组织灌注，从而可纠正糖尿病患者的血液的高黏滞状态。

（3）高压氧改善局部渗出水肿：高压氧能够激发吞噬细胞及纤维蛋白溶解酶的活性，加快眼底渗出物的吸收，纠正视网膜的瘀血状态改善微循环，减少渗出和水肿。

（4）高压氧提高抗氧化能力：高压氧可提高机体的抗缺氧能力，同时加强组织清除自由基的能力，减轻组织的炎症反应，促进 NO 的合成，有效地扩张血管改善微循环。

2. **治疗方法** 高压氧在辅助治疗糖尿病性视网膜病变的临床应用中，多采用与控制血糖、药物治疗或手术治疗的联合应用。高压氧所用压力多为 2.0 ~ 2.5ATA，面罩吸纯氧时间为 60min，30min/ 次，休息 5 ~ 10min 后重复循环，1 次 /d，10 次为 1 疗程。一般为 3 ~ 5 个疗程。

3. **注意事项**

（1）加强心理护理：患者心理状态差，有抑郁倾向，应向患者详细讲解糖尿病的基本知识及高压氧治疗的原理及效果，安抚患者，通过耐心讲解缓解患者对疾病的恐惧，并告知其预后尚可，若能及时进行综合性的正规治疗，绝大多数患者是可以治愈或者好转的。

（2）预防低血糖：氧舱内治疗过程中预防低血糖的发生。应随身备含糖食物。

4. **循证医学评价** 在多项随机对照临床研究中，高压氧治疗能显著改善眼底出血、水肿、渗出，稳定视网膜微血管瘤及眼底病变，提高视力。但目前关于治疗时机的选择、疗程的选择方面仍有许多尚不明确之处，需进一步研究。

六、视网膜脱离术后

视网膜脱离（retinal detachment，RD）是指视网膜神经上皮层与色素上皮层的分离。两层之间有一潜在间隙，分离后间隙内所潴留的液体称为视网膜下液。脱离部分的视网膜无法感知光刺激，导致眼部来的图像不完整或全部缺失。

【分类】分类方法很多，按发病机制可分为孔源性、牵拉性和渗出性视网膜脱离，根据视网膜脱离范围分为部分性和完全性两型，按其病因分为原发性和继发性两类。目前，多采用发病机制分类。

【临床表现】视网膜发生部分脱离时，脱离对侧的视野中出现固定的云雾状阴影。发生黄斑区脱离时，中心视力急剧下降。脱离之前通常有先兆症状，眼球运动时出现闪光。由于玻璃体混浊，视野内常有黑影飘动。若视网膜全脱离，视力减至光感或完全丧失。在视力减退前有视物变形，物象震颤的感觉，眼压偏低，偶也有眼压偏高的患者。

【诊断】视网膜脱离是眼科常见病，其通常可以通过眼底镜诊断，眼底镜下可见脱离的视网膜呈灰白色隆起，局限在某一区域或广泛性脱离甚至是全视网膜脱离。眼部超声检查可以显示切面像，清楚直观，作为首选检查。

【常规治疗】根据视网膜脱离的类型和机制采取不同的治疗方法，以手术治疗为主。

1. 眼内填充物

（1）气体填充物：充气性视网膜固定术是治疗单纯性孔源性视网膜脱离的一种有效方法，对于比较局限、裂孔在黄斑或上位、便于手术后保持特殊体位的视网膜脱离有比较肯定的疗效。

（2）液体填充物：目前使用的液体填充物主要包括硅油、氟化硅油、全氟化碳和过氟化碳等。

2. 手术治疗

（1）巩膜手术：包括最小量单纯外垫压术、巩膜环扎术和巩膜扣带术等。

（2）玻璃体手术：既可以去除玻璃体的牵引，还可以清除混浊的中间质，为检查治疗创造条件。可采用电凝术、冷冻术、激光治疗等。

3. 药物治疗 主要用于视网膜脱离复位术后，改善患者视功能。

4. 其他治疗方法 理疗、中医疗法、中药治疗等。

【高压氧治疗】

1. 治疗原理

（1）高压氧提高血氧含量，增加血管张力和有效血氧弥散半径，使供氧量显著增加，保护视网膜因缺氧而造成的损害，因而能迅速纠正眼部组织的缺氧状态，而使其功能恢复。

（2）使视网膜血管收缩，对抗毛细血管扩张，减少视网膜组织和房水内的压力。

（3）改善视网膜和角膜的供氧，加强侧支循环形成，重新恢复血液供应，血栓溶解，血运恢复，使病变区得到修复。

2. 治疗方法 一般采用空气加压氧舱，治疗压力为 2.0 ~ 2.5ATA，面罩吸纯氧时间为 60min，30min/ 次，休息 5 ~ 10min 后重复循环，1 次 /d，10 次为一疗程。

3. 注意事项 除一般注意事项外，如出现以下眼部并发症应终止高压氧治疗。

（1）屈光不正：高压氧治疗会引起视力改变，包括近视、远视。

（2）视网膜损伤：视网膜氧自由基损伤；视网膜光感受器损伤；视网膜血管损伤。

（3）对术后有新鲜出血者。

4. **循证医学评价** 有1篇外国文献报道了高压氧在治疗孔源性视网膜脱离修复术后眼眶气肿的治疗中取得了良好效果，暂无过多循证医学证据。

七、翼状胬肉眼科手术后

翼状胬肉（pterygium）是受外界刺激而引起的一种慢性炎症性病变，单眼或双眼均可以受犯，是眼科疾病中的常见病及多发病。肉眼可见睑裂部球结膜与角膜上存在的一种赘生组织，侵犯角膜后逐渐增大，呈三角形，甚至可遮盖瞳孔区而严重影响视力。组织学检查显示在翼状胬肉基质中有浆细胞和淋巴细胞浸润。

【定义】是受外界刺激而引起的一种慢性炎症性病变，单眼或双眼均可以受犯，是眼科疾病中的常见病及多发病。

【临床表现】

1. 多无症状或仅有轻度不适，在胬肉逐渐遮盖至角膜时，由于受到牵扯而产生散光；或因胬肉伸入角膜表面遮蔽瞳孔而导致视力障碍，严重的患者病变可以不同程度地影响眼球运动。

2. 单侧胬肉多出现于鼻侧，双侧者则分别在角膜的鼻、颜两侧。初期时角膜缘出现灰色混浊，球结膜出现充血、肥厚，逐渐形成三角形的血管性组织。

3. 胬肉按其病变进行情况可分为进行期或静止期。进行期胬肉的头部隆起，附近的角膜混浊，在前弹力层及浅基质层有细胞浸润。颈部宽大、体部肥厚、表面不平，有粗大而扩张的血管。静止期的胬肉头部平坦，角膜浸润吸收，体部不充血或轻度充血，表面光滑，病变静止。

【诊断】睑裂区出现翼状的纤维血管组织侵入角膜即可诊断，翼状胬肉须由完整的头、颈和体三部分组织。

【常规治疗】

1. **抗生素** 用抗生素眼药水以控制结膜炎症减轻充血。在充血较重时可加用皮质类固醇眼药水。为减少外界刺激可戴适当的变色镜。

2. **手术治疗** 分为：①翼状胬肉单纯切除术；②翼状胬肉切除联合游离结膜瓣移植术；③翼状胬肉切除及带蒂结膜瓣移植术。

3. **冷冻治疗** 用－40℃的冷冻头接触胬肉头部及颈部，破坏其新生血管并使之萎缩。用于较小和较薄的翼状胬肉。

【高压氧治疗】高压氧治疗主要用于翼状胬肉术后巩膜溶解坏死。

1. **治疗原理**

（1）提高血氧张力，增加组织氧弥散距离和速度。

（2）改变供氧方式，增加组织血氧含量。

（3）收缩血管，减轻水肿，改善微循环。

（4）促进出血吸收，加速创面愈合。

（5）兴奋高级中枢神经活动。

（6）改善有氧代谢，矫正酸中毒。

（7）抑菌作用。

2. **治疗方法**　一般采用空气加压氧舱，治疗压力多为 2.5ATA。吸纯氧 60min，30min/ 次，休息 5 ~ 10min 后重复循环，1 次 /d，10 次为 1 疗程。一般要连续治疗 2 ~ 4 个疗程。

3. **循证医学评价**　目前关于高压氧用于翼状胬肉治疗研究较少，主要用于术后方面的治疗，需进一步临床研究。

八、眼外伤

眼外伤是指任何外来包括机械性、物理性和化学性的因素作用于眼部，造成眼部视觉器官结构和功能的损伤。

【分类】眼外伤的分类方法很多。

（1）根据外伤的致伤因素可分为：机械性和非机械性。机械性眼外伤通常包括挫伤、穿通伤及异物伤等；非机械性眼外伤包括热烧伤、化学伤、辐射伤和毒气伤等。

（2）根据外伤的程度可分为轻、中、重度 3 类。①轻度指眼睑、结膜和角膜等浅表组织的擦伤和轻度酸碱烧伤；②中度指眼睑、泪器和结膜的撕裂伤、角膜浅层异物和中度酸碱烧伤；③重度包括眼球穿通伤、眼内异物、眼球钝挫伤和重度酸碱烧伤等。

【临床表现】可因致伤因素、受伤部位、损伤范围、损伤程度及病程等的不同而表现不同。大体包括伤眼红肿、流血、流泪、畏光、异物感、睁眼困难、疼痛、视物不见、视力骤然下降、失明、视物不清、斜视、眼睑下垂及头痛等。

【诊断】主要依据患者外伤史、临床症状、眼部检查及相关辅助检查。对怀疑有异物、眼眶骨折、眼球破裂或视神经损伤者，需行 CT、B 超或 MRI 等检查，对伤眼功能的判定可行视觉电生理检查。

【常规治疗】眼外伤应视为急症处理。对眼部化学伤，应立即用清洁的流动水充分清洗，然后再进一步详细检查。当创口受到污染或创口较深者，应用适量抗生素和注射破伤风抗毒素。

1. **眼部浅层损伤及表面异物处理**　可先冲洗结膜囊来清洗眼球表面异物，必要时行内眼手术取出异物。术后结膜囊内涂抗生素眼膏或磺胺眼膏，包盖伤眼。对于感染严重者可抗感染治疗。

2. **眼挫伤处理**　针对病因治疗，有眼压升高或大片血凝块时，应使用降眼压药；低眼压，可给予散瞳及皮质类固醇治疗；早期应用止血剂；虹膜离断时可滴散瞳剂；必要时需行手术或激光治疗。

3. **眼球穿通伤处理** 详细检查伤口，如有异物嵌顿，立即取出；应用药物及手术治疗。

4. **眼球内异物处理** 应尽早手术取出异物。如果异物已包裹，无并发症，应权衡利弊，不勉强取出。

5. **交感性眼炎处理** 全身及局部用大量皮质类固醇药物、阿托品、抗生素，不提倡诱发眼摘除术。

6. **眼部热烧伤处理** 全身抗休克及抗感染，给予局部处理。清理创面，散瞳，抑制炎症反应和角膜血管新生，防止眼睑畸形或睑球粘连等晚期病变，必要时需行整形手术。

7. **眼部化学伤处理** 采用大量清水不断冲洗；石灰烧伤应争取在24h内用0.37%依地酸二钠溶液充分冲洗，然后用0.5%～2.5%依地酸二钠溶液滴眼；碱性烧伤可用维生素C加适量2%普鲁卡因溶液作结膜下注射；磷烧伤大量流水冲洗，并在暗处仔细检查有无磷块残存。皮肤创面可涂硫酸铜溶液或者使用碳酸氢钠溶液湿敷。禁止使用软膏和油剂。

8. **电光性眼炎及雪盲处理** 滴丁卡因滴眼液等局部麻醉药物镇静止痛，滴抗生素预防感染，酌情加用皮质类固醇眼药水，必要时戴有色眼镜。

【高压氧治疗】

1. **治疗原理**

（1）提高全身血氧张力，增加血氧含量，恢复有氧代谢，改善细胞功能。

（2）使小动脉和小静脉血管强烈收缩，从而减轻视网膜、视神经和视中枢的水肿，迅速改善和纠正眼组织和视中枢的缺氧状态，使视网膜众多视细胞免受或逆转缺氧性损害。

（3）加速侧支循环重建，这对视网膜震荡、视神经和视中枢挫伤起到非常有利的治疗作用。

（4）增强机体吞噬细胞功能，使纤维蛋白溶解酶活力增加，有利于眼内出血及渗出的吸收，帮助视功能的恢复。

（5）视觉中枢和视细胞还有直接刺激作用，可提高视力。

2. **治疗方法** 一般采用空气加压氧舱，治疗压力为2.2～2.5ATA。面罩吸纯氧60min，30min/次，休息5～10min后重复循环，1次/d，10次为1疗程。疗程一般为40次左右。

3. **注意事项**

（1）对于眼外伤急性期应尽量争取早期治疗，而且保证足疗程。

（2）眼外伤后手术后或后遗症期也应积极高压氧治疗。

（3）长疗程高压氧治疗应注意眼科副作用的发生。

4. **循证医学评价** 有国内文献报道，在重度眼化学伤的治疗中，采用药物联合高压氧治疗的疗效优于单独药物治疗，并为日后进一步治疗或后期手术治疗提供了较好的基础。但目前缺少大量多中心、大样本的临床研究，对治疗时机的选择、压力、疗程的选择方面仍有许多尚不明确之处，且对其他不同种类眼外伤的高压氧治疗鲜有报道。

九、皮层盲

造成皮质盲（cortical blindness）的常见病因包括脑卒中、缺血缺氧性脑病、脑炎、脑肿瘤、先天发育异常及外伤等。临床针对双眼视力显著下降但常规眼科检查无法解释的患者，需要进一步完善神经系统查体及神经影像学检查，以明确是否存在视觉中枢病变导致的皮质盲。

【定义】是大脑枕叶皮质受到毒素影响或血管痉挛缺血而引起的一种中枢性视功能障碍，以血管痉挛性损害最为常见。

【临床表现】双眼视力下降，甚至完全丧失，强光照射不引起眼睑闭合，两侧瞳孔大小相等、瞳孔光反射存在，眼底无异常，可伴有偏瘫、失语、感觉障碍及定向障碍。

【诊断】

1. **双眼视力检查** 全盲。

2. **瞳孔光反应** 完好。

3. **眼底检查** 正常，VEP 检查异常。

【常规治疗】

1. 针对具体病因采取相应治疗措施。

2. 可使用皮质激素及扩血管药物，但治疗效果不佳。

3. 中医通常愿意采用针灸治疗，效果尚可。

【高压氧治疗】

1. **治疗原理**

（1）能极大地提高血氧和脑脊液氧分压，大脑皮质视觉中枢的氧含量、储氧量也大大增加；

（2）高压氧增加血氧的有效弥散距离，快速改善视觉中枢缺氧和代谢紊乱，可修复视皮质损害与功能障碍；

（3）高压氧能降低颅内压，减轻脑水肿，改善脑组织的氧和营养的供应，预防脑细胞与视中枢的继发性损伤，从而逐渐治愈缺氧引起的皮质盲；

（4）高压氧可建立脑侧支循环、疏通微循环，加快受损的脑组织修复以及促进功能恢复。

2. **治疗方法** 一般采用空气加压氧舱，治疗压力多为 2.0 ~ 2.5ATA，面罩吸纯氧时间为 60 ~ 90min，30min/ 次，1 次 /d，10 天为 1 疗程。一般治疗 2 ~ 3 疗程。

3. **循证医学评价** 有研究显示高压氧可纠正视中枢缺氧和代谢紊乱，减轻脑水肿，降低颅内压，对皮质盲治疗有效果，但仍缺少大量多中心、大样本临床研究。

第二节　高压氧医学在耳鼻喉科疾病的应用

一、感音神经性聋

感音神经性聋是指耳蜗螺旋器病变，不能将声波变为神经兴奋，或神经及其中枢途径发生障碍不能将神经兴奋传入；或大脑皮质中枢病变不能分辨语言，由于初步的听力学检查不能将感音性聋、神经性聋和中枢性聋区分开来，因此统称感音神经性聋，如老年性聋、梅尼埃病、耳药物中毒聋、迷路炎、噪声损伤、听神经瘤等。随着临床听力学技术的发展，进一步的听力学检查配合 CT、MRI 等影像学检查可以帮助区分感音性聋、神经性聋和中枢性聋，例如耳声发射、耳蜗电图、听性脑干反应、中潜伏期电位、40Hz 事件相关电位等。

【病因】

1. **先天性感音神经性聋**　常由于内耳听神经发育不全所致，或妊娠期受病毒感染或服用耳毒性药物引起，或分娩时受伤等。

2. **后天性感音神经性聋**

（1）传染病源性聋：各种急性传染病、细菌性或病毒性感染，如流行性乙型脑炎、流行性腮腺炎、麻疹、猩红热、流行性感冒、耳带状疱疹、伤寒等均可损伤内耳而引起轻重不同的感音神经性聋。

（2）药物中毒性聋：多见于氨基糖苷类抗生素，如庆大霉素、卡那霉素、多黏菌素、双氢链霉素、新霉素等，其他药物如奎宁、水杨酸、顺氯胺铂等都可导致感音神经性聋，耳药物中毒与机体的易感性有密切关系。药物中毒性聋为双侧性，多伴有耳鸣，前庭功能也可损害。中耳长期滴用此类药物亦可通过蜗窗膜渗入内耳，应予注意。

（3）老年性聋：多因血管硬化、骨质增生，使供血不足，发生退行病变，导致听力减退。

（4）外伤性聋：颅脑外伤及颞骨骨折损伤内耳结构，导致内耳出血，或因强烈震荡引起内耳损伤，均可导致感音神经性聋，有时伴耳鸣、眩晕。轻者可以恢复。耳部手术误伤内耳结构也可导致耳聋。

（5）突发性聋：是一种突然发生而原因不明的感音神经性聋。目前多认为急性血管阻塞和病毒感染是引起本病的常见原因。

（6）爆震性聋：系由于突然发生的强大压力波和强脉冲噪声引起的听器急性损伤。鼓膜和耳蜗是听器最易受损伤的部位。当人员暴露于 90dB 以上噪声，即可发生耳蜗损伤，若强度超过 120dB 以上，则可引起永久性聋。

（7）噪声性聋：是由于长期遭受 85dB 以上噪声刺激所引起的一种缓慢进行的感音神经性聋。主要表现为耳鸣、耳聋，纯音测听表现为 4 000Hz 谷形切迹或高频衰减型。

（8）听神经病：听神经病是一种临床表现较为特殊的疾病，主要的听力学特征包括听性脑干反应缺失或严重异常，耳声发射正常，镫骨肌反射消失或阈值升高，纯音听力图多以低频听阈损失为主。

（9）自身免疫性感音神经性聋：自身免疫性感音神经性聋是由于自身免疫障碍致使内耳组织受损而引起的感音神经性的听力损失，这种听力损失可是进行性和波动性，可累及单耳或双耳，如为双耳其听力损失大多不对称。临床上自身免疫性感音神经性聋患者听力图可有多种，如低频型、高频型、平坦型及钟型等，但是以低频型为最多。可能与内耳的这种免疫反应性损伤最先于蜗尖、耳蜗中部开始有关系，表现典型蜗性聋特征，这也是临床听力学一特点。

（10）梅尼埃病：梅尼埃病是一种原因不明的以膜迷路积水为主要病理特征的内耳病。其病程多变，发作性眩晕、波动性耳聋和耳鸣为其主要症状。

【临床表现】

1. **眩晕**　特点是突然发作，剧烈眩晕，呈旋转性，即感到自身或周围物体旋转，头稍动即觉眩晕加重。同时伴有恶心、呕吐、面色苍白等植物神经功能紊乱症状。数小时或数天后眩晕减轻而渐消失。间歇期可数周、数月或数年，一般在间歇期内症状完全消失。

2. **耳鸣**　绝大多数病例在眩晕前已有耳鸣，但往往未被注意。耳鸣多为低频音，轻重不一。一般在眩晕发作时耳鸣加剧。

3. **耳聋**　早期常不自觉，一般在发作期可感听力减退，多为一侧性。患者虽有耳聋但对高频音又觉刺耳，甚至听到巨大声音即感十分刺耳，此现象称重振。在间歇期内听力常恢复，但当再次发作听力又下降，即出现一种特有的听力波动现象。晚期，听力可呈感音神经性聋。

4. **其他**　眩晕发作时或有患侧耳胀满感或头部沉重、压迫感。

【诊断】感音神经性耳聋的诊断首先应仔细询问病史；检查外耳道及鼓膜；进行音叉检查及纯音听阈测听，以查明耳聋的性质及程度。对儿童及不合作的成人，还可进行客观测听，如声阻抗测听、听性脑干反应测听及耳蜗电图等。面对听力障碍患者，需要为他们进行听力学检测。听力检测包括主观听力检测和客观听力检测。

【常规治疗】对于感音神经性耳聋，重点在于预防和早期发现和治疗。

1. 积极防治因急性传染病所引起的耳聋，做好传染病的预防、隔离和治疗工作，增强机体（尤其是儿童）的抵抗力。

2. 对耳毒性药物的使用，要严格掌握适应证，如有中毒现象应立即停药，并用维生素和扩张血管的药物。

3. 根据不同的原因和病理变化的不同阶段可采取不同药物综合治疗，如增进神经营养和改善耳蜗微循环的药物、各种血管扩张剂、促进代谢的生物制品等。

4. 随着电子技术、计算机技术、生物材料科学以及生物医学工程技术的发展，从20世纪末开始，人工耳蜗、振动声桥以及骨锚式助听器（BAHA）在国外进入临床应用。人工耳蜗植入适用于重度到极重度感音神经性耳聋患者；人工耳蜗是目前惟一能使全聋患者恢复听力的医学装置。振动声桥和骨锚式助听器适用于中重度感音神经性耳聋、传导性耳聋以及混合性耳聋的患者。

【高压氧治疗】

1. **治疗原理**

（1）增加供氧阻断无氧酵解，减少组织再次损伤。

（2）提高血液含氧量使血液黏稠度降低，改善循环障碍。

（3）对抗缺氧引起的炎症反应并减轻组织水肿。

（4）通过为钠 - 钾泵供氧，维持细胞内外的钠离子、钾离子平衡。

2. **治疗方法** 一般采用空气加压氧舱，所用治疗压力多为 2.0 ~ 2.5ATA，面罩吸纯氧时间为 60 ~ 90min，30min/ 次，休息 5 ~ 10min 后重复循环，1 次 /d，10 次为 1 个疗程，共 3 个疗程。病情恢复较慢者高压氧治疗可达 5 ~ 6 个疗程，甚至更长。

3. **注意事项**

（1）感音神经性耳聋患者应尽早高压氧治疗。

（2）中耳分析显示为“C 型”曲线或明显的鼓膜内陷（耳镜检查）者暂不建议行高压氧治疗；严重咽鼓管功能障碍且未经有效处理者暂不建议行高压氧治疗。

（3）鼓室内注射可以和高压氧同时应用，不作为高压氧治疗的禁忌。

4. **循证医学评价** 综合国内外多个指南、共识及多项研究显示，高压氧对于感音神经性耳聋疗效明确，纯音测听改善明显，但大部分都是小样本或单中心研究，关于高压氧的治疗时机选择、疗程选择方面仍不明确，需进一步研究。

二、梅尼埃病

梅尼埃病是一种特发性内耳疾病，曾称美尼尔病，是一种常见的耳鼻喉疾病。

【定义】是一种原因不明的、以膜迷路积水为主要病理特征的内耳病，临床表现为发作性眩晕、波动性听力下降、耳鸣和 / 或耳闷胀感。

【临床表现】

1. **眩晕** 发作性眩晕多持续 20min 至 12h，常伴有恶心、呕吐等自主神经功能紊乱和走路不稳等平衡功能障碍，无意识丧失；间歇期无眩晕发作，但可伴有平衡功能障碍。双侧梅尼埃病患者可表现为头晕、不稳感、摇晃感或振动幻视。

2. **听力下降** 一般为波动性感音神经性听力下降，早期多以低中频为主，间歇期听力可恢复正常。随着病情进展，听力损伤逐渐加重，间歇期听力无法恢复至正常或发病前水平。多数患者可出现听觉重振现象。

3. **耳鸣及耳闷胀感** 发作期常伴有耳鸣和 / 或耳闷胀感。疾病早期间歇期可无耳鸣和 / 或耳闷胀感，随着病情发展，耳鸣和 / 或耳闷胀感可持续存在。

【诊断】诊断标准：① 2 次或 2 次以上眩晕发作，每次持续 20min 至 12h；②病程中至少有一次听力学检查证实患耳有低到中频的感音神经性听力下降；③患耳有波动性听力下降、耳鸣和/或耳闷胀感；④排除其他疾病引起的眩晕，如前庭性偏头痛、突发性聋、良性阵发性位置性眩晕、迷路炎、前庭神经炎、前庭阵发症、药物中毒性眩晕、后循环缺血、颅内占位性病变等；此外，还需要排除继发性膜迷路积水。

【常规治疗】

1. **药物治疗**　应用前庭抑制剂，如异丙嗪、苯海拉明、地西泮等，可有效控制眩晕急性发作，原则上使用不超过 72h。也可联用糖皮质激素、倍他司汀、利尿剂等。鼓室注射庆大霉素可有效控制大部分患者的眩晕症状（80% ~ 90%），该方法用于治疗顽固性单侧梅尼埃病，听力下降发生率为 20%。

2. **手术治疗**　包括内淋巴囊手术、迷路切除术等。因缺乏循证医学证据，目前已经很少使用。

3. **调整生活方式**　规律作息，避免不良情绪、压力等诱发因素。建议患者减少盐分摄入，避免咖啡因、尼古丁和酒精的摄入。

【高压氧治疗】

1. **治疗原理**

（1）迅速改善脑与机体的缺氧，使血氧分压增高。增加毛细血管血液氧气弥散距离。

（2）抑制抗体的产生，减轻变态反应，减轻毛细血管的渗出。同时 HBO 可减少氧自由基、炎性介质等的产生，减轻脑水肿，改善脑循环状态。

（3）HBO 治疗能降低血液黏稠度、抑制血栓形成，从而改善脑微循环及血流灌注，同时还能促进血管内皮促血管生成素Ⅱ表达，有助于毛细血管再生及侧支循环建立，从而改善局部微循环、减轻脑水肿。

（4）减少血浆内纤维蛋白原含量，使得红细胞数量减少，血细胞比容下降，迅速提高组织供氧，改善能量代谢，降低血液黏稠度。

（5）高压氧作用下使颈动脉血流降低而椎动脉血流反增加。

2. **治疗方法**　一般采用空气加压氧舱，所用治疗压力多为 2.0 ~ 2.5ATA，面罩吸纯氧时间为 60 ~ 90min，30min/次，休息 5 ~ 10min 后重复循环，1 次/d，10 次为 1 疗程。疗程以 1 ~ 2 个为宜。

3. **注意事项**

（1）注意患者在升压或者减压过程中出现耳部不适，注意调节耳内外压力。

（2）应注意高压氧治疗的禁忌证，注意排除。

（3）尽量在急性发作期进行治疗，使症状得以较快缓解。

4. **循证医学评价**　梅尼埃病以眩晕、波动性听力下降、耳鸣等为主要症状。有研究显示，高压氧治疗梅尼埃病具有较好的疗效，治疗 7 ~ 10 次可出现听力改善，耳鸣、眩晕等症状好转。也有一些研究表明，高压氧联合药物治疗梅尼埃病能够取得较好疗效。但目前无足够的高质量循证医学证据，还需进一步临床研究。

三、耳鸣

耳鸣是累及听觉系统的许多疾病不同病理变化的结果，病因复杂，机制不清。在临床上它既是许多疾病的伴发症状，也是一些严重疾病的首发症状（如听神经瘤）。据报道，大约 60% 的人曾经有过耳鸣的症状。

【定义】是指没有外界声源干扰时所感知的声音，是耳内或颅内有声音的一种主观症状。

【临床表现】临床表现多种多样，简单可划分为单侧或者双侧，有的甚至可以表现为脑鸣，可持续存在也可以呈间断性，耳鸣的声音表现多种多样，如嗡嗡声、铃铃声、风声、咔嗒或其他声音。而且耳鸣可伴有或者不伴有听力下降，一般可出现睡眠障碍、情绪烦躁、易怒、注意力不集中、焦虑、抑郁等多种不良心理反应，严重的可影响正常生活。

【诊断】①了解病史：进行耳部及全身临床检查。②听力学检查：纯音测听、声阻抗测听、耳鸣音调和响度匹配检测、耳鸣后效抑制和最小掩蔽级检测，及其他听力学及电生理检查。

【常规治疗】耳鸣的早期治疗，3～6 个月是治疗的重要时期。

1. **病因治疗**　治疗引起耳鸣的原发病。

2. **药物治疗**　血管扩张药、钙离子拮抗剂、耳鸣抑制药、减轻耳鸣影响药物和神经营养药物等。

3. **声技术**　应用耳鸣治疗仪、耳鸣掩蔽器、纯音测听仪或者助听器进行，以达到对患者的针对性治疗，通过增加患者对外部声音的感知或电刺激听神经使耳鸣掩盖。

4. **心理 / 行为治疗**　耳鸣症状与许多临床和亚临床精神心理状态相关，而精神心理问题既是形成耳鸣的原因，也是耳鸣导致的结果。习服治疗又称耳鸣习惯疗法，是指患者对耳鸣的状态的适应或习惯，是根据耳鸣神经心理状态所制订的，所以应重点关注患者的心理健康状态。

5. **中医治疗**　应用中药和针灸治疗。

【高压氧治疗】

1. **治疗原理**

（1）通过增加动脉血氧分压和血氧含量，增加毛细血管血液氧气弥散距离，改善吞噬细胞功能来增加吞噬细胞吞噬堵塞内淋巴管的血细胞、坏死的组织以及代谢产物的能力，来疏通内淋巴通道。

（2）改善其缺氧状态，增强细胞有氧代谢，减轻无氧酵解，使内耳各种细胞能量产生增加。

（3）改善内耳毛细血管的通透性，减少内淋巴生成，同时通过降低颅内压力，减轻其对内淋巴囊的压迫，降低内淋巴囊液压力，促进内淋巴的吸收。

（4）减少抗体的产生，减轻变态反应，降低组胺、5-羟色胺产生，减少毛细血管的渗出，减少内淋巴产生。

（5）通过调节植物神经功能平衡，缓解内耳血管的痉挛，改善内耳血供，同时高压氧环境下椎基底动脉供血增加，有利于增加迷路动脉（内听动脉）供血。

（6）加快破裂的前庭膜、球囊、椭圆囊的修复，加快螺旋器、囊斑和壶腹嵴的修复。

2. **治疗方法**　一般采用空气加压氧舱，所用治疗压力多为 2.0～2.5ATA，面罩吸纯氧时间为 60～90min，30min/ 次，休息 5～10min 后重复循环，1 次 /d，10 次为 1 个疗程。一般治疗 3 个疗程。

3. **注意事项**

（1）尽早在急性发作期进行治疗，可以尽快地使病情缓解。

（2）密切观察预防中耳气压伤的发生，尤应注意在加减压过程中应不断重复做调压动作，以防中耳压力骤然增高。

（3）高压氧仅为辅助治疗，一定要配合药物等综合治疗。

4. **循证医学评价**　国内外已有多篇报道、荟萃分析显示，高压氧辅助治疗可提高治疗的有效率，降低耳鸣强度，值得临床推广。但对于慢性耳鸣（病程 > 6 个月），高压氧治疗效果可能不明显。

四、慢性化脓性中耳炎

慢性化脓性中耳炎很常见，病变不仅位于鼓室，还常侵犯鼓窦、乳突和咽鼓管。常见致病菌为金黄色葡萄球菌最多，其次为铜绿假单胞菌。

【定义】是中耳黏膜、鼓膜或深达乳突骨质的慢性化脓性炎症。

【临床表现】

1. **耳溢液**　耳内流脓，伴有耳痛症状，炎症急性发作期或肉芽、息肉受到外伤时分泌物内可呈血性，甚至可为全血。

2. **听力下降**　患耳可表现不同程度的传导性或混合性听力损失。紧张部前下方的鼓膜穿孔小穿孔一般不引起明显的听力下降；后上方的大穿孔则可出现较重的听力下降。

3. **耳鸣**　部分患者可能有耳鸣表现，与内耳受损密切相关。

【诊断】根据鼓膜穿孔的位置是中央性或边缘性，穿孔的大小以及流脓是间断性或持续性，进行诊断，但需要结合病史、鼓膜穿孔及鼓室情况、结合颞骨 CT 影像学综合分析，全面的判断病变性质及范围。

【常规治疗】治疗原则为控制感染，通畅引流，清除病灶，恢复听力，消除病因。

1. **病因治疗**　积极治疗上呼吸道的原发疾病，如慢性鼻窦炎、扁桃体炎等。

2. **局部治疗包括药物治疗和手术治疗**

（1）药物治疗：对于引流通畅者，应首先采用局部给药；炎症急性发作时，则应全身应用抗生素；尽量在药前留取脓液做细菌培养及药敏试验，以针对性用药。

（2）手术治疗：应考虑行乳突径路鼓室成形术或改良乳突根治术，单纯鼓室成形术。

【高压氧治疗】

1. **治疗原理** HBO 治疗有效除一般机制外，还因中耳炎很多有厌氧菌的生长，而 HBO 正能抑制这些细菌及其 α 外毒素的产生，因而能发挥较好疗效。

2. **治疗方法** 目前临床报道较少，有研究采用 1.5～2.5ATA，面罩吸纯氧时间为 60～90min，30min / 次，1 次 /d，10d 为 1 个疗程，一般治疗 1～3 个疗程，同时服用复合维生素 B 及维生素 E 等药。

3. **注意事项** 慢性化脓性中耳炎以往被认为是 HBO 治疗的禁忌证，但有相关临床研究表明 HBO 治疗慢性化脓性中耳炎伴有鼓膜穿孔者（急性中耳炎及其他未穿孔者除外）是安全有效的，但治疗次数需较多（20～30 次）。

4. **循证医学评价** 国内外病例研究显示，慢性化脓性中耳炎可进行高压氧治疗，并能取得较好疗效，但无过多循证医学证据，还需进一步临床研究。

五、恶性外耳道炎

临床上并不多见，通常发生在老年糖尿病或机体免疫力低下的患者，偶见于患有营养不良和贫血的儿童。

【定义】恶性外耳道炎（malignant otitis externa）又称坏死性外耳道炎，是指外耳道皮肤和骨质的进行性坏死性炎性疾病，并向周围组织扩散。恶性外耳道炎多为单侧发病，也有双侧性的，可从颅底一侧蔓延到另一侧，若不及时诊断、给予治疗，可导致患者死亡。

【临床表现】该病起病较急，耳痛感剧烈，夜间疼痛更加明显，可反射至颞部，可有脓性或者血性分泌物溢出。检查时可见有外耳道皮肤有红、肿、触痛等症状，外耳道峡部底壁皮肤糜烂，有肉芽组织增生，循此处用探针可探及坏死腔。患者的耳郭、耳屏可肿胀，有明显触痛及牵拉痛。严重可导致颞骨、颅底骨髓炎，多发性神经麻痹，其中以面神经最多见。若病变不能有效控制，最终可因颅内感染和大出血死亡。

【诊断】由于恶性外耳道炎临床表现不具有特异性，早期常易误诊为外耳道的普通炎症和疖肿，因此，对老年糖尿病患者的进行性加重的外耳道炎，经积极抗感染治疗无效者应怀疑此病。诊断时应注意详询病史，送脓液培养，作血糖、尿糖及相关检查。对外耳道峡部底壁的肉芽组织送检病理检查，以便与恶性肿瘤相鉴别。颞骨、颅底 X 线断层拍片、CT、MRI 等影像学检查有助于了解骨质及周围组织破坏情况，估计病变范围。

【常规治疗】

1. **积极治疗和控制糖尿病** 请内分泌科医师早期介入并协助治疗。

2. **清除局部病灶**　早期实施根治性清创术，如发现面神经或颅底受侵犯，应行乳突根治术和颅底部分切除术。术后用过氧化氢溶液和抗生素冲洗术腔，放置引流条。

3. **全身抗炎治疗**　早期、大剂量、足疗程、联合应用抗生素，静脉给药。一般需持续给药 6 周以上，直至病灶完全吸收。但应注意抗生素的耳毒性和肾毒性。

4. **全身支持疗法**　加强营养，治疗贫血和营养不良，增强机体的抵抗力。

【高压氧治疗】

1. **治疗原理**

（1）感染本身也可能是组织缺氧的原因，高压氧通过抑制自由基的产生来增强白细胞的氧依赖性抗菌活性。

（2）高压氧提高氧供应，使受损组织血管收缩和水肿减轻，成纤维细胞增殖，新生血管生成激活，促进损伤组织修复。

（3）增强机体对病原菌的杀伤力。

2. **治疗方法**　一般采用空气加压氧舱，所用治疗压力为 2.0 ~ 2.5ATA，面罩吸纯氧时间为 90min，30min/ 次，休息 5 ~ 10min 后重复循环，2 次 /d，10 次为 1 疗程。疗程视病情而定。

3. **注意事项**

（1）早发现、早诊断是关键，建议早期行高压氧治疗。

（2）中耳分析显示为“C 型”曲线或明显的鼓膜内陷（耳镜检查）者暂不建议行高压氧治疗；严重咽鼓管功能障碍且未经有效处理者暂不建议行高压氧治疗。

（3）患者行高压氧治疗应遵循高压氧治疗的一般禁忌及注意事项。

4. **循证医学评价**　多项临床研究表明，早期应用 HBO 综合治疗可降低死亡率。此外，高压氧还可增强氨基糖苷类抗生素的作用，减少铜绿假单胞菌产生的外耳道疼痛的症状。晚期或复发的恶性外耳炎应考虑联合高压氧治疗。

第三节　高压氧医学在口腔科疾病的应用

一、牙周炎

牙周炎（periodontitis）是由牙菌斑中的微生物所引起的慢性感染性疾病，不同类型牙周炎的致病菌不同，其发展过程、组织破坏的速度和方式、临床表现的特征、对治疗的反应和结局等不同。慢性牙周炎（chronic periodontitis，CP）是最常见的一类牙周炎，约占牙周炎患者的 95%。最常见于成年人，但也可发生于儿童和青少年，而且由于本病的进程缓慢，通常难以确定真正的发病年龄。大部分慢性牙周炎呈缓慢加重，但也可出现间歇性的活动期。

【定义】是侵犯牙龈和牙周支持组织的慢性炎症性破坏性疾病，其主要特征为牙周袋形成和袋壁的炎症，牙槽骨吸收和牙齿逐渐松动，它是导致成年人牙齿丧失的主要原因。

【临床表现】本病一般侵犯全口多数牙齿，也有少数患者仅发生于一组牙（如前牙）或少数牙。发病有一定的牙位特异性，磨牙和下前牙区以及邻接面由于菌斑牙石易堆积，故较易患病。主要特点如下。

1. 35～44岁为高发年龄段，既往多有牙龈炎病史，年龄越大患病率越高，病情也越重。

2. 临床附着丧失和牙槽骨吸收，是早期牙周炎与牙龈炎的主要鉴别点。

3. 牙周袋＞3mm，并有炎症，多有牙龈出血，且探诊后易出血。

4. 牙槽骨有水平型或垂直型吸收。

5. 晚期牙松动或移位，咀嚼无力。

6. **伴发病变和症状** 根分叉病变；牙周脓肿；牙龈退缩；根面敏感、根面龋；食物嵌塞；牙髓-牙周联合病变；继发性咬合创伤；口臭。

【诊断】期牙周炎与慢性龈炎的区别不明显，有无牙周附着丧失和牙槽骨吸收是其区别于牙龈炎的重要标志。根据上述临床表现，确诊为慢性牙周炎后，还应根据病情严重程度、局部和全身的危险因素等制订治疗计划和判断预后。

【常规治疗】慢性牙周炎的治疗目标是彻底清除菌斑、牙石等病原刺激物，消除牙龈炎症，使牙周袋变浅和改善牙周附着水平，争取适当的牙周组织再生，并使疗效长期稳定地保持。应积极治疗并控制全身疾病，尽早拔除附着丧失严重、过于松动等确无保留价值的患牙。必要时行松动牙固定术。

【高压氧治疗】

1. **治疗原理**

（1）增加牙周组织氧分压、氧含量，改善牙周组织缺氧。

（2）抑制厌氧菌生长及某些需氧菌生长。

（3）增强吞噬细胞吞噬及杀菌的能力。

（4）增强抗生素抑菌、杀菌能力。

（5）增强病灶区域胶原纤维、结缔组织增生，加速毛细血管再生，促进牙龈、牙周膜、牙槽骨的修复，高压氧治疗后可见到牙周袋变浅，牙齿松动减轻，口臭消失。

（6）改善毛细血管的通透性，减少渗出，减轻牙龈肿胀、出血，迅速缓解急性炎性反应。

2. **治疗方法** 一般采用空气加压氧舱，压力2.0～2.5ATA，每次吸氧60～90min，间歇呼吸空气5～10min，1次/d，10次为1疗程，连续治疗2～3个疗程。

3. **注意事项**

（1）在治疗过程中尽量采取经口式呼吸。

（2）本病属慢性进行性疾病，为巩固疗效，应定期行高压氧治疗，最好每年治疗2个疗程，连续 3 年。

4. **循证医学评价**　目前运用高压氧治疗牙周疾病研究很多，均取得了较好的疗效。研究显示高压氧可促进细胞和胶原蛋白分化和成熟，促进患牙得到新的牙周附着；同时，临床病例报道显示高压氧治疗可明显降低牙菌斑指数，对牙周起治疗作用，疗效显著，均证明高压氧治疗的可行性，建议临床进一步推广应用，加深对其临床作用机制的进一步研究。

二、复发性口腔溃疡

复发性口腔溃疡（recurrentoral ulcer，ROU），又称复发性阿弗他溃疡（recurrent aphthous ulcer，RAU）、复发性阿弗他口炎（recurrent aphthous stomatitis，RAS），是最常见的口腔黏膜溃疡类疾病。病因及发病机制尚不完全清楚，目前认为与遗传因素、免疫异常、感染因素、消化系统疾病、血液流变学异常及内分泌因素等多种因素有关。具有周期性反复发作和自限性等特点。

【定义】是一种由多种因素引起的口腔黏膜溃疡类疾病。其特征为白色小溃疡性病变，单发或多发，圆形或椭圆形。每年发生 2 ~ 8 次损伤，持续 7 ~ 14d，然后愈合无疤痕。

【临床表现】临床典型表现为圆形或椭圆形溃疡，有“红、黄、凹、痛”的临床特点，即溃疡表面覆盖有黄白色假膜、中央凹陷、周围有窄的红晕，伴有明显的灼痛。溃疡多为圆形或椭圆形，边缘整齐，周围绕以窄的红晕，疼痛明显，可发生于口腔黏膜任何部位，一般 7 ~ 10d 可自行愈合。

【诊断】主要以病史特点（复发性、局限性、自限性）及临床特征（红、黄、凹、痛）为依据，需除外系统性疾病引起的口腔溃疡。对大而深且长期不愈的溃疡，应警惕癌性溃疡的可能，需做活检明确诊断。

【常规治疗】迄今为止该病尚无特效治疗方法。治疗以消除致病因素、减轻症状、缩短病程、控制复发、缓解病情为目的。局部治疗主要是消炎、止痛、防止继发感染，促进愈合。全身治疗为对因治疗、控制症状、减少复发等。

【高压氧治疗】

1. **治疗原理**

（1）高压氧治疗能促进溃疡面的微血管生成，改善微循环，增加溃疡创面氧供，促进上皮细胞增生及胶原蛋白的合成，增加组织中 ATP 的含量。

（2）高压氧可使许多含硫基的酶及辅酶受到抑制、被氧化，导致细菌代谢发生障碍，同时又能增加血细胞的抗菌能力，改善溃疡底部供血、供氧，减轻局部黏膜炎性反应和自由基的损害。

（3）可使机体血氧分压增高，氧储备增多，有氧代谢增大，氧弥散速度、弥散半径增大，迅速改善血液循环及微循环，纠正局部缺氧状态，降低全血黏稠度，利于病损组织修复。

（4）可增加血浆纤维结合蛋白的浓度，有利于调节细胞与基底细胞之间的黏附，维持和改善血管内皮细胞的功能，消除局部水肿，防止溃疡的发生。

2. **治疗方法** 一般采用空气加压氧舱，所用治疗压力多为2.0～2.5ATA，其中以2.0ATA应用居多，面罩吸纯氧时间为60～90min，中间吸空气1～2次，每次5～10min，1～2次/d。治疗疗程视具体病情而定，10次为一疗程，至少2个疗程。

3. **注意事项**

（1）遵循高压氧相关禁忌证。

（2）治疗过程中尽量采取经口式呼吸，有助于创面愈合。

（3）强调综合治疗。

（4）本病为复发性疾病，高压氧重复治疗也均有一定疗效。

4. **循证医学评价** 国内外文献显示，药物联合高压氧治疗，能促进溃疡患者局部消肿、抗菌、止痛，溃疡面愈合，疗效显著。高压氧对RAU创面有良好的治疗作用。但目前临床多为相关病例报道，仍缺乏临床对照试验研究，故有待进一步研究。

三、口腔黏膜纤维化

口腔黏膜纤维化（oral submucousfibrosis，OSF）目前病因不明，咀嚼槟榔目前被认为是发病关键因素，主要发生于印度和巴基斯坦、越南等东南亚国家和地区，我国主要见于湖南、海南、台湾等地。该病好发于中年人，都有咀嚼槟榔习惯，最常见于20～50岁，与不同地域的风俗习惯有关。

【定义】是一种慢性渐进性而且具有癌变倾向的口腔黏膜疾病，具有上皮组织萎缩，黏膜固有层、黏膜下层胶原纤维堆积的病理特征。

【临床表现】口腔、咽部及食管上2/3部位可出现黏膜下纤维化，可扪及垂直走向的纤维条索。病变部位与咀嚼时槟榔接触的部位有关，双侧咀嚼者双颊均可受累，而单侧咀嚼时咀嚼侧发生。若累及咽鼓管则导致耳鸣、耳聋，咽部和食管受累时出现声音嘶哑、吞咽困难。萎缩的上皮导致患者口腔黏膜敏感，患者自觉口腔黏膜灼痛，不能进食热、辣椒等刺激性食物。也可出现口干、味觉减退、唇舌麻木等自觉症状。随着病情进展，患者逐渐感到口腔黏膜僵硬、进行性开口受限、舌体运动障碍甚至牙关紧闭、吞咽困难。部分患者口腔黏膜可同时发生扁平苔藓、白斑、黏膜良性过角化、癌性溃疡等。

【诊断】根据患者有咀嚼槟榔习惯以及临床表现即可作出初步临床诊断。确切诊断需要结合组织病理学检查。

【常规治疗】OSF的治疗尚缺乏特效方法，槟榔是OSF主要的致病危险因素，因此必须加强宣教，戒除咀嚼槟榔习惯，戒烟、戒酒，避免辛、辣、刺激食物。病情较轻者，戒除不良刺激后症状可明显缓解。药物治疗可选择糖皮质激素联合透明质酸酶、胰凝乳蛋白酶（chymotrypsin）、透明质酸酶局部注射，应用血管扩张药、干扰素、糖皮质激素联合丹参局部注射。手术切除纤维索条可以改善严重张口受限。

【高压氧治疗】

1. **治疗原理**

（1）通过改善微循环，抑制细胞凋亡，减轻或阻断炎症反应。

（2）提高血氧含量，改善局部缺血缺氧，减轻槟榔生物碱等外源性抗原刺激物所致的变态反应，促进病损区新生血管的形成以及侧支循环的建立。

（3）可以抑制淋巴细胞增生同时诱导其凋亡，进而阻止成纤维细胞的活化。

（4）还可通过减少 IL1-β 和 TNF-α 的生成，加强 TGF-β，INF-γ 的降解，从而达到抑制成纤维细胞的活化以及抵抗炎症反应的效果。

2. **治疗方法**　一般采用空气加压氧舱，所用治疗压力多为 2.0 ~ 2.5ATA，其中以 2.0ATA 应用居多，面罩吸纯氧时间为 60 ~ 90min，30min/ 次，休息 5 ~ 10min 后重复循环，1 次 /d，10 次为 1 疗程。一般 3 ~ 5 疗程。

3. **循证医学评价**　国内多篇病例报道，高压氧辅助治疗 OSF 可以对患者进行更全面的治疗，尤其是晚期 OSF 在病理学中表现为血管闭塞，局部氧供给缺乏，通过联合高压氧治疗症状改善明显，且副作用少，安全性高，患者易于接受。但仍缺乏大量的临床对照试验研究，作用机制需进一步明确。

四、颌骨骨髓炎

牙病引起的化脓性炎症常波及颌骨，因而颌骨骨髓炎的发病率在全身骨骼系统中最高。颌骨骨髓炎以化脓性占首位，放射性颌骨骨髓炎居第二位。但随着我国口腔保健事业的发展，近年来，化脓性颌骨骨髓炎的发病率明显下降，但是经用放射线治疗头颈部恶性肿瘤后，发生颌骨放射性骨髓炎的病例数逐年增加。因放射性颌骨骨髓炎前已叙及，此处不再重复。

【定义】化脓性颌骨骨髓炎是由于微生物以及物理和化学因素引起的颌骨炎症性疾病，牙源性感染为其临床多见的感染途径，病原菌主要为金黄色葡萄球菌，其次是溶血性链球菌、大肠杆菌、变形杆菌等化脓性细菌。临床上最常见的为混合型细菌感染。

【临床表现】根据临床病理特点，病变始发于颌骨中央的骨松质和骨髓者，称为中央性颌骨骨髓炎；病变始发于颌骨周围的骨膜和骨皮质者，称为边缘性颌骨骨髓炎。按其病变的性质可分为急性期和慢性期；按炎症的范围可分为局限型和弥散型。

1. **中央性颌骨骨髓炎**　急性局限型骨髓炎多由根尖感染发展而来，上颌骨较下颌骨多见。患牙疼痛剧烈，可有面颊肿胀。炎症易在骨松质和骨髓腔内蔓延，发展成急性弥散型骨髓炎。此时患者全身症状加重，可有高热、寒战、甚至脱水及其他中毒表现，严重者颌面部肿胀，开口受限。

进入慢性期后，口内或颌面部有瘘管长期流脓，偶有小块死骨随脓液排出，探查瘘管可触及粗糙骨面或活动的死骨块；严重者可形成大块死骨，甚至发生病理性骨折，出现咬合错乱或颌面部畸形。

2. **边缘性颌骨骨髓炎** 常见于青年人，好发于下颌支外侧，由下颌第三磨牙冠周炎引起的颌周间隙感染而来。下颌角区或腮腺咬肌区出现炎性浸润硬块、压痛、凹陷性水肿，可伴有开口受限。炎症发展深入到骨髓腔时，感染可在骨髓腔内扩散，则可并发中央性颌骨骨髓炎，而有大块死骨形成。

【诊断】根据病史，临床表现及X线检查，一般能作出诊断。中央性颌骨骨髓炎的X线早期变化不明显，2～4周后可见骨密度减低；2～3个月后，显示骨破坏局限，可见密度增高的死骨形成或病理性骨折。边缘性颌骨骨髓炎X线早期变化亦不明显，晚期下颌支后前位片可见骨皮质不光滑，小片死骨形成或骨质增生。

【常规治疗】急性期以药物治疗为主，目的是控制感染，缓解症状，增强机体抵抗力。根据病情可辅以相应的手术治疗。可全身应用抗生素，局部切开引流或拔除松动牙；若患者出现衰竭、全身中毒严重合并贫血，应少量多次输血支持，以防败血症发生。慢性期以外科手术治疗为主，目的是及时清除死骨、消除病灶，待炎症彻底治愈半年后可行植骨等整复。

【高压氧治疗】

1. **治疗原理**

（1）迅速提高血氧含量，一方面可及时改善局部的缺氧状态，增强白细胞的杀菌能力-即氧依赖性产生过氧化氢和过氧化物机制。另一方面，高压氧有利于机体能量代谢，增强机体全身和局部的抗病能力。

（2）病损处最佳的氧分压可增强骨和新生血管的生长，以使血管和结构正常的组织填补死腔，促进血管的形成，有利于白细胞、抗体和抗生素进入感染区。

（3）增强破骨细胞的活性及碎骨清除，又可形成有利的愈合环境，对组织修补区域的细胞核分裂及细胞增殖有直接促进作用。

2. **治疗方法** 一般采用空气加压氧舱，所用治疗压力多为2.0～2.5ATA，面罩吸纯氧时间为60～90min，30min/次，休息5～10min后重复循环，1次/d，10次为1疗程，最少治疗3个疗程。

3. **注意事项**

（1）有脓毒败血症者，作高压氧治疗需慎重。

（2）在高压氧治疗的同时，必须进行有效的手术措施，以保持引流畅通及清除死骨。同时合理使用抗生素，预防感染进一步加重。

（3）有文献报道高压氧治疗慢性颌骨骨髓炎失败的原因往往由于高压氧治疗的疗程不足而导致复发，因此在临床治疗中应注意足疗程的高压氧治疗，并注意随访。

4. **循证医学评价**　目前，国内外有多篇文献报道显示，高压氧治疗在治疗化脓性颌骨骨髓炎的疗效值得肯定，值得临床推广。高压氧治疗能够缓解局部炎症水肿所致的缺氧状态，防止炎症扩散，同时加快坏死组织溶解，提高白细胞的杀菌能力，缩短修复时间，促进骨愈合。

（孙明莉）

第九章 高压氧医学在皮肤科疾病的应用

第一节 银屑病

银屑病（psoriasis），俗称"牛皮癣"，是一种常见的慢性炎症性皮肤病。多数患者夏季缓解，冬季复发或加重。病程长、顽固、易复发，给患者的身心健康和生活质量造成了严重的不良影响。

【定义】是一种由多基因遗传决定的、多环境因素刺激诱导的免疫异常性、慢性炎症性、增生性皮肤病。

【临床表现】临床主要分为4型：寻常型银屑病、关节型银屑病、脓疱型银屑病及红皮病型银屑病，其中寻常型占90%以上，其他类型多由此型转化而成。

1. **寻常型银屑病** 该型起初皮损表现为红色丘疹或斑丘疹，逐渐扩展为边界清楚的红色斑块，可呈多种形态，上覆厚层银白色鳞屑，若刮除最上层的银白色鳞屑，可观察到鳞屑成层状，像刮蜡滴一样，称为蜡滴现象；将银白色鳞屑刮去后即可见淡红色发光半透明膜，称为薄膜现象；进一步将薄膜剥去后可见点状出血，称为奥斯皮茨（Auspitz）征，主要是由于真皮乳头顶部迂曲扩张的毛细血管被刮破导致。此类征象对银屑病均具有诊断价值。

2. **脓疱型银屑病**

（1）局限性脓疱型银屑病：①掌跖脓疱病：指皮损局限于手掌、足跖，对称分布，表现为红斑基础上发生的小脓疱；指甲易受累及，出现点状凹陷、横沟、纵嵴、甲剥离及甲下积脓等。②连续性肢端皮炎：这是一种罕见类型，在指（趾）末端发生的红斑、脓疱，可伴指甲脱落、萎缩。

（2）泛发性脓疱型银屑病：全身密集分布的针尖至粟粒大小、黄白色浅在性无菌性小脓疱，部分可融合成片状脓湖，伴有肿胀疼痛，易出现寒战和高热。

3. **红皮病型银屑病** 一般有其他类型银屑病病史；可由疾病本身加重或用药不当或其他刺激诱发病情急剧加重，表现为全身弥漫性红斑、浸润肿胀并伴有脱屑，皮损大于90%体表面积，期间可有片状正常皮肤，常伴发热等系统症状。

4. **关节病型银屑病**　除一般皮损表现外可出现关节病变，可与皮损同时或先后出现，全身关节均可受累，表现为关节肿胀、疼痛及活动受限，严重者出现关节畸形。

【诊断】主要依据皮疹特点（包括皮疹形态、境界和分布等）和病史（包括发病情况、演变及消长规律、伴随症状和治疗反应等），结合既往史和家族史，必要时可借助组织病理和影像学技术（例如皮肤镜）明确诊断。

【常规治疗】

1. **外用药物治疗**　加强对皮肤屏障的保护作用，如使用保湿剂。糖皮质激素效果明显，但应注意不良反应。其他药物，如维A酸类药物、维生素 D_3 衍生物、钙调磷酸酶抑制剂等。

2. **系统药物治疗**　对于中重度银屑病患者，多需使用免疫抑制剂，常用的有甲氨蝶呤、环孢素等；感染患者应使用抗生素；不主张使用糖皮质激素治疗寻常型银屑病，该类药物与免疫抑制剂、维A酸类联合可减少激素用量，应短期使用并逐渐减量防止病情反跳。

3. **生物制剂（靶向免疫调节剂）**　适用于常规系统治疗无效或耐受性差的中重度银屑病及银屑病关节炎患者，主要针对炎症细胞因子包括 TNF-α、IL-12/23 和 IL-17A 等。

4. **物理治疗**　如光化学疗法、UVB 光疗、308nm 准分子激光等均可应用。

【高压氧治疗】

1. **治疗原理**

（1）使皮肤已扩张的毛细血管收缩通透性改善，减少渗出和水肿。

（2）提高组织内氧分压和氧含量，促进上皮胶原纤维的生成和毛细血管的再生，加速皮肤损伤的修复。

（3）具有免疫抑制作用，抑制了机体的免疫和变态反应。

2. **治疗方法**　一般采用空气加压氧舱，所用治疗压力多为 2.0～2.8ATA，其中以 2.0ATA 应用居多，面罩吸纯氧时间为 60～90min，30min / 次，休息 5～10min 后重复循环，1 次 /d，10 次为 1 疗程，最少治疗 3～4 疗程。

3. **注意事项**

（1）肿瘤：银屑病患者患恶性肿瘤的风险增加，尤其是使用 TNF-α 抑制剂导致的非黑素瘤风险明显增加，基于临床研究结果，对于长期光疗以及长期使用生物制剂的银屑病患者需定期筛查皮肤肿瘤指标，明确有无恶性肿瘤的发生。因高压氧可促进局部循环，有可能加速病情进展。

（2）遵循高压氧治疗相关禁忌证。

（3）对疗效不明显患者，易出现忧郁、失望、怀疑及无信心，应加强宣教，讲述高压氧治疗的局限性，需配合其他治疗方法并经较长时间治疗才能奏效。

4. **循证医学评价**　从许多实验和临床应用结果来看，高压氧辅助治疗银屑病的疗效不容忽视。目前的研究表明，高压氧辅助治疗银屑病可以对患者进行更全面的治疗，能促进白细胞的吞噬功能而增强其杀灭细菌的作用，从而提高人体免疫力，进而对斑块状银屑病患者整体的愈合有促进作用。但仍缺乏大量的临床对照试验研究。

第二节　玫瑰糠疹

玫瑰糠疹（pityriasis rosea，PR）是较常见的皮肤病，有约 75% 的玫瑰糠疹在 10 ~ 30 岁发病，春秋季多见，无种族差异。迄今，玫瑰糠疹的病因病机尚未阐明，目前多认为与人疱疹病毒 6A、6B 和 7 型（HHV6A、HHV6B 和 HHV7）三种病毒感染后诱发的细胞免疫平衡失调有关。

【定义】是一种常见的急性炎症性、红斑、丘疹、鳞屑性皮肤病，好发于躯干和四肢近端，大小不等，数目不定，典型皮损为覆有领圈状糠状鳞屑的玫瑰色斑疹，病程有自限性。

【临床表现】

1. 典型玫瑰糠疹

（1）前驱症状：包括发热、头痛、胃肠道不适、关节痛和浅表淋巴结增大等。

（2）母斑（mother patch）：即原发斑，或称先驱斑（herald patch），发生率约 80%，常见于躯干部和四肢近端，初起为淡红色丘疹或斑疹，逐渐扩大，在数天内变成直径 2 ~ 10cm 橙红或粉红色的椭圆形斑片，典型者中央色泽鲜艳，绕以淡红色微隆起的边缘，上覆细小鳞屑，母斑中央有痊愈倾向。而边缘有活动性。5.5% 的患者有多发性母斑，少数母斑可与继发斑同时出现。

（3）继发斑（子斑）：母斑出现后 2 ~ 21d（多数在 1-2 周）继发斑成群发生，多见于躯干、四肢近端和颈部等衣服遮盖部位，皮纹走向一致鳞屑性斑丘疹。经典的继发斑有两种主要类型，并可同时存在：①类似母斑的皮损．但比母斑小，最大直径 < 2cm；②红色丘疹，较小，表面常无鳞屑，随病程进展，其数目增多，并向周围扩散。继发斑一般可持续 2 ~ 10 周。中心先痊愈，边缘红斑上覆以鳞屑，称为领圈状脱屑，此种脱屑有助于本病的诊断。

2. 非典型玫瑰糠疹　据统计约 20% 的玫瑰糠疹临床表现为不典型的异型。

（1）顿挫型：母斑为本病的仅有表现，之后并无继发斑发生。

（2）局限型：皮损局限于下腹、乳房、颈部、腋窝、头皮、腹股沟或掌跖等部位。

（3）反向型：本型是各种不典型玫瑰糠疹中最引人注目的，皮损主要集中在面部和四肢远端等外周部位，躯干部受累极少。常见于儿童，尤其是伴丘疹的玫瑰糠疹。严重的患者可伴有发热、不适、厌食和淋巴结增大等全身症状。

（4）不对称型：皮损仅限于身体的一侧，本型罕见。

（5）巨大型：为较大的斑片和丘疹，常在母斑周围出现，似手掌大或更大，可为环状，数量少，如这些大斑片融合．则又称为 Vidal 连圈状和边缘性糠疹。

（6）丘疹型：大量的毛囊性微小丘疹广泛地分布于躯干，可无鳞屑，本型多见于 5 岁以下的幼儿、孕妇和非洲裔中。

（7）水疱型：一般在水疱区域内同时存在或稍后出现典型玫瑰糠疹皮损。可有渗出和结痂，无鳞屑，有时掌跖也可受累，多见于儿童、青年和非洲裔中，可以类似水痘的皮损。

（8）荨麻疹型：在发病前数天内出现酷似急性荨麻疹的皮损，随后风团仅局限于皮损边缘，并倾向于融合。

（9）紫癜型：成人和儿童发生率相等，皮损上有微小的紫癜出现，不一定伴有鳞屑形成；皮损组织病理学特征为红细胞外渗入真皮乳头层。但无血管炎的证据。皮损消退后可遗留色素沉着或色素减退。

（10）渗出型：皮损有渗出倾向，常伴有明显的瘙痒。

（11）其他型：大疱型、脓疱型、多形红斑型、苔藓样型等也有报告。此外，母斑缺如者亦不少见。

玫瑰糠疹常在起病后 2 周左右病情达到顶峰，随后的 2 ~ 4 周皮损缓慢消退；有自限性，病程一般为 6 ~ 8 周，也有数月甚至数年不愈，但愈合后一般不复发。

【诊断】根据典型临床表现，玫瑰糠疹不难诊断。诊断本病时应掌握 3 个主要特征：①分散性椭圆形环状斑疹；②大多数皮损表面有鳞屑；③皮损外周有袖口状鳞屑。本病需与二期梅毒疹、药疹、滴状银屑病、持久性色素异常性红斑、扁平苔藓等鉴别。

【常规治疗】病因不明，但病程呈自限性，故以减轻症状以及对症治疗为主。最重要的是让患者了解皮损一般可在 6 ~ 8 周内自然消退，且很少会复发（复发率仅有 3%），以消除患者的顾虑。

1. **全身治疗**　口服抗组胺药可以减轻瘙痒。口服红霉素、氨苯砜、泼尼松，肌内注射曲安奈德可使泛发型或严重的玫瑰糠疹很快减轻。必须指出，糖皮质激素可减轻皮损和瘙痒，但并不能缩短病程，在部分患者中甚至可使病情加重。

2. **中波紫外线照射**　中波紫外线可减轻玫瑰糠疹的病情，应从亚红斑量（80% 的最小红斑量）开始，渐次递增剂量，直至出现红斑。光疗前的病程长短并不影响其疗效。目前认为中波紫外线主要用于皮损广泛或顽固的患者，其可加速皮损的消退，但对瘙痒无效。

3. **局部治疗**　少数玫瑰糠疹患者伴剧痒，因搔抓而致皮损湿疹化者，可外用糖皮质激素以缓解症状；对皮肤干燥者可外用润肤剂。

【高压氧治疗】

1. **治疗原理**

（1）可提高血氧分压和血氧含量，增大氧有效弥散距离，增加了皮肤组织内氧含量，使皮肤得到更多的氧供，加强有氧代谢，促进皮损的愈合和上皮再生。

（2）使皮肤血管收缩，真皮内扩张的血管也收缩，减少毛细血管的渗出，减轻组织水肿，从而减轻对皮肤末梢神经和感受器的不良刺激，使皮肤瘙痒减轻。

2. **治疗方法** 一般采用空气加压氧舱，所用治疗压力为2.2ATA，面罩吸纯氧时间为60～90min，30min/次，休息5～10min后重复循环，1次/d，10次为1疗程，一般治疗2～3个疗程。

3. **循证医学评价** 玫瑰糠疹是一种自限性疾病，治疗的目的是设法减轻症状，缩短病程。使用高压氧联合抗组胺药治疗，能明显缩短病程，提高疗效。

第三节 蜘蛛咬伤

目前已知的蜘蛛大约有3万种，大部分蜘蛛能分泌蜘蛛毒素，其中神经毒素可作用于靶细胞膜上的各种离子通道，如钾、钙、钠、酸敏感通道等，进入人体能导致局部损害或全身反应，严重者可危及生命。

【定义】指被蜘蛛咬伤后，毒液进入人体，使人体发生一系列病理生理反应而导致的疾病。

【临床表现】通常可表现为局部症状和全身症状。局部伤口周围皮肤红肿、烧灼感，可进展为局部皮肤或组织坏死，形成溃疡。全身症状表现为多系统受累疾病，出现发热、寒战、头晕、头痛、胸痛、呼吸困难、腹痛、全身剧烈疼痛、视力障碍，甚至并发心肌炎，麻痹性肠梗阻，严重者可表现为心衰、呼衰、急性肾功能衰竭甚至死亡。

【诊断】根据蜘蛛咬伤病史，结合临床表现，可明确诊断。

【常规治疗】

1. **局部治疗** 对于没有组织破损、病变较轻的伤口，冰敷或冷敷可显著减轻肿胀和炎症，减缓病变的发展。对于有组织破损、病变较严重的伤口，可先用生理盐水反复清洗伤口，消毒后以伤口为中心做“十字”形切开，可用利多卡因或普鲁卡因做环形封闭，并以高锰酸钾或过氧化氢反复冲洗伤口。

2. **系统治疗** 口服季德胜蛇药片10片，每日3次，肌内注射强力解毒敏注射液4ml，每日2次，以中和毒素；对伴有全身症状，如肌肉痉挛性疼痛者，可给予肌松药；应用激素减轻局部和全身的中毒症状，抑制过敏应激反应。必要时使用抗感染、营养、对症支持治疗。

【高压氧治疗】

1. **治疗蜘蛛原理**

（1）提高血氧张力，增加血氧含量：蜘蛛咬伤会导致缺氧，因为毒液会影响伤口周围的组织和血管床，此外，小动脉血管收缩、补体激活、促炎细胞因子的释放、血小板聚集和凝血系统的激活也会加重缺氧。高压氧可提高血氧分压，增加血氧含量，使伤处局部组织的物理溶解氧量相应增加，能迅速纠正或阻止毒性物质所致的血供不足或障碍，减轻或阻断毒素对局部机体的毒性作用。

（2）高压氧治疗对血管的收缩作用：能减轻毛细血管的渗出，改善局部组织水肿，还能防止毒素继续被吸收；而另外一方面，高压氧可收缩肾血管，使得流经肾脏的血流量减少，而肾静脉氧分压增高，导致肾小球滤过率增加，从而使尿量增多，可加速毒素的排泄。

（3）高压氧对损伤的修复作用：高压氧促进成纤维细胞增殖增加，促进新生血管形成，促进侧支循环的建立，改善血供及营养物质的供应，从而避免或减少组织的坏死，从而有利于损伤组织的修复和伤口的愈合。

（4）高压氧能抑制需、厌氧菌的生长与繁殖：高压氧使某些需氧菌和厌氧菌的生长也受到抑制，能预防或控制咬伤皮肤的感染。

2. **治疗方法**　一般采用空气加压氧舱，所用治疗压力为 2.0ATA，高压下面罩吸纯氧，面罩吸纯氧时间为 60 ~ 90min，30min/ 次，休息 5 ~ 10min 后重复循环，1 次 /d，10 次为 1 疗程，一般治疗 1 ~ 3 个疗程。

3. **治疗注意事项**

（1）血 - 脑屏障：蜘蛛毒素可使血 - 脑屏障的通透性增加，而高压氧治疗也能增高血 - 脑屏障的通透性，因此，应注意防止脑水肿的产生。

（2）对于麻痹性肠梗阻的患者：应注意观察患者的临床表现，及时使用解痉药物。

4. **循证医学评价**　在蜘蛛咬伤的综合治疗中，应辅助使用高压氧治疗，但对于高压氧治疗蜘蛛咬伤的对照研究非常有限，因此需要进一步研究。

第四节　化学皮肤损害

化学性皮肤损伤通常约占所有皮肤烧伤的 2% ~ 5%，机体接触某些化学物品会导致皮肤局部以及全身损害，严重者会引起死亡。

【定义】是指皮肤直接接触化学物质，产生对皮肤局部刺激、腐蚀作用及化学反应热，引起局部皮肤损害，严重者可引起全身改变，伴有化学性中毒。

【临床表现】引起化学皮肤损害的物质多见于酸类、碱类、有机物等，主要表现为皮肤损伤处烧灼痛、红肿，或皮肤变白、形成水疱、溃疡、坏死等；局部的疼痛可引起反射性神经精神症状或痛性休克；眼部损害主要表现为眼剧烈刺痛、灼痛、流泪、眼睑水肿、角膜水肿充血、眼睑及角膜溃疡、视力减退等；呼吸道或者消化道接触毒物，可表现为剧烈疼痛，呼吸或进食困难。小面积灼伤者，全身中毒表现较轻，部分患者可有失眠、头昏等症状；若皮肤损伤面积大，则易发生低血压性休克或全身中毒症状。

【诊断】根据患者病史有明确的化学物质接触史、临床表现，可做出诊断。

【常规治疗】

1. 迅速将患者脱离现场，并脱去被污染的衣物。

2. **创面处理** ①一般化学物品引起的损伤，可直接用大量流动清水反复冲洗，但有些化学物品稀释后易放热，如强酸、强碱，应先用纱布或干净布料蘸去残留物，再用清水冲洗，随后再针对不同的化学物质采用相关的治疗；②对于含有水疱的创面：应注意保护创面，如水疱皮完整且大，应抽去水疱液，消毒包扎，若水疱皮已撕脱，可用无菌油性敷料包扎；③对于已结痂的创面，应尽早切痂植皮。

3. **各系统损伤的处理** 若伴有眼、呼吸道损伤或消化道损伤时，应采取相应的治疗措施；如呼吸道损伤时，可给予大剂量糖皮质激素冲击治疗，预防呼吸道黏膜及肺泡水肿，发生呼吸衰竭时，可使用人工机械通气维持肺功能。

4. 积极预防感染，酌情镇痛，对症支持治疗。

【高压氧治疗】

1. **治疗原理**

（1）高压氧治疗对血管的收缩作用：皮肤灼伤后，早期创面会出现局部的毛细血管扩张，使得血管的通透性增大，大量的液体渗出易致局部组织水肿。高压氧治疗可使血管收缩，从而使毛细血管的通透性降低，局部水肿消除，有利于休克的控制，创面的修复。

（2）高压氧对感染的控制作用：①高压氧治疗可抑制小胶质细胞活化，减少炎症细胞因子表达和巨噬细胞募集；②高压氧环境下，由于渗出减少，创面干燥，水肿与充血减轻，因而能够减少发生细菌感染的机会，③高压氧能抑制多种致病菌的生长繁殖，因此有助于控制感染。

（3）高压氧对损伤的修复作用：高压氧治疗下由于血氧分压增高，血氧弥散加强等作用，使受损组织的氧分压增高，缺氧状态得以改善；且高压氧下新陈代谢加强，ATP 生成增多，纤维细胞增殖活跃，胶原纤维加强。上述作用不仅可减轻受损组织的渗出、水肿，改善局部血液循环，同时可促进新生血管形成，加速侧支循环的建立，加快上皮组织的修复。

（4）高压氧治疗降低红细胞压积，抑制血小板聚集，降低血液黏度，提高红细胞变形能力，有利于血液灌注，改善血液流变。

2. **治疗方法** 一般采用空气加压氧舱，所用治疗压力多为 2.0～2.5ATA，其中以 2.0ATA 应用居多，高压下面罩吸纯氧，面罩吸纯氧时间为 60～90min，30min/ 次，休息 5～10min 后重复循环，1 次 /d，10 次为 1 疗程，一般治疗 1～3 个疗程。

3. **注意事项**

（1）对于皮肤大面积损伤的患者，治疗时可全身暴露，但应注意保持舱内合理的温湿度，使创面干燥，防止细菌感染，加速愈合。

（2）有呼吸道水肿者，治疗中要密切观察呼吸道是否通畅。

（3）对头面部灼伤、大面积灼伤及灼伤后气管切开的患者，应尽量采用纯氧舱治疗。

（4）每次治疗前后，必须对氧舱进行消毒，防止交叉感染。

（5）在高压氧治疗过程中要注意液体的补充及抗生素的合理使用。

4. **循证医学评价**　目前的研究表明，高压氧治疗能促进损伤皮肤的愈合，减少皮肤损伤后感染的概率，改善化学皮肤损害人群的治疗预后，提高患者的生活质量。但目前关于化学性皮肤损伤的治疗仍缺乏大量的临床对照试验研究，故需进一步研究。

第五节　痤疮

痤疮（acne）是一种常见的皮肤病，主要好发于青少年，对青少年的心理和社交影响很大，但青春期后往往能自然减轻或痊愈。痤疮的发病机制可能与遗传、雄激素诱导的皮脂大量分泌、毛囊皮脂腺导管角化、免疫炎症反应等因素相关。

【定义】是指毛囊皮脂腺单位的一种慢性炎症性皮肤病，以好发于面部的粉刺、丘疹、脓疱、结节等多形性皮损为特点。

【临床表现】多发于15～30岁青年男女，皮损好发于面颊、额部，其次是胸部、背部及肩部，多为对称性分布，常伴有毛孔粗大和皮脂溢出。各型皮损包括毛囊口处的粉刺、炎性丘疹、脓疱以及结节、囊肿及瘢痕等。

皮损初起多为与毛囊一致的圆锥形丘疹，如白头粉刺（闭合性粉刺）及黑头粉刺（开放性粉刺），前者为黄色皮脂角栓，而后者系脂栓被氧化所致；皮损加重后可形成炎症丘疹，顶端可有小脓疱；继续发展可形成大小不等的红色结节或囊肿，挤压时有波动感，甚至可形成脓肿，破溃后常形成窦道和瘢痕。痤疮呈慢性病程，时轻时重，多数患者病情至中年期逐渐缓解，部分可遗留红色印记和色素沉着、肥厚性或萎缩性瘢痕。

【诊断】根据发病年龄、部位，结合其临床表现等特点可以诊断。

【常规治疗】治疗原则主要为去脂、溶解角质、杀菌、抗炎及调节激素水平。

1. **一般治疗**　选择清水或合适的洁面产品，外用温和滋润乳，注意控油保湿。

2. **外用药物治疗**　可选用维A酸类、过氧化苯甲酰、抗生素等消炎抑菌药物治疗。

3. **系统药物治疗**　可应用异维A酸、抗雄激素药物、糖皮质激素治疗。

4. **物理治疗**　红蓝光、光动力疗法、强脉冲光、射频技术、氦氖激光、红外线等。

【高压氧治疗】

1. **治疗原理**

（1）高压氧可提高血管张力，增加血氧含量，破坏毛囊内无氧环境，使细菌生长受到抑制，且大量单态氧还可直接作用于细菌致其死亡。

（2）高压氧状态可增加患者肾上腺皮脂激素的分泌，抑制炎症反应，减少渗出，这也加速了痤疮炎症反应的消退。

（3）高压氧对组织损伤的修复作用：高压氧状态下，组织新陈代谢加强，ATP 生成增多，成纤维细胞生长因子的释放和成纤维细胞增殖增加，胶原纤维加强，同时可促进新生血管形成及侧支循环的建立，改善血供及营养物质的供应，有利于皮肤的修复。

2. **治疗方法** 一般采用空气加压氧舱，所用治疗压力为 2.0ATA，面罩吸纯氧时间为 60 ~ 90min，30min/ 次，休息 5 ~ 10min 后重复循环，1 次 /d，10 次为 1 疗程，一般治疗 3 ~ 4 疗程，才能取得较好的效果。

3. **注意事项**

（1）遵循高压氧相关禁忌证。

（2）须配合药物治疗，才能提高治疗疗效。

4. **循证医学评价** 据国内外文献报道，高压氧治疗联合药物治疗痤疮的疗效好、药物依从性高，且能缩短治疗疗程，减轻不良反应，值得临床推广应用。

第六节　雄激素性脱发

雄激素性脱发（androgenetic alopecia，AGA）属于常染色体显性遗传的多基因疾病，患者局部头皮毛囊对雄激素的敏感性增加，导致毛囊微型化，毛干变细，表现为头发稀疏、变薄。该病有碍美观，对患者心理健康和生活质量有重要影响。

【定义】是一种雄激素依赖的遗传性疾病，是临床最常见的脱发类型，表现为头发密度进行性减少。

【临床表现】该病以青年男性多见，可有家族遗传史。男性 AGA 早期表现为前额和双鬓角发际线后移，两侧头发开始变纤细而稀疏，逐渐向头顶延伸，额部发际向后退缩，头顶头发也逐渐开始脱落；随病情进展，前额变高形成“高额”，外观呈“马蹄形”图案。脱发处皮肤光滑，可见纤细毳毛。可伴有头皮油脂分泌增加。一般无自觉症状。女性症状较轻。

【诊断】根据家族史和秃发特殊模式即可诊断。

【常规治疗】AGA 是一个进行性加重过程，建议尽早治疗。

1. **系统治疗** 非那雄胺抑制睾丸还原为 5α- 二氢睾酮（DHT），从而抑制秃发。女性患者可使用环丙孕酮，尤其适用于合并痤疮、多毛的患者。

2. **外用药物** 米诺地尔是有效的外用促毛发生长药物，一般男性推荐 5% 浓度，女性 2% 浓度。

3. **其他** 可选用毛发移植、发片、假发等方法。

【高压氧治疗】

1. **治疗原理**

（1）降低患者全血黏度，使红细胞变形能力增强，改善血液流变性。

（2）通过促进酶蛋白的氧化和在机体内产生大量的活性氧、自由基，从而影响部分酶的合成、释放以及酶的活性。

（3）改善机体能量代谢，增强毛囊糖代谢，从而使毛囊的活跃度增强，改善毛囊生长期 / 休止期比率，促进头发生长。

2. **治疗方法**　一般采用空气加压氧舱，所用压力为 2.2ATA，每次吸氧 60 ~ 90min，间歇呼吸空气 5 ~ 10min，1 次 /d，15 次为 1 个疗程，每个疗程后休息 15d，共连续 6 个疗程。

3. **循证医学评价**　目前的研究表明，高压氧辅助治疗雄激素性秃发能减少患者头发脱落，增加新发生长，改善患者抑郁情绪，提高日常生活质量，是值得推广的一种治疗方法。

第七节　带状疱疹

带状疱疹是一种常见的病毒感染性皮肤病，好发于成人，春秋季节多见。发病率随年龄增大而呈显著上升。带状疱疹通常有自限性，但老年人、免疫力低下者易并发带状疱疹后遗神经痛或出现其他严重合并症。

【定义】是由长期潜伏在脊髓后根神经节或颅神经节内的水痘 - 带状疱疹病毒（varicella-zoster virus，VZV）经再激活引起的急性感染性皮肤病。

【临床表现】发疹前可有乏力、发热等全身症状，患处皮肤可有灼热或灼痛，触之有明显的痛觉敏感。皮损好发部位依次为肋间神经、脑神经和腰骶神经支配区域，常先出现红斑，很快出现粟粒至黄豆大丘疹，簇状分布不融合，继之迅速变为水疱，疱壁紧张发亮，疱液澄清，外周绕以红晕，各簇水疱群间皮肤正常。皮损沿某一周围神经呈带状排列，多发生在身体的一侧，一般不超过正中线。神经痛为本病特征之一，可在发病前或伴随皮损出现，老年患者较重。病程一般 2 ~ 3 周，老年人 3 ~ 4 周，水疱干涸、结痂脱落后留有暂时性淡红色或色素沉着。

带状疱疹在发疹前、发疹时以及皮损痊愈后均可伴有神经痛，统称带状疱疹相关性疼痛。带状疱疹皮损痊愈后神经痛持续存在者，称带状疱疹后神经痛。

【诊断】根据带状疱疹的典型临床表现可作出诊断。疱底刮取物涂片找到多核巨细胞核和核内包涵体有助于诊断，必要时可用 PCR 检测 VZV DNA 和病毒培养确诊。

【常规治疗】

1. **药物治疗**　早期合理应用糖皮质激素和抗病毒药物（如阿昔洛韦等），可抑制炎症过程，缩短急性期疱疹相关性疼痛时间。急性期疼痛可以选择非甾体抗炎药、三环类抗抑郁药。带状疱疹后神经痛可以选择单用加巴喷丁或普瑞巴林。

2. **外用药物治疗**　以抗病毒、干燥、消炎为主。疱液未破时可外用炉甘石剂、阿昔洛韦乳膏或喷昔洛韦乳膏；破溃后可酌情用3%硼酸溶液或1：5 000呋喃西林溶液湿敷，外用0.5%新霉素软膏或2%莫匹罗星软膏。

3. **物理治疗** 紫外线、频谱治疗仪、红外线等局部照射。

【高压氧治疗】

1. **治疗原理**

（1）高压氧可以提高组织的氧分压，增强神经组织细胞的有氧代谢，有利于组织的修复和愈合。

（2）高压氧能迅速收缩血管，减少炎性渗出，缓解对受损神经的压迫，从而减轻疼痛以及阻止神经组织的变性和坏死，促进受损神经纤维的修复。

（3）高压氧可以调节机体免疫功能，阻断VZV病毒的激活。

（4）带状疱疹后遗神经痛是慢性神经炎症，神经末梢往往会坏死和萎缩，从而导致其效应器失去了神经营养而萎缩，而高压氧治疗可以促进效应器的修复，使其与神经的生长连接加快，促进神经功能恢复的进程。

2. **治疗方法** 一般采用空气加压氧舱，所用治疗压力多为1.5～2.2ATA，其中以2.0ATA应用居多，面罩吸纯氧时间为60～90min，30min/次，休息5～10min后重复循环，1次/d，10次为1疗程，2～3疗程后可见明显好转或痊愈。

3. **循证医学评价** 从多项随机对照临床研究结果来看，高压氧治疗可以促进疱疹愈合和皮损消退，减轻疼痛，降低PHN发生率，减少PHN不良反应，改善患者抑郁状态，值得临床推广。

第八节　硬皮病

硬皮病（scleroderma）好发于20～50岁人群，女性多见。病因不明，可能与遗传因素、感染、自身免疫、血管损害和胶原合成异常有关。受累组织和器官广泛，最终可累及皮肤、肺、心脏、消化道和肾等内脏器官。

【定义】是一种以皮肤炎性、变性、增厚和纤维化进而硬化和萎缩为特征的结缔组织病，此病可以引起多系统损害。

【临床表现】依病变累及范围分为局限性硬皮病和系统性硬皮病两型。

1. **局限性硬皮病**（localized scleroderma） 病变主要累及皮肤，一般无内脏受累，依据皮损可分为点滴状、斑块状、线状和泛发性等。其中点滴状和泛发性硬斑病少见。一般无自觉症状，偶有感觉功能减退。

2. **系统性硬皮病**（systemic scleroderma） 又称系统性硬化症（systemic sclerosis，SS）。好发于中青年女性，病变不仅侵犯皮肤，同时可累及内脏、骨关节和肌肉以及血管等多种器官，故病情常较重。临床上分为肢端型和弥漫型两型，肢端型约占系统性硬皮病的 95%，多先有雷诺现象，常表现为：受寒后四肢末端呈现发作性苍白、发绀和潮红三相反应，偶可见于鼻尖和耳郭，最常见的诱因有寒冷，振动或情绪激动等也可诱发。

【诊断】根据特殊的皮肤表现进行诊断。局限性硬皮病应注意与硬化性萎缩性苔藓、类脂质渐进性坏死进行鉴别，系统性硬皮病应注意与 SLE、皮肌炎和混合结缔组织病等进行鉴别。

【常规治疗】

1. **局限性硬皮病**　早期患者可外用或皮损内注射糖皮质激素。线状硬皮病特别是跨关节者应注意关节活动，配合各种理疗以预防关节挛缩、活动受限。

2. **系统性硬皮病**

（1）一般治疗：应避免过度紧张和精神刺激，注意保暖、戒烟、避免外伤，休息与关节功能锻炼并重。

（2）抗血管痉挛的治疗：可用钙通道阻滞剂（如硝苯地平）、α 受体阻断剂如（妥拉唑啉）等。

（3）抗硬化治疗：D- 青霉胺可抑制胶原分子间的交联；秋水仙碱可抑制胶原的生成或淤积。积雪苷可抑制成纤维细胞活性、软化结缔组织。

（4）糖皮质激素：仅用于疾病进展较快、炎性损害明显时，病情控制后递减停用。

（5）其他：免疫抑制剂、抗凝、体外光化学疗法、抗生素、外科手术切除等。

【高压氧治疗】

1. **治疗原理**

（1）高压氧可提高血管张力，增加缺血组织的灌注压与血流量，增加组织氧供应和氧储量，恢复患肢的正常氧代谢，减轻缺血缺氧引起的细胞损害，从而改善皮肤硬化，延缓肌肉萎缩及促进皮肤溃疡愈合。

（2）高压氧可以导致组织中氧浓度的净增加，进而诱导新生血管和血管生成，促进侧支循环建立，使机体微循环得到有效改善，局部渗出水肿程度降低；同时，高压氧治疗能使血液黏稠度降低，红细胞凝聚性降低，血小板减少聚集，红细胞滤过率降低，弹性增高，血细胞比容降低，红细胞生成少，使得血流速度更快。

（3）高压氧可提高钠、钾泵功能和 ATP 的储备，减少致痛性炎症介质释放，从而消除皮肤水肿，减轻关节疼痛。

（4）高压氧可使肾上腺皮质功能活跃，分泌肾上腺皮质激素增加，肾上腺皮质激素可影响胸腺细胞使 T 淋巴细胞减少，对机体免疫功能有抑制加调节作用，同时可通过抑制某些细胞因子的作用，抑制细胞免疫和体液免疫，从而阻断或抑制免疫反应。

（5）高压氧环境下血 - 脑屏障通透性增加，加速药物通过血 - 脑屏障，提高激素、免疫抑制剂等药物疗效。

（6）高压氧治疗可增加溃疡周围组织足以使溃疡愈合的氧张力，增加白细胞的杀伤能力，杀死厌氧菌并抑制其毒素的产生，有利于溃疡愈合。

（7）高压氧治疗可以通过调节各种生长因子和金属蛋白酶促进SSC患者强烈干扰的血管生成，并通过调节各种生长因子和金属蛋白酶刺激组织生长，有助于皮肤的愈合。

2. **治疗方法** 一般采用空气加压氧舱，所用治疗压力多为2.0～2.5ATA，其中以2.0ATA应用居多，面罩吸纯氧时间为60～90min，休息5～10min后重复循环，1次/d，10次为1疗程，一般最少治疗2个疗程。

3. **循证医学评价** 目前均为临床病例报道，高压氧综合治疗系统性硬皮病疗效确切，值得推广应用。

（孙明莉）

第十章 高压氧医学在其他学科疾病的应用

第一节 高原适应不全症

高原是指海拔500米以上，山顶平缓，起伏较小，面积辽阔的高地。高原地区气压低，氧分压低，可使人发生缺氧而发生急性或慢性缺氧症候群称为高原适应不全症（high altitude maladaptation）或高原病（high altitude sickness），也称高山病（mountain sickness）。高原适应不全症一般发生在海拔3 000米以上。生活在海拔较低的人群进入高原则由于不适应常可发生，高原病可累及全身，但主要是累及脑、肺、心血管系统。高原适应不全症根据临床表现及病情不同目前将其分为：急性高原适应不全症（急性高原反应、高原肺水肿、高原脑水肿）和慢性高原适应不全症以及高原肺动脉高压。

【临床表现与诊断】

1. 急性高原适应不全症

（1）急性高原反应：既往体健的人群在快速进入高海拔地区后出现多种自限性的主观症状如头昏、头痛、胸闷、气促、疲劳、食欲减退、恶心、呕吐、腹胀、腹泻、失眠、嗜睡、眼花、眩晕、鼻出血、手足发麻、双手抽搐、记忆力减退、关节疼痛等；以及客观体征如不同程度的发绀，面部或四肢轻度水肿，脉速，血压轻中度升高，部分患者心音P2亢进，肺动脉瓣区及心尖区有Ⅰ～Ⅱ级吹风样收缩期杂音。这些体征大多随症状消失而消失，但P2亢进常持续较久。上述症状和体征多发生在登山后6～24h内，通常在进入高海拔地区的第二天和第三天最严重，第五天左右消失。在同一海拔区域不会再次出现，但是当上升到更高的海拔时，上述症状和体征可能会再次出现。

急性高原反应的诊断，必须有近期快速进入高海拔地区的病史，并在急性高原反应自我评分表（表4-10-1-1）中得分3分以上，且必须有头痛的症状。

表 4-10-1-1　急性高原反应自我评分表

症状	得分
头痛	0 根本没有 1 轻微的头痛 2 中度头痛 3 严重头痛
胃肠道症状	0 食欲很好 1 食欲不振或恶心 2 中度恶心或呕吐 3 严重的恶心或呕吐
疲惫或虚弱	0 没有疲惫或虚弱 1 轻微疲惫或虚弱 2 中度疲惫或虚弱 3 严重的疲惫或虚弱
头晕 / 晕眩	0 没有 1 轻度的 2 中度的 3 严重的
失眠	0 睡得和平常一样好 1 不如往常睡得好 2 醒来很多次 3 根本睡不着

（2）高原肺水肿：多见于儿童和青少年进入海拔 4 000 米以上地区者或在 2 500 米快速登山者。常在登山后 24h 内急速出现，初期症状类似急性高原反应，但随即出现更严重的气喘、胸闷、咳嗽、呼吸困难，不能平卧，咯血性泡沫痰，口唇和指甲发绀。两肺湿啰音，胸部 X 线示双肺中下部有密度较淡、片状、云絮状模糊影，右肺较重，可为单侧，多在数日内完全消失。严重者可在数小时内因窒息、昏迷而死亡。

（3）高原脑水肿：症状通常比急性高原反应晚 24 ~ 36h，在高原反应的基础上于夜间出现剧烈头痛、呕吐，畏光，意识障碍，神志恍惚、抑郁或谵妄，重者出现昏迷，大小便失禁、抽搐，呼吸浅慢或不规则，心率变慢，瞳孔对光反射迟钝；视乳头水肿、脑膜刺激征及其他病理反射可见；腰穿可发现颅内压升高。从急性高原反应过渡到高原脑水肿的临床界限通常很难确定，但患者出现共济失调、幻觉或意识模糊时应当警惕高原脑水肿的可能性。

2. **慢性高原适应不全症**　是一种发生在海拔 2 500 米以上的当地人或长驻居民中的，以红细胞增多，严重低氧血症为特征，在某些情况下可合并中度或重度肺动脉高压，并可发展为肺心病，导致充血性心力衰竭的临床综合征。慢性高原适应不全症患者的临床症状在下降到低海拔地区后可逐渐消失，回到高海拔地区后又重新出现。患者的症状通常缺乏特异性，可包括头痛、头晕、感觉异常、嗜睡、疲劳、注意力难以集中，还可能会有易怒、抑郁甚至幻觉。劳累时呼吸困难并不常见，但运动耐力通常下降，部分患者可能会体重增加，亦有少数患者有间歇性的肢端灼烧感。体征上患者有特征性的严重发绀，亦可出现肺动脉高压、肺心病和充血性心力衰竭的体征。

3. **高原性肺动脉高压**　既往被称为亚急性高原病或高原性心脏病，是一种在第一年内出生或被带到海拔高度的婴儿，或者是居住在或来到高原并停留数月或数年成年人的一种疾病。轻度或中度肺动脉高压不会引起症状，仅在心脏听诊出现第二心音加重以及心电图和超声心动图出现肺动脉压力升高的表现。当病情进展至右心衰时，才会出现头痛、呼吸困难、咳嗽、易怒、失眠等症状，有时还会因劳累而心绞痛。查体可发现发绀、心动过速、呼吸急促、面部水肿、肝脏肿大和肺部啰音。当患者回到低海拔地区时这些症状和体征通常可在几天或几周内消失，尽管偶尔肺动脉高压可能会持续一年或更长时间。

【常规治疗】

1. **急性高原适应不全症**　适当休息是急性高原反应最主要的治疗方式，对于头痛症状较重者可使用非甾体抗炎药减轻症状。按常规方法处理高原脑水肿、按急性左心衰处理高原肺水肿，因易发生洋地黄中毒，必须应用时宜采用小剂量和短效制剂。此外乙酰唑胺可预防和减轻急性高原反应的症状，并对高原肺水肿有一定的治疗意义。常压吸氧可辅助缓解高原肺水肿和高原脑水肿的症状。

2. **慢性高原适应不全症及高原性肺动脉高压**　除按照常规方法（如低流量吸氧和纠正心衰）外，必要时可静脉放血 300 ~ 500ml，长期使用呼吸兴奋剂亦是可行的治疗方法。乙酰唑胺也能有效降低红细胞压积、血清促红细胞生成素和可溶性转铁蛋白。对于出现肺动脉高压的患者可使用磷酸二酯酶抑制剂西地那非降低肺动脉压力。

【高压氧治疗】

1. **治疗机制**

（1）迅速解决机体的缺氧状态。

（2）高压氧可通过以下途径降低心脏负荷，改善心功能：直接作用于迷走神经中枢或反射性地引起迷走神经兴奋，使心率减慢，心输出量减少；纠正缺氧所致的肺小血管收缩，血液黏度降低，肺的微循环改善后肺循环阻力降低，从而降低肺动脉压；改善肾脏功能促进利水利钠作用。

（3）高压氧可解除缺氧所致的支气管痉挛，同时气道内的阻力略有增高，前者有利于改善通气功能，后者有利于阻止肺水肿的形成。高压氧可阻断缺氧 - 红细胞过度增生的恶性循环，使红细胞和血红蛋白减少；高压氧可降低呼吸频率，有利于肺泡 - 动脉氧梯度的稳定，改善肺功能。

（4）收缩血管，减轻组织水肿，尤其是减少脑的血流量、减轻脑水肿，降低颅内压；血氧含量增加，改善脑缺氧，高压氧的穿透力强，可以打断脑缺氧与脑水肿间的恶性循环。高压氧可改善脑功能、刺激上行网状激动系统促进苏醒。

2. 治疗方法

（1）舱内压力为 0.2 ~ 0.25MPa，供氧压力为 0.55 ~ 0.60MPa，如在高海拔区应作相应补偿纠正，可升压至 0.25 ~ 0.28MPa，供氧压力为 0.8 ~ 0.9MPa。

（2）加、减压时间适当延长，一般可加压 40min、减压 40min，稳压吸氧 30 ~ 40min ×2，中间吸空气 10min。肺水肿稳压时间以肺水肿是否被控制而定。减压时间 60 ~ 90min。

（3）第 1 ~ 2 天可以每日进行 2 次，病情稳定后改为每天 1 次。

（4）重症患者首次治疗结束时如肺水肿、脑水肿控制不满意，可将患者置于舱内，在 0.1MPa 压力下呼吸空气进行治疗。

3. 注意事项

（1）低温天气时应注意防寒保暖。

（2）伴有感冒、发热、鼻出血及血压过高时应作相应处理，待符合进舱条件后再治疗。

（3）因治疗压力与舱外压力差较大，在加减压时患者可有头晕、无力、肌肉和骨骼酸痛等，因此治疗压力不宜过高；适当延长加、减压时间，肺水肿患者减压时间可长达 90min。

（4）高原地区气候干燥，舱内应加湿。

4. 循证医学评价　高压氧应用于高原适应不全症理论是可行的，国内外临床报道效果显著，在国内多项随机对照研究及队列研究中发现高压氧治疗高原适应不全症能显著减轻患者的发绀、咳嗽、呼吸困难等症状，预防性使用还能提高进入高海拔地区青年的肺通气功能，降低急性高原适应不全症的发病率。

第二节　运动性损伤及训练恢复

运动性损伤（sports injury）是指在运动过程中发生的各种损伤，主要累及骨骼、肌肉、关节、肌腱以及神经等。运动性损伤可以分为两种类型：急性创伤性损伤和过度使用造成的损伤。运动性损伤发生后应适时进行康复训练，促使患者的运动能力恢复到受伤前的水平。

【病因】多种因素可增加运动性损伤发生的风险。目前造成运动性损伤的危险因素可分为内部因素和外部因素。内部因素可分为基本因素、主要因素和次要因素。基本因素包括性别、年龄、身体生长、体重和身高。主要因素包括身体解剖学异常，如凹足、脚过度前旋、膝内翻或外翻、肢体解剖学上的双侧差异，肌肉力量不足和不平衡，以及神经肌肉协调能力和灵活性降低。次要因素有运动链功能受损和既往损伤史。60% ~ 80% 的运动性损伤是由外部因素造成的，其中最重要的因素是训练方式不当，除此之外还包括气候、地面、设备、竞争水平等环境因素。

【临床表现与诊断】运动性损伤的临床表现根据损伤部位的不同而呈现出多样的临床症状，总的来说常见的临床症状有损伤部位不同程度的疼痛，肿胀，肢体活动障碍，损伤部位器官功能障碍，可伴损伤部位出血、感觉异常等等，严重时可能危及生命，如心跳骤停、重型颅脑损伤。查体可发现相应的体征，如骨擦音、骨擦感，局部肿胀、皮温升高等。运动中的受伤史或者长期过量运动史，结合临床症状以及体征，必要时辅以影像学检查等可诊断运动性损伤。

【常规治疗】运动性损伤至关重要的治疗原则是尽早治疗，治疗手段干预得越早，出现的临床症状就越少，愈合和康复时间就会变得更短。对于急性创伤性损伤的患者，在损伤发生时应立即处理可能危及生命的症状，如对心跳骤停患者心肺复苏，对出血患者立即压迫止血等。除去常规的外科处理外，对于急性的软组织损伤，应立即予以加压绷带包扎、抬高患肢、局部快速降温（如冰敷）和患肢制动，以减少软组织肿胀范围和程度，减轻疼痛，加快损伤修复。需要注意的是损伤发生后的前 3 ~ 6h 内应尽可能保证损伤部位充分冰敷，以限制血肿。在损伤后第一天内，应每隔 30min 或每隔 3h 重复一次冰敷。对急性创伤性损伤 48h 后以及过度使用造成损伤的患者，热敷可增加损伤区域血液灌注，增加肌腱的弹性和可塑性，并缓解关节僵硬和肌肉痉挛。除此以外，物理治疗手段如紫外线、电疗和超声波等，中医中药治疗亦对运动性损伤有一定的治疗作用。

运动性损伤的训练恢复主要包括训练疗法、心理疗法和医学生物疗法。训练疗法指在训练中合理安排训练内容、训练手段、运动负荷、恢复时间、恢复方式等。心理疗法指在训练过程中采用放松训练、呼吸调整、催眠暗示、心理调节、诱导练习等。医学生物疗法指在训练过程中采用与运动负荷相适应的营养供给、物理治疗、针刺疗法、推拿按摩等。训练恢复的目标是恢复关节的正常活动度，将肌腱和肌肉的结缔组织纤维拉伸到最佳长度，增加肌肉的力量和耐力，增加肌肉、肌腱、韧带、关节囊和关节软骨的强度，改善损伤部位稳定性、平衡性、协调性和本体感觉。

【高压氧治疗】

1. **高压氧治疗原理**　高压氧不仅能治疗运动性损伤，也能辅助损伤后的训练恢复过程。高压氧在运动性损伤以及训练恢复中的主要作用机制如下：

（1）促进毛细血管新生：高压氧能促进成纤维细胞的生理作用，为新生毛细血管提供胶原基质，使毛细血管再生加速，促使新生血管网形成。

（2）减少组织渗出以及局部水肿，改善微循环：根据高压氧的基本作用原理，高压氧能直接收缩血管，减少局部20%的血液供应，并对损伤部位反射性的血管舒张，减少局部渗出，并增加组织中物理溶解氧，打断缺血水肿恶性循环，使局部水肿减轻，微循环改善。

（3）降低机体炎症反应：高压氧可以减少损伤局部组织胺、前列腺素的产生，降低损伤后炎症反应，减轻损伤局部肿胀的范围及程度。

（4）促进代谢：高压氧能显著降低剧烈运动后血清中过量的乳酸、丙酮酸和氨的水平以及肌肉组织损伤后肌红蛋白水平，加速上述代谢产物的排出，有利于损伤恢复。

（5）减轻自由基对机体的损害：高压氧治疗能通过控制中性粒细胞在损伤部位黏附以及减轻其后氧自由基的释放，减少损伤后自由基的过量产生，防止自由基在骨骼肌、心肌等细胞膜发生脂质过氧化反应而生成脂质过氧化物，恢复细胞膜上 Na^{+}-K^{+}-ATP 酶的活性，有利于机体及时清除过量的氧自由基，减轻自由基介导的运动损伤，保护运动后机体细胞结构的完整性，从而维护细胞的正常功能。

2. 高压氧治疗方案

（1）高压氧治疗时机选择：对于急性创伤性损伤患者应尽早行高压氧治疗，对于过度使用造成的损伤的患者和训练恢复阶段的患者建议高压氧与康复治疗同步进行。

（2）高压氧治疗方案

1）高压氧治疗压力：0.15～0.25MPa。

2）舱型：可选择多人空气加压舱，亦可选择单人纯氧舱。

3）时间及疗程：每次吸氧60～90min，每日1～2次。急性期患者建议连续治疗，训练恢复的患者可根据训练情况随时调整，次数应具体安排。

3. 循证医学评价 国外关于高压氧治疗运动性损伤显示出良好的安全性和有效性。Yagishita K研究团队的一项队列研究观察高压氧对橄榄球运动员膝关节损伤康复的作用发现，高压氧治疗能显著改善运动员慢跑时的疼痛感，并缩短膝关节损伤的康复时间。

第三节 疲劳综合征

疲劳综合征（fatigue syndrome）又称慢性疲劳综合征，是一种以持续数月甚至数年经休息或睡眠后无法改善的极度疲惫为特征的全身性综合征。它曾经被称为许多不同的名字，慢性疲劳、免疫功能障碍综合征、肌痛性脑脊髓炎等等，在我国最早被定为亚健康。

【病因】疲劳综合征的病因学研究仍处于理论研究阶段，尚无明确的病因。目前主流观点认为疲劳综合征可能是多种原因引起的疾病，如免疫系统功能障碍、接触有毒物质、病毒感染、过敏、营养不良和/或异常低血压的共同终点。也有学者认为这种疾病与下丘脑-垂体-肾上腺轴的遗传学异常有关。

【临床表现与诊断】疲劳综合征在不同患者间可能表现形式差异较大。其中共性的症状主要有极度疲惫，且会因体力或精神活动而加剧，但不会因休息或睡眠而改善。其他的症状包括疼痛，睡眠障碍，对光和声音敏感，记忆力下降、注意力难以集中、认知困难、畏寒、盗汗、心律不齐、胸痛、气短、头晕、平衡障碍、下颌疼痛、耳痛、心理问题如抑郁、易怒、焦虑症、惊恐发作等。疲劳综合征最常见的发病模式是类似流感样的症状，在疲劳的基础上出现头痛、肌肉酸痛、寒战、喉咙痛和轻微的淋巴结肿大。不同的是，疲劳综合征的患者上述症状可持续数月甚至数年。

由于疲劳综合征病因不明确且症状因人而异，这给疲劳综合征的诊断带来了极大的困扰。从1994年至今，不同国家和组织推出了6版疲劳综合征的诊断标准。按照不同版本的诊断标准，疲劳综合征的发病率波动在0.2%～3%左右。目前主流的诊断标准是美国医学研究所2015年发布的诊断标准（表4-10-3-1）。

表4-10-3-1　2015版疲劳综合征诊断标准

疲劳综合征诊断标准
诊断要求患者有以下三种症状： 1. 是新发生或有明确的发作期限的极度疲劳，导致在工作、教育、社会或个人活动能力方面有明显的下降，持续时间超过6个月，且不是过度劳累的结果，经休息后无实质性缓解； 2. 活动后出现的极度疲倦*； 3. 睡眠后无法恢复活力*。 还需要以下两种表现中的至少一种： 1. 认知障碍*或 2. 直立不耐受

注：*应评估症状的频率和严重程度。如果患者至少有一半的时间没有中度、重度或极重度的这些症状，就应该对疲劳综合征的诊断提出质疑。

【常规治疗】由于病因未明确，不同患者间临床表现差异大且同一患者的临床表现也可能随着时间的推移出现较大的变化。故而目前没有治愈疲劳综合征的治疗方案，也缺乏特异性的药物。目前临床上主要从药物、免疫调节、运动疗法、心理治疗等方面入手，改善疲劳综合征的症状。具体的治疗手段有：①药物治疗：主要为精神类药物或者类固醇治疗；②认知行为疗法；运动疗法休息；③营养支持；免疫疗法和中医治疗。

【高压氧治疗】

1. 高压氧治疗疲劳综合征的作用机制　有关高压氧治疗疲劳综合征的临床和实验研究文献报道较少，总结现有的资料以及高压氧对机体的主要作用机制，高压氧在治疗疲劳综合征方面的可能作用机制如下。

（1）改善患者缺氧状态：高压氧治疗能提高血氧分压，增加血氧含量以及组织氧储备量，从而改善患者的缺氧状态。

（2）促进感染的控制：病毒感染是疲劳综合征的可能病因之一，高压氧治疗能抑制体内巯基酶的活性，从而抑制病原微生物的活性，并增强白细胞抗微生物的能力，以及增强部分抗微生物制剂的作用效果。

（3）调节内分泌系统：下丘脑 - 垂体 - 肾上腺轴的基因改变亦是疲劳综合征的可能病因之一，现有的实验资料表明，高压氧治疗疲劳综合征与改变大鼠体内的甲状腺素及促性腺激素水平有关，考虑高压氧能调节下丘脑 - 垂体的分泌功能，以改善患者极度疲劳的状态。

（4）促进代谢：高压氧能显著降低血清中与主观疲劳感有关的乳酸、丙酮酸和氨的水平，促进上述代谢产物排出，从而改善患者主观感受。

2. 高压氧治疗方案

（1）高压氧治疗压力：0.2 ~ 0.25MPa。

（2）舱型：可选择多人空气加压舱，亦可选择单人纯氧舱。

（3）时间及疗程：每次吸氧 60 ~ 90min，每日 1 ~ 2 次。

3. 循证医学评价 多项国内外研究显示，高压氧治疗疲劳综合征可有效改善患者疲劳评分、日常生活质量评分。国内外 2 项随机对照临床研究发现，高压氧治疗疲劳综合征，可显著缓解痛觉，提高生活质量，减少异常脑电活动。也有动物实验资料表明，高压氧治疗疲劳综合征与改变大鼠体内的甲状腺素及促性腺激素水平，改善血管内皮功能紊乱有关。

第四节　恶性肿瘤辅助治疗

在全球范围内，恶性肿瘤是威胁人类健康的首位或者第二位的疾病因素。随着医学研究的发展，目前恶性肿瘤的治疗方式多种多样，主要包括手术治疗、放射治疗（简称放疗）、化学治疗（简称放疗）、生物靶向治疗、内分泌治疗、免疫治疗、热疗、光疗、中医中药疗法等等。有关人体氧分压和放射效应之间关系的研究可以追溯到 1910 年。当时人们就认识到缺氧会影响细胞和组织对放射线的反应。在 20 世纪 50 年代，丘吉尔 - 戴维森等人将高压氧引入放疗。至此，高压氧开始运用到恶性肿瘤的辅助治疗当中。此后，许多学者进行了高压氧辅助肿瘤治疗方面的基础研究和临床观察。通过研究发现，①高压氧对某些肿瘤细胞的生长有抑制作用；②高压氧具有增敏放疗和化疗的作用；③高压氧还可促进放疗和化疗损伤组织功能的恢复等。现就高压氧在肿瘤治疗中的应用进行简述。

一、高压氧辅助治疗恶性肿瘤的原理

高压氧辅助治疗恶性肿瘤的机制较为复杂，目前将较为明确的原理叙述如下：

（一）高压氧抑制肿瘤细胞的生长

在高压氧环境中肿瘤细胞内活性氧、氧浓度增加，活性氧可以诱发细胞生物膜脂质的不饱和脂肪酸过氧化，从而破坏细胞生物膜，严重时导致细胞死亡、崩溃。活性氧还可破坏恶性肿瘤细胞的蛋白质和DNA的合成，干扰细胞内酶的代谢。研究发现，肿瘤细胞暴露在3ATA的高压氧环境中2h其DNA合成和有丝分裂均受到抑制。同时高压氧使机体抗肿瘤免疫细胞功能明显增强，主要表现在NK细胞活性及诱导的LAK、CTL活性和巨噬细胞杀伤活性显著增高，起到抑制肿瘤细胞生长的作用。

（二）高压氧增强放疗的效果

恶性肿瘤生长过程中，肿瘤营养血管的生长速度慢于瘤细胞的生长速度，因此许多肿瘤的增殖细胞处于严重的低氧或缺氧状态，这些乏氧肿瘤细胞对放疗敏感性降低，因此疗效较差。高压氧可以提高组织氧分压、增加组织氧含量、促进氧的扩散，增加肿瘤中心的氧供，乏氧的改善有利于放射线在组织细胞内通过化学作用产生大量的活性氧，增强放射线对肿瘤细胞DNA的损伤，从而能增加肿瘤对放射线能的敏感性，提高疗效。

（三）高压氧可增加化疗的效果

高压氧增加化疗效果的机制是：①高压氧增加了氧的弥散距离，肿瘤乏氧细胞数目减少，也使休止期细胞进入细胞周期，DNA合成加速，增加化疗药物对肿瘤细胞的杀伤效应；②高压氧可改善微循环，减轻肿瘤间质压力，使进入肿瘤的药物浓度增加，并使药物在肿瘤组织内分布更为均匀；③高压氧可增加细胞膜的通透性，使化疗药物易于进入细胞内。

（四）高压氧可减少放、化疗的副作用

高压氧能有效地提高机体的供氧，促进有氧代谢，降低无氧糖酵解，改善微循环，提高人体整体功能（如促进放化疗后白细胞回升、巨噬细胞功能恢复，改善瘤患者精神状态，增加饮食，延长生存时间），有利于创造一个较好的、能适应放疗和化疗的环境，增强对放化疗损伤的耐受能力（如促进化疗药物所造成的骨髓、脾脏结构损伤的修复）。

（五）高压氧可促肿瘤周围正常组织功能的恢复

恶性肿瘤易造成生长部位周边的正常组织细胞及血管受压，致使大范围的组织细胞水肿、变性、坏死。而高压氧能减轻肿瘤组织周围血液供给，消除水肿，减轻临床症状。

二、高压氧辅助治疗恶性肿瘤的理论基础

高压氧辅助治疗恶性肿瘤的基础研究仍然不是很深入，机制仍然不是很清楚。现就恶性肿瘤与高压氧治疗可能相关的基础理论予以叙述。

（一）肿瘤乏氧

对于实体肿瘤而言，当肿瘤体积小时，所有的恶性肿瘤细胞都能得到充分氧合。随着肿瘤细胞不断增殖，实体肿瘤内部常常存在大量的乏氧细胞。研究发现肿瘤周围脑组织和肿瘤内的平均氧分压分别为（59.8 ± 6.5mmHg）和（15.3 ± 2.3mmHg），肿瘤中心位置的氧分压可低至 0.8mmHg 以下。肿瘤乏氧可能是由于肿瘤间质压力升高所致。实体肿瘤的间质压力升高是多因素造成的，已知的原因包括肿瘤血管的高通透性，血管扭曲，肿瘤内功能性淋巴管的缺乏，肿瘤微环境的异常，以及肿瘤细胞增殖所施加的压力等。活体肿瘤内的乏氧、间质压力升高，灌注不足和代谢改变不仅能增加肿瘤对放射治疗或者化学治疗的抗性，而且能增加肿瘤的侵袭性。另外，乏氧还可刺激血管内皮生长因子活性，诱导肿瘤血管生成，促进恶性肿瘤转移。

（二）活性氧

活性氧（reactive oxygen species，ROS）包括以自由基形式存在和不以自由基形式存在的具有高活性的中间产物。前者有 O_2^-、OH^-，后者包括 H_2O_2、脂质过氧产物（ROOH）。活性氧对细胞的作用与其浓度有关。研究表明：低浓度促进细胞生长；中浓度促进细胞凋亡；高浓度导致细胞坏死。在正常生物体内，活性氧的产生与清除可维持在一种较低水平的有益无害的平衡状态。一方面，活性氧在正常细胞新陈代谢中不断地产生，并且参与了正常机体内各种有益的作用。另一方面，在机体生长发育阶段或正常运转阶段，即使某种活性氧的产生多了一些，也会被机体内的各种活性氧清除剂所清除，而不至于加害人体。正常需氧细胞有较强的抗氧化能力，可防御 ROS 所致的损伤效应，并可持续在氧包围（siege）下生存，即它们的生存取决于 ROS 与抗氧化剂之间的平衡。既往研究发现，几乎所有癌细胞的超氧化物歧化酶和过氧化氢酶的活性都明显低于正常细胞。而这几种酶是细胞清除活性氧的主要酶，所以癌细胞清除活性氧的能力低下，对活性氧十分敏感。也就是说，活性氧对癌细胞有选择性杀伤力。

（三）放疗杀伤肿瘤细胞的机制

放疗作用于肿瘤的主要机制为：①直接损伤：由射线直接作用于肿瘤细胞核引起 DNA 分子断裂、交联、碱基缺失等。②间接损伤：射线电离组织内水，产生自由基，这些自由基再和生物大分子发生作用，导致不可逆损伤。

细胞内氧分压的多少会影响肿瘤细胞对放疗的敏感性。乏氧肿瘤细胞的出现是导致肿

瘤辐射抵抗的原因。杀灭乏氧肿瘤细胞所需的射线剂量是正常氧分压肿瘤细胞的三倍。理论和实验均表明，氧能提高肿瘤细胞的放射线敏感性。由于细胞内 80% 的物质为水，且放疗对肿瘤 DNA 的损伤作用约 2/3 由氢氧自由基（HO°）产生，故放疗间接损伤作用主要的机制可用下面的表达式说明：

$$2H_2O \rightarrow 2e_{aq}^{-} + HO^{\circ} + H_3O^{\circ}$$

在上式中，水在射线（X 射线、γ 射线）的作用下产生水合电子（e_{aq}^{-}）与氢氧自由基，氢氧自由基能损伤 DNA；如果没有氧，水合电子便与氢氧自由基反应，产生对 DNA 毫无作用的负自由基；如果有氧，水合电子便会首先与氧结合而使得自由基不能与水合电子作用。除此之外，氧也可以在射线的作用下，生成氧自由基，以及杀伤作用更强的过氧自由基和脂质过氧化物，可见当肿瘤细胞富氧时，放疗的间接损伤作用就会大大增强。

（四）高压氧对肿瘤乏氧、活性氧和放疗杀伤肿瘤细胞的作用

高压氧能大量增加血浆中的物理溶解氧，增加氧的弥散半径，增加肿瘤组织中氧储备，同时收缩肿瘤血管，减少 20% 的血流量，从而降低肿瘤血管通透性，降低肿瘤间质压力，从而减轻肿瘤乏氧，减轻缺氧诱导的血管内皮细胞活性，减少肿瘤血管生成，抑制肿瘤转移，改善肿瘤患者预后。此外肿瘤间质压力降低不仅能减轻肿瘤乏氧，还有利于化疗药物在肿瘤组织内均匀分布，增强化疗药物的疗效。

由于肿瘤组织内清除活性氧的主要酶的活性低，而高压氧能提高肿瘤组织内活性氧的绝对量，故高压氧状态下肿瘤组织内部的活性氧增加，使活性氧对肿瘤的作用由低浓度时的促进生长转变为中、高浓度时的促进凋亡和细胞坏死。高压氧提高肿瘤组织内活性氧诱导肿瘤细胞死亡的作用又可进一步降低肿瘤间质压力，有利于进一步改善肿瘤乏氧，增强化疗药物的肿瘤杀伤作用。

高压氧与放疗联用时，一方面高压氧改善肿瘤乏氧，增强射线电离水产生的氢氧自由基对肿瘤细胞 DNA 的损伤作用，另一方面，高压氧本身提高肿瘤组织内的活性氧的水平，从而有效地提高放疗的肿瘤杀伤作用。并且，由于肿瘤组织与周围正常组织中清除活性氧的主要酶的水平差异，使肿瘤组织的氧增强优于正常组织，即高压氧相对选择性地提高了肿瘤细胞的放射敏感性。

三、高压氧辅助恶性肿瘤治疗中的实验及临床观察

关于恶性肿瘤与高压氧治疗，无论是临床还是实验室都做了大量研究。我们现将一些基本的相关方面介绍如下：

（一）高压氧与肿瘤生长

关于高压氧对肿瘤生长的影响是上个世纪下半叶在高压氧学术界争论不休的事情。

Johson 和 Lanchlan 在 1966 年最先提出高压氧可促进恶性肿瘤生长。研究者们认为高压氧可促进肿瘤生长的理由是：①在创伤愈合时，高压氧能促进成纤维细胞、上皮细胞和血管的增生；②高压氧增加自由基和抑制免疫也可导致肿瘤产生，促进肿瘤生长。动物实验和临床经验均提示单纯高压氧处理使肿瘤生长增快。所以人们一直存在着一种担忧：高压氧是否会导致恶性肿瘤复发、转移和恶化。这种疑惑甚至在一定程度上影响了 20 世纪 70 年代以后高压氧在肿瘤中应用的开展。

根据到目前为止的研究报道，包括体外试验、动物试验以及临床研究，高压氧促瘤生长假说缺少依据。目前绝大多数研究表明高压氧对肿瘤的生长无影响，还有一些研究指出高压氧能够抑制肿瘤的发生、发展。目前的主流观点认为高压氧并不能促进肿瘤生长，但是单纯高压氧治疗对肿瘤生长的抑制作用极为有限，建议高压氧辅助肿瘤其他的治疗手段，提高肿瘤治疗疗效。

（二）高压氧与肿瘤化疗及生物靶向治疗

高压氧通过改善肿瘤乏氧可提高化疗的杀伤肿瘤作用。研究表明肿瘤细胞同时接触高压氧和阿霉素会降低阿霉素对细胞的毒性。然而，若细胞在高压氧之前或之后 2 ~ 8h 暴露于阿霉素则会增加阿霉素对肿瘤细胞的毒性。当细胞在氮芥给药之前、期间或之后暴露在高压氧中时，氮芥对细胞毒性均增加。然而，需要注意的是，由于化疗药物分布在全身绝大部分组织和器官，高压氧在增强化疗对肿瘤组织杀伤作用的时候也可能增加了对其他器官的毒性。如 2018 年版高压氧治疗适应证与禁忌证中指出同时使用阿霉素、顺铂、博来霉素是高压氧治疗的禁忌证，就是出于高压氧增加这些化疗药物的心脏、肺毒性考虑。然而也有研究表明，高压氧不会增强阿霉素对大鼠的心脏毒性，具有一定心脏保护作用，这值得进一步研究。

生物靶向治疗药物相比化疗药物在肿瘤组织中更选择性聚集，或许是高压氧辅助治疗肿瘤更优的选择对象。索拉非尼是一种多靶点多激酶抑制剂，是治疗肝细胞癌的一线药物，但仅对一小部分患者有效，并可导致肿瘤缺氧。有研究观察了高压氧联合索拉非尼处理肝癌细胞株的作用，发现这些肝癌细胞株每天暴露在 2ATA 压力下的高压氧舱中 80min，可协同索拉非尼抑制肝癌细胞生长和诱导细胞凋亡，提示高压氧联合索拉非尼治疗肝癌具有潜在的应用前景。

（三）高压氧与肿瘤放疗

高压氧联合放射治疗的研究可以追溯至 1950 年代。半个多世纪以来，国内外就高压氧联合放疗治疗恶性肿瘤进行了大量的研究。但是由于不同肿瘤间的差异悬殊以及高级别临床研究的缺失，未能可靠的得出高压氧治疗辅助提高肿瘤放疗敏感性的结论。Cochrane 系统评估高压氧对肿瘤放射敏感性影响的研究结果表明，高压氧能提高头颈部肿瘤放疗后的局部控制率，降低远处转移率，并提高患者的 1 年和 5 年生存率。然后在其他类型的肿瘤中，仍需要更多更好的研究数据提供循证医学证据支撑。

（四）高压氧治疗方案

高压氧与放化疗联用时压力多为 0.2 ~ 0.3MPa，吸氧时间为 90min，疗程一般为 40 次左右。高压氧与放化疗联用时需注意根据患者的具体情况适时调整放疗及化疗剂量，减轻正常组织的副反应。

第五节　四氯化碳、硫化氢、氨气、农药中毒、安眠药中毒、酒精中毒、二氧化碳中毒

一氧化碳是临床上最常见导致人体中毒的物质。除去一氧化碳外，仍有其他的因误服、误吸或者过量摄入导致人体中毒的物质。中毒往往急性发生，大部分有明确的接触史，发病后可迅速表现出对人体多系统的损害作用。而且由于疾病特点限制了部分循证医学数据的获取，故而大部分中毒的特异性治疗手段有限，高压氧由于其特殊的治疗机制成为这些物质中毒可行的治疗手段之一。

【毒物特性及作用机制】

1. **四氯化碳**　又名四氯甲烷，化学式 CCl_4，为无色透明的脂溶性油状液体，易挥发，不易燃。短期高浓度或长期低浓度接触四氯化碳可致中毒。四氯化碳可经呼吸道、皮肤和消化道吸收，具胚胎毒性。四氯化碳对人体最严重的是其肝脏毒性。目前主流的四氯化碳肝损伤理论是氧自由基学说。该理论认为 CCl_4 通过其代谢产物，包括自由基 CCl_3 和 CCl_3OO^-，发挥肝脏毒性作用。这两种自由基都可以与肝细胞膜共价结合，并通过脂质过氧化反应来损伤肝细胞，引起肝细胞坏死，炎性细胞浸润和脂肪变性。

2. **硫化氢**　硫化氢（H_2S）是一种存在于含有机硫腐败物质中，有剧毒、易燃、无色的气体，具有“臭鸡蛋”气味。常存在于石油、化工、化纤、制革、染料、人造橡胶等生产过程中所排放的废气中；或由有机物腐败后产生，故下水道、阴沟、沼气池、化肥池可有大量排出。它可引起严重的神经系统和呼吸系统损害。硫化氢是一种线粒体毒素，可导致线粒体中的电子传递链崩溃，从而抑制细胞有氧代谢，导致细胞内缺氧。

3. **氨气**　化学式为 NH_3，为无色、有强烈刺激性的气味。氨气中毒主要见于氨的生产制造、运输、贮存、使用中氨气泄漏。低浓度氨对黏膜有刺激作用，高浓度氨可造成组织蛋白变性、脂肪组织液化坏死。

4. **农药**　主要指有机磷农药，是我国最常见的杀虫剂，主要经口、皮肤以及呼吸道摄入。有机磷农药的毒性机制是抑制乙酰胆碱酯酶，导致乙酰胆碱的蓄积和乙酰胆碱受体的持续兴奋。需特别指出的是百草枯对肺的毒性作用与高压氧肺型氧中毒的病变机制部分

重叠，故百草枯中毒不能使用高压氧治疗。

5. **安眠药、酒精、二氧化碳** 这三者是在正常情况下可限量接触的物质。此节中安眠药主要指苯二氮䓬类药物和三环类抗抑郁药。需要指出的是苯二氮䓬类药物单独过量服用很少会引起严重中毒。然而，它们增强了其他中枢神经系统抑制剂的效果，如酒精、三环类抗抑郁药等。二氧化碳中毒主要是职业接触造成的中毒，一般发生在密闭和通风不好的地窖、矿井、下水道、枯井、粮仓、发酵室等处。

【临床表现】

1. **四氯化碳中毒** 轻症可出现恶心、呕吐、头晕、乏力症状，稍高浓度的四氯化碳接触可出现有腹痛、腹泻及神志模糊。并在中毒的第 2 ~ 4 天呈现明显的肝、肾损害征象。严重时出现腹水、急性肝功能衰竭和肾功能衰竭。若短时间接触高浓度四氯化碳，可迅速出现抽搐、昏迷、肺水肿、呼吸麻痹等。慢性中毒主要表现为胃肠功能紊乱，少数可有肝肿大及肝功异常。

2. **硫化氢中毒**

（1）急性中毒

1）轻度中毒：接触了低浓度硫化氢后可有眼烧灼感、异物感、刺痛、流泪、结膜充血、鼻咽部灼痒，胸部不适等。

2）中度中毒：除有轻度中毒表现外，还可有畏光、眼睑痉挛、角膜炎症、水肿、胸闷、压迫感，剧烈咳嗽、头痛、头晕、心悸等。

3）重度中毒：呼吸困难、谵妄、躁动、不安、惊厥、抽搐、昏迷，最终可因呼吸中枢麻痹而死亡。遇极高浓度的硫化氢往往只吸一口，就会因呼吸中枢麻痹，像触电一样，迅速死亡。幸免者往往遗留下神经衰弱症状，如头痛、头晕、失眠、记忆障碍、走路不稳等。

（2）慢性中毒：经常暴露在低浓度的硫化氢环境中，一般无急性症状，可慢慢出现神经衰弱症候群及自主神经功能紊乱等症状，如心悸、多梦、多汗、四肢末端发绀、湿冷、皮肤划痕征阳性。

3. **氨气中毒** 氨气中毒主要表现为呼吸道症状，可出现不同程度的咽痛、声嘶、咳嗽、咳痰、胸闷、呼吸困难等，重度中毒患者可出现肺水肿及喉头水肿，并可伴有心悸、恶心呕吐、甚至出现意识障碍、休克、心力衰竭等。

4. **农药中毒** 有机磷农药中毒的主要临床表现为胆碱能神经兴奋症状，如恶心、呕吐、多汗、胸闷、视力模糊、无力、瞳孔缩小、肌纤维颤动、流涎等，重症患者还可出现意识障碍、呼吸抑制、肺水肿及脑水肿。

5. **药物中毒** 苯二氮䓬类药物中毒临床表现主要有嗜睡、头晕、共济失调、构音障碍。很少出现昏迷，呼吸抑制，低血压。三环类抗抑郁药中毒临床表现主要为心动过速、皮肤干燥、口干、瞳孔散大、尿潴留、共济失调、嗜睡甚至昏迷等。

6. **酒精中毒**　酒精中毒一般最初表现为精神亢奋状态，而后会导致共济失调、头晕、构音障碍和嗜睡。严重中毒时可能出现昏迷、呼吸抑制、低血压、体温过低和代谢性酸中毒。

7. **二氧化碳中毒**　由于抑制呼吸中枢，二氧化碳中毒表现为突发倒地，可有心悸、头晕等前驱症状，而后迅速出现谵妄、惊厥、昏迷。长时间处于低浓度二氧化碳接触临床表现以头痛、头晕、注意力不集中、记忆力减退为主。

明确的上述物质接触史的基础上出现中毒可解释的临床症状，且排除其他可能造成器官损害的原因是上述中毒的基本诊断依据。

【常规治疗】

1. **阻止毒物进一步接触**　经皮肤或呼吸道接触的毒物中毒予迅速脱离现场，吸入新鲜空气或氧气，经皮肤或黏膜接触的毒物中毒予脱去污染衣物，清洗皮肤及黏膜。经消化道接触的毒物中毒予洗胃、灌肠、活性炭等治疗，其中意识清醒的患者可予催吐。需注意如果只服用了苯二氮䓬类药物，则不需要洗胃和活性炭治疗。

2. **特异性药物阻断**　硫化氢中毒早期可用 1% 亚甲蓝 10ml 加入 25% ~ 50% 葡萄糖 40ml 静脉滴注或 30% 亚硝酸钠 10ml，静注 5min，造成高铁血红蛋白血症，使高铁血红蛋白的 Fe^{3+} 与硫化氢结合，消耗血液内的硫化氢，保护细胞色素氧化酶。有机磷农药中毒可使用阿托品、解磷定等药物解毒。严重的单纯苯二氮䓬类安眠药中毒患者可使用氟马西尼解毒，但是如果联合了三环类抗抑郁药则严禁使用。

3. **支持治疗**　根据患者出现的临床症状，按照医疗常规，给予支持治疗，如对呼吸抑制者使用呼吸兴奋剂；呼吸停止时急行人工呼吸，气管插管、气管切开、呼吸机辅助呼吸；有肝肾损害者予护肝护肾治疗，必要时予透析治疗等等。

【高压氧治疗】

1. **高压氧治疗机制**

（1）提高血氧分压，增加氧的弥散半径，增加组织氧储备，有利于组织有氧呼吸，改善呼吸抑制状态。

（2）改变酶的活性或者状态：如抑制肝细胞色素 P450 介导的 CCl_4 生成 CCl_3，以及 CCl_3 转化为 $CCl_3OO\cdot$，以及介导促进细胞色素氧化酶与硫化氢结合物解离等。

（3）迅速纠正机体的缺氧状态，促进组织中液体回流到毛细血管，减轻组织水肿，控制肺水肿和脑水肿。

（4）改善中枢神经系统活动，提高血 - 脑屏障通透性，有利于治疗药物进入颅内等。

2. **治疗方法**　治疗压力 0.2 ~ 0.25MPa，吸氧 60 ~ 80min，急性期建议 2 次 /d，病情稳定后改 1 次 /d。

3. **循证医学评价**　国内外研究显示高压氧治疗对四氯化碳、硫化氢、氨气、农药中毒、安眠药中毒、酒精中毒、二氧化碳中毒的疗效是确切的，国内多项回顾性分析发现高压氧配合药物治疗可显著提升硫化氢中毒、酒精中毒的治疗有效率。

第六节　急性热、化学因素造成的肺损伤、吸入性烟雾造成的肺损伤

急性热、化学因素造成的肺损伤以及吸入性烟雾造成的肺损伤常发生于火灾、矿井爆炸等事故以及化学毒气吸入，此类疾病起病急、进展迅速、死亡率高，且无特异性治疗方案。热损伤通常是由吸入超过150℃蒸汽或热空气引起的呼吸道黏膜充血、水肿和坏死脱落。吸入的各种有毒物质和颗粒（直径 < 5μm）可以进入肺泡，减少肺表面活性物质，导致肺泡萎缩和塌陷，肺间质水肿，肺顺应性下降，通气 / 血流比值紊乱；更重要的是热损伤、有毒物质和颗粒可刺激多种炎症细胞（巨噬细胞、中性粒细胞、血管内皮细胞、血小板）和炎症介质及细胞因子的释放，间接导致氧化应激/抗氧化应激失衡和炎症级联反应。

【临床表现与诊断】

1. **临床表现**　患者接触热、化学毒物或者吸入烟雾后出现呛咳、咳嗽、咳痰、咽痛、流涕、声嘶、发热、头晕、畏光、视物模糊、恶心、呕吐、乏力、精神萎靡等，随着病情的加重，患者可出现胸闷、气喘、呼吸困难，可迅速发展至急性呼吸窘迫综合征，严重者可出现呼吸、循环衰竭和意识改变。吸入性的肺损伤常常合并细菌感染，出现相应的临床表现。查体可见口唇及指（趾）端发绀、口咽部黏膜烧伤，可伴颜面部烧伤、喉头水肿、呼吸急促、三凹征；听诊双肺早期可无啰音，偶闻及哮鸣音，后期可闻及不同程度的细湿啰音及哮鸣音。

2. **辅助检查**　血气分析可见顽固性的低氧血症；肺部CT存在不同程度的磨玻璃影、渗出絮状影及实变影。支气管镜检查可见不同部位和程度的呼吸道损伤，可伴气道狭窄。

3. **诊断**　急性热、化学因素造成的肺损伤、吸入性烟雾造成的肺损伤目前并无明确的诊断标准。一般在明确的热、有毒物质或者烟雾颗粒暴露史的基础上，出现不同程度的呼吸道损伤的临床表现可诊断此疾病，支气管镜检查可协助诊断。

【常规治疗】

1. **支持治疗**　镇静、营养支持：由于吸入性损伤常常有严重肺间质水肿且可能伴随不同程度的烧伤，极易出现水电解质及酸碱平衡紊乱，需尽早液体复苏，同时积极处理黏膜及皮肤烧伤。

2. **呼吸道管理**　轻症患者予鼻导管和面罩吸氧，重症患者适时行气管插管或者气官切开，及时拍背、排痰，保持呼吸道通畅；出现呼吸衰竭者酌情选用无创或者有创呼吸机以及体外膜肺氧合支持呼吸；间断支气管镜肺泡灌洗及时清除呼吸道分泌物，防止分泌物堆积加重炎症反应。

3. **药物治疗**　包括雾化和全身使用抗炎性药物抑制炎症反应；抗生素治疗继发的肺

部感染；平喘，化痰，支气管扩张剂抑制支气管收缩，减轻气道狭窄；抗氧化剂减轻自由基损伤等。

【高压氧治疗】

1. **治疗原理**

（1）高压氧治疗能提高血氧分压，增加氧的弥散半径，改善低氧血症；增加组织氧储备，有利于肺泡细胞有氧呼吸，加速其生理功能的恢复。

（2）支气管血管扩张是加重损伤后肺水肿的重要原因之一，高压氧能收缩支气管血管，促进肺泡间质液体回流，减轻肺水肿。

（3）高压氧治疗能减少白细胞的数量，抑制中性粒细胞在损伤部位黏附以及减轻其后氧自由基的释放，减轻炎症反应，减少损伤后自由基的过量产生，恢复细胞膜上 Na^{+}-K^{+}-ATP 酶的活性，有利于及时清除过量的氧自由基，减轻氧化应激。

（4）高压氧治疗能抑制巯基酶活性，使细菌代谢发生障碍，并增强部分抗生素的作用，从而抑制损伤后继发的感染。

2. **治疗方法** 压力为 0.20～0.25MPa，稳压吸氧 60～80min，每日治疗 1～2 次，10 次为 1 疗程，疗程次数视病情而定。

3. **注意事项** 高压氧治疗前以及治疗过程中注意及时排痰，以免呼吸道分泌物堵塞支气管，造成肺不张，加重患者呼吸困难。

4. **循证医学评价** 在国内外各项高压氧治疗急性热、化学因素造成的肺损伤、吸入性烟雾造成肺损伤的临床报道中显示高压氧治疗可以明显减轻患者的症状，改善患者预后。Thom SR 等研究团队建立了吸入性烟雾造成的大鼠肺损伤模型，发现高压氧能减少中性粒细胞在损伤肺组织中聚集，并抑制吸入烟雾后血液循环中性粒细胞黏附，且预防性使用也能减少烟雾吸入性损伤。

第七节 电击伤

在电气化不断发展的今天，自然环境不断复杂，家用电器不断增多，人们在日常生活中被电击的概率也不断的增多。电击对人们的生命健康产生了巨大的影响，严重影响到人们正常的生活质量。在临床上也有电击伤患者进行高压氧治疗。

【定义】人体与电源直接接触后，电流进入人体造成机体组织损伤和功能障碍，临床上除表现在电击部位的局部损伤，尚可引起全身性损伤，主要是心血管和中枢神经系统的损伤，严重的可导致心跳呼吸停止。

【诊断】

1. **触电史。**

2. **全身表现** 主要是中枢神经系统受抑制，尤其是自主神经系统。

3. **局部表现** 主要是通电进出口和电流通过路线上皮肤与组织的烧伤。

【临床表现】

（1）电性昏迷：患者触电后，常有短暂性的昏迷，占20%～50%，意识多能恢复，若头部有击伤区，除短暂的昏迷外还可出现神志恍惚、兴奋，CT检查可发现有局部脑水肿，继之脑软化。发生在非功能区时无定位症状出现，经治疗后可恢复，脑部可无后遗表现。

（2）血红蛋白尿及肌红蛋白尿：治疗及时多能恢复，严重时会出现一定的肾脏损害。

（3）呼吸暂停（假死状态）、休克、心室纤颤：在严重患者常有出现。如抢救不及时可立即死亡，呼吸停止后人工呼吸时间要长，直至呼吸恢复稳定为止。

（4）局部表现：有出入口损伤区，沿电流经过的区域发生灼伤轻者为半圆形黄色或褐色干燥灼伤，偶见水疱，与正常皮肤界限清楚。骨周围软组织坏死常见，骨关节损伤外露；严重的可损伤头部，形成洞穿性缺损；也可形成腹部洞穿性缺损、肠损伤和肺损伤等。

（5）跳跃性损伤口：上肢触电后，常出现腕、肘前以及腋部的损伤，这可能是由于触电时，肌肉受刺激收缩，上肢屈曲状，于手腕、肘前和腋下形成新的短路所致。

（6）血管壁损伤：血液是良导体，电流易于通过，引起血管壁损伤，进而发生血管栓塞，血管破裂，引起继发性的局部组织坏死，肢体坏死。

（7）伤口特点：出现延迟性局部组织坏死，伤口不断加深扩大。其原因与电击伤致使局部继发性血管栓塞、破裂，组织继发感染坏死等有密切关系，同时它还与电流及强电场致使局部组织细胞膜损伤和逐渐出现的组织坏死有关。

（8）并发伤：如在高空作业时触电，昏迷后跌下，易发生颅脑外伤及骨折；雷电伤时易出现撕裂伤。

【常规治疗】

1. **现场急救** 立即切断电源，或用不导电的物体拨离电源；呼吸心跳骤停者进行心肺复苏；复苏后还应注意心电监护。

2. **液体复苏** 补液量不能根据其表面烧伤面积计算，对深部组织损伤应充分估计。

3. 清创时如有部位肿胀应切开减张，包括筋膜切开减压。

4. **早期全身应用较大剂量的抗生素** 因深部组织坏死供氧障碍，应特别警惕厌氧菌感染，局部应暴露，过氧化氢溶液冲洗、湿敷。注射破伤风抗毒素是绝对指征。

【高压氧治疗】

1. **治疗原理**

（1）高压氧能显著提高组织的氧张力，增加氧在毛细血管间的弥散距离，改善组织的供氧和微循环，有利于消除酸中毒和减轻组织的水肿。

（2）对于脑损伤而言，高压氧可减轻脑水肿、降低颅内压，提高椎动脉血流量、刺激网状上行激活系统。加快昏迷患者的苏醒。

（3）高压氧能抑制厌氧菌的感染，有利于复合伤的治疗。

2. **治疗方法**　压力 0.2 ~ 0.25MPa，每次面罩吸纯氧 80min，中间通风换气休息 10min，加压、减压各 20min，10 次为 1 疗程，治疗 2 个疗程以上。

3. **注意事项**

（1）电击伤可引起骨筋膜室综合征及横纹肌溶解，高压氧治疗过程中应谨防电击伤并发症的进展，且评估疗效时考虑近期及远期效果。

（2）脑水肿发生前（电击伤后 24h 内）行首次高压氧治疗是改善脑复苏效果的关键，早期高压氧治疗对预后有决定性的影响。颅内压高于正常范围患者如行高压氧治疗需密切观察神志及瞳孔变化，延长减压时间。

（3）对于电击伤后需植皮的患者应在围术期间坚持进行高压氧治疗，可提高植皮的成功率。

（4）电击伤患者高压氧治疗时如使用敷料应为无油医用敷料，避免引起氧舱内安全事故。

4. **循证医学评价**　目前仅有个案报道高压氧治疗电击伤心肺复苏后患者的疗效，患者电击伤如脑组织损伤意识障碍程度重，清醒后多有认知功能障碍，高压氧治疗对改善预后有显著效果。

第八节　更年期综合征

更年期是人体由成熟走向衰老的过渡阶段，更年期综合征是指在更年期出现的以自主神经系统功能紊乱及代谢障碍为主的一系列症状。

【临床表现】更年期综合征多发生于女性的 40 ~ 60 岁，大多数妇女可出现轻重不等的症状。大部分的更年期妇女能自行缓解，其中约 25% 的妇女症状比较严重，影响生活和工作，需要治疗。年轻妇女因手术切除双侧卵巢，或经放射治疗后，也可出现更年期综合征。

更年期综合征临床症状多样，一般可出现如下表现：

（1）性衰老：女子 50 岁之后，出现性激素分泌下降或部分中止、性欲淡漠、性厌烦、性生理损伤、性功能萎缩。多数妇女即自然出现生育和激素周期性变化中止现象，阴道黏膜萎缩，其润滑能力减弱，造成性交困难（性交疼痛），阴道皱襞及阴道壁弹性消失，乳房萎缩、悬垂。

（2）心血管症状：潮红、潮热、出汗、心悸、头痛、头晕，甚至血压增高、心绞痛等。

（3）精神神经症状：忧虑抑郁，易激动，失眠，烦躁，注意力不集中，健忘等。

（4）月经改变和生殖系统改变：月经紊乱，外阴及阴道萎缩，易发生老年性阴道炎、子宫及阴道脱垂等。

（5）其他：骨质疏松，关节及肌肉痛，膀胱、尿道的症状等。

【诊断】更年期出现上述症状即可诊断，但需先除外心血管、泌尿生殖系统的器质性病变及精神分裂症。

【常规治疗】

（1）激素替代疗法：激素替代疗法可以防治骨质过快丢失，从而稳定了骨密度，减少骨质疏松性骨折的发生，此外，激素替代疗法补充生理需要的雌激素，可维持正常的血脂代谢，对心脏有保护作用，也可提高绝经妇女的记忆能力。研究人员也发现该疗法有增加患心脏病、脑卒中、血栓和乳腺癌的风险，临床医生应掌握治疗的时机及其适应证与禁忌证，采用个体化方案，尽量降低不良反应，做到合理应用。

（2）心理治疗与健康教育：现代医学模式已由单纯的生物医学模式转化为生物 - 心理 - 社会综合模式，由偏重于躯体因素同时转向患者的心理创伤和反应，由着眼于生物学因素分析转向重视社会因素的作用，因此，针对女性在更年期阶段产生的心理问题，心理疗法和健康教育则成为不可忽视的手段。

（3）中医辨证论治：中医辨证论治更年期综合征时进行了分型，并分别开出不同的药方。大量研究显示，中医治疗不同类型更年期综合征的疗法已被广泛应用，并产生良好的治疗效果。但中医治疗仍存在问题，需要构建中医治疗症状诊断标准，有效的评估体制，针对患者的主要症状和发病机制建立具体的治疗方案。

【高压氧治疗】

1. **治疗原理** 高压氧治疗调节下丘脑、卵巢实际的分泌水平，逐步改善雌性激素的活性水平，降低患者的更年期代谢产物，对更年期综合征有一定的治疗效果。

2. **治疗方法** 治疗压力采用 1.8 ~ 2.0MPa，加压治疗 15min，稳压 40min，减压 15min，1 次治疗时间为 70min，每日 1 次，10 次 1 个疗程，2 ~ 3 个疗程。

3. **注意事项**

（1）更年期综合征患者女性居多，近年来发现男性也有类似更年期综合征的症状。

（2）更年期综合征常伴有抑郁、焦虑、失眠等精神神经症状，建议高压氧治疗同时定期进行心理治疗及健康教育。

4. **循证医学评价** 国内外暂未见高压氧治疗更年期综合征的临床随机对照试验。

第九节 抑郁症

抑郁症是一种常见的临床医学疾病，对人的感觉、思考和行为产生负面影响。抑郁症状并不是所有人都经历过的。有些人可能总是感到疲劳注意力难以集中，而其他人可能会在没有明确原因的情况下感到特别烦躁。抑郁会影响一个人的饮食或睡眠方式，影响他 / 她对自己的看法或他 / 她对世界的看法，它不是短暂的悲伤，是长期的心理问题。

【临床表现】

1. **心境低落**　主要表现为显著而持久的情感低落，抑郁悲观。轻者闷闷不乐、无愉快感、兴趣减退，重者痛不欲生、悲观绝望、度日如年、生不如死。典型患者的抑郁心境有晨重夜轻的规律变化。在心境低落的基础上，患者会出现自我评价降低，产生无用感、无望感、无助感和无价值感，常伴有自责自罪，严重者出现罪恶妄想和疑病妄想，部分患者可出现幻觉。

2. **思维迟缓**　患者思维联想速度缓慢，反应迟钝，思路闭塞。临床上可见主动言语减少，语速明显减慢，声音低沉，对答困难，严重者交流无法顺利进行。

3. **意志活动减退**　患者意志活动呈显著持久的抑制。临床表现行为缓慢，生活被动、疏懒，不想做事，不愿和周围人接触交往，常独坐一旁，或整日卧床，闭门独居、疏远亲友、回避社交。严重时连吃、喝等生理需要和个人卫生都不顾，蓬头垢面、不修边幅，甚至发展为不语、不动、不食，称为“抑郁性木僵”，但仔细精神检查，患者仍流露痛苦抑郁情绪。伴有焦虑的患者，可有坐立不安、手指抓握、搓手顿足或踱来踱去等症状。严重的患者常伴有消极自杀的观念或行为。

4. **认知功能损害**　研究认为抑郁症患者存在认知功能损害。主要表现为近事记忆力下降、注意力障碍、反应时间延长、警觉性增高、抽象思维能力差、学习困难、语言流畅性差、空间知觉、眼手协调及思维灵活性等能力减退。认知功能损害导致患者社会功能障碍，而且影响患者远期预后。

5. **躯体症状**　主要有睡眠障碍、乏力、食欲减退、体重下降、便秘、身体任何部位的疼痛、性欲减退、阳痿、闭经等。躯体不适可涉及各脏器，如恶心、呕吐、心慌、胸闷、出汗等。自主神经功能失调的症状也较常见。病前躯体疾病的主诉通常加重。睡眠障碍主要表现为早醒，一般比平时早醒 2 ~ 3h，醒后不能再入睡，这对抑郁发作具有特征性意义。有的表现为入睡困难，睡眠不深；少数患者表现为睡眠过多。体重减轻与食欲减退不一定成比例，少数患者可出现食欲增强、体重增加。

【诊断】抑郁症的诊断主要应根据病史、临床症状、病程及体格检查和实验室检查，典型病例诊断一般不困难。国际上通用的诊断标准一般有 ICD-10 和 DSM-IV。国内主要采用 ICD-10，是指首次发作的抑郁症和复发的抑郁症，不包括双相抑郁。患者通常具有心境低落、兴趣和愉快感丧失、精力不济或疲劳感等典型症状。其他常见的症状是：①集中注意的能力降低；②自我评价降低；③自罪观念和无价值感（即使在轻度发作中也有）；④认为前途暗淡悲观；⑤自伤或自杀观念或行为；⑥睡眠障碍；⑦食欲下降。病程持续至少 2 周。

【常规治疗】

抑郁发作的治疗要达到三个目标：①提高临床治愈率，最大限度地减少病残率和自杀率，关键在于彻底消除临床症状；②提高生存质量，恢复社会功能；③预防复发。

1. **药物治疗** 药物治疗是中度以上抑郁发作的主要治疗措施。目前临床上一线的抗抑郁药主要包括选择性5-羟色胺再摄取抑制剂（SSRI，代表药物氟西汀、帕罗西汀、舍曲林、氟伏沙明、西酞普兰和艾司西酞普兰），5-羟色胺和去甲肾上腺素再摄取抑制剂（SNRI，代表药物文拉法辛和度洛西汀）、去甲肾上腺素和特异性5-羟色胺能抗抑郁药（NaSSA，代表药物米氮平）等。传统的三环类、四环类抗抑郁药和单胺氧化酶抑制剂由于不良反应较大，应用明显减少。

2. **心理治疗** 对有明显心理社会因素作用的抑郁发作患者，在药物治疗的同时常需合并心理治疗。常用的心理治疗方法包括支持性心理治疗、认知行为治疗、人际治疗、婚姻和家庭治疗、精神动力学治疗等，其中认知行为治疗对抑郁发作的疗效已经得到公认。

3. **物理治疗** 近年来出现了一种新的物理治疗手段-重复经颅磁刺激（rTMS）治疗，主要适用于轻中度的抑郁发作。

4. **中医治疗** 抑郁症的中医治疗暂无循证医学证据支持，一些中医疗法或药物可缓解症状，建议在正规机构的医师指导下治疗。

【高压氧治疗】

1. **治疗原理**

（1）高压氧使脑脊液、脑组织中的氧含量增加，氧分压增高，氧弥散能力加强，有利于改善脑缺血缺氧，加速能量合成，增加脑细胞的功能和活性，促使失调的大脑皮质功能活动得到恢复。

（2）高压氧治疗对大脑皮质功能调节具有双向性，能改善睡眠，增强记忆力，提高思维能力。

（3）高压氧可刺激机体出现以神经、内分泌紧张度升高为特征的应激反应，去甲肾上腺素分泌增加，可调节细胞内NO的生成。NO是一种血管、神经活性物质，具有调节脑血流量、促进或抑制递质、参与突触可塑性等作用，与学习、记忆相关。

（4）清除自由基。

2. **治疗方法** 治疗压力为0.2MPa，1次/d，每次100min，10次为1个疗程，根据患者抑郁程度，连续治疗2～3个疗程。

3. **注意事项** 高压氧治疗抑郁患者评估疗效可在疗程满3个月时进行评定，每次评定患者的日常生活活动能力和抑郁心理。评定应由同一医师完成。

4. **循证医学评价** 高压氧治疗抑郁症的报道主要为基础疾病合并抑郁症，如脑外伤、脑卒中、帕金森病后的抑郁症，或联合药物治疗抑郁症研究。均缺乏严格的随机对照试验。

第十节 体外受精-胚胎移植

体外受精-胚胎移植（In vitro fertilization-embryo transfer，IVF-ET）是指从女性体内

取出卵子，在器皿内培养后，加入经技术处理的精子，待卵子受精后，继续培养，到形成早期胚胎时，再转移到子宫内着床，发育成胎儿直至分娩的技术。体外受精主要解决女性不孕问题，对于开展人类胚胎学和遗传工程学的研究也具有重要意义。

【高压氧治疗】

1. 治疗原理

（1）高压氧对子宫内膜容受性的影响：高压氧应用可确保足够的氧分子提供给线粒体。氧分子以扩散形式随体液从肺部运输到子宫内膜细胞内，而含有正常氧量的线粒体产生充足的 ATP，活跃增生期功能层内膜的细胞膜核糖体有丝分裂、胚胎质量和黄体支持等。目前通过对微循环的研究已证实，在 IVF-ET 治疗中高压氧能提高子宫内膜容受性、卵巢反应、卵子质量及精子质量，从而达到提高助孕成功率的目的。

（2）高压氧提高组织的氧分压和氧含量，加速细胞的分裂和移动速度，改善子宫内环境，刺激内膜生长。

（3）高压氧能增强缺血低氧睾丸组织的氧化 - 还原反应，促进细胞膜的稳定性，改善生殖器官的微循环，有效提高精子发生的氧化还原过程。并能保护睾丸组织的正常结构及其生精功能的改善，提高精液质量和正常精子的形态，使精子密度、活力、活动率明显提高，精子的畸形率明显下降。

2. 治疗方法

（1）精索静脉曲张男性高压氧治疗：行精索静脉高位结扎术后 3 天行高压氧治疗，加压 30min，压力 0.2MPa，稳压后戴面罩吸氧 50min，中间休息 10min，最后经 30 ~ 40min 减压出舱，每日 1 次，行 40 次治疗。

（2）不孕女性：月经第 5 天开始接受连续 7d 高压氧治疗，压力为 0.2MPa，稳压吸氧 70min。

3. 注意事项　高压氧治疗对孕妇、育龄期夫妇性细胞的作用暂无严谨的人体实验，也缺乏其对远期婴儿影响的研究，从孕妇接受高压氧治疗的报道暂未见不良反应，故用于辅助生殖时需衡量利弊。

4. 循证医学评价　从高压氧与体外受精 - 胚胎移植临床应用来看，高压氧能提高子宫内膜容受性、卵巢反应、卵子质量及精子质量，从而达到提高助孕成功率的目的，临床试验仍需大样本的研究验证及长期观察出生婴儿的远期情况。

第十一节　呼吸系统疾病与高压氧医学

高压氧治疗是指在高压环境下吸入高浓度氧气或纯氧而治疗疾病的一种方法。呼吸系统是高压氧进入机体的首站，对于高压氧治疗的机制形成和效果好坏起着关键性作用。而且临床上呼吸系统的一些疾病，如慢性阻塞性肺病、肺不张、肺气肿、支气管扩张等，高压氧可能或者不会作为其一种治疗方法而被应用，但常常作为高压氧治疗一些疾病的并发症与合并症（脑卒中患者合并慢性阻塞性肺病或肺气肿、脉管炎患者合并有支气管扩张等）而出现。甚至有些肺部疾病，如肺大疱、肺不张、呼吸道梗阻、肺栓塞等，还可能是高压氧治疗的副作用或不良反应。这时，我们应该对呼吸系统的一些疾病与高压氧治疗相互关系与影响有所了解。

一、慢性阻塞性肺病

慢性阻塞性肺病是一种常见的、可以预防和治疗的疾病，以持续呼吸症状和气流受限为特征，通常是由于明显暴露于有毒颗粒或气体和/或肺泡异常所导致。慢阻肺是高压氧治疗有一定效果的疾病，但其并发症如肺气肿、肺大疱等对高压氧治疗是不安全因素。

【高压氧治疗】

1. 治疗原理

（1）能显著改善稳定期慢阻肺患者的动脉血气与肺功能水平，使气流受限得以排除，其肺通气功能明显提升。

（2）能明显改善稳定期慢阻肺患者的细胞免疫功能，纠正患者的缺氧和 CO_2 潴留，提高患者的肺通气功能。

（3）有效治疗慢阻肺的一些并发症，如认知障碍、抑郁症、胃食管反流等。

2. 治疗方法 轻中度、稳定期患者可按常规方案治疗，压力宜偏低（1.8ATA）。药物综合治疗增加疗效。

3. 注意事项

（1）并发肺癌：暂不予高压氧治疗。

（2）并发慢性呼吸衰竭：常为Ⅱ型呼吸衰竭，合并 CO_2 潴留，是高压氧治疗的不安全因素。

（3）并发肺气肿：按肺气肿原则处理。

（4）并发自发性气胸：高压氧治疗禁忌证，处理后方能进舱。

（5）并发肺大疱：按肺大疱处理原则处理。

4. 循证医学评价 慢阻肺部分患者常年需氧疗。高压氧的疗效实验设计难以做到随机对照。据临床观察，高压氧治疗可减少慢阻肺发展成肺心病，可考虑应用于临床。

二、肺水肿

肺间质（血管外）液体积聚过多并侵入肺泡空间。听诊两肺表现呼吸困难，可出现严重低氧血症。有湿性啰音，咳出粉红色泡沫样痰液，表现呼吸困难，可出现严重低氧血症。

【病因学分类】

1. **心源性肺水肿**　又称静压性肺水肿，左心功能不全所致，主要见于急性心肌梗死、心肌炎、风湿性心脏病二尖瓣狭窄及心肌病等。

2. **非心源性肺水肿**　①弥漫性肺泡损伤致通透性肺水肿：以 ARDS 常见。②无弥漫性肺泡损伤致通透性肺水肿：如输液、药物急性反应及免疫治疗，以间质性水肿为主；③混合性肺水肿：兼有静压性及通透性肺水肿，如复张性肺水肿、神经性肺水肿、高原性肺水肿等。

【临床表现】

1. **Ⅰ期（细胞水肿）**　临床表现轻微，常有烦躁、失眠、心慌、气短、血压升高等。

2. **Ⅱ期（间质性肺水肿）**　有胸闷、阵发性呼吸困难、呼吸浅快、可有端坐呼吸、面色苍白、脉速；肺部可无湿啰音，此时血气分析示 PaO_2 与 PCO_2 可轻度降低。

3. **Ⅲ期（肺泡性肺水肿）**　表现为突然发作或原有的症状骤然加重，呼吸极度困难、发绀、湿冷、大汗、端坐呼吸，咳嗽，咳大量白色泡沫痰或粉红色泡沫痰，患者精神紧张、有濒死感，血压升高。肺部可听到广泛的湿性啰音及干性啰音，湿啰音随体位改变，坐位与站位以中下肺部明显，仰卧位时背部明显。血气分析示低氧血症和低碳酸血症，后期转为高碳酸血症。

4. **Ⅳ期（休克）**　由于肺水肿继续发展、液体的继续外渗，更加重了低氧血症与血容量的减少，同时使心脏收缩无力，引起呼吸循环的障碍，产生心源性休克：特征是低血压（收缩压 < 90mmHg）或平均血压（MBP）下降 > 30mmHg 和组织低灌注状态：少尿 [尿量 < 17ml/h 或 < 0.5ml/（kg · h）]，发绀、大汗和皮肤湿冷等。

5. **Ⅴ期（终末期）**　未能及时抢救休克，或治疗不当，最后导致呼吸循环衰竭而死亡。

在临床实际中，许多患者表现并不典型，例如：非常严重的患者可能仅表现为或满肺哮鸣音，或呼吸音低，但 X 胸片显示肺水肿。

【常规治疗】

1. **病因治疗**　缓解和根本消除肺水肿的积极措施。

2. 充分供氧和机械通气治疗，纠正低氧血症。

3. 降低肺血管静水压，提高血浆胶体渗透压，改善肺毛细血管通透性。

4. 保持患者镇静，预防和控制感染。

【高压氧治疗】

1. **治疗原理**

（1）高压氧可以有效使肺泡氧分压迅速升高，增大肺间质两侧的氧压，使氧易于通过水肿的血气屏障，有效改善人体内的缺氧状态，避免因缺氧引起的肺血管收缩等并发症，纠正肺水肿的低氧血症和代谢性酸中毒，改善呼吸功能。

（2）高压氧治疗形成的高气压通过物理作用使得毛细血管静水压和肺组织间隙内的气

压大大低于肺泡内的气压有效防止了渗出作用，从而促进肺水肿的消失。

（3）高压氧能增强内皮细胞内源性 NOS 表达，抑制 ICM1 表达，减少中性粒细胞对内皮细胞的黏附，减轻肺组织白细胞渗出及肺泡隔增厚，阻断炎症反应的恶性循环，减轻全身炎症反应和肺损伤。

（4）HBO 治疗可以增强机体吞噬细胞吞噬坏死组织能力，加速病灶清除：组织缺氧得到改善，从而修复肺水肿破损的毛细血管内皮细胞和肺泡上皮细胞。

（5）HBO 治疗促进血液中纤溶过程，加速微血栓溶解，防止新血拴形成。

2. **治疗方法**　治疗压力常规为 0.20 ~ 0.25MPa（2.0 ~ 2.5ATA）。如肺内动 - 静脉分流严重，低氧明显时，可采用 0.25MPa（2.5ATA），甚至 0.3MPa 至 0.4MPa，稳压吸氧时间多为 1h 即可。发病初期、病情危重、缺氧显著者可每日进行 2 ~ 3 次治疗，每次吸氧时间相应缩短；待病情稳定后再改每日 1 次。病情基本痊愈即可停止，一般不超过 2 ~ 3 个疗程（1 个疗程 10 次）。

3. **注意事项**

（1）本病应以常规治疗为主，HBO 治疗为辅。常规治疗包括药物、机械通气等。常规治疗应在 HBO 治疗前和后进行，有条件者也可在高压舱内 HBO 治疗的同时进行。

（2）治疗压力过高时易发生氧中毒、减压病等，而压力过低不利于控制肺水肿。减压时间宜稍长（一般超过 30min），防止肺水肿反跳。在加压治疗时肺水肿控制，减压过程中或减压后肺水肿重新出现，称为肺水肿反跳。在吸氧末期或吸氧刚结束时肺水肿加重应考虑肺型氧中毒。因两者处理原则不同，故需注意区别。

（3）HBO 治疗应越早越好，尽快阻断恶性循环，使病情向好的方向转归。

（4）目前认为氧中毒的根本原因是 HBO 条件下超氧化自由基增多对各个脏器造成损害。因此，在进行 HBO 治疗时应服用抗氧化剂（自由基清除剂），如：维生素 C、E，银杏叶制剂、还原型谷胱甘肽等。

（5）对于左心衰患者，当射血分数小于 35% ~ 40% 时，高压氧治疗时有并发肺水肿可能（1‰ ~ 2‰），所以此类患者肺水肿不宜高压氧治疗。

4. **循证医学评价**　高压氧治疗各种原因引起的肺水肿效果良好。但仅为一些临床病例报告，无严格的临床随机对照实验评估高压氧治疗对肺水肿的影响。

三、尘肺

一般指肺尘埃沉着病。肺尘埃沉着病是由于在职业活动中长期吸入生产性粉尘（灰尘），并在肺内潴留而引起的以肺组织弥漫性纤维化（瘢痕）为主的全身性疾病。在临床工作中高压氧治疗尘肺患者开展得非常有限，但都取得了一定疗效。

【高压氧治疗】

1. **治疗原理**　提高机体的氧输送与免疫功能，且可改变机体血液流变学，能够促进局部组织缺氧水肿，且能够增加机体对缺血和感染的正常应答，进一步改善肺功能。

2. **治疗方法**　压力 2.0ATA，加压 20min，吸氧 80min，减压 20min，每天治疗 1 次，连续治疗 20 ~ 30 次。

3. **注意事项**　高压氧治疗同时应注重常规护理，预防感冒、上呼吸道感染，改善不良生活习惯，如饮酒、吸烟。有合并症的积极治疗合并症。

4. **循证医学评价**　目前研究表明尘肺病患者采用高压氧辅助治疗可有效改善其血气分析（SpO_2、PaO_2、$PaCO_2$）和肺功能（FVC、FEV1 及 MVV）。

四、支气管扩张

支气管扩张是各种原因引起的支气管树异常和持久性扩张，导致反复发生化脓性感染的气道慢性炎症。

【临床表现】

1. **病史**　童年有麻疹、百日咳、支气管肺炎病史，且迁延不愈。以后常有呼吸道反复发作感染。

2. **典型症状**

（1）反复肺感染，同一肺段迁延不愈，引流差、易感染。

（2）慢性咳嗽、大量脓痰。

（3）反复咯血。

3. **慢性咳嗽伴大量脓性痰**

（1）痰量与体位改变有关：晨起或入夜卧床时，咳嗽、痰量增多。

（2）呼吸道急性感染时：黄绿色脓痰明显；小量：< 10ml，中量：10 ~ 150ml，大量：> 150ml。

（3）收集痰液于玻璃瓶中分离为四层：上层为泡沫，下层为脓性成分；中为混浊黏液；底层为坏死组织沉淀物。

（4）若有厌氧菌混合感染：有臭味。

（5）常见细菌：铜绿假单胞菌、金黄色葡萄球菌、流感嗜血杆菌、肺炎球菌。

4. **咯血**

（1）反复发生，50% ~ 70%。

（2）程度不等：从小量痰血至大量咯血：小 < 100ml，中 100 ~ 500ml：大 > 500ml，或者一次咯血 > 100ml；咯血量与病情严重程度有时不一致；支气管扩张咯血后一般无明显中毒症状。

（3）干性支气管扩张：反复咯血，平时无咳嗽、脓痰等呼吸道症状；支气管扩张多位于引流良好部位：上叶支气管，且不易感染。

5. **慢性感染中毒症状**　表现为发热、纳差、乏力、消瘦、贫血等症状。

6. **慢性重症支气管扩张** 肺功能严重障碍；劳动力明显减退；活动即有气急；发绀、伴有杵状指（趾）。

7. **体征** 听诊闻及湿性啰音是支气管扩张症的特征性表现；杵状指（趾）；部分患者可出现发绀。晚期合并肺心病的患者可出现右心衰竭的体征。

【高压氧治疗】

1. **治疗方法** 支气管扩张涉及高压氧治疗的文献报道资料极少，其中均建议应用压力宜偏低，加减压时间宜延长。

2. **注意事项**

（1）目前国际国内支气管扩张均未纳入高压氧治疗适应证。《中华医学会高压氧分会关于“高压氧治疗适应证与禁忌证”的共识（2018版）》中未提及支气管扩张。但前几版均将支气管扩张列为相对禁忌证。

（2）支气管扩张所涉及的如肺部感染、咯血、肺功能下降（Ⅱ型呼吸衰竭）、肺气肿、肺大疱、气胸等，均为高压氧治疗禁忌证。

3. **循证医学评价** 高压氧辅助治疗支气管扩张目前仅有个例报道，未见临床随机对照试验。

五、肺不张

肺不张指一个或多个肺段或肺叶的容量或含气量减少。由于肺泡内气体吸收，肺不张通常伴有受累区域的透光度降低，邻近结构（支气管、肺血管、肺间质）向不张区域聚集，有时可见肺泡腔实变，其他肺组织代偿性气肿。肺不张可分为先天性或后天获得性两种。肺不张不是高压氧治疗的适应证，临床基本上不会因单纯肺不张疾病而进行高压氧治疗。

【病因】可分为阻塞性和非阻塞性。阻塞性可分为黏液或黏液脓性痰栓、异物吸入、肿瘤性支气管狭窄、非肿瘤性支气管狭窄（支气管结核、非特异性局限性支气管炎）、支气管结石。非阻塞性可分为粘连性、压迫性、瘢痕性、坠积性、医源性等。

【常规治疗】

1. **急性肺不张** 需要尽快去除基础病因。如果怀疑肺不张由阻塞所致而咳嗽、吸痰、24h的呼吸治疗与物理治疗仍不能缓解时或者患者不能配合治疗措施时，应当考虑行纤维支气管镜检查。纤支镜检查时可吸出黏液栓或浓缩的分泌物而使肺脏得以复张。如果怀疑异物吸入，应立即行支气管镜检查。

2. **肺不张患者的一般处理** ①卧位时头低脚高患侧向上，以利引流；②适当的物理治疗；③鼓励翻身咳嗽、深呼吸。如果在医院外发生肺不张，例如由异物吸入所致而又有感染的临床或实验室证据，应当使用广谱抗生素。住院患者应根据病原学资料和药敏试验选择针对性强的抗生素。神经肌肉疾病引起的反复发生的肺不张试用5～15cm H_2O 的经鼻导管持续气道正压（CPAP）通气可能有一定的帮助。

3. **慢性肺不张**　肺萎陷的时间越久，则肺组织毁损纤维化或继发支气管扩张的可能性越大。任何原因的肺不张均可继发感染，故若有痰量及痰中脓性成分增加应使用适当的抗生素，部分结核性肺不张通过抗结核治疗也可使肺复张。以下情况应考虑手术切除不张的肺叶或肺段：①缓慢形成或存在时间较久的肺不张，常继发慢性炎症使肺组织机化挛缩，此时即使解除阻塞性因素，肺脏也难于复张；②由于肺不张引起频繁的感染和咯血。如系肿瘤阻塞所致肺不张，应根据细胞学类型肿瘤的范围与患者的全身情况，决定是否进行手术治疗以及手术的方式，放射治疗与化疗亦可使部分患者的症状得以缓解。对某些管腔内病变可试用激光治疗。

【高压氧治疗注意事项】

（1）长时间呼吸纯氧的患者会发生肺部的损害，HBO 治疗时就更容易发生肺的损害。实验证明，常压下吸纯氧，连续 6h 会发生胸骨后疼痛，12h 会出现上呼吸道及肺的刺激症状，肺活量减少，若连续吸纯氧 24h 以上就可能发生肺炎。随压力增加，肺损害的发生加快，0.2MPa 以下，连续吸纯氧 3h 就会出现胸骨后疼痛及肺活量减少。HBO 治疗出现肺不张的时间及肺不张的范围及严重程度，与治疗时间及压力的关系，还有待进一步实验证明。

（2）临床上对长期应用高浓度氧可造成“过氧性缺氧”的危害认识不足，故在高压氧下应警惕过度供氧致肺泡表面活性物质产生减少，引起肺不张或肺实变，严重影响肺部的气体交换，造成不良后果。因此高压氧治疗阶段，应随时注意肺部情况，必要时胸片复查。

（3）HBO 对呼吸生理的影响可能加重肺不张的进一步发展，例如肺泡 - 动脉氧分压差升高可能使肺泡内氧气向血管弥散加快，与肺泡通气量降低协同促进肺不张的加重。

六、肺气肿

肺气肿是指终末细支气管远端的气道弹性减退，过度膨胀、充气和肺容积增大或同时伴有气道壁破坏的病理状态。按其发病原因肺气肿有如下几种类型：老年性肺气肿、代偿性肺气肿、间质性肺气肿、灶性肺气肿、旁间隔性肺气肿、阻塞性肺气肿。

【病因】①吸烟；②职业性粉尘和化学物质；③空气污染；④感染。

【临床表现】

1. 肺气肿患者常有多年的咳嗽咳痰史。稳定期咳嗽、咳痰可较轻，为白色黏痰；合并呼吸道感染时咳嗽、咳痰加重咳脓痰。乏力、纳差、体重减轻等，在老年肺气肿患者中十分常见。发热，合并感染时常见。嗜睡或烦躁不安、神志障碍、头痛、多汗、手扑翼样震颤等，多提示合并有呼吸衰竭的可能。尿少、下肢水肿、唇指发绀、心慌等，多提示合并有肺心病右心衰竭的可能。

2. 桶状胸、呼吸运动减弱；触觉语颤减弱或消失；叩诊呈过清音；听诊呼吸音减弱，呼气延长，并发感染时有湿啰音，剑突下搏动提示早期肺心病。

【诊断】根据慢支病史、肺气肿的临床表现、胸部X线检查、呼吸功能检查，一般可明确诊断。

【常规治疗】

1. **目的** 改善呼吸功能，提高患者工作、生活能力。

2. **方法** ①解除气道阻塞的可逆因素；②消除和预防气道感染；③控制咳嗽和痰液生成；④避免吸烟和其他有害气体刺激；⑤解除患者的精神焦虑和忧郁。

3. **具体措施** ①解痉、平喘；②抗感染；③呼吸肌功能锻炼；④氧疗。

【高压氧治疗】

1. 肺气肿常被视作为高压氧治疗的禁忌证，临床上肺气肿患者高压氧治疗少见，常常作为某些疾病的合并症出现。

2. 高压氧治疗过程中注意以下几点：①降低治疗压力（0.16～0.20MPa）；②放慢减压速度，延长减压时间，尤其是减压接近出舱时，更要放慢速度；③减压过程中严禁屏气；④肺气肿急性感染期咳嗽频繁时可暂缓进舱；⑤必要时使用支气管扩张剂，准备胸腔穿刺术等。

七、急性呼吸道梗阻

急性呼吸道梗阻是指突起的呼吸道任何部位发生梗阻或者狭窄，阻碍气体交换导致阻塞性呼吸困难。急性呼吸道梗阻是急症之中的急症，任何时候必须优先解除呼吸道梗阻，否则危及生命。呼吸道梗阻分为上呼吸道梗阻和下呼吸道梗阻。上呼吸道梗阻以吸气性呼吸困难为主，下呼吸道梗阻以呼气性呼吸困难为主。临床上急性呼吸道梗阻不是高压氧治疗的适应证，如呼吸道梗阻造成缺氧而引起的脑损伤等并发症常常需要高压氧治疗。另外，我们还要特别注意的是，急性呼吸道梗阻也可是高压氧治疗过程并发的紧急情况。所以我们应进一步地了解。

【病因】呼吸道梗阻的病因多种多样，按部位以声门为界分为上下呼吸道梗阻以及呼吸道内、外梗阻。常见病因如下：

1. **感染性因素** 各种感染性炎症如急性咽喉炎、白喉及咽后壁脓肿等。

2. **呼吸道外伤** 上呼吸道多见，直接的暴力性损伤、化学毒物的腐蚀、外伤性血肿及烧烫伤等。

3. **呼吸道异物** 气道异物是更急之急症，尤以儿童和昏迷患者多见，重症可致窒息死亡，轻者可引起远端肺不张、继发性感染。

4. **占位性病变** ①血肿、脓肿是较常见的原因，如咽后壁脓肿；②肿瘤管腔内或管壁良恶性肿瘤如错构瘤、血管瘤和癌等；③气道附近组织器官的肿瘤，压迫侵犯气道，多为慢性进行性，然而当气道狭窄的程度超过管径的75%以上，由于附加因素如黏痰等可导致急性气道梗阻，产生严重的呼吸困难，甚至窒息死亡。

5. **喉声带疾病**　喉痉挛、喉水肿可由过敏性因素或血管神经性的原因引起。

6. **咯血**　咯血病死率与出血速度有关，窒息是常见死亡原因。

【院前急救】

1. 首先尽力清除口腔异物。

2. 怀疑气道异物可以首先采取腹部冲击法或胸部冲击法。

3. 紧急环甲膜切开术。

4. 吸氧。

【急诊治疗】

1. 考虑为气道异物，首先行腹部、胸部冲击法，若无效，及时行喉镜或气管镜操作取出异物。

2. 在声门或声门以下梗阻，快速行气管插管。

3. 低位气道梗阻，经气管镜插入能到达梗阻部位以下的气管插管或行气管切开，然后插入达隆突水平之气管插管。

4. 气管腔内型肿瘤引起的气管梗阻，也可以行急症手术。

5. 复发性多软骨炎、结核、肿瘤等炎症，或非炎症性疾病引起的气管狭窄．可考虑行气管支架术。

6. 大咯血患者立即头低脚高俯卧位，若明确出血部位，采取患侧卧位；尽早行硬性气管镜检查，清除气管内血液和血凝块，并可行压迫止血，或选择血管栓塞以及外科切除方法止血。

【高压氧治疗与急性呼吸道梗阻】

1. 急性呼吸道阻塞，如气管异物、缢伤、窒息等呼吸道阻塞解除后即可行高压氧治疗，以预防和治疗呼吸道阻塞引起的心脏、脑等并发症。

2. 昏迷、长期卧床、肺部感染等患者高压氧治疗时，应特别注意急性呼吸道梗阻的发生。

（1）高压氧治疗时呼吸阻力增加，呼吸道收缩变窄。

（2）高压氧环境下，吸入气体干燥，呼吸道分泌物及痰液易结节成团阻塞呼吸道。

（3）高压氧治疗可恢复长期卧床患者肺功能，促进肺深部痰液排出，但如果在高压氧治疗过程中不注意吸痰，易引起痰液梗阻。

（4）患者高压氧舱内呕吐误吸入呼吸道引起急性呼吸道梗阻。

3. 应观察患者是否呼吸不畅或有痰鸣音，按需吸痰、侧卧位（有利于排痰），切实保证呼吸道通畅。

4. 如在舱内发生急性呼吸道梗阻，立即按上述急救与治疗方法及步骤处理，并紧急减压出舱。

八、急性呼吸窘迫综合征

急性呼吸窘迫综合征（ARDS）是由肺内原因和/或肺外原因引起的，以顽固性低氧血症为显著特征的临床综合征，因高病死率而倍受关注。

【病因】急性呼吸窘迫综合征的病因包括肺内原因和肺外原因两大类。肺内原因包括：肺炎、误吸、肺挫伤、淹溺和有毒物质吸入；肺外因素包括：全身严重感染、严重多发伤（多发骨折、连枷胸、严重脑外伤和烧伤）、休克、高危手术（心脏手术、大动脉手术等）、大量输血、药物中毒、胰腺炎和心肺转流术后等。此外，按照致病原不同，ARDS的病因也可以分为生物致病原和非生物致病原两大类：生物致病原主要包括多种病原体，如细菌、病毒、真菌、非典型病原体和部分损伤相关分子模式（DAMPs）、恶性肿瘤等；非生物致病原主要包括酸性物质、药物、有毒气体吸入、机械通气相关损伤等。

【临床表现】急性呼吸窘迫综合征起病较急，可为24～48h发病，也可长至5～7d。主要临床表现包括：呼吸急促、口唇及指（趾）端发绀、以及不能用常规氧疗方式缓解的呼吸窘迫（极度缺氧的表现），可伴有胸闷、咳嗽、血痰等症状。病情危重者可出现意识障碍，甚至死亡等。体格检查：呼吸急促，鼻翼扇动，三凹征；听诊双肺早期可无啰音，偶闻及哮鸣音，后期可闻及细湿啰音，卧位时背部明显。叩诊可及浊音；合并肺不张叩诊可及实音，合并气胸则出现皮下气肿、叩诊鼓音等。

【诊断】1967年Ashbaugh首先提出ARDS的定义后，1994年美欧联席会议“AECC定义”、2007年我国《急性肺损伤/急性呼吸窘迫综合征诊断与治疗指南（2006）》、以及2012年“柏林定义”等，都是ARDS诊断逐渐发展的体现。目前，国际多采用“柏林定义”对ARDS作出诊断及严重程度分层。ARDS的柏林定义为：

1. **起病时间**　已知临床病因后1周之内或新发/原有呼吸症状加重。

2. **胸部影像**　即胸片或CT扫描，可见双侧阴影且不能完全用胸腔积液解释、肺叶/肺萎陷、结节。

3. **肺水肿**　其原因不能通过心衰或水负荷增多来解释的呼吸衰竭，如果没有危险因素，就需要客观评估排除静水压水肿。

4. **缺氧程度**　①轻度：$200mmHg < PaO_2/FiO_2 \leqslant 300mmHg$，PEEP或$CPAP \geqslant 5cmH_2O$，轻度ARDS组中可能采用无创通气；②中度：$100mmHg < PaO_2/FiO_2 \leqslant 200mmHg$，$PEEP \geqslant 5cmH_2O$；③重度：$PaO_2/FiO_2 \leqslant 100mmHg$，$PEEP \geqslant 5cmH_2O$，说明：如果所在地区纬度高于1 000米，应引入校正因子计算：[PaO_2/FiO_2（气压/760）]。

注：FiO_2：吸入氧浓度；PaO_2：动脉氧分压；PEEP：呼吸末正压；CPAP：持续气道正压。

此外，急性呼吸窘迫综合征患者诊疗过程中，常出现呼吸机相关性肺炎、呼吸机相关肺损伤、深静脉血栓形成、机械通气困难脱机、肺间质纤维化等症。

【常规治疗】急性呼吸窘迫综合征的治疗包括机械通气治疗与非机械通气治疗两

大类。

1. 机械通气是急性呼吸窘迫综合征患者的主要治疗手段。按照机械通气方式的不同，可以分为无创通气与有创通气，无创通气依赖面罩进行通气，有创通气则依赖气管插管或气管切开导管进行通气，二者选择需依赖具体病情而确定时机；目前，针对急性呼吸窘迫综合征患者的机械通气策略主要包括以下内容：肺保护通气策略 [小潮气量通气（LTVV）、压力限制性通气、允许性高碳酸血症（PHC）、反比通气、PEEP 应用等]、肺开放策略 [具体技术包括：肺复张（RM）、最佳 PEEP 应用以及机械通气模式的选择等]，以及机械通气辅助治疗 [气道内用药（一氧化氮、前列腺素）、俯卧位通气、体外模肺氧合技术等]。

2. 急性呼吸窘迫综合征的非机械通气治疗手段虽多，但至今尚未确定其可靠疗效。非机械通气治疗手段包括：肺水清除与液体管理、肺泡表面活性物质补充疗法、β 受体激动剂应用、他汀类药物应用、糖皮质激素应用、抗凝剂应用、抗氧化剂与酶抑制剂的应用、血液净化治疗、营养干预等；其有效治疗方法仍在继续探索。

【高压氧治疗】

1. 治疗机制

（1）有效改善机体缺氧状态，使肺泡渗液减少，受损肺泡上皮得以修复，阻断肺透明膜形成。

（2）升高肺泡内及肺间质内的压力，防治肺水肿。

（3）缺氧改善后肾功能改善，利尿和排钠功能增强，治疗肺水肿。

2. 治疗方法　常规治疗方法，治疗压力 0.2 ~ 0.25MPa（2 ~ 2.5ATA），1 次 /d，1 ~ 2 疗程。

3. 注意事项

（1）高压氧治疗加压时肺水肿消失，在减压时宜延长时间，也可在减压前给予地塞米松和呋塞米，以防减压时肺水肿反跳。

（2）ARDS病情危重，病程变化快，应注意综合治疗。高压氧治疗应严密监测生命体征及病情变化，随时作好应急处理准备。

4. 循证医学评价　有研究者采用高压氧治疗 1 例肺部挤压伤并发的 ARDS 患者和 5 例急性重症胰腺炎并发 ARDS 患者，其结果疗效显著。目前暂时无严格的临床随机对照试验评估高压氧治疗对 ARDS 患者或其他疾病合并 ARDS 患者的疗效。

九、肺栓塞

肺栓塞（pulmonary embolism，PE）是内源性或外源性栓子阻塞肺动脉引起肺循环障碍的临床和病理生理综合征，包括肺血栓栓塞症、脂肪栓塞综合征、羊水栓塞、空气栓塞、肿瘤栓塞等。其中肺血栓栓塞症（pulmonary thromboembolism，PTE）是最常见的 PE 类型，指来自静脉系统或右心的血栓阻塞肺动脉或其分支所致疾病，以肺循环和呼吸功能障碍为主要临床表现和病理生理特征，占 PE 的绝大多数。

【病因】

1. 栓子来源

（1）血栓于手术后 24～48h 内，腓静脉内血栓、盆腔静脉血栓是重要来源，多发生于妇科手术、盆腔疾患等。血栓性静脉炎可因血栓继续蔓延至深静脉形成肺栓塞，也可以是浅静脉血栓游离脱落到肺动脉形成肺栓塞。

（2）其他栓子如脂肪栓、空气栓、羊水、骨髓、转移性癌、细菌栓、心脏赘生物等均可引起本病。

2. 静脉血栓形成的条件

（1）血流淤滞。

（2）静脉血管壁损伤。

（3）高凝状态。

【临床表现】PE 缺乏特异性的临床症状和体征，给诊断带来一定困难，易被漏诊。

1. 症状　PE 的症状缺乏特异性，症状表现取决于栓子的大小、数量、栓塞的部位及患者是否存在心、肺等器官的基础疾病。多数患者因呼吸困难、胸痛、先兆晕厥、晕厥和/或咯血而被疑诊 PE。胸痛是 PE 常见症状，多因远端 PE 引起的胸膜刺激所致。中央型 PE 胸痛可表现为典型的心绞痛性质，多因右心室缺血所致，需与急性冠脉综合征（ACS）或主动脉夹层相鉴别。呼吸困难在中央型 PE 急剧而严重，而在小的外周型 PE 通常轻微而短暂。既往存在心衰或肺部疾病的患者，呼吸困难加重可能是 PE 的唯一症状。咯血，提示肺梗死，多在肺梗死后 24h 内发生，呈鲜红色，或数日内发生可为暗红色。晕厥虽不常见，但无论是否存在血液动力学障碍均可发生，有时是急性 PE 的唯一或首发症状。PE 也可以完全没有症状，只是在诊断其他疾病或者尸检时意外发现。

2. 体征　主要是呼吸系统和循环系统体征，特别是呼吸频率增加（超过 20 次/min）、心率加快（超过 90 次/min）、血压下降及发绀。低血压和休克罕见，但却非常重要，往往提示中央型 PE 和/或血液动力学储备严重降低。颈静脉充盈或异常搏动提示右心负荷增加；下肢静脉检查发现一侧大腿或小腿周径较对侧增加超过 1cm，或下肢静脉曲张，应高度怀疑 VTE。其他呼吸系统体征有肺部听诊湿啰音及哮鸣音，胸腔积液等。肺动脉瓣区可出现第二心音亢进或分裂，三尖瓣区可闻及收缩期杂音。急性 PE 致急性右心负荷加重，可出现肝脏增大、肝颈静脉反流征和下肢水肿等右心衰竭的体征。

【诊断】根据临床表现及相关检查心电图、心脏彩超、D-二聚体、动脉血气、放射性核素肺通气扫描、CTPA 可协助诊断或确诊。

【常规治疗】

1. 本病发病急，须做急救处理

（1）绝对卧床休息，高浓度吸氧。

（2）放置中心静脉压导管，测量中心静脉压，控制输液入量及速度。

（3）镇痛，有严重胸痛时可用吗啡皮下注射，休克者避免使用。

（4）抗休克治疗。

（5）解痉治疗。

2. 抗凝疗法　给予相应抗凝治疗，监测国际标准化比值稳定在 2.0～3.0，或根据患者栓塞面积大小及生命体征情况给予溶栓治疗后维持抗凝治疗。

3. 外科治疗

（1）肺栓子切除术：本方法死亡率高，但可挽救部分患者生命，必须严格掌握手术指征。

（2）腔静脉阻断术：主要预防栓塞的复发。方法有手术夹、伞状装置、网筛法、折叠术等。

【高压氧治疗】

1. 治疗机制

（1）高压氧能迅速改善栓塞区域的缺血状态，减少肺组织的缺血性坏死。

（2）高压氧能使肺Ⅱ型上皮细胞增生、肺泡表面活性物质分泌增加，从而使萎陷的肺泡膨胀，恢复气体交换的功能。

（3）高压氧可以使肺栓塞气体压缩，甚至溶解到血浆中，通过呼吸系统排出体外，同时高压氧也有利于氧气置换气栓中的氮气，进一步改善症状。

2. 治疗方法　肺栓塞患者不是高压氧治疗的适应证，临床开展的较少，从目前文献资料显示，①对于肺空气栓塞：建议按气栓症治疗方法处理；②对于肺脂肪栓塞：宜采用较低压力高压氧治疗（1.6～1.8ATA），1 次 /d，1 疗程即可。而对于其他肺栓塞不建议高压氧治疗。

3. 注意事项

（1）用高压氧治疗脂肪、血栓所致的急性肺栓塞时，治疗压力不宜过高。因为此时肺部疾患易发生氧中毒，且分压过高的氧使血管收缩严重，会加重肺动脉高压，影响心肺功能。

（2）长期卧床、手术后等患者高压氧治疗过程中应密切观察病情，监测体内凝血酶原时间、凝血酶时间、纤维蛋白原等指标，以防其形成静脉血栓，脱落后造成急性肺血栓栓塞发生。

4. 循证医学评价　临床上有一些肺栓塞（仅空气栓塞、脂肪栓塞）患者高压氧治疗的病例报道，文献资料显示都取得较好的疗效。但对于肺血栓栓塞患者未见采用高压氧治疗的临床报道。

十、呼吸衰竭

呼吸衰竭（respiratory failure）是指各种原因引起的肺通气和/或换气功能严重障碍，以致在静息状态下亦不能维持足够的气体交换，导致低氧血症伴（或不伴）高碳酸血症，进而引起一系列病理生理改变和相应临床表现的综合征。其临床表现缺乏特异性，明确诊断有赖于动脉血气分析：在海平面、静息状态、呼吸空气条件下，动脉血氧分压（PaO_2）< 60mmHg，伴或不伴二氧化碳分压（$PaCO_2$）> 50mmHg，并排除心内解剖分流和原发于心输出量降低等因素，可诊为呼吸衰竭。

【病因】完整的呼吸过程由相互衔接并同时进行的外呼吸、气体运输和内呼吸三个环节来完成。参与外呼吸即肺通气和肺换气的任何一个环节的严重病变，都可导致呼吸衰竭。

1. **气道阻塞性病变** 气管-支气管的炎症、痉挛、肿瘤、异物、纤维化瘢痕，如慢性阻塞性肺疾病（COPD）、重症哮喘等引起气道阻塞和肺通气不足，或伴有通气/血流比例失调，导致缺氧和 CO_2 潴留，发生呼吸衰竭。

2. **肺组织病变** 各种累及肺泡和/或肺间质的病变，如肺炎、肺气肿、严重肺结核、弥漫性肺纤维化、肺水肿、矽肺等，均致肺泡减少、有效弥散面积减少、肺顺应性减低、通气/血流比例失调，导致缺氧或合并 CO_2 潴留。

3. **肺血管疾病** 肺栓塞、肺血管炎等可引起通气/血流比例失调，或部分静脉血未经过氧合直接流入肺静脉，导致呼吸衰竭。

4. **胸廓与胸膜病变** 胸部外伤造成连枷胸、严重的自发性或外伤性气胸、脊柱畸形、大量胸腔积液或伴有胸膜肥厚与粘连、强直性脊柱炎、类风湿性脊柱炎等，均可影响胸廓活动和肺脏扩张，造成通气减少及吸入气体分布不均，导致呼吸衰竭。

5. **神经肌肉疾病** 脑血管疾病、颅脑外伤、脑炎以及镇静催眠剂中毒，可直接或间接抑制呼吸中枢。脊髓颈段或高位胸段损伤（肿瘤或外伤）、脊髓灰质炎、多发性神经炎、重症肌无力、有机磷中毒、破伤风以及严重的钾代谢紊乱，均可累及呼吸肌，造成呼吸肌无力、疲劳、麻痹，致呼吸动力下降而引起肺通气不足。

【临床表现】

1. **分类**

（1）按动脉血气分析分类：①Ⅰ型呼吸衰竭：缺氧无 CO_2 潴留，或伴 CO_2 降低（Ⅰ型），见于换气功能障碍（通气/血流比例失调、弥散功能损害和肺动-静脉样分流）的病例。②Ⅱ型呼吸衰竭：系肺泡通气不足所致的缺 O_2 和 CO_2 潴留，单纯通气不足，缺 O_2 和 CO_2 的潴留程度是平行的，若伴换气功能损害，则缺 O_2 更为严重。只有增加肺泡通气量，必要时加氧疗来纠正。

（2）按病程分类：按病程又可分为急性和慢性。急性呼衰是指前述五类病因的突发原因，引起通气，或换气功能严重损害，突然发生呼衰的临床表现，如脑血管意外、药物中毒抑制呼吸中枢、呼吸肌麻痹、肺梗塞、ARDS 等，如不及时抢救，会危及患者生命。慢性呼衰多见于慢性呼吸系统疾病，如慢性阻塞性肺病、重度肺结核等，其呼吸功能损害逐渐加重，虽有缺 O_2，或伴 CO_2 潴留，但通过机体代偿适应，仍能从事日常活动。

2. **症状**　除原发病症状外主要为缺氧和二氧化碳潴留的表现，如呼吸困难、急促、精神神经症状等，并发肺性脑病时，还可有消化道出血。

3. **体征**　可有口唇和甲床发绀、意识障碍、球结膜充血、水肿、扑翼样震颤、视神经乳头水肿等。

【诊断】本病主要诊断依据，急性的如溺水、电击、外伤、药物中毒、严重感染、休克；慢性的多继发于慢性呼吸系统疾病，如慢性阻塞性肺疾病等。结合临床表现、血气分析有助于诊断。

【常规治疗】

1. 首先积极治疗原发病，合并细菌等感染时应使用敏感抗生素，去除诱发因素。

2. 保持呼吸道通畅和有效通气量，可给于解除支气管痉挛和祛痰药物，如沙丁胺醇（舒喘灵）、硫酸特布他林（博利康尼）解痉，乙酰半胱氨酸、盐酸氨溴索（沐舒坦）等药物祛痰。必要时可用肾上腺皮质激素静脉滴注。

3. 纠正低氧血症，可用鼻导管或面罩吸氧，严重缺氧和伴有二氧化碳潴留，有严重意识障碍，出现肺性脑病时应使用机械通气以改善低氧血症。

4. 纠正酸碱失衡、心律紊乱、心力衰竭等并发症。

【高压氧治疗与呼吸衰竭】

1. 临床上呼吸衰竭患者采用高压氧治疗的文献报道较少。但高压氧治疗疾病中合并有呼吸衰竭的文献资料不少。

2. 文献资料中认为，高压氧治疗只限缺氧而不伴有二氧化碳潴留的 I 型呼吸衰竭。原因是高压氧对排出二氧化碳毫无作用，而且高氧分压下，静脉中氧合血红蛋白浓度增加，可削弱二氧化碳的运输能力，加重组织二氧化碳潴留。高压氧对呼吸道及肺泡组织有直接刺激作用，加上肺泡气滞留，减压过程中可能引起肺泡破裂，所以对于慢支阻塞性肺气肿及肺部感染等所致的呼吸衰竭高压氧治疗也是禁用的。

3. 文献资料显示，治疗方法均采用常规高压氧方案，并一致认为宜采用较低压力。

4. 高压氧治疗对呼吸衰竭患者的低氧血症、肺性脑病等有较好的疗效。

5. 急性呼吸衰竭病情危重，病情变化快，应注意综合治疗。高压氧治疗应严密监测生命体征及病情变化，随时作好应急处理准备。

十一、肺大疱

肺大疱指由于各种原因导致肺泡腔内压力升高，肺泡壁破裂，互相融合，在肺组织内形成的含气囊腔。可继发于肺气肿。常见于上肺野，肺大疱的气腔由脏胸膜、结缔组织及横行的细小血管所组成的薄膜包盖。肺大疱的壁是由结构破坏的肺组织所形成的。肺大疱是高压氧治疗的相对不安全因素和状况。

【病因及病理生理】

1. **肺大疱形成的主要原因** 先天或后天因素肺发育不全及肺部慢性炎症刺激，支气管痉挛，肺间隔破坏，支气管活瓣性阻塞，肺泡逐渐扩大、破裂、相互融合而形成。

（1）身体瘦高体型青少年、扁平胸的肺大疱（以先天因素为主）。

（2）继发于细支气管的非特异性的肺大疱（后天性肺大疱）。

（3）先天性胚胎发育问题引起的肺组织发育不全及肺弹力纤维先天发育不良，致组织萎缩、肺泡弹性减弱形成肺大疱。

2. **根据病理形态将肺大疱分为三种类型**

（1）Ⅰ型：狭颈肺大疱，突出于肺表面，并有一狭带与肺相连，多发生于中叶或舌叶，也见于肺上叶，常规胸片即可发现肺大疱的存在。

（2）Ⅱ型：宽基底部表浅肺大疱，位于肺表层，在脏层胸膜与气肿性肺组织之间，肺大疱腔内可见结缔组织间隔，但它不构成肺大疱的壁，可见于肺的任何部位。

（3）Ⅲ型：宽基底部深位肺大疱，结构与Ⅱ型相似，但部位较深，周围均为气肿性肺组织，肺大疱可伸展至肺门，可见于任何肺叶。

【临床表现】小的肺大疱本身不引起症状，单纯肺大疱的患者也常没有症状，有些肺大疱可经多年无改变，部分肺大疱可逐渐增大。肺大疱的增大或在其他部位又出现新的肺大疱，可使肺功能发生障碍并逐渐出现症状。可包括气短、气急，胸闷、胸痛，咳嗽、咯血，发绀等。

【辅助检查】

1. **胸部X线检查** 是诊断肺大疱最常用的方法。表现为肺野内大小不等、数目不一的薄壁空腔，腔内肺纹理稀少或仅有条索状阴影。

2. **胸部CT** 是有效的诊断方法，比X线更精确。能清晰的显示大疱的大小、数量及范围，明确大疱与肺实质的分界以及是否伴有其他肺部疾患，并有助于鉴别气胸和肺大疱。

3. **肺血管造影** 可准确表现肺血管受损的程度，以及肺大疱周围血管被挤压的情况。

4. **透视和呼气相胸片** 有助于发现肺大疱。

【常规治疗】肺大疱是一种不可逆转的肺部病损，故无有效的药物治疗。手术是唯一的治疗措施。

1. 偶然发现的无症状的肺大疱一般无需治疗，伴有慢性支气管炎或肺气肿的患者，主要治疗原发病变。

2. 有手术指征患者尽量手术。

3. 如果实质内肺大疱分布广泛，外科治疗仅为姑息性。

【高压氧治疗注意事项】

1. 原则上对进行高压氧治疗的患者进行常规胸部 CT 检查，排除肺部相关异常。

2. 原则上肺大疱≤ 1cm，壁厚＞ 1mm，非肺小泡（肺泡破裂后空气进入脏层胸膜下间隙，形成的肺小泡，也称为胸膜下肺大疱，其为位于脏胸膜与肺实质之间的肺泡外气腔，并非严格意义上的肺大疱），且单发或数量少的患者可进行高压氧治疗。

3. 对于直径＞ 1cm 或肺大疱数量多的患者，高压氧治疗时，发生气胸风险较大，原则上不予高压氧治疗，但病情需要高压氧治疗，医师要充分评估患者，患者及其家属要充分理解相关获益和风险，进行综合决定。

4. 肺大疱患者急性感染期、咳嗽频繁时，可暂缓进舱。

5. 肺大疱患者在舱内严禁屏气，可采用捏鼻闭嘴吞咽方式进行压力调节。

6. 高压氧治疗时，医师可采取降低治疗压力，放慢减压速度，延长减压时间，采用一级供氧等方式。

7. 高压氧治疗期间，需及时多次复查胸部 CT 评估肺大疱发展情况，若肺大疱融合、扩大明显，停高压氧治疗。

8. 肺大疱患者进行高压氧治疗时，安排在多人空气舱内，有条件者，可医务人员陪舱，另外准备好胸腔穿刺包等。

十二、气胸

气体进入胸膜腔造成积气状态，称为气胸。多因肺部疾病或外力影响使肺组织和脏层胸膜破裂，或靠近肺表面的细微气泡破裂，肺和支气管内空气逸入胸膜腔。未经处理的气胸是高压氧治疗的绝对禁忌证；也可能是高压氧治疗过程中的并发症与副作用。

【常规治疗】

1. **一般治疗**　气胸患者应绝对卧床休息，充分吸氧，尽量少讲话，使肺活动减少，有利于气体吸收和肺的复张。适用于首次发作，肺萎陷在20%以下，不伴有呼吸困难者。

2. **排气疗法**　适用于呼吸困难明显、肺压缩程度较重的患者，尤其是张力型气胸需要紧急排气者。血流动力学不稳定提示张力性气胸可能，需立即行锁骨中线第二肋间穿刺减压：①胸膜腔穿刺抽气法；②胸腔闭式引流术。

3. **胸膜粘连术**　由于自发性气胸复发率高，为了预防复发，用单纯理化剂、免疫赋活剂、纤维蛋白补充剂、医用黏合剂及生物刺激剂等引入胸膜腔，使脏层和壁层两层胸膜粘连从而消灭胸膜腔间隙，使空气无处积存，即所谓“胸膜固定术”。英国胸科协会（BTS）指南认为化学性胸膜固定术仅适用于不适宜外科手术治疗的持续性漏气患者，不推荐作为首选治疗方法。

4. **肺或大疱破口闭合法**　在诊断为肺气肿大疱破裂而无其他的肺实质性病变时，可在不开胸的情况下经内镜使用激光或黏合剂使裂口闭合。

5. **外科手术治疗** 美国胸内科医师学会（ACCP）和BTS指南均建议引流失败或引流超过4天才考虑手术治疗。近年来由于胸腔外科的发展，主要是手术方式的改进及手术器械的完善，尤其是电视胸腔镜器械和技术的进步，手术处理自发性气胸已成为安全可靠的方法。外科手术可以消除肺的破口，又可以从根本上处理原发病灶，如肺大疱、支气管胸膜瘘、结核穿孔等，或通过手术确保胸膜固定。因此外科手术是治疗顽固性气胸的有效方法，也是预防复发的最有效措施。有研究表明自发性气胸胸腔漏气超过4天或经过再次胸腔引流的患者行电视辅助胸腔镜手术（VATS）肺大疱切除钉扎加用机械性或化学性胸膜固定术安全有效。

6. **支气管镜下封堵治疗** 在常规胸腔闭式引流基础上，采用支气管镜下气囊探查及选择性支气管封堵术，封堵住通往破损肺的支气管达到治疗的目的。

【高压氧治疗与气胸】

1. 肺气压伤的发生率相当低，大多数低于2ATA的治疗没有任何病例报告。在多人舱，医生应该仔细听诊患者，气管移位和胸部不对称运动可能是体格检查的唯一发现。如突然胸部刺痛和呼吸不适的症状可怀疑是肺破裂，发现后应停止减压并做好胸腔穿刺术。气胸如果发生在单人舱更难发现和治疗，应注意严密观察。

2. **注意事项**

（1）自发性气胸为高压氧治疗的禁忌证。进舱前必须处理气胸。极少数一氧化碳中毒昏迷患者在接受高压氧治疗时可发展为张力性气胸。所以在急诊高压氧治疗中，建议对怀疑有此并发症可能的患者进行一系列的内科检查、动脉血气测定和胸透。

（2）有严重的肺大疱、严重的肺气肿患者不宜行高压氧治疗，以免发生气胸的发生。

第十二节　高压氧医学在特殊环境疾病的应用

特殊环境是指人们极少遇到的环境。如南北极超低温、高山缺氧、沙漠干旱、风沙、赤道丛林、高温高湿、地方病高发区、水下环境、外层空间环境，以及冲击、爆炸、辐射、强磁场、高频噪声等环境。特殊环境起的疾病种类繁多，高压氧在一些疾病的治疗起到了很好疗效，本节仅对航空航天环境、极限运动环境、高温高湿环境下常见疾病简要介绍。

一、高压氧在航空航天医学疾病的应用

航空医学，又称飞行医学或航空航天医学，是一种预防性或职业性医学。在航空航天活动中，人体可因大气压降低而导致吸入气体中的氧分压下降发生低氧性缺氧。还有航空人员由于过快地从常压环境进入高空低气压而引发的一种疾病称为高空减压病。高空减压病是航空航天医学的一种特殊病症。缺氧和高空减压病对机体功能状态和工作能力造成不

良影响，妨碍和限制在高层空间的活动，甚至危及生命安全。为了更进一步开发高层空间，提高人在高空中的工作能力和活动范围，航空医学这一分支学科致力于发现和预防各种不利的生理反应，以应对航空航天环境中遇到的不利生物和生理压力。高压氧能有效地改善航空航天医学中缺氧和治疗减压病，在航空航天医学得到了很好的应用，特作如下简要介绍。

【相关疾病概述】

1. 高空低氧性缺氧其可根据缺氧发生的时间、程度和机体功能的代偿状态分为急性高空缺氧、暴发性高空缺氧和慢性高空缺氧。当飞行人员升空若无相应设备和措施时容易发生急性和暴发性高空缺氧，出现一系列缺氧的生理病理反应：在 3 000m 以下高度，虽然某些功能如夜视能力，复杂的智力活动已受影响，但总体来说无明显的缺氧症状；在 3 000 ~ 5 000m 高度，缺氧逐渐加重，但能较好地代偿；5 000 ~ 7 000m 高度已属严重缺氧区，体力和智力均受到明显影响，不能保证飞行人员正常的工作能力，缺氧耐力差者可能发生缺氧性晕厥；7 000m 以上高度是危险区，大部分人将在短时间内丧失意识。

2. 高空减压病（altitude decompression sickness）是由于过快地从常压环境进入高空低气压而引发的一种减压病，发病一般多在海拔 8 000m 以上高度。8 000m 高度以下，高空减压病的发病率仅 5%。高度越高，暴露时间越长，发病率随之上升。在航空航天医学中，许多情况可出现高空减压，如乘坐非密闭座舱飞行器升空；高空中密闭座舱密封性破坏；航天员的宇宙出舱加压服发生故障以及实验室低气压试验等。

【临床表现】

1. 高空缺氧的临床表现前已述及，与常压下缺氧无异。

2. 高空减压病在临床上可以分成两型：一型为轻症，以皮肤和关节痛等症状为主；二型为重症，往往有呼吸、循环、神经系统等严重症状，甚至发生休克。临床表现包括：皮肤症状，表现为瘙痒，异常的冷、热感，蚁走感。主要发生在肩背部。当出现斑纹状或大理石纹状皮肤损害时，要警惕有可能发展为循环性休克的严重减压病。关节痛，它占高空减压病全部症状的 65% ~ 70%，症状一般由轻到重，严重时肢体可因疼痛而屈曲，故又称屈肢症。多发生于肩、膝等大关节处，为弥漫性深部疼痛，一般在下降高度后能缓解或消失，个别病例返回地面数小时后又复出现，或空中没有感觉不适症状而返回地面后才发觉。

【治疗与预防】

1. 加压供氧是提高飞行人员正加速度耐力的有效措施。现代高性能的军事飞机在作机动飞行时会产生持续性大 G 值的正加速度，往往超过了人的耐限，因此广泛地采用抗荷装备和抗荷动作以提高飞行员的抗荷耐力。在加速度作用时给予 4.0 ~ 5.3kPa 余压值的加压供氧，平均可提高抗荷耐力 1.2G。加压供氧提高了胸内压，使心脏水平的动脉压升高，改善了脑和眼水平的血液循环，从而减轻了正加速度的不良影响。目前的航空供氧装备既能解决12 000m以下的肺式自动供氧，又能解决12 000m以上的加压供氧，保证飞行人员必要的工作能力。因而除病因治疗及对症治疗，正确的航空航天供氧是预防相关疾病发生的最重要方式。

2. **高空减压病的预防** 加压密封座舱是预防本症的最有效的措施。目前，军用飞机座舱增压为29.4～39.2kPa，它保证飞机座舱内的高度始终在8 000m以下。民航客机座舱和客舱增压为78.4kPa，座舱内高度保持在1 800～2 400m之间，能有效地防止高空减压病的发生。在航空实践中，鉴于在5 650～6 700m高度曾发生过高空减压病的严重病症，部分学者主张增加军事航空中飞机座舱压力，但工程上的问题很多。

【航空航天供氧原则】航空航天供氧是为保持肺泡气氧分压和动脉血氧饱和度，航空供氧的生理学原则95%左右，至少不得低于3 000m高度呼吸空气时的肺泡气氧分压和血氧饱和度即肺泡气氧分压在8.6kPa，动脉血氧饱和度在90%以上。根据空军《航空卫生工作条例》规定，昼间在4 000m以上或3 000～4 000m高度上飞行4h以上应吸氧；夜间飞行高度在2 000m以上必须用氧；飞机通过核爆炸烟云，座舱内出现烟雾或发现有害气体时应使用纯氧；飞行中飞行人员感觉缺氧或不适时应紧急供氧；当飞行人员直接暴露在12 000m以上高空时，必须加压供氧。

【高压氧在航空航天医学中的应用】

1. **高压氧舱吸氧排氮** 是与航空医学相关的高空减压病简便易行的有效方法。在低压舱内进行10 000～12 000m“高空”试验或航空生理训练时，在地面预先吸纯氧30～60min，可以大大地减少发病率或减轻症状。在高空飞行训练中，起飞前吸纯氧3～5min可有效地防止高空减压病的发病。而飞行人员的选拔也同样重要，对高空的耐受性存在明显的个体差异，在飞行人员中筛除易感者有助于对高空减压病的预防。

2. **高空减压病的治疗** 应根据患者的具体情况而定，在所有的方法中最有效的当推加压疗法。目前认为比较有效的加压治疗方案如下：治疗屈肢痛采用280kPa压力，总时间为135min，间歇用氧。如果在280kPa时吸10min氧，患者症状未消失则采用另一方案即280kPa压力总时间280min，间断吸氧。

3. **高压氧治疗对航空医学相关疾病的不良影响**

（1）对呼吸系统的影响：由于加压供氧使呼吸形式变为呼气主动，吸气被动，呼吸肌极易疲劳；肺内压增加，胸廓被动扩张，呼气阻力加大，造成潮气量、残气量、补呼气量增大，补吸气量下降。航空性肺萎陷又称加速度性肺不张。据英国学者调查，吸入纯氧时，受正加速度4～5g作用，有80%的飞行员出现呼吸系统症状，50%的飞行员肺基底部有萎陷。在飞行中吸入氮氧混合气可以防止该病症的发生。

（2）对循环系统的影响：加压呼吸造成的胸、肺内压增加使血液重新分布，胸腔内血量减少，颈、四肢、腹部静脉内血液淤滞，循环血量减少，动脉舒张压上升，脉压缩小。加压呼吸耐力差者可出现呼吸节律紊乱，快速而表浅，心跳过快或突然变慢，血压明显下降，心电图出现心肌供血不足和心律失常，并可有头昏、头痛、脸色苍白、出冷汗、恶心等晕厥前症状出现，此时应立即解除加压呼吸。

（3）延迟性航空性中耳炎又称氧吸收性中耳气压伤。患者在飞行中无任何耳部不适症状，但在着陆后 2～6h 开始出现耳痛和不适，检查时见耳鼓膜充血、内陷、光锥不明显或消失，严重时可见中耳腔积液或积血等类似航空性中耳炎的症状和体征。

（4）氧中毒：在航空航天医学中，纯氧的运用较多，长时间呼吸纯氧会产生氧中毒。由于航天航空工程日臻完善，飞行员或航天员暴露在高分压氧环境中的机会减少或时间不长，因此氧中毒极少出现或仅出现症状较轻的由中毒水平的富氧引起的肺氧中毒，极少出现中枢神经系统症状。脱离高氧分压环境后，症状很快消失。

二、高压氧在极限运动疾病的应用

极限运动是结合了一些难度较高，且挑战性较大的组合运动项目的统称。速降、极限单车、攀岩、跳伞、极限越野等难度较大的观赏性体育运动，参与人群以年轻人为主。它是人类在与自然的融合过程中，借助于现代高科技手段，最大限度地发挥自我身心潜能，向自身挑战的娱乐体育运动。带有冒险性和刺激性，除了追求竞技体育超越人体生理极限外，更强调参与、娱乐和勇敢精神，追求在跨越心理障碍时所获得的愉悦感和成就感。同时，它还体现了人类返璞归真、回归自然、保护环境的美好愿望，因此已被世界各国誉为“未来体育运动”。极限运动已经成为了许多年轻人寻求刺激，释放压力的选择。而包括攀岩、跳伞、速降等极限运动也会给普通的参与者带来了相关健康隐患。极限运动在国外，尤其是欧美等发达国家较为流行，其相关医疗管理及救护等均较为完善，而我们国家极限远动不是很多见，但其中有许多相关疾病如减压病、高原病、气压伤等均涉及高压氧医学相关知识，在这里作简要介绍。

【临床表现与诊断】

1. 跳伞、速降、装备攀岩以及浮潜等极限运动都会带来类似轻度减压病的症状，包括头痛、恶心或呕吐、乏力、头昏、失眠、持续的心跳加速、轻微的关节疼痛与皮肤病变（不包括大理石色皮）症状一般在 24～48h 候缓解。极少数患者会发生意识混淆、急性精神分裂、出现幻觉、肺水肿造成的持续咳嗽，抽搐及昏迷等严重症状。不同的身体反应与运动参与者运动的速度、攀岩高度、浮潜深度、个人的体能训练程度、体质的特异性等原因都有紧密联系。攀岩相关减压病通常发生在快速上升海拔高度的登山活动，因此多可由较慢的提升高度来预防。大部分的高山症病患，症状常只是暂时性的而且常在身体适应后解除症状。而浮潜的深度一般不超过 40～50m，大多数的浮潜项目深度在 10m 以内，一般上浮缓慢受到压力影响相对较小，而少数人群在同一环境下会较其他人敏感。经常连续进行浮潜者亦有可能出现较为典型的减压症，极少数人群会因压力频繁改变而造成异压性骨坏死或称减压性骨坏死等骨骼创伤。异压性骨坏死可以由单一次暴露在急促减压而成。

有时在较浅水及短时间的下潜都会患病。要减低风险，潜水员须避免长时间及深潜，并应缓慢地上浮。而且，需要减压舱或与上一次下潜间隔16h内的下潜都会增加患病风险。此外亦有其他风险因素，如年龄、肥胖症、疲倦、喝酒、脱水及心房中隔缺损等。再者，在深潜后24h内飞行亦是造成减压症的因素。此外，浮潜后立刻攀登或搭乘飞机，未经过12h至36h的缓冲时间，都有可能加重临床症状或提高患病风险。

2. 中耳气压伤也是极限运动中常见的损伤，下潜或竞速性升高时中耳腔无法均衡压力变化，将会在耳膜上形成压力梯度，如果现疼痛、耳鸣（耳中嗡嗡作响）、眩晕（头昏眼花或旋转感）、胀满感、渗出物（体液积聚在耳中）、听力下降等症状。除此之外，鼻旁窦是相对狭窄的连接通道，通常在下潜过程中出现损伤。出现持续性耳或鼻窦气压损伤的时候，就应该果断当终止极限运动并且寻求医疗帮助。

【常规预防治疗及高压氧治疗】

1. 预防极限运动相关的减压与高山病，除常规治疗与对症治疗以外，可进行预先吸氧与高压氧治疗。即在攀岩、速降或浮潜运动开始前，预先呼吸氧气可以促进消除身体组织内的氮。同时应做好心理准备，消除恐惧心理，可从书本和向有经验的极限运动者了解有关自然环境、特点和医疗保健知识，增强自信心。做好适应性锻炼。如登山、长跑、负荷行走和跑步等，以增加肺活量和适应力。平时运动量比较大的人则需提前半个月减少或者停止运动。了解极限运动所在地气候特点，带足衣物，注意防寒保暖，以减少身体消化食物而消耗氧气来维持体温，避免急性上呼吸道感染。适应训练为预防相关反应，避免剧烈活动及粗重工作，攀岩或下潜都应当缓慢进行，有利于身体逐渐适应；饮食宜多吃高糖、优质蛋白食物，有利于克服低氧的不良作用；禁烟、避免二手烟，不饮或少饮酒，以减轻对氧气的消耗。必要时可提前12h服用奥默携氧片、或乙酰唑胺（Acetazolamide）以治疗极限运动带来的轻微症状。对于耳鼻损伤则需要极限运动潜水爱好者通过正确的均衡技术控制压力变化，避免血液或体液聚积在中耳或鼻腔，避免鼻腔损伤或覆盖内耳窗的膜延伸或破裂。

2. 此外，还需提醒极限运动参与者需要提高个人安全意识，按规定时间出水或下降，避免因多次不典型或极轻微的高山/潜水减压病长期不进高压氧舱保养，导致轻微损伤积累出严重后果。参与极限运动前应充分休息，防止过度疲劳；不饮酒和少饮水；运动过程中应预防受寒和受潮，运动应立即脱下潮湿着装，饮热茶，洗热水浴，在温暖的室内休息半小时以上，以促进血液循环，使体内多余的氮加速排出；每日应保证高热量、高蛋白、中等脂肪饮食，并适当增加各种维生素；浮潜运动频繁者，骨关节尤其四肢大关节每年应进行X线摄片。凡患有听觉器官、心血管系统、消化系统、呼吸系统、神经系统以及皮肤疾病，均不宜参与压力改变较大的极限运动；重病后、体力衰弱者、远期骨折者、嗜酒者及肥胖者也属于相关极限运动的禁忌。

3. 极限运动前采取高压氧预处理可以提高机体血氧弥散度，增强有氧代谢，产生更多的 ATP 增强机体的耐缺氧能力，减低机体损伤。可以提高抗氧化能力，改善高原低氧环境体内氧化与抗氧化之间的平衡紊乱。在进行相关极限运动前，最好能够前往高压氧科的门诊咨询评估，对可能出现的情况做出预处理。

三、热射病

热射病（heat stroke）是指因产热增加或者散热障碍导致体内热量过度积蓄，体温增高，从而引发神经系统功能障碍的一系列疾病。热射病与热衰竭、热痉挛一起统称为重症中暑，热射病是中暑最严重的表现形式，病死率高。

【病因】主要的导致人体产热增加以及散热障碍从而诱发热射病的危险因素有：①环境因素：如连续 3 天以上高温（ > 32℃）、湿度大（ > 60%）、无风环境、城市热岛、未使用空调降温；②基础用药：如利尿剂、抗组胺剂、抗胆碱能药物、β 受体阻断剂、抗抑郁药、酒精、非甾体抗炎药、麻黄碱、致幻剂等；③共病状态：如病毒或者细菌感染、发热、皮肤病、心血管功能不全等；④遗传因素：如 Toll 样受体 4（TLR4）多态性。

【临床表现】热射病以高温和神经系统功能障碍为特征。根据发病时患者状态和发病机制的不同，临床上将热射病分为两种类型：典型性热射病和劳力性热射病。典型性热射病主要是由于在高温环境下体温调节功能障碍引起散热减少；劳力性热射病主要是由于在高温环境下内源性产热过多。这两种类型的热射病比较见表 4-10-12-1。热射病早期症状主要有体温升高、窦性心动过速、呼吸急促、脉压差增大，并约有四分之一的患者会出现低血压。其他可能出现的症状是头痛、头晕、颜面潮红、乏力、嗜睡、恶心、呕吐、少尿等。热射病主要的神经系统功能障碍表现为共济失调、癫痫、谵妄以及昏迷。除此之外，热射病还可能急性肾衰竭、肝衰竭、DIC、心律失常、心力衰竭、肺水肿、横纹肌溶解等多器官功能衰竭表现。

表 4-10-12-1　典型性热射病和劳力性热射病特点比较

特点	典型性热射病	劳力性热射病
年龄	幼童及老年人	15 ~ 50 岁人群
基础健康状况	常伴慢性疾病	基本健康
共病发热性疾病	不常见	常见
环境温度	持续高温(3d 以上)	温暖或者炎热环境
体力活动	久坐	长时间或者高强度体力活动
基础药物使用情况	利尿剂、抗组胺剂、β 受体阻断剂、抗抑郁药等	大麻、摇头丸、可卡因等
出汗	无	大量

续表

特点	典型性热射病	劳力性热射病
酸碱失衡	呼吸性碱中毒合并代谢性酸中毒	严重代谢性酸中毒
血钙	正常	降低
血钾	正常	升高或降低(约 30%)
血磷	降低	升高
血糖	升高	降低
横纹肌溶解	较轻	严重
急性肾衰竭	少见(约 5%)	常见(约 25%)
DIC	轻微	严重
肌酸激酶	轻微升高	升高明显
转氨酶	轻微升高	升高明显
死亡率	较高(10% ~ 65%)	低(3% ~ 5%)

【诊断】热射病的诊断很大程度上是一种临床诊断，暴露在炎热潮湿的天气或剧烈肌肉消耗的病史的基础上出现高热（体温高于 40℃）、神经功能异常是本病的诊断要点。实验室检查结果可协助诊断并评估病情严重程度。

【常规治疗】热射病患者的死亡率与体温升高程度、开始降温时间以及受影响器官系统的数量有关。故而热射病的治疗核心是快速、有效的降温，并对受损器官进行密切监测和特异性治疗。

1. **迅速降温** 发现患者后应迅速转移到阴凉通风处，降温的主要方法吹送凉风、喷以凉水或以凉湿床单包裹全身加强蒸发，冰水浸泡，冰盐水胃、直肠、膀胱灌洗，无菌生理盐水进行腹膜腔灌洗或血液透析，自体血液体外冷却后回输，使用肌松药降低产热，以及近年来出现的血管内球囊导管降温系统等。虽然目前没有充分的循证医学证据支持，但是临床上常用的降温终点指标是肛温 39℃。

2. **对症治疗** 对热射病患者最重要的对症治疗是适当气道保护、必要时气管插管、给予吸氧，维持呼吸和循环。此外积极纠正水电解质及酸碱平衡紊乱，营养支持，昏迷患者间断翻身拍背等。

3. **抗炎治疗** 目前研究认为热射病的多器官功能衰竭是组织热损伤后，凝血功能紊乱，内毒素、细胞因子和其他免疫调节刺激下发展为全身炎症反应综合征的表现。因此，治疗上可采用血液净化、乌司他丁、激素治疗以及中药治疗抑制全身炎症反应。

4. **治疗及预防器官功能衰竭** 使用苯二氮䓬类药物预防热射病神经功能损伤后癫痫发作；适量补充液体或者升压药维持器官灌注；使用碳酸氢钠预防肌红蛋白引起的急性肾

损伤；对于出现急性呼吸窘迫综合征的患者应采用机械通气；出现 DIC 的患者可予新鲜冰冻血浆和血小板治疗；复杂的电解质失衡、严重的乳酸酸中毒和无尿肾功能衰竭可能需要早期血液透析；对部分肝衰竭的患者可考虑肝移植等。

【高压氧治疗】

1. **治疗原理**　高压氧治疗热射病主要与高压氧减轻热射病导致的神经功能损伤以及减轻炎症反应有关。

（1）高压氧治疗能提高血氧分压，改善脑组织缺血缺氧，打断缺氧 - 水肿恶性循环，减轻脑水肿，保护脑细胞功能，从而改善患者昏迷状态；

（2）高压氧治疗能减少白细胞的数量，抑制中性粒细胞在损伤部位黏附以及减轻其后氧自由基的释放，减轻炎症反应，减少损伤后自由基的过量产生，恢复细胞膜上 Na^+-K^+-ATP 酶的活性，有利于及时清除过量的氧自由基，减轻氧化应激，从而减缓全身多器官功能衰竭。

2. **治疗方法**　压力为 0.20 ~ 0.25MPa，稳压吸氧 60 ~ 80min，每日治疗 1 ~ 2 次，10 次为 1 疗程，疗程次数视病情而定。

3. **循证医学评价**　根据国内外进行高压氧治疗热射病的动物实验研究、病例报道、随机对照研究等结果发现高压氧治疗热射病的疗效确切，能有效减少热射病脑损伤后缺血再灌注损伤，改善脑循环，缩短患者昏迷时间。倪啸晓研究团队通过大鼠热射病模型发现除上述治疗机制外，高压氧治疗还能减轻神经元凋亡，保存实验大鼠的认知功能。

（彭争荣　黄芳玲　匡栩源）

参考文献

[1] 吴钟琪 . 高压氧临床医学 [M]. 长沙：中南大学出版社，2003：1-80.

[2] 肖平田 . 高压氧治疗学 [M]. 北京：人民卫生出版社，2009：1-66.

[3] 李温仁，倪国坛 . 高压氧医学 [M]. 上海：上海科学技术出版社，1998：1-85.

[4] 余志斌，马进 . 航空航天生理学 [M].2 版 . 西安：第四军医大学出版社，2018：1-133.

[5] 海春旭 . 自由基医学 [M]. 西安：第四军医大学出版社，2006：1-42.

[6] 王建枝，钱睿哲 . 病理生理学 [M].9 版 . 北京：人民卫生出版社，2018：57-69.

[7] 湖南省医用高压氧质量控制中心 . 湖南省医用高压氧质量控制与评价标准 [M]. 长沙：湖南省卫生厅，2005：1-75.

[8] 吴致德，彭争荣 . 高压氧医学问答 [M]. 长沙：卫生部医政司医用高压氧岗位培训中心，2003：1-204.

[9] 毛方琯，袁素霞，林彦群 . 高压氧舱技术与安全 [M]. 上海：第二军医大学出版社，2005：1-286.

[10] 中华医学会高压氧医学分会 . 医用高压氧舱安全管理与应用规范 [M]. 北京：中华医学会，2018：1-32.

[11] 高春锦，杨捷云，翟晓辉 . 高压氧基础与临床 [M]. 北京：人民卫生出版社，2008：84-96.

[12] 葛均波，徐永健，王辰 . 内科学 [M].9 版 . 北京：人民卫生出版社，2018：217-275.

[13] 陈孝平，汪建平，赵继宗 . 外科学 [M].9 版 . 北京：人民卫生出版社，2018：644-725.

[14] 曹小平，曹钰 . 急诊医学 [M]. 北京：科学出版社，2018：572-588.

[15] 李晓捷，唐久来，杜青 . 儿童康复学 [M]. 北京：人民卫生出版社，2018：218-367.

[16] 徐从建，华克勤 . 实用妇产科学 [M].4 版 . 北京：人民卫生出版社，2017：38-427.

[17] 杨培增，范先群 . 眼科学 [M].9 版 . 北京：人民卫生出版社，2018：194-208.

[18] 华红，刘宏伟 . 口腔黏膜病学 [M]. 北京：北京大学医学出版社，2014：83-88.

[19] 张学军，郑捷 . 皮肤性病学 [M].9 版 . 北京：人民卫生出版社，2018：133-169.

[20] 中华人民共和国国家质量监督检验检疫总局 . 氧舱安全技术监察规程：TSG 24—2015[S]. 北京：中国标准出版社，2015.

[21] 中华人民共和国国家质量监督检验检疫总局 . 中国国家标准化管理委员会 . 医用空气加压氧舱：B/T 12130—2005[S]. 北京：中国标准出版社，2006.

[22] 潘树义 . 中美欧高压氧治疗临床策略解读 [C].2016 年全国高压氧医学学术会议论文集 . 北京：中华医学会，2016：27-29.

[23] 郑成刚 . 高压氧治疗的适应证与禁忌证 [C]. 中华医学会第二十一次全国高压氧医学学术会议论文集 . 北京：中华医学会，2012：204-209.

[24] 肖平田 . 高压氧治疗的适应证与禁忌证 [C]. 中华医学会第十八次全国高压氧医学学术会议论文集 . 北京：中华医学会，2009：142-150.

[25] 潘树义 . 高压氧临床策略中美欧指南解读 [C]. 中华医学会第二十三次全国高压氧医学学术会议论文集 . 北京：中华医学会，2014：256-262.

[26] 万金娥 . 高压氧治疗放射性颌骨骨髓炎的疗效观察 [C]. 中华医学会第十五次全国高压氧医学学术会议论文汇编 . 北京：中华医学会，2006：250.

[27] 潘树义，吕艳，李航，等 . 中、美、欧高压氧治疗临床策略解读 [J]. 转化医学杂志，2014，（5）：269-273.

[28] 郑成刚 . 关高压氧治疗适应证、禁忌证的几点思考 [J]. 中国医药科学，2016，6（13）：45-49（65）.

[29] 中国人民解放军总医院第六医学中心 . 中华医学会高压氧分会关于“高压氧治疗适应证与禁忌证”的共识（2018 版）[J]. 中华航海医学与高气压医学杂志，2019，26（1）：1-5.

[30] 张敏 . 心理护理干预用于颅脑损伤患者高压氧治疗中的效果观察 [J]. 大家健康：下旬版，2017，11（6）：219.

[31] 祁丹阳，尼晓丽 . 颅脑损伤患者高压氧联合心理护理干预的临床效果观察 [J]. 中西医结合心血管病电子杂志，2017，5（16）：155-156.

[32] 乐秀英 . 基于人文关怀的个体化管理对高压氧治疗患者心理状态的影响 [J]. 中国农村卫生事业管理，2018，38（01）：94-95.

[33] 程建丽 . 高压氧联合预见性护理模式对急性脑出血患者术后康复及护理满意度的影响 [J]. 河南医学研究，2018，27（4）：747-748.

[34] 李海香，何中华，刘淑霞，等 . 气管切开病人高压氧治疗中气囊管理与院内感染相关性研究 [J]. 临床护理杂志，2019，18（3）：14-16.

[35] 李海楠，肖宏 . 高压氧舱内呼吸机使用效果及护理 [J]. 解放军护理杂志，2012，29（5B）：46-47.

[36] 孙静 . 气控变压式多功能呼吸机在高压氧治疗中的应用与护理 [J]. 护理研究：中旬版，2009，23（2）：410-412.

[37] 哈丽茄木・胡赛 . 浅析艾滋病的预防与控制 [J]. 保健文汇，2017，（10）：127.

[38] 张艳敏 . 不同时间窗高压氧治疗对急性脑卒中患者运动功能于认知功能的影响探讨 [J]. 世界最新医学信息文摘，2017，17（43）：71-75.

[39] 陈玉燕，李红玲，赵龙 . 不同压力高压氧对脑出血大鼠 Bcl-2/Bax 比值的影响 [J]. 中国康复医学杂志，2019，34（1）：16-21.

[40] 郑波 . 高压氧对急性脑出血大鼠血浆降钙素基因相关肽及内皮素的影响 [J]. 国际检验医学杂志，2018，39（10）：1180-1183.

[41] 李艳丽，黄昕艳，郭森 . 丁苯酞软胶囊联合高压氧治疗血管性痴呆对患者生存质量的影响 [J]. 黑龙

江医药科学，2019，42（2）：76-78.

[42] 朱骏，张丽达，董靖德，等.银杏叶片提取物EGB761联合高压氧治疗阿尔茨海默病的疗效分析[J].东南大学学报：医学版，2017，36（2）：235-240.

[43] 艾田姝.阿昔洛韦联合高压氧治疗病毒性脑炎最佳时机探讨[J].现代中西医结合杂志，2015，24（8）：868-870.

[44] 郭改艳，刘胜武.高压氧配合康复训练对病毒性脑膜炎后遗症治疗的影响[J].脑与神经疾病杂志，2016，24（9）：553-555.

[45] 任建宇，罗国宏.高压氧治疗对病毒性脑膜炎患者神经功能及脑血流状态的影响[J].海南医学院学报，2014，20（6）：763-766.

[46] 李慧娟，樊黎明.高压氧联合美罗培南治疗化脓性脑膜炎的效果观察[J].河南医学研究，2018，27（16）：3006-3007.

[47] 郭海军，黄军，韩德清，等.高压氧对急性脑出血患者血清NSE、BDNF、sICAM-1的影响及与脑水肿体积的相关性分析[J].疑难病杂志，2018，17（2）：109-112.

[48] 李梅芳，黄远桃，颜福斌，等.鼻咽癌放疗后放射性脑病40例的诊治分析[J].中国中西医结合耳鼻咽喉科杂志，2018，26（2）：151-153.

[49] 吴秀芹.纳络酮联合高压氧治疗肝性脑病的观察分析[J].齐齐哈尔医学院学报，2007，28（1）：51-52.

[50] 刘晓霞，宋秀娟.高压氧治疗狼疮性脑病的意义及C反应蛋白变化的分析[J].全科医学临床与教育，2013，11（3）：297-298.

[51] 彭争荣，王素娥，袁静，等.高压氧对脑外伤患者精神障碍的影响[J].中国康复医学杂志，2008，23（8）：715-717.

[52] 李亚范，庞进军，余敏英.高压氧综合治疗持续性植物状态患者的疗效分析[J].广西医科大学学报，2015，32（4）：599-601.

[53] 彭志勇，李茂清，叶鹏瑛，等.高压氧联合脑循环治疗持续植物状态的临床研究[J].中国疗养医学，2019，28（7）：673-675.

[54] 陈家祥，李良平，梁一鸣，等.高压氧综合治疗脑外伤后持续性植物状态的疗效以及影响因素[J].山西医科大学学报，2016，47（1）：93-96.

[55] 仲小玲.580例自发性脑出血患者综合治疗加高压氧治疗疗效分析[J].川北医学院学报，2015，30（6）：810-812.

[56] 董艳丽，高压氧治疗室性心律失常的临床效果观察[J].转化医学电子杂志，2016，3（5）：13-15.

[57] 王永，杨聪.高原地区高压氧治疗消化性溃疡疗效观察[J].西南军医，2012，14（1）：45-46.

[58] 罗庆伟，李志红，田小林，等.高压氧治疗溃疡性结肠炎患者的疗效及对Th17/Treg细胞免疫调节的影响[J].实用临床医药杂志，2014，18（23）：51-53.

[59] 张立泽，赵刚，刘鹏林，等.溃愈散灌肠联合高压氧治疗溃疡性结肠炎疗效观察[J].中国中西医结

合消化杂志，2013，21（9）：453-455.

[60] 钟炼东，钟超，陈海彬，等 . 美沙拉秦缓释颗粒联合高压氧在溃疡性结肠炎患者治疗中的应用研究 [J]. 中国医学创新，2016，16（30）：44-46.

[61] 汪雪琦 . 高压氧联合柳氮磺胺吡啶治疗溃疡性结肠炎疗效观察 [J]. 医学信息：中旬刊，2011，24（1）：119.

[62] 刘岳，刘萍，姚风春，等 . 高压氧治疗克罗恩病机制探讨 [J]. 国际消化病杂志，2014，34（5）：304-306.

[63] 余慧芬，唐李，李妍 . 克罗恩病非手术治疗的研究进展 [J]. 医学与哲学，2018，39（10B）：43-45.

[64] 徐权胜，缪京翔，黄水霞 . 高压氧治疗重症肝炎的临床观察 [J]. 实用中西医结合临床，2014，14（8）：40.

[65] 闫圣杰 . 经气动雾化吸入沙丁胺醇联合高压氧对支气管哮喘患者症状改善及血清 PCT、SCF、Eotaxin 水平的影响 [J]. 中国卫生工程学，2019，18（1）：138-141.

[66] 唐正梁，于仲青 . 高压氧辅助治疗支气管哮喘的疗效 [J]. 黑龙江医学，2009，33（5）：385-386.

[67] 刘刚，罗权海，陈富昌，等 . 高压氧治疗肾脏疾病的研究进展 [J]. 中国临床新医学，2012，5（8）：794-797.

[68] 李文 . 高压氧治疗糖尿病的临床疗效观察 [J]. 中国当代医药，2013，20（1）：68-69.

[69] 隗永健，郁玲，顾维娟，等 . 高压氧联合 α- 硫辛酸治疗糖尿病周围神经病变效果 [J]. 中国民康医学，2019，31（14）：10-12.

[70] 岳彦晶 . 高压氧治疗老年糖尿病周围神经病变的临床效果 [J]. 糖尿病新世界，2019，22（19）：184-186.

[71] 林金松，袁惠清，尹占玲 . 高压氧对慢性肾病患者红细胞形态学参数及贫血相关指标的影响 [J]. 慢性病学杂志，2019，20（1）：85-87.

[72] 王卫力，顾洁，马丽亚 . 高压氧联合药物治疗类风湿性关节炎并发肺间质纤维化疗效观察 [J]. 河北医药，2013，35（16）：2490-2491.

[73] 齐莫寒，殷石 . 高压氧治疗类风湿性关节炎的疗效观察 [J]. 世界最新医学信息文摘，2017，17（19）：123.

[74] 李世超，杨晶晶，甘继宏 . 直立性低血压发病机制及风险评估研究进展 [J]. 中华老年心脑血管病杂志，2018，20（2）：208-210.

[75] 康裕斌，沈庆旗，袁德璋，等 . 高压氧治疗合并肺大泡患者 7 例分析 [J]. 江苏大学学报：医学版，2018，28（3）：275-276.

[76] 唐利敏 . 断肢（指）再植术后高压氧治疗疗效观察 [J]. 内蒙古中医药，2011，30（4）：98.

[77] 邱贵兴，裴福兴，胡侦明，等 . 中国骨质疏松性骨折诊疗指南（骨质疏松性骨折诊断及治疗原则）[J]. 中华骨与关节外科杂志，2015，8（5）：371-374.

[78] 李温仁，陈秋荣 . 高压舱内心脏手术的麻醉 [J]. 福建医药杂志，1991，13（3）：33-34.

[79] 李扬，阳波，陈敏，等．高压氧预处理对冠状动脉旁路移植手术的心肌保护作用 [J]. 心脏杂志，2011，23（5）：636-640.

[80] 袁莺．高压氧预处理对冠状动脉搭桥手术后早期认知功能的影响 [J]. 生物医学工程学进展，2016，37（4）：220-222.

[81] 谷献芳，华子瑜．高压氧对胆红素脑病新生鼠海马神经细胞凋亡和学习记忆的影响 [J]. 第三军医大学学报，2009，31（18）：1770-1773.

[82] 中华医学会儿科学分会神经学组．儿童智力障碍或全面发育迟缓病因诊断策略专家共识 [J]. 中华儿科杂志，2018，56（11）：806-810.

[83] 杨雪，陈玉芬，罗娟子，等．高压氧联合康复治疗对智力发育障碍患儿功能发育的影响 [J]. 中华航海医学与高气压医学杂志，2018，25（4）：269-270.

[84] 吴荣，曾小英，苏小莲等．高压氧治疗对自闭症儿童核因子 -κB 及 CARS 评分的影响 [J]. 中华航海医学与高气压医学杂志，2009，16（2）：125-126.

[85] 张继．盐酸拉贝洛尔联合高压氧对妊娠期高血压患者血压控制及妊娠结局的影响 [J]. 北方药学，2018，15（10）：44-45.

[86] 宋志超，槐梅，徐平，等．探究过期妊娠的最佳治疗方式及疗效 [J]. 实用妇科内分泌杂志，2017，4（2）：24.

[87] 刘丽华，杨华，赵玉字．硫酸镁与高压氧联合治疗胎儿宫内发育迟缓效果及对孕妇外周血中一氧化氮水平和前列腺素水平的影响 [J]. 中国计划生育和妇产科，2019，11（3）：49-52.

[88] 姜凌．高压氧综合治疗慢性胎儿窘迫 62 例的疗效观察 [J]. 中华航海医学与高气压医学杂志，2017，24（6）：498-500.

[89] 刘荣慧．高压氧联合胰岛素对妊娠期糖尿病母婴结局的影响 [J]. 中华航海医学与高气压医学杂志，2014，24（6）：500-502.

[90] 邵贵强，聂文洁，曹秀琴．高压氧治疗对 2 型糖尿病大鼠胰岛细胞凋亡和超微结构的影响 [J]. 中华航海医学与高气压医学杂志，2014，21（4）：225-228.

[91] 张志广，朱海清．高压氧二氧化碳混合气在急性视神经炎临床治疗中的效果 [J]. 中国实用神经疾病杂志，2015，18（22）：7-8.

[92] 易军晖，彭争荣，刘求理，等．高压氧对实验性高眼压鼠视网膜细胞色素氧化酶和一氧化氮合酶的影响 [J]. 中国临床康复，2006，10（46）：114-116.

[93] 赵桂秋，仇宜解，孙为荣．实验性高压氧治疗后房水、玻璃体中一氧化氮水平测定 [J]. 中华眼底病杂志，1998，14（4）：229.

[94] 李姝娜，李越，杨军，等．突发性聋治疗的国际共识 [J]. 听力学及言语疾病杂志，2018，26（04）：451-452.

[95] 中华医学会耳鼻咽喉头颈外科学分会．突发性聋诊断和治疗指南（2015）[J]. 中华耳鼻咽喉头颈外科杂志，2015，50（6）：443-447.

[96] 彭小岭，曾宪容，潘福琼，等 . 高压氧联合养血清脑颗粒治疗突发性聋患者耳鸣及头晕的疗效分析 [J]. 中华航海医学与高气压医学杂志，2018，25（3）：146-150.

[97] 赵晖，王燕秋，陈卫民 . 高压氧在口腔黏膜下纤维性病变治疗效果观察 [J]. 临床口腔医学杂志，2016，32（6）：346-347.

[98] 熊爱君，王爱荣，帅经桃 . 高压氧治疗玫瑰糠疹的疗效观察 [J]. 赣南医学院学报，2005，25（3）：394-394.

[99] 浦飞飞，尹松，王晓英 . 蜘蛛毒素的生物学活性研究进展 [J]. 中国药理学通报，2014，30（12）：1651-1654.

[100] 中国痤疮治疗指南专家组 . 中国痤疮治疗指南（2019 修订版）[J]. 临床皮肤科杂志，2019，48（9）：583-588.

[101] 林育梅，钟小芬 . 高压氧综合治疗寻常性痤疮疗效观察及护理 [J]. 护理实践与研究，2009，6（5）：26-27.

[102] 黄艳青，彭争荣，王素娥，等 . 高压氧综合治疗雄激素性秃发患者的临床疗效观察 [J]. 中华航海医学与高气压医学杂志，2019，26（4）：295-298，327.

[103] 韩扬，谢莛，王敏 . 高压氧促进男子型秃发毛发生长的临床观察 [J]. 中国美容医学，2010，19（z1）：80.

[104] 王志旭，葛朝明，李瑾 . 高压氧综合治疗带状疱疹后遗神经痛的临床疗效及对脑源性神经营养因子表达的影响 [J]. 中华航海医学与高气压医学杂志，2019，26（1）：61-65.

[105] 杨慧兰 . 带状疱疹中国专家共识解读 [J]. 中华皮肤科杂志，2018，51（9）：699-701.

[106] 杨雪，邹和建 . 硬皮病治疗研究进展及治疗指南演变 [J]. 药学进展， 2019，43（04）：261-268.

[107] 陈秋幼，虞容豪，冉峰屹，等 . 电击伤致脑损害的临床特点及高压氧治疗的作用 [J]. 临床神经病学杂志，2013，26（2）：133-135.

[108] 张敏，王箭，杜敏 . 高压氧与体外受精 - 胚胎移植 [J]. 医学综述，2011，17（17）：2574-2576.

[109] 张群，孙学会，李瑞萍 . 高压氧治疗肺水肿的效果及对 NO 水平的影响 [J]. 中国医学创新，2018，15（20）：46-49.

[110] 石雅馨，卢世玲，滕思棋，等 . 高压氧辅助治疗对尘肺病患者血气分析及肺功能的影响 [J]. 海南医学，2017，28（2）：289-291.

[111] 管亚东，张炜 . 高压氧治疗持续性植物状态伴支气管扩张一例 [J]. 中华航海医学杂志，1998，（3）：3-5.

[112] 张春明 . 高压氧辅助治疗严重胸外伤 62 例 [J]. 郑州大学学报：医学版，2002，（5）：693.

[113] 王琦，卢光新，杨艳果 . 高压氧早期治疗对急性重症胰腺炎患者炎症细胞因子的影响及治疗效果 [J]. 医学新知杂志，2013，（3）：179-181.

[114] 罗毅 . 不同原因所致急性肺栓塞的高压氧治疗 [J]. 重庆医学，2004，33（3）：358-359.

[115] 唐江伟，姬春玲 . 急性重度一氧化碳中毒合并肺栓塞 2 例报告 [J]. 吉林医学，2013，33（34）：

7335-7336.

[116] Peterson L,Renström P.Sports injuries prevention, treatment and rehabilitation[M].4th ed.Danvers:CRC Press,2017: 14-211.

[117] Neuman TS,Thom SR.Physiology and medicine of hyperbaric oxygen therapy[M].Philadelphia: Saunders,2008: 3-598.

[118] Mathieu D.Handbook on hyperbaric medicine[M].Dordrecht:Springer,2006:1-610.

[119] Richard E,Moon MD.Hyperbaric oxygen therapy indications[M].14th ed.Florida:Best Publishing Company,2019: 1-491.

[120] Jain KK.Textbook of hyperbaric medicine[M].6th ed.Cham:Springer,2017: 3-640.

[121] Hall JE.Guyton and hall textbook of medical physiology[M].13th ed.Philadelphia: Elservier,2016: 497-562.

[122] Shinomiya N,Asai Y.Hyperbaric oxygenation therapy-molecular mechanisms and clinical applications[M]. Singapore:Springer,2020: 1-152.

[123] West JB,Luks AM.West's pulmonary pathophysiology[M].9th ed. Philadelphia:Wolters Kluwer,2017: 189-204.

[124] Olaf RD.Diving medicine[M].Queensland:Springer,2018: 111-122.

[125] Edmonds C,Bennett M,Lippmann J, et al.Diving and subaquatic medicine[M].5th ed.Danvers:CRC Press,2016:123-202.

[126] West JB,Schoene RB,Milledge JS.High altitude medicine and physiology[M].4th ed.London:Hodder Arnold,2007: 252-311.

[127] Wyatt JP,Illingworth RN,Graham CA, et al.Oxford handbook of emergency medicine[M].4th ed.New York:Oxford University Press,2012: 179-218.

[128] Abrams L.Chronic fatigue syndrome[M].Farmington Hills:Lucent Books,2003: 24-67.

[129] Leon LR, Bouchama A. Heat stroke [J]. Compr Physiol, 2015, 5(2): 611-647.

[130] Cosman F, de Beur S J, LeBoff M S, et al. Clinician's guide to prevention and treatment of osteoporosis[J]. Osteoporosis international, 2014, 25(10): 2359-2381.

[131] Hifumi T, Kondo Y, Shimizu K, et al. Heat stroke[J]. J Intensive Care, 2018; 6: 30.

[132] Prabhakar NR, Semenza GL. Oxygen Sensing and Homeostasis[J]. Physiology: Bethesda, 2015, 30(5): 340-348.

[133] Fedorko L, Bowen JM, Jones W, et al. Hyperbaric oxygen therapy does not reduce indications for amputation in patients with diabetes with nonhealing ulcers of the lower limb: a prospective, double-blind, randomized controlled clinical trial[J]. Diabetes Care, 2016, 39(8): 392-399.

[134] Mauri T, Foti G, Zanella A, et al. Long-term extracorporeal membrane oxygenation with minimal ventilatory support: a new paradigm for severe ARDS?[J]. Minerva Anestesiol, 2012, 78(3): 385-389.

[135] Korhonen K. Hyperbaric oxygen therapy in acute necrotizing infections with a special reference to the effects on tissue gas tensions[J]. Ann Chir Gynaecol, 2000, 89: 7-36.

[136] Lima MA, Farage L, Cury MC, et al. Hyperbaric treatment for decompression sickness: current recommendations [J]. Int Tinnitus J, 2012, 17(2): 180-185.

[137] Thomson L, Paton J. Oxygen toxicity[J]. Paediatr Respir Rev, 2014, 15(2): 120-123.

[138] Hampson N, Atik D. Central nervous system oxygen toxicity during routine hyperbaric oxygen therapy[J]. Undersea Hyperb Med, 2003, 30(2): 147-153.

[139] Yildiz S, Ay H, Qyrdedi T. Central nervous system oxygen toxicity during routine hyperbaric oxygen therapy[J]. Undersea Hyperb Med, 2004, 31(2): 189-190.

[140] Arieli R, Arieli Y, Daskalovic Y, et al. CNS oxygen toxicity in closed-circuit diving: signs and symptoms before loss of consciousness[J]. Aviat Space Environ Med, 2006, 77(11): 1153-1157.

[141] Farmery S, Sykes O. Neurological oxygen toxicity[J]. Emerg Med J, 2012, 29(10): 851-852.

[142] McMonnies CW. Hyperbaric oxygen therapy and the possibility of ocular complications or contraindications[J]. Clin Exp Optom, 2015, 98(2): 122-125.

[143] Chantre C, Morin J, Le Hot H, et al. Hyperbaric medicine and emergency medicine, an example of decompression sickness in diving[J]. Rev Infirm, 2018, 67(242): 16-17.

[144] Nikolaev VP , Komarevtsev VN. Specifics of gas bubble formation and growth in tissues during decompression after saturation dives[J]. Aviakosm Ekolog Med, 2016, 50(4): 42-47.

[145] Kirby JP. The diagnosis of decompression sickness in sport Divers[J]. Mo Med, 2019, 116(3): 195-197.

[146] Moon RE, Mitchell S. Hyperbaric treatment for decompression sickness: current recommendations[J]. Undersea Hyperb Med, 2019, 46(5): 685-693.

[147] Dolezal V. Therapeutic use of oxygen under high atmospheric pressure[J]. Lek Veda Zahr, 1966, 14(1): 7-15.

[148] Camporesi EM, Bosco G. Mechanisms of action of hyperbaric oxygen therapy[J]. Undersea Hyperb Med, 2014, 41(3): 247-252.

[149] Casillas S, Galindo A, Camarillo-Reyes LA, et al. Effectiveness of hyperbaric oxygenation versus normobaric oxygenation therapy in carbon monoxide poisoning: a systematic review[J]. Cureus, 2019, 11(10):e5916.

[150] Goldman RJ. Hyperbaric oxygen therapy for wound healing and limb salvage: a systematic review[J]. PM R, 2009, 1(5): 471-489.

[151] Stevens DL, Bisno AL, Chambers HF, et al. Practice guidelines for the diagnosis and management of skin and soft tissue infections: 2014 update by the Infectious Diseases Society of America[J]. Clin Infect Dis, 2014, 59(2): e10-e52.

[152] Howell RS, Criscitelli T, Woods JS, et al. Hyperbaric oxygen therapy: indications, contraindications, and

use at a tertiary care center[J]. AORN J, 2018, 107(4): 442-453.

[153] Faunø Thrane J, Ovesen T. Scarce evidence of efficacy of hyperbaric oxygen therapy in necrotizing soft tissue infection: a systematic review[J]. Infect Dis: London, 2019, 51(7). 485-492.

[154] Memar MY, Yekani M, Alizadeh N, et al. Hyperbaric oxygen therapy: Antimicrobial mechanisms and clinical application for infections[J]. Biomed Pharmacother, 2019, 109: 440-447.

[155] Savvidou OD, Kaspiris A, Bolia IK, et al. Effectiveness of hyperbaric oxygen therapy for the management of chronic osteomyelitis: a systematic review of the Literature[J]. Orthopedics, 2018, 41(4): 193-199.

[156] Villeirs L, Tailly T, Ost P, et al. Hyperbaric oxygen therapy for radiation cystitis after pelvic radiotherapy: Systematic review of the recent literature[J]. Int J Urol, 2020, 27(2): 98-107.

[157] Golledge J, Singh TP. Systematic review or meta-analysis systematic review and meta-analysis of clinical trials examining the effect of hyperbaric oxygen therapy in people with diabetes-related lower limb ulcers [J]. Diabet Med, 2019, 36(7):813-826.

[158] Nikitopoulou TS, Papalimperi AH. The Efficacy of hyperbaric oxygen in the treatment of chronic ulcers[J]. Journal of Advances in Medicine and Medical Research, 2016, 17(6): 1-8.

[159] Eryigit B, Ziylan F, Yaz F, et al. The effectiveness of hyperbaric oxygen in patients with idiopathic sudden sensorineural hearing loss: a systematic review[J]. Eur Arch Otorhinolaryngol, 2018, 275(12): 2893-2904.

[160] Samuel D, Maxwell T, Sarah R, et al. Hyperbaric oxygen therapy in the treatment of acute severe traumatic brain injury: a systematic review[J]. J Neurotrauma, 2018, 35(4): 623-629.

[161] van der Veen EL, van Hulst RA, de Ru JA. Hyperbaric oxygen therapy in acute acoustic trauma: a rapid systematic review[J]. Otolaryngol Head Neck Surg, 2014, 151(1): 42-45.

[162] Bennett MH, French C, Schnabel A, et al. Normobaric and hyperbaric oxygen therapy for the treatment and prevention of migraine and cluster headache[J]. Cochrane Database Syst Rev, 2015, (12):CD005219.

[163] Wang X, Chen Y, Wang Z, et al. Clinical research of early hyperbaric oxygen therapy on patients with hypertensive cerebral hemorrhage after craniotomy[J]. Turk Neurosurg, 2020, 30(3):361-365.

[164] Wang M, Cheng L, Chen Z L, et al. Hyperbaric oxygen preconditioning attenuates brain injury after intracerebral hemorrhage by regulating microglia polarization in rats[J]. CNS Neurosci Ther, 2019, 25(10): 1126-1133.

[165] Xu Y, Wang Q, Qu Z, et al. Protective effect of hyperbaric oxygen therapy on cognitive function in patients with vascular dementia[J]. Cell Transplant, 2019, 28(8): 1071-1075.

[166] Keim L, Koneru S, Ramos VFM, et al. Hyperbaric oxygen for late sequelae of carbon monoxide poisoning enhances neurological recovery: case report[J]. Undersea Hyperb Med, 2018, 45(1): 84-86.

[167] Liao S C, Mao Y C, Yang K J, et al. Targeting optimal time for hyperbaric oxygen therapy following carbon monoxide poisoning for prevention of delayed neuropsychiatric sequelae: A retrospective study[J]. J Neurol Sci, 2019, 396:187-192.

[168] Giacino JT, Fins JJ , Laureys S, et al. Disorders of consciousness after acquired brain injury: the state of the science[J]. Nat Rev Neurol, 2014, 10(2):99-114.

[169] Hu X, Cheng S, Yin Y, et al. The role of oxygen therapy in normoxemic acute coronary syndrome: a systematic review of randomized controlled trials[J]. J Cardiovasc Nurs, 2018, 33(6): 559-567.

[170] Lee S J , Cha Y S , Lee Y , et al. Life-threatening pulmonary embolism that occurred immediately after acute carbon monoxide poisoning in the emergency department[J]. Am J Emerg Med, 2018, 36 (9): 1718. e1-1718.

[171] Li T, Lu H, Zhang W. Clinical observation and management of COVID-19 patients[J]. Emerg Microbes Infect, 2020, 9(1): 687-690.

[172] Geier MR, Geier DA. Respiratory conditions in coronavirus disease 2019 (COVID-19): important considerations regarding novel treatment strategies to reduce mortality[J]. Med Hypotheses, 2020, 140: 109760.

[173] Sato T, Arai K, Ichioka S. Hyperbaric oxygen therapy for digital ulcers due to Raynaud's disease[J]. Case Reports Plast Surg Hand Surg, 2018; 5(1): 72-74.

[174] Garner R, Kumari R, Lanyon P, et al. Prevalence, risk factors and associations of primary Raynaud's phenomenon: systematic review and meta-analysis of observational studies[J]. BMJ Open, 2015, 5(3): e006389.

[175] Małecki R, Kluz J, Przeździecka-Dołyk J, et al. The pathogenesis and diagnosis of thromboangiitis obliterans: is it still a mystery? [J]. Adv Clin Exp Med, 2015, 24(6): 1085-1097.

[176] Zheng J, Chen Y, Chen D, et al. The incidence and prevalence of thromboangiitis obliterans in taiwan: a nationwide, population-based analysis of data collected from 2002 to 2011[J]. Clinics: Sao Paulo, 2016, 71(7): 399-403.

[177] Hemsinli D, Altun G, Kaplan ST, et al. Hyperbaric oxygen treatment in thromboangiitis obliterans: a retrospective clinical audit[J]. Diving Hyperb Med, 2018, 48(1): 31-35.

[178] Mills LA, Aitken SA, Simpson AHRW. The risk of non-union per fracture: current myths and revised figures from a population of over 4 million adults[J]. Acta Orthop, 2017, 88(4): 434-439.

[179] Grassmann JP, Schneppendahl J, Hakimi AR, et al. Hyperbaric oxygen therapy improves angiogenesis and bone formation in critical sized diaphyseal defects[J]. J Orthop Res, 2015, 33(4): 513-520.

[180] Oruç M, Gürsoy K, Özer K, et al. Eight years of clinical experience with digit replantation: Demographic characteristics and outcomes[J]. Ulus Travma Acil Cerrahi Derg, 2017, 23(4): 311-316.

[181] Mathieu D, Marroni A, Kot J. Tenth european consensus conference on hyperbaric medicine: recommendations for accepted and non-accepted clinical indications and practice of hyperbaric oxygen treatment[J]. Diving Hyperb Med, 2017, 47(1): 24-32.

[182] Kyu HH, Mumford JE, Stanaway JD, et al. Mortality from tetanus between 1990 and 2015: findings from

the global burden of disease study 2015[J]. BMC Public Health, 2017, 17(1): 179.

[183] Cosman F, de Beur SJ, LeBoff MS, et al. Clinician's guide to prevention and treatment of osteoporosis[J]. Osteoporosis Int, 2014, 25(10): 2359-2381.

[184] Camacho PM , Petak SM , Binkley N , et al. American College of Endocrinology clinical practice guidelines for the diagnosis and treatment of postmenopausal osteoporosis[J]. Endocr Pract, 2016; 22: 1-42.

[185] Armas LA, Recker RR. Pathophysiology of osteoporosis: new mechanistic insights[J]. Endocrinol Metab Clin North Am, 2012, 41(3): 475-486.

[186] Bauer DC. Calcium supplements and fracture prevention[J]. N Engl J Med, 2014, 370(4): 387-388.

[187] Zhao J G, Zeng X T, Wang J, et al. Association between calcium or vitamin D supplementation and fracture incidence in community-dwelling older adults : a systematic review and meta-analysis[J]. JAMA, 2017, 318(24): 2466-2482.

[188] Kreatsoulas C, Anand SS. Menopausal hormone therapy for the primary prevention of chronic conditions. U.S. Preventive Services Task Force recommendation statement[J]. Arch Med Wewn, 2013, 123(3): 112-117.

[189] Hill KD, Hunter SW, Batchelor FA, et al. Individualized home-based exercise programs for older people to reduce falls and improve physical performance: A systematic review and meta-analysis[J]. Maturitas, 2015, 82(1): 72-84.

[190] Jenssen T, Hartmann A. Post-transplant diabetes mellitus in patients with solid organ transplants[J]. Nat Rev Endocrinol, 2019, 15(3): 172-188.

[191] Jenssen T, Hartmann A. Emerging treatments for post-transplantation diabetes mellitus[J]. Nat Rev Endocrinol, 2015, 11(8): 465-477.

[192] Hackman KL, Snell GI, Bach LA. Poor glycemic control is associated with decreased survival in lung transplant recipients[J]. Transplantation, 2017, 101(9): 2200-2206.

[193] Dilip M, Bielawski A, Owen E. Hyperbaric oxygen therapy for cerebral air gas embolism following orthotopic heart transplant: case report[J].Undersea Hyperb Med, 2018, 45(6): 685-688.

[194] Lv H, Han C H, Sun X J, et al. Application of hyperbaric oxygen in liver transplantation[J] .Med Gas Res, 2016, 6(4): 212-218.

[195] Mathieu D, Marroni A, Kot J. Tenth European consensus conference on hyperbaric medicine: recommendations for accepted and non-accepted clinical indications and practice of hyperbaric oxygen treatment[J]. Diving Hyperb Med, 2017, 47(1): 24-32.

[196] Liang F, Kang N, Liu X, et al. Effect of HMGB1/NF-κB in hyperbaric oxygen treatment on decreasing injury caused by skin flap grafts in rats[J]. Eur Rev Med Pharmacol Sci, 2013, 17(15): 2010-2018.

[197] Liu X , Yang J , Li Z , et al. Hyperbaric oxygen preconditioning promotes neovascularization of

transplanted skin flaps in rats[J]. Int J Clin Exp Pathol, 2014, 7(8): 4734-4744.

[198] Eskes A, Ubbink DT, Lubbers M, et al. Hyperbaric oxygen therapy for treating acute surgical and traumatic wounds[J]. Cochrane database of Syst Rev, 2010, 12(10): CD008059.

[199] Gross EA, Moore JC. Using thrombolytics in frostbite injury[J]. J Emerg Trauma Shock, 2012, 5(3): 267-271.

[200] Handford C, Thomas O, Imray CHE. Frostbite[J]. Emerg Med Clin North Am, 2017, 35(2): 281-299.

[201] Cauchy E, Davis CB, Pasquier M, et al. A new proposal for management of severe frostbite in the austere environment[J]. Wilderness Environ Med, 2016, 27(1): 92-99.

[202] Handford C, Buxton P, Russell K, et al. Frostbite: a practical approach to hospital management[J]. Extreme Physiol Med, 2014, 3(1):7.

[203] Dwivedi DA , Alasinga S , Singhal S , et al. Successful treatment of frostbite with hyperbaric oxygen treatment[J]. Indian J Occup Environ Med, 2015, 19(2): 121-122.

[204] Koren L, Ginesin E, Melamed Y, et al. Hyperbaric oxygen for stage Ⅰ and Ⅱ femoral head osteonecrosis[J]. Orthopedics, 2015, 38(3): e200-e205.

[205] Uzun G, Mutluoglu M, Ersen O, et al. Hyperbaric oxygen therapy in the treatment of osteonecrosis of the femoral head: a review of the current literature[J]. Undersea Hyperb Med, 2016, 43(3): 189-199.

[206] Lekic T, Manaenko A, Rolland W, et al. Beneficial effect of hyperbaric oxygenation after neonatal germinal matrix hemorrhage[J]. Acta Neurochir Suppl, 2011, 111: 253-257.

[207] Wei L, Ren Q, Zhang Y, et al. Effects of hyperbaric oxygen and nerve growth factor on the long-term neural behavior of neonatal rats with hypoxic ischemic brain damage[J]. Acta Cir Bras, 2017, 32(4): 270-279.

[208] Sánchez EC. Use of hyperbaric oxygenation in neonatal patients: a pilot study of 8 patients[J]. Crit Care Nurs Q, 2013, 36(3): 280-289.

[209] Asl MT, Yousefi F, Nemati R, et al. 99mTc-ECD brain perfusion SPECT imaging for the assessment of brain perfusion in cerebral palsy (CP) patients with evaluation of the effect of hyperbaric oxygen therapy[J]. Int J Clin Exp Med, 2015, 8(1): 1101-1107.

[210] Long Y, Tan J, Nie Y, et al. Hyperbaric oxygen therapy is safe and effective for the treatment of sleep disorders in children with cerebral palsy[J]. Neurol Res, 2017, 39(3): 239-247.

[211] Chao W L, Xiao Y D, Jin L C, et al. Altered anxiety and social behaviors in a mouse model of Fragile X syndrome treated with hyperbaric oxygen therapy[J]. J Clin NeuroSci, 2020, 14(2): 245-251.

[212] Ledingham IM, McBride TI, Jennett WB, et al. Fatal brain damage associated with cardiomyopathy of pregnancy, with notes on Caesarean section in a hyperbaric chamber[J]. Br Med Journal, 1968, 4(5626): 285-287.

[213] Ryu WY, Sohn EJ, Kwon YH, et al. Acute disseminated encephalomyelitis without optic neuritis followed

by optic neuritis in a child due to the sudden cessation of steroid therapy[J]. Semin Ophthalmol, 2014, 29(1): 18-21.

[214] Modvig S, Degn M, Horwitz H, et al. Relationship between cerebrospinal fluid biomarkers for inflammation, demyelination and neurodegeneration in acute optic neuritis[J]. Plos One, 2013, 8(10): e77163.

[215] McMonnies C. Reactive oxygen species, oxidative stress, glaucoma and hyperbaric oxygen therapy[J]. J Optom, 2018, 11(1): 3-9.

[216] Stępień K, Ostrowski RP, Matyja E. Hyperbaric oxygen as an adjunctive therapy in treatment of malignancies, including brain tumours[J]. Med Oncol, 2016, 33(9): 101.

[217] Iniesta-Sanchez DL, Romero-Caballero F, Aguirre-Alvarado A, et al. Management of orbital emphysema secondary to rhegmatogenous retinal detachment repair with hyperbaric oxygen therapy[J]. Am J Ophthalmol Case Rep, 2016, 1: 26-30.

[218] Senol MG, Yildiz S, Ersanli D, et al. Carbon monoxide-induced cortical visual loss: treatment with hyperbaric oxygen four years later[J]. Med Princ Pract, 2009, 18 (1): 67-69.

[219] Stachler R J, Chandrasekhar SS, Archer SM, et al. Clinical practice guideline: sudden hearing loss[J]. Otolaryngol Head Neck Surg, 2012, 146(3 Suppl): S1-S35.

[220] Michel O, Deutsche GH, Kopf HC. The revised version of the German guidelines “sudden idiopathic sensorineural hearing loss” [J]. Laryngorhinootologie, 2011, 90(5): 290-293.

[221] Nakayama M, Kabaya K. Obstructive sleep apnea syndrome as a novel cause for Ménière's disease[J]. Curr Opin Otolaryngol Head Neck Surg, 2013, 21(5): 503-508.

[222] Nakashima T, Pyykkö I, Arroll MA, et al. Meniere's disease[J]. Nat Rev Dis Primers, 2016, 12(5): 16028.

[223] Holy R, Prazenica P, Stolarikova E, et al. Hyperbaric oxygen therapy in tinnitus with normal hearing in association with combined treatment[J]. Undersea Hyperb Med, 2016, 43(3): 201-205.

[224] Kaya İ, Sezgin B, Eraslan S, et al. Malignant otitis externa: a retrospective analysis and treatment outcomes[J]. Turk Arch Otorhinolaryngol, 2018, 56(2): 106-110.

[225] Phillips JS, Jones SEM. Hyperbaric oxygen as an adjuvant treatment for malignant otitis externa[J]. Cochrane database of Syst Rev, 2005, 5(2): CD004617.

[226] Chen T L, Xu B, Liu J C, et al. Effects of hyperbaric oxygen on aggressive periodontitis and subgingival anaerobes in Chinese patients[J]. J Indian Soc Periodontol, 2012, 16(4): 492-497.

[227] Akintoye SO, Greenberg MS. Recurrent aphthous stomatitis[J]. Dent Clin North Am, 2014, 58(2): 281-297.

[228] Re K, Patel S, Gandhi J, et al. Clinical utility of hyperbaric oxygen therapy in dentistry[J]. Med Gas Res, 2019, 9(2): 93-100.

[229] Sun H J, Xue L, Wu C B, et al. Clinical characteristics and treatment of osteopetrosis complicated by

osteomyelitis of the mandible[J]. J Craniofa Surg, 2016, 27(8): e728-e730.

[230] Butler G, Michaels JC, Al-Waili N, et al. Therapeutic effect of hyperbaric oxygen in psoriasis vulgaris: two case reports and a review of the literature[J]. J Med Case Rep, 2009, 3: 7023.

[231] Asgari MM, Ray GT, Geier JL, et al. Malignancy rates in a large cohort of patients with systemically treated psoriasis in a managed care population[J]. J Am Acad Dermatol, 2017, 76(4): 632-638.

[232] Drago FD, Ciccarese GC, Parodi AP. Is there a relationship between environmental factors and pityriasis rosea? Reply to Singh et al[J]. Acta Dermatovenerol Alp Pannonica Adriat, 2019, 28(4): 187.

[233] Drago F, Ciccarese G, Rebora A, et al. Pityriasis rosea: a comprehensive classification[J]. Dermatology, 2016, 232(4): 431-437.

[234] Hadanny A, Fishlev G, Beehor Y, et al. Nonhealing wounds caused by brown spider bites application of hyperbaric oxygen therapy[J]. Adv Skin Wound Care, 2016, 29(12): 560-566.

[235] Hall AH, Mathieu L, Maibach HI. Acute chemical skin injuries in the United States: a review[J]. Crit Rev Toxicol, 2018, 48(7): 1-15.

[236] Wu Z S, Lo J J, Wu S H, et al. Early hyperbaric oxygen treatment attenuates burn-induced neuroinflammation by inhibiting the galectin-3-dependent toll-like receptor-4 pathway in a rat model[J]. Int J Mol Sci, 2018, 19(8): 2195.

[237] Wahl AM, Bidstrup D, Smidt-Nielsen IG, et al. A single session of hyperbaric oxygen therapy demonstrates acute and long-lasting neuroplasticity effects inhumans: areplicated, randomized controlled clinical trial[J]. J Pain Res, 2019, 12: 2337-2348.

[238] Kan Y, Kamiya T, Kumagai A, et al. Successful therapy for diffuse cutaneous systemic sclerosis-induced digital ulcer treated with hyperbaric oxygen therapy[J]. J Dermatol, 2020, 47(2): e62-e64.

[239] Mirasoglu B, Bagli B S, Aktas S. Hyperbaric oxygen therapy for chronic ulcers in systemic sclerosis- case series[J]. Int J Dermatol, 2017, 56(6): 636-640.

[240] Davis JC, Sheffield PJ, Schuknecht L, et al. Altitude decompression sickness: hyperbaric therapy results in 145 cases[J]. Aviat Space Environ Med, 1977, 48(8): 722-730.

[241] Gleim GW, McHugh MP. Flexibility and its effects on sports injury and performance[J]. Sports Med, 1997, 24(5): 289-99.

[242] Babul S, Rhodes EC. The role of hyperbaric oxygen therapy in sports medicine[J]. Sports Med, 2000, 30(6): 395-403.

附录 高压氧医学相关常用网站及在线资源

1. 海底和高气压医学学会 The Undersea and Hyperbaric Medical Society (UHMS)
   https://www.uhms.org/
2. 欧洲气压医学会 European Baromedical Association (EBA)
   https://ebass.org/
3. 欧洲高气压医学委员会 European Committee for Hyperbaric Medicine (ECHM)
   http://www.echm.org/
4. 欧洲水下医学及气压医学会 European Underwater and Baromedical Society (EUBS)
   http://www.eubs.org/
5. 欧洲潜水技术委员会 The European Diving Technology Committee (EDTC)
   http://edtc.org/
6. 南太平洋水下医学会 South Pacific Underwater Medicine Society (SPUMS)
   https://www.spums.org.au/
7. 亚太潜水与高气压医学会
   http://www.apuhms.org/
8. 中华医学会高压氧医学分会
   https://www.cma.org.cn/
9. 中华高压氧医学信息中心
   http://www.chinahbo.net/
10. 高压氧医学网
    https://medhbo.csu.edu.cn/
11. 美国潜水和高气压医疗技术委员会 National Board of Diving and Hyperbaric Medical Technology (NBDHMT)
    https://www.nbdhmt.org/
12. 美国航空医学协会 The Aerospace Medical Association (AsMA)
    https://www.asma.org/home
13. 英国高气压医学协会 The British Hyperbaric Association (BHA)
    https://www.ukhyperbaric.com/
14. 日本高气压医学协会日本高气压环境潜水医学会 (JHMS)

http://www.jshm.net/

15. 德国潜水及高气压医学会 Gesellschaft für Tauch und Überdruckmedizin (GTÜM)
https://www.gtuem.org/5/Gtuem
16. 土耳其水下和高压氧医学协会 Sualti ve Hiperbarik Tip Dernegi
http://sualti.org/
17. 西班牙高气压医学研究所 Instituto de Medicina Hiperbárica
https://institutomedicinahiperbarica.es/
18. 加拿大海底和高气压医学学会 Canadian Undersea and Hyperbaric Medicine Association (CUHMA)
https://www.cuhma.ca/
19. 《中华航海医学与高气压医学》杂志
http://zhhhyx.yiigle.com/
20. 《潜水与高气压医学》杂志 *Diving and Hyperbaric Medicine*
https://www.dhmjournal.com/
21. 《海底与高压医学》杂志 *Undersea and Hyperbaric Medicine*
https://www.theabpm.org/become-certified/subspecialties/undersea-and-hyperbaric-medicine/
22. 《海洋科学年度综述》杂志 *Annual Review of Marine Science*
https://www.annualreviews.org/loi/marine
23. 《公共健康》杂志 *Public Health*
https://www.journals.elsevier.com/public-health
24. 《航天医学与人类表现》杂志 *Aerospace Medicine and Human Performance*
https://www.asma.org/journal
25. 《柳叶刀 . 公共健康》杂志 *Lancet Public Health*
https://www.thelancet.com/journals/lanpub/home
26. 《职业健康与环境》杂志 *Occupational and Environmental Medicine*
https://oem.bmj.com/